高等学校教材

器官－系统整合教材

供基础、临床、预防、口腔医学类等专业用

生殖系统

主　编　刘丽丽　李伟红

副主编　黄　鑫　艾　浩　薛占瑞　宝东艳

编　者（以姓氏笔画为序）

王雨艳（锦州医科大学附属第一医院）
王琰琰（锦州医科大学附属第一医院）
王善凤（锦州医科大学附属第一医院）
王寒明（锦州医科大学基础医学院）
艾　浩（锦州医科大学附属第三医院）
刘丽丽（锦州医科大学附属第一医院）
刘建辉（锦州医科大学附属第一医院）
刘海艳（锦州医科大学附属第一医院）
李伟红（锦州医科大学基础医学院）
李莹莹（锦州医科大学附属第一医院）
李锦成（锦州医科大学附属第一医院）
佟　明（锦州医科大学附属第一医院）
张　茜（锦州医科大学附属第一医院）
张　萍（锦州医科大学基础医学院）
张　爽（锦州医科大学附属第一医院）
张　雯（锦州医科大学附属第一医院）
张丽雅（锦州医科大学附属第一医院）
张晓勇（锦州医科大学附属第一医院）
张海龙（锦州医科大学基础医学院）
陈　非（锦州医科大学附属第一医院）
宝东艳（锦州医科大学基础医学院）
赵世韬（锦州医科大学附属第一医院）
钟震海（锦州医科大学附属第一医院）
郭琳琳（锦州医科大学附属第一医院）
陶　佳（锦州医科大学附属第一医院）
黄　鑫（锦州医科大学附属第一医院）
蔡　旺（锦州医科大学附属第一医院）
薛占瑞（锦州医科大学基础医学院）

人民卫生出版社

图书在版编目（CIP）数据

生殖系统 / 刘丽丽，李伟红主编．—北京：人民卫生出版社，2020

ISBN 978-7-117-29556-7

Ⅰ.①生… Ⅱ.①刘…②李… Ⅲ.①生殖医学 – 医学院校 – 教材 Ⅳ.①R339.2

中国版本图书馆 CIP 数据核字（2020）第 023298 号

人卫智网	**www.ipmph.com**	**医学教育、学术、考试、健康，购书智慧智能综合服务平台**
人卫官网	**www.pmph.com**	**人卫官方资讯发布平台**

生 殖 系 统

主　　编：刘丽丽　李伟红
出版发行：人民卫生出版社（中继线 010-59780011）
地　　址：北京市朝阳区潘家园南里 19 号
邮　　编：100021
E - mail：pmph @ pmph.com
购书热线：010-59787592　010-59787584　010-65264830
印　　刷：三河市潮河印业有限公司
经　　销：新华书店
开　　本：787 × 1092　1/16　　**印张**：35
字　　数：896 千字
版　　次：2020 年 3 月第 1 版　2020 年 3 月第 1 版第 1 次印刷
标准书号：ISBN 978-7-117-29556-7
定　　价：120.00 元
打击盗版举报电话：010-59787491　E-mail：WQ @ pmph.com
质量问题联系电话：010-59787234　E-mail：zhiliang @ pmph.com

“器官-系统”整合教材

总编委会名单

出版说明

1992 年,我校在关永琛教授主持下,率先在国内临床医学专业专科层次开展了“以器官-系统为中心”的课程模式改革尝试,编写教材 8 册,培养了 6 届毕业生,取得了阶段性研究成果。1999 年,先后在本科护理、医事法律、医疗保险专业实施“以器官-系统为中心”的课程模式教学,并编写教材《现代医学基础》,共六册。2000 年,该项目被正式批准立项为“新世纪高等教育教学改革工程项目”。2004 年,该项目通过了教育部委托的专家组鉴定。鉴定专家组组长、医学教育管理专家金铮教授指出,我校“‘以器官-系统为中心’的医学基础课程改革的研究与实践,是一项具有深远意义的开创性研究”。该课程模式打破了学科界限,根据人体系统重组课程内容,实现了机能与形态、微观与宏观、正常与异常、生理与病理、治疗与预防保健等多种综合,避免了学科之间的重复和脱节,开创了具有中国特色的医学教育课程新模式。该项改革项目曾两次获得国家级教学成果二等奖。

2007 年,教育部对我校进行本科教学水平评估中,“以器官-系统为中心”的医学教育课程模式改革作为我校办学特色得到评估专家的充分肯定。

通过护理等专业 13 年的教学实践,经过充分论证,我们认为,有必要将原来只在基础医学进行的“以器官-系统为中心”的课程模式改革扩展到临床医学专业,即将基础医学与临床医学以器官-系统模式完全贯通,并于 2012 年在临床医学专业选择两个班进行试点,同时启动编写贯通基础医学和临床医学的整合教材。

学校组织近百位在教学、科研、医疗第一线的中青年专家教授以严谨治学的科学态度参与教材编写工作。历时一年,其间经过 5 次编委会的认真研讨、协调最终成稿。

本套教材共 20 册,主要由《运动系统》《循环系统》《呼吸系统》《消化系统》《血液系统》《神经系统》《内分泌系统》《泌尿系统》《生殖系统》和《免疫系统》等十大系统构成,每个系统均按照人体形态与结构——生理功能——药物作用机制——疾病发生与诊断治疗的结构进行编写。将不宜纳入器官-系统的内容独立成册。

教材编写是一项复杂的系统工程,参与编写的专家教授付出了极大的努力,不辞辛苦,夜以继日,查阅资料,征求意见,反复修改,不断创新编写思路。参与审稿的学校老一代专家教授以高度的责任感和无私奉献的敬业精神认真审阅,保证了高质量地完成编写任务。

在本套教材出版的时候,我们要特别感谢教育部、国家卫生和计划生育委员会、人民卫生出版社有限公司等领导的关心和支持;感谢兄弟院校领导及专家的帮助与鼓励;感谢我校各级领导的高度重视和老师们的辛勤付出。尤其值得提出的是关永琛教授、席焕久教授、姜恩魁教授、李红玉教授等在“以器官-系统为中心”的课程模式改革中做出的不可磨灭的贡献。

本套教材是在我国医学教育综合改革，构建“5+3”为主体的临床医学人才培养体系背景下编写的。虽然我们经过20多年的改革探索，积累了一些经验，但进行基础医学与临床医学完全贯通的教材编写仍属探索性工作。因此，本套教材一定存在诸多不足之处，我们恳请同行和专家批评指正。

刘学政
锦州医科大学

前　言

《生殖系统》是锦州医科大学组织编写的“器官 - 系统”整合系列教材中的一本。

本教材的编写以《国家中长期教育改革和发展规划纲要(2010—2020 年)》为指导,以培养符合国家医药卫生事业发展急需人才为重点,紧密结合全国医学教育改革工作会议精神,认真贯彻落实《关于实施临床医学教育综合改革的若干意见》,遵循医学教育发展趋势和医学人才成长规律,适应临床医学专业实施“器官 - 系统”综合教学模式及课程体系改革的需要,旨在培养学生的自主学习能力、实践能力和临床思维能力,打造卓越医师,构建科学的、实用的教材体系。

本教材编写的宗旨强调以“器官 - 系统”为中心,最大的特色在于强调学科之间、系统之间、基础和临床之间的整合,淡化原有的学科界限,完成了将解剖学、组织学与胚胎学、生理学、药理学、病理解剖学与临床疾病整合的“生殖系统”教学新型模式。《生殖系统》教材编写以女性生殖系统、男性生殖系统、乳腺为主线,从生殖系统组织发生、解剖、生理功能、病理改变、相关疾病的临床特征等逐一阐述。重点是通过医学基础理论教学与临床疾病教学内容的有机结合,使学生能够更系统地掌握人体正常的生理变化,临床各疾病的发生、进展、临床表现及诊断手段,如何制订诊疗计划,合理治疗,以及疾病的预后及预防。便于学生的认知和临床思维的建立,提高学生实践能力和临床思维能力。

本书编写过程中,所有编者付出了极大的努力,在各位临床医学专家和基础医学专家的积极支持和共同努力下完成的。在此,对编者和审阅专家表示诚挚的谢意。

对于本教材中的不妥之处,恳请各位教师、学生、从事医学基础及临床工作的同道们批评指正,以便及时修正改进。

主编

目 录

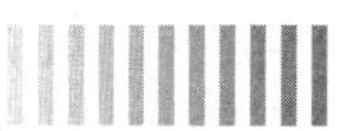

第一章 生殖系统的发生

人胚的遗传性别虽然在受精时即已确定，但直到胚胎第 7 周才能分辨生殖腺性别，而生殖管道及外生殖器的性别至第 12 周时才能区分。因此，生殖腺、生殖管道和外生殖器的发生均分为早期的性未分化阶段和后期的性分化阶段。

第一节 生殖腺的发生

一、性腺的发生及其性别分化

生殖腺嵴是生殖腺发生的原基。人胚第 3~4 周，卵黄囊顶近尿囊处的内胚层，出现大圆形的细胞，称原始生殖细胞(primordial germ cell)。人胚第 6 周生殖腺嵴表面上皮细胞增生长入其下方的间充质，形成许多不规则的上皮细胞索，称初级性索(primary sex cord)。原始生殖细胞沿着后肠的背系膜向生殖腺嵴迁移，迁入初级性索内(图 1-1)。此时不能辨认性别，故称未分化性腺。

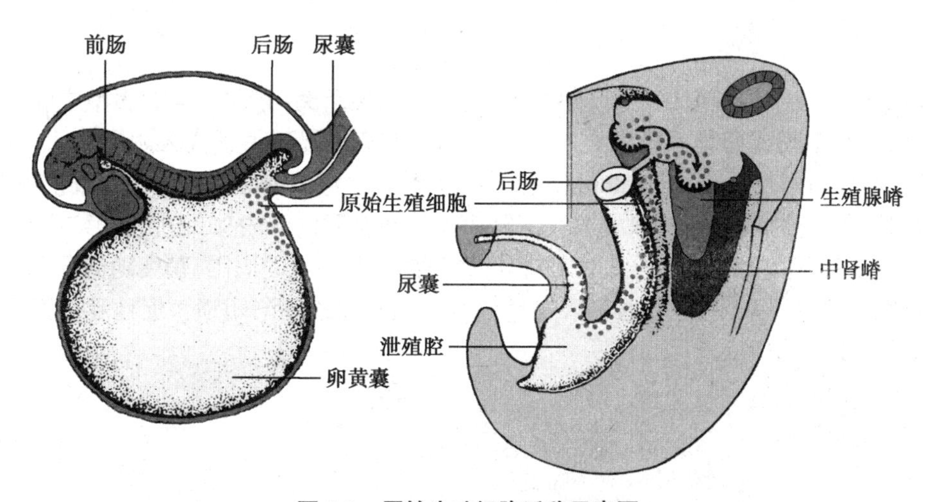

图 1-1 原始生殖细胞迁移示意图

胚胎发生过程中，未分化性腺分化为睾丸或卵巢，其决定因素是原始生殖细胞内有无 Y 染色体。Y 染色体的短臂上有编码睾丸决定因子（testis determining factor，TDF）的性别决定区（sex determining region of Y，SRY）基因，是控制未分化性腺向睾丸分化的开关。在男性胚胎，原始生殖细胞内有 Y 染色体，在 TDF 作用下，未分化性腺即分化为睾丸；而女性胚胎，原始生殖细胞内无 Y 染色体，无 TDF 作用，未分化性腺则分化为卵巢。生殖管道和外生殖器的分化与 SRY 无直接关系，它们的分化由雄激素（androgen）决定。

二、睾丸的发生

如果胚胎的性染色体是 XY，未分化性腺分化为睾丸。人胚第 7~8 周时，在 TDF 的诱导下，初级性索与生殖腺嵴上皮分离，继续向深部增生，逐渐分化为许多细长弯曲的睾丸索（testicular cord），并由此分化为长袢状的生精小管。初级性索上皮细胞演变形成支持细胞，原始生殖细胞增殖分化为精原细胞。生精小管到青春期才开始出现管腔，睾丸索的末端吻合为睾丸网。第 8 周时，表面上皮下方的间充质形成白膜。分散在生精小管之间的间充质分化为睾丸的间质和间质细胞，后者分泌雄激素（图 1-2）。

三、卵巢的发生

如果胚胎的性染色体是 XX，未分化性腺分化为卵巢。人胚第 10 周后，早期发生的初级性索退化、消失，生殖腺嵴表面上皮又增殖形成新的细胞索，称次级性索（secondary sex cord）或皮质索（cortical cord）。次级性索与上皮分离后构成卵巢皮质。上皮下方的间充质形成白膜。约在人胚第 16 周时，皮质索分离成许多孤立的细胞团，并形成原始卵泡。每个原始卵泡的周围部分是由皮质索细胞分化而来的一层小而扁平的卵泡细胞；中央部分有一个由原始生殖细胞分化而来的卵原细胞。胚胎早期，生殖细胞可高达 600 万个。胚胎第 5 个月后，生殖细胞不再分裂且大量退化消失，只有一小部分卵原细胞长大，分化为初级卵母细胞。在出生时，卵巢内的卵原细胞全部消失，留下的均是初级卵母细胞，约有 100 万个，全部进入第一次成熟分裂并停止在分裂前期。卵泡之间的间充质细胞分化为卵巢间质（图 1-2）。

四、睾丸和卵巢的下降

生殖腺最初位于后腹壁的上部，随着生殖腺增大，逐渐突向腹腔，与后腹壁之间的联系变成系膜，以睾丸系膜或卵巢系膜悬在腹腔中。自生殖腺尾端到阴囊或大阴唇之间，有一条长的索状结构，称为引带（gubernaculum）。随着胚体逐渐长大，引带相对缩短，导致生殖腺下降。第 3 个月时，卵巢停留在盆腔，睾丸继续下降而停留在腹股沟管内口，于胚胎第 7~8 个月时抵达阴囊。当睾丸下降通过腹股沟管时，腹膜形成鞘突包在睾丸的周围，鞘突随同睾丸进入阴囊形成鞘膜腔。睾丸降入阴囊后，腹膜腔与鞘膜腔之间的通道逐渐闭锁。促性腺激素和雄激素对睾丸下降有调节作用。

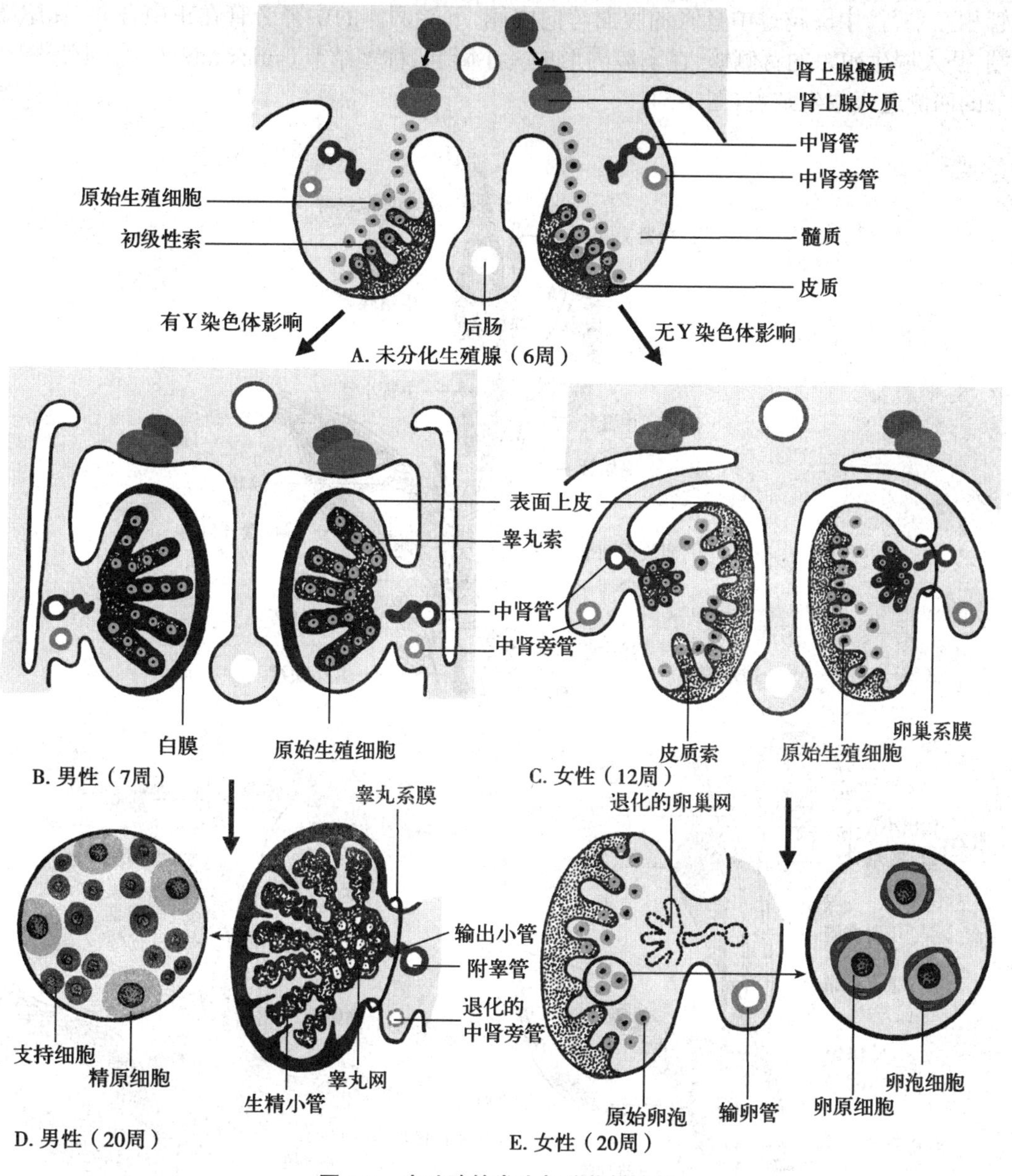

图 1-2　生殖腺的发生与分化模式图

（张　萍）

第二节　生殖管道的发生

一、未分化期的生殖管道

人胚第 6 周时，胚体内先后形成两对生殖管道，即中肾管和中肾旁管（paramesonephric duct，又称米勒管）。在中肾退化时，中肾管保留并演变成男性的生殖管道。中肾旁管发生于中肾管的外侧，由体腔上皮凹陷后闭合而成。该管的头端开口于腹腔，上段位于中肾管的外侧，两管相互平行，中段越过中肾管的腹面弯向内侧，下端两侧的中肾旁管在正中合并，其尾端为盲端，凸入尿生殖窦的背侧壁，在窦腔内形成一小隆起，称窦结节（sinus tubercle）。中肾管在窦结节的两侧通入尿生殖窦（图 1-3）。

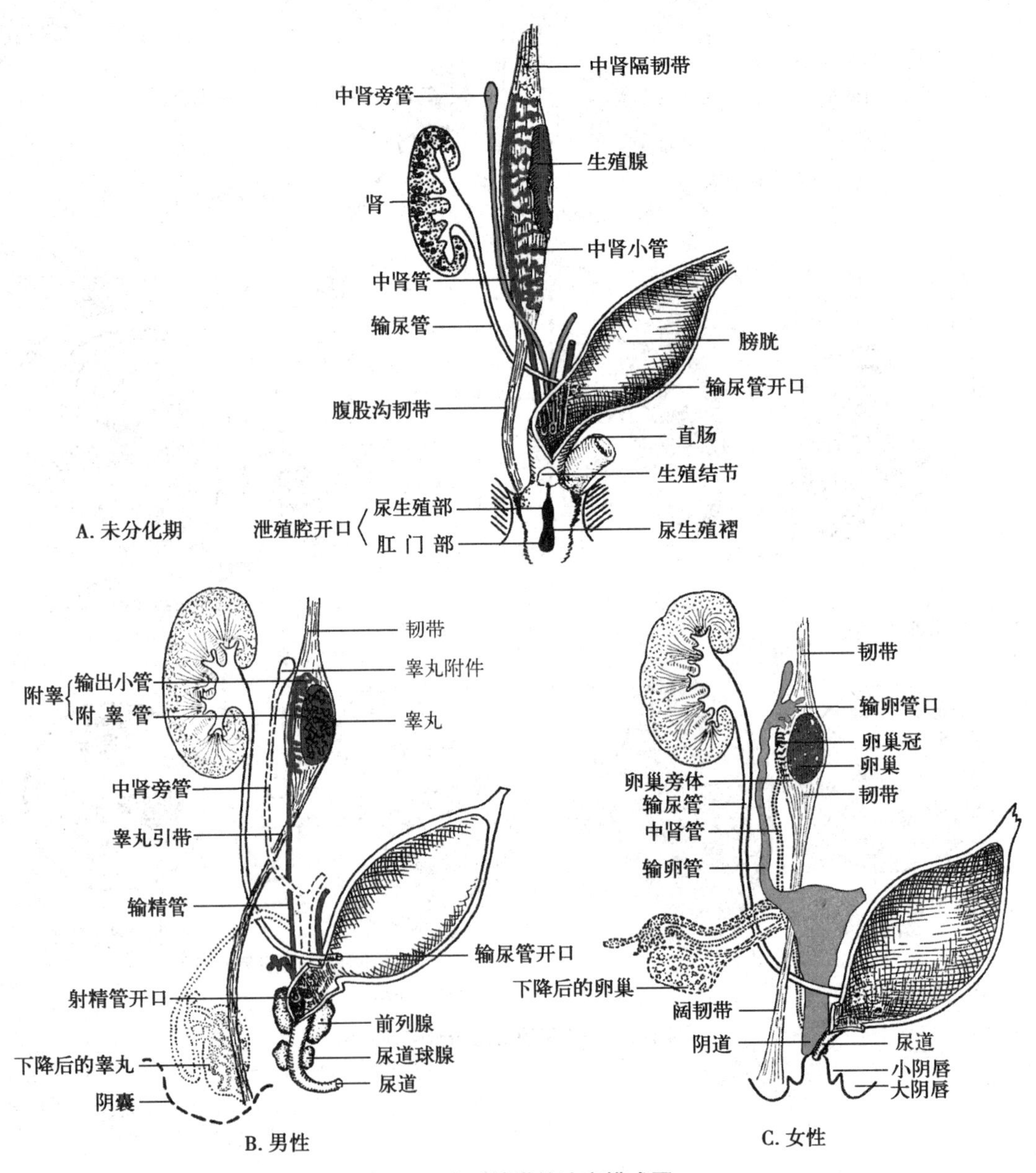

图 1-3 生殖管道的演变模式图

二、男性生殖管道的发生和分化

如果生殖腺分化为睾丸，中肾管发育，中肾旁管退化。睾丸的间质细胞分泌雄激素，促进中肾管发育为附睾管、输精管和射精管，支持细胞产生抗中肾旁管激素，抑制中肾旁管的发育，使其逐渐退化。中肾小管大多退化，仅与睾丸相邻的中肾小管分化为附睾的输出小管。

三、女性生殖管道的发生和分化

如果生殖腺分化为卵巢，因无雄激素与抗中肾旁管激素的作用，故中肾管退化，中肾旁管发育。中肾旁管上段和中段演变成输卵管，下段在中线合并形成子宫(图 1-3，图 1-4)。尿生殖窦背侧的窦结节增生形成阴道板(vaginal plate)，进而演化成中空的阴道。阴道末端形成一薄膜称处女膜，它将阴道腔与尿生殖窦下段隔开。残留的中肾管与中肾小管形成卵巢冠及卵巢旁体等结构。

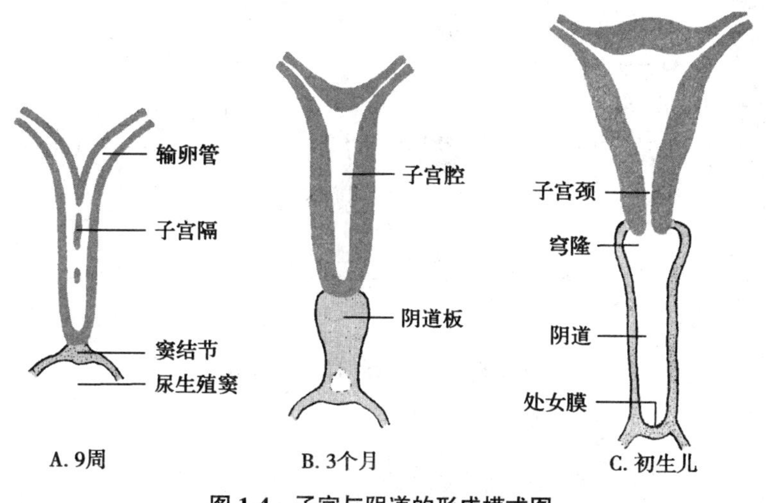

图 1-4　子宫与阴道的形成模式图

(张　萍)

第三节　外生殖器的发生

一、未分化期的外生殖器

人胚 9 周前外生殖器不能分辨性别。胚胎第 5 周初，在尿生殖窦膜的头侧形成一个隆起，称生殖结节(genital tubercle)，随后在尿生殖窦膜的两侧又各自发生两条隆起，内侧的较小为尿生殖褶(urogenital fold)，外侧的较大为阴唇阴囊隆起(labioscrotal swelling)。尿生殖褶之间凹陷，为尿道沟，沟底为尿生殖窦膜(图 1-5)。第 12 周以后，外生殖器才可分辨性别。

二、男性外生殖器的发生

在睾丸产生的雄激素作用下，未分化的外生殖器向男性方向发育。生殖结节伸长形成阴茎。两侧尿生殖褶从后向前在中线愈合，形成尿道海绵体部。阴唇阴囊隆起相互靠拢并在中线愈合形成阴囊(图 1-5)。

三、女性外生殖器的发生

因无雄激素的作用，外生殖器原基向女性方向发育。生殖结节略增大发育为阴蒂。两侧的尿生殖褶不合并，形成小阴唇。两侧阴唇阴囊隆起在阴蒂前方愈合，形成阴阜，后方愈合形成阴唇后联合，未愈合的部分形成大阴唇。尿道沟扩展，并与尿生殖窦下段共同形成阴道前庭（图 1-5）。

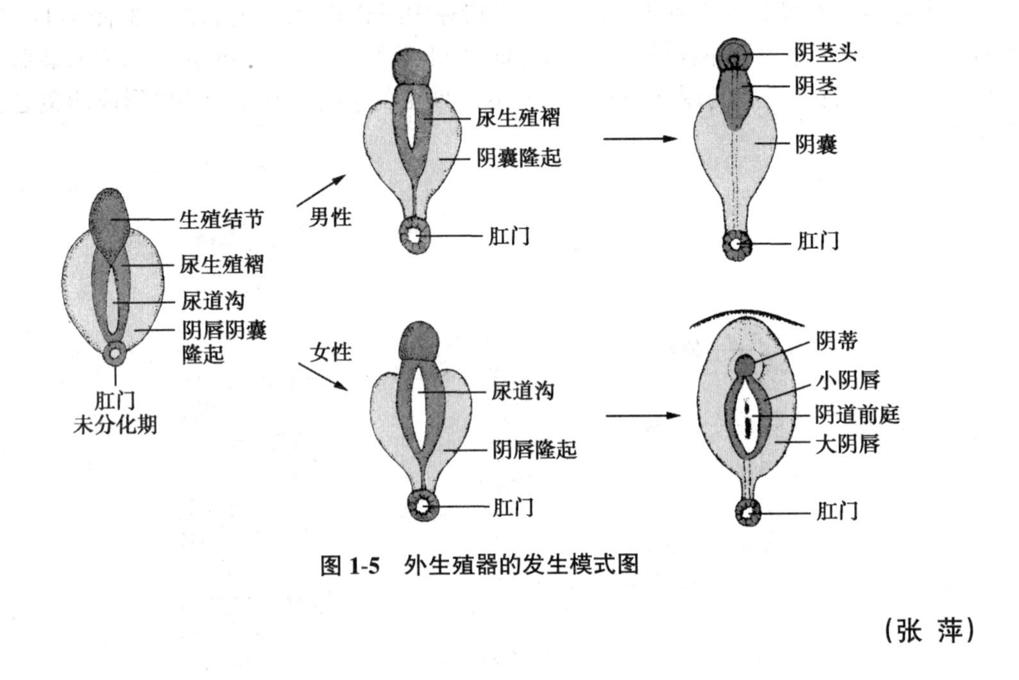

图 1-5 外生殖器的发生模式图

（张 萍）

第四节 常见畸形

一、隐睾症

出生后 3~5 个月内，睾丸仍未降至阴囊，即为隐睾症（cryptorchidism）。未降的睾丸多停在腹腔内或腹股沟管等处。由于腹腔及腹股沟管内温度高于阴囊，故隐睾会影响精子的发生，若双侧隐睾则可造成男性不育症。据统计，约有 30% 的早产儿及 3% 的新生儿有此畸形，多数患儿的睾丸在 1 岁左右降入阴囊。

二、先天性腹股沟疝

若腹膜腔与鞘膜腔之间的通道没有闭合或闭合不全，当腹内压增大时，部分小肠可突入鞘膜腔内，形成先天性腹股沟疝（congenital inguinal hernia）。多见于男性，常伴有隐睾。

三、子宫畸形

多由左右中肾旁管的下段合并不全所致，由于不全的程度不同，常形成以下畸形：①双子宫（double uterus）：左右中肾旁管的下段完全未合并，形成了完全分开的两个子宫，双子宫常伴有双阴道；②双角子宫（bicornuate uterus）：若仅子宫体上部的中肾旁管未合并，子宫上端呈分叉状，形成双角子宫；③中隔子宫（uterus septus）：两中肾旁管的下段合并时，合并的管壁未消失而形成子宫中隔（图 1-6）。

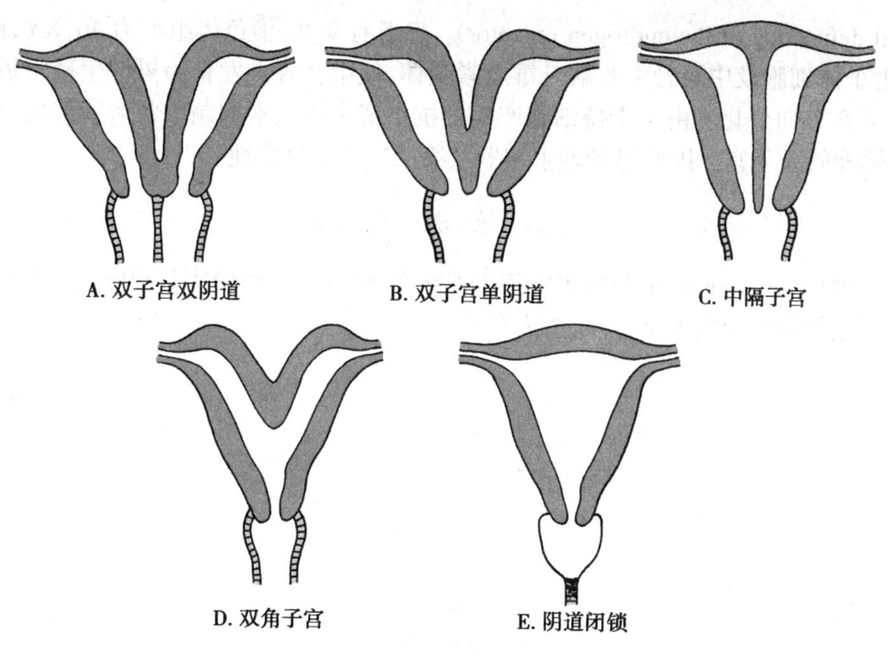

图 1-6 子宫、阴道畸形模式图

四、阴道闭锁

尿生殖窦的窦结节未形成阴道板，或阴道板未能形成管腔导致阴道闭锁（vaginal atresia）（见图 1-6）。有的是阴道口处处女膜未破裂，外观看不到阴道，称处女膜闭锁，或处女膜无孔（imperforate hymen）。

五、两性畸形

两性畸形（hermaphroditism）又称“两性同体”，亦称半阴阳。患者外生殖器的形态介于男女两性之间，很难以外生殖器的形态来确定个体的性别。两性畸形可分为两大类。

（一）真两性畸形（true hermaphroditism）

患者的外生殖器及第二性征介于男女两性之间，体内同时具有卵巢和睾丸，性染色体属嵌合型，即具有 46，XX 和 46，XY 两种染色体组型。极为罕见。

（二）假两性畸形（pseudohermaphroditism）

患者的外生殖器形态介于男女之间，但生殖腺只有一种，按生殖腺的不同，可分为两类。

1. 男性假两性畸形（male pseudohermaphroditism） 患者体内只有睾丸，但外生殖器介于男女之间，染色体组型为 46，XY。主要由于雄激素产生不足所致。

2. 女性假两性畸形（female pseudohermaphroditism） 患者体内只有卵巢，但外生殖器介于男女之间，染色体组型为 46，XX。主要是由于肾上腺皮质分泌过多雄激素所致，故又称为肾上腺生殖综合征（adrenogenital syndrome），此综合征是儿童两性畸形中最常见的一种，早期发现和治疗肾上腺功能失调是非常重要的。

六、睾丸女性化综合征

睾丸女性化综合征（testicular feminization syndrome）又称先天性雄激素受体缺乏症

(congenital deficiency of the androgen receptor)。患者有睾丸，染色体组型为46,XY，能产生雄激素，但由于体细胞及中肾管细胞缺乏雄激素受体，使中肾管未发育为男性生殖管道，外生殖器也未向男性方向分化。由于支持细胞产生的抗中肾旁管激素抑制中肾旁管的发育分化，故也不形成输卵管及子宫。因此患者外生殖器及第二性征均呈女性。

七、尿道下裂

尿道下裂(hypospadias)是两侧尿生殖褶不能在正中愈合，致使阴茎腹侧面另有尿道开口。其原因可能是雄激素合成不足，并与遗传有关。

(张 萍)

第二章 女性生殖系统结构与功能

女性生殖系统包括内生殖器和外生殖器。内生殖器由生殖腺(卵巢)、输送管道(输卵管、子宫和阴道)和附属腺(前庭大腺)组成(图 2-1)。外生殖器即女阴。卵巢是产生卵子和分泌女性激素的器官。卵子成熟后排至腹膜腔,再经输卵管腹腔口进入输卵管,在输卵管内受精后移至子宫,植入内膜,发育成为胎儿,分娩时,胎儿出子宫口经阴道娩出。

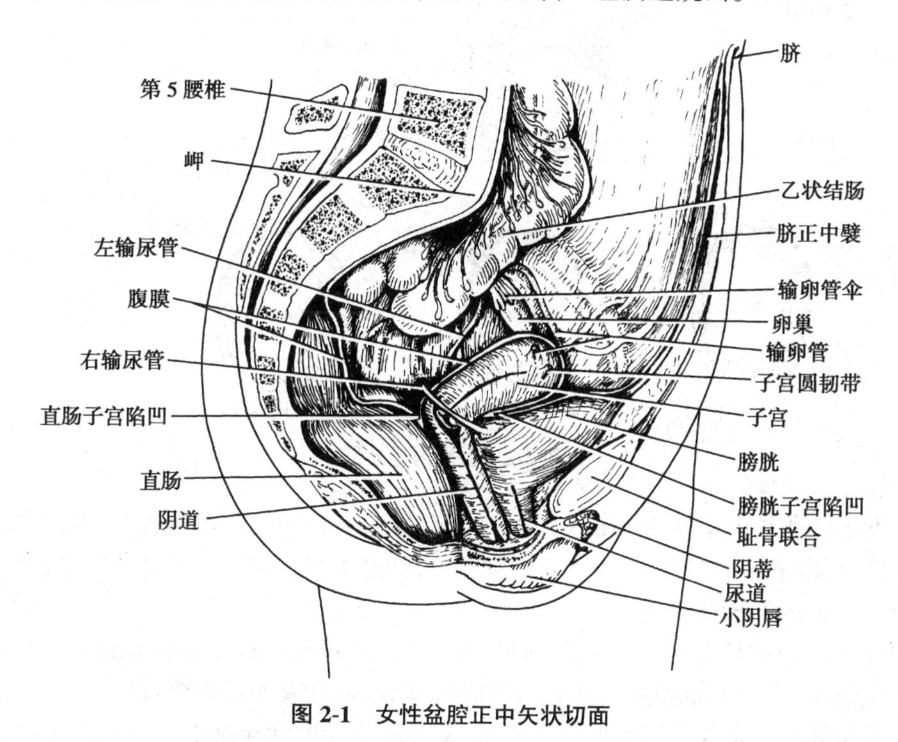

图 2-1 女性盆腔正中矢状切面

第一节 女性内生殖器的结构

一、卵　巢

(一) 解剖结构

卵巢(ovary)(图 2-2)是位于盆腔卵巢窝内的成对生殖腺,其位置相当于髂内、外动脉夹角处。胚胎早期，卵巢沿着体壁背侧逐渐下移至盆腔，发育异常时可降至腹股沟管或大阴唇内。卵巢呈扁卵圆形，略呈灰红色，分内、外侧面，前、后缘和上、下端。内侧面朝向盆腔，与小肠相邻。外侧面贴靠盆侧壁的卵巢窝。上端与输卵管末端相接触，称为输卵管端（tubal extremity）。下端借卵巢固有韧带连于子宫，称为子宫端（uterine extremity）。前缘借卵巢系膜连于子宫阔韧带，称为卵巢系膜缘（mesentery border of ovary），中部有血管、神经等出入，称为卵巢门（hilum of ovary）。后缘游离，称为独立缘（free border）。

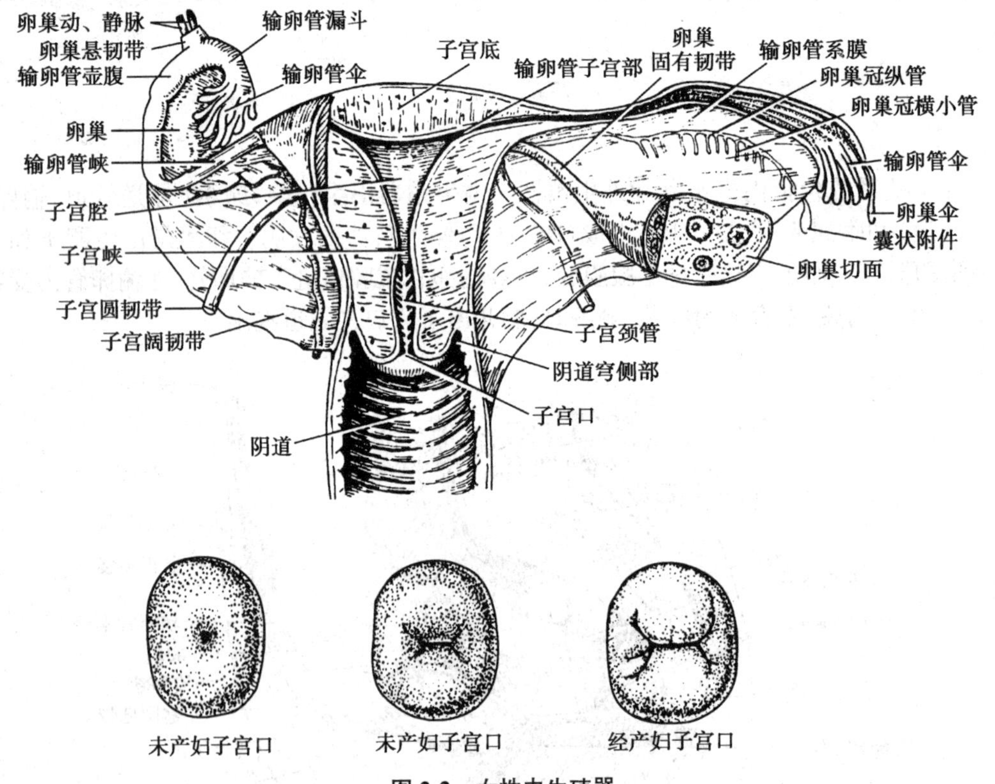

图 2-2　女性内生殖器

成年女子的卵巢大小约为 4cm × 3cm × 1cm，重 5~6g。幼女的卵巢较小，表面光滑。性成熟期卵巢最大，由于多次排卵，卵巢表面出现瘢痕，凹凸不平。35~40 岁卵巢开始缩小，50 岁左右随月经停止而逐渐萎缩变小。

卵巢在盆腔内的位置主要靠韧带来维持。卵巢悬韧带（suspensory ligament of ovary）是起自小骨盆侧缘，向内下至卵巢输卵管端的腹膜皱襞，内含有卵巢血管、淋巴管、神经丛、结缔组织和平滑肌纤维。是寻找卵巢血管的标志，又被称为骨盆漏斗韧带。卵巢固有韧带（proper ligament of ovary）又称卵巢子宫索，由结缔组织和平滑肌纤维构成，表面盖以腹膜，形成腹膜皱襞，自卵巢下端连至输卵管与子宫结合处的后下方。此外，子宫阔韧带的后层覆盖卵巢和卵巢固有韧带，也起到固定卵巢的作用。

（二）微细结构

卵巢表面覆有单层扁平或立方上皮，称表面上皮（superficial epithelium），上皮下方为薄层致密结缔组织构成的白膜（tunica albuginea）。卵巢实质分为外周的皮质和中央的髓质，两者分界不明显。皮质较厚，由不同发育阶段的卵泡、黄体和结缔组织等构成，这些结构间的结缔组织富含梭形的基质细胞、网状纤维和散在的平滑肌纤维。髓质狭小，为疏松结缔组织，含较多的血管、淋巴管和神经。近卵巢门处的结缔组织中有少量的门细胞(hilus cell)，其结构类似睾丸间质细胞(图 2-3)。门细胞为多边形或卵圆形，核圆形，核仁清楚，细胞质呈嗜酸性，含有脂滴和脂色素颗粒。电镜下具有分泌类固醇激素腺细胞的结构特点。在妊娠期和绝经期时，门细胞特别明显。一般认为门细胞分泌少量雄激素，若门细胞增生或发生肿瘤时，可出现男性化症状。

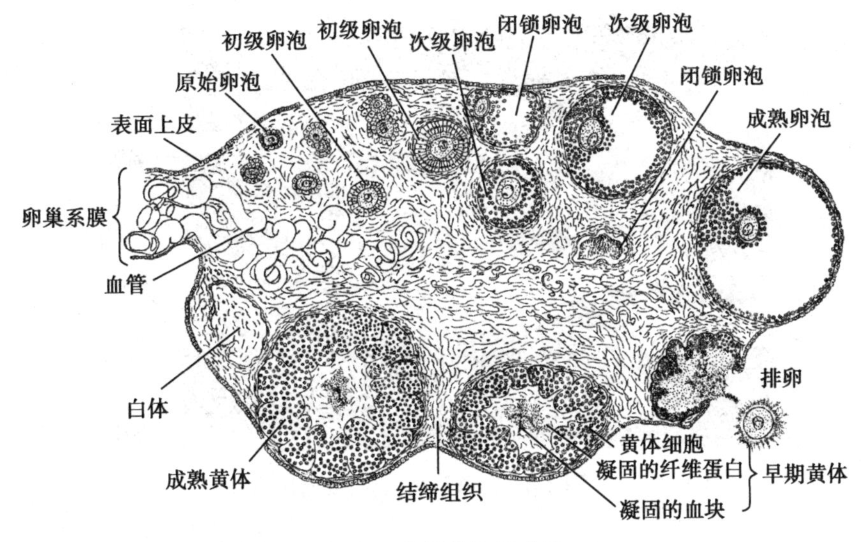

图 2-3　卵巢结构模式图

二、输　卵　管

(一) 解剖结构

输卵管(uterine tube)是输送卵子的肌性管道，左右各一，长为 10~14cm，由卵巢上端连于子宫底的两侧，位于子宫阔韧带上缘内。输卵管由内侧向外侧分为四部：①输卵管子宫部(uterine part)：位于子宫壁内的一段，直径最细，约 1mm，以输卵管子宫口(uterine orifice of uterine tube)通子宫腔。②输卵管峡(isthmus of uterine tube)：短而直，壁厚腔窄，血管分布少，水平向外移行为壶腹部。输卵管结扎术多在此进行。③输卵管壶腹(ampulla of uterine tube)：粗而长，壁薄腔大，血供丰富，行程弯曲，约占输卵管全长的 2/3，向外移行为漏斗部。卵子多在此受精，若受精卵未能移入子宫而在输卵管内发育，即成为宫外孕。④输卵管漏斗(infundibulum of uterine tube)：为输卵管末端的膨大部分，向后下弯曲覆盖在卵巢后缘和内侧面。漏斗末端中央有输卵管腹腔口(abdominal orifice of uterine tube)，开口于腹膜腔。卵巢排出的卵子由此进入输卵管。输卵管腹腔口周围，输卵管末端的边缘形成许多细长的突起，称为输卵管伞(fimbriae of uterine tube)，盖在卵巢的表面，其中一个较大的突起连于卵巢，称为卵巢伞(ovarian fimbria)。

(二) 微细结构

输卵管是卵子受精的部位并将受精卵运向子宫的肌性管道。管壁由内向外分为黏膜层、肌层和浆膜。黏膜向管腔突出，形成许多纵行并分支的皱襞，横切面上管腔不规则(图 2-4)。黏膜由单层柱状上皮和固有层构成。上皮由纤毛细胞和分泌细胞组成，纤毛细胞游离面有纤毛,向子宫方向摆动,有助于卵子和受精卵输送,防止细菌的侵入。纤毛细胞于壶腹部和漏斗部最多,峡部和子宫部逐渐减少;分泌细胞的分泌物形成输卵管液,其中含有氨基酸、葡萄糖、果糖及少量乳酸等。分泌物在纤毛细胞表面形成黏稠的膜,对卵细胞有营养作用,有利于卵子的输送并阻止细菌从子宫经输卵管进入腹腔。输卵管上皮也随月经周期而发生相应的变化。固有层为薄层结缔组织,含较多的血管和平滑肌。肌层为内环形、外纵行的两层平滑肌。浆膜由间皮和薄层的疏松结缔组织构成。

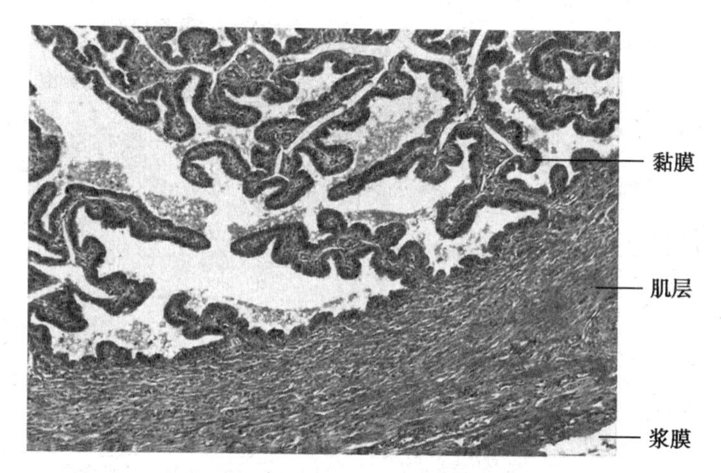

图 2-4 输卵管光镜图(低倍)

三、子 宫

子宫(uterus)壁厚、腔小,是容纳胎儿发育成长的肌性器官。

(一) 子宫的形态

成人未妊娠子宫犹如前后稍扁、倒置的梨形,长 7~9cm,最宽径约 4cm,厚 2~3cm。分为底、体、颈三部分(见图 2-2)。子宫底(fundus of uterus)为输卵管子宫口水平以上的宽而圆凸的部分,下端长而狭细的部分为子宫颈(neck of uterus),在成人长 2.5~3.0cm,为肿瘤的好发部位。子宫颈包括插入阴道的子宫颈阴道部(vaginal part of cervix),和阴道以上的子宫颈阴道上部(supravaginal part of cervix)两部分,子宫颈阴道上部的上端与子宫体相接较狭细的部分称为子宫峡(isthmus of uterus),长约 1cm。底与颈之间的部分为子宫体(body of uterus)。在妊娠期间,子宫峡逐渐伸展变长,形成子宫下段,妊娠末期,此部可延长至 7~11cm,峡壁逐渐变薄,产科常在此处进行剖宫术,可避免进入腹膜腔,减少感染的机会(图 2-5)。

子宫内的腔较为狭窄,可分为两部(见图 2-2):上部在子宫体内,称为子宫腔(cavity of uterus),呈前后扁的倒三角形,两端通输卵管,尖端向下通子宫颈管(canal of cervix of uterus),即子宫颈内的腔,呈梭形,下口通阴道,称为子宫口(orifice of uterus)。未产妇的子宫口为圆形,边缘光滑整齐。经产妇子宫口为横裂状。子宫口的前、后缘分别称为前唇和后唇,后唇较长,位置也较高。成人未妊娠时,从子宫口到子宫底距离 6~7cm,子宫腔长约 4cm,最宽处 2.5~3.5cm。

(二) 子宫的结构

子宫壁分为三层,外层为浆膜,是腹膜的脏层;中层为强厚的肌层,由平滑肌组成;内层为黏膜,即子宫内膜,随着月经周期而发生增生和脱落的周期变化。

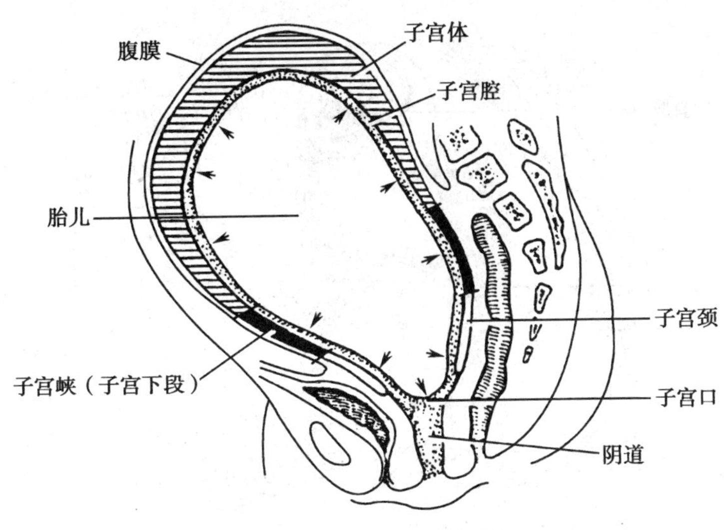

图 2-5 妊娠和分娩时的子宫

（三）子宫的位置

子宫位于小盆腔的中央，在膀胱与直肠之间，下端接阴道，两侧有输卵管和卵巢，两者统称为子宫附件（uterine appendages）。未妊娠时，子宫底位于小骨盆入口平面以下，朝向前上方。子宫颈的下端在坐骨棘平面的稍上方。直立时，子宫体伏于膀胱上面。当膀胱空虚时，成年人子宫呈轻度前倾前屈位，前倾即整个子宫向前倾斜，子宫长轴与阴道长轴之间形成一个向前开放的钝角，略大于 90°。前屈是指子宫体与子宫颈不在一条直线上，两者间形成一个向前开放的钝角，约 170°。子宫有较大的活动性，膀胱和直肠的充盈程度都可影响子宫的位置。子宫位置异常可导致女性不孕，如后屈后倾位的子宫。

（四）子宫的固定装置

子宫主要靠韧带、盆膈、尿生殖膈和阴道的托持以及周围结缔组织的牵拉等作用维持其正常位置（图 2-6）。如果这些固定装置薄弱或受损，可导致子宫位置异常，形成不同程度的子宫脱垂，子宫口低于坐骨棘平面，严重者子宫颈可脱出阴道。子宫韧带有：

1. 子宫阔韧带　子宫前、后面的腹膜自子宫侧缘向两侧延伸至盆侧壁和盆底，形成双层腹膜皱襞，称为子宫阔韧带（broad ligament of uterus），略呈冠状位。子宫阔韧带可限制子宫向两侧移动。阔韧带上缘游离，包裹输卵管，管外侧端游离，开口于腹膜腔。阔韧带上缘外侧 1/3 为卵巢悬韧带。阔韧带的前叶覆盖子宫圆韧带，后叶覆盖卵巢和卵巢固有韧带。前、后叶之间的疏松结缔组织内含有血管、神经、淋巴管等。子宫阔韧带依附着部位不同，可分为输卵管系膜，卵巢系膜和子宫系膜三部分（图 2-7）。

2. 子宫圆韧带　子宫圆韧带（round ligament of uterus）是由平滑肌纤维和结缔组织纤维构成的圆索，起于子宫体前面的上外侧，输卵管子宫口的下方，在阔韧带前叶的覆盖下向前外侧弯行，穿经腹股沟管，出皮下环后分散为纤维束止于阴阜和大阴唇的皮下。其主要功能是维持子宫前倾。

3. 子宫主韧带　子宫主韧带（cardinal ligament of uterus）也称为子宫旁组织（parametrium），由结缔组织和平滑肌构成。位于阔韧带的基部，从子宫颈两侧缘延至盆侧壁，较强韧。是维持子宫颈正常位置，防止子宫脱垂的重要结构。

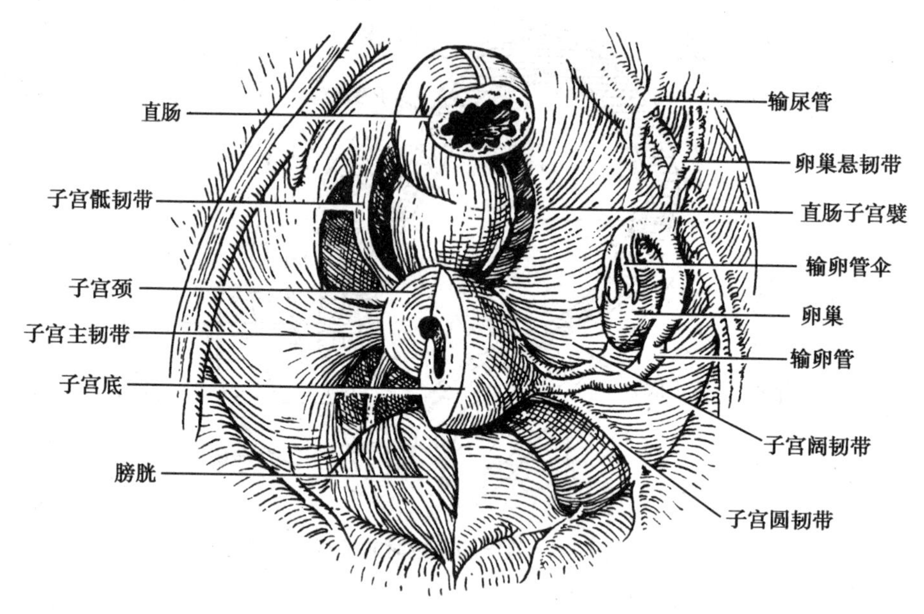

图 2-6 子宫固定装置模式图

4. 子宫骶韧带 子宫骶韧带(uterosacral ligament)是由平滑肌和结缔组织构成的扁索状韧带，从子宫颈后面的上外侧，向后弯行绕过直肠的两侧，止于第 2、3 骶椎前面的筋膜。其表面盖以腹膜形成弧形的直肠子宫襞(rectouterine fold)。此韧带向后上牵引子宫颈，协同子宫圆韧带维持子宫的前倾前屈位。

(五) 各年龄段子宫的变化

新生儿子宫高出小骨盆上口，输卵管和卵巢位于髂窝内，子宫颈较子宫体长而粗。性成熟前期，子宫迅速发育，壁增厚。性成熟期，子宫颈和子宫体长度几乎相等。经产妇的子宫各径、内腔都增大，重量可增加一倍。绝经期后，子宫萎缩变小，壁也变薄。

(六) 子宫的微细结构

子宫壁由外向内分为外膜、肌层和内膜三层(图 2-8，图 2-9)。

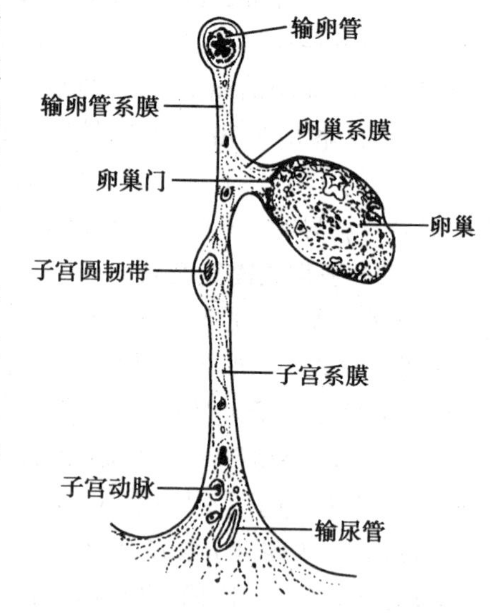

图 2-7 子宫阔韧带(矢状切面)

1. 子宫壁的结构

(1)外膜：外膜(perimetrium)大部分为浆膜，其余部分为纤维膜。

(2)肌层：肌层(myometrium)很厚，由成束的平滑肌和束间结缔组织组成。结缔组织中有血管和各种结缔组织细胞，其中未分化的间充质细胞尤为丰富。子宫平滑肌纤维长 30~50μm，妊娠时平滑肌纤维增生肥大，可长达 500~600μm。新增的平滑肌纤维来自未分化的间充质细胞或平滑肌的自身分裂。分娩后平滑肌纤维迅速恢复正常大小，部分肌纤维凋亡。肌层大致分为三层，黏膜下层、中间层和浆膜下层。黏膜下层和浆膜下层较薄，主要由纵行平滑肌束组成；中间层较厚，由内环行和外斜行的平滑肌束组成，肌束间有丰富的血管。

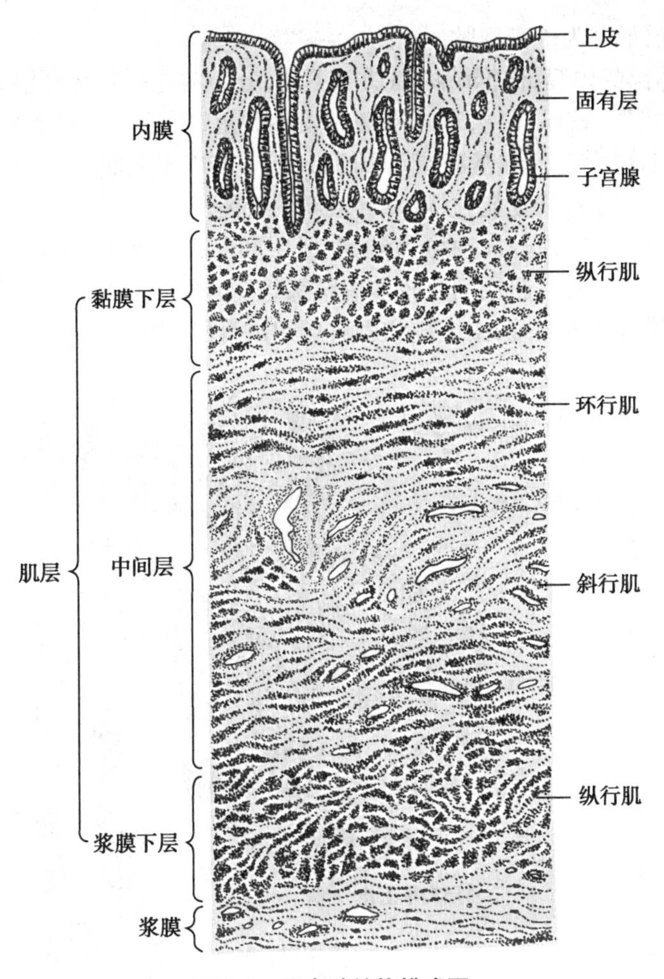

图 2-8　子宫壁结构模式图

(3) 内膜：内膜(endometrium)由单层柱状上皮和固有层组成。上皮与输卵管上皮相似，也由纤毛细胞和分泌细胞组成，纤毛细胞数量减少，而分泌细胞数量增多。固有层较厚，由结缔组织、子宫腺和血管等组成。结缔组织中含有大量分化程度低的梭形或星形的基质细胞(stroma cell)，核大而圆，细胞质较少，可合成和分泌胶原蛋白，并随子宫内膜周期性变化而增生与分化。子宫腺(uterine gland)为分支管状腺，腺上皮主要为分泌细胞，而纤毛细胞较少。子宫动脉的分支进入肌层的中间层，由此发出许多与子宫腔面垂直的放射状小动脉，在进入内膜前，每条小动脉又分为两支，一支短而直进入基底层，称基底动脉，营养基底层，不受性激素的影响。小动脉的主支进入功能层后螺旋走行，称螺旋动脉(spiral artery)，对性激素非常敏感。其行至内膜浅层分支形成毛细血管网和窦状毛细血管，然后汇

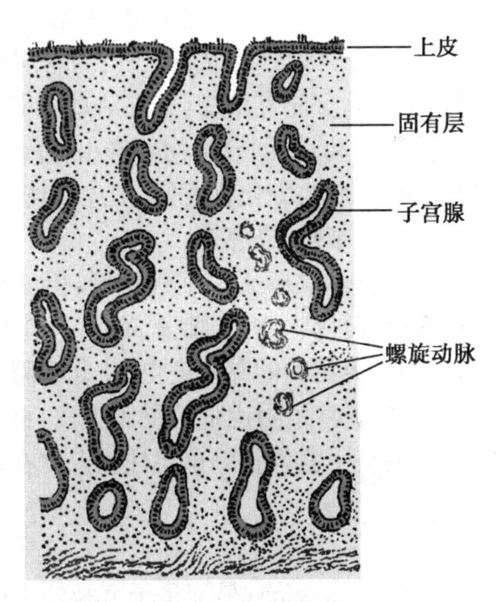

图 2-9　子宫壁结构光镜图(低倍)

合成小静脉，经肌层汇合为子宫静脉。

子宫底部和体部的内膜，根据结构和功能不同，分为功能层和基底层。功能层（functional layer）位于内膜的浅层，较厚，每次月经来潮时发生脱落，也是受精卵植入、孕育胎儿的场所。内膜的深层，靠近肌层，较薄，称基底层（basal layer）。该层不剥脱，不参与月经（menstruation）的形成，但有较强的增生和修复能力，可以形成新的功能层。

2. 子宫颈　子宫颈壁由外向内分为外膜、肌层和黏膜。外膜为结缔组织构成的纤维膜。肌层的平滑肌纤维少且分散，肌层间有较多的结缔组织。宫颈口处有环行的平滑肌，起括约肌作用。黏膜较厚，形成许多皱襞，由上皮和固有层组成（图 2-10）。

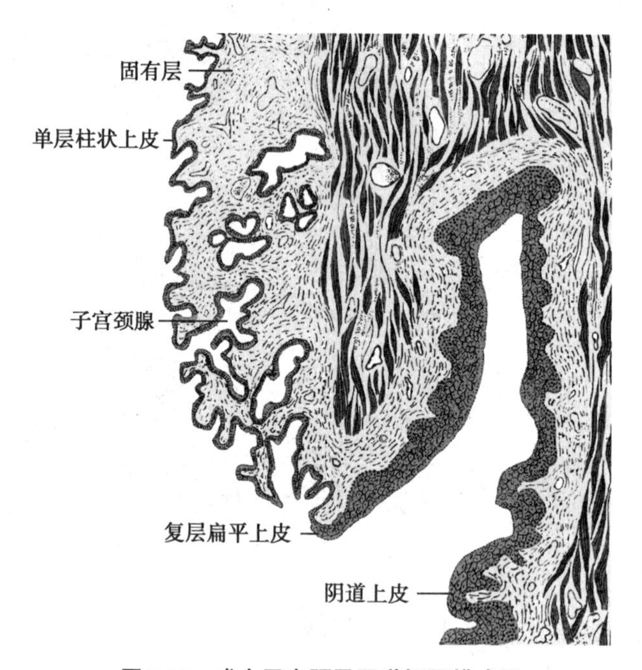

图 2-10　成人子宫颈及阴道切面模式图

（1）子宫颈管的黏膜上皮：为单层柱状，由分泌细胞、纤毛细胞和储备细胞组成。分泌细胞数量较多，分泌黏液，其分泌活动受卵巢激素的影响。纤毛细胞数量少，位于分泌细胞间，纤毛向阴道摆动，协助分泌物的排出，并使其流向阴道。储备细胞较小，散布于柱状细胞和基膜之间，为干细胞，分化程度低，上皮损伤时有修复功能。在慢性宫颈炎时，此细胞可分化为复层扁平上皮样细胞，易癌变。

子宫颈黏膜无周期性剥脱，但其分泌物的性质与含量却随卵巢活动而发生周期性变化。排卵时，分泌物增多、稀薄，有利于精子运动。黄体形成时，分泌物少且黏稠，使精子难以通过。妊娠时，分泌物的黏稠度更高，起到阻止精子和微生物进入子宫的屏障作用。

（2）子宫颈阴道部的黏膜上皮：此处黏膜光滑，为复层扁平上皮，细胞内含有丰富的糖原。此上皮与子宫颈管的单层柱状上皮在宫颈外口处相交界，此处是宫颈癌的好发部位。

四、阴　　道

阴道（vagina）是连接子宫和外生殖器的肌性管道，由黏膜、肌层和外膜组成，富有伸展性，是女性的交接器官，也是月经排出和胎儿娩出的管道。阴道有前、后壁和两个侧壁，前后壁常处于相接触的塌陷状态。阴道的下部较窄，以阴道口（vaginal orifice）开口于阴道前庭。处女阴道口周围有处女膜（hymen）附着，可呈环形、半月形、伞状或筛状，处女膜破裂后，阴道口周围留有处女膜痕。阴道的上端宽阔，包绕子宫颈阴道部，两者之间形成一个环形凹陷，称为阴道穹（fornix of vagina），分为前部、后部及两个侧部。阴道穹以后部最深，与后上方的直肠子宫陷凹仅隔以阴道壁和一层腹膜，两者紧密相邻。临床上可经后穹引流凹陷内的积液进行诊治，具有重要的临床意义。

阴道位于小骨盆中央，前有膀胱和尿道，后邻直肠，阴道下部穿经尿生殖膈。膈内的尿道阴道括约肌和肛提肌的内侧肌纤维束对阴道有括约作用。

阴道壁也由黏膜、肌层和外膜组成。黏膜向阴道腔内突起形成许多横行的皱襞，由上皮和固有层构成。上皮为非角化的复层扁平上皮。在卵巢分泌的雌激素作用下，上皮细胞内聚集着大量的糖原。浅层细胞脱落后，糖原在阴道杆菌的作用下转变成乳酸，使阴道保持酸性，有一定的抗菌作用。老年或其他原因导致雌激素水平下降时，阴道上皮内的糖原减少，阴道液内的 pH 升高，细菌容易繁殖而发生阴道感染。阴道上皮的脱落和更新，受卵巢激素的调节而随月经周期发生变化，因而根据阴道脱落细胞类型不同可推知卵巢的功能状态。固有层由含有丰富弹性纤维和血管的结缔组织构成。肌层由内环行、外纵行的平滑肌构成。阴道外口有骨骼肌形成的括约肌。外膜由致密结缔组织构成，内含丰富的弹性纤维。

五、前庭大腺

前庭大腺（greater vestibular gland）或称 Bartholin 腺（图 2-11），位于阴道口的两侧，前庭球后端的深面，状如豌豆，导管向内侧开口于阴道前庭，分泌液有润滑阴道的作用，如因炎症导管阻塞，可形成囊肿。

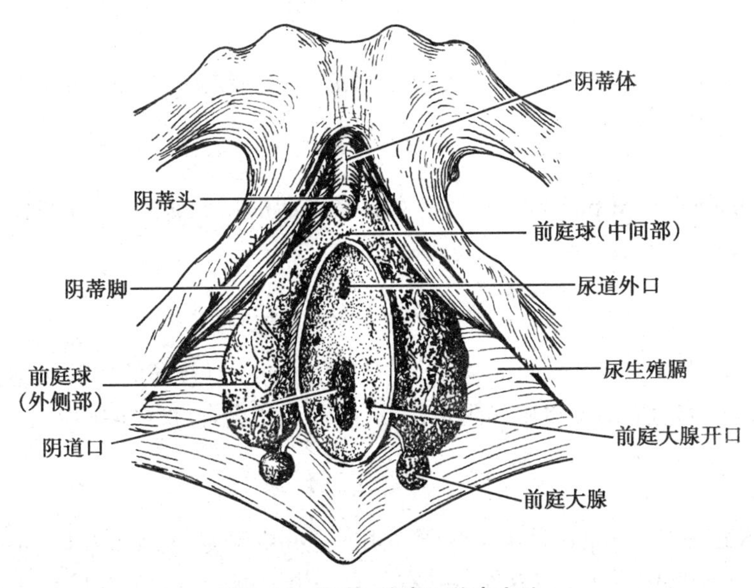

图 2-11　阴蒂、前庭和前庭大腺

（张海龙　张　萍）

第二节 女性外生殖器的结构

女性外生殖器(external genitalia),又称女阴(female pudendum,vulva)(图 2-12)。

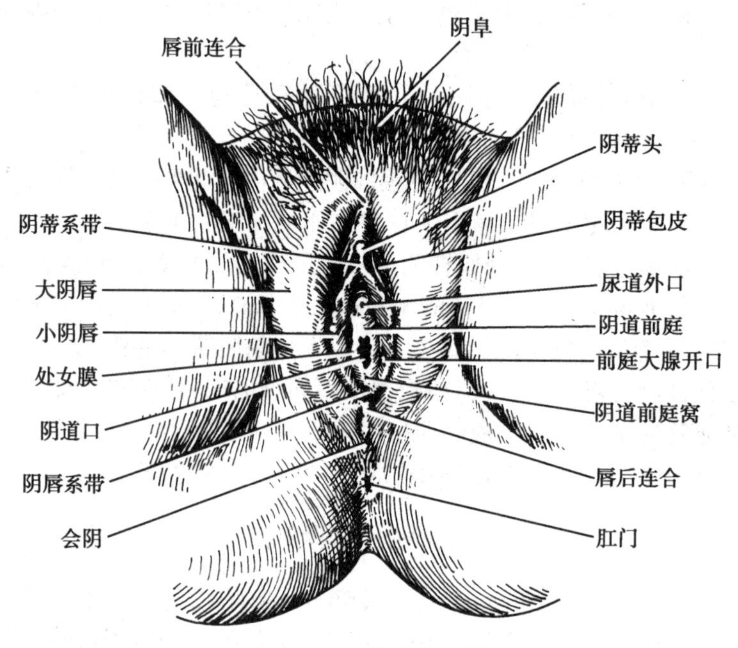

图 2-12 女性外生殖器

一、阴 阜

阴阜(mons pubis)位于耻骨联合前面的皮肤隆起,富含脂肪。性成熟期以后,皮肤生有阴毛。

二、大 阴 唇

大阴唇(greater lips of pudendum)是一对纵长隆起的皮肤皱襞。大阴唇的前端和后端左右互相连合,形成唇前连合和唇后连合。

三、小 阴 唇

小阴唇(lesser lips of pudendum)位于大阴唇内侧的一对较薄的皮肤皱襞,光滑无毛。两侧小阴唇向前端延伸形成阴蒂包皮和阴蒂系带,后端互相会合,形成阴唇系带。

四、阴 道 前 庭

阴道前庭(vaginal vestibule)是位于两侧小阴唇之间的裂隙,有 4 个开口。前部有尿道外口,后部有阴道口,小阴唇中后 1/3 交界处,左、右各有一个前庭大腺管的开口。

五、阴 蒂

阴蒂(clitoris)由两个阴蒂海绵体(cavernous body of clitoris)组成,后者相当于男性的阴茎海绵体。以阴蒂脚(crus of clitoris)附着于耻骨下支和坐骨支,埋于会阴浅隙内,向前与对侧者结合成阴蒂体(body of clitoris),表面盖以阴蒂包皮。露于表面的为阴蒂头(glans of clitoris),富有神经末梢,感觉敏锐。

六、前　庭　球

前庭球(bulb of vestibule)相当于男性的尿道海绵体,分为中间部和两个外侧部。外侧部较大,位于大阴唇的皮下。中间部细小,位于尿道外口与阴蒂体之间的皮下。

(张海龙)

第三节　骨盆的解剖

一、骨盆的组成

骨盆由左右髋骨和骶、尾骨以及其间的骨连接构成。人体直立时,骨盆向前倾斜,两侧髂前上棘与两耻骨结节位于同一冠状面内,此时,尾骨尖与耻骨联合上缘位于同一水平面上。

二、骨盆的分界

骨盆是由骶骨岬向两侧经弓状线、耻骨梳、耻骨结节至耻骨联合上缘构成的环形界线,分为上方的大骨盆或又称假骨盆,和下方的小骨盆或又称真骨盆。

大骨盆(greater pelvis),由界线上方的髂骨翼和骶骨构成。由于骨盆向前倾斜状,故大骨盆几乎没有前壁。

小骨盆(lesser pelvis),是大骨盆向下延伸的骨性狭窄部,可分为骨盆上口、骨盆下口和骨盆腔。骨盆上口由上述界线围成,呈圆形或卵圆形。骨盆下口由尾骨尖、骶结节韧带、坐骨结节、坐骨支、耻骨支和耻骨联合下缘围成,呈菱形。两侧坐骨支与耻骨下支连成耻骨弓,它们之间的夹角称为耻骨下角。骨盆上、下口之间的腔称为骨盆腔。小骨盆腔也称为固有盆腔,该腔内有直肠、膀胱和部分生殖器官。小骨盆腔是一前壁短、侧壁和后壁较长的弯曲通道,其中轴为骨盆轴,分娩时,胎儿循此轴娩出。

三、骨盆的类型

骨盆的位置可因人体姿势不同而变动。人体直立时,骨盆向前倾斜,骨盆上口的平面与水平面构成50°~55°的角(女性可为60°),称为骨盆倾斜度。骨盆倾斜度的增减将影响脊柱的弯曲,如倾斜度增大,则重心前移,必然导致腰曲前凸增大。反之则腰曲减小。

(张海龙)

第四节　骨盆底的解剖

一、肛三角的肌肉

(一) 肛提肌

肛提肌(levator ani)(图 2-13)是骨盆底的成对扁肌,左右连合呈尖端向下的漏斗状,封闭骨盆下口的大部分。起于耻骨后面、坐骨棘和张于两者之间的肛提肌腱弓(tendinous arch of levator ani muscle)(由闭孔筋膜增厚而成),纤维向后下方、向内侧,止于会阴中心腱、直肠壁、尾骨和肛尾韧带(肛门和尾骨之间的结缔组织束),在女性尚有纤维散止于阴道壁。两侧肛提肌的前内侧缘之间留有一个三角形的裂隙,称为盆膈裂孔,是尿道与女性阴道的穿行部位。肛提肌靠内侧的肌束左、右结合形成U形袢,从后方套绕直肠和阴道。肛提肌的作用是构成盆底,提起盆底,承托盆腔器官,并有括约肛管和阴道的作用。

(二)尾骨肌

尾骨肌(coccygeus)(图2-13)起自坐骨棘,止于骶骨下端和尾骨的外侧缘,覆于骶棘韧带的上面。参与构成盆底,并对骶骨和尾骨有固定作用。

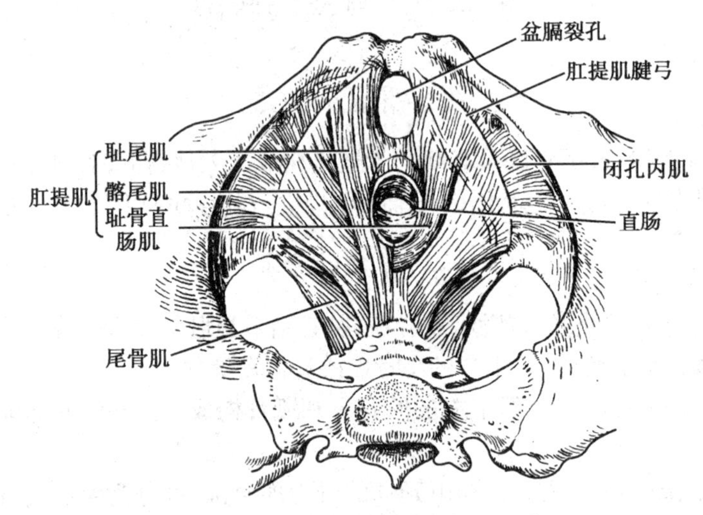

图2-13 肛提肌和尾骨肌(上面观)

(三)肛门外括约肌

肛门外括约肌(sphincter ani externus)环绕肛门的骨骼肌,分为皮下部、浅部和深部,是肛门的随意括约肌。

二、尿生殖三角的肌肉

(一)浅肌层

1. 会阴浅横肌　左、右各一,起自坐骨结节,止于会阴中心腱,有固定会阴中心腱的作用(图2-14、图2-15)。

2. 球海绵体肌　左、右各一,在男性,包绕尿道球及其前方的尿道海绵体,起自会阴中心腱和尿道球下面的中缝,止于阴茎背面的筋膜。收缩时可使尿道缩短变细,协助排尿和射精,并参与阴茎勃起。在女性,此肌分为左、右两部,覆盖在前庭球的表面,称为阴道括约肌,可缩小阴道口。会阴中心腱(perineal central tendon)或称会阴体(perineal body),是狭义会阴深面的一个腱性结构,许多会阴肌附着于此,可协助加强盆底,在女性较大且有韧性,在分娩时要保护此区,以免撕裂。

3. 坐骨海绵体肌　起自坐骨结节,止于阴茎脚的表面,男性者覆盖在阴茎脚的表面。收缩时压迫阴茎海绵体根部,阻止静脉血液回流,参与阴茎勃起,又名阴茎勃起肌。此肌在女性较薄弱,称为阴蒂勃起肌。

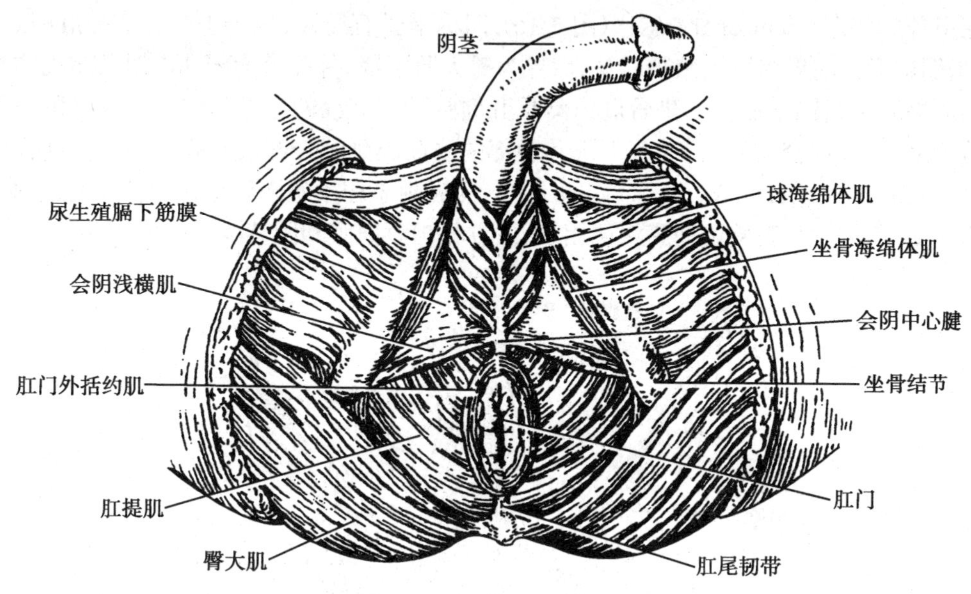

图 2-14　男会阴肌（浅层）

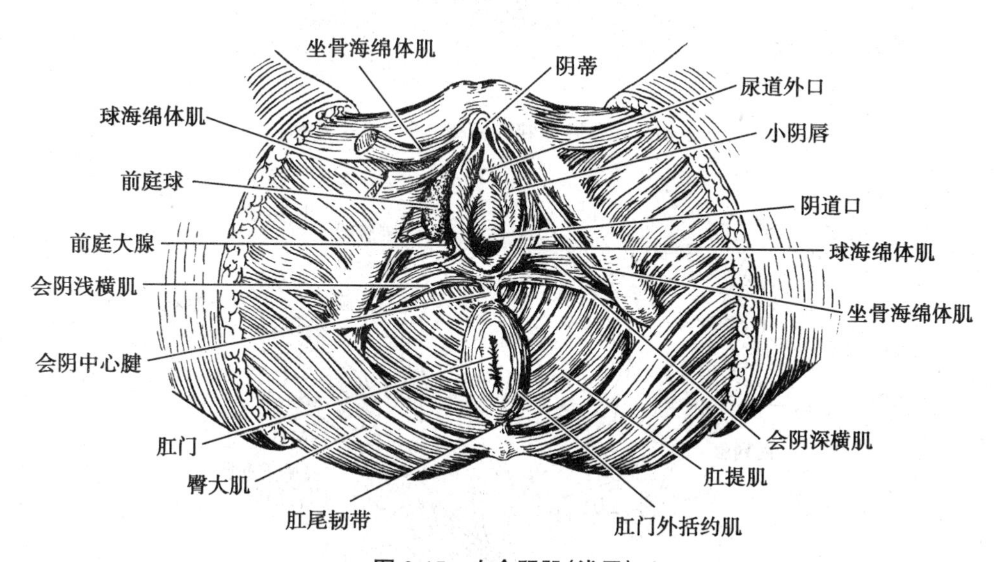

图 2-15　女会阴肌（浅层）

（二）深肌层

1. 会阴深横肌　位于尿生殖膈两层筋膜之间，肌束横行，张于两侧坐骨支之间，肌纤维在中线上互相交织，部分纤维止于会阴中心腱，收缩时可加强会阴中心腱的稳固性。

2. 尿道括约肌　也在尿生殖膈两层筋膜之间，位于会阴深横肌前方，在男性，围绕尿道膜部周围，是尿道的随意括约肌。在女性，围绕尿道和阴道，可紧缩尿道和阴道，称为尿道阴道括约肌（urethrovaginal sphincter）。尿道括约肌和会阴深横肌不能截然分开，两者也合称尿生殖三角肌。

三、会阴的筋膜

会阴筋膜分为浅筋膜和深筋膜。在肛门三角，浅筋膜为富有脂肪的大量疏松结缔组织，充填在坐骨肛门窝（ischioanal fossa）（图 2-16），旧称坐骨直肠窝，位于坐骨结节与肛门之间的间隙，呈倒锥形。前界为尿生殖膈后缘，后界为臀大肌下缘，外侧壁为闭孔内肌及闭孔筋膜，内侧壁为肛提肌和盆膈下筋膜。坐骨肛门窝是肛周脓肿和肛漏的好发部位。在尿生殖三角，浅筋膜分为两层，浅层富有脂肪，与腹下部和股部的浅筋膜延续。深层呈膜状，称为会阴浅筋膜（superficial fascia of perineum），又称 Colles 筋膜，向后附于尿生殖膈后缘，向两侧附着于耻骨下支和坐骨支，前上方与腹壁浅筋膜深层相续，下方与阴囊肉膜和阴茎浅筋膜相续连。

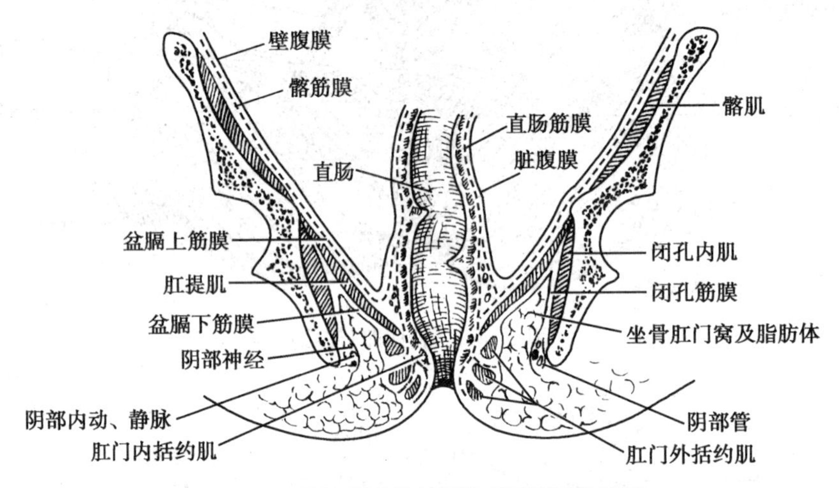

图 2-16 骨盆腔冠状断面模式图（通过直肠）

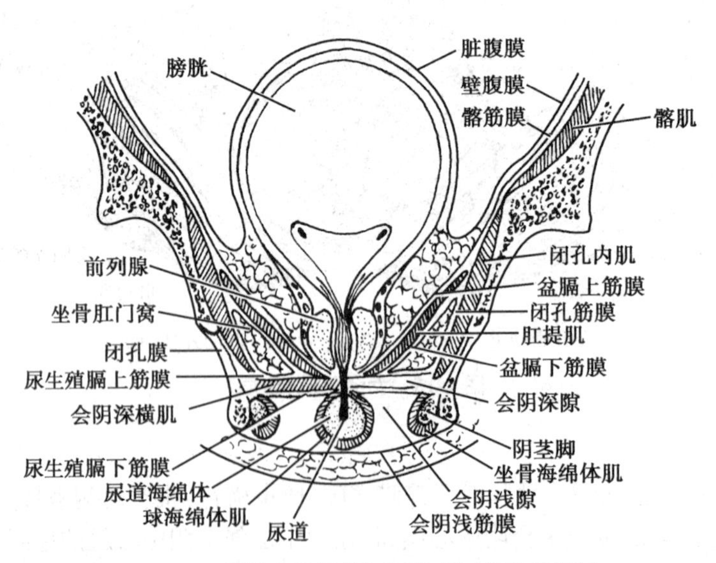

图 2-17 男性盆腔冠状切面模式图（通过膀胱）

肛门三角的深筋膜，覆盖于坐骨肛门窝的各壁，其中，衬于肛提肌和尾骨肌下面者称为盆膈下筋膜，衬于肛提肌和尾骨肌上面的筋膜称为盆膈上筋膜，为盆筋膜的壁层。盆膈上筋膜、盆膈下筋膜及其间的肛提肌和尾骨肌共同组成盆膈（pelvic diaphragm），对托持盆腔脏器有重要作用（见图 2-17、图 2-18）。在尿生殖三角，深筋膜亦分为两层，包在会阴深横肌和尿道括约肌的下面和上面，这些结构一起，组成尿生殖膈（urogenital diaphragm），封闭尿生殖三角，加强盆底,协助承托盆腔脏器。两层筋膜分别称为尿生殖膈下筋膜和尿生殖膈上筋膜(图 2-18、图 2-19)。

会阴浅筋膜与尿生殖膈下筋膜之间围成会阴浅间隙(superficial perineal space),内有尿生殖三角浅层肌、阴茎根(男性)、阴蒂脚(女性)、前庭球和前庭大腺等。尿生殖膈上、下筋膜之间的间隙称为会阴深间隙(deep perineal space),有会阴深横肌、尿道括约肌、尿道膜部和尿道球腺等结构(图 2-19)。

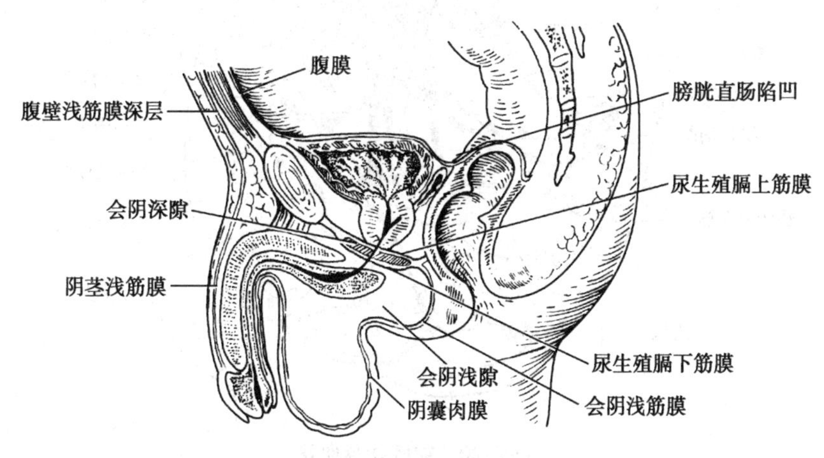

图 2-18　会阴筋膜矢状断面模式图

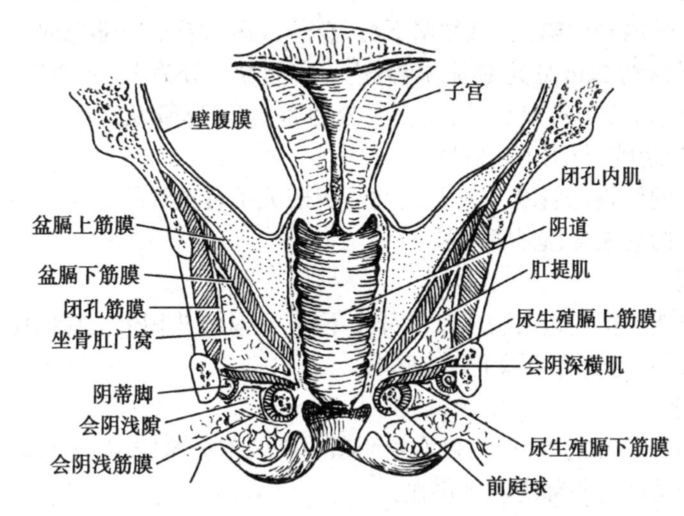

图 2-19　女性盆腔额状断面模式图(通过阴道)

(张海龙)

第五节　血管、淋巴及神经

一、血　　管

女性生殖器的血液供应(图 2-20),主要来自子宫动脉、卵巢动脉、阴道动脉及阴部内动脉。

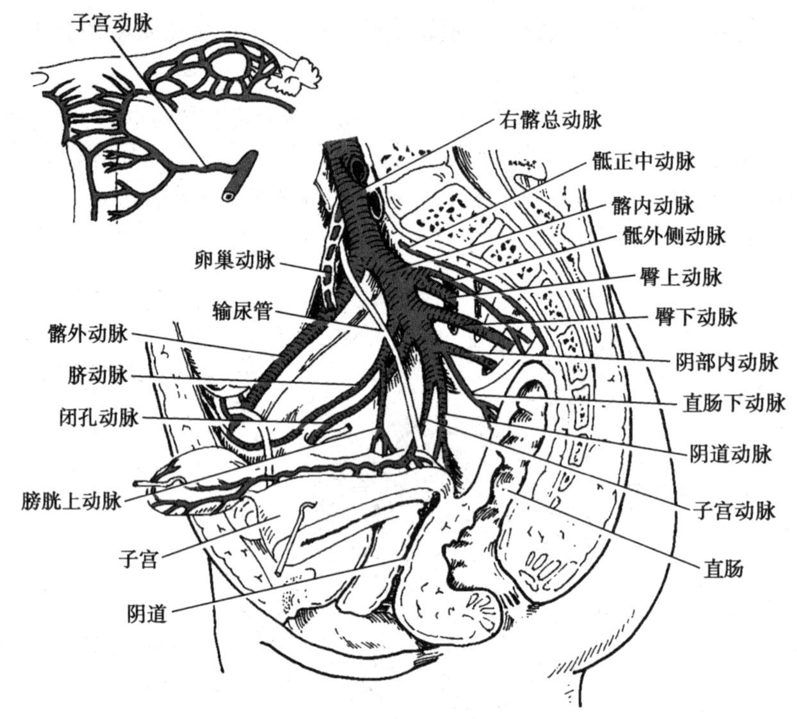

图 2-20 盆腔动脉血管

(一) 子宫动脉

子宫动脉来自髂内动脉前支，沿盆壁下行，至子宫阔韧带基底部急向内弯曲，在相当于子宫颈内口水平离子宫约 2cm 处跨越输尿管，达子宫侧缘。分为上、下两支，上支为主干，沿子宫侧壁迂回上行，供血给子宫前后壁，在宫底分为卵巢、输卵管及宫底三支；下支供血给子宫颈、阴道上部及部分膀胱，与阴道动脉吻合。

临床上，子宫动脉、输尿管及子宫颈之间的解剖关系有重要的意义。在切除子宫时，易在此处发生出血或损伤输尿管，必须警惕。

(二) 卵巢动脉

卵巢动脉在第 2 腰椎左边由腹主动脉分出下行，经盆漏斗韧带上缘向中线横行，分支供血给卵巢及输卵管，最后与子宫动脉上行支吻合。

(三) 阴道动脉

阴道动脉由髂内动脉前支分出，供血给阴道中部及部分膀胱，与子宫动脉的阴道支吻合。阴道下段则由痔中动脉与阴部内动脉供血。

(四) 阴部内动脉

阴部内动脉由髂内动脉前支或中支分出，先由坐骨大孔穿出骨盆腔，绕过坐骨棘，再由坐骨小孔进入会阴肛门区，分出痔下动脉，供血给直肠下段及肛门，最后分支供血给会阴、阴唇及阴蒂等处。

盆腔静脉与各同名动脉伴行，接受各相应区域的血流回流，子宫和阴道静脉汇入髂内静脉，右侧卵巢静脉回流入下腔静脉，左侧多终于肾静脉。

二、淋　　巴

女性生殖器官有丰富的淋巴管及淋巴结。均伴随相应的血管而行，首先汇入沿髂动脉的各淋巴结，然后注入主动脉周围的腰淋巴结，最后在第2腰椎处汇入胸导管的乳糜池。当生殖器发生炎症或癌症时，沿着回流的淋巴管传播，可引起相应的淋巴结肿大。

女性生殖器淋巴分外生殖器淋巴与内生殖器淋巴两组（图2-21）。

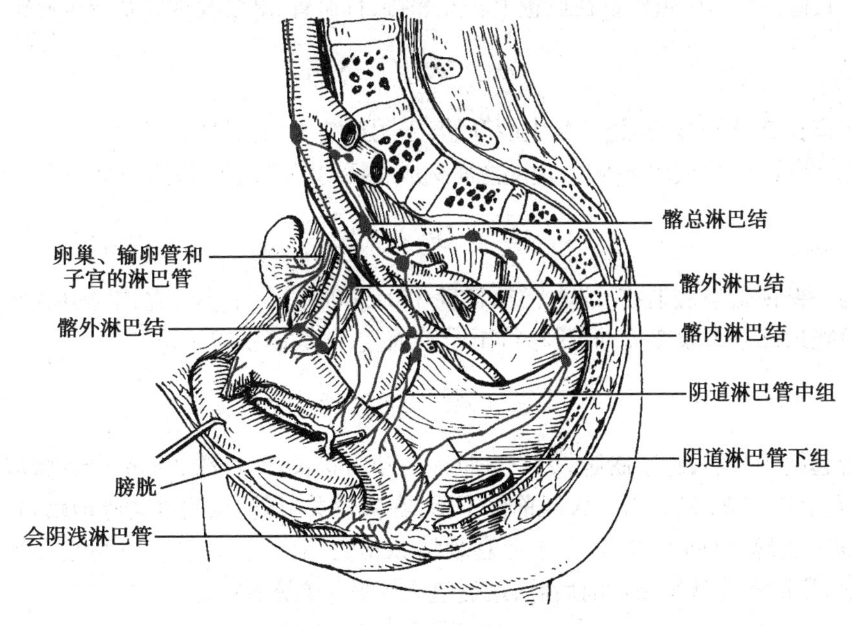

图2-21 女性生殖器淋巴走向

（一）外生殖器淋巴

外生殖器淋巴分深浅两部分，均汇入髂外淋巴结组。

腹股沟浅淋巴结位于腹股沟韧带下方，为10~20个，一部分收容外生殖器、会阴、阴道下段及肛门部淋巴；另一部分沿大隐静脉收容会阴及下肢的淋巴。腹股沟深淋巴结位于股静脉内侧之股管内，收容阴蒂、股静脉区淋巴及腹股沟浅淋巴。

（二）内生殖器淋巴

此组淋巴结沿髂动脉排列，分髂外、髂内与髂总淋巴结。再向上到腹主动脉旁的腰淋巴结，尚有1~2个位于骶骨与直肠之间的骶淋巴结。子宫体及底部淋巴与输卵管、卵巢淋巴均输入腰淋巴结；子宫体两侧淋巴可沿子宫圆韧带进入腹股沟浅淋巴结；阴道上段与子宫颈淋巴大部分汇入闭孔和髂内淋巴结，小部分汇入髂外淋巴结，并经子宫骶骨韧带入骶前淋巴，阴道后壁和直肠淋巴也输入骶前淋巴结；膀胱的淋巴输入髂淋巴结。

三、神　　经

女性内生殖器官在大脑皮质的调节下，直接受交感和副交感神经的控制，而外生殖器官则由阴部神经所支配。阴部神经为体节神经，由第2、3、4骶神经前支的分支所组成，与阴部内动脉并行，在坐骨神经节内侧上方分为三支，即痔下神经、阴蒂背神经及会阴神经。临床上常用阴部神经阻滞麻醉进行阴道及外阴手术。

（张海龙）

第六节 邻近器官

盆腔内其他器官与生殖器官在位置上相互邻接，且血管、淋巴及神经系统也有密切的联系。

一、尿 道

女性尿道长 2~4cm，以膀胱三角尖端开始，于阴道前方、耻骨联合后面向前下走行，穿过泌尿生殖隔至阴蒂下方，形成尿道外口，由随意肌构成外括约肌，尿道内口括约肌由不随意肌构成。

二、膀 胱

膀胱为一壁薄的空腔器官，成人正常容量 350~500mL，位于小骨盆内。分为膀胱顶、膀胱底两部。膀胱顶部被腹膜覆盖，向后移行至子宫前壁，形成膀胱腹膜返折。

三、输 尿 管

输尿管起始于肾盂，止于膀胱，为一对肌性的圆索状长管，长约 30cm，分为腰段、骨盆段及膀胱壁段，其上段在腹膜后，沿腰大肌前侧下降，在骶髂关节处，从髂外动脉前跨过，进入盆腔，下行达阔韧带底部，再向前内走行，于近宫颈约 2cm 处，在子宫动脉后方与之交叉，经阴道侧穹窿绕向前，穿过膀胱宫颈韧带前后叶，最后进入膀胱壁（图 2-22）。

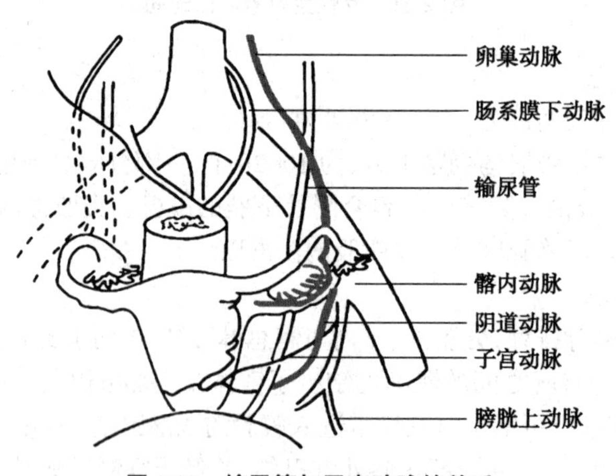

图 2-22 输尿管与子宫动脉的关系

四、直 肠

直肠位于小骨盆内，全长 15~20cm，前面与子宫及阴道后壁相邻。后面为骶骨，上接乙状结肠，下连肛管。

五、阑 尾

阑尾位于右髂窝内，长短粗细不一，平均长 7~9cm。

（张海龙）

第七节　女性生殖功能与调节

一、女性一生各个时期的生理特点

女性的一生从出生后至发育成熟到衰老是一个渐进的生理过程，依据妇女一生的生理特点可划分为7个时期，分别为胎儿期、新生儿期、儿童期、青春期、性成熟期、绝经过渡期和绝经后期，但各个时期并无明显的年龄界限，可因遗传、环境、营养等条件影响而有个体上的差异。

（一）胎儿期

受精卵是由23对(46条)染色体组成的新个体，其中1对染色体在性发育中起决定性作用，称性染色体(sex chromosome)。胎儿的性别取决于性染色体X与Y，其中XX合子发育为女性。XY合子发育为男性。胚胎6周后性腺开始分化。若胚胎细胞不含Y染色体，性腺分化缓慢，至胚胎8~10周出现卵巢的结构。原始生殖细胞分化为初级卵母细胞，性索皮质的扁平细胞围绕卵母细胞构成原始卵泡。卵巢形成后，两条副中肾管发育成为女性生殖道。

（二）新生儿期

出生后4周内称为新生儿期（neonatal period）。出生后的新生儿外阴比较丰满，某些新生儿会出现乳房肿大，分泌少量乳汁，个别新生儿出生数日后可出现少量阴道流血。这些都是生理现象，短期内可自然消失。主要是由于女性胎儿在母体内受到母体性腺及胎盘所产生的女性激素影响，子宫、卵巢及乳房等均有一定程度的发育，出生后脱离母体环境，血液中女性激素迅速下降直到消失所致。

（三）儿童期

从出生后4周至12岁的时期称为儿童期（childhood）。其中8岁以前称为儿童早期，8岁以后称为儿童后期。

儿童早期生殖系统处于幼稚状态，表现为子宫、输卵管及卵巢均位于腹腔内；子宫体积小，宫颈较长，约占子宫全长的2/3；子宫肌层很薄；输卵管弯曲并且很细；卵巢长而窄，卵泡虽能大量生长（非促性腺激素所致），但未发育成熟即萎缩、退化；阴道狭长，上皮薄并且无皱襞，细胞内缺乏糖原，阴道酸度低，易感染，容易发生炎症。

儿童后期，在下丘脑促性腺激素释放激素（gonadotropin releasing hormone，GnRH）和垂体促性腺激素的作用下，生殖器官开始发育，卵巢形态逐步变为扁卵圆形，卵巢中有少量卵泡发育，分泌少量雌激素，但并未发育成熟，所以不排卵。子宫、输卵管及卵巢逐渐向骨盆腔内下降。11~12岁开始出现女性第二性征，在胸、髋、肩部及耻骨前面皮下脂肪丰富。乳房开始发育。

（四）青春期

从月经来潮至生殖器官逐渐发育成熟的时期称为青春期（adolescence）。青春期启动一般开始于9~12岁，止于18~20岁。青春期启动（onset of puberty）是在神经内分泌系统调节下的一个复杂过程，同时受到社会因素、环境、情绪、营养、疾病和遗传等因素的影响。包括性腺功能初现（gonadarche）和肾上腺（皮质）功能初现（adrenarche）。

女性性腺功能初现是指女性进入青春期后下丘脑-垂体-卵巢轴被激活，导致卵巢卵泡发育成熟、排卵并分泌雌激素，表现为乳房发育和月经初潮。目前认为，性腺功能初现和肾上腺（皮质）功能初现是两个独立发育的过程，两者之间没有因果关系。对女性来说，青春期启动主要指性腺功能初现，即卵巢功能被激活。

1. 青春期是从儿童发育到成人的重要时期，包括生殖器官的迅速发育、生殖功能的成熟和第二性征的形成，并开始出现月经。

(1)女性生殖器官的发育：进入青春期后，在性激素的作用下卵巢开始迅速发育，内、外生殖器亦有明显变化，称第一性征。卵巢的重量在月经初潮时只有成年时的30%，之后继续增大，皮质内有不同发育阶段的卵泡，致使卵巢表面稍呈凹凸不平，至18岁时卵巢基本发育成熟；子宫增大，尤其子宫体明显增大，子宫体与宫颈的比例为2∶1；输卵管变粗，弯曲度减少；阴道的长度及宽度增加，阴道黏膜变厚，出现皱襞；外生殖器从幼稚型变为成人型，阴阜隆起，大阴唇变肥厚，小阴唇变大且有色素沉着。

(2)第二性征：进入青春期后除生殖器官发育外，女性出现特有的体征称为第二性征。主要表现为乳房丰满而隆起，长出阴毛和腋毛，音调变高，骨盆横径的发育大于前后径导致骨盆宽大，胸、肩部的皮下脂肪增多，体态丰满等女性特有的体貌特征。第二性征的出现以乳房的发育和阴毛的出现最早，两者基本同步，腋毛的出现比阴毛晚半年至一年。这些变化具有重要的生理意义，宽大的骨盆有益于分娩，发达的乳腺有益于哺乳。

2. 青春期依据顺序可以分为以下四个阶段，各个阶段有重叠，大约持续4.5年的时间。

(1)乳房萌发(thelarche)：第二性征的发育以乳房的发育最早。一般女性10岁时乳房开始发育，约3年半发育成熟。

(2)肾上腺功能初现：肾上腺皮质雄激素主要为脱氢表雄酮、硫酸脱氢表雄酮和雄烯二酮。该阶段肾上腺皮质功能逐渐增强，导致血液循环中脱氢表雄酮、硫酸脱氢表雄酮和雄烯二酮升高，肾上腺17α-羟化酶和17,20裂解酶活性增强。

(3)生长加速：随着青春期的到来，全身成长迅速，逐步向成熟过渡。11~12岁体格生长呈直线加速，平均每年生长9cm，月经初潮后生长减慢。青春期生长加速主要是由于雌激素和生长激素(growth hormone，GH)分泌增加所致。

(4)月经初潮：女性第一次月经来潮称为月经初潮(menarche)，是青春期开始的一个重要标志。月经初潮平均比乳房发育晚2.5年的时间。由于卵巢功能尚不健全，故初潮后月经周期常不规律，经5~7年建立规律的周期性排卵后，月经才逐渐正常。

此外，青春期女孩心理和行为方面也会出现明显的改变，出现性意识，性心理的变化，并开始出现朦胧的性意识。她们渴望进一步了解性的知识，探索性生理现象，同时对异性产生了莫名的神秘感。少女的情绪会变得不稳定，过于敏感，情感丰富、善变，到青春期后期，情绪逐渐稳定，而且开始以间接的、为社会承认的方式表露。总的来说，这一时期少女的自我评价、自我观察、自我体验、自我监督和自我控制能力都在逐渐增强。

(五)性成熟期

卵巢功能成熟并有性激素分泌及周期性排卵的时期称性成熟期。一般自18岁左右开始逐渐成熟，持续约30年。此期妇女性功能旺盛，卵巢功能成熟并分泌性激素，已建立规律的周期性排卵。生殖器官各部及乳房在卵巢分泌的性激素作用下发生周期性变化。此期妇女生育活动最旺盛，又称生育期。

(六)绝经过渡期

指从卵巢功能开始衰退至最后一次月经的时期。可开始于40岁，短则1~2年，长则10余年。以前一直将此期称为“更年期”，由于更年期定义模糊，1994年WHO提出废除“更年期”一词，推荐采用“围绝经期”(perimenopausal period)。是指从卵巢功能开始衰退直至绝经后1

年内的时期，此期卵巢功能逐渐衰退，卵泡数明显减少且易发生卵泡发育不全，因而月经不规律，常为无排卵性月经。最终由于卵巢内卵泡自然耗竭或剩余的卵泡对垂体促性腺激素丧失反应，导致卵巢功能衰竭。月经永久性停止，称为绝经（menopause）。我国妇女平均绝经年龄为 49.5 岁，80% 在 44~54 岁。虽然人均寿命已明显延长，但绝经年龄变化不大，提示人类绝经年龄主要与遗传有关。此期由于雌激素水平降低，可出现血管舒缩障碍和神经精神症状，表现为潮热、出汗、情绪不稳定、不安、抑郁或烦躁、失眠等，称为绝经综合征。

（七）绝经后期

绝经后期（postmenopausal period）指绝经后的生命时期。早期阶段，卵巢虽然不能分泌雌激素，但卵巢间质可分泌少量雄激素并转化为雌酮，成为血液循环中的主要雌激素。妇女 60 岁以后机体发生衰老进入老年期。此期卵巢功能已完全衰竭，雌激素水平低下，生殖器官进一步萎缩，骨质疏松，易发生骨折。

二、卵巢的功能

卵巢是女性生殖系统的主性器官，输卵管、子宫、阴道和外阴等是女性生殖系统的附属性器官。卵巢具有产生成熟卵子的生卵功能和分泌类固醇激素的内分泌功能。

（一）卵巢的生卵功能

卵巢是位于子宫两侧的一对卵圆形的器官，具有生卵功能。青春期前，原始卵泡的生长受到抑制。青春期开始后，在下丘脑 - 腺垂体 - 卵巢轴的调控下，原始卵泡开始发育，卵巢的形态和功能出现周期性变化，称为卵巢周期（ovarian cycle）。一般分为三个阶段，即卵泡期（follicular phase）、排卵（ovulation）和黄体期（luteal phase）（图 2-23）。

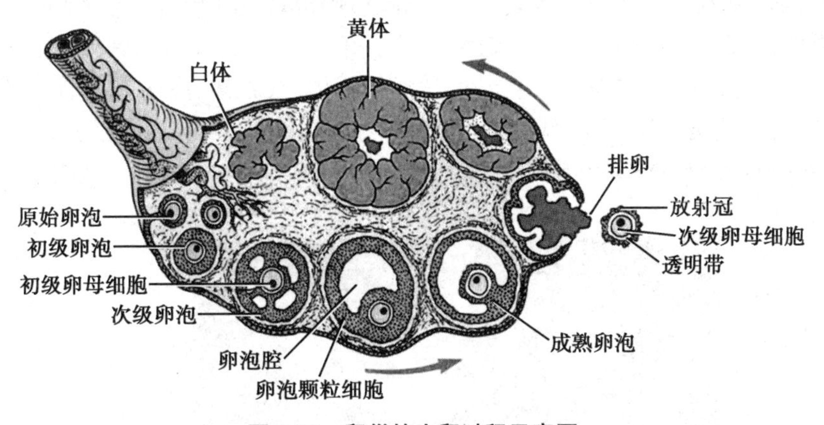

图 2-23　卵巢的生卵过程示意图

1. 卵泡期　卵泡期是指原始卵泡最终发育为成熟卵泡的时期。卵泡是卵巢的基本功能单位，在卵巢内有许多发育不同阶段的卵泡。卵泡的发育从原始卵泡开始，依次经历初级卵泡、次级卵泡，最后发育为成熟卵泡。青春期前，原始卵泡的发育只能达到初级卵泡阶段。从青春期开始，每个月经周期中可有 15~20 个原始卵泡同时开始生长发育，但通常只有 1~2 个卵泡发育成优势卵泡，最终发育成熟并排卵，其余卵泡在发育的各个阶段自行退化萎缩，形成闭锁卵泡。在胚胎期，两侧卵巢中原始卵泡的数量可达 600 万 ~700 万个，随后数量迅速减少，到出生时减少至 200 万个，到青春期已减少至 30 万 ~40 万个，正常女性一生中仅有 400~500 个卵泡发育成熟并排卵。

卵泡的发育和成熟：卵泡是由一个初级卵母细胞（primary oocyte）和包绕其周围的多个卵泡细胞(follicular cell)组成。卵泡的发育是个连续的生长过程，一般要经历原始卵泡(primordial follicle)、初级卵泡（primary follicle)、次级卵泡（secondary follicle）和成熟卵泡（mature follicle）四个阶段（图 2-23)，初级卵泡和次级卵泡合称为生长卵泡（growing follicle)。

(1) 原始卵泡：原始卵泡在出生前已形成，位于卵巢皮质浅层，为数量最多，体积最小的卵泡，由一个初级卵母细胞和周围一层扁平的卵泡细胞组成。

初级卵母细胞呈球形，体积大，直径30~40μm，核大而圆，略偏位，染色质稀疏，核仁清楚，细胞质嗜酸性（图 2-24)。电镜下，细胞质除可见一般细胞器外，在核周可见呈板层排列的滑面内质网，与核膜相连，可能与核和细胞质间的物质传递有关。

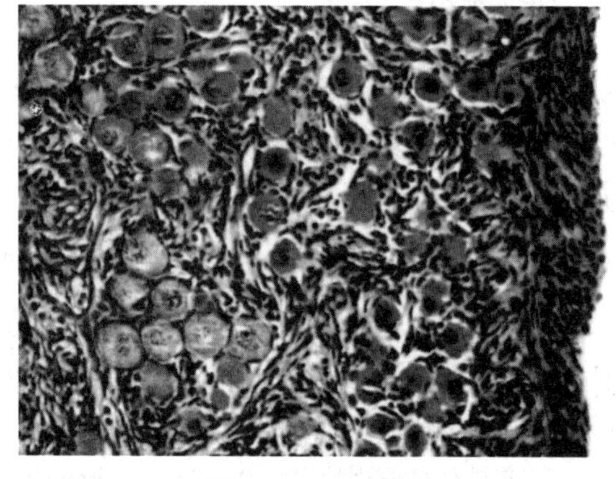

图 2-24 原始卵泡

卵泡细胞呈单层排列，扁平形，体积小，核扁圆，染色深。卵泡细胞与初级卵母细胞间有较多的缝隙连接，与周围的结缔组织间有较薄的基膜。到青春期，在激素的作用下，原始卵泡分期分批地发育为初级卵泡。

(2) 初级卵泡：卵泡细胞间未出现液腔的卵泡称为初级卵泡（图 2-25)。原始卵泡发育形成初级卵泡的主要结构变化是：①卵泡体积增大。②初级卵母细胞体积增大，核也变大，呈泡状，核仁明显。电镜下细胞质内的粗面内质网、游离核糖体、高尔基复合体等细胞器均增多，细胞质内出现皮质颗粒，内含的酶类可使透明带变性，在受精时发挥重要作用。③卵泡细胞的层数由一层变为多层，细胞形态由扁平形变为立方形或柱形。电镜下细胞质内粗面内质网、游离核糖体、线粒体，高尔基复合体、脂滴均增多。④初级卵母细胞与卵泡细胞间出现卵周间隙，两者均向间隙伸出微绒毛，形成缝隙连接并分泌一较厚的嗜酸性膜，称透明带（zona pellucida）(图 2-26)，富含糖蛋白。这些结构有利于卵泡

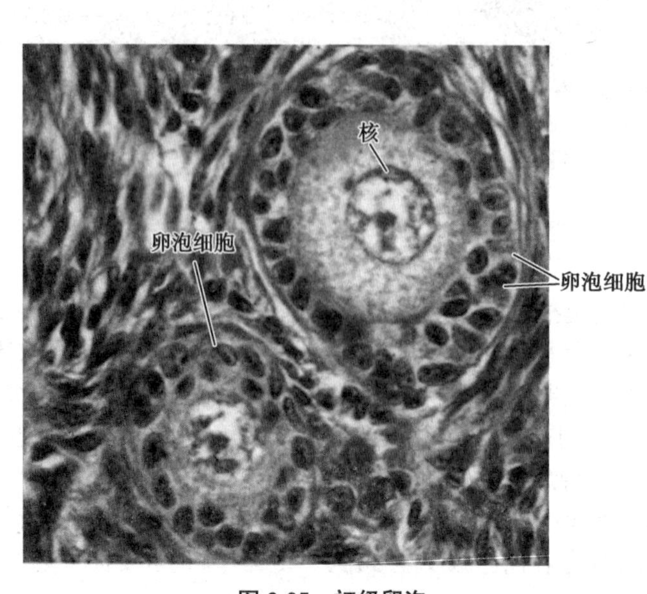

图 2-25 初级卵泡

细胞向初级卵母细胞输送营养物质，有利于细胞间离子、激素和小分子物质的交换，从而沟通信息，协调功能。现认为透明带的糖蛋白有 ZP1、ZP2、ZP3 三种，由初级卵母细胞和卵泡细胞共同分泌形成。其中 ZP3 为精子受体，在受精过程中发挥重要作用。⑤环绕在卵泡周围的基质细胞增生形成卵泡膜（follicular theca），但尚未分化成熟。卵泡膜与卵泡细胞间隔以基膜。

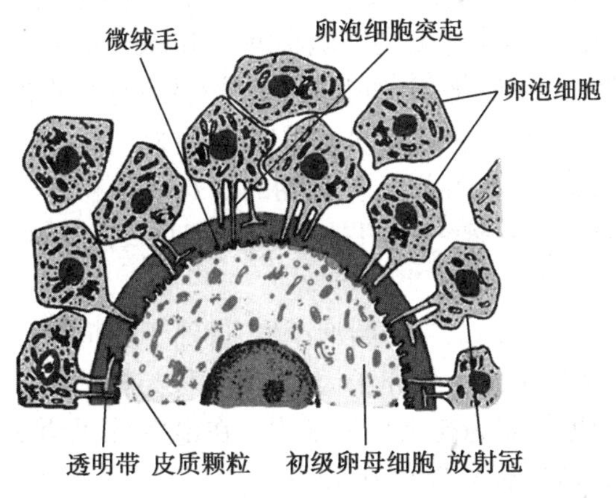

图 2-26　卵母细胞及卵泡细胞超微结构模式图

（3）次级卵泡：初级卵泡继续生长分化，当卵泡细胞间出现腔液时，称次级卵泡（图 2-27），又称囊状卵泡（vesicular follicle）。其主要结构特点是：①卵泡体积在初级卵泡的基础上进一步增大，直径可达 10~20nm。②卵泡细胞层数增至 6~12 层，细胞间出现大小不等的液腔，继而汇合成一个大的腔，称为卵泡腔（follicular cavity）。卵泡腔周围的卵泡细胞构成卵泡壁，此卵泡细胞排列密集，呈颗粒状，故称为颗粒层（granulosa layer），此层的卵泡细胞改称为颗粒细胞（granulosa cell）。卵泡腔内的液体，称为卵泡液（follicular fluid），是由卵泡膜毛细血管的渗出和颗粒细胞的分泌共同形成。③初级卵母细胞达到最大体积，直径 125~150μm，其周围包裹一层透明带；紧靠透明带的一层高柱状的卵泡细胞，呈放射状排列，似冠状，称放射冠（corona radiata）；由于卵泡腔扩大，迫使初级卵母细胞、透明带、放射冠及其周围的卵泡细胞被挤到卵泡腔的一侧，形成突入卵泡腔的圆形隆起，称卵丘（cumulus oophorus）。④卵泡膜发育成熟，分化形成内、外两层：内层紧贴卵泡壁，称内膜层（theca interna），含有较多的血管和多边形的膜细胞（theca cell），在电镜下膜细胞具有分泌类固醇激素腺细胞的结构特点；卵泡膜外层，靠近周围的结缔组织，与其无明显的分界，称外膜层（theca externa），含有较多的纤维、少量的血管和平滑肌纤维。

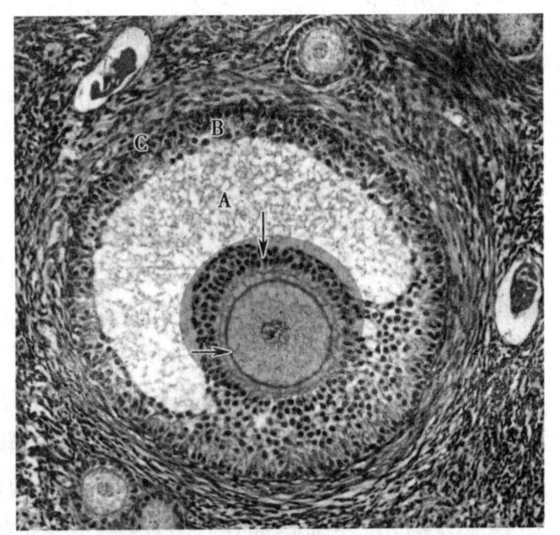

A. 卵泡腔　B. 颗粒层　C. 卵泡膜
→ 透明带　↓ 放射冠　阴影为卵丘

图 2-27　次级卵泡

(4) 成熟卵泡：在腺垂体促卵泡激素（follicle-stimulating hormone，FSH）和黄体生成素（luteinizing hormone，LH）的作用下，次级卵泡发育的最后阶段即为成熟卵泡。此时卵泡体积增大，直径可达 2cm 以上，占据卵巢皮质全层并突向表面。卵泡腔变得很大，颗粒细胞停止增殖，颗粒层变薄，卵丘根部的卵泡细胞间出现裂隙，处于排卵前期。

次级卵泡和成熟卵泡都具有内分泌功能，主要分泌雌激素（estrogen，E）。

2. 排卵　在黄体生成素高峰的作用下，成熟卵泡的卵泡液剧增，使卵泡壁、白膜和表面上皮变薄，卵巢表面局部缺血，形成半透明的卵泡小斑（follicular stigma），继而小斑处的结缔组织被胶原酶、透明质酸酶等解聚和消化，再加上卵泡膜外层平滑肌的收缩等因素，最后导致卵泡破裂，漂浮在卵泡腔内的次级卵母细胞连同透明带、放射冠和卵泡液一起从卵巢排出，经腹腔进入输卵管的过程称为排卵（ovulation）。生育期的妇女，每隔 28 日左右排一次卵，排卵的时间在月经周期的第 14 日左右。一般一次只排一个卵，偶见一次排两个或两个以上。两侧卵巢交替进行。

卵子的发生和成熟：卵子由卵巢内的卵泡产生，成熟于受精过程。青春期后，卵巢发生周期性变化，一般每月从卵巢内排出一枚卵子，其发生过程与精子相似（图 2-28）。出生前，卵巢内的卵原细胞经过增殖和生长成为初级卵母细胞。在出生后，卵巢的卵泡内均为初级卵母细胞，它们已进行第一次成熟分裂并停留在分裂前期。待青春期后，每月卵巢内有一个初级卵母细胞于排卵前 36~48h 完成第一次成熟分裂，形成一个次级卵母细胞及一个小的第一极体，并相继进行第二次成熟分裂，停留于分裂中期。排出的次级卵母细胞与精子结合才能完成第二次成熟分裂而达到成熟；如果排出的次级卵母细胞不与精子结合，该细胞则在 24h 内退化。

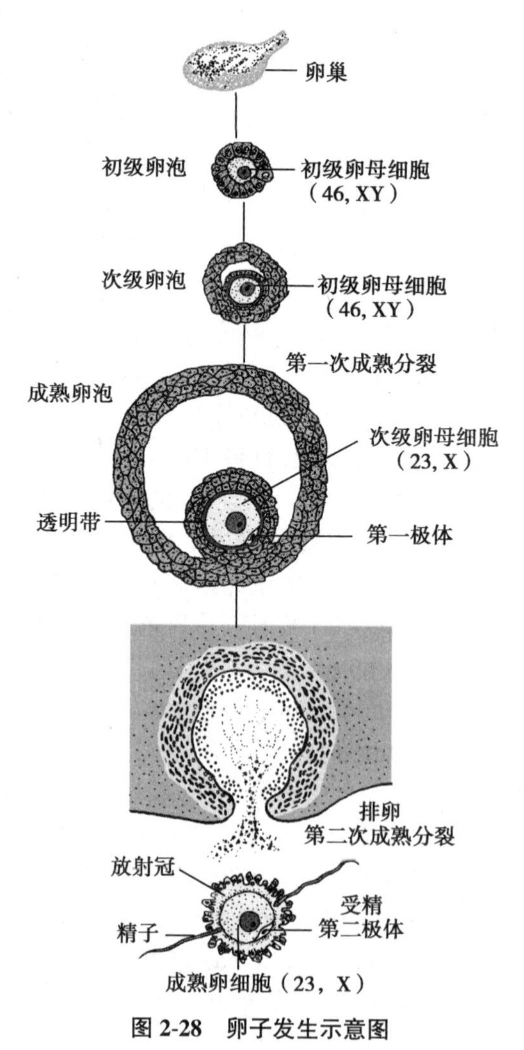

图 2-28　卵子发生示意图

3. 黄体期　排卵后，残余的卵泡壁内陷，卵泡膜血管破裂，血液进入卵泡腔内凝固，形成血体。之后随着血液被吸收，残留于卵巢内的卵泡壁、卵泡膜及血管一起向卵泡腔塌陷，在激素的作用下，逐渐发育成一个体积较大富含血管的内分泌细胞团，新鲜时呈黄色，故称为黄体（corpus luteum）。

(1) 黄体的结构和功能：黄体是由颗粒黄体细胞和膜黄体细胞构成，并含丰富的血管。颗粒黄体细胞（granulosa luteum cell）：颗粒层卵泡细胞体积变大，着色浅，数量多，位于黄体的中央。膜黄体细胞（theca luteum cell）：卵泡膜的膜细胞体积也变大，但较颗粒黄体细胞为小，染色深，数量少，位于黄体的周边。电镜下，两种黄体细胞都具有分泌类固醇激素细胞的结构特点（图 2-29）。颗粒黄体细胞主要分泌孕激素和松弛素（妊娠黄体分泌）。膜黄体细胞主要分泌雌激素。雌激素和孕激素的作用是促进子宫内膜的增生，发生月经周期分泌期的变化；孕激素能抑制子宫平滑肌的收缩，松弛素使子宫平滑肌松弛，两者都有利于维持妊娠。

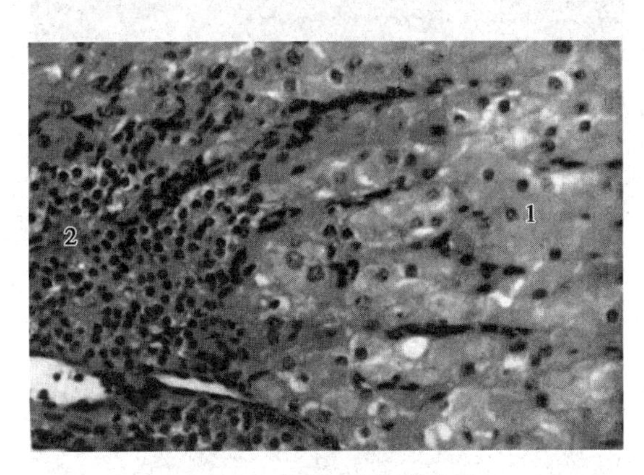

图 2-29　黄体光镜图（高倍）

（2）黄体的发育：黄体的发育取决于排出的卵是否受精。若未受精，黄体发育2周左右退化，称月经黄体（corpus luteum of menstruation）。若受精，在绒毛膜分泌的人绒毛膜促性腺激素作用下，黄体继续发育增大，可维持6个月或更长时间，然后退化，称妊娠黄体（corpus luteum of pregnancy）。黄体退化时，逐渐被增生的结缔组织取代，变成白色的瘢痕，称白体（corpus albicans）。白体可维持数月或数年。妊娠黄体退化后，内分泌功能由胎盘代替。

（3）闭锁卵泡与间质腺：退化的卵泡称为闭锁卵泡（atretic follicle）（图 2-30）。卵泡的闭锁是一种细胞凋亡过程。卵泡的闭锁可发生在卵泡发育的任何阶段，故其形态颇不一致。原始卵泡和初级卵泡退化时，卵母细胞和卵泡细胞皱缩变形，核染色质固缩成块状，染色深，随后细胞自溶，被巨噬细胞和中性粒细胞吞噬，不留痕迹。次级卵泡和成熟卵泡退化时，有的卵母细胞先退化死亡，而卵泡细胞退化晚，透明带退化慢，先皱缩为不规则的嗜酸性环状物，最终退化消失；有的卵母细胞和卵泡细胞都退化，仅剩皱缩的透明带。卵泡膜的膜细胞不退化，体积增大，形成多边形上皮样细胞，细胞质充满脂滴，形似黄体细胞并被结缔组织和血管分隔成分散的细胞团索，称为间质腺（interstitial gland）（图 2-31）。间质腺能分泌雌激素，在人中不发达，在猫、兔及鼠类等动物中发达。间质腺最后退化，由结缔组织所代替。

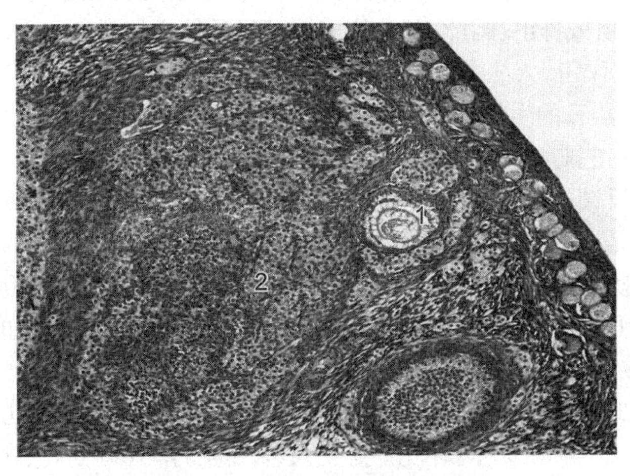

图 2-30　闭锁卵泡光镜图（低倍）

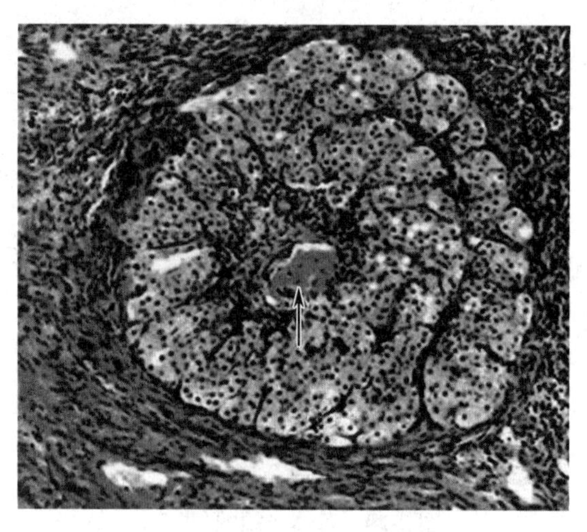

图 2-31 间质腺光镜图（低倍）

（二）卵巢的内分泌功能

卵巢主要分泌雌激素、孕激素和少量的雄激素，此外还分泌多种肽类激素。

1. 雌激素 人类的雌激素包括雌二醇（estradiol，E_2），雌酮（estrone）和雌三醇（estriol，E_3），其中雌二醇活性最强。雌酮和和雌三醇的活性分别为雌二醇的 10% 和 1%。雌酮和雌二醇是卵巢分泌的主要的雌激素。两者可以相互转化，最终的代谢产物为雌三醇。

（1）雌激素的合成与代谢：雌激素的合成以血液运输来的胆固醇为原料，排卵前主要在卵泡内膜细胞和颗粒细胞合成，排卵后主要由黄体细胞分泌。排卵前，在卵泡的发育过程中，卵泡内膜细胞在腺垂体 LH 作用下，首先将胆固醇转变为孕烯醇酮，然后转化为雄烯二酮和睾酮，产生的雄烯二酮和睾酮通过扩散进入颗粒细胞，在腺垂体 FSH 的作用下芳香化酶活性增强。进而使雄烯二酮转变为雌酮，睾酮转变为雌二醇。这一过程需要卵泡内膜细胞和颗粒细胞共同参与，因此称为雌激素合成的双细胞双促性腺激素学说（two-cell，two-gonadotropin hypothesis）。

合成的雌激素主要经卵泡周围的毛细血管进入血液循环，小部分存留于卵泡内。雌激素在血中主要以结合型存在，约 70% 与性激素结合球蛋白（sex hormone-binding globulin，SHBG）结合，约 25% 与血浆白蛋白结合，其余为游离型。雌激素主要在肝脏内降解失活，以葡萄糖醛酸盐或硫酸盐的形式由尿排出，因此，肝功能障碍可导致体内雌激素过多。小部分经粪便排出。

（2）雌激素的生理作用

1）促进女性生殖器官的生长和发育：①促进卵泡发育，诱导排卵前 LH 峰的出现而诱发排卵。小剂量雌激素促进排卵前促性腺激素分泌，促进排卵。大剂量雌激素可作用于下丘脑 - 腺垂体系统，通过负反馈机制减少促性腺激素释放，发挥抗排卵作用。②促进子宫发育，促进子宫内膜增生，主要是上皮、腺体及螺旋小动脉增生。增加子宫颈黏液的分泌，有利于精子与卵子的运行。③促进输卵管上皮增生、分泌和输卵管运动，有利于受精卵向子宫内运送。④刺激阴道黏膜上皮细胞增生，浅表层细胞发生角化，使细胞内糖原含量增加，糖原在乳酸杆菌作用下分解成乳酸等酸性物质，使阴道呈酸性，增强阴道的抗菌能力。

2）促进女性第二性征的出现和性欲的产生：小剂量雌激素可促进乳房的发育，刺激乳腺导管和结缔组织增生，产生乳晕，同时使骨盆变大、臀部肥厚、音调变高、腋毛和阴毛相继长出，呈现女性特有的气味等。大剂量雌激素抑制催乳素对乳腺的刺激作用，减少乳汁分泌。

3）对代谢的影响：①加速蛋白质合成，促进生长发育。②降低血浆低密度脂蛋白而增加高密度脂蛋白含量，可防止动脉粥样硬化。这可能是绝经期前女性冠心病发病率比男性低，而绝经后女性比男性高的原因。③增强成骨细胞的活动，加速骨的生长，促进骨骺愈合，促进骨中钙和磷的沉积，因此，女性进入青春期，身高增长速度加快，但同时又因雌激素促进长骨骨骺的愈合，导致女性往往比男性提前几年停止生长。这也是青春期女孩生长比男孩快，但最终身高较矮的原因。④高浓度雌激素可促进醛固酮的分泌，进而导致水、钠潴留。

4）其他：雌激素能增加凝血因子Ⅱ、Ⅶ、Ⅸ、Ⅹ的活性，从而促进血液凝固，还能增加纤溶活性。另外，雌激素还具有抗雄激素作用。

（3）雌激素的体内过程：天然雌激素口服后经消化道吸收，但易在肝脏代谢，故生物利用度低，宜注射给药。血浆中的大部分雌激素与性激素结合球蛋白或白蛋白结合，结合率可达到50%以上。雌激素代谢产物大部分以葡萄糖醛酸或硫酸结合的形式从肾脏排出，也有部分通过胆汁排出，并形成肝肠循环。

人工合成的炔雌醇、炔雌醚以及己烯雌酚等在肝脏内代谢速度缓慢，口服效果好，维持时间长。其中，炔雌醚可贮存于脂肪组织中，逐渐缓慢释放，维持疗效时间长。雌激素酯类衍生物制剂，肌内注射，可延缓吸收，延长作用时间。

（4）雌激素的临床应用

1）围绝经期综合征：也称更年期综合征，是由于卵巢功能降低，雌激素分泌减少，垂体促性腺激素分泌增加，造成内分泌平衡失调所引起的一系列症状。采用雌激素替代治疗，可有效抑制垂体促性腺激素的分泌，减轻出现的各种症状。

2）骨质疏松：雌激素对骨的作用表现出剂量依赖性，大剂量雌激素增加骨密度的效果更显著。雌激素和孕激素联合使用可预防围绝经期女性由于骨质丢失所引起的骨质疏松。雌激素与雄激素联合使用可治疗绝经期和老年性骨质疏松。但由于存在安全隐患，目前仅采用小剂量预防和治疗骨质疏松症，短期用药，不做长期治疗。

3）卵巢功能不全和闭经：使用雌激素可对原发性或继发性卵巢功能低下患者进行替代治疗，促进外生殖器、子宫的发育，维持第二性征。雌激素与孕激素联合使用，可调整月经周期。

4）功能性子宫出血：雌激素通过促进子宫内膜增生，修复出血创面而达到止血目的。

5）乳房胀痛和回乳：部分女性停止哺乳后，因乳汁持续分泌，引起乳房胀痛。此时，采用大剂量雌激素能干扰催乳素对乳腺的刺激作用，抑制乳汁分泌，克服胀痛。

6）晚期乳腺癌：绝经五年以上的乳腺癌患者可用雌激素治疗，缓解率可达40%左右。但绝经不足五年患者禁用，因为此时使用可能促进肿瘤的生长。

7）前列腺癌：大剂量雌激素类药物可使前列腺癌症状改善，肿瘤病灶退化。这是因为雌激素抑制垂体促性腺激素的分泌，使睾丸萎缩，降低雄激素水平，同时又具有抗雄激素的作用。

8）痤疮：青春期痤疮是由于雄激素分泌过多，刺激皮脂腺分泌，引起腺管阻塞以及继发性感染所致。故可用雌激素治疗，抑制雄激素分泌，拮抗雄激素的作用。

9）避孕：雌激素与孕激素合用可避孕。

（5）雌激素的不良反应：常见不良反应有恶心、呕吐、食欲缺乏、头晕等。使用时，从小剂量开始，逐渐增加剂量可减轻上述反应。大剂量使用可引起水、钠潴留而导致水肿，故高血压患者慎用。长期大量应用本类药物可引起子宫内膜过度增生，导致子宫出血，故有子宫出血倾向以及患有子宫内膜炎者慎用。本类药物主要在肝脏代谢，肝功能不全者易诱发胆汁淤积性黄疸，故肝功能不全者慎用。妊娠期间不应使用雌激素，以免造成胎儿发育异常。

2. 孕激素　卵巢分泌的孕激素主要有孕酮（progesterone，P）和17α-羟孕酮，孕酮的生物活性最强。

(1)孕激素的合成与代谢:孕激素的合成以血液运输来的胆固醇为原料,先合成孕烯醇酮,然后再转化为孕酮。排卵前,卵泡颗粒细胞可合成和分泌少量孕酮。排卵后的黄体期,黄体细胞可产生大量孕酮,在排卵后5~10日分泌达高峰,以后逐渐降低。妊娠2个月左右,胎盘开始合成大量孕酮,以维持妊娠。血浆中的孕酮主要以结合型存在,约50%与血浆白蛋白结合,约48%与皮质类固醇结合球蛋白或皮质醇结合球蛋白结合,其余为游离型。孕酮主要在肝脏代谢失活,以尿的形式排出,小部分经粪便排出。

(2)孕激素的生理作用:孕激素通常是在雌激素的基础上发挥作用的,主要生理作用如下。

1)对生殖器官的作用:①使处于增生期的子宫内膜进一步增厚、充血,并发生分泌期的变化,黏液分泌增加,有利于受精卵的着床和胚胎的发育;②抑制子宫平滑肌细胞对缩宫素的敏感性,降低子宫的兴奋性,抑制子宫收缩,有利于安宫保胎。其机制是孕激素与缩宫素竞争受体。

2)对乳腺的作用:孕酮可促进乳腺腺泡的发育和成熟,并为分娩后泌乳做好准备。

3)产热作用:孕激素能增加能量代谢,使机体产热增加。导致女性基础体温在排卵前较低,排卵日最低。排卵后升高0.5℃左右,直到下次月经来临。临床上常将基础体温的双相变化,作为判断排卵的标志之一。

4)调节腺垂体激素的分泌:排卵前,孕酮协同雌激素诱发LH分泌出现高峰,而排卵后则对腺垂体激素的分泌起负反馈调节作用。

5)对代谢的影响:黄体酮与醛固酮结构相似,有竞争性拮抗醛固酮的作用,促进 Na^+ 和 Cl^- 的排泄。另外,黄体酮是肝药酶诱导剂,促进某些药物代谢。

6)其他作用:孕激素可促进水、钠排出,与雌激素作用拮抗。另外,孕激素能使血管和消化道平滑肌张力下降。这也是妊娠期妇女容易发生痔疮、便秘、静脉曲张的原因。

(3)孕激素的体内过程:孕酮(黄体酮)口服后在胃肠及肝脏内被迅速代谢,疗效差,故常采用注射给药。黄体酮的血浆蛋白结合率较高。其代谢产物主要与葡萄糖醛酸结合,从肾排出。人工合成的炔诺酮、甲地孕酮等作用较强,在肝脏代谢较慢,可以口服,是避孕药的主要成分。甲羟孕酮和甲地孕酮的未结晶混悬液和己酸孕酮的油溶液可肌内注射,发挥长效作用。

(4)孕激素的临床应用

1)功能性子宫出血:黄体功能不足可使子宫内膜不规则的成熟与脱落,进而导致子宫持续性出血。应用孕激素类药物可使子宫内膜同步转为分泌期,有助于子宫内膜的全部脱落。

2)痛经和子宫内膜异位症:在临床上,孕激素和雌激素联合使用可抑制排卵并减轻子宫痉挛性收缩而止痛,也可使异位的子宫内膜萎缩退化。

3)先兆流产与习惯性流产:对于黄体功能不足所导致的先兆性流产与习惯性流产,可以使用大剂量孕激素类药物治疗,但疗效不明显。

4)子宫内膜腺癌、前列腺肥大和前列腺癌症:大剂量孕激素类药物使子宫内膜癌细胞分泌耗竭,发生退化,还可以反馈性抑制腺垂体分泌间质细胞刺激激素,减少睾酮的分泌,促进前列腺细胞的萎缩退化。

(5)孕激素的不良反应:孕激素不良反应相对较轻,偶见恶心、呕吐、头晕及乳房胀痛等。长期应用孕激素可引起子宫内膜萎缩,月经量减少,易诱发阴道真菌感染。大量使用19-去甲睾酮类可致肝功能障碍。

3. 雄激素　女子体内有少量雄激素,主要由肾上腺皮质网状带细胞和卵泡内膜细胞产生。其主要作用是促进阴毛和腋毛的生长以及维持女性的性欲。雄激素分泌过多时,可引起男性化与多毛症。

4. 抑制素　是最早发现的一种卵巢糖蛋白激素，抑制素可通过促进卵泡内膜细胞分泌雄激素，抑制颗粒细胞分泌孕激素等方式调控卵泡的生长和发育。

三、卵巢功能的调节

卵巢的周期性活动受下丘脑 - 腺垂体的调节，而卵巢分泌激素的周期性变化又使子宫内膜发生周期性变化，同时卵巢分泌的激素又通过反馈机制调节下丘脑 - 腺垂体的活动，形成下丘脑 - 腺垂体 - 卵巢轴（hypothalamus-adenohypophysis-ovaries axis）。

（一）月经

1. 月经　在卵巢激素周期性分泌的影响下，子宫内膜发生周期性脱落，产生流血的现象称为月经。月经第一次来潮称为月经初潮，月经初潮年龄多在 13~14 岁，早至 11 岁或迟至 15 岁。月经初潮早晚主要与遗传因素有关，也受营养、体重等其他因素的影响。15 岁以后还未来月经者应当引起临床重视。近年来月经初潮年龄有提前趋势。月经初潮后的一段时间，月经周期通常不规律，1 年左右逐渐规律。月经初潮是青春期到来的标志之一，意味着性成熟的开始。

2. 月经血的特征　经血呈暗红色，内含血液、宫颈黏液、子宫内膜的碎片及脱落的阴道上皮细胞。因子宫内膜中含有纤溶酶原激活物，使经血中的纤溶酶原转变为纤溶酶，可防止血液凝固，因此正常情况下月经血不凝固。只有月经过多的情况下出现血凝块。

3. 正常月经的临床表现　正常月经具有明显的周期性。出血的第 1 日为月经周期的开始，两次月经第 1 日的间隔时间称一个月经周期。一般为 20~40 日，平均 28 日。每次月经持续时间称为经期，一般为 3~5 日。月经期一般无特殊症状，有些妇女出现下腹及腰骶部下坠不适或子宫收缩痛，并可出现腹泻等胃肠功能紊乱症状。少数患者可有头痛及轻度神经系统不稳定症状。主要由于经期盆腔充血以及前列腺素的影响所致。

（二）月经周期及其调节机制

1. 月经周期　女性在青春期前，下丘脑 GnRH 神经元尚未发育成熟，GnRH 的分泌很少，腺垂体 FSH 与 LH 分泌以及卵巢激素也相应处于低水平状态。至青春期，下丘脑 GnRH 神经元发育成熟，GnRH 的分泌增加，FSH 和 LH 分泌也随之增加，卵巢开始呈现周期性变化，表现为卵泡的生长发育、排卵与黄体形成，周而复始，称为卵巢周期。在卵巢激素周期性分泌的影响下，子宫内膜发生周期性剥脱，产生月经。因此女性卵巢周期又可称为月经周期。

2. 子宫内膜的周期性变化　自青春期至绝经期，在卵巢分泌的激素的作用下，子宫底部和体部内膜功能层发生周期性的变化，即每 28 日左右发生一次内膜的剥脱、出血、增生、修复，这种周期性的变化称月经周期（menstrual cycle）。每个月经周期是从月经来潮的第 1 天起至下次月经来潮的前 1 天止，一般为 28 日左右。分为月经期（menstrual phase）、增生期（proliferative phase）和分泌期（secretory phase）三个时期（图 2-32）。前两期相当于卵巢周期的卵泡期，而分泌期则相当于黄体期。

（1）月经期：一般为月经周期的第 1~4 日。由于排出的卵未受精，黄体退化，雌激素和孕激素含量骤然下降，引起螺旋动脉持续收缩，使内膜功能层缺血缺氧而导致血管及各种组织细胞坏死。继而螺旋动脉又突然短暂的扩张，使血管破裂，血液流出并聚集在内膜功能层。最后血液与坏死脱落的内膜组织一起经阴道排出，此即月经（menstruation），故此期称为月经期。在月经期结束前，内膜基底层残留的子宫腺上皮迅速增生，并向子宫腔表面推移，修复内膜上皮。月经期结束后，其他组织开始增生而转入增生期。

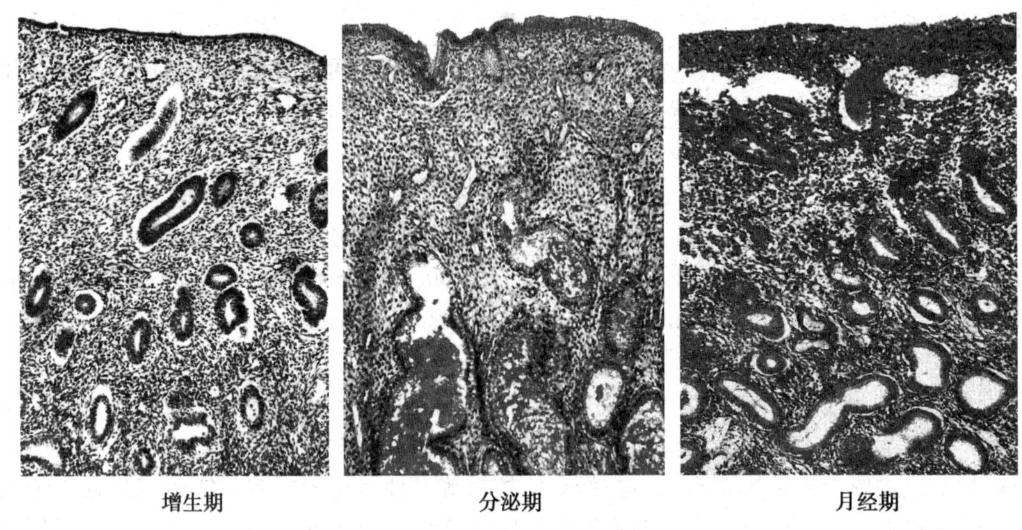

图 2-32 月经周期子宫内膜光镜图(低倍)

(2)增生期:一般为月经周期的第 5~14 日。此期卵巢内一些卵泡向成熟卵泡发育,故又称卵泡期(或排卵前期)。在次级卵泡和成熟卵泡分泌的雌激素的作用下,子宫内膜由残留的基底层增生修复。其主要变化为:①固有层基质细胞分裂增殖,产生大量的纤维和基质;②子宫腺增多、增长并弯曲,增生早期,子宫腺短、直、细而少;增生中期,子宫腺增多、增长并轻度弯曲;增生晚期,腺细胞顶部有分泌颗粒,核下细胞质出现糖原聚集,在 HE 染色的标本上因糖原溶解而形成核下空泡;③螺旋动脉随着子宫内膜的不断增厚而伸长,变弯曲。子宫内膜的厚度可由 1mm 左右增到 2~4mm。在增生期末(14 天左右),有一个卵泡发育成熟并排卵,子宫内膜随之进入分泌期。

(3)分泌期:一般为月经周期的第 15~28 日。此期卵巢内黄体形成,又称黄体期或排卵后期。在黄体分泌的雌激素和孕激素作用下,子宫内膜进一步增厚,可达 5~7mm。其主要变化为:①子宫腺增多并极度弯曲,腺细胞的核下空泡移到核上,形成核上空泡,并以顶浆分泌方式将分泌物排入腺腔,使腺腔内充满含有大量糖原等营养物质的黏稠液体,有利于受精卵的植入;②固有层内组织液增多呈水肿状态。螺旋动脉继续增长变得更弯曲并伸入内膜浅层。部分基质细胞变肥大,细胞质充满糖原和脂滴,在 HE 切片标本中染色浅,称前蜕膜细胞(predecidual cell)。妊娠时此细胞变为蜕膜细胞(decidual cell)。若卵子未受精,黄体退化,血中雌、孕激素水平明显降低,内膜功能层剥脱进入月经期,开始下一个月经周期。若卵子受精,黄体不萎缩而转变为妊娠黄体,继续分泌雌、孕激素,卵巢和子宫的周期性变化不再出现,月经停止直至分娩以后逐渐恢复。

3. 月经周期的调节机制 正常月经周期的形成受下丘脑 - 腺垂体 - 卵巢轴的调控(图 2-33)。下丘脑合成与分泌 GnRH,通过调节腺垂体的 FSH 和 LH 合成与分泌达到对卵巢功能的调控。卵巢产生的性激素对下丘脑和垂体有正、负反馈调节作用。下丘脑 - 腺垂体 - 卵巢轴的神经内分泌活动也受大脑高级中枢的影响。抑制素 - 激活素 - 卵泡抑制素系统亦参与对月经周期的调节。

(1)增生期的形成:女性自青春期开始,下丘脑分泌的 GnRH 使腺垂体分泌 FSH 与 LH 增多,两者作用于卵巢使卵泡开始生长、发育成熟并分泌雌激素入血,使子宫内膜呈增生期变化。排卵前 1 日,血中雌激素浓度达高峰,通过正反馈作用使 GnRH 分泌增加,进而使腺垂体 FSH

与LH分泌增加，其中以LH分泌增加更为明显，形成LH峰，引起排卵。

(2)分泌期和月经期的形成：排卵后，残余的卵泡形成血体并转变为黄体，继续分泌雌、孕激素，这两种激素，尤其是孕激素，使子宫内膜呈分泌期变化。随着黄体长大，雌激素和孕激素分泌不断增加，形成月经周期中雌激素的第二次高峰和孕激素的第一次高峰，对下丘脑和腺垂体发挥负反馈作用，导致FSH、LH分泌减少，黄体开始萎缩溶解，血中雌孕激素浓度迅速下降到最低水平，子宫内膜突然失去雌孕激素的支持，发生剥脱出血，进入月经期。

随着雌激素和孕激素浓度的降低，对下丘脑和腺垂体的抑制作用解除，FSH与LH分泌逐渐增多，卵泡开始发育，下一个月经周期又开始。

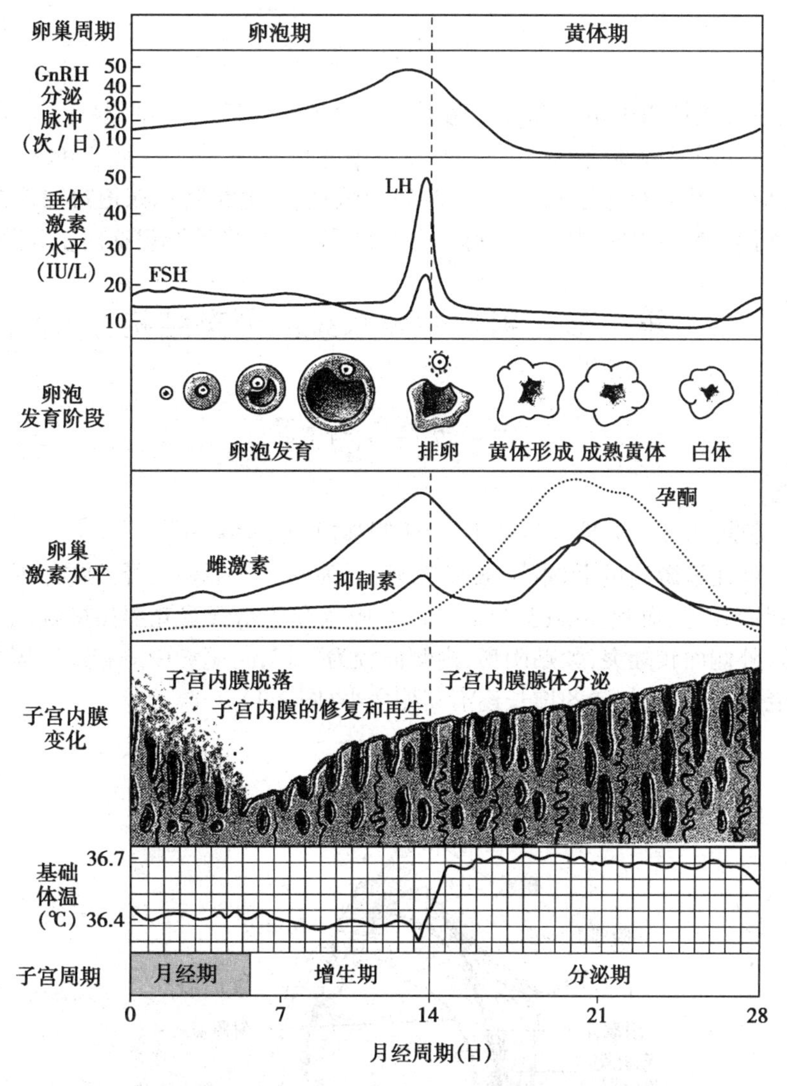

图2-33　月经周期调节机制示意图

（李伟红　宝东艳　王寒明　张　萍）

■ 第三章 男性生殖系统结构与功能

男性生殖系统包括内生殖器和外生殖器。内生殖器包括生殖腺(睾丸)、生殖管道(附睾、输精管、射精管)和附属腺体(精囊、前列腺、尿道球腺)。睾丸是产生精子和雄性激素的器官。精子在睾丸生成后,暂时存储于附睾内,射精时经输精管、射精管和尿道排出体外。附属腺体分泌液体营养精子,参与组成精液并有利于精子的活动。外生殖器包括阴茎和阴囊两部分。

第一节　男性生殖系统的形态结构

一、男性内生殖器

(一)睾丸

1. 位置　睾丸(testis)为男性生殖腺,位于阴囊内,左右各一。

2. 形态　睾丸呈微扁的椭圆形,表面光滑,分为前、后两缘,上下两端和内外两个侧面。前缘游离,后缘有神经、血管和淋巴管出入,并与附睾和输精管睾丸部相接触,下端游离,上端有附睾头覆盖,外侧面较隆突,紧贴阴囊,内侧面较为平坦,与阴囊中隔相贴。睾丸在性成熟期生长迅速,在老年人,随着年龄的增长逐渐萎缩变小(图 3-1)。

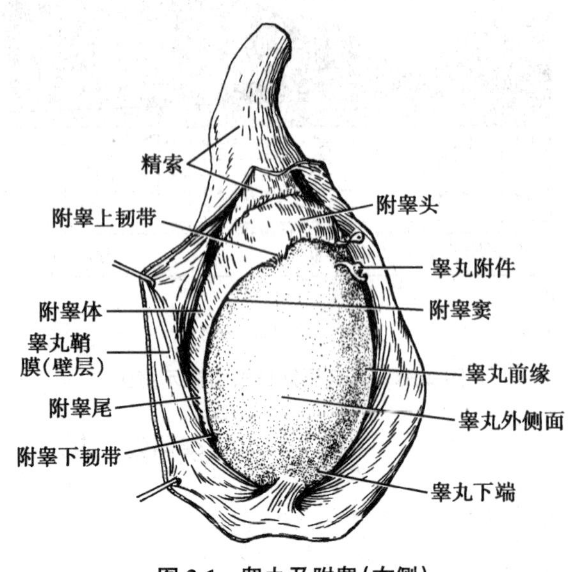

图 3-1　睾丸及附睾(右侧)

3. 构造 睾丸表面包有一层坚厚的纤维膜，称为白膜，白膜于睾丸后缘增厚，伸入睾丸内形成睾丸纵隔（mediastinum testis），再发出许多睾丸小隔（septula testis），将睾丸实质分为100~200个锥体形的睾丸小叶（lobules of testis）。每个小叶内含有1~3条精曲（生精）小管（contorted seminiferous tubules），其上皮能产生精子。小管之间的结缔组织内有分泌男性激素的间质细胞。精曲（生精）小管向睾丸纵隔方向集中并汇合成精直小管（straight seminiferous tubules），又称直精小管，在睾丸纵隔内交织成睾丸网（rete testis）。从睾丸网发出12~15条睾丸输出小管（efferent ductules of testis），出睾丸后缘上部引入附睾（图3-2）。

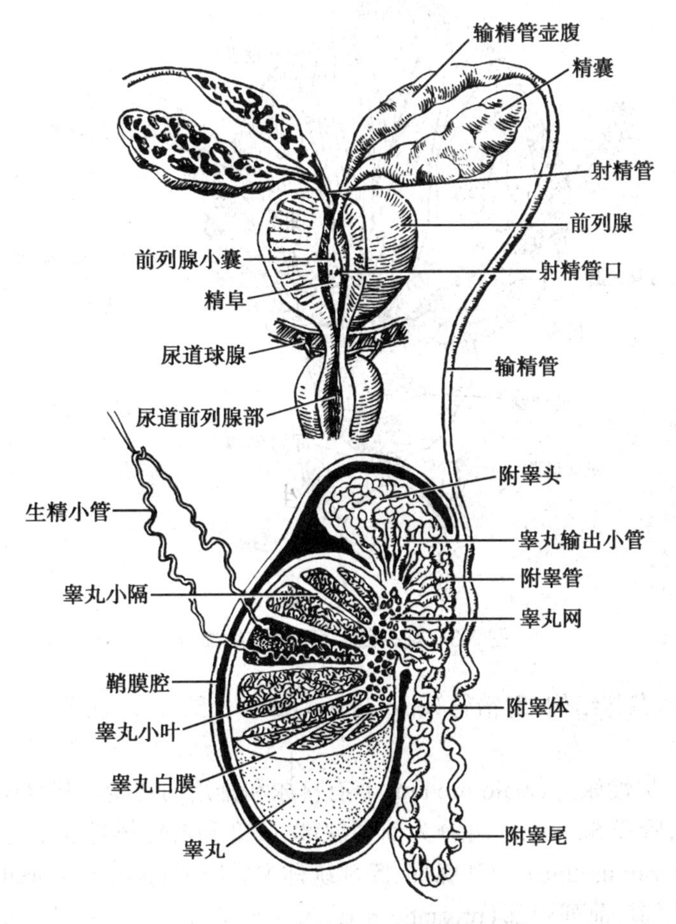

图3-2 男性内生殖器概观

（二）输精管道

1. 附睾

(1)位置：附睾（epididymis）呈新月形，紧贴睾丸的上端和后缘，略偏外侧。

(2)形态：上端为膨大的附睾头，由睾丸输出小管弯曲盘绕形成，附睾头末端汇合成一条附睾管，迂曲盘回而成附睾体和附睾尾。附睾尾返折向后上移行为输精管。

(3)功能：附睾不仅能暂时储存精子，其分泌液又能营养精子，促进精子的进一步成熟（见图3-2）。

2. 输精管和射精管

(1)输精管的形态与结构：输精管（ductus deferens）是附睾管的直接延续，长40~50cm，管径约 3mm，壁厚、腔小、肌层发达，活体触摸时，呈坚实的圆索状。依其行程可分为四部：①睾丸部：短而弯曲，自附睾尾沿睾丸后缘上行至睾丸上端。②精索部（皮下部）：位于睾丸上端与腹股沟管浅环之间，在精索其他结构的后内侧。该段位置表浅易触及，是输精管结扎的常用部位。③腹股沟管部：位于腹股沟管的精索内。疝修补术时，注意保护。④盆部：此段最长，自腹股沟管深环处，沿盆侧壁行向后下，经输尿管末端的前内方转至膀胱底后面，膨大成输精管壶腹（ampulla ductus deferentis）（图 3-3），再逐渐变细，与精囊的排泄管汇合成射精管。

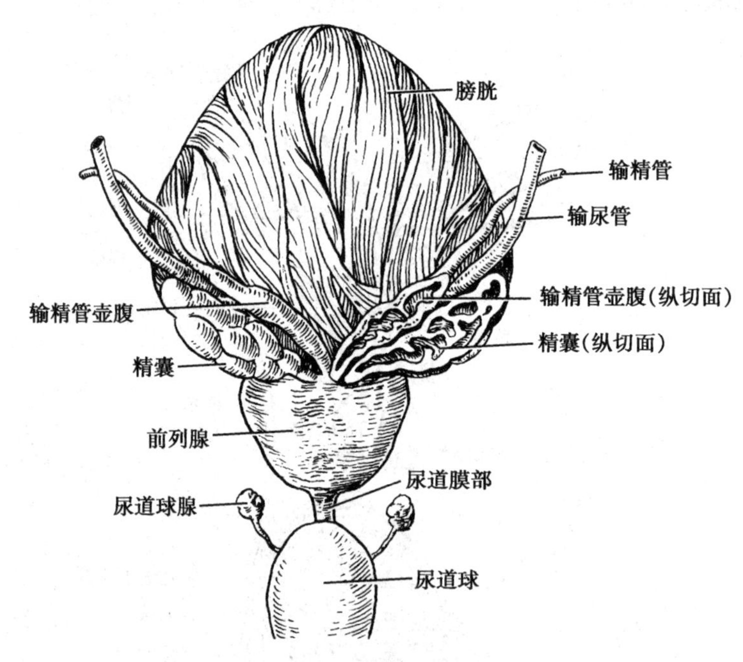

图 3-3 前列腺和精囊腺（后面观）

（2）射精管的形态与结构：射精管（ejaculatory duct）长约 2cm，向前下穿前列腺实质，开口于尿道的前列腺部。

3. 男性尿道 男性尿道（male urethra）兼有排尿和排精的功能。起自尿道内口，止于尿道外口，长 16~22cm，管径 5~7mm。可分为前列腺部、膜部和海绵体部 3 部分，临床上把海绵体部称为前尿道（anterior urethra），前列腺部、膜部统称为后尿道（posterior urethra）（图 3-4）。

（1）前列腺部尿道：前列腺部（prostatic part）为尿道穿经前列腺的部分，长约 3cm，是尿道中最宽的部分。该部尿道后壁上有一纵行隆起，称为尿道嵴（urethral crest），嵴中部有一隆起小丘称为精阜（seminal colliculus）。精阜中央小凹陷称前列腺小囊（prostatic utricle），囊两侧各有一个细小的射精管口。在尿道嵴两侧的尿道黏膜上还有许多前列腺排泄管的开口，较细小。

（2）膜部尿道：膜部（membranous part）为尿道穿经尿生殖膈的部分，长约 1.5cm，是三部中最短的部分，周围有尿道括约肌环绕，该肌为横纹肌，有控制排尿的作用，又称尿道外括约肌。膜部位置固定，骨盆骨折时，易伤及。

（3）海绵体部尿道：海绵体部（cavernous part）为尿道穿经尿道海绵体的部分，是尿道最长的一段，长 12~17cm。尿道球内的尿道称尿道球部，较宽，尿道球腺开口于此。阴茎头内的尿道扩大成尿道舟状窝（navicular fossa of urethra）。尿道的黏膜下层有许多黏液腺，称尿道腺，其排泄管开口于尿道黏膜。

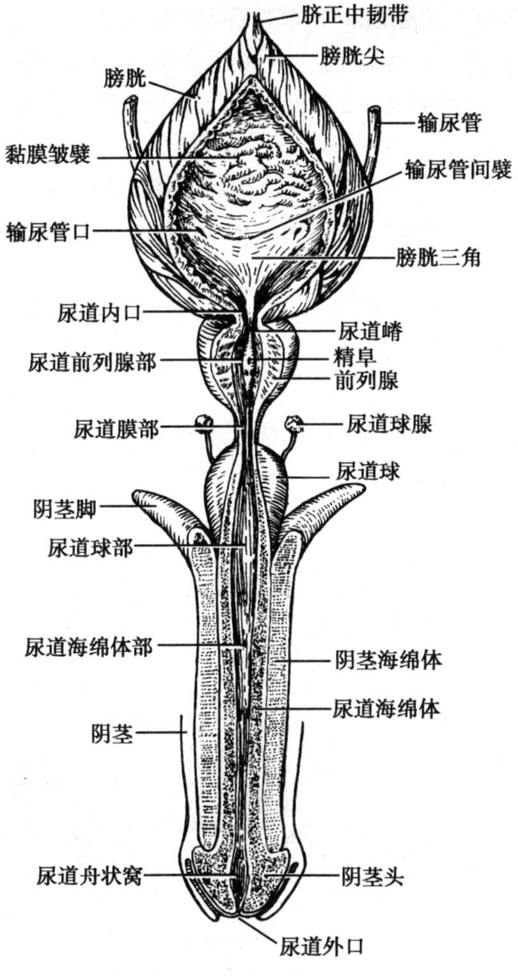

图 3-4 膀胱和男性尿道(前面观)

男性尿道粗细不均,有三个狭窄、三个扩大和两个弯曲。三个狭窄:尿道内口、尿道膜部和尿道外口,以外口最窄。尿道结石易嵌顿在这些狭窄部位。三个扩大:尿道前列腺部、尿道球部和尿道舟状窝。两个弯曲:凸向下后方的耻骨下弯和凸向上前方的耻骨前弯。耻骨下弯(subpubic curvature)位于耻骨联合下方 2cm 处,包括尿道的前列腺部、膜部和海绵体部的起始段,此弯曲恒定。耻骨前弯(prepubic curvature)位于耻骨联合前下方,阴茎根与阴茎体之间,阴茎勃起或将阴茎向上提起时,此弯曲即可变直,便于向尿道内插入医疗器械。

(三)附属腺

1. 精囊　精囊(seminal vesicle)又称精囊腺,左右各一,位于膀胱底的后方,输精管壶腹的下外侧的长椭圆形囊状器官,由迂曲的管道组成,其排泄管与输精管壶腹末端汇合成射精管。精囊的分泌物参与精液的组成(见图 3-2、图 3-3、图 3-4)。

2. 前列腺　前列腺(prostate)是单一的实质性器官,由腺组织和平滑肌组织构成,其分泌物是精液的主要组成部分。前列腺表面包有筋膜鞘,称前列腺囊(prostatic utricle),此囊与前列腺之间有前列腺静脉丛。

(1)形态:前列腺呈前后稍扁的板栗形,上端宽大,横径约 4cm,称为前列腺底(base of prostate),紧贴膀胱颈。下端尖细,称为前列腺尖(apex of prostate),位于尿生殖膈上。底与尖之间的部分为前列腺体(body of prostate),体的后面中间处有一纵行浅沟,称前列腺沟(sulcus of prostate),前列腺肥大时,此沟消失。前列腺底近前缘处有男性尿道穿行,由前列腺尖穿出。前列腺底近后缘处,有一对射精管穿入,斜向前下方,开口于尿道前列腺部后壁的精阜上。前列腺的排泄管开口于尿道前列腺部后壁尿道嵴的两侧。

前列腺一般分为5叶,前叶、中叶、后叶和两侧叶(图3-5)。老年人前列腺结缔组织增生引起的前列腺肥大,常发生在中叶和侧叶,压迫尿道,造成排尿困难甚至尿潴留。后叶是前列腺肿瘤的易发部位。

(2)位置:前列腺位于膀胱与尿生殖膈之间。前列腺底与膀胱颈、精囊和输精管壶腹相邻。前列腺前方为耻骨联合,后方为直肠壶腹。直肠指诊时可触及前列腺沟,向上还可触及输精管壶腹和精囊。

幼年时期前列腺较小,腺组织不明显,性成熟期腺组织生长迅速,中年以后前列腺逐渐退化萎缩,若结缔组织增生明显,常引起前列腺肥大。

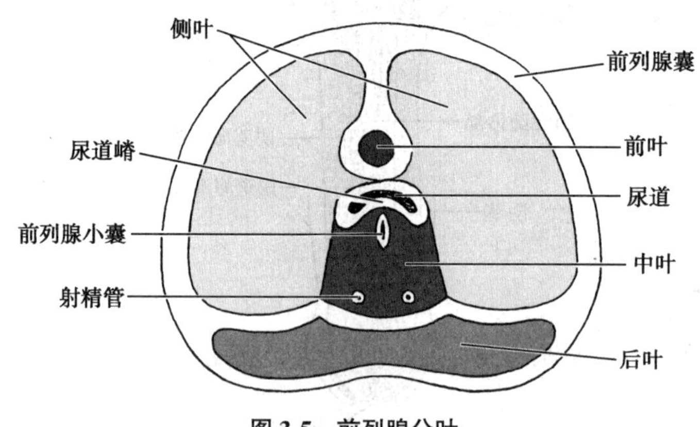

图3-5 前列腺分叶

3. 尿道球腺 尿道球腺(bulbourethral gland),又称Cowper腺,是一对豌豆大的球形腺体,位于会阴深横肌内,尿道膜部后外侧(见图3-4)。腺体排泄管细长,开口于尿道球部。分泌物参加精液的组成,利于精子活动。

二、男性外生殖器

(一)阴茎

1. 阴茎的分部 阴茎(penis)可分为头、体和根三部分。后部为阴茎根(root of penis),位于阴囊和会阴部皮肤深面,固定于耻骨下支和坐骨支,为固定部。中部为阴茎体(body of penis),呈圆柱形,以韧带悬于耻骨联合前下方,为可动部。阴茎前端膨大,称阴茎头(glans penis),头的尖端有尿道外口(external orifice of urethra),呈矢状位。头后稍细的部分称阴茎颈(neck of penis)。

2. 阴茎的海绵体 阴茎主要由两条阴茎海绵体和一条尿道海绵体组成,外面包有筋膜和皮肤(图3-6)。阴茎海绵体(cavernous body of penis)为两端细的圆柱体,位于阴茎的背侧,左、右各一,两者紧密结合,向前伸延,尖端变细,嵌入阴茎头底面的凹陷内。两条阴茎海绵体的后端,称阴茎脚(crus of penis),分别附于两侧的耻骨下支和坐骨支。尿道海绵体(cavernous body of urethra)位于阴茎海绵体的腹侧,尿道贯穿其全长。尿道海绵体中部呈圆柱形,前端膨大为阴茎头，后端膨大的尿道球（bulb of urethra）位于两侧的阴茎脚之间，固定于尿生殖膈下面。海绵体的外面都包有一层厚而致密的纤维膜，称为海绵体白膜，海绵体由许多海绵体小梁和腔隙构成，腔隙与血管相通，当腔隙充血时，阴茎即变粗变硬而勃起。两种海绵体的外面都包有深、浅筋膜和皮肤（图 3-7）。

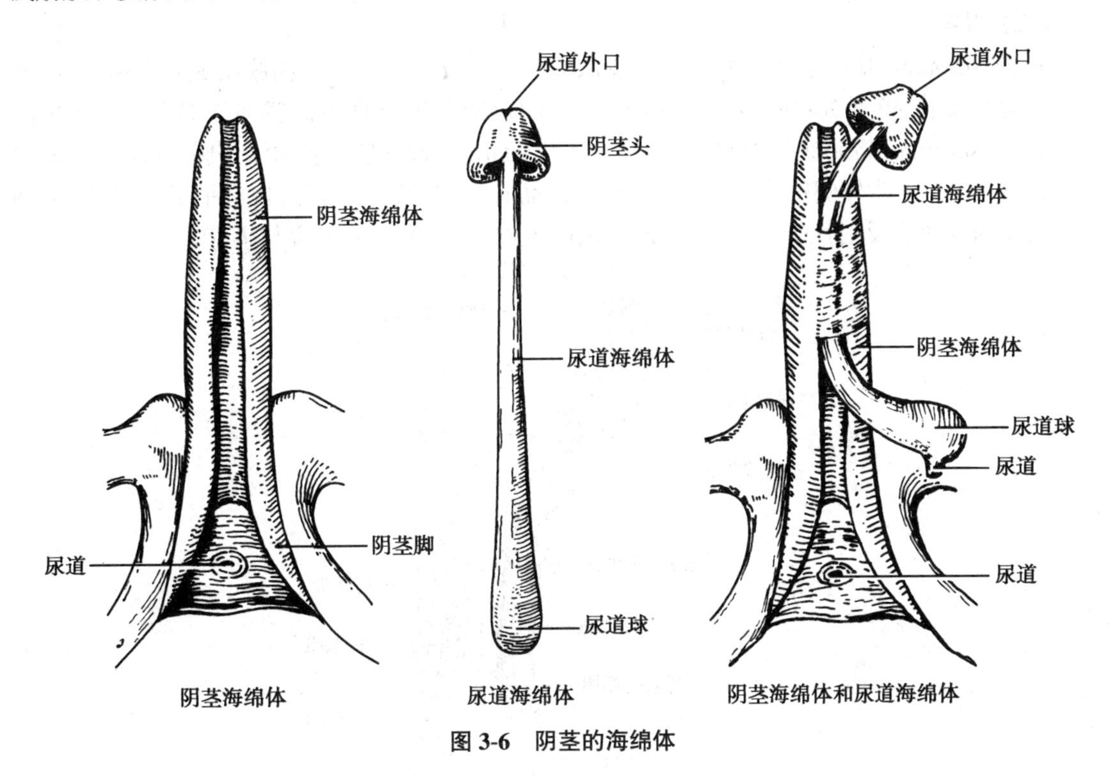

图 3-6　阴茎的海绵体

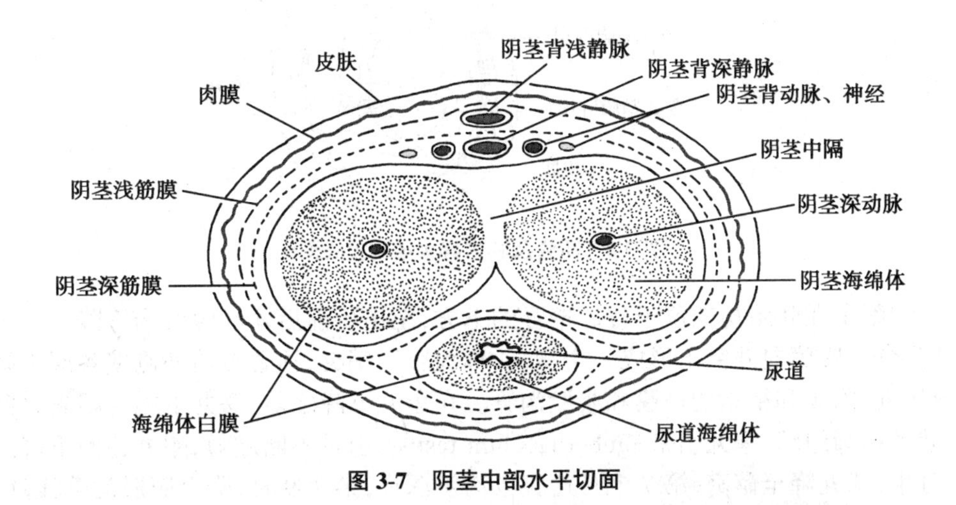

图 3-7　阴茎中部水平切面

3. 阴茎的皮肤及异常　阴茎的皮肤薄而柔软，伸展性强，皮下无脂肪组织。阴茎颈前方皮肤形成双层游离的环形皱襞，包绕阴茎头，称为阴茎包皮（prepuce of penis），其前端游离缘围成包皮口。在阴茎头腹侧中线处，包皮与阴茎头近尿道外口处连有一条皮肤皱襞，称包皮系带（frenulum of prepuce）。

在幼儿，整个阴茎头都包于包皮内，随着年龄的增长，包皮逐渐向后退缩，包皮口逐渐扩大，阴茎头显露于外。若成年后，包皮过长或者包皮口过小，使得阴茎头仍被包皮包覆(后者称为包茎)，包皮腔内易存留包皮垢而导致炎症，也可能成为阴茎癌的诱因。应行包皮环切术，术中要注意保护包皮系带，以免影响阴茎正常的勃起。

(二) 阴囊

阴囊(scrotum)是位于阴茎后下方的皮肤囊袋。阴囊壁由皮肤和肉膜组成(图 3-8)。阴囊的皮肤薄而柔软，色素沉着明显，沿中线有纵行的阴囊缝，其深面的肉膜向深部发出阴囊中隔(septum of scrotum)将阴囊分为左、右两腔。肉膜(dartos coat)是阴囊的浅筋膜，与会阴浅筋膜(Colles 筋膜)和腹前外侧壁浅筋膜深层(Scarpa 筋膜)相延续。肉膜内含有平滑肌纤维，可随外界温度的变化而反射性舒缩，以调节阴囊内的温度，利于精子的发育与生存。

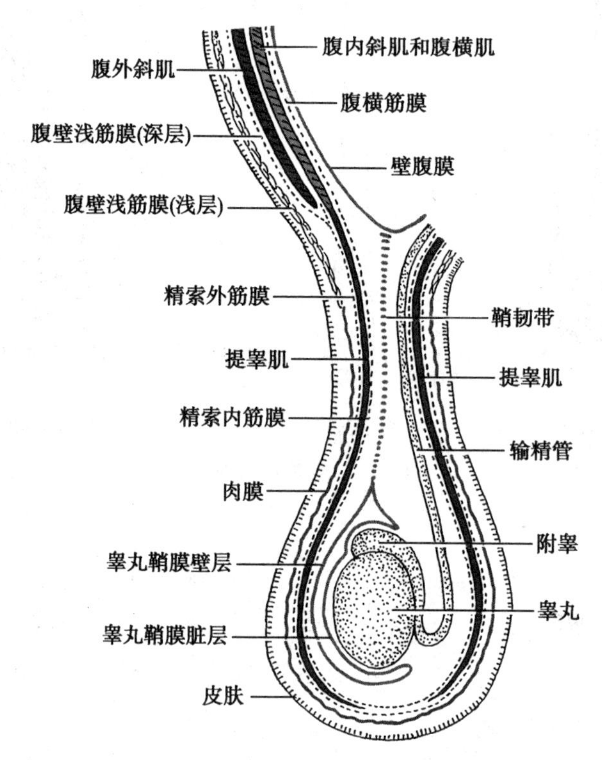

图 3-8 阴囊及其内容物结构模式图

睾丸和附睾在胚胎初期位于腹后壁肾的下方，至出生前后才经腹股沟管降入阴囊。在睾丸下降之前，腹膜向外突出形成一个囊袋，称为腹膜鞘突，顶着腹前外侧壁各层下降至阴囊，形成睾丸、附睾和精索的被膜和腹股沟管。在睾丸下降之前，睾丸下端与阴囊之间还有一条索状的结缔组织，睾丸引带(gubernaculum testis)，引带不断缩短，睾丸逐渐下降。胚胎第 3 个月末，睾丸降至髂窝，第 7 个月达腹股沟管深环，第 7~9 月，降至腹股沟管浅环，出生前后降入阴囊。睾丸下降也可能与腹压的作用有关。此后，腹膜鞘突上部闭锁，形成鞘韧带；下部围绕睾丸和附睾形成睾丸鞘膜(tunica vaginalis of testis)，不闭锁，其中的腔隙形成鞘膜腔。如腹膜鞘突不闭锁，则形成先天性腹股沟斜疝和交通性鞘膜积液。左侧睾丸下降较早，鞘突闭合的时间早，因此左侧腹股沟斜疝较少。若出生后睾丸仍未降入阴囊，称为隐睾，此时因腹腔内温度较高，不利于精子的发生，而影响生殖能力，并可发生恶变。因此，宜在儿童期手术，将睾丸纳入阴囊。

阴囊深面有包被睾丸、附睾和精索的被膜，由外向内依次为：①精索外筋膜（external spermatic fascia）：为腹外斜肌腱膜的延续；②提睾肌（cremaster）：来自腹内斜肌和腹横肌的肌纤维束，可反射性地上提睾丸；③精索内筋膜（internal spermatic fascia）：腹横筋膜的延续；④睾丸鞘膜（tunica vaginalis testis）：源于腹膜，分为壁层和脏层，壁层紧贴精索内筋膜内面，脏层包贴睾丸和附睾等表面。脏、壁两层在睾丸后缘处互相返折移行，两者之间的腔隙为鞘膜腔（vaginal cavity），内有少量浆液。

（张海龙）

第二节 男性生殖系统的微细结构

一、男性内生殖器

（一）睾丸

睾丸位于阴囊中，表面覆以浆膜，即鞘膜脏层。在鞘膜脏层与壁层之间有鞘膜腔，腔内含有少量液体，有润滑作用。深部为致密结缔组织构成的白膜，白膜在睾丸后缘增厚形成睾丸纵隔。纵隔的结缔组织呈放射状深入睾丸实质，将睾丸实质分成约 250 个锥体形小叶，每个小叶内有 1~4 条弯曲细长的生精小管（seminiferous tubule），生精小管在近睾丸纵隔处变为短而直的直精小管（tubulus rectus），直精小管进入睾丸纵隔相互吻合形成睾丸网。生精小管之间的疏松结缔组织称睾丸间质（interstitial tissue）（图 3-9、图 3-10）。

1. 生精小管 生精小管为高度弯曲的复层上皮性管道。成人的生精小管每条长 30~70cm，直径 150~250μm，管壁厚 60~80μm。管壁由生精上皮（spermatogenic epithelium）构成。生精上皮由支持细胞和 5~8 层的生精细胞（spermatogenic cell）组成。生精上皮下面基膜明显，基膜外侧有胶原纤维和梭形的肌样细胞（myoid cell），其收缩有助于精子排出（图 3-10、图 3-11）。

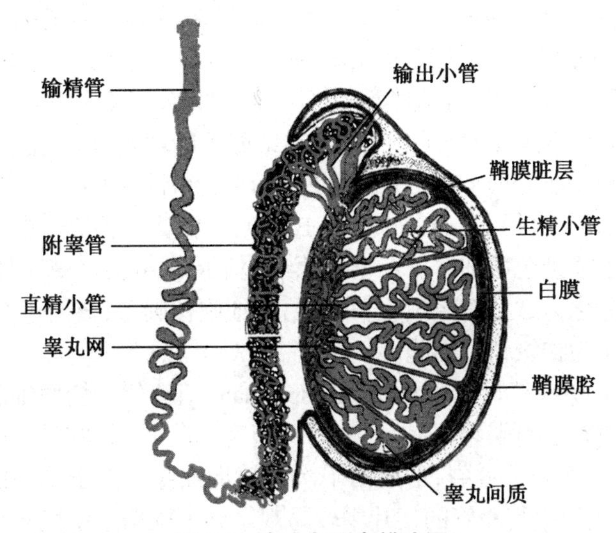

图 3-9 睾丸与附睾模式图

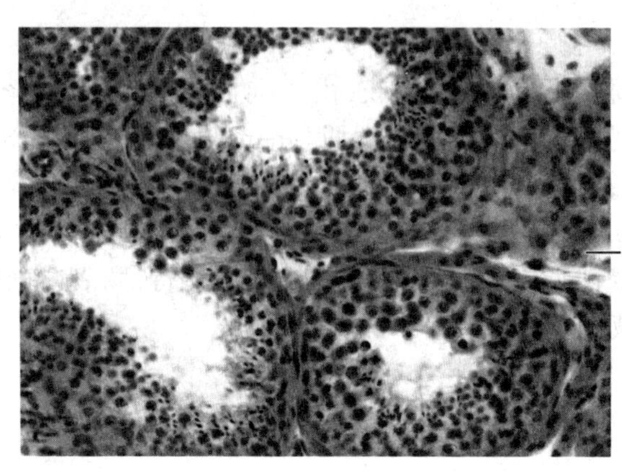

图 3-10 生精小管(高倍)

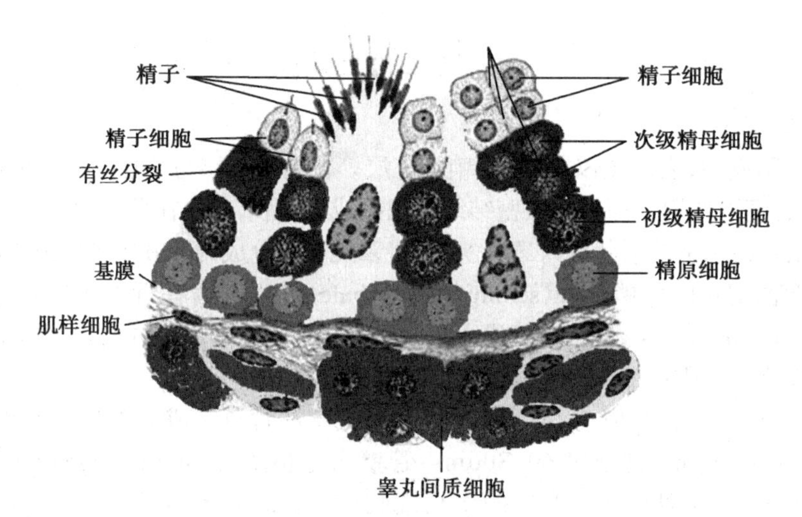

图 3-11 生精细胞和间质细胞模式图

(1)生精细胞与精子的发生:生精细胞包括精原细胞、初级精母细胞、次级精母细胞、精子细胞和精子(图 3-11)。它们在管壁中,从基底到腔面呈多层排列,镶嵌在支持细胞之间。从精原细胞发育成为精子的过程称精子发生(spermatogenesis),经历了精原细胞的增殖、精母细胞的减数分裂和精子形成3个阶段,在人类需70日。青春期前,管壁中只有精原细胞和支持细胞,自青春期开始,在垂体促性腺激素的作用下,生精细胞不断增殖分化,形成精子。

1)精原细胞:精原细胞(spermatogonium)来源于胚胎时期的原始生殖细胞,紧贴生精上皮的基膜,呈圆形或椭圆形,直径 12μm。分为 A、B 两型。A 型精原细胞是生精细胞中的干细胞,核椭圆形,染色质深染或染色质细密。A 型精原细胞不断地分裂增殖,一部分子细胞仍为干细胞,另一部分子细胞分化为 B 型精原细胞。B 型精原细胞核圆形,核周边有较粗的染色质颗粒,经过数次分裂后,分化为初级精母细胞。

2)初级精母细胞:初级精母细胞(primary spermatocyte)位于精原细胞近腔侧,圆形,体积较大,直径约 18μm。核大而圆,可见核分裂象,核型为 46,XY。初级精母细胞经过 DNA 复制后(4n DNA),进行第一次减数分裂,形成两个次级精母细胞。由于第一次减数分裂的分列前期历时较长(约 22 日),故生精小管的切片中较易观察到不同增殖阶段的初级精母细胞。

3）次级精母细胞：次级精母细胞（secondary spermatocyte）位于初级精母细胞的近腔侧，细胞呈圆形，直径约12μm。核圆形，染色较深，核型为23，X或23，Y（2n DNA）。次级精母细胞不进行DNA复制，迅速进入第二次减数分裂，产生两个精子细胞，核型为23，X或23，Y（1n DNA）。由于次级精母细胞存在时间短，因此在生精小管的切片中不易见到。

4）精子细胞：精子细胞（spermatid）靠近腔面，细胞呈圆形，直径约8μm。核大而圆，染色质细密。精子细胞不再分裂，经过复杂的形态变化，由圆形逐渐转变为蝌蚪形的精子，这一过程称精子形成（spermiogenesis）。精子形成的主要变化是：①核染色质高度浓缩，核变长并移向细胞的一侧，形成精子的头部；②由高尔基复合体形成顶体泡，顶体泡相互融合增大，凹陷为双层帽状，覆盖核的头端，形成顶体（acrosome）；③中心粒迁移到顶体对侧，其中一个中心粒的微管延长，形成轴丝，成为精子尾部（或称鞭毛）的主要结构；④线粒体汇聚在轴丝近段周围，形成线粒体鞘；⑤多余的细胞质脱落，形成残余体；⑥胞膜包在精子表面，称为精子质膜（图3-12）。

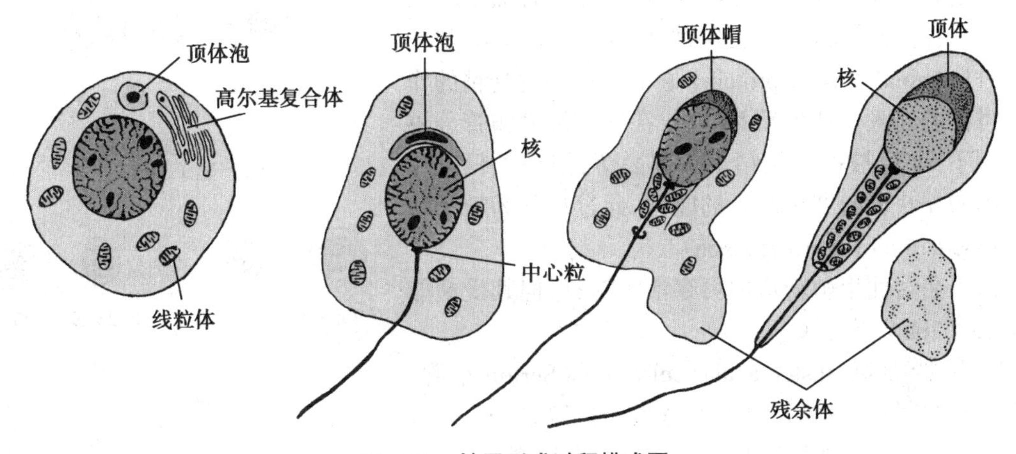

图3-12　精子形成过程模式图

5）精子：精子（spermatozoon）形似蝌蚪，长约60μm，分为头、尾两部分。头部正面观呈卵圆形，侧面观呈梨形，长4~5μm。头内大部分为高度浓缩的细胞核，核的前2/3有顶体覆盖。顶体是特殊的溶酶体，内含多种水解酶，如顶体蛋白酶、透明质酸酶和酸性磷酸酶等，在受精过程中发挥重要的作用。尾部是精子运动的主要装置，可分为颈段、中段、主段和末段四部分。构成尾部全长的轴心是轴丝，由"9+2"排列的微管组成。颈段短，内含中心粒。中段的轴丝外有9根纵行外周致密纤维，外侧包有线粒体鞘，是精子的能量供应中心。主段最长，外周致密纤维外为纤维鞘。末段短，仅有轴丝（图3-13）。

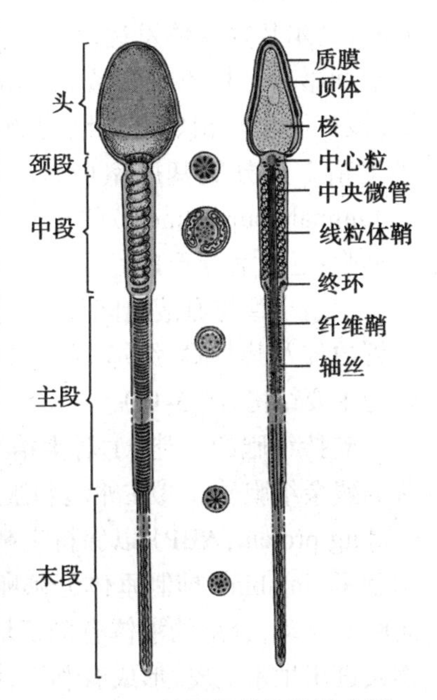

图3-13　精子超微结构模式图

在生精过程中，一个精原细胞增殖分化所产生的各级生精细胞，其细胞质并未完全分开，细胞间有胞质桥（intercellular cytoplasmic bridge）相连，形成同步发育的细胞群（见图3-11）。在生精上皮的不同区域内，精子发生不是同步的，因此生精上皮可以持续不断地产生精子。精子发生和形成须在低于体温 2~3℃的环境中进行，故隐睾患者因精子发生障碍而不育。

精子的发生、成熟和获能。精子是在睾丸的生精小管内产生的（图 3-14），从青春期开始，生精小管管壁的精原细胞不断分裂增殖，其中一部分生长分化为初级精母细胞。初级精母细胞连续进行两次减数分裂，经次级精母细胞形成精子细胞。精子细胞再经过变态成为精子，精子为单倍体细胞，其染色体组型为 23，X 或 23，Y。新形成的精子无运动能力，由于生精小管管壁周围的肌样细胞的收缩等活动将精子运送到附睾内，在附睾内停留约 2 周，继续发育成熟，并逐渐获得运动能力。但此时精子尚无与卵子结合的能力，这是因为精子在附睾管中发育成熟期间，附睾管上皮细胞分泌物及射精时附属腺的分泌物附着在精子的细胞膜表面，这些被覆物主要是糖蛋白衣（glycoprotein coat）与精浆蛋白（seminal plasma protein），它们具有抑制受精的作用。当精子进入女性生殖管道后，在子宫及输卵管分泌物作用下，上述被覆物从精子头部脱落，使精子得以释放顶体酶并获得与卵子结合的能力，此过程称为精子获能（capacitation of spermatozoon）。

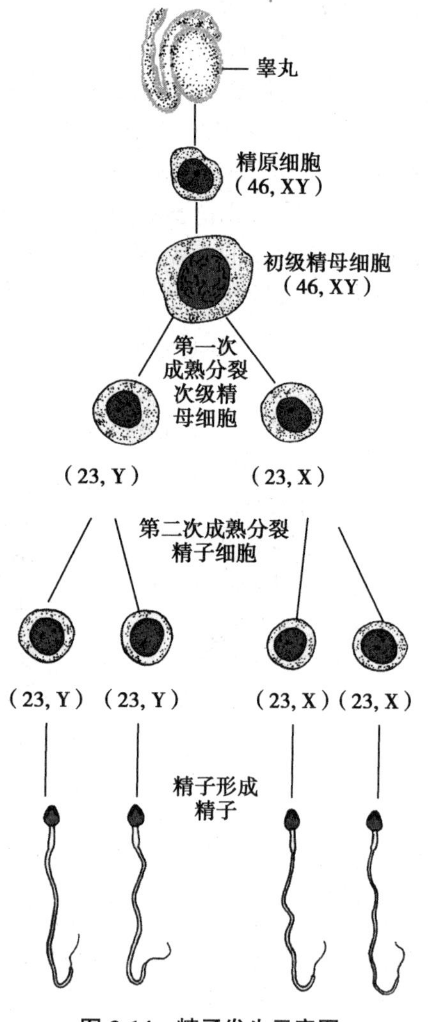

图 3-14 精子发生示意图

精子在女性生殖管道内可存活 1~3 日，但其受精能力仅维持 20h 左右。

（2）支持细胞（sustentacular cell）：又称 Sertoli 细胞。细胞呈不规则长锥体形，基底面宽大，附于基膜上，顶端伸达腔面，由于其侧面及顶面嵌有各级生精细胞，故光镜下细胞轮廓不清。电镜下，细胞质内有丰富的滑面内质网，高尔基复合体发达，线粒体和溶酶体较多，顶端有微丝和微管。核不规则或长三角形，异染色质少，着色浅，核仁明显。相邻支持细胞侧面胞膜形成紧密连接，将生精上皮分成基底室（basal compartment）和近腔室（abluminal compartment）两部分。基底室位于生精上皮基膜和支持细胞紧密连接之间，内有精原细胞；近腔室位于紧密连接上方，与生精小管管腔相通，内有精母细胞、精子细胞和精子。

生精小管与血液之间存在着血 - 睾屏障（blood-testis barrier），其组成包括睾丸间质的毛细血管内皮及其基膜、结缔组织、生精上皮基膜和支持细胞紧密连接，其中紧密连接是血 - 睾屏障的主要结构（图 3-15）。

支持细胞的功能：①对生精细胞起支持、保护和营养作用。②吞噬和消化精子成熟后脱落的残余细胞质。③在卵泡刺激素和雄激素的作用下，合成和分泌雄激素结合蛋白（androgen binding protein，ABP），以保持生精小管内有较高的雄激素水平，促进精子发生。同时又能分泌抑制素（inhibin），抑制垂体分泌卵泡刺激素。④微丝和微管的收缩可使不断成熟的生精细胞向腔面移动，分泌的液体有助于精子的运送。⑤紧密连接参与构成的血 - 睾屏障，可阻止某些物质进出生精上皮，形成有利于精子发生的微环境，还能防止精子抗原物质逸出到生精小管外而引发自身免疫反应。

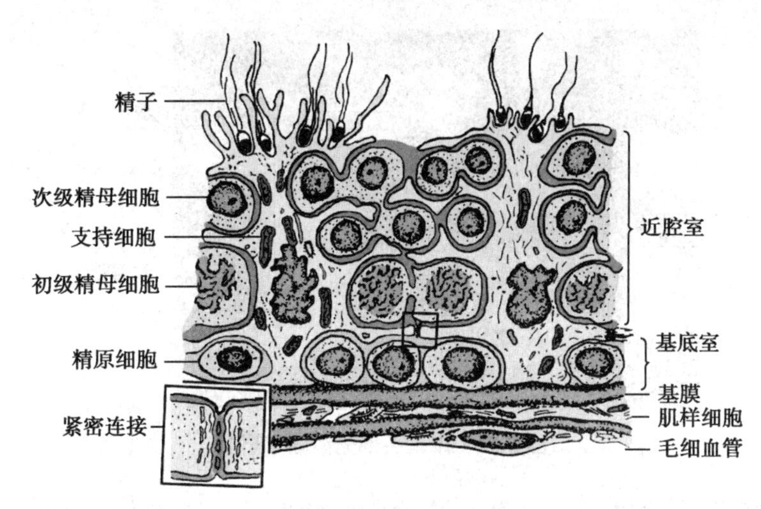

图 3-15　支持细胞超微结构及其与生精细胞的关系

2. 睾丸间质　位于生精小管之间，为富含血管和淋巴管的疏松结缔组织，含有睾丸间质细胞（testicular interstitial cell），又称 Leydig 细胞。细胞常三五成群分布，体积较大，呈圆形或多边形，核圆居中，核仁明显，细胞质嗜酸性（见图 3-11），具有类固醇激素分泌细胞的超微结构特征。睾丸间质细胞分泌雄激素，可促进精子发生和男性生殖器官发育，以及维持男性第二性征和性功能。

3. 直精小管和睾丸网　直精小管管壁上皮为单层立方或矮柱状，无生精细胞。睾丸网由单层立方上皮组成，管腔大而不规则。精子经直精小管和睾丸网出睾丸（见图 3-9）。

4. 睾丸功能的年龄性变化　幼年期的睾丸生精小管发育不完善，10 岁后出现管腔，管壁只有未分化的精原细胞和支持细胞。青春期以后睾丸发育很快，体积增大，生精小管的生精上皮开始分化，出现各级生精细胞，并有成熟精子产生。25 岁左右，睾丸生精细胞和间质细胞的发育最旺盛。30 岁以后生精小管开始出现退行性变化。40 岁以后间质细胞开始减少，睾丸的生精活动逐渐减退。但睾丸的衰老退化在不同个体差异很大。

（二）生殖管道

男性生殖管道包括附睾、输精管、射精管及男性尿道，为精子的成熟、贮存和输送提供有利的环境。

1. 附睾　位于睾丸的后上方，分头、体、尾三部分，主要由输出小管（efferent duct）和附睾管（epididymal duct）组成。头部主要由输出小管组成，体部和尾部由附睾管组成（见图 3-9）。

（1）输出小管：是与睾丸网连接的 8~12 根弯曲小管，上皮为纤毛柱状上皮，由高柱状纤毛细胞和低柱状细胞相间排列构成，因此管腔不规则。高柱状纤毛细胞具有分泌功能，其纤毛摆动可促使精子向附睾管运行。低柱状细胞有吸收和消化管腔内物质的作用。上皮下面的基膜周围有环行平滑肌和少量结缔组织。

（2）附睾管：为一条长 4~6m 并极度盘曲的管道，近端与输出小管相连，远端与输精管相连。管腔规则，腔内充满精子和分泌物。上皮为假复层纤毛柱状上皮，由主细胞和基细胞组成。主细胞在附睾管起始端呈高柱状，而后逐渐变低，至末端转变为立方形，细胞表面有成束的静纤毛，细胞有分泌和吸收功能。基细胞数量较少，体积矮小，呈锥体形，位于主细胞基部之间（图 3-16）。上皮的基膜外有薄层平滑肌和富含血管的疏松结缔组织。

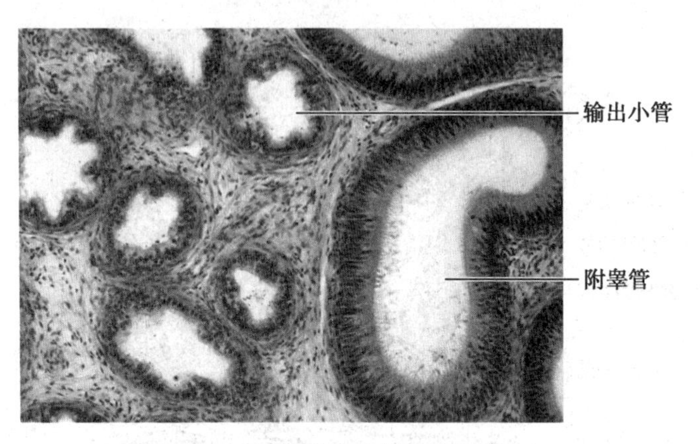

图 3-16 附睾头部光镜图(低倍)

精子经直精小管和睾丸网进入附睾,在附睾内停留 8~17 日,经历一系列成熟变化才能获得运动能力。附睾上皮细胞分泌的肉毒碱、甘油磷酸胆碱和唾液酸等多种重要物质,为精子成熟、贮存提供适宜的环境。附睾的功能异常会影响精子的成熟,导致不育。

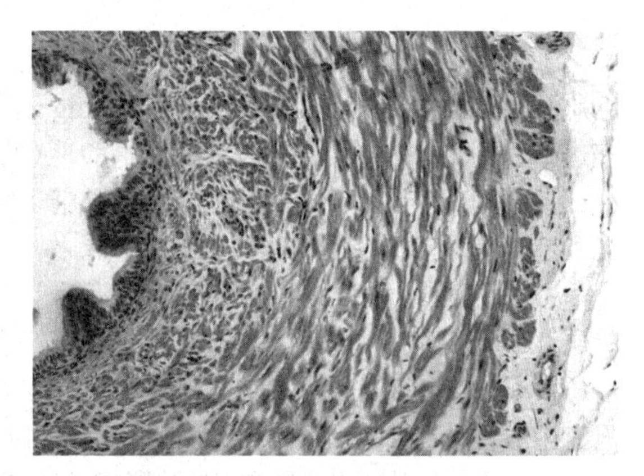

图 3-17 输精管光镜图(低倍)

2. 输精管 是壁厚腔小的肌性管道,管壁由黏膜、肌层和外膜组成。黏膜较薄,上皮为假复层柱状上皮,上皮细胞表面有静纤毛,固有层结缔组织中弹性纤维丰富。肌层厚,由内纵行、中环行和外纵行排列的平滑肌纤维组成。在射精时,肌层强力收缩,将精子快速排出。外膜为疏松结缔组织,富含血管、淋巴管和神经(图 3-17)。

(三) 附属腺

1. 前列腺 前列腺呈栗形,环绕尿道起始端。前列腺的被膜与支架组织均由富含弹性纤维和平滑肌的结缔组织组成。腺实质主要由 30~50 个复管泡状腺组成,导管分别开口于尿道精阜的两侧。腺实质可分为三个带:尿道周带(又称黏膜腺),最小,位于尿道黏膜内;内带(又称黏膜下腺),位于黏膜下层;外带(又称主腺),主腺构成前列腺的大部分。腺分泌部由单层立方、单层柱状及假复层柱状上皮构成,故腺腔很不规则。腔内可见分泌物浓缩形成的圆形嗜酸性板层状小体,称前列腺凝固体(prostatic concretion),它随年龄的增长而增多,甚至钙化形成前列腺结石(图 3-18)。

从青春期开始,前列腺在雄激素的刺激下分泌活动增强,分泌物为稀薄的乳白色液体,富含酸性磷酸酶和纤维蛋白溶酶,还有枸橼酸和锌等物质。老年人的前列腺常增生肥大,是黏膜腺和黏膜下腺增生所致。

2. 精囊 是一对盘曲的囊状器官,位于膀胱后面。黏膜向腔内突起形成高大的皱襞,黏膜上皮是假复层柱状上皮。黏膜外有薄的平滑肌层和结缔组织外膜。精囊分泌弱碱性的淡黄色液体,内含果糖,前列腺素等,为精液的重要组成部分,对精子的活动和营养均有重要作用。

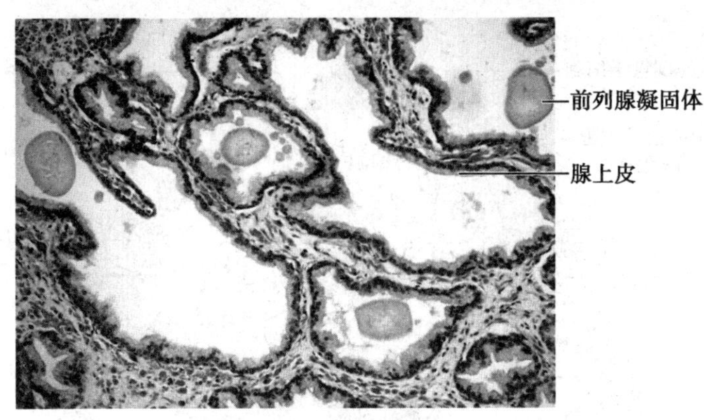

图 3-18　前列腺光镜图（低倍）

3. 尿道球腺　尿道球腺是一对豌豆状的复管泡状腺。上皮为单层立方或单层柱状，腺体分泌的黏液于射精前排出，有润滑尿道的作用。附属腺的分泌物同附睾液及精子共同组成精液（semen）。

二、男性外生殖器

阴茎主要由两条阴茎海绵体、一条尿道海绵体、白膜和表面的皮肤构成。阴茎外表被覆以活动度较大的皮肤。海绵体即勃起组织，外面包以致密结缔组织构成的坚韧白膜。海绵体主要由小梁和血窦构成，阴茎深动脉的分支螺旋动脉穿行于小梁中，并与血窦相通。静脉多位于海绵体周边部白膜下方。白膜结构坚韧，具有限制海绵体及其内的血窦过分扩张的作用。一般情况下，流入血窦的血液很少，血窦呈裂隙状，海绵体柔软。当大量血液流入血窦，血窦充血而胀大，白膜下的静脉受压，血液回流一时受阻，海绵体变硬，阴茎勃起。

（张　萍）

第三节　男性生殖功能与调节

睾丸是男性的主要生殖器官。附属性生殖器官包括附睾、输精管、前列腺、精囊腺、尿道球腺和阴茎等。男性的一生可以分为以下几个时期：胎儿期、新生儿期、儿童期、青春期、成年期、中年期和老年期。本节主要讨论青春期后的睾丸功能及其调节。

一、睾丸的功能

（一）睾丸的生精作用

睾丸的生精作用是指精原细胞发育为成熟精子的过程。睾丸由生精小管和间质细胞组成。精子是在睾丸的生精小管内生成的。生精小管由生精细胞和支持细胞构成。原始的生精细胞紧贴于生精小管的基膜上，称为精原细胞。在青春期，精原细胞依次经历初级精母细胞、次级精母细胞和精子细胞等阶段，最终发育为成熟精子。精子发育成熟后脱离支持细胞，进入生精小管的管腔（图 3-19）。

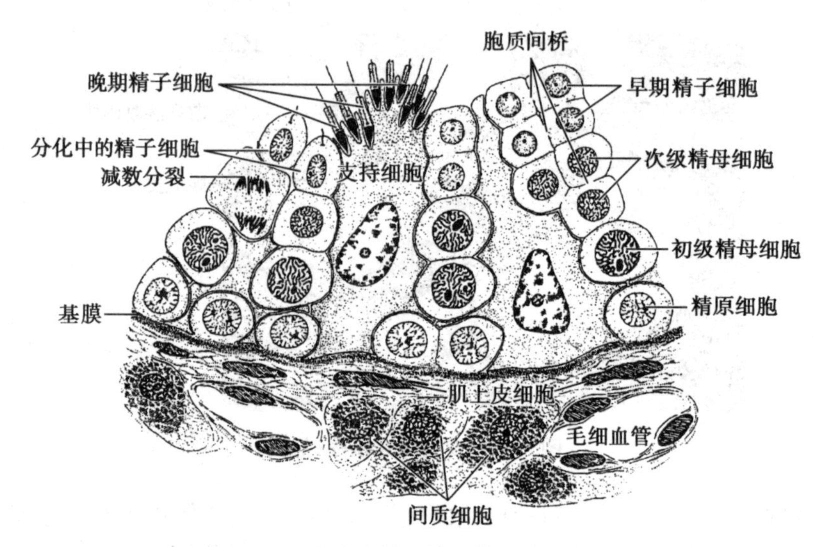

图 3-19 睾丸生精小管生精过程示意图

从精原细胞发育成为成熟精子大约需要 70 日左右，新生成的精子不具有运动能力，需要运送到附睾进一步成熟，在附睾停留 18~24h 后才能获得运动能力。成年人每克睾丸组织能生成约 10^7 个精子，每日双侧睾丸组织可生成上亿个精子。

从青春期到老年期，睾丸均有生精能力，但在 45 岁以后生精能力逐渐减弱。正常情况下，精子生成和存活的适宜温度低于体温 1~2℃，阴囊内温度比腹腔内温度低 2℃左右，有利于精子的生成和存活。在胚胎发育期间，由于某些原因导致睾丸不能降入到阴囊内，称为隐睾症，是男性不育的原因之一。射精是一种反射活动，其基本中枢位于脊髓腰骶段，受高位中枢的调控。正常男性射精每次射出精液 3~6mL，每毫升精液含 2 000 万 ~4 亿个精子，如每毫升少于 2 000 万个精子，则不易使卵子受精。长期吸烟、酗酒、放射线照射及某些药物等可引起精子生成减少或不生成。

在精子的生成和发育过程中，支持细胞发挥着重要的作用：①支持、营养和保护作用；②参与形成血 - 睾屏障，为生精细胞创建合适的微环境；③分泌多种生物活性物质，如抑制素和雄激素结合蛋白等。

（二）睾丸的内分泌功能

1. 雄激素　雄激素主要由睾丸的间质细胞分泌，主要有睾酮（testosterone，T）、雄烯二酮、脱氢表雄酮和雄酮等。其中，生物活性最强的是睾酮，但睾酮进入靶组织后可转变为活性更强的双氢睾酮。

（1）雄激素的合成与代谢：雄激素是在睾丸间质细胞内以胆固醇为原料合成的。首先经羟化作用将胆固醇转化为孕烯醇酮，孕烯醇酮再通过两条途径合成雄烯二酮。一条途径先转变为孕酮，再转变为 17α- 羟孕酮；另一条途径先转变为 17α- 羟孕烯醇酮，再转变为脱氢表雄酮。合成的孕烯醇酮在 17β- 羟脱氢酶的催化下转变为睾酮。在某些靶细胞内，睾酮在 5α- 还原酶的催化下转变为双氢睾酮后再发挥作用。

正常男性血中睾酮以 20~50 岁含量最高，为 19~24nmol/L，以后随年龄增长逐渐减少。血浆中的睾酮以结合型和游离型两种形式存在，结合型居多，约 65% 的睾酮与血浆中的 SHBG 结合，SHBG 是存在于血浆中与睾酮亲和力很高的一种蛋白质。约 33% 的睾酮与血浆白蛋白或其他血浆蛋白质结合。仅约 2% 的睾酮以游离形式存在，游离型的睾酮具有生物活性。结合型的睾酮可作为血浆中的储存库。睾酮主要在肝脏中降解,经还原、氧化及侧链裂解转变为17-酮类固酮。包括雄酮、异雄酮及胆烷醇酮等代谢产物随尿液排出,少数经粪便排出。

(2)睾酮的生理作用:睾酮的作用比较广泛,主要表现为以下几个方面:

1)促进精子的生成并维持生精:睾酮自间质细胞分泌后,可进入支持细胞并转变为双氢睾酮,然后再进入精曲小管,从而促进精子的生成。

2)影响胚胎性别的分化:在胚胎发育期,睾酮可诱导胚胎向男性分化,促进生殖器官的生长发育。如果睾酮在胚胎时期含量过少,可能导致男性假两性畸形。

3)促进男性附属性器官的生长和发育:青春期后随着睾酮分泌增加,阴茎、阴囊开始长大,前列腺、附睾等其他附属性器官也开始发育。

4)促进男性第二性征的出现并维持正常的性欲:青春期后,在睾酮的作用下,男性开始出现第二性征(也称副性征),主要表现为声音低沉,喉结突出,胡须生长,长出腋毛和阴毛,骨骼粗壮,肌肉发达,汗腺和皮脂腺分泌增多,出现男性特有的气味等。11~16岁阴毛开始生长,15岁左右上唇开始出现胡须,并出现变声。同时睾酮还可刺激和维持正常性欲。

5)对代谢的影响:睾酮能促进蛋白质合成,尤其是促进肌肉和生殖器官的蛋白质合成;睾酮能促进骨骼生长与钙、磷沉积,使男性在青春期出现一次显著的生长过程;睾酮有利于水和钠等电解质的适度潴留;此外,睾酮通过增加促红细胞生成素的生成,加强骨髓造血功能,使红细胞生成增多,导致男性红细胞数量高于女性。

6)其他作用:①大剂量睾酮负反馈地抑制腺垂体分泌促性腺激素;②睾酮可减少女性卵巢分泌雌激素。产生直接抗雌激素的作用。

(3)睾酮的体内过程:睾酮口服易吸收,但易被肝脏迅速代谢,故口服无效。在血浆中,大部分睾酮与血红蛋白结合。其代谢物可与葡萄糖醛酸或硫酸结合,失去活性,经肾脏排泄。将其片剂植于皮下,吸收缓慢,作用可长达6周。睾酮的脂类化合物极性较低,吸收缓慢,持续时间较长。甲睾酮不易被肝脏破坏,既可口服给药,又可舌下给药。

(4)睾酮的临床应用

1)睾丸功能不全:对无睾症或类无睾症的男性性功能低下患者,可用睾酮替代疗法治疗。

2)围绝经期综合征与功能性子宫出血:雄激素通过其抗雌激素作用,使子宫平滑肌及其血管收缩,内膜萎缩而达到止血目的。围绝经期患者更为适用。对于严重出血的患者,可联用己烯雌酚、黄体酮和丙酸睾酮的混合物,注射给药以止血。停药需要逐渐减量,避免出现撤退性出血。

3)晚期乳腺癌与卵巢癌:对于晚期乳腺癌或卵巢癌,采用雄激素治疗可使部分患者的病情得到缓解。这可能与其抗雌激素作用有关,也可能与抑制垂体促性腺激素的分泌,减少卵巢分泌雌激素有关。另外,雄激素尚有对抗催乳素刺激癌组织的作用。其治疗效果与癌细胞中雌激素受体含量呈正比。

4)贫血:用丙酸睾酮或甲睾酮可使骨髓功能改善,故用于再生障碍性贫血以及其他贫血性疾病。

5)虚弱:小剂量雄激素可使各种消耗性疾病、骨质疏松、肌肉萎缩、生长延缓、长期卧床、放疗等患者食欲增加,加快体质恢复。

(5)睾酮的不良反应:女性长期应用雄激素,可出现如痤疮、多毛、声音变粗、闭经、乳腺退化、性欲改变等男性化现象。男性患者则可能发生性欲亢进,或者出现女性化现象,这是因为雄激素在性腺外组织转化为雌激素所致,长期用药负反馈性地使睾丸萎缩,精子减少。多数雄激素可干扰肝内毛细胆管的排泄功能，引起胆汁淤积性黄疸。

(6)睾酮的禁忌证：孕妇及前列腺癌患者禁用。由于该类药物有水钠潴留作用，故肾炎、肾病综合征、肝功能不全、高血压以及心力衰竭患者也应慎用。

2. 抑制素 抑制素是由睾丸支持细胞分泌的一种糖蛋白激素，其分子量约为32kD，由α和β两个亚单位组成。主要作用是抑制腺垂体的合成和分泌。

二、睾丸功能的调节

睾丸的功能受下丘脑-腺垂体的调节，而睾丸分泌的激素又能反馈调节下丘脑和腺垂体的分泌活动。下丘脑、腺垂体和睾丸在功能上联系密切，相互影响，构成下丘脑-腺垂体-睾丸轴(hypothalamus-adenohypophysis-testes axis)(图3-20)。通过轴的活动维持生精过程和各种激素的稳态。此外，睾丸内各细胞之间还存在着复杂的局部调节机制。

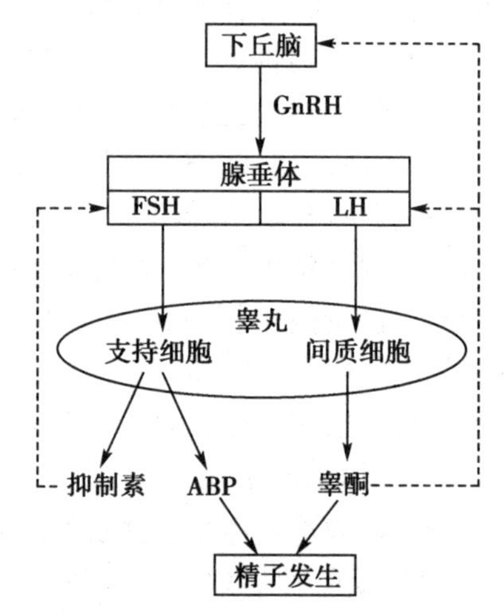

图3-20 下丘脑-腺垂体-睾丸轴调节示意图

(一)下丘脑-腺垂体对睾丸功能的调节

从青春期开始，下丘脑分泌GnRH，经垂体门脉系统到达腺垂体，促进腺垂体分泌FSH和LH。男性的FSH主要作用于精曲小管，对生精过程具有始动作用；LH主要作用于睾丸的间质细胞，促进睾酮的分泌，进而维持生精过程。

(二)睾丸激素对下丘脑-腺垂体的反馈调节

睾丸分泌的睾酮和抑制素入血后，血中的浓度变化可作用于下丘脑和腺垂体，对GnRH、FSH和LH的分泌产生负反馈调节，维持生精过程和各种激素的稳态(见图3-20)。

1. 睾酮 实验表明，将动物的睾丸切除后，垂体门脉血中的GnRH含量增加；在去势大鼠垂体细胞培养系统中加入睾酮，可抑制LH的分泌。说明当血中睾酮达到一定浓度后，可作用于下丘脑和腺垂体，通过负反馈调节抑制GnRH和LH的分泌。

2. 抑制素 当睾丸生精量达到一定水平时，支持细胞在FSH的作用下分泌抑制素，抑制素对腺垂体分泌的FSH有负反馈调节作用。

(三)睾丸的局部调节

在睾丸局部，尤其是生精细胞、支持细胞和间质细胞之间存在着较为复杂的局部调节机制。睾丸局部可产生一些细胞因子或生长因子，通过旁分泌或自分泌方式参与睾丸功能的调节。

(李伟红 宝东艳 王寒明)

第四章 正常妊娠

第一节 妊娠生理

妊娠(pregnancy)是胚胎(embryo)和胎儿(fetus)在母体内生长发育的过程。成熟卵子受精(fertilization)是妊娠的开始,胎儿及其附属物自母体排出是妊娠的终止。为便于计算,妊娠期通常从末次月经的第1天算起。妊娠期分3个时期:妊娠12周末以前称早期妊娠,第13~27周末称中期妊娠,第28周及其后称晚期妊娠。妊娠满37周至不满42周(259~293天)称为足月妊娠。妊娠是非常复杂、变化极为协调的生理过程,包括胎儿及其附属物的形成及母体各系统的适应性改变。

一、受精及受精卵发育、输送与着床

受精(fertilization)指获能精子和次级卵母细胞结合形成受精卵的过程。受精发生在排卵后12h内,整个受精过程约需24h。受精通常发生在输卵管壶腹部。卵子从卵巢排出,经输卵管伞部进入输卵管壶腹部。当精液射入阴道内,精子离开精液,经宫颈管进入子宫腔及输卵管腔,精子顶体表面糖蛋白被女性生殖道分泌物中的α、β淀粉酶降解,同时顶体膜结构中胆固醇和磷脂比率与膜电位发生改变,从而使膜稳定性降低,此过程称为获能(capacitation),约需7h。人精子获能的主要部位是在子宫腔和输卵管腔。获能的精子与卵子外围的放射冠接触后,精子头部的外膜和顶体前膜融合、破裂,释放顶体酶(含顶体素、玻璃酸酶、酯酶等),溶解卵子外围的放射冠和透明带,称顶体反应(acrosome reaction)。只有发生顶体反应的精子才能与次级卵母细胞融合。借助顶体酶松散放射冠和溶解透明带的作用,精子穿越放射冠与透明带。一旦精子穿过透明带后,卵子细胞质内的皮质颗粒释放溶酶体酶,引起透明带结构改变,精子受体分子变性,阻止其他精子进入透明带,这一过程称为透明带反应(zona reaction)。这一反应保证人类正常的单卵子受精。已经获能的精子穿过次级卵母细胞透明带为受精的开始,穿过透明带的精子外膜与卵子胞膜接触并融合,精子进入卵子内。随后,卵子迅速完成第二次成熟分裂形成卵原核,同时与精原核融合,核膜消失,染色体融合,形成二倍体的受精卵(zygote),完成受精的过程。形成受精卵标志新生命诞生。

受精后30h,受精卵随着输卵管蠕动和输卵管上皮纤毛的推动,向宫腔方向移动。同时开始进行反复的有丝分裂(又称卵裂,cleavage),形成多个子细胞(又称分裂球,blastomere)。受透明带的限制,子细胞虽然在数量上增多,但总的体积并没有增加,以适应在狭窄的输卵管腔中移动。受精后50h为8细胞阶段,由于细胞表面黏附蛋白的作用,子细胞开始紧贴,增加了

细胞之间的相互作用。至受精后72h,包含16个细胞的实心细胞团形成,称桑葚胚(morula)。随后,早期囊胚(early blastocyst)形成。受精后第5~6日,早期胚泡的透明带消失,囊胚体积迅速增大,受精后第11~12日晚期胚泡(late blastocyst)形成。

受精卵的着床需经过定位(apposition)、黏附(adhesion)和穿透(penetration)3个过程:①定位:着床前透明带消失,晚期胚泡以其内细胞团端接触子宫内膜,着床部位多在子宫后壁上部。②黏附:黏附前,晚期胚泡外层细胞表面的糖蛋白结构发生变化,细胞表面的微绒毛倒伏,并与子宫内膜细胞的微绒毛交错对插,形成牢固的黏附。晚期胚泡黏附在子宫内膜后,滋养细胞开始分化为2层:合体滋养细胞层和细胞滋养细胞层。③穿透:指合体滋养细胞分泌蛋白溶解酶,溶解子宫内膜细胞、间质及血管,完全埋入子宫内膜中且被内膜覆盖。此时,合体滋养细胞开始分泌绒毛膜促性腺激素,维持黄体寿命和功能。

受精卵着床必须具备的条件有:①透明带消失;②胚泡内滋养细胞分化出合体滋养细胞;③胚泡和子宫内膜同步发育且功能协调;④孕妇体内有足够水平的雌激素和孕酮,成功着床需要由黄体分泌的雌孕激素支持的子宫内膜具有容受性。子宫内膜的容受性仅在月经周期第20~24天才具有,也即窗口期,子宫仅在极短的窗口期允许受精卵着床。

受精卵着床后,子宫内膜会迅速发生蜕膜变,位于致密层的蜕膜样细胞迅速增大变成蜕膜细胞。根据胚泡与蜕膜的位置关系,蜕膜被分为3部分:①底蜕膜:是指与胚泡极滋养层接触的子宫肌层的蜕膜,以后可以发育为胎盘的母体部分。②包蜕膜:指覆盖在胚泡表面的蜕膜,会随着胚泡的发育逐渐凸向宫腔,这部分蜕膜高度伸展,因缺乏营养而逐渐退化,在妊娠的第14~16周因羊膜腔的明显增大,使真蜕膜与包蜕膜相接近,两者逐渐融合,分娩时两者已经不能完全分开,宫腔消失。③真蜕膜:指底蜕膜与包蜕膜以外覆盖子宫腔其他部分的蜕膜。

二、胚胎、胎儿发育特征及胎儿生理特点

(一)胚胎及胎儿的发育特点

受精后8周的胚体称为胚胎(embryo),是主要器官结构分化完成的时期。而受精后9周起称为胎儿,是器官进一步发育日渐成熟的时期,此期胎儿由初具人形到各种组织及器官发育成熟,离开母体能适应外界生活。一般以4周为一个孕龄,或称妊娠月,描述胚胎及胎儿的发育特征。

4周末:可以辨认出胚盘和体蒂。

8周末:胚胎初具人形,头大,占整个胎体近一半。这时能分辨出眼、耳、口、鼻、手指及足趾,各个器官处于分化发育过程中,心脏已经形成,B型超声可见心脏搏动。

12周末:胎儿身长约9cm,顶臀长6~7cm,外生殖器已经发育,胎儿四肢可以活动。

16周末:胎儿身长16cm,顶臀长12cm,体重约110g。从外生殖器可确认胎儿性别。部分产妇能自觉胎动。头皮已经长出毛发,胎儿开始出现呼吸运动。皮肤菲薄呈深红色,无皮下脂肪。

20周末:胎儿身长约25cm,顶臀长16cm,体重约320g。皮肤暗红,逐渐开始出现胎脂,全身覆盖毳毛,并可见少许头发,开始出现吞咽、排尿功能。从该孕周起胎儿体重开始呈线性增长。胎儿在子宫内的活动明显增加,将近10%~30%的时间里胎动活跃。

24周末:胎儿身长约30cm,顶臀长21cm,体重约630g。身体各个器官均已发育,皮下脂肪开始沉积,因量不多皮肤仍呈皱缩状,出现睫毛和眉毛。肺泡和细小支气管已经发育,出生后可以有呼吸,但生存力极差。

28周末：胎儿身长35cm，顶臀长25cm，体重约1 100g。皮下脂肪不多，皮肤粉红表面覆盖胎脂。瞳孔膜消失，眼睛半睁开。四肢活动好，有呼吸运动，生后能啼哭，出生后可以存活，但易患特发性呼吸窘迫综合征。

32周末：胎儿身长40cm，顶臀长28cm，体重约1 700g，毳毛已经脱落，皮肤深红仍呈皱缩状。生存力尚可，出生后注意护理可能存活。

36周末：胎儿身长45cm，顶臀长32cm，体重约2 500g，皮下脂肪沉积较多，身体圆润，面部皱褶消失，指（趾）甲已经达指（趾）端，出生后能啼哭及吸吮，生活力良好，基本能存活。

40周末：胎儿身长50cm，顶臀长36cm，体重约3 400g。胎儿已经发育成熟，皮肤粉红色，皮下脂肪多，外观体形丰满。男性睾丸已经降到阴囊内，女性大小阴唇发育良好。足底皮肤有纹理。出生后哭声响亮，吸吮能力强，能很好存活。

临床常用新生儿身长作为判断胎儿妊娠月数的依据。妊娠前5个月的胎儿身长（cm）=妊娠月数的平方，妊娠后5个月的胎儿身长（cm）= 妊娠月数 ×5。

（二）胎儿系统的生理特点

1. 循环系统　胎儿的营养供给和代谢产物的排出，均需经胎盘传输后由母体完成。由于胎儿期肺循环阻力高及胎盘脐带循环的存在，胎儿期的循环系统与新生儿的循环系统有所不同。

来自胎盘的血液经一条脐静脉进入胎儿体内后分为3支：一支直接进入肝脏，一支与门静脉汇合进入肝脏，这两支血液经肝静脉进入下腔静脉；另一支经过静脉导管直接进入下腔静脉。下腔静脉血是动静脉混合血，既有来自脐静脉含氧量较高的血液，也有来自胎儿身体下半部的含氧量较低的血液。

左右心房之间的卵圆孔开放，开口处正对着下腔静脉入口，下腔静脉进入右心房的血液绝大部分经卵圆孔入左心房。上腔静脉进入右心房的血液流向右心室，之后流入肺动脉。

肺循环阻力大，肺动脉内的血液绝大部分经动脉导管流入主动脉，仅部分血液经肺动脉进入左心房。左心房的血液流经左心室，进入主动脉直至全身后，经腹下动脉通过两条脐动脉进入胎盘，与母体血液进行物质及气体的交换。

由于胎儿循环的特点决定胎儿体内无纯动脉血，而是动静脉混合血。进入肝、心、头部及上肢的血液含氧量高而且营养丰富，进入肺及身体下半部的血液含氧量及营养较少。血流由脐静脉→胎儿循环→脐动脉，其血流优先保障胎儿心、脑、肝及上肢血供。注入肺及身体下半部的血液，含氧量及营养较少（图4-1）。

2. 血液系统

红细胞生成：胎儿血液循环约于受精后3周末开始建立，其红细胞主要来源是卵黄囊。妊娠10周左右，肝脏成为红细胞生成的主要器官，之后骨髓、脾逐渐开始具有造血功能。到妊娠足月时，骨髓产生90%红细胞。至妊娠32周，红细胞生成素大量产生，故妊娠32周以后出生的新生儿，红细胞数均增多，约为6.0×10^{12}/L。胎儿红细胞的生命周期很短，仅为成人120日的2/3，故需不断生成红细胞。

血红蛋白生成：血红蛋白在原红细胞、幼红细胞和网织红细胞内合成，包括原始血红蛋白、胎儿血红蛋白和成人血红蛋白。在妊娠前半期，均为胎儿血红蛋白，至妊娠最后4~6周，成人血红蛋白增多，至临产时胎儿血红蛋白仅占25%。随妊娠进展，血红蛋白不仅数量增多，且其类型也从原始型向成人型过渡。含胎儿血红蛋白的红细胞，对氧有较高亲和力，这与红细胞膜通透性增加有关。

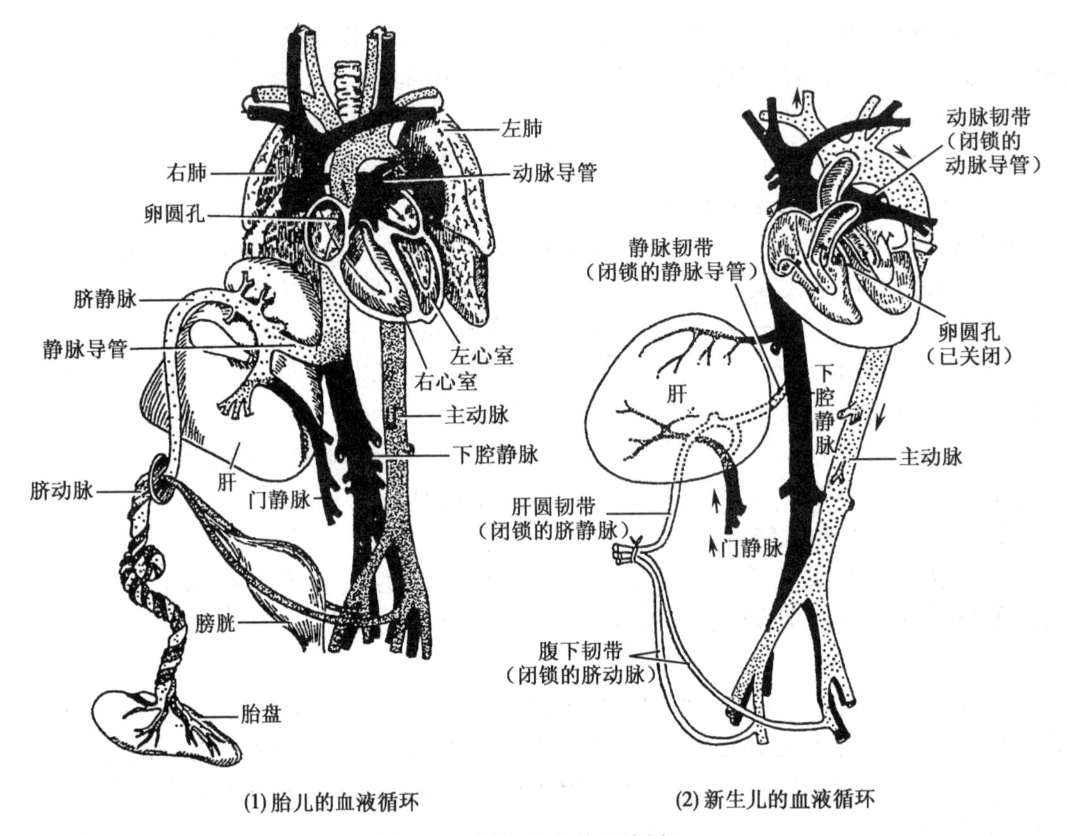

(1) 胎儿的血液循环　　(2) 新生儿的血液循环

图 4-1　胎盘、胎儿的血液循环

白细胞生成：妊娠 8 周以后，胎儿血液循环中开始出现粒细胞。于妊娠 12 周，胸腺、脾产生淋巴细胞，成为体内抗体的主要来源，而且构成防止病原菌感染及对抗外来抗原的又一道防线。妊娠足月时白细胞计数可高达(15~20)×10^9/L。

3. 呼吸系统　在胎儿期，胎盘代替肺脏功能，即胎儿呼吸功能是由母儿血液在胎盘完成气体交换。胎儿出生前已经具备呼吸道(包括气管直至肺泡)、肺循环及呼吸肌的发育。在中枢神经系统支配下能活动协调方能生存。B 型超声在妊娠 11 周可见胎儿胸壁运动，妊娠 16 周时出现呼吸运动，能使羊水进出呼吸道。新生儿出生后肺泡扩张，开始呼吸功能。出生时，如果胎儿肺不成熟可导致呼吸窘迫综合征，降低新生儿存活率。胎儿肺成熟包括肺组织结构成熟及功能成熟。功能成熟主要指肺泡Ⅱ型细胞内的板层小体能合成肺表面活性物质，包括磷脂酰甘油和卵磷脂。肺泡表面活性物质可以降低肺泡表面张力，有助于肺泡的扩张。通过检测羊水中的磷脂酰甘油和卵磷脂值，可以判断胎儿肺成熟度。若出现胎儿窘迫时，正常呼吸运动暂时停止，出现大喘息样呼吸运动。糖皮质激素可以刺激肺表面活性物质的产生。

4. 神经系统　胎儿的大脑随着妊娠的进展逐渐发育长大，在胚胎期，胎儿脊髓已经长满椎管，但随后生长变得缓慢。脑脊髓和脑干神经根的髓鞘形成在妊娠 6 个月开始，但主要还是发生在出生后 1 年内。妊娠中期胎儿内、外及中耳已经形成，在妊娠 24~26 周，胎儿在子宫内已经能听到一些声音。妊娠 28 周后，胎儿的眼睛对光开始出现反应，对形象及色彩的视觉出生后才逐渐形成。

5. 消化系统　胃肠道：妊娠 11 周时小肠已经有蠕动，至妊娠 16 周胃肠功能基本建立，胎儿能够吞咽羊水，吸收水分、氨基酸、葡萄糖及其他可溶性营养物质，但吸收脂肪功能较差。

肝脏：胎儿肝功能尚不健全，因肝内缺乏许多酶，如葡萄糖醛酸基转移酶、尿苷二磷酸葡萄糖脱氢酶等，以致不能结合因红细胞破坏产生的大量游离胆红素。大部分胆红素主要经胎盘排出，并由母体肝代谢后排出体外。仅有小部分在肝内结合，经胆道排入小肠氧化成胆绿素。胆绿素的降解产物导致胎粪呈黑绿色。此外，胎肝还参与妊娠期雌激素的代谢。

6. 泌尿系统　妊娠 11~14 周时胎儿肾已有排尿功能，在妊娠 14 周胎儿膀胱内已有尿液，B 型超声可测出膀胱内尿量。胎儿肾对抗利尿激素（ADH）无反应，不能浓缩尿液。胎儿通过排尿参与羊水的循环。

7. 内分泌系统　胎儿甲状腺于妊娠第 6 周开始发育，是胎儿发育的第一个内分泌腺。约在妊娠 12 周已能合成甲状腺激素。甲状腺素对胎儿各组织器官的正常发育均有作用，尤其是大脑的发育。在孕期补充碘要慎重，因为从妊娠 12 周到整个孕期，胎儿甲状腺对碘的蓄积高于母亲甲状腺。胎儿肾上腺发育良好，其重量与胎儿体重之比远超过成年人，且胎儿肾上腺皮质主要由胎儿带组成，约占肾上腺的 85% 以上，能产生大量甾体激素，与胎儿肝、胎盘、母体共同完成雌三醇的合成。因此，测定孕妇血或尿液雌三醇值，已成为了解胎儿胎盘功能最常用的方法。

8. 生殖系统与性腺分化发育　胎儿性别由性染色体决定，胎儿性腺的发育对性别表型也起到辅助作用。而性染色体在受精卵形成时就已经确定了，胚胎在 6 周内胎儿的性别尚不能区分。在 Y 染色体的作用下，原始生殖细胞逐渐分化为睾丸，刺激间质细胞分泌睾酮，促使中肾管发育，支持细胞产生副中肾管抑制物质，副中肾管发育受到抑制而退化。外阴部 5α- 还原酶使睾酮衍化为二氢睾酮，外生殖器向男性分化发育。男性胎儿睾丸于临产前才降至阴囊内。如胚胎不含 Y 染色体，原始生殖细胞分化为卵巢，女性胎儿卵巢于妊娠 11~12 周开始分化发育，因缺乏副中肾管抑制物质，致使副中肾管系统发育，形成阴道、子宫、输卵管。外阴部缺乏 5α- 还原酶，外生殖器向女性分化发育。女性胎儿受母体雌激素影响，子宫内膜及阴道上皮增生，宫颈腺体分泌黏液，可在生后出现激素撤退性阴道流血，无需特殊处理。

三、胎儿附属物的形成及功能

胎儿附属物是指胎儿以外的组织，包括胎盘、胎膜、脐带和羊水。

（一）胎盘

胎盘（placenta）是母体与胎儿间进行物质交换的器官，是胚胎与母体组织的结合体，由羊膜、叶状绒毛膜和底蜕膜构成。

1. 胎盘的形成

（1）羊膜：是构成胎盘的胎儿部分，位于胎盘最内层。羊膜光滑，无血管、神经及淋巴，具有一定的弹性。正常羊膜厚 0.02~0.05mm，自内向外由单层无纤毛立方上皮细胞层、基底膜、致密层、成纤维细胞层和海绵层 5 层组成。电镜见上皮细胞表面有微绒毛，随妊娠进展而增多，以增强细胞的活动能力，使羊水与羊膜间进行交换。

（2）叶状绒毛膜：是胎盘的主要结构，占妊娠足月胎盘主要部分。晚期囊胚着床后，滋养层细胞迅速分裂增殖，内层为细胞滋养细胞，是分裂生长的细胞；外层为合体滋养细胞，是执行功能的细胞，由细胞滋养细胞分化而来。在滋养层内面有一层细胞称为胚外中胚层，与滋养层共同组成绒毛膜。当胚胎发育至 13~21 日时，为绒毛膜发育分化最旺盛的时期。此时胎盘的主要结构——绒毛逐渐形成。绒毛形成一般历经 3 个阶段：①一级绒毛：也称初级绒毛，指绒毛膜周围长出不规则突起的合体滋养细胞小梁，逐渐呈放射状排列，绒毛膜深部增生活跃的细胞滋养细胞也伸入进去，形成合体滋养细胞小梁的细胞中心索，初具绒毛形态；②二级绒毛：指初级绒毛继续增长，其细胞中心索伸展至合体滋养细胞的内层，且胚外中胚层也长入细胞中心索，形成间质中心索；③三级绒毛：指胚胎血管长入间质中心，约在受精后第3周末，当绒毛内血管形成时，建立起胎儿胎盘循环。

与底蜕膜相接触的绒毛，因为营养丰富而发育良好，称叶状绒毛膜。而从绒毛膜板伸出的绒毛干，逐渐分支形成初级绒毛干、次级绒毛干和三级绒毛干，都向绒毛间隙伸展，最后形成终末绒毛网。绒毛末端悬浮于充满母血的绒毛间隙中的部分称游离绒毛，部分长入底蜕膜中的称固定绒毛。一个初级绒毛干及其分支形成一个胎儿叶，而一个次级绒毛干及其分支形成一个胎儿小叶。一个胎儿叶包含几个胎儿小叶。每个胎盘包含60~80个胎儿叶、200余个胎儿小叶。由蜕膜板长出的胎盘隔将胎儿叶不完全地分隔为多个母体叶，每个母体叶包含数个胎儿叶，每个母体叶都有其单独的螺旋动脉供应血液。

每个绒毛干中均有脐动脉和脐静脉，随着绒毛干一再分支，脐血管变得越来越细，最终成为胎儿毛细血管进入绒毛末端（三级绒毛），此时胎儿-胎盘循环建立。

子宫-胎盘循环建立的一个重要环节是子宫螺旋动脉重塑，由两种绒毛外滋养细胞完成：①间质滋养细胞：穿透蜕膜、子宫内膜和子宫肌层内1/3处，聚集在螺旋动脉周围，为血管内滋养细胞的侵入做准备；②血管内滋养细胞：以逆行方式沿螺旋动脉内腔迁移，取代血管内皮，使狭窄肌性管腔转变为扩张的低阻力子宫胎盘血管。妊娠早期迁移的血管内滋养细胞在螺旋动脉末端形成栓子并将其堵塞。至早妊娠末栓子消失，子宫-胎盘循环得以建立。螺旋动脉重塑障碍可导致子痫前期、胎儿生长受限（fetal growth restriction，FGR）或两者同时发生。

孕妇子宫螺旋动脉（也称子宫胎盘动脉）穿过蜕膜板进入母体叶，母体血液靠母体压差，以每分钟500mL流速进入绒毛间隙，同样胎儿血液以相同流速流经胎盘。妊娠足月胎盘的绒毛表面积达12~14m^2，相当于成人肠道总面积。因此，在母体和胎儿中间存在着巨大的交换面积。胎儿身体内含氧量低、代谢废物浓度高的血液是经脐动脉到达绒毛毛细血管，经与绒毛间隙中的母体血进行物质交换，两者不直接相通，再经脐静脉将含氧量高、营养物质丰富的血液带回胎儿体内，以保证胎儿在子宫内的生长发育。胎儿血与母血之间隔有绒毛毛细血管壁、绒毛间质及绒毛滋养细胞层，构成母胎界面，起到胎盘屏障的作用。

（3）底蜕膜：来自胎盘附着部位的子宫内膜，占妊娠足月胎盘很小部分。底蜕膜表面覆盖一层来自固定绒毛的滋养层细胞与底蜕膜共同形成绒毛间隙的底，称蜕膜板。从此处向绒毛膜的方向伸出一些蜕膜间隔，一般来说不超过胎盘全层厚度的2/3，将胎盘母体面分成肉眼可见的20个左右母体叶。

妊娠足月胎盘呈圆形或椭圆形，为盘状，重450~650g，直径16~20cm，厚1~3cm，中间厚，边缘薄。胎盘分为胎儿面和母体面。胎盘胎儿面的表面被覆羊膜，呈灰白色，光滑半透明，脐带动静脉从附着处分支向四周呈放射状分布一直达胎盘边缘。脐带动静脉分支穿过绒毛膜板，进入绒毛干及其分支。胎盘母体面的表面呈暗红色，胎盘隔形成若干浅沟将其分隔成大约20余个母体叶（图4-2）。

2. 胎盘功能　胎盘介于母体与胎儿之间，具有物质交换、防御、合成及免疫等功能，是维持胎儿宫内生长发育的重要器官。

（1）物质交换功能：包括气体交换、营养物质供应和排出胎儿代谢产物。在胎盘内进行物质交换及转运方式有：①简单扩散：指物质通过细胞质膜从高浓度区扩散至低浓度区，此过程不消耗细胞能量。如O_2、CO_2、水、钠钾电解质等。②易化扩散：指尽管物质也是通过细胞质膜从高浓度区向低浓度区扩散，同样不消耗细胞能量，但需特异性载体转运，且速度远较简单扩散快得多，如葡萄糖等的转运。③主动运输：指物质通过细胞质膜从低浓度区逆方向扩散至高浓度区，且需要消耗能量和特异性载体，如氨基酸、水溶性维生素及钙、铁等，在胎儿血中浓度均高于母血。④其他：较大物质可通过血管合体膜裂隙，或通过细胞膜内陷吞噬后，继之膜融合，形成小泡向细胞内移动等方式进行转运，如大分子蛋白质、免疫球蛋白等。

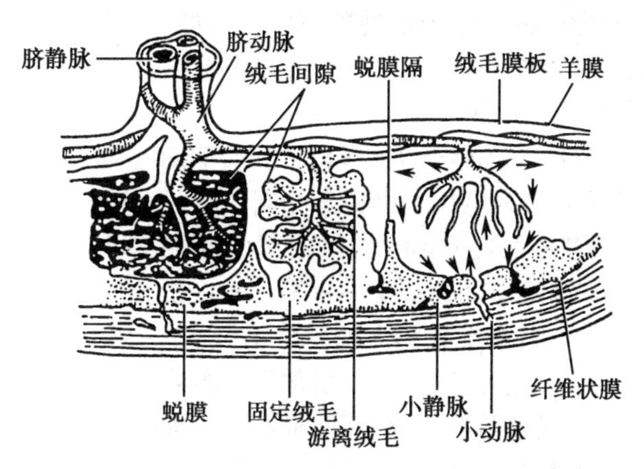

图 4-2 胎盘结构与胎儿 - 胎盘循环模式图

1）气体交换：维持胎儿生命最重要的物质是 O_2。在母体与胎儿之间，O_2 及 CO_2 是在胎盘中以简单扩散方式进行交换，相当于胎儿呼吸系统的功能。母体子宫动脉血氧分压（PO_2）为 95~100mmHg，在绒毛间隙中的血动脉血氧分压为 40~50mmHg，而胎儿脐动脉血 PO_2 在交换前为 20mmHg，经绒毛与绒毛间隙的母血进行交换后，胎儿脐静脉血 PO_2 为 30mmHg 以上，而氧饱和度可达 70%~80%，母体每分钟可供给胎儿氧 7~8mL/kg。尽管 PO_2 升高并不多，但因胎儿血红蛋白对 O_2 的亲和力很强，能从母血中获得充分的 O_2。母血 PO_2 受多种因素影响，如心功能不全、血红蛋白值低、肺功能不良、子痫前期等，均可明显降低而不利于胎儿，易发生胎儿宫内生长受限或胎儿窘迫。母体子宫动脉血二氧化碳分压（PCO_2）为 32mmHg，绒毛间隙中的血 PCO_2 为 38~42mmHg，较胎儿脐动脉血 PCO_2 为 48mmHg 稍低，但 CO_2 通过血管合体膜的扩散速度却比 O_2 快，故可以通过绒毛间隙直接向母体迅速扩散。

2）营养物质供应：葡萄糖是胎儿代谢的主要来源，主要以易化扩散方式通过胎盘，胎儿体内的葡萄糖都来自母体。氨基酸、钙、磷、碘和铁以主动运输的方式通过胎盘。脂肪酸、钠、钾、镁及多种维生素以简单扩散方式能较快通过胎盘。胎盘中含有多种酶类（如氧化酶、还原酶、水解酶等），可将复杂化合物分解为简单物质，如蛋白质分解为氨基酸、脂质分解为自由脂肪酸等，也可以将简单物质合成后供给胎儿，如将葡萄糖合成糖原、氨基酸合成蛋白质等。

3）排出胎儿代谢产物：胎儿代谢产生的物质如尿素、尿酸、肌酐、肌酸等，经胎盘送入母血，经由母体排出体外，相当于出生后肾的功能。

（2）防御功能：胎盘的屏障作用是极为有限的，各种病毒（如风疹病毒、巨细胞病毒等）、大部分分子量小对胎儿有害的药物，均可通过胎盘影响胎儿。细菌、弓形虫、衣原体、螺旋体等不能通过胎盘屏障，但可在胎盘部位形成病灶，破坏绒毛结构后再进入胎体感染胎儿。母血中免疫抗体如 IgG 能通过胎盘，使其在生后短时间内获得被动免疫力。

（3）合成功能：胎盘具有很强的合成物质的能力，主要合成多种激素、细胞因子和酶，对维持正常妊娠有着重要作用。合成的激素有蛋白激素、多肽和甾体激素，如人绒毛膜促性腺激素、人胎盘生乳素、雌激素、孕激素等。合成的酶有缩宫素酶、耐热性碱性磷酸酶等。还能合成前列腺素、多种神经递质和多种细胞因子与生长因子。

1）人绒毛膜促性腺激素（human chorionic gonadotropin，hCG）：由合体滋养细胞分泌的一种糖蛋白激素。约在受精后第6日受精卵滋养层形成时，开始分泌微量HCG，受精卵着床后1日可自母血中测出，成为诊断早孕最敏感的方法。在妊娠早期分泌量增加很快，妊娠8~10周血清浓度达最高峰，持续1~2周后迅速下降，妊娠中晚期血清浓度仅为峰值的10%，持续至分娩。分娩后若无胎盘残留，约于产后2周内消失。

hCG的分子量为36 700，与垂体产生的FSH、LH、TSH一样，均由α、β两个亚基组成，它们的α亚基的氨基酸数及其排列顺序几乎完全相同，故这几种激素的α亚基相互均能发生交叉反应，而β-hCG亚基羧基端最后的24个氨基酸为其所特有而不受其余激素干扰，故临床利用β-hCG的特异抗血清来测定母体血清中β-hCG。hCG的功能尚未完全明了，已知的主要功能有：①作用于月经黄体，与黄体细胞膜上的受体结合，激活腺苷酸环化酶，产生生化反应延长黄体寿命，使月经黄体增大成为妊娠黄体，增加甾体激素的分泌以维持妊娠；②促进雄激素芳香化转化为雌激素，同时促进孕酮生成；③能抑制淋巴细胞的免疫性，以激素屏障保护滋养层不受母体的免疫攻击；④刺激胎儿睾丸分泌睾酮，促进男胎性分化；⑤能与母体甲状腺细胞TSH受体结合，刺激甲状腺活性。

2）人胎盘生乳素（human placental lactogen，hPL）：由合体滋养细胞分泌，是不含糖分子的单链多肽激素，由191个氨基酸组成，分子量约为22 279。于妊娠5~6周用放射免疫分析法可在母体血浆中测出hPL，随妊娠进展和胎盘逐渐增大，其分泌量持续增加，至妊娠34~36周达高峰并维持至分娩，hPL值于产后迅速下降，约在产后7h即测不出。

hPL的主要功能有：①与胰岛素、肾上腺皮质激素协同作用于乳腺腺泡，促进腺泡发育，刺激乳腺上皮细胞合成乳白蛋白、乳酪蛋白和乳珠蛋白，为产后泌乳作好准备；②促进胰岛素生成作用，使母血胰岛素值增高；③通过脂解作用提高游离脂肪酸、甘油浓度，以游离脂肪酸作为能源，抑制对葡萄搪的摄取，使多余葡萄糖运送给胎儿，成为胎儿的主要能源，也成为蛋白合成的能源来源；④抑制母体对胎儿的排斥作用。因此，hPL是通过母体促进胎儿发育的重要“代谢调节因子”。

3）雌激素：为甾体激素。雌激素于妊娠期间明显增多，主要来自胎盘及卵巢。于妊娠早期，主要由卵巢黄体产生雌二醇和雌酮。于妊娠10周后，胎盘接替卵巢产生更多量雌激素，至妊娠末期雌三醇值为非孕妇女的1 000倍，雌二醇及雌酮值为非孕妇女的100倍。

雌激素生成过程：在胎盘母体内的胆固醇转变为孕烯醇酮后，经胎儿肾上腺胎儿带转化为硫酸脱氢表雄酮（DHAS），再经胎儿肝内16α-羟化酶作用形成16α-羟基硫酸脱氢表雄酮（16α-OH-DHAS），经胎盘合体滋养细胞在硫酸酯酶作用下，去硫酸根成为16α-OH-DHA，随后经胎盘芳香化酶作用成为16α-羟基雄稀二酮，最终形成游离雌三醇。

4）孕激素：为甾体激素，妊娠早期由卵巢妊娠黄体产生。自妊娠8~10周胎盘合体滋养细胞是产生孕激素的主要来源。随妊娠进展，母血中孕酮值逐渐升高，至妊娠末期可达312~624nmol/L，其代谢产物为孕二醇，24h尿排出值为35~45nmol/L。孕激素在与雌激素协同作用下参与妊娠期母体各系统的生理变化，对妊娠期子宫内膜、子宫肌层、乳腺以及母体其他系统的生理变化起重要作用。

5）缩宫素酶：由合体滋养细胞产生的一种糖蛋白，分子量约为30万。随妊娠进展逐渐增多，其生物学意义尚不十分明了，主要作用使缩宫素灭活，起到维持妊娠的作用。胎盘功能不良时，血中缩宫素酶活性降低，见于死胎、妊高征、胎儿宫内发育迟缓等。

6）耐热性碱性磷酸酶（heat stable alkaline phosphatase，HSAP）：由合体滋养细胞分泌，于妊娠16~20周母血中可测出此酶。随妊娠进展而增多，直至胎盘娩出后其值下降，产后3~6日消失。通过动态测其数值，可作为胎盘功能检查的一项指标。

7）细胞因子与生长因子：如表皮生长因子（EGF）、神经生长因子、胰岛素样生长因子（IGF）、肿瘤坏死因子-α（TNF-α）、白细胞介素（IL）-1、白细胞介素（IL）-2、白细胞介素（IL）-6、白细胞介素（IL）-8等。上述因子在胚胎和胎儿营养及免疫保护中起到一定的作用。

(4)免疫功能：胎儿是同种半异体移植物。正常妊娠母体能容受、不会排斥胎儿，其具体机制目前尚不清楚，可能与早期胚胎组织无抗原性、母胎界面的免疫耐受以及妊娠期母体免疫力低下有关。

（二）胎膜

胎膜是由平滑绒毛膜和羊膜组成。胎膜外层为绒毛膜，在发育过程中缺乏营养供应而逐渐退化萎缩成为平滑绒毛膜，至妊娠晚期与羊膜紧密相贴。胎膜内层为羊膜，与覆盖胎盘、脐带的羊膜层相连。能转运溶质和水，参与羊水平衡的维持；能合成血管活性肽、生长因子和细胞因子，参与血管张力的调节。胎膜的重要作用是维持羊膜腔的完整性，对胎儿起到保护作用。胎膜含有甾体激素代谢所需的多种酶活性，故和甾体激素代谢有关。胎膜含多量花生四烯酸（前列腺素前身物质）的磷脂，且含有能催化磷脂生成游离花生四烯酸的溶酶体，故胎膜在分娩发动上有一定作用。

（三）脐带

体蒂是脐带的始基，胚胎及胎儿借助脐带悬浮于羊水中。脐带是连接胎儿与胎盘的条索状器官，脐带一端连于胎儿腹壁脐轮，另一端附着于胎盘胎儿面。妊娠足月胎儿的脐带长30~100cm，平均约55cm，直径0.8~2.0cm，表面被羊膜覆盖呈灰白色。脐带断面中央有一条管腔较大、管壁较薄的脐静脉，两侧有两条管腔较小、管壁较厚的脐动脉，脐血管周围为含水量丰富来自胚外中胚层的胶样胚胎结缔组织称华通胶，有保护脐血管的作用。由于脐血管较长，使脐带常呈螺旋状迂曲。脐带是母体与胎儿进行气体交换、营养物质供应和代谢产物排出的重要通道。若脐带受压致使血流受阻时，缺氧可导致胎儿窘迫，甚至危及胎儿生命。

四、羊　水

充满在羊膜腔内的液体称为羊水。在妊娠不同时期的羊水其来源、容量及组成均有明显改变。

（一）羊水的来源

妊娠早期的羊水主要是母体血清经过胎膜进入羊膜腔的透析液。这种透析也可以经脐带华通胶和胎盘表面羊膜进行，但透析量极少。妊娠中期以后，胎儿尿液是羊水的重要来源，使羊水的渗透压逐渐降低。妊娠晚期胎儿肺参与羊水的生成，大约350mL/d的液体从肺泡分泌至羊膜腔。妊娠期间，羊膜、脐带华通胶及胎儿皮肤也渗出液体，但量很少。

（二）羊水的吸收

胎儿吞咽是羊水吸收的主要方式。妊娠足月胎儿吞咽羊水500~700mL/d，经消化道进入胎儿血液循环，形成尿液再排至羊膜腔中，故消化道也是吸收羊水的重要途径。此外，脐带可吸收羊水40~50mL/h。胎儿角化前皮肤也有吸收羊水功能，但量极少。

(三) 母体、胎儿、羊水三者间的液体平衡

羊水在羊膜腔内并非静止不动的，而是不断进行液体交换，以保持羊水量的相对恒定。母儿之间的液体交换主要通过胎盘，每小时约 3 600mL。羊水通过膜内运输进入胎盘表面的胎儿血管。羊水与胎儿之间的交换，主要通过胎儿消化管、呼吸道、泌尿道以及角化前皮肤等，交换量相对较少。

(四) 羊水量、性状和成分

妊娠期间羊水量逐渐增加，在妊娠 38 周时约 1 000mL，之后羊水量逐渐减少。妊娠足月时羊水量约 800mL。过期妊娠时，羊水量明显减少，可减少到 300mL 以下。妊娠早期羊水为无色澄清的液体。妊娠足月时羊水略浑浊、不透明，羊水内常悬有小片状物，包括胎脂、胎儿脱落上皮细胞、毳毛、毛发、少量白细胞、尿酸盐、白蛋白等。羊水中还含大量激素和酶，如雌三醇、孕酮、皮质醇、人胎盘生乳素、人绒毛膜促性腺激素、溶菌酶、乳酸脱氢酶等。

(五) 羊水的功能

1. 保护胎儿　羊膜腔内的羊水是恒温的，胎儿在羊水中自由活动，不致受到挤压，防止胎体畸形及胎肢粘连；适量羊水避免子宫肌壁或胎儿对脐带直接压迫所致的胎儿窘迫；胎儿吞咽或吸入羊水可促进胎儿的消化道和肺的发育，孕期羊水过少可引起胎儿肺部发育不全；临产宫缩时，尤其在第一产程初期，羊水能使宫缩压力均匀分布，避免胎儿局部受压。

2. 保护母体　妊娠期减少因为胎动所致的不适感；临产后，前羊水囊扩张子宫颈口及阴道；破膜后羊水冲洗阴道，减少感染机会。

(王雨艳)

第二节　妊娠期母体变化

妊娠期母体各系统和器官会发生一系列生理变化。变化最大的器官是子宫，主要表现为体积增大、血流量增加和子宫下段形成，以利于孕育胚胎和胎儿并为分娩做准备。血容量及心排出量均明显增加，有基础心脏病者易在妊娠期和分娩期发生心力衰竭。在胎盘产生激素的参与和神经内分泌的影响下，孕妇体内各系统发生一系列生理变化以适应胎儿生长发育的需要，并为分娩做准备。

一、生殖系统的变化

(一) 子宫

妊娠期子宫的重要功能是孕育胚胎和胎儿，同时在分娩过程中起重要作用。是妊娠期及分娩后变化最大的器官。

1. 子宫大小　随妊娠进展，胎儿、胎盘及羊水的形成与发育，子宫体逐渐增大变软。至妊娠足月时子宫体积达 35cm × 25cm × 22cm；容量约 5 000mL，是非孕期的 500~1 000 倍；重量约 1 100g，增加近 20 倍。妊娠早期子宫略呈球形且不对称，受精卵着床部位的子宫壁明显突出。妊娠 12 周后，增大子宫逐渐超出盆腔，在耻骨联合上方可触及。妊娠晚期子宫轻度右旋，与乙状结肠占据在盆腔左侧有关。

子宫增大主要是由于肌细胞肥大、延长，也有少量肌细胞数目增加及结缔组织增生。子宫肌细胞非孕时长 20μm、宽 2μm，至妊娠足月时长 500μm、宽 10μm，细胞质内富含有收缩功能的肌动蛋白(actin)和肌球蛋白(myosin),为临产后子宫收缩提供物质基础。子宫肌壁厚度非孕时约 1cm,至妊娠中期逐渐增厚达 2.0~2.5cm,至妊娠末期又逐渐变薄为 1.0~1.5cm。妊娠早期子宫增大主要受雌激素影响,孕激素作用尚不确切,妊娠 12 周以后子宫增大系因宫腔内压力增加所致。子宫各部位增长速度:宫底于妊娠后期增长最快,宫体含肌纤维最多,子宫下段次之,子宫颈最少,以适应临产后子宫收缩力由宫底向下逐渐递减,利于胎儿娩出。

自妊娠早期开始,子宫可出现不规律无痛性收缩。其特点为稀发、不规律和不对称,随妊娠进展而逐渐增加,但宫缩时宫腔内压力通常为:5~25mmHg,持续时间不足 30s,不伴子宫颈扩张,这种生理性无痛性宫缩称为 Braxton Hicks 收缩。

2. 子宫血流量　妊娠期子宫血管扩张、增粗,子宫流血量增加,以适应胎儿 - 胎盘循环需要。妊娠早期子宫流血量为 50mL/min,主要供应子宫肌层和蜕膜。妊娠足月时子宫血流量为 450~650mL/min,其中 80%~85% 供应胎盘。子宫螺旋血管行走于子宫肌纤维之间,子宫收缩时血管被紧压,子宫血流量明显减少。过强宫缩可致胎儿宫内缺氧。另一方面,有效的子宫收缩也是产后使子宫胎盘剥离面迅速止血的主要机制。

3. 子宫内膜　受精卵着床后,在孕激素、雌激素作用下子宫内膜腺体增大,腺上皮细胞内糖原增加,结缔组织细胞肥大,血管充血,此时子宫内膜称为蜕膜(decidua)。按蜕膜与囊胚的关系,将蜕膜分为 3 部分:①底蜕膜(basal decidua):囊胚着床部分的子宫内膜,与叶状绒毛膜相贴,以后发育成胎盘母体部分;②包蜕膜(capsular decidua):覆盖在囊胚表面的蜕膜,随囊胚发育逐渐突向宫腔;③真蜕膜(true decidua):底蜕膜及包蜕膜以外覆盖子宫腔其他部分的蜕膜,妊娠 14~16 周羊膜腔明显增大,包蜕膜和真蜕膜相贴近,宫腔消失。

4. 子宫峡部　位于子宫体与子宫颈之间最狭窄的组织结构。非妊娠时长约 1cm,妊娠后子宫峡部变软,逐渐伸展拉长变薄,扩展成宫腔的一部分,临产后伸展至 7~10cm,成为产道的一部分,称为子宫下段。

(二) 卵巢

妊娠期卵巢排卵和新卵泡停止发育均停止。妊娠 6~7 周前产生大量雌激素及孕激素,以维持妊娠。妊娠 10 周后黄体功能由胎盘取代,黄体开始萎缩。

(三) 输卵管

妊娠期输卵管伸长,但肌层并不增厚。黏膜层上皮细胞稍扁平,在基质中可见蜕膜细胞。有时黏膜呈蜕膜样改变。

(四) 阴道

妊娠期阴道黏膜变软,水肿充血呈紫蓝色(Chadwick 征)。阴道壁皱襞增多,周围结缔组织变疏松,肌细胞肥大,伸展性增加,有利于分娩时胎儿通过。阴道脱落细胞及分泌物增多呈白色糊状。阴道上皮细胞糖原水平增加,乳酸含量增多,pH 降低,不利于致病菌生长,有利于防止感染。

(五) 外阴

妊娠期外阴充血,皮肤增厚,大小阴唇色素沉着,大阴唇内血管增多及结缔组织松软,伸展性增加,利于分娩时胎儿通过。妊娠时由于增大的子宫压迫,盆腔及下肢静脉血回流障碍,部分孕妇可有外阴或下肢静脉曲张,产后多自行消失。

二、乳房的变化

妊娠期胎盘分泌大量雌激素刺激乳腺腺管发育,分泌大量孕激素刺激乳腺腺泡发育。乳腺发育完善还需垂体催乳素、人胎盘生乳素、胰岛素及皮质醇等参与。妊娠早期乳房开始增大,充血明显。孕妇自觉乳房发胀是妊娠早期的常见表现。随着乳腺腺泡增生导致乳腺增大并出现结节。乳头增大变黑,易勃起。乳晕颜色加深,其外围皮脂腺肥大形成散在结节状隆起,称蒙氏结节(Montgomery's tubercles)。妊娠末期,尤其在接近分娩期时挤压乳房,可有少量淡黄色稀薄液体溢出称为初乳(colostrum),妊娠期间乳房充分发育为泌乳做准备,但并无乳汁分泌,可能与大量雌、孕激素抑制乳汁生成有关。产后胎盘娩出,雌、孕激素水平迅速下降,新生儿吸吮乳头,乳汁开始分泌。

三、循环系统变化

1. 心脏　妊娠期增大的子宫使膈肌升高,心脏向左、上、前方移位,心脏沿纵轴顺时针方向扭转,加之血流量增加及血流速度加快,心浊音界稍扩大,心尖搏动左移 1~2cm。部分孕妇可闻及心尖区Ⅰ~Ⅱ级柔和吹风样收缩期杂音,第一心音分裂及第三心音,产后逐渐消失。心电图因心脏左移出现电轴左偏 15°。心脏容量至妊娠末期增加约 10%。心率于妊娠晚期休息时每分钟增加 10~15 次。

2. 心排出量　伴随着外周血管阻力下降,心率增加及血容量增加,心排出量自妊娠 10 周逐渐增加,至妊娠 32~34 周达高峰,持续至分娩。左侧卧位心排出量较未妊娠时约增加 30%。心排出量增加是妊娠循环系统最重要的改变,为子宫、胎盘、乳房提供足够血流供应。临产后在第二产程心排出量也显著增加。有基础心脏病的孕妇易在妊娠期和分娩期发生心力衰竭。

3. 血压　妊娠早期及中期血压偏低,妊娠 24~26 周后血压轻度升高。一般收缩压无变化,舒张压受外周血管扩张、血液稀释及胎盘形成动静脉短路而轻度降低,使脉压稍增大。孕妇体位影响血压,妊娠晚期仰卧位时增大子宫压迫下腔静脉,回心血量减少、心排出量减少使血压下降,形成仰卧位低血压综合征(supine hypotensive syndrome)。侧卧位能解除子宫压迫,改善血液回流,因此,妊娠中、晚期鼓励孕妇侧卧位休息。

妊娠期下肢静脉压显著升高,加之增大子宫压迫下腔静脉,导致下肢水肿、静脉曲张和痔疮的发生率增加,同时也增加深部静脉血栓(deep venous thrombosis,DVT)的发生风险。

四、血液变化

(一) 血容量

妊娠期血容量增加以适应子宫胎盘及各组织器官增加的血流量,对维持胎儿生长发育极为重要,也是对妊娠和分娩期出血的一种保护机制。血容量于妊娠 6~8 周开始增加,至妊娠 32~34 周达高峰,增加 40%~45%,平均增加 1 450mL。维持此水平直至分娩。其中血浆平均增加 1 000mL,红细胞平均增加 450mL,血浆量增加多于红细胞增加,出现生理性血液稀释。

(二) 血液成分

1. 红细胞　妊娠期骨髓造血增加,网织红细胞轻度增多。由于血液稀释,红细胞计数约为 3.6×10^{12}/L(非孕妇女约为 4.2×10^{12}/L),血红蛋白值约为 110g/L(非孕妇女约为 130g/L),血细胞比容从未孕时 0.38~0.47 降至 0.31~0.34。

2. 白细胞　妊娠期白细胞轻度增加,一般(5~12)$\times 10^9$/L,有时可达 15×10^9/L。临产和产褥期白细胞计数也显著增加,一般(14~16)$\times 10^9$/L,有时可达 25×10^9/L。主要为中性粒细胞增多,淋巴细胞增加不明显,单核细胞及嗜酸性粒细胞几乎无改变。产后 1~2 周内白细胞水平恢复正常。

3. 血小板　目前对于妊娠期血小板计数的变化尚不明确。妊娠期由于血小板破坏增加、血液稀释或免疫因素等,可导致妊娠期血小板减少,部分孕妇在妊娠晚期会进展为妊娠期血小板减少症(gestational thrombocytopenia)。虽然血小板数量下降,但血小板功能增强以维持止血。血小板计数多在产后 1~2 周恢复正常。

4. 凝血因子　妊娠期血液处于高凝状态,为防止围生期出血做好准备。凝血因子Ⅱ、Ⅴ、Ⅶ、Ⅷ、Ⅸ、Ⅹ增加,仅凝血因子Ⅺ及ⅩⅢ降低。妊娠晚期凝血酶原时间(prothrombin time,PT)及活化部分凝血活酶时间(activated thromboplastin time,APTT)轻度缩短,凝血时间无明显时间改变。血浆纤维蛋白原含量比非妊娠期约增加 50%,于妊娠末期平均达 4.5g/L(非妊娠妇女平均为 3g/L)。妊娠期静脉血液瘀滞、血管壁损伤均导致妊娠期血液处于高凝状态,使妊娠期女性发生血管栓塞性疾病的风险较非妊娠妇女增加 5~6 倍。这些生理变化使产后胎盘剥离面血管内迅速形成血栓,是预防产后出血的另一重要机制。产后 2 周凝血因子水平恢复正常。

5. 血浆蛋白　由于血液稀释,血浆蛋白自妊娠早期开始降低,至妊娠中期达 60~65g/L,主要是白蛋白减少,约为 35g/L,以后持续此水平直至分娩。

五、泌尿系统的变化

妊娠期肾脏略增大。肾血流量(renal plasma flow,RPF)及肾小球滤过率(glomerular filtration rate,GFR)于妊娠早期均增加,整个妊娠期维持高水平。与非妊娠时相比,RPF 约增加 35%,GFR 约增加 50%,致代谢产物尿素、肌酐等排泄增多,其血清浓度低于非妊娠期。RPF 与 GFR 均受体位影响,孕妇仰卧位是尿量增加,故夜尿量多于日尿量。妊娠期 GFP 增加,而肾小管对葡萄糖重吸收能力未相应增加,约 15% 孕妇饭后出现生理性糖尿,应注意与糖尿病鉴别。

妊娠期由于增大子宫的压迫,输尿管内压力增高,加之孕激素影响,泌尿系统平滑肌张力降低。输尿管增加且蠕动减弱,尿流缓慢,肾盂及输尿管自妊娠中期轻度扩张,且右输尿管常受右旋妊娠子宫的压迫,可致肾盂积水。孕妇易患急性肾盂肾炎,以右侧居多。妊娠早期膀胱受增大子宫的压迫,可出现尿频,子宫长出盆腔后症状缓解。妊娠晚期,胎头入盆后,膀胱受压,膀胱、尿道压力增加,部分孕妇可出现尿频及尿失禁。

六、呼 吸 系 统

妊娠期肋膈角增宽、肋骨向外扩展,胸廓横径及前后径加宽使周径加大,膈肌上升使胸腔纵径缩短,但胸腔总体积不变,肺活量不受影响。孕妇耗氧量于妊娠中期增加 10%~20%,肺通气量约增加 40%,过度通气使动脉血 PO_2 增高达 92mmHg,PCO_2 降至 32mmHg,有利于供给孕妇及胎儿所需要的氧,通过胎盘排除胎儿血中的二氧化碳。呼吸次数于妊娠期变化不大,每分钟不超过 20 次,但呼吸较深大。受雌激素影响,上呼吸道(鼻、咽、气管)黏膜增厚,轻度充血,水肿,易发生上呼吸道感染。

七、消化系统的变化

受雌激素影响,齿龈肥厚,容易充血、水肿、出血。少数孕妇牙龈出现血管灶性扩张,即妊娠龈瘤,分娩后自然消失。孕激素使胃贲门括约肌松弛,胃内酸性内容物逆流至食管下部产生胃烧灼感,而胃排空时间并不延长。胆囊排空时间延长,胆汁稍黏稠使胆汁淤积,易诱发胆囊炎或胆石病。肠蠕动减弱,粪便在大肠停留时间延长出现便秘,加之直肠静脉压增高,孕妇易发生痔疮或使原有痔疮加重。妊娠期增大的子宫可使胃、肠管向上及两侧移位,这些部位发生病变时,体征往往有变异,如阑尾炎可表现为右侧腹中部或上腹部疼痛。

八、内分泌系统的变化

1. 垂体 妊娠期垂体增大。尤其在妊娠末期,腺垂体增大明显。嗜酸细胞肥大增多,形成"妊娠细胞"。

(1)促性腺激素(gonadotropin,G):妊娠黄体及胎盘分泌的大量雌、孕激素,对下丘脑及腺垂体的负反馈作用使FSH及LH分泌减少,故妊娠期间卵巢内的卵泡不再发育成熟,也无排卵。

(2)催乳素(prolactin,PRL):妊娠7周开始增多,随妊娠进展逐渐增加,妊娠足月分娩前达高峰约150μg/L,为非妊娠妇女的10倍。催乳素促进乳腺发育,为产后泌乳做准备。

2. 肾上腺皮质 妊娠期促肾上腺皮质激素(adreno corticotrophic hormone,ACTH)分泌增加。受妊娠期雌激素大量分泌的影响,中层束状带分泌糖皮质醇增多3倍,进入血液循环约75%与球蛋白结合,15%与白蛋白结合,具有活性作用的游离糖皮质醇仅为10%,故孕妇无肾上腺皮质功能亢进表现。妊娠期外层球状带分泌的醛固酮增多4倍,具有活性作用的游离醛固酮仅为30%~40%,不致引起过多的水钠潴留。内层网状带分泌睾酮略增加,一些孕妇阴毛、腋毛增多增粗。

3. 甲状腺 妊娠期受促甲状腺激素(thyroid-stimulating,TSH)和hCG的作用,甲状腺呈中度增大。TSH在妊娠早期短暂降低,至妊娠早期末回升至孕前水平,之后保持稳定。妊娠早期甲状腺素结合球蛋白(thyroxine-binding,TBG)水平上升,约20周达高峰,此后维持近基线水平的两倍,TBG的升高使血清中甲状腺激素(thyroxine,T_4)和三碘甲状腺原氨酸(triiodothyronine,T_3)增加,但并不影响具有重要生理功能的游离T_4和T_3。妊娠6~9周血清中总T_4开始迅速增加,至18周达到高峰。游离T_4轻度升高,并和hCG一起达高峰,然后降至正常水平。母体T_4可少量穿过胎盘以维持胎儿甲状腺功能。妊娠10~12周之前胎儿甲状腺不能聚集碘。近20周时胎儿在垂体分泌的TSH作用下合成和分泌甲状腺素,在此之前胎儿的任何需求都依赖母体供给。出生时,脐血中30%的T_4来自母体。孕妇与胎儿体内的TSH均不能通过胎盘,各自负责自身甲状腺功能的调节。

4. 甲状旁腺 妊娠早期孕妇血清甲状旁腺素水平降低。随妊娠期血容量和肾小球滤过率的增加以及钙的胎儿运输,导致孕妇钙浓度缓慢降低,造成甲状旁腺素在妊娠中晚期逐渐升高,有利于为胎儿提供钙。

九、皮肤的变化

妊娠期促黑素细胞刺激激素(melanocyte-stimulating hormone,MSH)分泌增多,加之大量雌、孕激素有黑色素细胞刺激效应,使黑色素增加,导致孕妇乳头、乳晕、腹白线、外阴等处出现色素沉着。色素沉着于颧颊部并累及眶周、前额、上唇和鼻部,边缘较明显,成蝶状褐色斑,称为妊娠黄褐斑(chloasma gravidarum),产后自行消退。妊娠期间肾上腺皮质分泌的糖皮质激素增多,该激素分解弹力纤维蛋白,使弹力纤维变性,加之子宫增大使孕妇腹壁皮肤张力加大,皮肤弹力纤维断裂,多呈紫色或淡红色不规律平行略凹陷的条纹,称为妊娠纹(striae gravidarum),见于初产妇。旧妊娠纹呈银色光亮,见于经产妇。

十、新陈代谢的变化

1. 基础代谢率　妊娠早期稍下降，于妊娠中期渐增高，至妊娠晚期可增高 15%~20%。妊娠期额外需要的总能量约 80 000kcal，或约增加 300kcal/d。

2. 体重　妊娠期体重增加主要来自子宫及内容物。乳房、增加的血容量、组织间液以及少量母体脂肪和蛋白贮存。妊娠期间体重平均增加 12.5kg。

3. 碳水化合物　妊娠期胰腺分泌胰岛素增多，胎盘产生的胰岛素酶、激素等拮抗胰岛素致其分泌相对不足。孕妇空腹血糖值略低，餐后高血糖和高胰岛素血症，以利于对胎儿葡萄糖的供给。妊娠期糖代谢的特点和变化可致妊娠期糖尿病的发生。

4. 脂肪代谢　妊娠期能量消耗增多，母体脂肪积存多，糖原储备减少。当能量消耗过多时，体内动用大量脂肪，使血中酮体增加，易发生酮血症。

5. 蛋白质代谢　孕妇对蛋白质的需要量明显增加，呈正氮平衡。妊娠期体内需储备足够的蛋白质，除供给胎儿生长发育及子宫、乳房增大的需要外，还为分娩期消耗作准备。若蛋白质储备不足，血浆蛋白减少，组织间液增加，出现水肿。

6. 矿物质代谢　妊娠期总钾、钠储存增加，但由于血容量增加，血清中钾、钠浓度与非孕期相近。妊娠期血清磷无明显变化，血清镁浓度下降。胎儿生长发育需要大量钙，足月妊娠胎儿骨骼储存约 30g 钙，其中 80% 在妊娠最后 3 个月内积累。因此，妊娠中、晚期应注意加强饮食中钙的摄入，并注意补充钙剂。妊娠期孕妇约需要 1 000mg 的铁，其中 300mg 转运至胎盘、胎儿，500mg 用于母体红细胞生成，200mg 通过各种生理途径（主要为胃肠道）排泄。孕期铁的需求主要在妊娠晚期，6~7mg/d，多数孕妇铁的储存量不能满足需要，有指征时可额外补充铁剂，以满足胎儿生长和孕妇的需要。

十一、骨骼、关节及韧带的变化

妊娠期间骨质通常无改变，仅在妊娠次数过多、过密又不注意补充维生素 D 及钙时，引起骨质疏松。部分孕妇自觉腰骶部及肢体疼痛不适，可能与胎盘分泌松弛素（relaxin）使骨盆韧带及椎骨间关节、韧带松弛有关。部分孕妇耻骨联合松弛、分离致明显疼痛、活动受限，产后往往消失。妊娠晚期孕妇重心前移，为保持身体平衡，孕妇头部与肩部向后仰，腰部向前挺形成典型的孕妇姿势。

（郭琳琳）

第三节　妊娠诊断

一、早期妊娠诊断

【症状与体征】

1. 停经　处于生育年龄有性生活的健康妇女，如果平时月经周期规律，一旦停经 10 日或以上，应高度怀疑为妊娠。若停经已达 8 周，妊娠的可能性更大。停经是妊娠最早与最重要的症状，但不是妊娠的特有症状。停经不一定就是妊娠，应予以鉴别。

2. 早孕反应　约半数妇女于停经 6 周左右出现畏寒、头晕、乏力、嗜睡、食欲减退、流涎、喜食酸物或厌恶油腻、恶心、晨起呕吐等症状，称早孕反应。多数早孕反应于妊娠12周左右自行消失。

3. 尿频 妊娠早期出现尿频，是因为增大的前倾子宫在盆腔内压迫膀胱所造成。约在妊娠12周以后，当子宫超出盆腔不再压迫膀胱时，尿频症状自然消失。

4. 乳房变化 妊娠后乳房体积逐渐增大，孕妇自觉乳房胀痛，乳房表面有明显的静脉显露，乳头增大，乳头乳晕着色加深。乳晕周围的皮脂腺增生出现深褐色的结节，称为蒙氏结节。哺乳妇女如再次妊娠则乳汁明显减少。

5. 妇科检查 阴道黏膜和宫颈阴道部充血呈蓝紫色。在停经6~8周时，双合诊检查子宫的峡部变得极软，感觉宫颈与宫体之间似不相连，称为黑加征。随妊娠周数增加，子宫逐渐增大变软，呈球形。在停经8周时，子宫为非孕时的2倍，停经12周时，为非孕状态子宫的3倍大小，在耻骨联合上方可以触及。

6. 其他 部分患者出现不伴有子宫出血的子宫收缩痛或不适。

【辅助检查】

1. 妊娠试验 受精卵着床后，短时间就可以用放射免疫法测出受检者血液中hCG水平升高。临床上多用早孕试纸检测受检者的尿液，若为阳性，在白色显示区上下呈现两条红色线，表明受检者尿hCG升高，可协助诊断早期妊娠。

2. 超声检查 在妊娠早期行超声检查的目的主要是确定为宫内妊娠，排除滋养细胞疾病和异位妊娠，排除子宫异常或者盆腔内肿块。对于多胎妊娠，早孕期的超声检查可以根据胚囊的数目和形体判断绒毛膜性。在增大的子宫轮廓中，见到来自羊膜囊的圆形光环（妊娠囊），妊娠环内为液性暗区（羊水）。最早在妊娠5周时见到妊娠囊。妊娠6周时可以看见胚芽和原始心管搏动。停经14周时，通过测量胎儿头臀长度能较准确的估算孕周，尤其对于月经不规律的孕妇更有意义，可以矫正预产期。停经9~14周的B型超声检查可以排除一些严重的胎儿畸形，如无脑儿等。对于胎儿颈项透明层（NT）和胎儿鼻骨的测量，可作为孕早期染色体疾病的筛查指标。彩色的多普勒超声可以看见胎儿心脏区彩色血流，可以确诊为早期妊娠活胎。

根据超声测量估计孕龄：根据末次月经推算的预产期有50%不准确，需要妊娠早期超声确认或校正。特别是妊娠$11\sim13^{+6}$周测量胎儿CRL来估计孕龄是最为准确的方法，妊娠≥14周则采用双顶径、头围、腹围和股骨长度综合判断孕龄。如果妊娠22^{+0}周前没有进行超声检查确定或校正孕龄，单纯根据末次月经推算的预产期称为日期不准确妊娠（suboptimally dated pregnancy）。

二、中晚期妊娠诊断

中晚期妊娠是胎儿生长和各个器官发育成熟的重要时期，主要的妊娠诊断是判断胎儿生长发育情况、宫内状况和发现胎儿是否有畸形。妊娠中期以后，子宫明显增大，能扪到胎体，感到胎动，听到胎心音，容易确诊。

【病史与症状】

有早期妊娠的经过，并逐渐感到腹部增大和自觉胎动。初孕妇一般在妊娠20周左右感到胎动，经产妇感觉略早于初产妇。胎动随着妊娠周数的进展逐渐增强，在妊娠32~34周时达高峰，妊娠38周后逐渐减少。

【检查与体征】

1. 子宫增大 子宫随妊娠进展逐渐增大。检查腹部时，根据手测宫底高度及尺测耻上子宫长度可以判断妊娠周数及胎儿大小。宫底高度因孕妇的脐耻间距离、胎儿发育情况、羊水量、单胎或多胎等原因而有差异，故仅供参考。不同孕周的子宫增长速度也不同，在妊娠 20~24 周时子宫增长速度较快，至 36~40 周速度减慢，在正常情况下，妊娠 36 周时宫底高度最高，在妊娠足月时因胎先露入盆，宫底高度略有下降。

2. 胎动（fetal movement，FM）　指胎儿的躯体活动。孕妇常在妊娠 20 周左右自觉胎动。胎动随妊娠进展逐渐增强，至妊娠 32~34 周达高峰，妊娠 38 周后逐渐减少。胎动夜间和下午较为活跃，常在胎儿睡眠周期消失，持续 20~40min。妊娠 28 周以后，正常胎动次数≥ 10 次 /2h。

3. 胎心音　听到胎心音能够确诊为妊娠且为活胎。于妊娠 18~20 周用普通听诊器经孕妇腹壁能听到胎心音。胎心音呈双音，第一音和第二音很接近，似钟表“滴答”声，速度较快，110~160 次 /min。于妊娠 24 周以前，胎心音多在脐下正中或稍偏左、右听到。于妊娠 24 周以后，胎心音多在胎背所在侧听得最清楚。听到胎心音即可确诊妊娠且为活胎。胎心音需与子宫杂音、腹主动脉音、胎动音及脐带杂音等相鉴别。

【辅助检查】

超声检查对腹部检查不能确定的胎产式、胎先露、胎方位或胎心未听清者有意义。B 型超声显像法不仅能显示胎儿数目、胎产式、胎先露、胎方位、有无胎心搏动以及胎盘位置，同时能测量胎头双顶径、股骨长等多条径线。在妊娠 18~24 周，可采用超声进行胎儿系统检查，筛查胎儿结构畸形。

彩色多普勒超声可以检测子宫动脉、脐动脉和胎儿动脉的血流速度波形。妊娠中期子宫动脉血流波动指数（PI）和阻力指数（RI）可以评估子痫前期的风险。对妊娠晚期的 PI 和 RI 可以评估胎盘血流。

三、胎姿势、胎产式、胎先露、胎方位

于妊娠 28 周以前，由于羊水较多、胎体较小，胎儿在子宫内的活动范围大，胎儿位置和姿势不固定。于妊娠 32 周以后，由于胎儿生长迅速、羊水相对减少，胎儿与子宫壁较贴近，胎儿的位置和姿势相对固定。

（一）胎姿势（fetal attitude）

胎儿在子宫内的姿势（简称胎姿势）为：胎头俯屈，颏部贴近胸壁，脊柱略微前弯，四肢屈曲交叉于胸腹前，其体积及体表面积均明显缩小，整个胎体成为一个头端小、臀端大的椭圆形，以适应妊娠晚期椭圆形宫腔的形状。

（二）胎产式（fetal lie）

胎体纵轴与母体纵轴的关系称胎产式。两纵轴平行者称为纵产式，占妊娠足月分娩总数的 99.75%；两纵轴垂直者称横产式，仅占妊娠足月分娩总数的 0.25%。两纵轴交叉者称斜产式，属暂时的，在分娩过程中多数转为纵产式，少数转成横产式。

（三）胎先露（fetal presentation）

最先进入骨盆入口的胎儿部分称作胎先露。纵产式有头先露和臀先露，横产式为肩先露。根据胎头的屈伸程度，头先露分为枕先露、前囟先露、额先露和面先露（图 4-3）。臀先露分为混合臀先露、单臀先露、单足先露、双足先露。横产式时最先进入骨盆的是胎儿的肩膀，为肩先露。偶尔见头先露或臀先露与胎手或胎足同时入盆，称为复合先露。

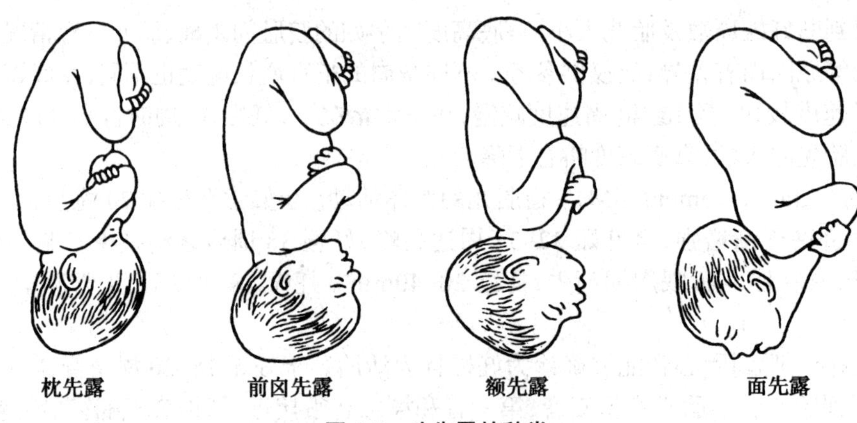

图 4-3 头先露的种类

(四) 胎方位(fetal position)

胎儿先露部的指示点与母体骨盆的关系称为胎方位。枕先露以枕骨、面先露以颏骨、臀先露以骶骨、肩先露以肩胛骨为指示点。根据指示点与母体骨盆入口左、右、前、后、横的关系而有不同的胎位。头先露、臀先露各有6种胎方位,肩先露有4种。举例:枕先露时,胎头枕骨位于母体骨盆的左前方,应为枕左前位,余类推。

(王雨艳)

第五章 孕期保健

第一节 孕期监护

妊娠期间，孕妇各系统因胎儿生长发育出现一系列相适应的变化。

一、孕前保健

孕前保健是通过评估和改善计划妊娠夫妇的健康情况，降低或消除导致出生缺陷等不良妊娠结局的危险因素。尽量做到：避免高龄妊娠；控制体重增加；补充叶酸或含叶酸的复合维生素；有遗传病、慢性病和传染病的妇女，应予以评估并指导；合理用药；避免接触周围环境中的有毒有害物质，尽量避免接触宠物；改变不良的生活习惯，避免高强度的工作、家庭暴力和高噪声环境；解除精神压力，预防孕期及产后的心理问题；合理选择运动方式。

二、孕妇监护和管理

孕期监护包括对孕妇的定期产前检查和对胎儿监护。

(一) 产前检查的时间及次数

首次产前检查的时间应从确诊妊娠早期开始。主要目的是确定孕妇和胎儿的健康状况，核定孕周及制订产前检查计划。一般情况下首次产前检查时间在 6~8 周为宜，妊娠 20~36 周期间，每 4 周检查 1 次，妊娠 37 周以后每周检查 1 次，共检查 9~11 次。有高危因素者，酌情增加次数。

(二) 首次产前检查(妊娠 6~8 周)

应详细询问病史，包括现病史、月经史、孕产史、既往史、家族史等，并进行系统的全身检查、产科检查和必要的辅助检查。

1. 病史

(1) 年龄：年龄过小容易发生难产；35 岁以上初孕妇容易发生妊娠期高血压疾病、产力异常等。

(2) 职业：如接触有毒、有害或放射性物质的孕妇，应做血常规、肝功能等相关检查。

(3) 本次妊娠经过：了解妊娠早期有无病毒感染及用药史、发热及出血史；饮食营养、职业状况及工作环境、运动、睡眠及大小便情况。

(4) 推算预产期(expected date of confinement，EDC)：按末次月经(last menstrual period，LMP)第 1 日算起，月份减 3 或者加 9，日期加 7。比如末次月经是 2011 年 8 月 10 日，则预产

期应为2012年5月17日。如果孕妇只知道末次月经的农历日期，则需要换算成公历日期再计算。推算的预产期与实际的分娩日期可能相差1~2周。如果孕妇月经不规律或记不清末次月经时间、哺乳期未恢复月经而受孕者，可根据早孕反应时间、胎动开始时间、手测宫底高度、尺测子宫长度和B型超声测的胎囊大小（GS）、头臀长度（CRL）、胎头双顶径（BPD）、胎儿股骨长（FL）等推算预产期。

(5)月经史及孕产史：月经周期的长短影响了预产期的推算和胎儿生长发育的监测。月经周期延长、缩短或不规律者应及时根据B超检查结果核对孕周并据此推算预产期。如月经周期45日的孕妇，其预产期应相应推迟15日。经产妇应了解有无难产史、死胎死产史、分娩方式及有无产后出血史，了解出生时新生儿的情况。

(6)既往史及手术史：了解妊娠前有无高血压、心脏病、糖尿病、血液病、肝肾疾病、结核病等及做过何种手术。

(7)家族史：询问家族中有无妊娠合并症、双胎妊娠及其他遗传性疾病等。对有遗传病家族史者，可以在妊娠早期进行绒毛活检，或在妊娠中期作胎儿染色体核型分析。应有专科医师做遗传咨询，以减少遗传病患儿出生。

(8)配偶情况：着重询问健康情况和有无遗传性疾病等。

2. 全身检查　观察孕妇发育、营养及精神状态；注意步态及身高，身材矮小（≤145cm常伴有骨盆狭窄），测量体重，计算体重指数（body mass index，BMI），BMI＝体重（kg）/［身高（m）］^{2}，评估营养状况。测量血压，正常血压应不超过140/90mmHg；注意心脏有无病变，必要时应在妊娠20周以后行心动超声检查；检查乳房发育情况、乳头大小及有无乳头凹陷；注意脊柱及下肢有无畸形；常规行妇科检查了解生殖道发育及是否畸形。进行必要的辅助检查，如血常规和血型、尿常规、肝功能、肾功能、空腹血糖、HbsAg、梅毒螺旋体、HIV检查，以及B超检查。妊娠早期B超检查可以确定是否为宫内妊娠及孕周、胎儿是否存活、胎儿颈后透明层厚度、胎儿数目、或双胎绒毛膜性、子宫附件情况等。

3. 健康教育　①妊娠后阴道流血的认识和预防。②营养和生活方式指导（卫生、性生活、运动锻炼、旅行、工作）。③补充叶酸至妊娠3个月。④避免接触有毒有害物质（如放射线、高温、铅、汞、砷、农药等）。⑤慎用药物，避免使用可能影响胎儿正常发育的药物。⑥改变不良的生活习惯（如吸烟、酗酒、吸毒）及生活方式；避免高强度的工作、高噪声环境和家庭暴力。⑦保持心理健康，解除精神压力，预防妊娠期及产后心理问题的发生。

（三）妊娠中晚期检查

复诊是为了解前次产前检查后有何不适，以便及时发现异常情况，确定孕妇和胎儿的健康状况。指导此次检查后的注意事项。

1. 询问孕妇　有无异常情况出现，如头痛、眼花、水肿、阴道流血、阴道分泌物异常、胎动变化、饮食、睡眠、运动情况等，经检查后给予相应处理。

2. 全身检查　测量血压、体重等，评估孕妇体重增长是否合理，宫底高度和腹围，评估胎儿生长速度。复查血常规和尿常规，有无贫血和尿蛋白。

3. 产科检查　包括腹部检查、产道检查、阴道检查及胎儿情况（胎心率、胎儿大小、胎位、胎动及羊水量）。适时行B超检查。

(1)腹部检查：孕妇排尿后仰卧在检查床上，头部稍垫高，暴露腹部，双腿略屈曲稍分开，使腹肌放松。检查者应站在孕妇的右侧。

1)视诊：注意腹部形状和大小。腹部过大、宫底过高者可能为多胎妊娠、巨大胎儿、羊水过多;腹部过小、宫底过低者可能为胎儿生长受限、孕周推算错误等;腹部两侧向外膨出伴宫底位置较低者,可能是肩先露;尖腹或悬垂腹应想到有骨盆狭窄。

2)触诊:注意腹壁肌肉的紧张度,有无腹直肌分离,同时注意羊水多少及子宫肌肉敏感程度。用软尺测耻上子宫长度及腹围,用四步触诊法检查子宫大小、胎产式、胎先露、胎方位以及胎先露部是否衔接(图 5-1)。在前 3 步时检查者应面向孕妇,做第 4 步时,检查者则应面向孕妇足端。

第 1 步:检查者两手置于宫底都,了解子宫外形并测得宫底高度,估计胎儿大小与妊娠周数是否相符。然后以两手指腹相对互相交替轻推,判断位于宫底部的胎儿部分。若为胎头则硬而圆且有浮球感,若为胎臀则软而宽,且形状略不规则,若在官底部未触及较大的部分,并有空虚感,应想到可能为横产式。

第 2 步:检查者左右手分别置于腹部左右侧,一手固定,另手轻轻深按检查,两手交替,仔细分辨胎儿背部及四肢的位置。平坦饱满者为胎背,并确定胎背向前、侧方或向后。触到可变形的高低不平部分是胎儿肢体,有时感到胎儿肢体活动,更易诊断。

第 3 步:检查者右手拇指与其余 4 指分开,置于耻骨联合上方握住胎先露部,进一步查清是胎头或胎臀,向左右推动以确定是否衔接。若胎先露部仍浮动,表示胎头尚未入盆,若已衔接则胎先露部不能被推动。

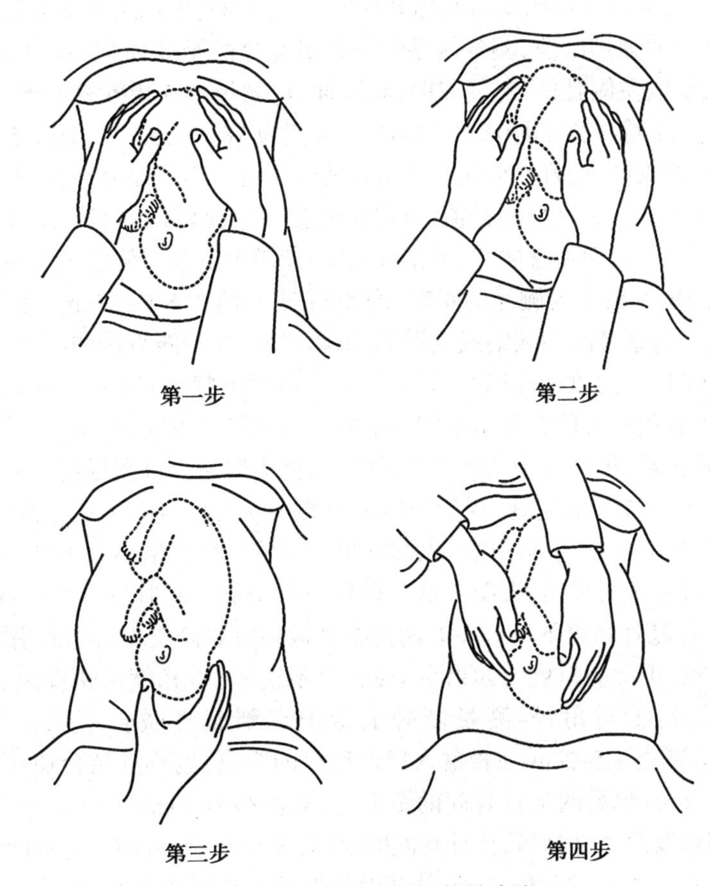

图 5-1 胎方位检查的四部触诊法

第4步：检查者左右手分别置于胎先露部的两侧，并向骨盆入口方向向下深按，再次核对胎先露部的诊断是否正确，并确定胎先露部入盆的程度。当胎先露部为胎头时，在两手分别下按的过程中，其中一手可顺利进入骨盆入口，而另一手则被胎头隆起部阻挡不能顺利进入，该隆起部称胎头隆突。当枕先露（胎头俯屈）时，胎头隆突为额骨，与胎儿肢体同侧，当面先露（胎头仰伸）时，胎头隆突则为枕骨，与胎背同侧，但多不清楚。

经四步触诊法检查，绝大多数能判定胎头、胎臀及胎儿四肢的位置。如果经触诊还是难以确定胎先露部，可行肛诊、B型超声检查等协助诊断。

3）听诊：胎心的听诊部位取决于先露部和其下降程度，而且在靠近胎背上方的孕妇腹壁上听得最清楚。当枕先露时，胎心在脐下偏左或偏右的部位；当臀先露时，胎心在脐上方偏左或偏右的部位；当肩先露时，胎心在靠近脐部下方听得最清楚。如果听到与胎心率一致的吹风样杂音，多为脐带杂音。当腹壁紧、子宫较敏感、确定胎背位置有困难时，可借助胎心听诊部位及胎先露部综合分析后判定胎位。

（2）骨盆测量：骨盆大小及其形状对分娩有直接影响，是决定胎儿能否经阴道顺利分娩的重要因素。故骨盆测量是产前检查时必不可少的重要项目。临床测量骨盆的方法有骨盆外测量和骨盆内测量两种。

1）骨盆外测量：虽不能直接测出骨盆内径，但从外测量的各径线中能对骨盆大小及其形状作出间接判断。由于操作简便，不需要复杂器械，临床至今仍广泛应用。①髂棘间径：孕妇要取伸腿仰卧位。用骨盆测量器测量两髂前上棘外缘的距离（图5-2），正常值为23~26cm。②髂嵴间径：孕妇仍然取伸腿仰卧位，测量两髂嵴外缘最宽处的距离（图5-3），正常值为25~28cm。③骶耻外径：孕妇要取左侧卧位，左腿屈曲，右腿伸直，测量第5腰椎棘突下，就是米氏菱形窝的上角，到耻骨联合上缘中点的距离（图5-4），正常值为18~20cm。根据这条径线可以间接推测骨盆入口前后径的长度，是骨盆外测量中最重要的径线。但骶耻外径也与骨质的厚薄相关，因此用骶耻外径值减去1/2尺桡周径值，就得到骨盆入口前后径的值。④坐骨结节间径或称出口横径：孕妇取仰卧位，两腿弯曲，双手紧抱双膝，使髋关节和双侧膝关节屈曲。用柯氏骨盆出口测量器测量两坐骨结节内侧缘的距离（图5-5），正常值为8.5~9.5cm。也可用检查者的拳头测量，如果两侧坐骨结节间能容纳成人手拳，则属正常。此径线直接测出骨盆出口横径长度。若此径值小于8cm时，应加测出口后矢状径。⑤出口后矢状径：为坐骨结节间径中点至骶骨尖端的长度。检查者戴指套的右手示指伸入孕妇肛门向骶骨方向，拇指置于孕妇体外骶尾部，两指共同找到骶骨尖端，把尺放于坐骨结节径线上，把汤姆斯出口测量器一端放于坐骨结节间径的中点，另一端放于骶骨尖端处，测量器标出的数字即为出口后矢状径值（图5-6）。正常值为8~9cm。若出口后矢状径值不小则可以弥补坐骨结节间径值稍小。出口后矢状径值与坐骨结节间径值之和>15cm的时候，表明骨盆出口狭窄不明显。⑥耻骨弓角度：用左右手拇指指尖斜着对拢，放置在耻骨联合下缘。左右两拇指平放在耻骨降支上，测量两拇指间角度，则为耻骨弓角度(图5-7)。正常值为90°，如果小于80°为不正常。此角度反映骨盆出口横径的宽度。

2）骨盆内测量：①对角径：测量骶岬上缘中点到耻骨联合下缘的距离，正常值是12.5~13cm，这个值减去1.5~2cm为骨盆入口前后径的距离，也称真结合径（图5-8），正常值是11cm。②坐骨棘间径：测量两坐骨棘间的距离，正常值约为10cm。测量方法是一手示、中指放入阴道内，分别触及两侧坐骨棘，估计其间的距离(图5-9)。也可用中骨盆测量器，比较准确。③坐骨切迹宽度：代表中骨盆后矢状径，其宽度为坐骨棘与骶骨下部间的距离，即骶棘韧带宽度。将阴道内的示指置于韧带上移动（图5-10）。若能容纳3横指（5.5~6cm）为正常，否则属中骨盆狭窄。

(3)阴道检查:在妊娠早期初诊时,可作盆腔双合诊检查。妊娠24周以后进行首次检查,应同时测量对角径、坐骨棘间径及坐骨切迹宽度。于妊娠最后一个月内以及临产后,则应避免不必要的阴道检查。

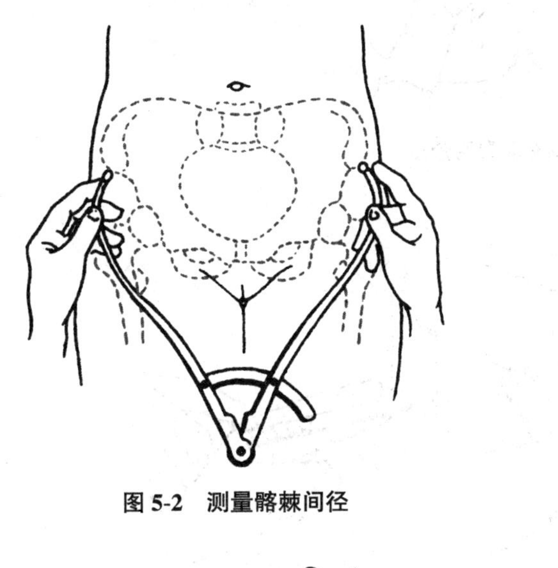

图 5-2 测量髂棘间径

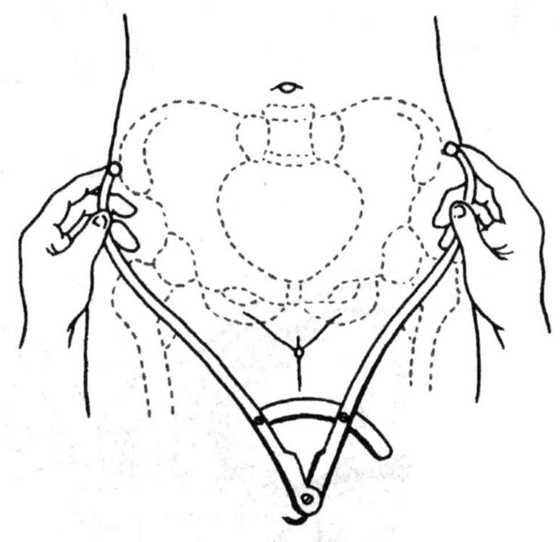

图 5-3 测量髂嵴间径

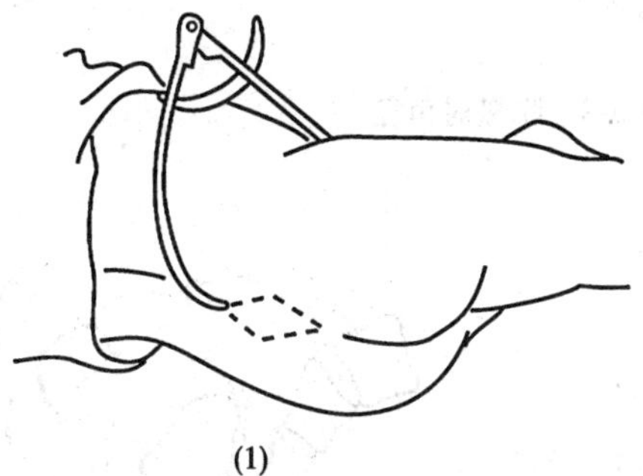

(1)

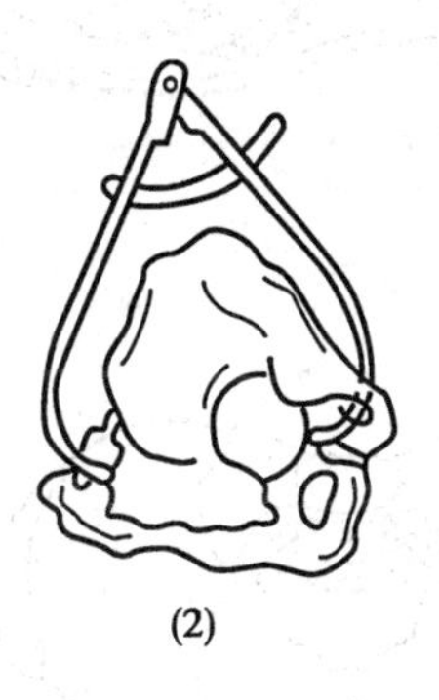

(2)

图 5-4 测量骶耻外径

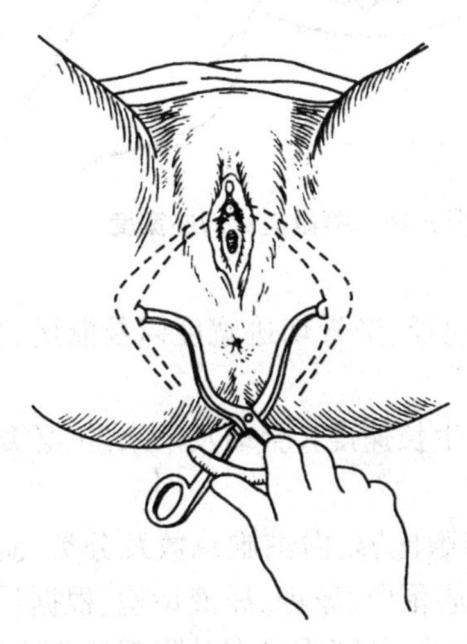

图 5-5 测量坐骨结节间径

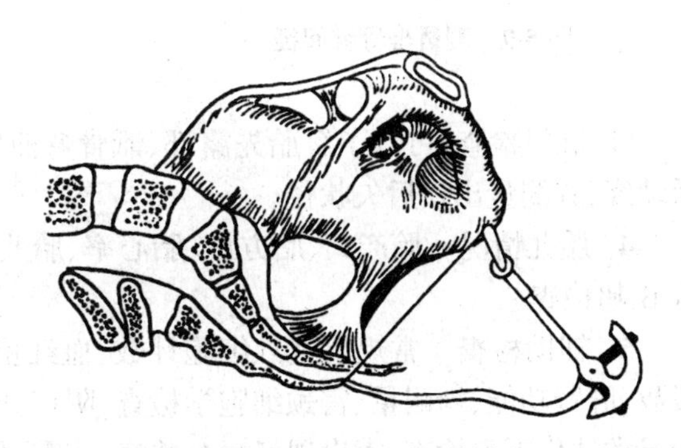

图 5-6 测量出口后矢状径

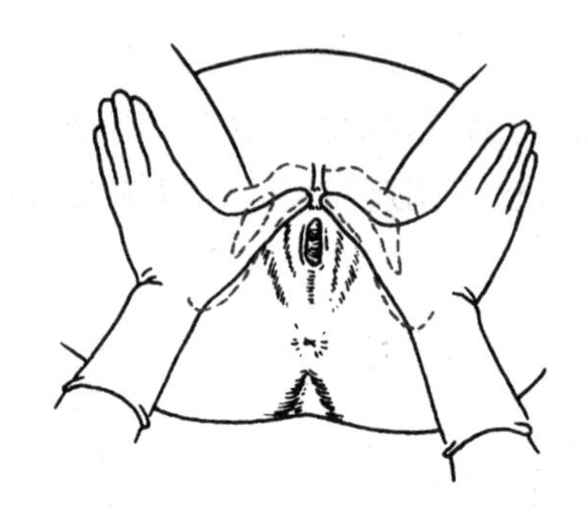

图 5-7 测量耻骨弓角度

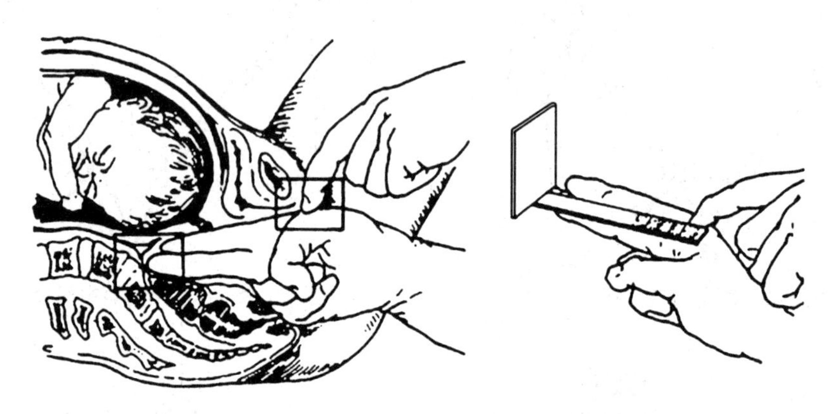

图 5-8 测量对角径

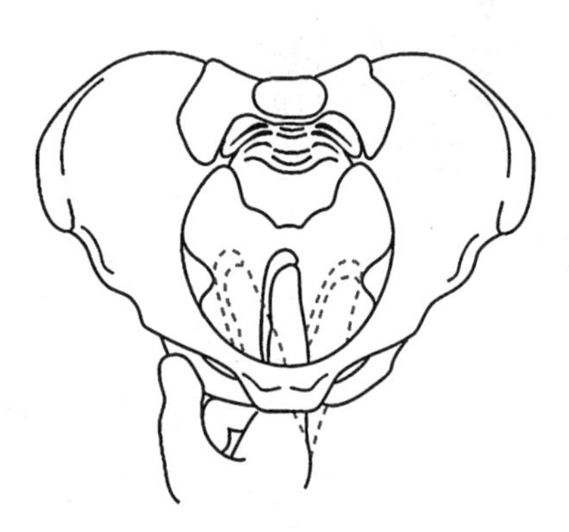

图 5-9 测量坐骨棘间径

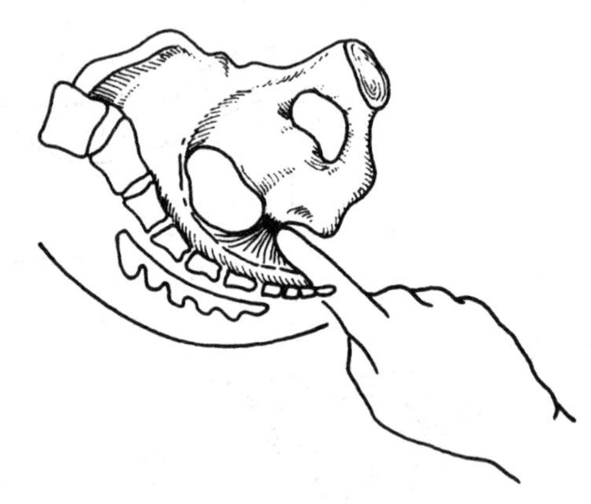

图 5-10 测量坐骨切迹宽度

(4)肛门检查:可以了解胎先露部、骶骨弯曲度、坐骨棘间径、坐骨切迹宽度以及骶尾关节活动度,并测量出口后矢状径。

4. 胎儿情况 胎产式、胎方位、胎心率、胎儿大小(包括生长速度)、胎动及羊水量,必要时行B超检查。

5. 辅助检查 常规检查红细胞计数、血红蛋白值、血细胞比容、白细胞总数及分类、血小板数、肝肾功能、糖耐量、宫颈细胞学检查、阴道分泌物检查、尿蛋白、尿糖、尿液镜检,根据具体情况酌情作下列检查:①出现妊娠合并症,按需要进行血液化学、电解质检查及胸部X线透视、心电图、乙肝抗原抗体检测等项目;②对胎位摸不清、听不清胎心者,应行 B 超检查;③对高龄孕妇、有死胎死产史、胎儿畸形和患有遗传性疾病的孕妇,应作唐氏筛查、检测血清甲胎蛋白(alpha-fetoprotein,AFP)、羊水细胞培养行染色体核型分析等。

6. 进行孕妇卫生宣教,并预约下次复诊日期。

三、评估胎儿健康的技术

对于高危孕妇应该在妊娠的 32~34 周开始评估胎儿的健康情况,严重并发症孕妇应于妊娠 26~28 周监测。

(一)确定是否为高危儿

高危儿包括:孕龄 <37 周或≥ 42 周,出生体重低于 2 500g,小于孕龄儿或大于孕龄儿,生后 1min 内 Apgar 评分在 0~3 分,合并产时感染,高危妊娠产妇的新生儿,手术产儿,新生儿的兄姐有严重的新生儿病史或新生儿期死亡等。

(二)胎儿宫内情况的监护

1. 妊娠早期 行妇科检查确定子宫大小及是否与妊娠周数相符。

2. 妊娠中期 判断胎儿大小及是否与妊娠周数相符,进行胎心率的监测。

3. 妊娠晚期 测宫高、腹围值,胎动计数和胎心监测。

(1)胎儿电子监测:连续观察并记录胎心率动态变化。因同时有子宫收缩描记、胎动记录,故能反映三者间的关系。其中基线变异是最重要的评价指标。电子胎心监护的评价指标,见表 5-1。

表 5-1 电子胎心监护的评价指标

名称	定义
胎心率基线	指任何 10min 内胎心率平均水平(除外胎心加速、减速和显著变异的部分),至少观察 2min 以上的图形,该图形可以是不连续的。基线摆动表示胎儿有一定的储备能力,是胎儿健康的表现。胎心率基线变平即变异消失或静止型则提示胎儿储备能力的丧失(图 5-11) ①正常的胎心基线:110~160 次 /min;②胎儿心动过速:胎心基线 160 次 /min;③胎儿心动过缓:胎心基线 <110 次 /min
基线变异	指每分钟胎心率自波峰到波谷的振幅改变。按照振幅搏动程度分为:①变异消失:振幅波动完全消失;②微小变异:振幅波动≤ 5 次 /min;③中等变异(正常变异):振幅波动 6~25 次 /min;④显著变异:振幅波动 >25 次 /min
加速	指基线胎心率突然显著增加,开始到波峰时间 <30s。从胎心率开始加速至恢复到基线胎心率水平的时间为加速时间 妊娠≥ 32 周胎心加速标准:胎心加速≥ 15 次 /min,持续时间 >15s,但不超过 2min 妊娠 <32 周胎心加速标准:胎心加速≥ 10 次 /min,持续时间 >10s,但不超过 2min 延长加速:胎心加速持续 2~10min。胎心加速≥ 10min 则考虑胎心率基线变化
早期减速	指伴随宫缩出现的减速,通常是对称性地、缓慢地下降到最低点,再恢复到基线。减速的开始到胎心率最低点的时间≥ 30s,减速的最低点常与宫缩的峰值同时出现;一般来说,减速的开始、最低值及恢复与宫缩的起始、峰值及结束同步(图 5-12)
晚期减速	指伴随宫缩出现的减速,通常是对称性地、缓慢地下降到最低点,再恢复到基线。减速的开始到胎心率最低点的时间≥ 30s,减速的最低点常晚于宫缩的峰值;一般来说,减速的开始、最低值及恢复分别延后于宫缩的起始、峰值及结束(图 5-13)

续表

名称	定义
变异减速	指突发的显著的胎心率急速下降。减速的开始到最低点的时间 <30s,胎心率下降≥ 15 次 /min,持续时间≥ 15s,但 <2min。当变异减速伴随宫缩时,减速的起始、深度和持续时间与宫缩之间无固定规律(图 5-14)。典型的变异减速是先有一初始加速的肩峰,紧接一快速的减速,之后快速恢复到正常基线伴有一继发性加速(双肩峰)
延长减速	指明显的低于基线的胎心率下降。减速程度≥ 15 次 /min,持续时间≥ 2min,但不超过 10min。胎心减速≥ 10min 则考虑胎心基线变化
反复减速	指 20min 观察时间内,≥ 50% 的宫缩均伴发减速
间歇性减速	指 20min 观察时间内,<50% 的宫缩伴发减速
正弦波形	胎心率基线呈现平滑的类似正弦波样摆动,频率固定,3~5 次 /min,持续≥ 20min
宫缩	正常宫缩:观察 30min,10min 内有 5 次或者 5 次以下宫缩 宫缩过频:观察 30min,10min 内有 5 次以上宫缩。当宫缩过频时应记录有无伴随胎心率变化

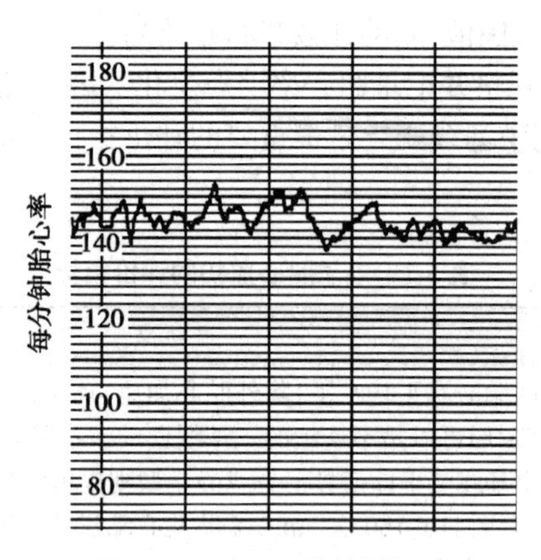

图 5-11 胎心率基线与摆动

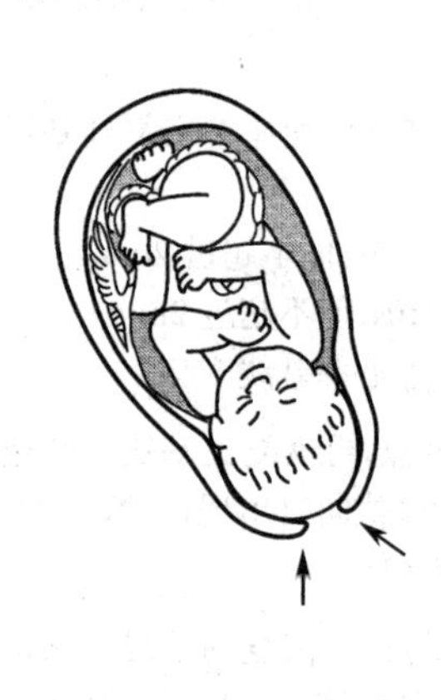
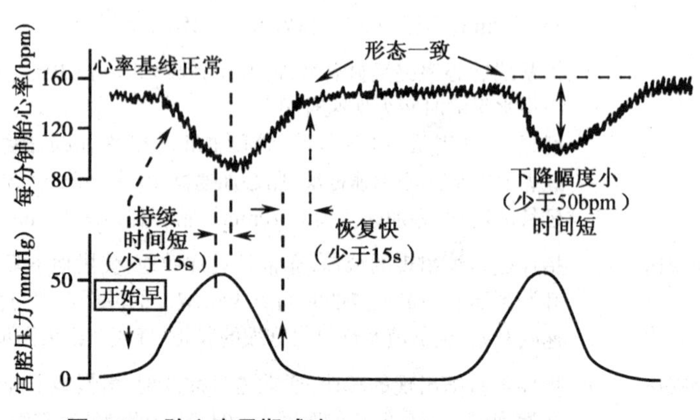

图 5-12 胎心率早期减速

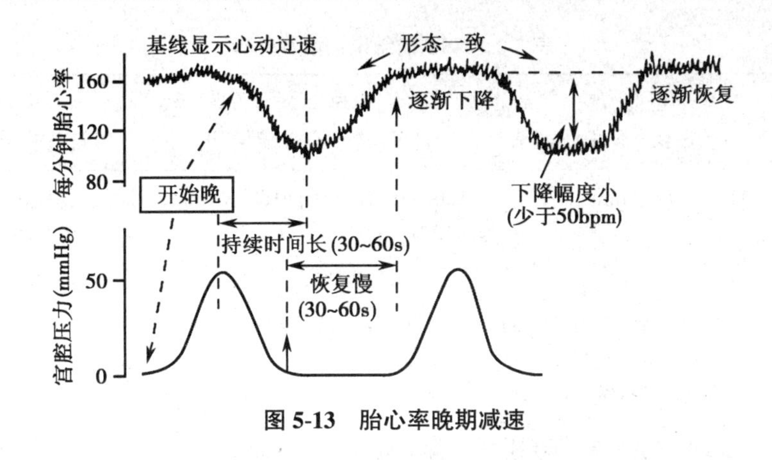

图 5-13 胎心率晚期减速

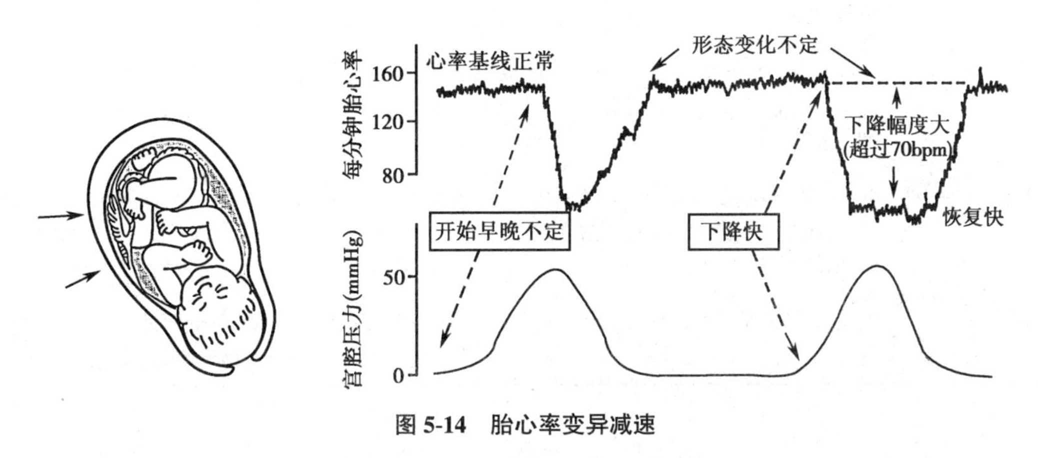

图 5-14 胎心率变异减速

(2)预测胎儿宫内储备能力

1)无应激试验(NST):本试验是以胎动时伴有一过性胎心率加快为基础,又称胎心率加速试验(FAT)。通过本试验观察胎动时胎心率的变化,以了解胎儿的储备能力。试验时,孕妇取半卧位,腹部(胎心音区)放置涂有耦合剂的多普勒探头,在描记胎心率的同时,孕妇凭自觉有胎动时手按机钮在描记胎心率的纸上作出记号。至少连续记录 20min。

2)缩宫素激惹试验(OCT):又称宫缩应激试验(CST),其原理为用缩宫素诱导宫缩并用胎儿监护仪记录胎心率的变化。若多次宫缩后连续重复出现晚期减速,胎心率基线变异减少或胎动后无胎心率增快,为 OCT 阳性。若胎心率基线有变异或胎动后胎心率加快,无晚期减速,为 OCT 阴性。

(3) NST 的判读:参照 2007 年加拿大妇产科医师学会指南,见表 5-2。需要注意的是,NST 结果的假阳性率较高,异常 NST 需要复查,延长监护时间,必要时行生物物理评分。

(4) OCT 的判读:OCT 图形的判读主要基于是否出现晚期减速和变异减速:①阴性:没有晚期减速或重度变异减速;②可以(有下述任一种表现):间断出现晚期减速或重度变异减速;宫缩过频 >5 次 /10min;宫缩伴胎心减速,时间大于 90s;出现无法解释的监护图形;③阳性:大于等于 50% 的宫缩伴晚期减速。

(5)产时胎心监护图形的判读:产程过程中,为了避免不必要的产时剖宫产,推荐采用产时胎心监护图形的三级判读系统。该判读系统参照 2009 年美国妇产科医师学会指南及 2015 年中华医学会围产医学分会制定的电子胎心监护应用专家共识,见表 5-3。

表 5-2 NST 的结果判读及处理

参数	正常 NST（先前的“有反应型”）	不典型 NST（可疑的“有反应型”）	异常 NST（先前的“无反应型”）
胎心率基线	110~160 次 /min	100~110 次 /min；>160 次 /min，<30 次 /min	胎心过缓 <100 次 /min；胎心过速 >160 次 /min，超过 30min
基线变异	6~25 次 /min（中度变异）；≤ 5 次 /min（变异缺失及微小变异），持续 <40min	≤ 5 次 /min，持续 40~80min 内	≤ 5 次 /min，持续≥ 80min ≥ 25 次 /min，持续 >10min 正弦波形
减速	无减速或偶发变异减速，持续 <30s	变异减速，持续 30~60s 内	变异减速，持续≥ 60s 晚期减速
加速（≥ 32 周）	40min 内 2 次或 2 次以上加速超过 15 次 /min，持续 15s	40~80min 内 2 次以下加速超过 15 次 /min，持续 15s	大于 80min，2 次以下加速超过 15 次 /min，持续 15s
（<32 周）	40min 内 2 次或 2 次以上加速超过 10 次 /min，持续 10s	40~80min 内 2 次以下加速超过 10 次 /min，持续 10s	大于 80min，2 次以下加速超过 10 次 /min，持续 10s
处理	继续随访或进一步评估	需要进一步评估	复查；全面评估胎儿状况；生物物理评分；及时终止妊娠

表 5-3 三级电子胎心监护判读标准

Ⅰ类电子胎心监护需同时满足下列条件：①胎心基线 110~160 次 /min；②基线变异为中度变异；③无晚期减速及变异减速；④存在或者缺乏早期减速；⑤存在或者缺乏加速。

Ⅰ类电子胎心监护结果提示胎儿酸碱平衡正常，可常规监护，不需采取特殊措施。

Ⅱ类电子胎心监护除了第Ⅰ类和第Ⅲ类电子胎心监护图形外的其他情况均为Ⅱ类。

Ⅱ类电子胎心监护结果尚不能说明存在胎儿酸碱平衡紊乱，但是应该综合考虑临床情况、持续胎心监护、采取其他评估方法来判定胎儿有无缺氧，可能需要宫内复苏来改善胎儿状况。

Ⅲ类电子胎心监护有两种情况：

• 胎心率基线无变异并且存在下面任何一种情况：①复发性晚期减速；②复发性变异减速；③胎心过缓（胎心率基线 <110 次 /min）。

• 正弦波形

Ⅲ类电子胎心监护提示：胎儿存在酸碱平衡失调即胎儿缺氧，应该立即采取相应措施纠正胎儿缺氧，包括改变孕妇体位、吸氧、停止缩宫素使用、抑制宫缩、纠正孕妇低血压等措施，如果这些措施均不奏效，应该紧急终止妊娠。

（6）胎儿生物物理监测：现介绍 Manning 评分法（表 5-4），根据得分估计胎儿缺氧表现。

表 5-4　Manning 评分法

项目	2 分（正常）	0 分（异常）
无应激试验（20min）	≥ 2 次胎动伴胎心加速≥ 15 次 /min，持续≥ 15s	<2 次胎动伴胎心加速 <15 次 /min，持续 <15s
胎儿呼吸运动（30min）	≥ 1 次，持续≥ 30s	无；或持续 <30s
胎动（30min）	≥ 3 次躯干和肢体活动（连续出现计 1 次）	≤ 2 次躯干和肢体活动；无活动；肢体完全伸展
肌张力	≥ 1 次躯干和肢体伸展复屈，手指摊开合拢	无活动；肢体完全伸展；伸展缓慢，部分复屈
羊水量	羊水暗区垂直直径≥ 2cm	无；或最大暗区直径 <2cm

(7) 彩色多普勒超声胎儿血流监测：应用该技术监测胎儿血流动力学可以对有高危因素的胎儿状况作出客观判断，为临床选择适宜的终止妊娠时机提供有力的证据。常用的指标包括脐动脉和胎儿大脑中动脉的 S/D 比值、RI 值(阻力指数)、PI 值(搏动指数)、脐静脉和静脉导管的血流波形等。其中 S/D 为收缩期峰值流速（S）/ 舒张末期流速（D），RI 为〔S-D〕/S，PI 为〔S-D〕/ 平均流速。不同孕周的 S/D、PI、RI 值不同。较公认的判断胎儿血流异常的标准如下：①脐动脉血流指数大于各孕周的第九十五百分位数或超过平均值两个标准差，预示胎儿缺氧；②脐动脉的舒张末期血流频谱消失或倒置预示胎儿缺氧严重；③胎儿大脑中动脉的 S/D 比值降低，提示血流在胎儿体内重新分布，预示胎儿缺氧；④出现脐静脉或静脉导管搏动、静脉导管血流 A 波反向均预示胎儿处于濒死状态。

（三）胎盘功能检查

胎盘功能检查包括胎盘功能和胎儿胎盘单位功能的检查，能间接判断胎儿状态，是对胎儿进行的宫内监护，使医护人员能够早期发现隐性胎儿窘迫，有助于及时采取相应措施。

1. 胎动　通过胎动计数可以了解胎儿宫内状况，是判断胎儿宫内安危的主要临床指标。胎动 12h>10 次为正常。

2. 测定孕妇尿雌三醇值　妊娠期间雌三醇主要由孕妇体内的胆固醇经胎儿肾上腺、肝以及胎盘共同合成。超过 15mg/24h 为正常值，10~15mg/24h 为警戒值，<10mg/24h 为危险值。于妊娠晚期多次测得雌三醇值低于 10mg/24h 表示胎盘功能低下。也可用尿雌激素 / 肌酐比值，以估计胎儿胎盘单位功能，比值 >15 为正常值，10~15 为警戒值，低于 10 为危险值。

3. 测定孕妇血清游离雌三醇值　采用放射免疫法，妊娠足月该值的下限（临界值）为 40nmol/L，若低于此值表示胎儿胎盘单位功能低下。

4. 测定孕妇血清胎盘生乳素(HPL)值　采用放射免疫法。妊娠足月 HPL 值为 4~11mg/L。若该值于妊娠足月低于 4mg/L 或突然降低 50%，提示胎盘功能低下。

5. 缩宫素激惹试验（OCT）　无应激试验（NST）无反应（阴性）者需作 OCT，如阳性（指晚期减速在 10min 内连续出现 3 次以上，胎心率基线变异在 5 次以下）提示胎盘功能减退。

6. 阴道脱落细胞检查　取阴道的脱落细胞，舟状细胞成堆、无表层细胞、嗜伊红细胞指数（EI）<10%、致密核少者，均提示胎盘功能良好。而舟状细胞极少或消失，有外底层细胞出现，嗜伊红细胞指数 >10%、致密核多者，则提示胎盘功能减退。

7. 胎儿电子监护仪与 B 型超声联合　行胎儿生物物理监测，也有实用价值。

（四）胎儿成熟度检查

1. 正确推算妊娠周数　问清末次月经第1日的确切日期，并问明月经周期是否正常。

2. 尺测耻上子宫长度及腹围　以估算胎儿大小，胎儿体重 = 子宫长度(cm)× 腹围(cm)+200。

3. B型超声　测胎头双顶径值，胎头双顶径值 >8.5cm，提示胎儿已成熟。

4. 检测羊水中卵磷脂与鞘磷脂比值　若该值 >2，提示胎儿肺成熟。

5. 检测羊水中肌酐值　若该值≥ 176.8μmol/L，提示胎儿肾已成熟。

6. 检测羊水中胆红素类物质值　若用 ΔOD_{450} 测该值低于0.02，提示胎儿肝已成熟。

7. 检测羊水中淀粉酶值　若以碘显色法测该值≥ 450U/L，提示胎儿唾液腺已成熟。

8. 检测羊水中含脂肪细胞出现率　若该值达20%，提示胎儿皮肤已成熟。

四、妊娠期常见症状及其处理

（一）消化系统症状

于妊娠早期出现胃灼热、恶心、晨起呕吐者，可给予维生素 B_6，并应少食多餐、忌食油腻。若已属妊娠剧吐，则按该病处理。

（二）贫血

孕妇于妊娠后半期对铁需求量增多，仅靠饮食补充明显不足，应适时补充铁剂。若已发生贫血，应查明原因。治疗时应加大铁剂量、补充维生素C、乳酸钙，能增加铁的吸收。

（三）腰背痛

妊娠期间由于关节韧带松弛，使增大的子宫向前突使躯体重心后移，腰椎向前突，使背伸肌处于持续紧张状态，常出现轻微腰背痛。

（四）下肢及外阴静脉曲张

静脉曲张因妊娠次数增多逐渐加重。于妊娠末期应尽量避免长时间站立，下肢绑以弹性绷带，晚间睡眠时应适当垫高下肢以利静脉回流。

（五）下肢肌肉痉挛

是孕妇缺钙表现，发生于小腿腓肠肌，于妊娠后期多见，常在夜间发作。

（六）下肢水肿

孕妇于妊娠后期常有踝部及小腿下半部轻度水肿，经休息后可以消退，属正常现象。若下肢水肿明显，经休息后不消退，应想到妊娠高血压疾病、合并肾脏疾病或其他合并症，查明病因后给予及时治疗。

（七）痔疮

于妊娠晚期多见或明显加重，系因增大的妊娠子宫压迫和腹压增高，使痔静脉回流受阻和压力增高导致痔静脉曲张。应多吃蔬菜少吃辛辣食物，必要时服缓泻剂，纠正便秘。

（八）便秘

在妊娠期间肠蠕动和肠张力减弱，加之孕妇运动量减少，容易发生便秘。由于巨大子宫及胎先露部的压迫，常会感到排便困难。每日清晨饮开水一杯，应养成每日按时排便的良好习惯，并多吃含纤维素多的新鲜蔬菜和水果，必要时口服缓泻剂。

（九）仰卧位低血压

在妊娠末期，孕妇若较长时间取仰卧姿势，由于增大的妊娠子宫压迫下腔静脉，使回心血量及心排出量减少，出现低血压。

第二节 孕期营养

妊娠妇女是特定生理状态下的人群,妊娠期妇女通过胎盘转运供给胎儿生长发育所需的全部营养,经过280天约40周的时间,将一个单细胞受精卵孕育成体重约3.2kg的新生儿。与非妊娠同龄妇女相比,孕妇生殖器官以及胎儿的生长和发育需要更多的营养。实践证明母体营养对妊娠结局将产生直接、至关重要的影响,改善营养不良孕妇的营养能明显地改变妊娠结局,并维持母体的健康。研究表明,营养作为最重要的环境因素,对母亲和子代的近期和远期健康都将产生至关重要的影响。将慢性病的预防提前到生命的开始,这也意味着围生期的营养可能关系到一生的健康。

孕妇为适应妊娠期间增大的子宫、乳房和胎盘、胎儿生长发育,妊娠期所需的营养必须高于非妊娠期。若孕妇在妊娠期出现营养不良,会直接影响胎儿生长和智力发育,导致器官发育不全、胎儿生长受限及低体重儿,容易造成流产、早产、胎儿畸形和胎死宫内。在妊娠期增加营养,关键在于所进食物应保持高热量,含有丰富蛋白质、脂肪、糖类、微量元素和维生素,但要注意避免营养过剩(引起巨大儿和微量元素过剩引起的中毒反应)。

妊娠期需监测孕妇体重变化。较理想的增长速度为妊娠早期共增长1~2kg;妊娠中期及晚期,每周增长0.3~0.5kg(肥胖者每周增长0.3kg),总增长10~12kg(肥胖孕妇增长7~9kg)。凡每周增重小于0.3kg或大于0.55kg者,应适当调整其能量摄入,使每周体重增量维持在0.5kg左右。

1. 热量是能量之源　妊娠期间每日至少应增加100~300kcal热量。蛋白质、脂肪、糖类在人体内氧化后均可产生热能,应按适当比例进食,蛋白质占15%,脂肪占20%,糖类占65%。我国汉族饮食习惯,热量主要来源于粮食,占65%,其余35%来自食用油、动物性食品、蔬菜和水果。

2. 蛋白质　我国营养学会提出在妊娠4~6个月,孕妇进食蛋白质每日应增加15g,在妊娠7~9个月,每日应增加25g。若在妊娠期摄取蛋白质不足,会造成胎儿脑细胞分化缓慢,导致脑细胞总数减少,影响智力。优质蛋白质主要来源于动物,如肉类、牛奶、鸡蛋、奶酪、鸡肉和鱼,能提供最佳搭配的氨基酸,尤其是牛奶。

3. 糖类是机体主要供给热量的食物　孕妇主食中糖类主要是淀粉,妊娠中期以后,每日进主食0.4~0.5kg,可以满足需要。

4. 微量元素　除了铁,几乎所有的微量元素均可在平时的食物中得到补充。

(1)铁:妊娠4个月后,约有300mg铁进入胎儿和胎盘,500mg铁储存在孕妇体内,有需要时合成血红蛋白。我国营养学会建议孕妇每日膳食中铁的供应量为28mg,因很难从膳食中得到补充,故主张妊娠4个月开始口服硫酸亚铁0.3g,每日1次。

(2)钙:妊娠晚期,孕妇体内30g钙储存在胎儿内,其余大部分钙在孕妇骨骼中存储,可随时动员参与胎儿生长发育。妊娠期增加钙的摄入,以保证孕妇骨骼中的钙不致因满足胎儿对钙的需要而被大量消耗。我国营养学会建议自妊娠16周起每日摄入钙1 000mg,于妊娠晚期增至1 500mg。

(3)锌:也是蛋白质和酶的组成部分,对胎儿生长发育很重要。若孕妇于妊娠后3个月摄入锌不足,可导致胎儿生长受限、矮小症、流产、性腺发育不良、皮肤疾病等。推荐孕妇于妊娠3个月后,每日从饮食中补锌20mg。孕妇血锌正常值为7.7~23.01μmol/L。

(4)碘:妊娠期碘的需要量增加,若孕妇膳食中碘的供给量不足,可发生胎儿甲状腺功能减退和神经系统发育不良。我国营养学会推荐在整个妊娠期,膳食中碘的供给量为175μg/d,提倡在整个妊娠期服用含碘食盐。

(5)硒:是谷胱甘肽过氧化物酶的重要组成部分。若孕妇膳食中硒缺乏,会引起胎儿原发性心肌炎和孕妇围生期心肌炎。

(6)钾:妊娠中期后,孕妇血钾浓度下降约0.5mmol/L。若血钾过低,临床表现和非妊娠期相同,引起乏力、恶心、呕吐、碱中毒。

5. 维生素 参与机体重要的生理过程,是生命活动中不可缺少的物质,主要从食物中获取,分为水溶性(维生素B族、维生素C)和脂溶性(维生素A、维生素D、维生素E、维生素K)两类。

(1)维生素A:又称为视黄醇。我国推荐每日膳食中孕妇维生素A当量为1 000μg。维生素A主要存在于动物性食物中,如牛奶、肝等。若孕妇体内缺乏维生素A,孕妇可能出现夜盲、贫血、早产,胎儿可能致畸(唇裂、腭裂、小头畸形等)。

(2)维生素B族:尤其是叶酸供给量应增加。我国推荐孕妇每日膳食中叶酸供给量为0.8mg,特别是在妊娠前3个月。妊娠早期叶酸缺乏,容易发生胎儿神经管缺陷畸形。叶酸的重要来源是谷类食品。在妊娠前3个月最好口服叶酸5mg,每日1次。

(3)维生素C:为形成骨骼、牙齿、结缔组织所必需。我国推荐孕妇每日膳食中维生素C供给量为80mg。多吃新鲜水果和蔬菜,建议口服维生素C 200mg,每日3次。

(4)维生素D:主要是维生素D_2和维生素D_3。我国推荐孕妇每日膳食中维生素D的供给量为10μg。鱼肝油含量最多,其次为肝、蛋黄、鱼。若孕妇缺乏维生素D,可影响胎儿骨骼发育。

第三节 孕 期 用 药

妊娠期是个特殊的生理期,期间各系统均有明显的适应性改变,药物在孕妇体内发生的药代动力学和药效变化也会与非妊娠期有明显的差异。药物可直接作用于胚胎,对其产生影响;也可间接通过生物转化成为代谢产物后具有致畸作用。妊娠期母体代谢状态、胎儿的生长发育、胎盘功能变化都会影响药物的吸收、分布、代谢、排泄,对药物的毒性产生不同程度的影响。所以孕产妇要合理用药。

一、妊娠期母体药物或化合物代谢的特点

1. 吸收 受妊娠期高雌、孕激素水平的影响,消化系统张力降低,动力下降,胃肠蠕动减慢,使吸收更加完全。胃酸和蛋白酶分泌减少,弱酸性药物吸收率降低,弱碱性药物吸收率增加。

2. 分布 药物在体内的分布与药物和组织、血浆蛋白的结合情况有关。从妊娠早期开始,血容量逐渐增加,妊娠32~34周达高峰并持续到分娩,使药物分布容积增加,血药浓度下降。血浆蛋白尤其是白蛋白减少,使游离状态的药物增多,一方面药物活性增加,另一方面易通过胎盘扩散进入胎儿体内,增加胎儿风险。

3. 生物转化 妊娠晚期,肝酶系统活力降低;高雌激素水平使胆汁在肝内淤积,影响药物生物转化与排泄。

4. 排泄 肾脏是药物排泄的主要器官,其次为肠道,很少部分通过唾液腺、汗腺排泄。从妊娠早期开始,肾脏血流量、肾小球滤过率逐渐增加,加速了药物经肾脏的排泄,使药物半衰期缩短。

5. 胎盘屏障的作用 在药代动力学上,胎盘的作用主要是转运功能、受体表达以及生物转化作用。随着妊娠进展,这些功能也发生相应变化。胎盘对药物的转运受药物本身理化性质影响,分子量小、脂溶性高、血浆蛋白结合率低、非极性的药物容易到达胎儿。胎盘有多种内源性、外源性受体表达,包括:β-肾上腺素、糖皮质激素、表皮生长因子、叶酸、胰岛素、维甲酸类等多种受体。受体的存在增加了胎盘转运量。胎盘的生物转化作用使某些药物的中间产物或终产物获得致畸活性,如苯妥英、利福平、抗组胺药、己烯雌酚等。

二、药物对不同妊娠时期的影响

妊娠期间,药物可影响母体内分泌、代谢等,间接影响胚胎、胎儿,也可通过胎盘屏障直接影响胎儿。最严重的药物毒性是影响胚胎分化和发育,导致胎儿畸形和功能障碍,与用药时的胎龄密切相关。着床前期是卵子受精至受精卵着床于子宫内膜前的一段时期,指受精后2周内。此期的受精卵与母体组织尚未直接接触,还在输卵管腔或宫腔分泌液中,故着床前期用药对其影响不大,药物影响囊胚的必备条件是药物必须进入分泌液中一定数量才能起作用,若药物对囊胚的毒性极强,可以造成极早期流产。晚期囊胚着床后至12周左右是药物的致畸期,是胚胎、胎儿各器官处于高度分化、迅速发育、不断形成的阶段,首先是心脏、脑开始分化发育,随后是眼、四肢等。此时孕妇用药,其毒性能干扰胚胎、胎儿组织细胞的正常分化,任何部位的细胞受到药物毒性的影响,均可能造成某一部位的组织或器官发生畸形。药物毒性作用出现越早,发生畸形可能越严重。妊娠12周以后直至分娩,胎儿各器官已形成,药物致畸作用明显减弱。但对于尚未分化完全的器官,如生殖系统,某些药物还可能对其产生影响,而神经系统因在整个妊娠期间持续分化发育,故药物对神经系统的影响可以一直存在。分娩期用药也应考虑到对即将出生的新生儿有无影响。

三、孕产妇用药原则

1. 必须有明确指征,避免不必要的用药。
2. 必须在医生指导下用药,不要擅自使用药物。
3. 能用一种药物,避免联合用药。
4. 能用疗效较肯定的药物,避免用尚难确定对胎儿有无不良影响的新药。
5. 能用小剂量药物,避免用大剂量药物。
6. 严格掌握药物剂量和用药持续时间,注意及时停药。
7. 妊娠早期若病情允许,尽量推迟到妊娠中晚期再用药。
8. 若病情所需,在妊娠早期应用对胚胎、胎儿有害的致畸药物,应先终止妊娠,随后再用药。

四、药物对胎儿的危害性等级

美国食品药品管理局(FDA)曾根据药物对胎儿的致畸情况,将药物对胎儿的危害性等级分为A、B、C、D、X 5个级别。

A级:经临床对照研究,无法证实药物在妊娠早期与中晚期对胎儿有危害作用,对胎儿伤害可能性最小，是无致畸性的药物。如适量维生素。

B级：经动物实验研究，未见对胎儿有危害。无临床对照试验，未得到有害证据。可以在医师观察下使用。如青霉素、红霉素、地高辛、胰岛素等。

C级：动物实验表明，对胎儿有不良影响。由于没有临床对照试验，只能在充分权衡药物对孕妇的益处、胎儿潜在利益和对胎儿危害情况下，谨慎使用。如庆大霉素、异丙嗪、异烟肼等。

D级：有足够证据证明对胎儿有危害性。只有在孕妇有生命威胁或患严重疾病，而其他药物又无效的情况下考虑使用。如硫酸链霉素等。

X级：动物和人类实验证实会导致胎儿畸形。在妊娠期间或可能妊娠的妇女禁止使用。如甲氨蝶呤、己烯雌酚等。在妊娠前12周，不宜用C、D、X级药物。

（黄 鑫）

第六章 遗传咨询、产前筛查与产前诊断

出生缺陷（birth defect）指出生前已经存在（在出生前或生后数年内发现）的结构或功能异常，其产生原因包括遗传、环境及两者共同作用。提高人口素质，实行优生优育是我国的一项重要国策，出生缺陷的防治越来越受到重视。遗传咨询、产前筛查和产前诊断是出生缺陷防治过程中十分重要的环节。

出生缺陷可以分三类：①由于胎儿本身发育异常导致胎儿的结构和功能畸形，如肢体挛缩导致的弯曲变形、发育不良；②子宫内环境发生改变导致胎儿结构的畸形，如羊水过少导致胎儿肢体畸形；③发育正常的胎儿遭受外界的损害，阻断了正常的发育过程。如妊娠早期的胎膜早破，导致胎儿肢体变形。胎儿畸形常表现为多器官、多系统的畸形或功能异常。

出生缺陷的防治可分三级：一级预防是受孕前干预，防止出生缺陷胎儿的发生。二级预防是产前干预，是在出生缺陷胎儿发生之后，通过各种手段检出严重缺陷的胎儿，阻止出生；或通过胎儿干预，矫正畸形。三级预防是产后干预，在缺陷胎儿出生之后，及时诊断，给予适宜的治疗，防止致残。遗传咨询、产前遗传学筛查和产前诊断是出生缺陷一级和二级防治的主要方法。三级防治不在本章讨论的范畴。

第一节 遗传咨询

遗传咨询（genetic counselling）是由从事医学遗传的专业人员或咨询医师，对咨询者就其提出的家庭中遗传性疾病的发病原因、遗传方式、诊断、预后、复发风险、防治等问题予以解答，并就咨询者提出的婚育问题提出医学建议。其目的是及时确定遗传性疾病患者和携带者，并对其生育患病后代的发生风险进行预测，商讨应采取的预防措施，从而减少遗传病儿的出生，降低遗传性疾病的发生率，提高人群遗传素质和人口质量。遗传咨询是预防遗传性疾病十分重要的环节。

一、遗传咨询的意义

遗传疾病已成为人类常见病、多发病。病情严重者可导致终生残疾，给患者带来痛苦，给家庭、国家造成严重的精神和经济负担。遗传咨询是在临床遗传学、细胞遗传学、分子遗传学的基础上，及时确定遗传性疾病患者和携带者，并对其后代患病风险进行预测，商讨应对策略，从而减少遗传病儿的出生，降低遗传性疾病的发生率，提高人群遗传素质和人口质量。

遗传咨询是一个交流过程，在某种情况下则是一种心理治疗过程，让咨询者理解相关疾病

的性质及其发生，了解对疾病防治的各种可能性，最后作出自己的决定。

二、遗传咨询的对象

咨询的对象为遗传病高风险人群：①夫妇双方或家系成员患有某些遗传病或先天畸形者，曾生育过遗传病患儿或先天畸形的夫妇；②不明原因智力低下或先天畸形儿的父母；③不明原因的反复流产或有死胎、死产等病史的夫妇；④孕期接触不良环境因素及患有某些慢性病的夫妇；⑤常规检查或常见遗传病筛查发现异常者；⑥其他需要咨询者，如婚后多年不育的夫妇，或35岁以上的高龄孕妇。

三、人类疾病的遗传方式

人类遗传性疾病可分为5类：①染色体疾病；②单基因遗传病；③多基因遗传病；④体细胞遗传病；⑤线粒体遗传病。体细胞遗传病和线粒体遗传病多发生在成人，目前尚无产前诊断的方法，本节讨论染色体疾病、单基因遗传病及多基因遗传病。

1. 染色体疾病 是导致新生儿出生缺陷最多的一类遗传学疾病。染色体异常包括染色体数目异常和结构异常两类。染色体数目异常包括整倍体（如多出一倍体、二倍体或三倍体等）和非整倍体（如21-三体、18-三体、13-三体等，47，XXX综合征、45，X综合征等）异常；结构异常包括染色体部分缺失、易位、倒位、环形染色体等。绝大多数染色体病在妊娠早期发生死胎流产而被淘汰，自然淘汰率为94%，仅6%的染色体异常胎儿可维持宫内生存到胎儿成熟。在新生儿中约有0.5%患有染色体病。目前对先天性染色体疾病尚无有效的治疗方法，因此，主要的处理原则是争取早期诊断，及时终止妊娠，达到优生优育的目的。

2. 单基因遗传病 许多遗传病的染色体外观正常，但染色体上的基因发生突变，由单个基因突变引起的疾病称为单基因病。其遗传方式遵循孟德尔法则，遗传方式可分为常染色体显性遗传（autosomal dominant inheritance，AD）、常染色体隐性遗传（autosomal recessive inheritance，AR）、性连锁显性遗传（sex linked dominant inheritance，XD）或性连锁隐性遗传（sex linked recessive inheritance，XR）等。这类单基因病较少见，发生率高时也仅为1/500，但由于疾病可遗传，危害很大。根据缺陷蛋白对机体所产生的影响不同，通常分为分子病和先天性代谢缺陷两类。

3. 多基因遗传病 人类的一些遗传性状或某些遗传病的遗传基础不是一对基因，而是几对基因，这种遗传方式称为多基因遗传（polygenic inheritance），往往是许多基因和环境因素相互作用的结果。其遗传特点有：①畸形显示从轻到重的连续过程，病情越重，说明有越多的基因缺陷；②常有性别转移，如足内翻多见于男性，腭裂多见于女性；③累加效应。

四、遗传咨询的步骤

1. 明确诊断 首先通过家系调查、家谱分析、临床表现和实验室检查等手段，明确是否存在遗传性疾病。收集详细的病史资料，了解夫妇双方三代直系血亲相关疾病状况。若咨询者为近亲结婚，对其遗传性疾病的影响应作正确的估计。同时，根据其临床表现进行系统的体格检查和实验室检查以明确诊断。

2. 确定遗传方式 评估遗传风险，预测遗传性疾病患者子代再发风险率，可根据遗传性疾病类型和遗传方式作出评估。至于宫内胚胎或胎儿接触致畸因素，则应根据致畸原的毒性、接触方式、剂量、持续时间以及胎龄等因素，综合分析其对胚胎、胎儿的影响做出判断。

3. 近亲结婚对遗传性疾病的影响　近亲结婚指夫妇有共同祖先，有血缘关系，故有共同的特定基因，包括致病基因。近亲结婚增加夫妻双方将相同的有害隐性基因传给下一代的概率。当一方为某种致病基因的携带者，另一方很可能也是携带者，婚后所生的子女中常染色体隐性遗传病发生率将会明显升高。

4. 提出医学建议　产前诊断并不是预防遗传病唯一的选择，有些夫妇宁愿领养一个孩子或者选择用捐精者的精子进行人工授精。因此，在进行遗传咨询时，必须确信咨询者充分理解提出的各种选择。在面临较高风险时，通常有如下选择：

(1) 不能结婚：①直系血亲和三代以内旁系血亲；②男女双方均患有相同的遗传性疾病，或男女双方家系中患相同的遗传性疾病；③严重智力低下者，常有各种畸形，生活不能自理。男女双方均患病无法承担家庭义务及养育子女，其子女智力低下概率大，故不能结婚。

(2) 暂缓结婚：如可以矫正的生殖器畸形，在矫正之前暂缓结婚，畸形矫治后再结婚。

(3) 可以结婚，但禁止生育：①男女一方患严重的常染色体显性遗传性疾病，如强直性肌营养不良、先天性成骨发育不全等，目前尚无有效治疗方法。子女发病率高，且产前不能作出诊断。②男女双方均患严重的相同的常染色体隐性遗传病，如男女均患白化病，若致病基因相同，子女发病率几乎100%。③男女一方患严重的多基因遗传病，如精神分裂症、躁狂忧郁性精神病、原发性癫痫等，或属于该病的高发家系，后代再现风险率高。若病情稳定，可以结婚，但不能生育。

(4) 限制生育：对于产前能够作出准确诊断或植入前诊断的遗传病可在获确诊报告后对健康胎儿作选择性生育。对产前不能作出诊断的X连锁隐性遗传，可在作出性别诊断后，选择性生育。

(5) 领养孩子：对一些高风险的夫妇，领养不失为一种较好的选择。

(6) 人工授精：夫妇双方都是常染色体隐性遗传病的携带者；或者男方为常染色体显性遗传病患者；或男方为能导致高风险、可存活出生畸形的染色体平衡易位携带者等，采用健康捐精者的精液人工授精，可以预防遗传病的发生。

(7) 捐卵者卵子体外受精，子宫内植入：适用于常染色显性遗传病患者，或可导致高风险可存活出生畸形的染色体平衡移位携带者等情况。

五、遗传咨询类别和对策

遗传咨询常分为婚前咨询、孕前咨询、产前咨询和一般遗传咨询。

1. 婚前咨询、婚前医学检查　通过询问病史、家系调查、家谱分析，再借助全面的医学检查，确诊遗传缺陷。根据其遗传规律，推算出影响下一代优生的风险度，提出对结婚、生育的具体指导意见，从而减少甚至可避免遗传病儿的出生。婚前医学检查是防治遗传性疾病延续的第一关。婚前咨询涉及的内容是婚前医学检查，发现男女一方或核实各方以及家属中有遗传性疾病，回答能否结婚、能否生育等具体问题。发现影响婚育的先天畸形或遗传性疾病者，按暂缓结婚、可以结婚但禁止生育、限制生育、不能结婚4类情况指导。

2. 孕前咨询　我国新的《婚姻法》取消了强制性婚前检查的要求，婚前检查的比例急剧下降。孕前咨询为此提供了新的选择，婚前检查的项目均可在孕前得到检查，同时，可以检查各种婚后发生的疾病，如性传播疾病等。对神经管缺陷高发的地区，如果在孕前开始补充叶酸，将可降低70%的先天性神经管畸形的发生。因此，计划妊娠和孕前咨询是预防神经管畸形的关键。

3. 产前咨询 产前咨询的主要问题有:①夫妻一方或家属曾有遗传病儿或先天畸形儿,下一代患病概率有多大,能否预测出来;②已生育患儿再生育是否仍为患儿;③妊娠期间,尤其在妊娠前3个月接触过放射线、化学物质或感染过风疹、弓形虫等病原体,是否会导致畸形。

4. 一般遗传咨询 主要咨询的内容为:①夫妇一方有遗传病家族史,该病能否累及本人及其子女;②生育过畸形儿是否为遗传性疾病,能否影响下一代;③夫妻多年不孕或习惯性流产,希望获得生育指导;④夫妻一方已确诊为遗传病,询问治疗方法及疗效;⑤夫妻一方接受放射线、化学物质或有害生物因素影响,是否会影响下一代。

六、遗传咨询必须遵循的原则

在遗传咨询过程中,必须遵循以下原则:

1. 尽可能收集证据原则 进行遗传咨询,首先要尽可能地获得正确的诊断。确切的诊断不仅对发病风险的推算是重要的,而且对未来准确地产前诊断也是必要的。为了获得准确的诊断,除了要了解有关的病例资料外,还必须尽可能多地获得其他资料,如死者的照片、尸检报告、医院记录以及以往基因诊断为携带者的检测报告等,这些都可为诊断提供肯定或否定的信息。流产、死胎等不良分娩史也有重要的意义。

2. 非指令性咨询原则 在遗传咨询的选择中,没有绝对正确的方案,也没有绝对错误的方案。因此,非指令性原则一直是医学遗传咨询遵循的原则,同时也被世界卫生组织遗传咨询专家委员会认可。2003年我国卫生部颁布的《产前诊断管理办法》中明确提出医生可以提出医学建议,患者及其家属有选择权。

3. 尊重患者原则 忧虑、有罪感、羞耻感等是咨询者在咨询过程中常见的表现,在对疾病不了解和等待诊断结果期间更是如此。因此,在咨询过程中,必须将咨询者本人的利益放在第一位,针对所暴露出来的疑问,有目的地予以解释,最大限度地减少咨询者及其家属的忧虑。

4. 知情同意原则 为了不伤害患者的感情,防止患者希望破灭,家属常希望医生不要告知患者真相。随着现代道德标准的变化,告知真相已成为合乎道德的职责。特别是对于产前诊断技术及诊断结果,经治医师应本着科学、负责的态度,向孕妇或家属告知技术的安全性、有效性和风险性,使孕妇或家属理解技术可能存在的风险和结果的不确定性。

5. 守密和信任原则 保守秘密是遗传咨询的一种职业道德。在未经许可的情况下,将遗传检查结果告知除了亲属外的第三者,包括雇主、保险公司和学校等是对这一原则的破坏。

第二节 产 前 筛 查

产前筛查是采用简便、可行、无创的检查方法,对发病率高、病情严重的遗传性疾病(如唐氏综合征)或先天畸形(神经管畸形)进行产前筛查,检出子代具有出生缺陷高风险的人群,筛查出可疑者再进一步确认,是预防出生缺陷的重要步骤。

遗传筛查(genetic screening)包括对成人、胎儿及新生儿遗传性疾病筛查三种,对胎儿的遗传筛查又称产前筛查(prenatal screening),为本节主要阐述内容。产前遗传筛查是通过可行的方法,对一般妊娠妇女进行筛查,发现子代具有患遗传性疾病高风险的可疑人群。筛查出可疑者进一步确诊,是预防遗传性疾病出生的重要步骤。产前筛查是减少缺陷儿出生,提高人口素质的一个重要方面。从理论上讲,要防止缺陷胎儿出生,需对每一例妊娠妇女孕育的胎儿作遗传病或先天性畸形的产前诊断，但这需要投入大量人力、物力和财力，通常采用经济、简便、无创伤及安全的生化检测进行产前筛查，可达到事半功倍的效果。

遗传筛查方案应符合以下标准：①被筛查疾病在被筛查人群中应有较高的发病率并严重影响健康，筛查出后有治疗或预防的方法；②筛查方法应是非创伤性的、容易实施且性价比好；③筛查方法应统一，易推广；易为被筛查者接受，被筛查者应自愿参与，做到知情选择；为被筛查者提供全部有关的医学信息和咨询服务。建立相应的质量控制系统对于保证筛查的质量、提高检出率十分重要。

产前筛查试验不是确诊试验，筛查阳性结果意味着患病的风险升高，并非诊断疾病，阴性结果提示风险未增加，并非正常。筛查结果阳性的患者需要进一步确诊试验，染色体疾病高风险患者需要行胎儿核型分析。产前筛查和诊断要遵循知情同意原则。目前广泛应用的产前筛查的疾病有唐氏综合征筛查和神经管畸形筛查。

一、非整倍体染色体异常

大约有 8% 的受精卵是非整倍体染色体畸形的胎儿，其中 50% 在妊娠早期流产，占死胎和新生儿死亡的 7%~8%。存活下来但伴有缺陷的染色体畸形占新生儿的 0.64%。以唐氏综合征为代表的染色体疾病是产前筛查的重点，根据检查方法可分为孕妇血清学检查和超声检查，根据筛查时间可分为孕早期和孕中期筛查。

1. 妊娠中期筛查　妊娠中期的血清学筛查通常采用三联法，即甲胎蛋白（AFP）、绒毛膜促性腺激素（hCG）和游离雌三醇（E3）。唐氏综合征患者 AFP 降低、hCG 升高、E3 降低，根据三者的变化，结合孕妇年龄、孕龄等情况，计算出唐氏综合征的风险度。当风险阈值设定为 35 岁孕妇的风险度（妊娠中期为 1∶280）时，阳性率约为 5%，能检出 60%~75% 的唐氏综合征和部分其他非整倍体染色体畸形。

血清学筛查还有一些改良方法，如应用 AFP 和 hCG 两项指标；应用 β-hCG 取代 hCG；应用抑制素（inhibin A）作为第 4 个指标。有把孕妇血清学检查和超声检测胎儿颈项透明层、长骨长度等指标结合在一起的筛查方案。

2. 妊娠早期筛查　有条件的医疗机构可采用妊娠早期筛查，妊娠早期进行唐氏综合征筛查有很多优势，阳性结果的孕妇有更长的时间进行进一步确诊和处理。妊娠早期筛查的方法包括孕妇血清学检查、超声检查或者两者结合。常用的血清学检查的指标有 β-hCG 和妊娠相关血浆蛋白 A（pregnancy associated plasma protein A，PAPP-A）。超声检查的指标有胎儿颈项透明层和胎儿鼻骨。联合应用血清学和 NT 的方法，对唐氏综合征的检出率在 85%~90%。但 NT 检测者需经过专门技术培训，建立相应的质量控制体系。

3. 染色体疾病的高危因素　可使胎儿发生染色体风险增加，高危因素如下：

（1）孕妇年龄大于 35 岁的单胎妊娠：妊娠中期发生 21- 三体综合征的风险为 1∶280，发生非整倍体畸形的风险为 1∶132；在妊娠晚期发生 21- 三体的风险为 1∶384，发生非整倍体畸形的风险为 1∶204。

（2）孕妇年龄大于 31 岁的双卵双胎妊娠：在双卵双胎中其中一胎发生 21- 三体的风险比单胎高，根据 1997 年 Meyer 等计算，孕妇年龄在 31 岁时，妊娠中期一胎发生 21- 三体的风险约为 1∶190。

（3）夫妇中一方染色体易位：下一代发生异常的风险应根据异常染色体的位置、父母性别差异等具体分析。由于有部分异常胎儿流产或死亡，存活的异常胎儿发生的风险低于理论风险。在平衡易位中,子代发生异常的风险在5%~30%,伴有不孕症的患者,由于不孕症易导致胚胎发育停滞或死胎,存活子代发生异常的风险为0~5%。

(4)夫妇中一方染色体倒置:子代发生染色体异常的风险取决于异常染色体位置、倒置染色体的大小等。新生儿出生后检测到染色体异常的风险在5%~10%。

(5)夫妇非整倍体异常:21一三体或47,XXX的女性和47,XXY的男性具有生育能力,子代出现非整倍体的风险为30%。男性为21-三体或47,XXY者往往不孕。

(6)前胎常染色体三体史:曾妊娠过一次常染色体三体的妇女,再次妊娠发生染色体畸形的风险约为1:100,或更高(根据年龄计算)。

(7)前胎X染色体三体(47,XXX或47,XXY)者,多余的X染色体可能来自母系或父系,再次发生染色体非整倍体畸形的风险也为1:100。前胎为47,XYY或45,X者,再次妊娠发生畸形的风险不增加,因为多余的Y染色体来自于父系,父系的错误很少重复。

(8)前胎染色体三倍体:复发的风险为1%~1.5%。

(9)妊娠早期反复流产:非整倍体畸形是妊娠早期流产的主要原因之一,发生染色体畸形的风险增高。同时,夫妇染色体畸形(如易位、倒置)也可导致妊娠早期流产。因此,建议检测夫妇染色体。

(10)产前超声检查发现胎儿存在严重的结构畸形。不管孕妇的年龄或血清学筛查是否异常,该胎儿发生染色体畸形的风险大大提高。

二、神经管畸形

1. 血清学筛查 约95%的神经管畸形(NTDs)患者无家族史,但90%患者的血清和羊水中的AFP水平升高,因此血清的AFP可作为NTDs的筛查指标。筛查应在妊娠14~22周进行,以中位数的倍数(multiple of the median,MOM)为单位。如果以2.0MOM为AFP正常值的上限,筛查的阳性率为3%~5%,敏感性至少90%,阳性预测值为2%~6%。影响孕妇血清AFP水平的因素包括孕龄、孕妇体重、种族、糖尿病、死胎、多胎、胎儿畸形、胎盘异常等。

2. 超声筛查 99%的NTDs可通过妊娠中期的超声检查获得诊断,而且3%~5%的NTDs患者因为非开放性畸形,羊水AFP水平在正常范围,因此孕妇血清AFP升高但超声检查正常的患者不必羊水检查AFP。

3. 高危因素 神经管畸形无固定的遗传方式,但存在高危因素,对高危人群妊娠期要重点观察,加强产前筛查和诊断。

(1)神经管畸形家族史:约5%的NTDs有家族史。如果直系亲属中有一位NTDs患者,胎儿发生畸形的风险为2%~3%,如果患者>1人,风险相应增加。

(2)暴露在特定的环境中:妊娠28日内暴露在特定的环境下,可能导致NTDs。1型糖尿病患者中的高血糖可能是NTDs的高危因素。高热可使NTDs的发病风险升高6倍。某些药物如抗惊厥药卡马西平和丙戊酸使畸形的风险明显增加;氨基蝶呤、异维A酸等可能与无脑儿或脑膨出等发病有关。

(3)与NTDs有关的遗传综合征和结构畸形:某些遗传综合征包括有NTDs的表现,如Meckel-Gruber综合征、Roberts-SC海豹肢畸形、Jacob-Levin综合征、脑积水-无脑回-视网膜发育不良-脑膨出综合征(hydrocephalus-agyria-retinal dysplasia-encephalocele syndromes,HARDE)。

(4)NTDs高发的地区如中国东北、印度等地的发病率约为1%,在低发地区为0.2%。饮食中缺乏叶酸、维生素是 NTDs 的高发因素。

(5)在 NTDs 患者中发现,抗叶酸受体抗体的比例增高。

三、胎儿结构畸形筛查

在妊娠 18~24 周,通过超声对胎儿的各器官进行系统筛查,目的是发现严重致死性畸形无脑儿、严重脑膨出、严重开放性脊柱裂、严重胸腹壁缺损并内脏外翻、单腔心、致死性软骨发育不良等疾病。建议所有孕妇在此时期均进行一次系统胎儿超声检查,胎儿畸形的产前超声检出率为 50%~70%。漏诊的主要原因为:①超声检查受孕周、羊水、胎位、母体腹壁薄厚等多种因素的影响,许多器官可能无法显示或显示不清;②部分胎儿畸形的产前超声检出率极低,如房间隔缺损、室间隔缺损、耳畸形、指 / 趾异常、肛门闭锁、食管闭锁、外生殖器畸形、闭合性脊柱裂等;③还有部分胎儿畸形目前还不能为超声所发现,如甲状腺缺如、先天性巨结肠等。若前一胎发生先天性心脏病儿、某些特殊类型的心脏病儿,以后发生同类心脏畸形的风险升高。

四、先天性心脏病

大部分的先天性心脏病(congenital heart defects)无遗传背景,发病率约为 0.7%。若前一胎发生先天性心脏病儿、某些特殊类型的心脏病儿,以后发生同类心脏畸形的风险升高。有条件的单位可在妊娠 18~24 周行先天性心脏病的超声筛查,四腔心切面、左心室流出道及主动脉长轴切面、右心室流出道及肺动脉长轴切面检查可筛查出大部分的严重的先天性心脏畸形。但是,部分心脏血流异常,特别是发育不良或闭锁等疾病往往在妊娠晚期出现。某些单纯性的瓣膜病变无法产前诊断,如室间隔缺损、房间隔缺损等。因此,对于怀疑心脏血流异常的高危胎儿[如左(右)心脏发育不良、主动脉狭窄、主动脉瓣或肺动脉瓣狭窄等],在妊娠 20~22 周常规心脏超声心动图检查后,在妊娠晚期应该复查。

第三节 产 前 诊 断

产前诊断(prenatal diagnosis)又称宫内诊断(intrauterine diagnosis)或出生前诊断(antenatal diagnosis),指在胎儿出生之前应用各种先进的检测手段,影像学、生物化学、细胞遗传学及分子生物学等技术,了解胎儿在宫内的发育状况,如观察胎儿有无畸形,分析胎儿染色体核型,监测胎儿的生化检查项目和基因等,对先天性和遗传性疾病作出诊断,为胎儿宫内治疗(手术、药物、基因治疗等)及选择性流产创造条件。

一、产前诊断的对象

根据 2003 年我国卫生部《产前诊断技术管理办法》,孕妇有下列情形之一者,需要建议其进行产前诊断检查:

1. 羊水过多或者过少、发育受限等。
2. 胎儿发育异常或者胎儿有可疑畸形。
3. 孕早期时接触过可能导致胎儿先天缺陷的物质。
4. 夫妇一方患有先天性疾病或遗传性疾病,或有遗传病家族史。
5. 曾经分娩过先天性严重缺陷婴儿。
6. 年龄 35 周岁以上的高龄孕妇。

7. 性连锁隐性遗传病基因携带者，男性胎儿有 1/2 发病，女性胎儿有 1/2 携带者，应作胎儿性别预测。

二、产前诊断的疾病

1. 染色体异常　包括染色体数目异常和结构异常两类。染色体数目异常包括整倍体和非整倍体；结构异常包括染色体部分缺失、易位、倒位、环形染色体等。

2. 性连锁遗传病　以 X 连锁隐性遗传病居多，如红绿色盲、血友病等。致病基因在 X 染色体上，携带致病基因的男性必定发病，携带致病基因的女性为携带者，生育的男孩可能一半是患病，一半为健康者；生育的女孩表型均正常，但可能一半为携带者，故判断为男胎后，应行人工流产终止妊娠。

3. 遗传性代谢缺陷病　多为常染色体隐性遗传病。因基因突变导致某种酶的缺失引起代谢抑制，代谢中间产物累积而出现临床表现。除极少数疾病在早期用饮食控制法（如苯丙酮尿症）、药物治疗（如肝豆状核变性）外，至今尚无有效治疗方法。

4. 先天性结构畸形　其特点是有明显结构改变，如无脑儿、脊柱裂、唇腭裂、先天性心脏病、髋关节脱臼等。

三、产前诊断常用的方法

1. 观察胎儿的结构　利用超声、X 线检查、胎儿镜、磁共振等观察胎儿的结构是否存在畸形。

2. 分析染色体核型　利用羊水、绒毛、胎儿细胞培养，检测胎儿染色体疾病。

3. 检测基因　利用胎儿 DNA 分子杂交、限制性内切酶、聚合酶链反应技术、原位荧光杂交等技术检测胎儿基因的核苷酸序列，诊断胎儿基因疾病。

4. 检测基因产物　利用羊水、羊水细胞、绒毛细胞或血液，进行蛋白质、酶和代谢产物检测，诊断胎儿神经管缺陷、先天性代谢疾病等。

四、胎儿染色体病的产前诊断

近年来，分子细胞遗传学的进展迅速，如免疫荧光原位杂交技术、引物原位 DNA 合成技术、多聚酶链式反应技术等，使染色体核型分析更加准确、快速。染色体疾病的产前诊断主要依靠细胞遗传学方法，因此必须获得胎儿细胞及胎儿的染色体。

获取胎儿细胞和染色体的方法有胚胎植入前遗传诊断（preimplantation genetic diagnosis）、绒毛穿刺取样（chorionic villus sampling，CVS）、羊膜腔穿刺术（amniocentesis）、经皮脐血穿刺技术（percutaneous umbilical cord blood sampling，PUBS）、胎儿组织活检（fetal tissue biopsy）。

五、胎儿结构畸形的产前诊断

各种因素导致的出生缺陷表现为子代的结构畸形和功能异常，其中结构异常可以通过影像学获得诊断。

1. 胎儿超声检查　妊娠期胎儿超声检查可以发现许多严重的结构畸形以及各种细微的变化，逐渐成为产前诊断重要的手段之一。超声诊断的出生缺陷必须存在以下特点：①出生缺陷必须存在解剖异常。超声诊断是从形态学观察，因此胎儿必须存在解剖上的畸形，且畸形必须明显到足以让超声影像所分辨和显现。②超声诊断与孕龄有关。有些畸形可在妊娠早期获得诊断(如脊柱裂、全前脑、右位心、联体双胎等);有些迟发性异常在妊娠晚期才能诊断(如脑积水、肾盂积水、多囊肾等);还有些异常的影像学改变在妊娠早期出现,以后随访时消失。③胎儿非整倍体畸形往往伴有结构畸形,如果超声发现与染色体疾病有关的结构畸形,应建议行胎儿核型分析。

2. 胎儿磁共振成像(MRI)检查 20世纪90年代初期,回波平面成像等快速MRI成像技术得以发展,使胎儿MRI成像成为可能。MRI的优点在于可通过多平面重建及大范围扫描,使得对复杂畸形的观察更加容易。胎儿MRI检查的主要指征是对不确定的超声检查发现作进一步评估。

在胎儿中枢神经系统,MRI优良的组织分辨能力,很好地显示脑部的成熟与结构的关系,可以很好地区别和诊断中枢神经系统的畸形。在胎儿颈部肿块,MRI可以帮助评估胎儿气道,以便于在出生时做好合理的预案。在胎儿胸部疾病,MRI在胸部畸形诊断中最常用的是先天性膈疝的诊断,MRI则可以直接分辨肝脏疝入的部位和程度。在胎儿盆腹腔畸形中,MRI不同的信号强度有助于区分近端和远端小肠。

(黄 鑫)

第七章

妊娠期母体并发症

第一节　自然流产

妊娠不足28周，胎儿体重不足1 000g而终止者称为流产(abortion)。妊娠12周末前终止者称为早期流产(early abortion)，妊娠13周至不足28周终止者称为晚期流产(late abortion)。美国等部分国家把流产定义为妊娠20周前终止者。流产分为自然流产和人工流产。自然因素所致的流产称为自然流产(spontaneous abortion)，应用药物或手术方法终止妊娠者称为人工流产(artificial abortion)。自然流产的发生率占全部妊娠的10%~15%，其中早期流产占80%以上。本节仅阐述自然流产。

【病因】

1. 胚胎因素　胚胎染色体异常是流产的最常见原因。在早期自然流产中有50%~60%的妊娠都存在染色体异常。夫妇任何一方有染色体异常均可传至子代，导致流产或反复流产。

(1)染色体数目异常：以三体(trisomy)最常见，随母亲年龄增加，该类异常的发生率增加。其次是X单体。三倍体常与胎盘的水泡样变性共存，常在妊娠早期流产。四倍体活婴极少见，绝大多数在极早期流产。

(2)染色体结构异常：利用分带技术，可以发现各种易位、断裂、缺失等。除遗传因素外，药物感染也可以引起子代染色体异常。若发生流产，排出物多为空囊或退化的胚胎。即使少数存活，生后可能为畸形胎儿或有代谢及功能缺陷。

2. 母体因素

(1)全身性疾病：严重感染、高热可刺激子宫收缩引发流产；某些细菌和病毒毒素经胎盘进入胎儿血液循环，引发胎儿感染或染色体畸变；孕妇患心力衰竭、严重贫血、高血压、慢性肾炎等缺血缺氧性疾病，均可影响胎盘循环导致流产。

(2)生殖器官异常：先天性子宫畸形如双子宫、单角子宫、子宫纵隔等，子宫黏膜下肌瘤、较大的壁间肌瘤及宫腔粘连均可影响胚胎组织着床发育而导致流产。宫颈裂伤、宫颈内口松弛等功能不全也可导致胎膜破裂发生晚期自然流产。

(3)内分泌异常：黄体功能不足占23%~60%，基础体温双相型，但高温相小于11日，或高低温差小于0.3℃，子宫内膜活检提示分泌反应至少落后2日，黄体期孕酮低于15ng/mL引起妊娠蜕膜反应不良，2~3个周期黄体功能检测显示不足，方可纳入诊断，黄体功能不全影响孕卵着床。多囊卵巢综合征高浓度的促黄体生成素、高雄激素和高胰岛素血症降低了卵子质量和子宫内膜容受性，容易导致流产发生。未经控制的胰岛素依赖型糖尿病自然流产率增加。

甲状腺功能低下与反复发生的自然流产相关。

(4)免疫功能异常:母体对胚胎的免疫耐受是胎儿在母体内生存的基础。父母的组织兼容性抗原过分相似,母体封闭抗体不足可导致反复流产;母儿血型不合、胎儿抗原、母体抗磷脂抗体过多、抗精子抗体等危险因素,均可使胚胎或胎儿受到排斥而发生流产。

(5)创伤刺激与不良习惯:妊娠期腹部或子宫受到撞击、挤压或尖锐物刺伤,以及过度的恐惧、忧伤、焦虑等情感创伤均可导致流产;过量吸烟、酗酒等不健康生活方式也与流产相关。

3. 环境因素 砷、铅、甲醛、苯、氧化乙烯等化学物质的过多接触,对高温、噪声及放射线的过量暴露均与流产相关。

【病理】

流产过程是妊娠产物逐渐与子宫壁剥离直至排出的过程。早期妊娠时,胎盘绒毛发育尚不成熟,与子宫蜕膜联系还不牢固,故妊娠 8 周前的流产,妊娠产物多数可以完全从子宫壁剥离而排出,出血不多。妊娠 8~12 周时,胎盘绒毛发育茂盛,与底蜕膜联系较牢固,此时若发生流产,妊娠产物往往不易完全剥离排出,常有部分组织残留宫腔内影响子宫收缩,出血较多。妊娠 12 周后,胎盘已完全形成,流产时往往先有腹痛,然后排出胎儿、胎盘。有时由于底蜕膜反复出血,凝固血块包绕胎块,形成血样胎块稽留于宫腔内,血红蛋白因逐渐被吸收,形成肉样胎块,或纤维化与子宫壁粘连。偶有胎儿被挤压,形成纸样胎儿,或钙化形成石胎。

【临床表现】

主要为停经后阴道流血和腹痛。

1. 停经 大部分自然流产患者都有明显的停经史、早孕反应。但是,早期流产时发生的阴道流血有时候难以与月经异常鉴别,因此常无明显的停经史,要结合其他病史及 hCG、超声等作出明确诊断。

2. 阴道流血和腹痛 早期流产时常先出现阴道流血,后有腹痛,而且全程均有阴道流血。晚期流产的临床过程与早产及足月产相似,表现为先出现腹痛,经过阵发性子宫收缩,排出胎儿及胎盘,后出现阴道流血。

【临床类型】

按流产发展的不同阶段,分为以下临床类型。

1. 先兆流产(threatened abortion) 表现为停经后先出现少量阴道流血,继之出现阵发性下腹痛或腰骶部疼痛。妇科检查宫颈口未开,胎膜未破,妊娠产物未排出,子宫大小与停经周数相符。经休息及治疗后,部分患者可好转继续妊娠;若阴道流血量增多或下腹痛加剧,可发展为难免流产。

2. 难免流产(inevitable abortion) 由先兆流产发展而来,指流产已不可避免。此时阴道流血量增多,阵发性下腹痛加重或出现阴道流液(胎膜破裂)。妇科检查宫颈口已扩张,有时可见胚胎组织或胎囊堵塞于宫颈口内,子宫大小与停经周数相符或略小。此时宫缩逐渐加剧,继续进展妊娠组织可能部分或完全排出,发展为不完全或完全流产。

3. 不全流产(incomplete abortion) 由难免流产发展而来,指妊娠产物已部分排出体外,尚有部分残留于宫腔内。由于宫腔内残留部分妊娠产物,影响子宫收缩,致使子宫出血持续不止,甚至因流血过多而发生失血性休克。妇科检查宫颈口已扩张,不断有血液自宫颈口流出,有时尚可见胎盘组织堵塞于宫颈口或部分妊娠产物已排出于阴道内,部分仍留在宫腔内。子宫小于停经周数。

4. 完全流产(complete abortion) 指妊娠产物已全部排出,阴道流血逐渐停止,腹痛逐渐消失。妇科检查宫颈口已关闭，子宫接近正常大小。

自然流产的临床过程简示如下：

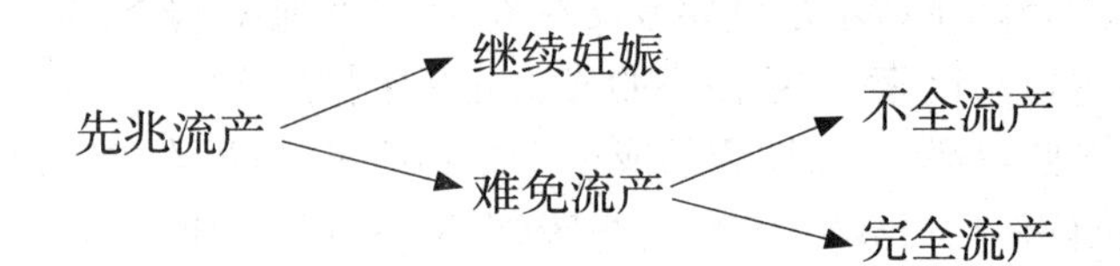

此外，流产尚有3种特殊情况。

1. 稽留流产（missed abortion） 指胚胎或胎儿已死亡滞留在宫腔内尚未自然排出者，又称过期流产。胚胎或胎儿死亡后子宫不再增大反而缩小，早孕反应消失。若已至中期妊娠，孕妇腹部不见增大，胎动消失。妇科检查宫颈口未开，子宫较停经周数小，质地不软，未闻及胎心。

2. 复发性流产（recurrent spontaneous abortion，RSA） 指同一性伴侣连续发生3次或3次以上的自然流产。复发性流产多见于早期流产。虽然定义为3次或3次以上，但大多数专家认为2次以上自然流产即应重视，尽早评估，查明原因。早期流产常见原因为胚胎染色体异常、免疫因素异常、甲状腺功能低下等。晚期流产常见原因为子宫发育不良、畸形、宫腔粘连、宫颈内口松弛等。宫颈内口松弛者，常表现为妊娠中期无任何症状出现宫颈口扩张，羊膜囊经宫颈内口突出，宫颈管缩短、扩张，一旦胎膜破裂，胎儿迅速娩出。

3. 流产合并感染（septic abortion） 流产过程中，若阴道流血时间过长、有组织残留于宫腔内或非法堕胎等，有可能引起宫腔内感染，严重时感染可扩展到盆腔、腹腔乃至全身，并发盆腔炎、腹膜炎、败血症及感染性休克等，常为厌氧菌及需氧菌混合感染。

【诊断】

根据病史、临床表现即可诊断，但有时需结合辅助检查才能确诊。流产的类型不同处理原则不同，因此诊断时应同时予以确定。

1. 病史 询问有无停经史、早孕反应及其出现时间，阴道出血量及持续时间、与腹痛的关系，腹痛的部位、性质、有无妊娠组织物排出。了解有无发热、阴道分泌物有无臭味可协助诊断流产感染。询问既往流产病史有助于诊断复发性流产。

2. 体格检查 测量体温、脉搏、呼吸、血压，有无贫血及急性感染征象。腹部查体时注意腹部有无压痛、反跳痛及肌紧张情况。外阴消毒后妇科检查，了解宫颈有无扩张，有无妊娠组织阻塞宫口或羊膜囊膨出，子宫有无压痛、子宫大小与停经时间是否相符，双附件有无压痛、增厚或包块。疑为先兆流产者，操作应轻柔。

3. 辅助检查

(1) 妊娠试验：应用早孕诊断试纸，对诊断妊娠有价值。连续检测血 β-hCG，有助于了解流产的预后。妊娠6~8周时，血 β-hCG 的增长速度为每日66%，若48h增长速度<66%，提示妊娠预后不良。

(2) 超声检查：对疑为先兆流产者，根据妊娠囊的形态，有无胎心搏动，确定胚胎或胎儿是否存活，以指导正确的治疗方法。若妊娠囊形态异常或位置下移，预后不良。不全流产及稽留性流产均可借助B型超声检查协助确诊。

(3) 孕激素测定：因体内孕酮呈脉冲式分泌，血孕酮的测定值波动程度很大，对临床的指导意义不大。

【鉴别诊断】

首先区别流产类型，见表 7-1。同时需要与异位妊娠、葡萄胎、功能失调性子宫出血、盆腔炎以及急性阑尾炎等进行鉴别。

表 7-1　流产类型的鉴别诊断

流产类型	临床表现		组织物排出	妇科检查	
	出血量	下腹痛		宫颈口	子宫大小
先兆流产	少	无或轻	无	关闭	与孕周相符
难免流产	增多	加重	无	松弛或扩张	相符或略小
不全流产	多	减轻	部分排出	松弛扩张、有组织物堵塞	略小
完全流产	少或无	无	全部排出	关闭	正常或略大

【处理】

确诊流产后，应根据其临床类型进行相应处理。

1. 先兆流产　卧床休息，禁忌性生活。对精神紧张者，可给予少量对胎儿无害的镇静剂。对黄体功能不足的患者，可应用黄体酮注射液 10~20mg，每日或隔日肌内注射；也可应用黄体酮胶丸口服；或 hCG 3 000U 隔日肌内注射一次；甲状腺功能低下者可口服小剂量甲状腺片。治疗期间，观察患者症状及检验结果变化，必要时进行超声检查明确胎儿发育情况，如阴道流血停止，腹痛消失，胚胎存活，可继续妊娠；若临床症状加重，超声提示胚胎发育不良，β-hCG 持续不升高或下降，表明流产不可避免，应尽快终止妊娠。

2. 难免流产　一旦确诊，应尽早使胚胎及胎盘组织完全排出。妊娠 12 周末以前者应及时行负压吸宫术，认真检查刮出物，并送病理检查。晚期流产时，子宫较大，需应用缩宫素 10~20U 加入 5% 葡萄糖液 500mL 中静脉滴注，促进宫缩，等胎儿及胎盘完全娩出后，检查胎盘胎膜是否完全，必要时刮宫以清除宫腔内残留的妊娠产物。阴道流血过多者，完善化验检查，必要时输血、输液、抗休克治疗，出血时间较长者，应给予抗生素预防感染。

3. 不全流产　由于部分组织残留于宫腔或阻塞宫颈口，影响子宫收缩，极易引起子宫大量流血。因此，一经确诊，应在输液输血条件下尽快行刮宫术或钳刮术，使胚胎及胎盘组织完全排出。

4. 完全流产　如没有感染征象，一般不需要处理。可行超声检查，明确宫腔内有无残留。

5. 稽留流产　胚胎停止发育时间较长，妊娠组织机化与子宫壁紧密粘连，可能造成手术困难，并可能导致严重凝血功能障碍及 DIC，引发严重出血。处理前应检查血常规、出凝血时间、血小板计数等，并做好输血准备。凝血功能异常者，可用肝素、纤维蛋白原、新鲜血、血小板等纠正后再行刮宫术。凝血功能正常者，刮宫前应用己烯雌酚或苯甲酸雌二醇 3 日，可提高子宫肌对缩宫素的敏感性。子宫 >12 孕周者，应静脉滴注缩宫素，促进胎儿胎盘排出。刮宫时应小心操作，避免子宫穿孔，术后常规复查超声，明确残留物是否彻底清除，并积极预防感染。

6. 复发性流产　染色体异常的夫妇应于孕前进行遗传咨询，确定可否妊娠。检查女方生殖器官，有子宫肌瘤者可手术剔除，子宫纵隔及宫腔粘连者可通过宫腔镜矫正，宫颈内口松弛者，可在孕前行宫颈内口修补术，已妊娠者可于 14~18 周行宫颈内口环扎术，待分娩发动前拆除缝线。复发性流产患者确诊妊娠后，可常规应用 hCG 3 000~5 000U 隔日肌内注射 1 次，至妊娠10周后或超过以往流产的周数。也可肌内注射黄体酮或口服地屈孕酮治疗。

7. 流产合并感染　治疗原则应积极控制感染,尽快清除宫内残留物。若阴道流血不多,可先应用有效抗生素静脉滴注,待控制感染后再行彻底刮宫术。若阴道流血多,需抗炎输血同时,先夹出残留组织,感染控制后再彻底刮宫。刮宫时需谨慎操作,可用卵圆钳夹出残留组织,避免刮匙过度搔刮,以防感染扩散。已合并感染性休克者,应积极纠正休克。若感染严重或盆腔有脓肿形成时,应行手术引流,必要时切除子宫去除感染源。

（刘建辉）

第二节　异位妊娠

受精卵在子宫体腔以外着床称为异位妊娠(ectopic pregnancy),习称宫外孕(extrauterine pregnancy),两者之间含义稍有不同,异位妊娠的含义更为确切而科学,并被妇产科学界所接受。根据受精卵种植部位,异位妊娠分为:输卵管妊娠、卵巢妊娠、宫颈妊娠、腹腔妊娠、阔韧带妊娠等(图7-1),最常见的是输卵管妊娠(占90%~95%)。近年来,随着剖宫产率的升高,子宫前壁峡部剖宫产瘢痕处的妊娠(cesarean scar pregnancy)也逐渐增加,应予以重视。异位妊娠是妇科常见的急腹症,发病率约为2%,近年来发病率有上升趋势。

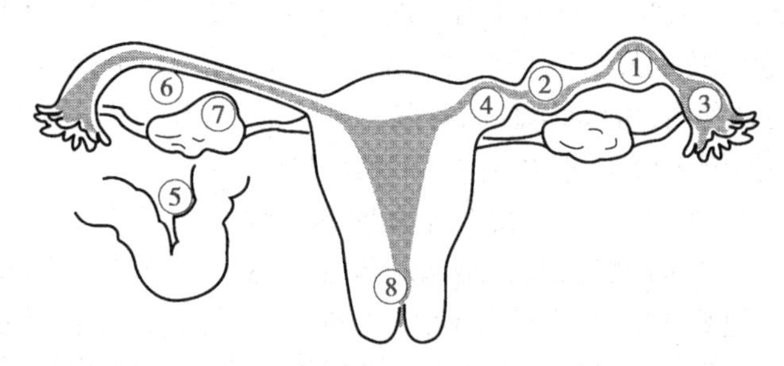

①输卵管壶腹部妊娠；②输卵管峡部妊娠；③输卵管伞部妊娠；
④输卵管间质部妊娠；⑤腹腔妊娠；⑥阔韧带妊娠；
⑦卵巢妊娠；⑧宫颈妊娠

图7-1　异位妊娠的发生部位

一、输卵管妊娠

输卵管妊娠以壶腹部妊娠最为常见,约占78%,其次为峡部、伞部,间质部妊娠少见。

【病因】

1. 输卵管异常　输卵管炎症是异位妊娠的主要病因。临床上可分为输卵管黏膜炎和输卵管周围炎。严重的输卵管黏膜炎可使输卵管完全堵塞致不孕,轻者使黏膜皱襞粘连,管腔部分变窄阻塞,蠕动受限。阑尾炎、子宫内膜异位症、盆腔腹膜炎等炎性渗出造成输卵管周围粘连,致使输卵管扭曲,管壁蠕动减弱,从而影响受精卵的运行。接受过输卵管绝育术的患者,若形成输卵管瘘管或再通,均有导致输卵管妊娠的可能。而输卵管绝育术后的吻合复通术或输卵管妊娠保守性手术,均可能因管腔狭窄而导致输卵管妊娠。输卵管周围肿瘤如子宫肌瘤或卵巢肿瘤,由于输卵管受压致使蠕动受限,输卵管妊娠的发生率也相应增加。此外,输卵管发育不良或功能异常也与输卵管妊娠相关,输卵管过长、肌层发育差、黏膜纤毛缺乏、双输卵管、憩室或有副伞等，均可成为输卵管妊娠的原因。输卵管的功能受女性内分泌调节，若调节失败，可影响受精卵的正常运行。

2. 受精卵游走　一侧卵巢排卵，若受精卵经宫腔（内游走）或腹腔（外游走）向对侧输卵管移行，则称为受精卵游走。受精卵由于移行时间过长，发育增大，即可在对侧输卵管内着床发展成输卵管妊娠。

3. 避孕失败　宫内节育器避孕失败时，异位妊娠的发生率增高。使用含大剂量雌激素的事后避孕药避孕失败者，约 10% 为输卵管妊娠；使用低剂量纯孕激素避孕药时，可使输卵管蠕动发生异常，如排卵功能未受到抑制，输卵管妊娠的比例明显增加。

4. 其他　辅助生殖技术在使大多数的不孕女性受益的同时，输卵管妊娠的发生率也相应增加，约为 2.8%。此外，研究表明、精神紧张、吸烟等也成为异位妊娠的危险因素。

【病理】

1. 输卵管妊娠的结局　输卵管管腔狭小，管壁薄，妊娠时不能形成完好的蜕膜，其黏膜下组织及肌层不利于胎儿的生长发育，因此，当输卵管妊娠发展到一定程度，即可发生以下结局：

(1) 输卵管妊娠流产：多见于妊娠 8~12 周的输卵管壶腹部妊娠（图 7-2）。受精卵在输卵管黏膜层着床后，所形成的包蜕膜可将受精卵与输卵管腔隔离，该处蜕膜形成不完整，绒毛外中间型滋养细胞可侵入输卵管壁，并侵蚀血管，引起基底蜕膜处出血，包蜕膜内侧压力增加，导致破裂，胚泡可随血块进入管腔。若整个胚泡完全自输卵管黏膜层剥离，刺激输卵管逆蠕动排到腹腔，即为输卵管妊娠完全流产，出血不会太多，流产发生后腹痛将会缓解。若胚泡剥离不完整，仍有部分附着于管壁上，则为输卵管妊娠不完全流产，滋养细胞继续生长侵蚀输卵管壁，导致反复出血，形成输卵管血肿或其周围血肿，出血积聚于子宫直肠陷窝，甚至流入腹腔。

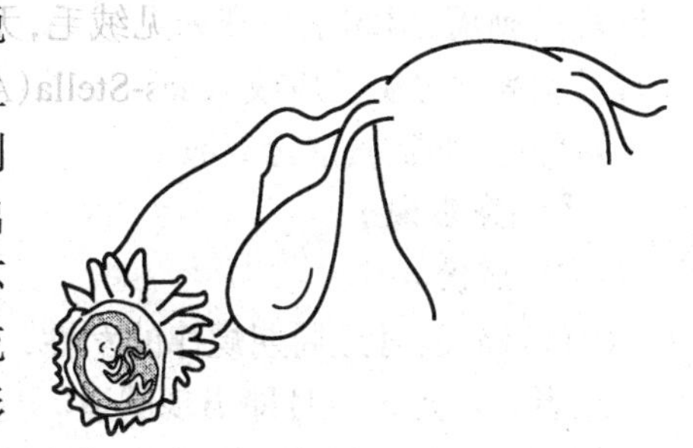

图 7-2　输卵管妊娠流产

(2) 输卵管妊娠破裂：受精卵着床于输卵管黏膜皱襞间，随着胚泡生长发育绒毛向管壁方向侵蚀肌层及浆膜，最后可穿透浆膜，形成输卵管妊娠破裂（图 7-3）。输卵管峡部妊娠多在妊娠 6 周左右破裂，输卵管妊娠一旦破裂，将造成迅速、大量出血，在盆腔或腹腔内形成血肿甚至休克，处理不及时可危及生命。

输卵管间质部是自子宫角部延续而来，肌层较厚，血供丰富，如果受精卵在此着床并发育（图 7-4），妊娠往往可持续至 3~4 月破裂，一旦破裂，出血凶猛，症状极为严重。

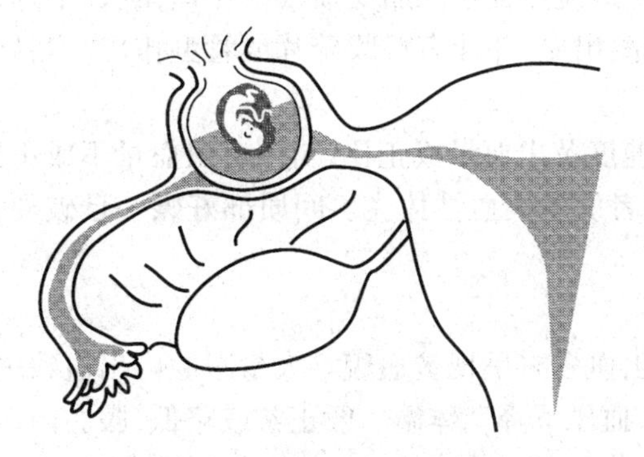

图 7-3　输卵管妊娠破裂

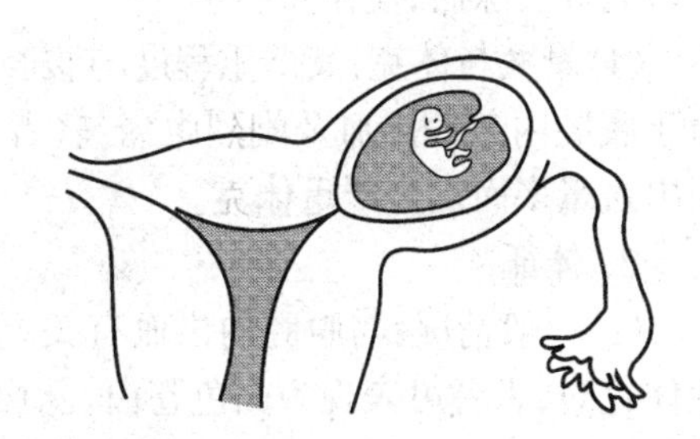

图 7-4　输卵管间质部妊娠

(3)输卵管妊娠胚胎停止发育并吸收:这种情况常在临床上被忽视,要靠检测血 hCG 进行诊断,但若血 hCG 水平很低,常被诊断为未知部位妊娠(pregnancy of unknown location,PUL)不容易和宫内妊娠隐性流产相鉴别。

(4)继发性腹腔妊娠:输卵管妊娠流产或破裂,胚泡从输卵管排到腹腔或阔韧带内,由于失去营养,多数死亡,偶尔存活者,绒毛组织重新种植而获得营养,胚胎继续发育形成继发性腹腔妊娠。若破口在阔韧带内,可发展为阔韧带妊娠。

(5)陈旧性宫外孕:输卵管妊娠流产或破裂后,若出血逐渐停止,胚胎死亡,盆腔血肿机化变硬并与周围组织粘连,临床上称为陈旧性宫外孕。

(6)持续性异位妊娠:输卵管妊娠保守性手术或药物治疗后仍有滋养细胞存活,人绒毛膜促性腺激素(hCG)保持一定水平不下降甚或上升,存活的滋养细胞仍可对周围组织进行破坏,可造成腹腔内出血,称为持续性异位妊娠。它是近年来输卵管妊娠保守治疗后新出现的一种并发症。

2. 子宫的变化 输卵管妊娠和正常妊娠一样,由于滋养细胞产生 hCG 维持黄体生长,月经停止来潮,子宫血供增加,增大变软。子宫内膜亦受滋养细胞产生 hCG 影响而发生蜕膜反应,但蜕膜下海绵层及血管系统发育较差,当胚胎受损或死亡,滋养细胞活力下降或消失,蜕膜自宫壁剥离,组织学检查未见绒毛,无滋养细胞,此时 hCG 下降。输卵管妊娠时,子宫内膜有时可见高度分泌反应或 Arias-Stella(A-S)反应。镜下可见 A-S 反应:腺上皮细胞增大,核深染,突入腺腔,细胞质富含空泡。

【临床表现】

1. 症状

(1)停经:月经周期规律的女性,一般有 6~8 周的停经史,间质部妊娠停经时间可更长。部分患者月经延迟几日即出现阴道不规则流血时,常被误认为月经来潮。约有 25% 的患者无明显停经史,因此应详细询问病史,若有腹痛与阴道不规则流血的生育期妇女,即使无停经史亦不能完全除外输卵管妊娠。

(2)腹痛:是输卵管妊娠患者就诊的主要原因,95% 以上输卵管妊娠患者以腹痛为主诉。输卵管妊娠流产或破裂前,增大的胚胎膨胀输卵管,导致输卵管痉挛及逆蠕动,患者会有一侧下腹部隐痛或酸胀感。当发生流产或破裂时,患者突感一侧下腹部撕裂样疼痛,常伴有恶心、呕吐,血液积聚在直肠子宫陷凹而出现肛门坠胀感(里急后重);出血多时可流向全腹而引起全腹疼痛,刺激膈肌可引起肩胛放射性疼痛。

(3)阴道流血:常表现为不规则阴道出血,暗红色,量少或淋漓不尽。部分患者阴道流血量较多,似月经量,约 5% 患者为大量阴道流血。阴道流血提示胚胎受损或已死亡,hCG 下降,卵巢黄体分泌的激素难以维持蜕膜生长而发生剥离出血,并伴有蜕膜碎片或管型排出。当异位妊娠病灶去除后,流血才停止。

(4)晕厥与休克:其严重程度与腹腔内出血速度及出血量成正比,与阴道出血量不成正比。由于腹腔内急性出血及剧烈腹痛,轻者晕厥,重者发生失血性休克。间质部妊娠一旦破裂,常因出血量多而发生严重休克。

2. 体征

(1)一般情况:与腹腔内出血有关。腹腔内出血多时呈现贫血貌。大量腹腔内出血致失血性休克时,患者可表现为面色苍白,脉快、细、弱,血压下降。体温一般正常或略低,腹腔内血液吸收时体温可略升高。

(2)腹部检查:下腹有明显压痛、反跳痛,尤以患侧为著,但肌紧张较轻,内出血多时可出现移动性浊音。当输卵管妊娠流产或破裂而形成较大血肿,或与子宫、附件、大网膜、肠管等粘连包裹成大包块时,下腹部可触及包块。

(3)盆腔检查:阴道内可有少量暗红色血液,内出血多时后穹窿饱满、触痛,宫颈可有举痛或摆痛,子宫略大于停经月份,质软,宫旁可触及有压痛的包块,边界多不清楚,其大小、质地、形状随病变差异而不同。内出血多时,子宫有漂浮感。输卵管间质部妊娠时,子宫大小与停经月份基本符合,但子宫不对称,一侧角部显著突出。

【诊断】

输卵管妊娠未发生流产或破裂时,临床症状不典型,诊断较困难,应结合辅助检查,尽早明确诊断。

1. hCG测定　β-hCG测定是早期诊断异位妊娠的重要手段,异位妊娠时,血β-hCG值通常低于正常宫内妊娠。在保守性药物治疗或手术后,动态监测血β-hCG水平可以早期发现持续性异位妊娠。β-hCG阳性时不能确定妊娠在宫内或宫外,需结合超声等其他辅助检查明确诊断。若经阴道超声未能在宫内或宫外见到孕囊或胚芽,则为未知部位妊娠(PUL),需警惕异位妊娠可能。血清hCG值有助于PUL进一步明确诊断,若≥3 500U/L,则应怀疑异位妊娠的存在。若<3 500U/L,则需要继续观察hCG的变化:如果hCG持续上升,复查阴道超声明确妊娠部位;如果hCG没有上升或上升缓慢,可以刮宫取内膜做病理检查。

2. 超声检查　阴道超声优于腹部超声。在输卵管部位见到妊娠囊("输卵管环")或胎心搏动可确诊。输卵管妊娠的典型声像图为:①子宫内不见妊娠囊,内膜增厚;②宫旁一侧见边界不清、回声不均的混合性包块,有时可见宫旁包块内有妊娠囊、胚芽及原始心管搏动,为输卵管妊娠的直接证据;③直肠子宫陷凹处有积液。随着彩色超声、三维超声及经阴道超声的应用,诊断准确率将不断提高。有剖宫产史者,应重点观察其前壁瘢痕部位,以避免漏诊瘢痕妊娠。超声下盆腹腔液性暗区对诊断有帮助。

3. 腹腔穿刺　包括经阴道后穹窿穿刺和经腹壁穿刺,简单、可靠,是诊断异位妊娠的重要手段。内出血时,血液积聚于直肠子宫陷凹,经后穹窿穿刺可抽出暗红色不凝血。当内出血多,移动性浊音阳性时,可直接经下腹壁一侧穿刺。如抽出血液较红,放置10min内凝固,表明误入血管,需更换穿刺点重新穿刺。当有血肿形成或粘连时,抽不出血液也不能否定异位妊娠的存在。

4. 腹腔镜检查术　已不再是异位妊娠诊断的"金标准",有3%~4%的患者因妊娠囊过小而被漏诊,也可能因输卵管扩张和颜色改变而误诊为异位妊娠。目前很少将腹腔镜作为检查手段,而更多作为手术治疗。

5. 子宫内膜病理检查　阴道出血较多、超声提示子宫内膜不均质增厚可行诊断性刮宫,刮出物有绒毛,可确诊为宫内孕流产,否则送病理检查,如病理仅见蜕膜未见绒毛有助于诊断输卵管妊娠。对于诊断不明的异位妊娠,可刮宫后24h复查血清β-hCG,较术前无明显下降或上升,则支持诊断。近年来,助孕技术普及,使复合妊娠(heterotopic pregnancy)的发生率明显上升,应高度警惕。

【鉴别诊断】

输卵管妊娠需与宫内孕流产、急性阑尾炎、急性输卵管炎、卵巢黄体破裂和卵巢囊肿蒂扭转等鉴别。

1. 流产　先兆流产腹痛一般较轻,子宫大小与妊娠月份基本相符,阴道出血量少,无内出血表现。B超可助鉴别。

2. 卵巢黄体破裂 多发生在黄体期,突发下腹一侧剧痛,可伴有肛门坠胀感,无阴道流血。但有时也难与异位妊娠鉴别,特别是无明显停经史及阴道有不规则出血的患者,hCG可助鉴别。

3. 卵巢囊肿蒂扭转 一般有卵巢囊肿病史,月经正常,无内出血征象。患者常在剧烈运动或体位改变时突发下腹一侧剧痛,可有恶心呕吐,无阴道流血及肛门坠胀。检查:子宫正常大小,患侧附件扪及触痛明显、张力较大的包块。hCG阴性,B型超声检查可见患侧附件肿块。

4. 卵巢巧克力囊肿破裂出血 患者有子宫内膜异位症病史,进行性加重的痛经为典型症状,常发生在经前或经期,疼痛比较剧烈,可伴明显的肛门坠胀,经阴道后穹窿穿刺可抽出巧克力样液体可确诊。

5. 急性盆腔炎 一般无停经史,无阴道流血,腹痛常伴发热,血象、血沉多升高,B超可探及附件包块或盆腔积液,后穹窿穿刺可抽出脓液或渗出液。尤其经抗感染治疗后,腹痛、发热等炎性表现可逐渐减轻或消失。hCG可协助鉴别。

6. 外科情况 急性阑尾炎时常有明显转移性右下腹疼痛,多伴发热,恶心呕吐,血象增高。检查:麦氏点压痛、反跳痛、肌紧张明显,盆腔无压痛,hCG阴性;输尿管结石,下腹一侧疼痛常呈绞痛,伴同侧腰痛,常有血尿,结合B超和X线检查可鉴别。

【治疗】

1. 手术治疗 可行开腹或腹腔镜手术。严重内出血并发休克者,应在积极纠正休克、补充血容量的同时,迅速手术抢救。打开腹腔后,钳夹输卵管系膜控制出血,加快输液,血压上升后继续手术。

(1)输卵管切除术(salpingectomy):适用于大量腹腔内出血,伴有休克,输卵管破坏严重的急性患者。输卵管间质部妊娠时,一旦破裂将迅速发生严重腹腔内出血休克,需争取在破裂前手术,可行子宫角部切除及患侧输卵管切除,必要时切除子宫。对侧输卵管有粘连、闭锁时可行输卵管分离术及伞端造口术。有绝育要求者可同时结扎对侧输卵管。

(2)保守性手术:即保留输卵管功能手术,适用于有生育要求,输卵管破坏较轻的年轻患者。根据受精卵种植部位不同,采取相应术式。伞部妊娠可行挤压术排出胚胎;壶腹部妊娠可行输卵管切开术,取出血块和胚胎,局部缝合或电凝止血后开放;峡部妊娠可切除病灶,两侧断端行端端吻合术;间质部妊娠患者强烈要求保留输卵管者,可以切除病灶后行输卵管宫角移植术。术中认真观察、术后注意监测生命体征及腹部情况,术后24h、第3天及第7天复查血β-hCG,如下降不满意,则辅以甲氨蝶呤或中药治疗,以防持续性异位妊娠的发生,之后每周复查血β-hCG直至正常。

(3)自体血回输:在紧急情况或缺乏血源时,自体血回输是抢救休克的有力措施。其优点是方便、快捷,不会引起溶血、过敏、发热等输血反应。符合以下条件的腹腔血液方可回输:妊娠<12孕周、胎膜未破、出血时间<24h、血液未受污染、镜检红细胞破坏率<30%。方法是每100mL回收血内加入3.8%枸橼酸钠10mL(或肝素600U)抗凝,经8层纱布过滤后输入。每输400mL血液,应补充10%葡萄糖酸钙10mL。

2. 药物治疗 目前用于治疗异位妊娠的药物以甲氨蝶呤(methotrexate,MTX)为首选。MTX是叶酸拮抗剂,能抑制四氢叶酸生成而干扰DNA的合成,使滋养细胞分裂受阻,胚胎发育停止而死亡。MTX杀胚迅速,疗效确切,副作用小,也不增加以后妊娠的流产率和畸胎率,是治疗早期输卵管妊娠安全可靠的方法。

适应证：①一般情况良好，输卵管妊娠未发生破裂，无活动性腹腔内出血；②盆腔包块最大直径≤ 4cm；③血 β-hCG<2 000U/L；④超声未见胚胎原始血管搏动；⑤无 MTX 禁忌证。

治疗方案：①单次给药：剂量为 $50mg/m^2$，肌内注射 1 次，可不加用四氢叶酸，成功率达 87% 以上；②分次给药：MTX 0.4mg/（kg·d）肌内注射，1 次 /d，共 5 次。给药期间应测定 β-hCG 及 B 型超声严密监护。

用药后随访：①单次或分次用药后 2 周内，宜每隔三日复查 β-hCG 及 B 型超声；②若用药后 14 日，血 hCG 呈下降趋势并三次阴性，症状缓解或消失，包块缩小为有效；③若用药后第 4~7 日 β-hCG 下降 <15%、B 型超声检查无变化，可考虑再次用药（方案同前），然后每周重复测血 hCG，直至血 hCG 降至 5U/L，一般需 3~4 周；④ β-hCG 下降 <15%，症状不缓解或反而加重，或有内出血，应考虑手术治疗；⑤应用化学药物治疗，未必每例均获成功，故应在 MTX 治疗期间，应用 B 型超声和血 hCG 进行严密监护，并注意患者的病情变化及药物毒副反应。

局部用药可采用在 B 型超声引导下穿刺，将 MTX 直接注入输卵管的妊娠囊内。也可以在腹腔镜直视下穿刺输卵管的妊娠囊，吸出部分囊液后，将药液注入其中。

此外，中医采用活血化瘀、消症杀胚药物，有一定疗效。近年来应用血管造影技术行子宫动脉栓塞的介入疗法在一些特殊类型异位妊娠的治疗中取得一定疗效。

3. 期待疗法　无临床症状或临床症状轻微；随诊可靠；异位妊娠包块直径 <3cm，无胎心搏动，无输卵管妊娠破裂证据；无腹腔内出血；血 hCG<1 500mIU/mL 并持续下降。可嘱患者休息，每周复查血 hCG 及超声，期间如血 hCG 下降不明显或升高，腹痛加重，检查提示有内出血征象，应及时改行药物治疗或手术治疗。

二、其他部位妊娠

1. 宫颈妊娠（cervical pregnancy）　受精卵着床和发育在宫颈管内者称为宫颈妊娠，极罕见，多见于经产妇，一般很少维持至 20 周。临床表现：有停经早孕反应，血性分泌物或无痛性阴道流血，可突发阴道大量流血危及生命。妇科检查：宫颈显著膨大呈桶状，变软变蓝，外口扩张边缘变薄，内口紧闭，子宫体大小及硬度正常。除血 hCG 外，超声有助于诊断。宫颈妊娠的诊断标准：①妇科检查发现在膨大的宫颈上方为正常大小的子宫；②妊娠产物完全在宫颈管内；③分段刮宫，宫腔内未发现任何妊娠产物。

确诊后可行搔刮宫颈管术或行吸刮宫颈管术，术前应做好输血准备，可于术前行子宫动脉栓堵术或给予 MTX 治疗，使胚胎死亡，其周围绒毛组织坏死，以减少刮宫术中出血；术后用纱布条填塞宫颈管创面以止血，若流血不止，可行双侧髂内动脉结扎。若效果不佳，应及时行全子宫切除术，以挽救生命。

2. 卵巢妊娠（ovarian pregnancy）　受精卵着床和发育在卵巢组织内者称为卵巢妊娠。是一种罕见的宫外孕。由于卵巢妊娠极少见，常常容易误诊为输卵管妊娠或黄体破裂而贻误治疗。卵巢妊娠的临床表现与输卵管妊娠极相似。破裂后可引起腹腔内大量出血，甚至休克。腹腔镜检查对诊断极有价值，但确诊需病理检查。原发性卵巢妊娠的诊断标准为：①患者输卵管正常；②胚囊必须位于卵巢组织内；③卵巢与胚囊是以卵巢固有韧带与子宫相连；④胚囊壁上有卵巢组织。

治疗上可行卵巢楔形切除。术后监测血 hCG 水平，如下降迟缓说明可能尚有部分绒毛组织残留，可用 MTX 治疗。

3. 腹腔妊娠　腹腔妊娠是指位于输卵管、卵巢及阔韧带以外的腹腔内妊娠，其发生率约为1∶15 000。腹腔妊娠分原发性和继发性两种。原发性腹腔妊娠指受精卵直接种植于腹膜、肠系膜、大网膜等处，极少见。继发性腹腔妊娠往往发生于输卵管妊娠流产或破裂后，偶可继发于卵巢妊娠囊胚落入腹腔后，附着于盆腔腹膜及邻近脏器表面者。腹腔妊娠由于胎盘附着异常，血液供应不足，胎儿不易存活至足月。

患者有停经及早孕反应，且病史中多有输卵管妊娠流产或破裂症状，随后阴道流血停止，腹部逐渐增大。胎动时，孕妇常感腹部疼痛，随着胎儿长大，症状逐渐加重。腹部检查发现子宫轮廓不清，但胎儿肢体极易触及，胎位异常，胎心异常清晰，胎盘杂音响亮。盆腔检查子宫比妊娠月份小并偏于一侧，但有时不易触及，胎儿位于子宫另一侧。近预产期时可有阵缩样假分娩发动，但宫口不扩张，经宫颈管不能触及胎先露部。若胎儿死亡，妊娠征象消失，月经恢复来潮，粘连的脏器和大网膜包裹死胎。胎儿逐渐缩小，日久者干尸化或成为石胎。若继发感染，形成脓肿，可向母体的肠管、阴道、膀胱或腹壁穿通，排出胎儿骨骼。超声显像若宫腔空虚，胎儿位于子宫以外，有助于诊断。

原发性腹腔妊娠诊断标准为：①两侧输卵管和卵巢必须正常，无近期妊娠的证据；②无子宫腹膜瘘形成；③妊娠只存在于腹腔内，无输卵管妊娠等的可能性。

腹腔妊娠确诊后，应剖腹取出胎儿。如胎盘附着于重要脏器不宜切除或无法剥除者，可将胎盘留置于腹腔，待术后逐渐吸收。

4. 剖宫产瘢痕妊娠　受精卵种植在子宫前壁峡部、既往剖宫产的瘢痕处且在此处生长发育者称为剖宫产瘢痕妊娠（cesarean scar pregnancy，CSP），是一种特殊类型的异位妊娠。近年来发病率明显上升。

其发病原因不清，推测与剖宫产后子宫下段内膜愈合缺陷有关，妊娠囊深深种植在剖宫产瘢痕部位，妊娠早期即可发生大出血或子宫破裂，妊娠晚期胎盘植入明显增加，处理不及时会危及孕产妇生命。其B超诊断标准为：宫腔内未见妊娠囊，宫颈管内无妊娠囊，妊娠囊生长在子宫峡部前壁，膀胱和妊娠囊之间肌壁薄弱。根据妊娠囊与子宫肌层的关系，CSP可分为两种类型，一种是妊娠囊种植在剖宫产切口瘢痕处，整体向宫腔内生长，这种类型可继续妊娠至中期或晚期，甚至足月分娩，但发生胎盘植入及严重大出血等并发症的可能性极大；另一种是妊娠囊完全种植在瘢痕缺损处，向膀胱及腹腔生长，孕早期即发生出血甚至子宫破裂，危险性亦极大，文献报道多为这种类型。诊断时应与宫颈妊娠、子宫峡部妊娠、宫内孕流产、滋养叶疾患等鉴别。处理原则应个体化，以抢救患者生命、保留生育功能、减少合并症为原则，应视具体情况而定，治疗方法包括：子宫动脉栓塞后清宫、B超引导下清宫及甲氨蝶呤药物保守治疗、腹腔镜或开腹子宫局部切开病灶清除及修补术、子宫切除术等。疑诊CSP时，切忌盲目清宫，不具备治疗条件时，要与患者及家属充分沟通，及时转诊。随着B超的普及和诊治水平的提高，CSP的误诊率逐步下降，宫、腹腔镜联合早期处理CSP，创伤小、恢复快，不失为一种微创治疗手段。

5. 子宫残角妊娠　子宫残角为先天发育畸形，由于一侧副中肾管发育不全所致。残角子宫往往不与另一侧发育较好的子宫腔沟通，但有纤维束与之相连。子宫残角妊娠是指受精卵着床于子宫残角内生长发育。

子宫残角妊娠受精方式可能有两种情况：①精子经对侧输卵管外游至患侧输卵管内与卵子结合而进入残角；②受精卵经对侧输卵管外游到患侧输卵管而进入残角着床。残角子宫壁发育不良，不能承受胎儿生长发育，常于妊娠中期时发生残角自然破裂，引起严重内出血，症状与输卵管间质部妊娠相似。偶有妊娠达足月者，分娩期亦可出现宫缩，但因不可能经阴道分娩，胎儿往往在临产后死亡。B型超声显像可协助诊断，确诊后应及早手术，切除残角子宫。若为活胎，应先行剖宫产，然后切除残角子宫。

（刘建辉）

第三节 妊娠剧吐

妊娠剧吐（hyperemesis gravidarum，HG）发生于妊娠5~10周，以频繁恶心呕吐为重要症状的一组症候群，发病率为0.3%~1.0%。恶性呕吐者可因酸中毒、电解质紊乱、肝肾衰竭危及孕妇生命。

【病因】

原因尚未明确。相关研究显示妊娠剧吐与妊娠相关激素的急剧增加或高水平有关，如hCG、雌激素等。一般认为妊娠剧吐与hCG增高密切相关，但症状的轻重与血hCG水平并不一定呈正相关。60%的HG患者可伴发短暂的甲状腺功能亢进，呕吐的严重程度与游离甲状腺激素显著相关。此外，焦虑、紧张、情绪不稳、经济条件差的孕妇易患妊娠剧吐，提示精神及社会因素对发病有影响。

【临床表现】

多见于年轻初孕妇，停经6周左右出现早孕反应，逐渐加重直至频繁呕吐不能进食，呕吐物中有胆汁或咖啡样物质。严重呕吐可引起脱水及电解质紊乱，体内脂肪代谢增加，其中间产物丙酮聚积，引起代谢性酸中毒。患者体重明显减轻≥5%，面色苍白，口唇干裂，皮肤干燥，脉搏细数，尿量减少，尿酮体阳性，严重时血压下降、肝肾功能受损。病情继续发展，可出现嗜睡、意识模糊、谵妄甚至昏迷。

频繁呕吐以致不能进食者，可引起维生素 B_1 及维生素K缺乏。维生素 B_1 缺乏常导致Wernicke综合征，临床表现为眼球震颤、视力障碍、共济失调、严重者精神和意识障碍。若治疗不及时，死亡率达50%。维生素K缺乏可导致凝血功能障碍，常伴有血浆蛋白及纤维蛋白原减少，孕妇出血倾向增加，可发生鼻出血、骨膜下出血，甚至视网膜出血。

【诊断及鉴别诊断】

根据停经后出现严重恶心呕吐等症状，不难诊断。可通过超声检查排除葡萄胎，并与可致呕吐的其他疾病如急性病毒性肝炎、胆道疾病、胃肠炎、脑膜炎及脑肿瘤等鉴别。测定血常规、血黏度、电解质、二氧化碳结合力、尿比重、尿酮体等可判断病情严重程度；眼底检查可了解有无视网膜出血，必要时行神经系统检查。

【治疗】

患者应住院治疗，禁食，根据检查结果，积极纠正脱水及电解质紊乱。静脉滴注葡萄糖液及林格氏液共3 000mL/d，加入维生素 B_6、维生素C，维持尿量≥1 000mL/d，并给予维生素 B_1 肌内注射。出现代谢性酸中毒时，可适当补充碳酸氢钠；低钾者可静脉补钾，营养不良者可予5%氨基酸注射液、脂肪乳静脉滴注。经治疗呕吐停止，症状缓解后可试进食。

止吐治疗：①维生素 B_6 或维生素 B_6-多西拉敏复合剂；②甲氧氯普胺：妊娠早期应用甲氧氯普胺并未增加胎儿畸形、自然流产的发生风险，新生儿出生体重与正常对照组相比无显著差异；③昂丹司琼（恩丹西酮）：仍缺乏足够证据证实昂丹司琼对胎儿的安全性，虽然其绝对风险低，但使用时仍需权衡利弊；④异丙嗪：异丙嗪的止吐疗效与甲氧氯普胺基本相似；⑤糖皮质激素：甲泼尼龙可缓解妊娠剧吐的症状，但鉴于妊娠早期应用与胎儿唇裂相关，应避免在孕10周前作为一线用药，且仅作为顽固性妊娠剧吐患者的最后止吐方案。

出现以下情况应考虑终止妊娠：体温持续高于38℃；脉搏≥120次/min；持续黄疸或蛋白尿；出现多发性神经炎及神经性体征；伴发Wernicke综合征等。

（刘建辉）

第四节 妊娠期高血压疾病

为妊娠与高血压并存的一组疾病，严重威胁母婴健康。子痫前期-子痫的基本病理生理变化是全身小血管痉挛和血管内皮损伤。子痫前期-子痫的主要特点为病因的异质性、严重程度的延续性和临床表现的多样性。子痫前期-子痫的主要临床表现为妊娠期出现的高血压，严重时可导致终末器官损伤，甚至发生抽搐。子痫前期-子痫的治疗原则主要为降压、解痉、镇静等，密切监测母儿，适时终止妊娠是最有效的处理。

妊娠期高血压疾病（hypertensive disorders of pregnancy，HDP）是妊娠与血压升高并存的一组疾病，发生率5%~12%。该组疾病包括妊娠期高血压（gestational hypertension）、子痫前期（preeclampsia）、子痫（eclampsia），以及慢性高血压并发子痫前期（chronic hypertension with superimposed preeclampsia）和妊娠合并慢性高血压（chronic hypertension），严重影响母婴健康，是孕产妇和围产儿病死率升高的主要原因。

【分类与临床表现】

妊娠期高血压疾病的分类与临床表现见表7-2。

表7-2 妊娠期高血压疾病分类与临床表现

分类	临床表现
妊娠期高血压	妊娠期出现高血压，收缩压≥140mmHg和/或舒张压≥90mmHg，于产后12周内恢复正常；尿蛋白（-）；产后方可确诊
子痫前期	妊娠20周后出现收缩压≥140mmHg和/或舒张压≥90mmHg，伴蛋白尿≥0.3g/24h，或随机尿蛋白（+） 或虽无蛋白尿，但合并下列妊娠一项者： • 血小板减少（血小板<100×10^9/L） • 肝功能损害（血清转氨酶水平为正常值2倍以上） • 肾功能损害（血肌酐水平大于1.1mg/dL或为正常值2倍以上） • 肺水肿 • 新发的中枢神经系统异常或视觉障碍
子痫	子痫前期基础上发生不能用其他原因解释的抽搐
慢性高血压并发子痫前期	慢性高血压妇女妊娠前无蛋白尿，妊娠20周后出现蛋白尿；或妊娠前有蛋白尿，妊娠后蛋白尿明显增加，或血压进一步升高，或血小板减少<100×10^9/L，或出现其他肝肾功能损害、肺水肿、神经系统异常或视觉障碍等严重表现
妊娠合并慢性高血压	妊娠20周前收缩压≥140mmHg和/或舒张压≥90mmHg（除外滋养细胞疾病），妊娠期无明显加重；或妊娠20周后首次诊断高血压并持续到产后12周以后

注：（1）普遍认为<34周发病者为早发型子痫前期；

（2）大量蛋白尿（24h尿蛋白≥5g）既不作为判断子痫前期严重程度的标准，亦不作为终止妊娠的指征，但需严密监测

子痫前期 - 子痫是妊娠期特有的疾病，在妊娠 20 周后发生。本病是一种动态性疾病，病情可呈持续性进展，这就是子痫前期 - 子痫严重程度的持续性。“轻度”子痫前期只代表诊断时的状态，任何程度的子痫前期都可能导致严重不良预后，因此不再诊断“轻度”子痫前期，而诊断为子痫前期，以免造成对病情的忽视，将伴有严重表现的子痫前期诊断为“重度”子痫前期，以引起临床重视（表 7-3）。

表 7-3　重度子痫前期的诊断标准

子痫前期伴有下列任何一种表现
• 收缩压 ≥ 160mmHg，或舒张压 ≥ 110mmHg（卧床休息，2 次测量间隔至少 4h）
• 血小板减少（血小板 <100 × 10^9/L）
• 肝功能损害（血清转氨酶水平为正常值 2 倍以上），严重持续性右上腹或上腹疼痛，不能用其疾病解释，或两者均存在
• 肾功能损害（血肌酐水平大于 1.1mg/dL 或无其他肾脏疾病时肌酐浓度为正常值 2 倍以上）
• 肺水肿
• 新发生的中枢神经系统异常或视觉障碍

（一）子痫前期

【诊断】

根据病史、临床表现及辅助检查即可作出诊断，由于该病临床表现的多样性，应注意评估有无多脏器损害。

1. 病史　注意询问妊娠前有无高血压、肾病、糖尿病、系统性红斑狼疮、血栓性疾病等病史，妊娠期高血压疾病家族史，了解患者此次妊娠后高血压、蛋白尿、头痛、视力模糊、上腹疼痛、少尿、抽搐等症状出现的时间和严重程度。

2. 高血压　同一手臂至少 2 次测量，收缩压 ≥ 140mmHg 和 / 或舒张压 ≥ 90mmHg 定义为高血压。若血压较基础血压升高 30/15mmHg，但低于 140/90mmHg 时，不作为诊断依据，但需严密观察。对首次发现血压升高者，应间隔 4h 或以上复测血压。对于收缩压 ≥ 160mmHg 和 / 或舒张压 ≥ 110mmHg 的严重高血压，为观察病情指导治疗，应密切观察血压。为确保测量准确性，应选择型号合适的袖带（袖带长度应该是上臂围的 1.5 倍）

3. 尿蛋白　高危孕妇每次产前检查均应检测尿蛋白，尿蛋白检查应选中段尿，对可疑子痫前期孕妇应测 24h 尿蛋白定量。尿蛋白的诊断标准有 2 个：①尿蛋白 ≥ 0.3g/24h；②尿蛋白定性 ≥（+）。随机尿蛋白定性不准确，只有定量方法不可用时才考虑使用。要注意避免阴道分泌物或羊水污染尿液。当泌尿系统感染、严重贫血、心力衰竭和难产时，可导致蛋白尿。

4. 辅助检查　应进行以下常规检查：①血常规；②尿常规；③肝功能；④肾功能、尿酸；⑤凝血功能；⑥心电图；⑦电子胎心监护；⑧超声检查胎儿、胎盘和羊水等。视病情发展、诊治需要应酌情增加以下有关检查项目：①眼底检查；②超声等影像学检查肝、胆、胰、脾肾等脏器；③电解质；④动脉血气分析；⑤心脏彩超及心功能检查；⑥脐动脉血流、子宫动脉等多普勒血流监测；⑦头颅 CT 或磁共振检查；⑧有条件的单位可检查自身免疫性疾病相关指标。

【鉴别诊断】

妊娠期高血压、子痫前期主要与慢性肾炎相鉴别，妊娠期发生急性肾炎者较少见。妊娠前已存在慢性肾炎病变者，妊娠期常可发现蛋白尿，重者可发现管型及肾功能损害，伴有持续性血压升高，眼底可有肾炎性视网膜病变。隐匿型肾炎较难鉴别，需仔细询问相关病史，应进一步做肾小球及肾小管功能检查。本病还应与妊娠合并慢性高血压相鉴别，后者在妊娠前已存在高血压疾病。

【病因及发病机制】

至今病因和发病机制尚未完全阐明。子痫前期是一种多因素、多机制及多通路致病的疾病，无法以"一元论"来解释，这就是子痫前期病因的异质性，有学者提出子痫前期发病机制"两阶段"学说。第一阶段为临床前期，即子宫螺旋动脉滋养细胞重铸障碍，导致胎盘缺血、缺氧，释放多种胎盘因子；第二阶段胎盘因子进入母体血液循环，促进系统性炎症反应的激活及血管内皮损伤，引起子痫。

子痫前期 - 子痫多样化的临床表现。有关病因和发病机制的主要学说有以下几种：

1. 子宫螺旋小动脉重铸不足　正常妊娠时，细胞滋养层细胞分化为绒毛滋养细胞和绒毛外滋养细胞（extravillous trophoblast，EVT）。EVT 包括间质绒毛外滋养细胞（interstitial extravillous trophoblast，iEVT）和血管内绒毛外滋养层细胞（endovascular extravillous trophoblast，enEVT）。iEVT 负责浸润子宫内膜基质直至子宫肌层的内 1/3 处，enEVT 则进入子宫螺旋小动脉管腔并逐渐替代血管壁平滑肌细胞、内皮细胞，使动脉由高阻力低容量血管转变为低阻力高容量血管以提高胎盘的血流量、确保母胎之间物质交换正常进行和胎儿发育。但子痫前期绒毛外滋养细胞浸润能力受损，造成"胎盘浅着床"和子宫螺旋动脉重铸极其不足，仅蜕膜层血管重铸，子宫螺旋动脉的官腔径为正常妊娠的 1/2，血管阻力增大，胎盘灌注减少，从而引发子痫前期的一系列症状。但造成子宫螺旋小动脉重铸不足的机制尚待研究。

2. 炎症免疫过度激活　子痫前期患者无论是母胎界面局部还是全身均存在炎症免疫反应过度激活现象。现有证据显示，母胎界面局部处于主导地位的天然免疫系统在子痫前期发病中起重要作用，Toll 样受体家族、蜕膜自然杀伤细胞（dNK）、巨噬细胞等的数量、表型和功能异常均可影响子宫螺旋小动脉重铸，造成胎盘浅着床。特异性免疫研究集中在 T 细胞，正常妊娠时母体 Th1/Th2 免疫状态向 Th2 漂移，但子痫前期患者蜕膜局部 T 淋巴细胞向 Th1 型漂移。近年发现，$CD4^{+}CD25^{+}$ 调节性 T 细胞（regulatory T cell，Treg 细胞）参与 Th1/Th2 免疫状态的调控。当 Treg 细胞显著减少时，促进 Th1 占优势，使母体对胚胎免疫耐受降低，引发子痫前期。

3. 血管内皮细胞受损　血管内皮细胞损伤是子痫前期的基本病理变化之一，它使扩血管物质如一氧化氮（NO）、前列环素 I_2 合成减少，而缩血管物质如内皮素（ET）、血栓素 A_2 等合成增加，从而促进血管痉挛。此外血管内皮损伤还可激活血小板及凝血因子，加重子痫前期的高凝状态。引起子痫前期血管内皮损伤的因素很多，如炎性介质：肿瘤坏死因子、白细胞介素 -6、极低密度脂蛋白等，还有氧化应激反应。

4. 遗传因素　子痫前期具有家族倾向性，提示遗传因素与该病发生有关，但遗传方式尚不明确。由于子痫前期的异质性，尤其是遗传和环境因素的交互作用产生了复杂的表型。在子痫前期遗传易感性研究中，尽管目前已定位了十几个子痫前期染色体易感区域，但在该区域内进一步寻找易感基因仍面临很大的挑战。

5. 营养缺乏　已发现多种营养因素如低白蛋白血症、钙、镁、锌、硒等缺乏与子痫前期发生发展可能有关,但是这些证据需要更多的临床研究进一步证实。

【病理生理变化及对母儿影响】

基本病理生理变化是全身小血管痉挛和血管内皮损伤。全身各脏器各系统灌注减少,对母儿造成危害,甚至导致母儿死亡。由于该病表现为多脏器和系统损害,故有学者提出子痫前期 - 子痫综合征(preeclampsia-eclampsia syndrome)的概念。

1. 脑 脑血管痉挛,通透性增加,导致脑水肿、充血、局部缺血、血栓形成及出血等。CT检查脑皮质呈现低密度区,并有相应的局部缺血和点状出血,提示脑梗死,并与昏迷及视力下降、失明相关。大范围脑水肿主要表现为感觉迟钝和思维混乱,个别患者可出现昏迷,甚至脑疝。子痫前期脑血管阻力和脑灌注压均增加,高灌注压可致明显头痛。而子痫的发生与脑血管自身调节功能丧失相关。

2. 肾脏 肾小球扩张,内皮细胞肿胀,纤维素沉积于内皮细胞。血浆蛋白自肾小球漏出形成蛋白尿。肾血流量及肾小球滤过量下降,导致血尿酸和肌酐水平升高。肾脏功能严重损害可致少尿及肾衰竭。

3. 肝脏 肝脏损害常表现为血清转氨酶水平升高。肝脏的特征性损伤是门静脉周围出血,严重时门静脉周围坏死和肝包膜下血肿形成,甚至发生肝破裂危及母儿生命。

4. 心血管 血管痉挛,血压升高,外周阻力增加,心肌收缩力受损和射血阻力(即心脏后负荷)增加,心输出量明显减少,心血管系统处于低排高阻状态,加之内皮细胞活化使血管通透性增加,血管内液进入心肌细胞间质,导致心肌缺血、间质水肿、心肌点状出血或坏死、肺水肿,严重时导致心力衰竭。

5. 血液 由于全身小动脉痉挛,血管壁渗透性增加,血液浓缩,血细胞比容上升。当血细胞比容下降时,多合并贫血或红细胞受损或溶血。

6. 内分泌及代谢 由于血管紧张素转化酶增加,妊娠晚期盐皮质激素、去氧皮质酮升高可致钠潴留,血浆胶体渗透压降低,细胞外液可超过正常妊娠,但水肿与子痫前期的严重程度及预后关系不大。通常其电解质水平与正常妊娠无明显差异。子痫抽搐后,可出现乳酸性酸中毒及呼吸代偿性的二氧化碳丢失,可致血中碳酸盐浓度降低。

7. 子宫胎盘血流灌注 子宫螺旋动脉重铸不足导致胎盘灌注下降,螺旋动脉平均直径仅为正常孕妇螺旋动脉直径的 1/2,加之伴有内皮损害及胎盘血管急性动脉粥样硬化,使胎盘功能下降,胎儿生长受限,胎儿窘迫。若胎盘床血管破裂可致胎盘早剥,严重时母儿死亡。

【预测与预防】

子痫前期的预测对于早期预防和早期治疗,降低母婴死亡率有重要意义,但目前尚无特别有效可靠和经济的预测方法。首次产前检查应进行风险评估,主张联合多项指标综合评估预测,尤其要联合高危因素。

1. 高危因素 流行病学调查发现孕妇年龄≥ 40 岁,子痫前期病史、抗磷脂抗体阳性、高血压、慢性肾炎、糖尿病或遗传性血栓形成倾向、初次产检时 BMI ≥ 35kg/m^2、子痫前期家族史(母亲或姐妹)、本次妊娠为多胎妊娠、首次怀孕、妊娠间隔时间≥ 10 年以及早孕期收缩压≥ 130mmHg 或舒张压≥ 80mmHg 等均与子痫前期密切相关。

2. 生化指标 包括可溶性酪氨酸激酶 -1(soluble Fms-like tyrosine kinase-1,sFlt-1)、胎盘生长因子(placental growth factor,PLGF)、胎盘蛋白 13(placental protein 13,PP13)、可溶性内皮因子(soluble en doglin,sEng)等。生化指标联合高危因素,有一定预测价值。

3. 子宫动脉多普勒血流检测 妊娠 20~24 周时进行,如子宫动脉搏动指数和阻力指数持续升高或出现子宫动脉舒张早期切迹等病理波形，有助于预测子痫前期的发生。

对低危人群目前尚无有效的预防方法。对预测发现的高危人群，可能有效的预防措施有：

1. 适度锻炼 妊娠期应适度锻炼，合理安排休息，以保持妊娠期身体健康。

2. 合理饮食 妊娠期不推荐严格限制盐的摄入，也不推荐肥胖孕妇限制热量摄入。

3. 补钙 低钙摄入（摄入量 <600mg/d）的孕妇建议补钙，口服 1.5~2.0g/d。

4. 阿司匹林 抗凝治疗主要针对有特定子痫前期高危因素者。用法：可从妊娠 $11\sim13^{+6}$ 周，最晚不超过妊娠 20 周开始使用，每晚睡前口服低剂量阿司匹林 100~150mg 至 36 周，或者至终止妊娠前 5~10 日停用。

【治疗】

治疗目的是控制病情、延长孕周、尽可能保障母儿安全。治疗原则主要为降压、解痉、镇静等；密切监测母儿情况；适时终止妊娠是最有效的处理措施。

1. 评估和监测 子痫前期病情复杂、变化快，分娩和产后生理变化及各种不良刺激均可能导致病情变化。因此，对产前、产时和产后的病情进行密切评估和监测十分重要，以便了解病情进展情况，及时合理干预，避免不良临床结局发生。评估和监测的内容及频率需根据病情严重程度决定。

评估和监测的内容包括：①症状：血压、有无头痛、眼花、胸闷、腹部疼痛、胎动、阴道流血、尿量、孕妇体重变化等；②辅助检查：血常规、尿常规、随机尿蛋白 / 肌酐、24h 尿蛋白定量、肝肾功能、凝血功能、电子胎心监护、产科超声检查、脐动脉血流、孕妇超声心动图检查等。

2. 一般处理

(1) 妊娠期高血压和子痫前期患者可门诊治疗，重度子痫前期患者应住院治疗。

(2) 应注意适当休息，保证充足的蛋白质和热量，不建议限制食盐摄入。

(3) 保证充足睡眠，必要时可睡前口服地西泮 2.5~5mg。

3. 降压 降压治疗的目的：预防子痫、心脑血管意外和胎盘早剥等严重母儿并发症。收缩压≥ 160mmHg 和 / 或舒张压≥ 110mmHg 的严重高血压必须降压治疗；收缩压≥ 150mmHg 和 / 或舒张压≥ 100mmHg 的非严重高血压建议降压治疗；收缩压 140~150mmHg 和 / 或舒张压 90~100mmHg 不建议治疗，但对并发脏器功能损伤者可考虑降压治疗。妊娠前已用降压药治疗的孕妇应继续降压治疗。

目标血压：未并发脏器功能损伤者，收缩压应控制在 130~155mmHg，舒张压应控制在 80~105mmHg；并发脏器功能损伤者，则收缩压应控制在 130~139mmHg，舒张压应控制在 80~89mmHg。降压过程力求下降平稳，不可波动过大。为保证子宫胎盘血流灌注，血压不建议低于 130/80mmHg。

常用口服降压药物降压，若口服药物控制血压不理想，可静脉用药。为防止血液浓缩、有效循环血量减少和高凝倾向，妊娠期一般不使用利尿剂降压。不推荐使用阿替洛尔和哌唑嗪，禁止使用血管紧张素转换酶抑制剂（ACEI）和血管紧张素Ⅱ受体拮抗剂（ARB）。常用的降压药物有：

(1) 拉贝洛尔（labetalol）：为 α、β 肾上腺素能受体阻滞剂，降低血压但不影响肾及胎盘血流量，并可对抗血小板凝集，促进胎儿肺成熟。该药显效快，不引起血压过低或反射性心动过速。用法：50~150mg 口服，3~4 次 /d。静脉注射：初始剂量 20mg，10min 后若无有效降压则剂量加倍，最大单次剂量 80mg，直至血压控制，最大总剂量 220mg/d。静脉滴注：50~100mg 加入 5% 葡萄糖 250~500mL，根据血压调整滴速，待血压稳定后改口服。

(2)硝苯地平(nifedipine):为钙离子通道阻滞剂,可解除外周血管痉挛,使全身血管扩张,血压下降,由于其降压作用迅速,一般不主张舌下含化。用法:口服10mg,3~4次/d,必要时可以加量,一般30~90mg/d,24h总量不超过120mg。其副作用为心悸、头痛,使用时需监测血压变化,警惕血压太低而造成的严重并发症。因其与硫酸镁有协同作用,故不建议联合使用。

(3)尼莫地平(nimodipine):为钙离子通道阻滞剂,其优点在于选择性地扩张脑血管。用法:20~60mg口服,2~3次/d;静脉滴注:20~40mg加入5%葡萄糖溶液250mL,每日总量不超过360mg,该药副作用为头痛、恶心、心悸及颜面潮红。

(4)尼卡地平(nicardipine):二氢吡啶类钙离子通道阻滞剂。用法:口服初始剂量20~40mg,3次/d。静脉滴注1mg/h起,根据血压变化每10分钟调整剂量。

(5)酚妥拉明(phentolamine):α肾上腺素能受体阻滞剂。用法:10~20mg溶入5%葡萄糖100~200mL,以10μg/min静脉滴注。

(6)甲基多巴(methyldopa):可兴奋血管运动中枢的α受体,抑制外周交感神经而降低血压,妊娠期使用效果较好。用法:250mg口服,3~4次/d。根据病情酌情增减,最高不超过2g/d。其副作用为嗜睡、便秘、口干、心动过缓。

(7)硝酸甘油(nitroglycerin):作用于氧化亚氮合酶,可同时扩张动脉和静脉,降低前后负荷,主要用于合并心力衰竭和急性冠脉综合征时高血压急症的降压治疗。起始剂量5~10μg/min静脉滴注,每5~10分钟增加滴速至维持剂量20~50μg/min。

(8)硝普钠(sodium nitroprusside):强效血管扩张剂,扩张周围血管使血压下降。由于药物能迅速通过胎盘进入胎儿体内,并保持较高浓度,其代谢产物(氰化物)对胎儿有毒性作用,不宜在妊娠期使用。分娩期或产后血压过高,应用其他降压药效果不佳时,方考虑使用。用法:50mg加入5%葡萄糖溶液糖溶液500mL,以0.5~0.8μg/(kg·min)静脉缓滴。妊娠期应用仅适用于其他降压药物无效的高血压危象孕妇。用药期间,应严密监测血压及心率。

4. 解痉　硫酸镁是子痫治疗的一线药物,也是重度子痫前期预防子痫发作的关键药物。硫酸镁控制子痫再次发作的效果优于地西泮、苯巴比妥和冬眠合剂等镇静药物。除非存在硫酸镁应用禁忌或硫酸镁治疗效果不佳,否则不推荐使用地西泮和苯妥英钠等用于子痫的预防或治疗。

(1)作用机制:镁离子可通过下列机制解痉:①抑制运动神经末梢释放乙酰胆碱,阻断神经肌肉接头间的信息传导,使骨骼肌松弛;②刺激血管内皮细胞合成前列环素,抑制内皮素合成,降低机体对血管紧张素Ⅱ的反应,从而缓解血管痉挛状态;③通过阻断谷氨酸通道阻止钙离子内流,解除血管痉挛、减少血管内皮损伤;④提高孕妇和胎儿血红蛋白的亲和力,改善氧代谢。

(2)用药指征:①控制子痫抽搐及防止再抽搐;②预防重度子痫前期发展成为子痫;③重度子痫前期患者临产前用药,预防产时子痫或产后子痫。硫酸镁不可作为降压药使用。

(3)用药原则:①预防和治疗子痫的硫酸镁用药方案相同;②分娩前未使用硫酸镁者,分娩过程中可使用硫酸镁,并持续至产后至少24~48h;③注意保持硫酸镁血药浓度的稳定性。

(4)用药方案:静脉用药:负荷剂量硫酸镁4~6g,溶于25%葡萄糖20mL静推(15~20min),或者溶于5%葡萄糖100mL快速静脉滴注(15~20min),继而硫酸镁1~2g/h静脉滴注维持。为了夜间更好的睡眠,可在睡眠前停用静脉给药,改为肌内注射1次,用法:25%硫酸镁20mL+2%利多卡因2mL深部臀肌内注射。硫酸镁24h用药总量一般不超过25g,用药时限一般不超过5日。

(5)注意事项:血清镁离子有效治疗浓度为1.8~3.0mmol/L,超过3.5mmol/L可能出现中毒症状。使用硫酸镁必备条件:①膝腱反射存在;②呼吸≥ 16 次 /min;③尿量≥ 17mL/h 或≥ 400mL/24h;④备有 10% 葡萄糖酸钙。镁离子中毒时停用硫酸镁并静脉缓慢推注(5~10min)10% 葡萄糖酸钙 10mL。如患者同时合并肾功能不全、心肌病、重症肌无力等,则硫酸镁应慎用或减量使用。条件许可,用药期间可监测血清镁离子浓度。

5. 镇静　镇静药物可缓解孕产妇精神紧张、焦虑症状,改善睡眠,当应用硫酸镁无效或有禁忌时,可使用镇静药物来预防并控制子痫。

(1)地西泮(diazepam):具有较强的镇静、抗惊厥、肌肉松弛作用,对胎儿及新生儿的影响较小。用法:2.5~5mg 口服,3 次 /d 或睡前服用;10mg 肌内注射或静脉缓慢推入(>2min)可用于预防子痫发作。1h 内用药超过 30mg 可能发生呼吸抑制,24h 总量不超过 100mg。

(2)冬眠药物:可广泛抑制神经系统,有助于解痉降压,控制子痫抽搐。冬眠合剂由哌替啶 100mg、氯丙嗪 50mg、异丙嗪 50mg 组成,通常以 1/3 或 1/2 量肌内注射,或加入 5% 葡萄糖 250mL 内静脉缓慢滴注。由于氯丙嗪可使血压急剧下降,使肾及子宫胎盘血供减少,导致胎儿缺氧,且对母儿肝脏有一定的损害,现仅用于硫酸镁治疗效果不佳者。

(3)苯巴比妥钠:具有较好的镇静、抗惊厥、控制抽搐作用,子痫发作时给予 0.1g 肌内注射,预防子痫发作时给予 30mg/ 次口服,3 次 /d。由于该药可致胎儿呼吸抑制,分娩前 6h 慎用。

6. 利尿　不主张常规应用利尿剂,仅当患者出现全身性水肿、肺水肿、脑水肿、肾功能不全、急性心力衰竭时,可酌情使用呋塞米等快速利尿剂。

甘露醇主要用于脑水肿,该药属高渗性利尿剂,患者心力衰竭或潜在心力衰竭时禁用。甘油果糖适用于肾功能有损伤的患者。严重低蛋白血症有腹腔积液者,可补充白蛋白后再给予利尿剂。

7. 促胎肺成熟　孕周 <35 周的子痫前期患者,预计 1 周内可能分娩者均应给予糖皮质激素促胎肺成熟治疗。

8. 分娩时机和方式　子痫前期患者经积极治疗母儿状况无改善或者病情持续进展时,终止妊娠是唯一有效的治疗措施。

(1)终止妊娠时机:①妊娠期高血压、子痫前期患者可期待治疗至 37 周终止妊娠。②重度子痫前期患者:妊娠 <24 周经治疗病情不稳定者建议终止妊娠;孕 24~28 周根据母儿情况及当地医疗条件和医疗水平决定是否期待治疗;孕 28~34 周,若病情不稳定,经积极治疗 24~48h 病情仍加重,促胎肺成熟后应终止妊娠;若病情稳定,可考虑继续期待治疗,并建议提前转至早产儿救治能力较强的医疗机构。妊娠≥ 34 周患者应考虑终止妊娠。

(2)终止妊娠的方式:如无产科剖宫产指征,原则上考虑阴道试产。但如果不能短时间内阴道分娩,病情有可能加重,可放宽剖宫产指征。

(3)分娩期间注意事项:注意观察自觉症状变化,监测血压并继续降压治疗,应将血压控制在≤ 160/110mmHg;监测胎心变化;积极预防产后出血;产时不可使用任何麦角新碱类药物。

9. 产后处理　妊娠期高血压可延续至产后,但也可在产后首次发生高血压、子痫前期甚至子痫。产后新发生的高血压称为产后高血压(postpartum hypertension),虽然其未被归类为妊娠期高血压疾病,但仍需重视。当血压持续≥ 150/100mmHg 时建议降压治疗,当出现重度子痫前期和子痫时,降压的同时应使用硫酸镁。

10. 早发型重度子痫前期的处理　重度子痫前期发生于妊娠 34 周之前者称为早发型(early onset),发生于妊娠 34 周及之后者为晚发型(late onset)。对于早发型重度子痫前期,建议住院治疗,降压治疗并给予糖皮质激素促胎肺成熟,严密监测母儿情况,充分评估病情以明确有无严重的脏器损害,从而决定是否终止妊娠。当出现以下情况时建议终止妊娠:①患者出现持续不适症状或严重高血压;②子痫、肺水肿、HELLP 综合征;③发生严重肾功能不全或凝血功能障碍;④胎盘早剥;⑤太小无法存活的胎儿;⑥胎儿窘迫。

(二)子痫

子痫是子痫前期 - 子痫最严重的阶段,发作前可有不断加重的严重表现,也可发生于无血压升高或升高不显著,尿蛋白阴性的病例。通常产前子痫较多,产后 48h 约占 25%。子痫抽搐进展迅速,是造成母儿死亡的最主要原因,应积极处理。

【临床表现】

前驱症状短暂,表现为抽搐、面部充血、口吐白沫、深昏迷;随之深部肌肉僵硬,很快发展成典型的全身高张阵挛惊厥、有节律的肌肉收缩和紧张,持续约 1~1.5min,其间患者无呼吸动作;此后抽搐停止,呼吸恢复,但患者仍昏迷,最后意识恢复,但易激惹、烦躁。

【诊断与鉴别诊断】

子痫通常在子痫前期的基础上发生抽搐,但应与癫痫、脑炎、脑肿瘤、脑血管畸形破裂出血、糖尿病高渗性昏迷、低血糖昏迷相鉴别,通过询问病史及检查,一般不难鉴别。

【治疗】

1. 一般急诊处理 子痫发作时需保持气道通畅,维持呼吸、循环功能稳定,密切观察生命体征,留置尿管监测尿量等。避免声、光等刺激。预防坠地外伤、唇舌咬伤。

2. 控制抽搐 硫酸镁是治疗子痫及预防复发的首选药物。当患者存在硫酸镁应用禁忌或硫酸镁治疗无效时,可考虑应用地西泮、苯妥英钠或冬眠合剂控制抽搐。子痫患者产后需继续应用硫酸镁 24~48h。

3. 降低颅压 可以 20% 甘露醇 250mL 快速静脉滴注降低颅压。

4. 控制血压 脑血管意外是子痫患者死亡的最常见原因。当收缩压持续≥ 160mmHg,舒张压≥ 110mmHg 时要积极降压以预防脑血管并发症。

5. 纠正缺氧和酸中毒 面罩和气囊吸氧,根据动脉血气 pH、二氧化碳分压、碳酸氢根浓度等,给适量 4% 碳酸氢钠纠正酸中毒。

6. 终止妊娠 一旦抽搐控制后即可考虑终止妊娠。

附:HELLP 综合征

HELLP 综合征(hemolysis, elevated liver enzymes, and low platelets syndrome, HELLP syndrome)以溶血、肝酶升高及血小板减少为特点,常危及母儿生命。

【病因与发病机制】

本病的主要病理改变与妊娠期高血压疾病相同,如血管痉挛、血管内皮损伤、血小板聚集与消耗、纤维蛋白沉积和终末器官缺血等,但发展为 HELLP 综合征的启动机制尚不清楚。

HELLP 综合征的发生可能与自身免疫机制有关,研究表明该病患者血中补体被激活,过敏毒素、C3a、C5a 及终末 C5b-9 补体复合物水平升高,可刺激巨噬细胞、白细胞及血小板合成血管活性物质,使血管痉挛性收缩,内皮细胞损伤引起血小板聚集、消耗,导致血小板减少、溶血及肝酶升高。

【对母儿的影响】

1. 对孕产妇的影响 HELLP 综合征孕妇可并发肺水肿、胎盘早剥、体腔积液、产后出血、弥散性血管内凝血(DIC)、肾衰竭、肝破裂等,剖宫产率高,死亡率明显增高。有资料表明,多器官功能衰竭(MODS)及DIC是HELLP综合征最主要的死亡原因。

2. 对胎儿的影响　因胎盘供血、供氧不足,胎盘功能减退,导致胎儿生长受限、死胎、死产、早产。

【临床表现】

常见主诉为右上腹或上腹部疼痛、恶心、呕吐、全身不适等非特异性症状,少数可有轻度黄疸,查体可发现右上腹或上腹肌紧张,体重骤增、水肿。如凝血功能障碍严重可出现血尿、消化道出血。多数患者有重度子痫前期的基本特征,约20%患者血压正常或轻度升高,15%孕妇可既无高血压也无明显的蛋白尿。

本病可发生于妊娠中期至产后数日的任何时间,70%以上发生于产前。产后发生HELLP综合征伴肾衰竭和肺水肿者,危险性更大。

【诊断】

本病表现多为非特异性症状,确诊主要依靠实验室检查。

1. 血管内溶血　外周血涂片中见破碎红细胞、球形细胞,血清总胆红素≥20.5μmol/L,血清结合珠蛋白 <250mg/L。

2. 肝酶升高　ALT≥40U/L或AST≥70U/L,LDH水平升高。

3. 血小板减少　血小板计数 <100×10^9/L。根据血小板减少程度,将HELLP综合征分3级:

Ⅰ级:血小板≤50×10^9/L;Ⅱ级:血小板在(50~100)$\times10^9$/L之间;Ⅲ级:血小板在(100~150)$\times10^9$/L之间。LDH升高和血清结合珠蛋白降低是诊断HELLP综合征的敏感指标,常在血清未结合胆红素升高和血红蛋白降低前出现。

【鉴别诊断】

HELLP综合征应与血栓性血小板减少性紫癜、溶血性尿毒症综合征、妊娠期急性脂肪肝等鉴别(表7-4)。

表7-4　HELLP综合征的鉴别诊断

	HELLP综合征	血栓性血小板减少性紫癜	溶血性尿毒症综合征	妊娠期急性脂肪肝
主要损害器官	肝脏	神经系统	肾脏	肝脏
妊娠期	中、晚孕	中孕	产后	晚孕
血小板	减少	严重减少	减少	正常或减少
PT/APTT	正常	正常	正常	延长
溶血	+	+	+	+/–
血糖	正常	正常	正常	降低
纤维蛋白原	正常	正常	正常	明显减少
肌酐	正常或升高	升高	升高	升高

[注]PT:凝血酶原时间,APTT:活化部分凝血活酶时间

【治疗】

HELLP综合征应住院治疗,按重度子痫前期治疗,在此基础上的其他治疗包括:

1. 肾上腺皮质激素　血小板 <50×10^9/L考虑肾上腺皮质激素治疗,可使血小板计数、乳

酸脱氢酶、肝功能等各项参数改善，尿量增加，平均动脉压下降，并可促使胎儿肺成熟。妊娠期每12小时静脉滴注地塞米松10mg，产后应继续应用3次，以免出现血小板再次降低、肝功恶化、少尿等危险。

2. 输注血小板　血小板 <50×10^9/L 且血小板数量迅速下降或存在凝血功能障碍时应考虑备血及血小板；<20×10^9/L 或剖宫产时或有出血时，应输注浓缩血小板、新鲜冻干血浆。但预防性输注血小板并不能预防产后出血的发生。

3. 产科处理

(1)终止妊娠的时机：孕龄≥32周或胎肺已成熟、胎儿窘迫、先兆肝破裂及病情恶化者，应立即终止妊娠；病情稳定、妊娠 <32周、胎肺不成熟及胎儿情况良好者，应考虑对症处理、延长孕周，通常在期待治疗4日内终止妊娠。

(2)分娩方式：HELLP综合征不是剖宫产指征，分娩方式依产科因素而定。

(3)麻醉选择：因血小板减少，有局部出血危险，故阴部阻滞和硬膜外麻醉禁忌，阴道分娩宜采用局部浸润麻醉，剖宫产采用局部浸润麻醉或全身麻醉。

（黄　鑫）

第五节　胎盘早剥

【概述】

妊娠20周后或分娩期，正常位置的胎盘在胎儿娩出前，部分或全部从子宫壁剥离，称为胎盘早剥(placental abruption)。胎盘早剥是妊娠晚期的一种严重并发症，起病急、进展迅速，若处理不及时，可危及母儿生命。国内发生率0.46%~2.1%，国外发生率1%~2%。

【病因】

胎盘早剥的发病机制尚未完全阐明，其发病可能与以下因素有关。

1. 孕妇血管病变　胎盘早剥孕妇多并发妊娠期高血压疾病子痫前期、子痫、慢性高血压及慢性肾脏疾病，尤其已有全身血管病变者居多。当底蜕膜螺旋小动脉痉挛或硬化，引起远端毛细血管缺血坏死以致破裂出血，形成血肿，导致该处胎盘自附着处剥离。

2. 机械性因素　外伤(特别是腹部直接受撞击)、行外倒转术矫正胎位、脐带过短或绕颈、在分娩过程中胎先露部下降牵拉脐带，双胎妊娠的第一胎儿娩出过快或羊水过多破膜时羊水流出过快，使宫腔内压力骤然降低，子宫突然收缩，均可导致胎盘自子宫壁剥离。

3. 子宫静脉压突然升高　见于妊娠晚期或临产后，孕妇长时间仰卧位时，巨大的子宫压迫下腔静脉，回心血量减少，血压下降，而子宫静脉压升高，导致蜕膜静脉床淤血或破裂，导致部分或全部胎盘自子宫壁剥离。

4. 其他　近10年的研究证实吸烟使血管发生退行性变而增加了毛细血管的脆性，尼古丁对血管收缩的影响以及血清中一氧化碳结合蛋白浓度升高均可导致血管痉挛缺血，从而诱发胎盘早剥。胎膜早破孕妇发生胎盘早剥的危险性较无胎膜早破者增加3倍，其发生的机制不明确，可能与胎膜早破后伴发绒毛膜羊膜炎有关。孕妇年龄及产次、可卡因滥用等也与胎盘早剥具有相关性。

【病理及病理生理改变】

胎盘早剥的主要病理变化是底蜕膜出血，形成血肿，使胎盘自附着处剥离。可分为三种病理类型(图 7-5)。

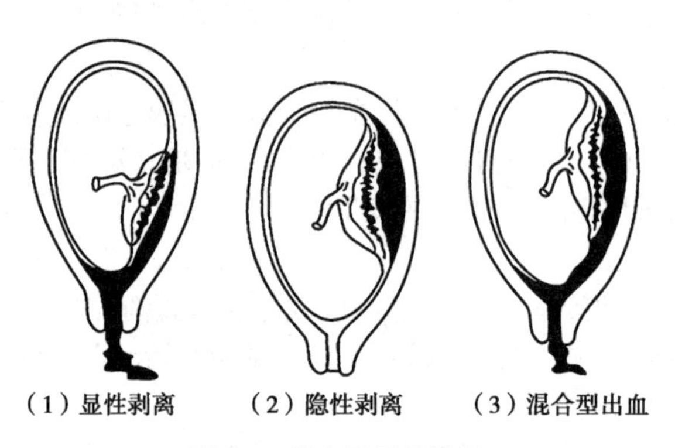

图 7-5 胎盘早剥的类型

若底蜕膜出血少,剥离面小,血液很快凝固,临床多无症状;若底蜕膜出血增加,形成胎盘后血肿,使胎盘的剥离部分不断扩大,当血液冲开胎盘边缘,沿胎膜与子宫壁之间经宫颈管向外流出,即为显性剥离(revealed abruption)或外出血,大部分胎盘早剥属于这种类型。若胎盘边缘仍附着于子宫壁上,或胎头已固定于骨盆入口,使血液积存于胎盘与子宫壁之间不能外流,即为隐性剥离(concealed abruption)或内出血。由于血液不能外流,胎盘后积血越积越多,宫底会随之升高。当内出血过多时,血肿内压力增大,血液仍可冲开胎盘边缘与胎膜,经宫颈管外流,形成混合性出血(mixed hemorrhage)。偶有出血穿破羊膜而溢入羊水中,使羊水成为血性羊水。

胎盘早剥发生内出血时,有时会发生子宫胎盘卒中(uteroplacental apoplexy)。此时血液积聚于胎盘与子宫壁之间,随血肿压力逐渐增大,血液浸入子宫肌层,引起肌纤维分离,甚至断裂、变性。当血液浸及子宫浆膜层时,子宫表面呈蓝紫色瘀斑,尤其在胎盘附着处更明显,称为子宫胎盘卒中。此时,由于肌纤维受血液浸渍,收缩力减弱,常出现宫缩乏力性产后出血。有时血液渗入阔韧带以及输卵管系膜,甚至可能经输卵管流入腹腔。

严重的胎盘早剥可以发生弥散性血管内凝血(DIC)。从剥离处的胎盘绒毛和蜕膜中释放大量的组织凝血活酶,进入母体循环内,激活凝血系统,肺、肾等脏器的毛细血管内有微血栓形成,造成脏器的损害。胎盘早剥持续时间越久,促凝物质进入母体循环越多,激活纤维蛋白溶解系统,产生大量的纤维蛋白原降解产物(fibrin degradation product,FDP),引发纤溶亢进。由于凝血因子大量消耗及产生高浓度的 FDP,最终导致凝血功能障碍。

【临床表现及分级】

典型临床表现是阴道流血、腹痛,可伴有子宫张力增高和子宫压痛,尤以胎盘剥离处最明显。阴道流血特征为陈旧不凝血,但出血量往往与疼痛程度、胎盘剥离程度不一定符合,尤其后壁胎盘的隐性剥离。早期表现通常以胎心率异常为首发变化,宫缩间歇期子宫呈高张状态,胎位触诊不清。严重时,子宫呈板状,压痛明显,胎心率改变或消失,甚至出现恶心、呕吐、出汗、面色苍白、脉搏细弱、血压下降等休克征象。

在临床上推荐按照胎盘早剥的 Page 分级标准评估病情的严重程度(表 7-5)

出现胎儿宫内死亡的患者,胎盘剥离面积常超过 50%;接近 30% 的胎盘早剥会出现凝血功能障碍。

表 7-5 胎盘早剥的 Page 分级标准

分级	标准
0 级	分娩后回顾性产后诊断
Ⅰ级	外出血，子宫软，无胎儿窘迫
Ⅱ级	胎儿宫内窘迫或胎死宫内
Ⅲ级	产妇出现休克症状，伴或不伴弥散性血管内凝血

【辅助检查】

1. 超声检查　可协助了解胎盘的部位及胎盘早剥的类型，明确胎儿大小及存活情况。若有胎盘后血肿，超声声像图显示胎盘与子宫壁之间出现液性暗区，界限不清楚，胎盘异常增厚或胎盘边缘“圆形”裂开，同时可排除前置胎盘。重型患者的 B 超声像图则更加明显，除胎盘与宫壁间的液性暗区外，还可见到胎盘绒毛板向羊膜腔凸出以及胎儿的状态（有无胎动及胎心搏动）。需要注意的是超声检查阴性不能完全排除胎盘早剥，尤其是子宫后壁的胎盘。

2. 实验室检查　主要了解患者贫血程度及凝血功能。血常规检查了解患者贫血程度，Ⅱ级及Ⅲ级胎盘早剥患者需监测肾功及二氧化碳结合力，有条件时应做血气分析，并做 DIC 的筛选试验（如血小板计数、凝血酶原时间、纤维蛋白原测定），结果可疑者，进一步做纤溶确诊试验（如凝血酶时间、优球蛋白溶解时间和血浆鱼精蛋白副凝试验）。血纤维蛋白原 <250mg/L 为异常，如 <150mg/L 对诊断凝血功能障碍有意义。紧急情况下，可抽取肘静脉血 2mL 置于干燥试管中，7min 后如无血块形成或形成易碎的软凝血块，提示凝血功能障碍。

【诊断及鉴别诊断】

依据病史、症状、体征及实验室检查。Ⅰ级早剥由于症状与体征不够典型，诊断往往有一定困难，应仔细观察与分析，并借超声检查来确定。Ⅱ级及Ⅲ级早剥的症状与体征均比较典型，诊断多无困难。确诊胎盘早剥的同时，要进行必要的实验室检查，确定有无凝血功能障碍及肾衰竭等并发症，以便制订合理的处理方案。Ⅰ级早剥需与前置胎盘鉴别。Ⅱ级及Ⅲ级早剥主要与先兆子宫破裂鉴别。

【并发症】

1. 弥散性血管内凝血（DIC）　胎盘早剥是妊娠期发生凝血功能障碍的最常见原因，约 1/3 胎死宫内的患者可能发生 DIC。临床表现为皮下、黏膜或注射部位出血，阴道出血不凝或仅有较软的凝血块，有时尚可发生尿血、咯血及呕血等现象。DIC 一旦发生，病死率很高，应积极防治。

2. 产后出血　胎盘早剥发生子宫胎盘卒中时，子宫肌层收缩受到影响，经治疗后多能好转，但发生 DIC 而致凝血功能障碍时，发生产后出血的可能性极大且严重，必须提高警惕。

3. 急性肾衰竭　重型胎盘早剥大多伴有妊娠期高血压疾病，在此基础上加上失血过多、休克时间长及 DIC 等因素，均严重影响肾脏血流量，造成双侧肾皮质或肾小管缺血坏死，出现急性肾衰竭。

4. 羊水栓塞　胎盘早剥时羊水可经开放的血管进入母体血液循环，其有形成分栓塞肺血管，引起肺动脉高压，后果严重。

【对母儿影响】

胎盘早剥对母儿的影响极大，孕妇剖宫产率、贫血、产后出血率、DIC 发生率均升高。

胎儿因母体急性失血而缺氧、发生新生儿窒息、早产、死胎概率增加，围产儿死亡率约

11.9%，是非胎盘早剥者 25 倍。

【治疗】

胎盘早剥是妊娠晚期的常见并发症，严重危及母儿的生命安全，尤其是Ⅱ级、Ⅲ级早剥，病程短，进展快，应高度重视。治疗原则为积极抢救休克，及时终止妊娠，积极防治并发症。

1. 纠正休克 尽快建立静脉通路，迅速补充血容量，改善血液循环。输血必须及时，尽量输新鲜血，既能补充血容量，又可补充凝血因子，保持血细胞比容在 0.30 以上，尿量 >30mL/h。

2. 及时终止妊娠 胎盘早剥病情凶险，母儿的预后与处理是否及时密切相关。胎儿娩出前，胎盘可能继续剥离，难以控制出血，持续时间越长，病情越严重，并发凝血功能障碍等合并症的可能性也越大。因此，一旦确诊Ⅱ级、Ⅲ级早剥，必须及时终止妊娠。终止妊娠的方法根据胎次、早剥的严重程度，胎儿宫内状况及宫口开大等情况而定。

(1) 经阴道分娩：适于Ⅰ级早剥，一般情况较好，出血以显性为主，宫口已开大，估计短时间内能迅速分娩者。应人工破膜，使羊水缓慢流出，缩减子宫容积，腹部包裹腹带压迫胎盘使其不再继续剥离，必要时配合静脉滴注缩宫素缩短产程。分娩过程中，密切观察患者的血压、脉搏、宫底高度、宫缩情况及胎心等的变化，发现异常，及时行剖宫产术。

(2) 剖宫产：适于Ⅱ级早剥，不能在短时间内结束分娩者；Ⅰ级早剥，有胎儿窘迫征象，需抢救胎儿者；Ⅲ级早剥，胎儿已死，产妇病情恶化，不能立即分娩者；破膜后产程无进展者。术中取出胎儿、胎盘后，立即宫体注射宫缩剂、按摩子宫，一般均可使子宫收缩良好，控制出血。若发现为子宫胎盘卒中，在按摩子宫同时，可用热盐水纱布湿热敷子宫，宫缩多可好转，出血亦可得到控制。若发生难以控制的大量出血，应快速输血、凝血因子，并行子宫切除术。

3. 并发症的处理

(1) 产后出血：产后应及时应用子宫收缩剂如缩宫素、前列腺素制剂等；胎儿娩出后人工剥离胎盘并按摩子宫。若经各种措施仍不能控制出血，子宫收缩不佳时，须及时作子宫切除术。若大量出血且无凝血块，应考虑为凝血功能障碍，并按凝血功能障碍处理。

(2) 凝血功能障碍的处理：应迅速终止妊娠，阻断促凝物质进一步进入母体血液循环，纠正凝血功能障碍。①及时补充血容量及凝血因子，可输入红细胞悬液、血浆、血小板或冷沉淀。库存血若超过 4h，血小板功能即受破坏，效果差。②肝素的应用：适用于 DIC 高凝阶段。对于处于凝血障碍的活动性出血阶段，应用肝素可加重出血，故一般不主张应用肝素治疗。③抗纤溶剂：当 DIC 处于纤溶亢进阶段，出血不止时可应用氨基己酸、氨甲环酸、抑肽酶等。

(3) 肾衰竭：应随时注意尿量，若尿量少于 30mL/h，应及时补充血容量；若少于 17mL/h 或无尿时，应考虑有肾衰竭的可能，可用 20% 甘露醇 250mL 快速静脉滴注，或呋塞米 20~40mg 静脉推注，必要时可重复使用，一般多能于 1~2 日内恢复。经处理尿量在短期内不见增加，血尿素氮、肌酐、血钾等明显增高，CO_2 结合力下降，提示肾衰竭情况严重，出现尿毒症，此时应进行透析疗法，以抢救产妇生命。

【预防】

健全孕产妇三级保健制度，加强产前检查，积极预防与治疗妊娠期高血压疾病，对合并慢性肾炎等高危妊娠应加强管理；妊娠晚期避免长时间仰卧位及腹部外伤；胎位异常行外倒转术纠正胎位时，操作必须轻柔，高危患者不主张行倒转术；处理羊水过多或双胎分娩时，避免宫腔内压骤然降低等。

（刘建辉）

第六节　前 置 胎 盘

正常妊娠时，胎盘附着于子宫体部。胎盘低位着床的三种结局：早期流产；向子宫底迁移；留在原位发展成前置胎盘。妊娠28周后，胎盘附着于子宫下段，甚至胎盘下缘达到或覆盖宫颈内口，其位置低于胎先露部，称为前置胎盘（placenta previa）。前置胎盘是妊娠晚期出血的主要原因之一，是妊娠期的严重并发症。其发生率国外为0.3%~0.5%，国内为0.24%~1.57%。

【病因】

目前原因尚不清楚，高危人群为：多次妊娠、多次流产、刮宫操作、剖宫产手术及子宫肌瘤手术史、盆腔炎、产褥感染、辅助生殖技术受孕、子宫形态异常、妊娠中期超声提示胎盘前置状态等。可能与下述因素有关：

1. 子宫内膜病变与损伤　产褥感染、多产、上环、多次刮宫、剖宫产等手术，引起子宫内膜炎，子宫内膜缺损，血液供应不足，为了摄取足够营养，胎盘代偿性扩大面积，伸展到子宫下段。前次剖宫产瘢痕可阻碍受精卵向上迁移，增加了前置胎盘的发生率。助孕技术由于改变了体内性激素的水平，造成胚胎与内膜发育不同步，也导致前置胎盘的发生。

2. 胎盘异常　当胎盘面积过大时，常延伸至子宫下段甚至达到宫颈内口；有些患者存在副胎盘，多附着于子宫下段；膜状胎盘大且薄，经常扩展到子宫下段。

3. 受精卵滋养层发育迟缓　当受精卵抵达子宫腔时，其滋养层发育迟缓，尚未发育到能着床的阶段而继续下移着床于子宫下段，并在该处生长发育形成前置胎盘。

4. 辅助生殖技术　使用的促排卵药物改变了体内性激素水平，由于受精卵的体外培养和人工植入，造成了子宫内膜与胚胎发育不同步，人工植入时可诱发宫缩，导致其着床于子宫下段。

【分类】

根据胎盘下缘与子宫颈内口的关系，前置胎盘可以分为三类（图7-6）。

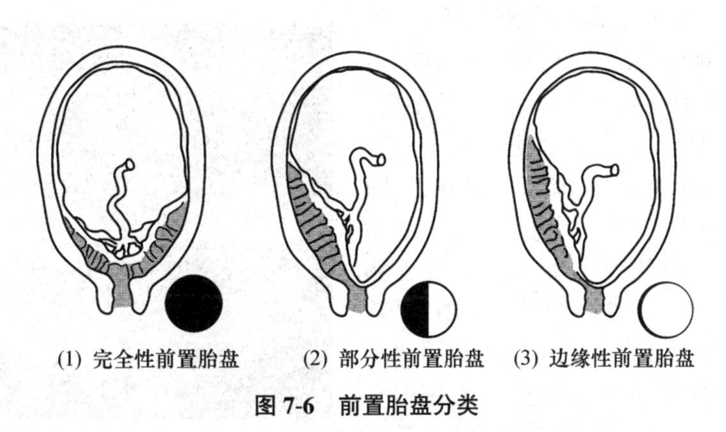

图7-6　前置胎盘分类

1. 完全性前置胎盘（complete placenta previa）　胎盘完全覆盖住子宫颈口，又称中央性前置胎盘。

2. 部分性前置胎盘（partial placenta previa）　胎盘覆盖部分子宫颈口。

3. 边缘性前置胎盘（marginal placenta previa）　胎盘的边缘刚好到达子宫颈内口，但未超越子宫颈内口。

4. 低置胎盘（low lying placenta）　胎盘附着于子宫下段，边缘距宫颈内口 <2cm。

前置胎盘类型可因诊断时间不同而各异，胎盘下缘与子宫颈内口的关系可随宫颈管消失、宫颈内口扩张而发生改变。尤其是接近临产期，如临产前部分性前置胎盘，临产后成为边缘性前置胎盘。通常按最后一次诊断结果分类。

【临床表现】

1. 症状　典型症状为妊娠晚期或临产时发生无诱因、无痛性反复性阴道流血。其出血原因是由于妊娠晚期子宫下段逐渐伸展，颈管缩短，附着于子宫下段及宫颈部位的胎盘不能相应伸展而引起错位分离导致出血。初次流血量一般不多，偶尔亦有第一次就发生致命性大出血者。随着子宫下段不断伸展，出血往往反复发生，且出血量亦越来越多。阴道流血发生时间的早晚、次数、出血量的多少与前置胎盘的类型有关。完全性前置胎盘往往初次出血的时间早，在妊娠 28 周左右，反复出血的次数频繁，量较多，有时一次大量出血即可使患者陷入休克状态；边缘性前置胎盘初次出血发生较晚，多在妊娠 37~40 周或临产后，量也较少；部分性前置胎盘出血特点介于上述两者之间。部分性或边缘性前置胎盘患者，破膜有利于胎先露对胎盘的压迫，破膜后胎先露若能迅速下降，直接压迫胎盘，流血可以停止。

2. 体征　由于反复多次或大量阴道流血，患者可出现贫血，贫血程度与出血量成正比，出血严重者可发生休克。腹部检查常发现胎先露高浮及胎位异常，约 1/3 为臀先露。胎儿可因孕妇反复多次或大量阴道流血发生缺氧，甚至胎死宫内。临产时宫缩为阵发性，有间歇期。

【诊断】

1. 病史、症状及体征　妊娠晚期无痛性反复性阴道出血，既往有多次妊娠、多次流产及刮宫操作、剖宫产手术及子宫肌瘤手术史、盆腔炎、产褥感染等。妊娠中期超声提示胎盘前置状态等，要注意询问阴道流血的量及次数，由于超声检查可清楚显示胎盘与子宫颈的位置，并确定前置胎盘的类型，故除非必要，一般不做阴道检查，尤其不应行颈管内指诊，以免使附着该处的胎盘剥离引起大出血。

2. 辅助检查　超声可清楚显示胎盘与子宫颈的位置，并确定前置胎盘的类型，准确性达 95%，是目前诊断前置胎盘的最有效手段（图 7-7）。阴道超声的准确性更高，但在已有阴道流血的患者中要慎用。应用超声时要注意孕周，妊娠中期胎盘相对较大，往往占据子宫下段或超越宫颈内口，此时可描述为胎盘前置状态，随妊娠进展，至妊娠晚期，子宫下段伸展增加了胎盘下缘与子宫颈内口的距离，胎盘可相应上移甚至达到正常位置。此外，磁共振（MRI）对软组织分辨率高，对胎盘位于子宫后壁及羊水少的孕妇可更全面立体地显示解剖结构，国内已逐渐开展。

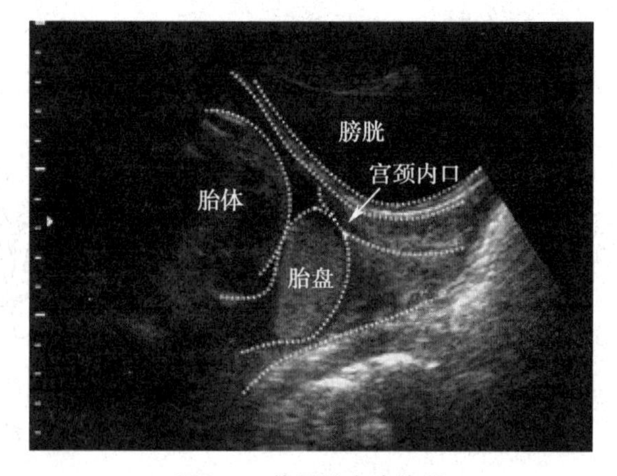

图 7-7　前置胎盘声像图

3. 产后检查胎盘及胎膜　可作为核实诊断。前置部位的胎盘母体面有黑紫色陈旧血块附着或胎膜破口距胎盘边缘距离 <7cm，则诊断为前置胎盘。

【鉴别诊断】

应与Ⅰ级胎盘早剥、帆状胎盘、前置血管破裂、胎盘边缘血窦破裂鉴别。同时，也需与宫颈病变如息肉、糜烂、宫颈癌等鉴别。

【对母儿影响】

1. 产时、产后出血 子宫下段肌肉组织菲薄，收缩力较差，既不能使附着于此处的胎盘完全剥离，又不能有效收缩压迫血窦而止血，因此常发生产后出血，量多且难以控制。

2. 植入性胎盘 胎盘绒毛因子宫下段蜕膜发育不良部分或全部植入子宫肌层，使胎盘剥离不全而发生大出血。有时为挽救孕妇生命需切除子宫。

3. 产褥感染 前置的胎盘剥离面接近宫颈外口，细菌易经阴道上行侵入胎盘剥离面，加之多数产妇因反复失血而致贫血、体质虚弱，产褥期容易发生感染。

4. 围产儿预后不良 前置胎盘出血多可致胎儿窘迫，甚至缺氧死亡。为挽救孕妇或胎儿生命而终止妊娠，早产率增加，新生儿窒息率增加。早产儿生活能力低下，围产儿的死亡率高。

【处理】

原则是抑制宫缩、止血、纠正贫血、预防感染。正确选择结束分娩的时间和方法。应以产妇安全为主，尽量避免胎儿早产，以减少其死亡率。

1. 期待疗法 目的是在保证孕妇安全的前提下尽可能延长孕周，提高围产儿存活率。适用于：妊娠 <34 周、胎儿体重 <2 000g、胎儿存活、阴道流血不多、一般情况良好的孕妇。患者需绝对卧床休息，禁忌性生活及阴道检查，血止后方可适量活动。一旦出现阴道流血，应住院治疗，密切监测阴道流血量及胎儿在宫内的情况。每日间断吸氧，每次 20min，提高胎儿血氧供应。纠正贫血，口服硫酸亚铁。血红蛋白少于 70g/L 时，需输血，维持血红蛋白在 100g/L 以上，血细胞比容大于 0.30。可给予镇静剂如地西泮，必要时可给予宫缩抑制剂，如硫酸镁。如出血时间久，需用广谱抗生素预防感染。估计近日需终止妊娠且胎龄 <34 周者，可给地塞米松 6mg，肌内注射 1 次 /12h，共 4 次，促进胎肺成熟。若在观察期间发生大量阴道流血或反复流血，则必须终止妊娠。期待疗法的时限为妊娠 36 周，因 35 周后，子宫生理性阵缩增加，前置胎盘出血率也相应增加，妊娠达 36 周时，可适时终止妊娠。

2. 终止妊娠

(1) 指征：①出血量大甚至休克，为挽救孕妇生命，无需考虑胎儿情况，应立即终止妊娠；②出现胎儿窘迫等产科指征时，胎儿已可存活，可行急诊手术；③临产后诊断的前置胎盘，出血量较多，估计短时间内不能分娩者，也应终止妊娠；④无临床症状的前置胎盘根据类型决定分娩时机。合并胎盘植入者可于妊娠 36 周及以上选择终止妊娠；完全性前置胎盘可于妊娠 37 周及以上选择终止妊娠；边缘性前置胎盘可于 38 周及以上选择终止妊娠；部分性前置胎盘应根据胎盘覆盖宫颈内口情况，适时终止妊娠。

(2) 剖宫产（cesarean section）：是前置胎盘终止妊娠的主要方式。优点：可短时间内结束分娩，对母儿相对安全。指征：完全性前置胎盘持续大量流血；部分性和边缘性前置胎盘出血多，先露高浮，胎龄达 36 周以上短时间内不能结束分娩，有胎心、胎位异常。

术前应积极纠正贫血，预防感染，备血，做好抢救新生儿及处理产后出血的准备。术中注意选择子宫切口位置，可参考术前超声胎盘定位，术中尽量避开胎盘。如胎盘位于下段前壁，可选择子宫体部纵切口；如胎盘位于下段侧壁，可选择偏向对侧的下段横切口；胎盘位于子宫下段后壁者，可选择下段横切口。

由于子宫下段的收缩力差，胎儿娩出后，立即应用缩宫素宫壁注射，及时徒手剥离胎盘，同时按摩子宫，减少产后出血量。如胎盘剥离后胎盘附着面出血不止，可应用以下方法：前列腺素样药物加强宫缩；吸收性明胶海绵上放置凝血酶压迫，用可吸收线“8”字缝合开放血窦；

B-Lynch缝合子宫;宫腔及子宫下段填塞纱布,24~48h后经阴道取出。以上方法无效时,可结扎双侧子宫动脉、髂内动脉或子宫动脉栓塞。仍无效或有胎盘植入时须作子宫切除术。

(3)阴道分娩(vaginal delivery)适应证:边缘性前置胎盘,枕先露,阴道流血不多,不存在头盆不称或胎位异常,短时间能结束分娩者。可在输血输液条件下人工破膜,利用胎先露部压迫胎盘达到止血目的,并反射性刺激子宫收缩加快产程。如破膜后先露下降不理想,阴道流血多或胎儿窘迫,应改行剖宫产术。

3. 紧急转送 如患者病情凶险,同时不具备输血及手术条件,需立即建立静脉通路,严格消毒下阴道填塞纱布,腹部加压包扎,由医务人员护送到上级医院治疗。

【预防】

搞好计划生育,推广避孕,防止多产,避免多次刮宫或宫内感染,以免发生子宫内膜损伤或子宫内膜炎;加强产前检查及宣教,戒烟、戒毒,避免被动吸烟;加强孕期管理,对妊娠期出血,无论出血量多少均须及时就医,以做到早期诊断,正确处理。

(刘建辉)

第七节 胎膜早破

【概述】

胎膜在临产前破裂,称胎膜早破(premature rupture of membrane,PROM)。国内发生率2.7%~7%。根据胎膜早破发生的时间分为两类:未足月胎膜早破(preterm premature rupture of membranes)即发生于妊娠20周后,但不足37周的胎膜早破,是早产的常见原因之一,70%以上与感染相关,可使围产儿死亡率、宫内感染率及产褥感染率升高;足月胎膜早破(term premature rupture of membranes)即发生于妊娠满37周之后的胎膜早破。胎膜早破常致早产、围产儿死亡、宫内及产后感染率升高。

【病因】

引起胎膜早破的因素很多,常是多因素相互作用的结果。

1. 生殖道感染 感染可由细菌、病毒等引起,致病微生物可造成上行性感染,产生的蛋白水解酶,降解胎膜的基质和胶质,降低组织抵抗力,使胎膜的强度减弱,易于破裂。

2. 羊膜腔内压力升高 如多胎妊娠、羊水过多或持续咳嗽等导致宫内压力增加,覆盖宫颈内口处的胎膜薄弱易于破裂。

3. 宫颈内口松弛 随妊娠进展,宫腔内压力自然增加,使胎膜进入扩张的宫颈或进入阴道,导致感染或受力不均,易于破裂。

4. 头盆不称或胎位异常 头盆不称或胎位异常如臀位、横位,使胎儿先露部与骨盆未能很好衔接,导致前羊水囊受羊膜腔内压力不均而破裂。

5. 营养因素 维生素C、铜及锌的缺乏,可降低胎膜的抗张能力,易引起胎膜早破。

【临床表现】

胎膜破裂后,90%孕妇可突然感到有较多液体自阴道流出,腹压增加时(咳嗽、负重等)羊水即流出,无腹痛及其他产兆。阴道检查时触不到前羊膜囊,上推胎先露时见到羊水自阴道流出。阴道窥器检查见后穹窿有羊水积聚或见羊水自宫颈口流出可确定诊断。若破口较小或高位破膜,则临床表现不典型,可能表现为仅有少量、间断阴道流液,会误以为阴道分泌物增多。

如并发羊膜腔感染时，可出现阴道流液有臭味，发热，孕妇及胎儿心率快，子宫压痛等。隐匿性羊膜腔感染时，临床症状不典型，有时仅表现为母儿心率快，需警惕。胎膜破裂后，常很快出现子宫收缩及宫口扩张。

【诊断】

1. 临床表现　孕妇感到有液体自阴道流出。

2. 检查　孕妇仰卧双腿屈曲分开，窥阴器检查见后穹窿有羊水积聚或见羊水自宫颈口流出可作为诊断胎膜早破的直接证据。

3. 辅助检查

(1) 阴道液 pH 测定：正常阴道液 pH 为 4.5~5.5，羊水 pH 为 7.0~7.5，尿液 pH 为 5.5~6.5。如果 pH ≥ 6.5，胎膜早破的可能性大。有时尿液、精液、细菌污染等可出现假阳性。

(2) 阴道液涂片检查：取阴道后穹窿积液置于载玻片上，干燥后检查见羊齿样结晶为羊水，用 0.5% 硫酸尼罗蓝染色，镜下见橘黄色胎儿上皮细胞，用苏丹Ⅲ染色可见橘黄色脂肪小粒，可确定为羊水，其结果比试纸测定 pH 可靠。

(3) 羊膜镜检查：羊膜镜下看不到前羊水囊，可直视胎先露部，即可诊断胎膜早破。现在极少应用。

(4) 腹部彩超检查：羊水平面明显减少，结合典型临床表现亦可诊断。

4. 羊膜腔感染的诊断　绒毛膜羊膜炎是胎膜早破的主要并发症。其诊断依据为：孕妇心动过速超过 100 次 /min，胎心率加快，超过 160 次 /min，孕妇体温超过 38℃而找不到原因时，白细胞超过 15×10^9/L，中性粒细胞比例增加，阴道恶臭分泌物。由于炎症刺激，子宫易激惹，表现为张力增加，压痛、反跳痛，该疼痛为持续性，无宫缩时存在，宫缩时强度增加。微生物学检查：为明确致病菌，对羊水进行革兰染色是一种快速简便的方法，但该方法存在假阴性率高和不能发现衣原体和支原体等缺点；细菌培养：是最佳的方法，在确定致病菌后同时可以进行药敏试验，缺点是需要时间长。

【对母儿的影响】

1. 对母体影响　破膜后，阴道病原微生物上行性感染更容易、更迅速。除造成孕妇产前、产时感染外，胎膜早破还是产褥感染的常见原因。足月前胎膜早破可引起胎盘早剥，确切机制尚不清楚，可能与羊水减少有关。羊膜腔感染易发生产后出血。

2. 对胎儿影响　围产儿死亡率为 2.5%~11%。常诱发早产。早产儿易发生新生儿呼吸窘迫综合征、颅内出血等并发症，围产儿死亡率增加。并发绒毛膜羊膜炎时，常引起胎儿及新生儿感染。胎膜早破后脐带脱垂或受压可致胎儿窘迫。妊娠 28 周前胎膜早破，胎肺发育不良及胎儿受压综合征的发生率明显增高。

【治疗】

1. 足月胎膜早破处理　足月胎膜早破常即将临产，如检查宫颈成熟，可观察 12h，80% 可自然临产。若 12h 内未临产，可采用药物引产。

2. 未足月胎膜早破处理　是治疗胎膜早破的难点。随破膜时间延长，母儿感染概率增加，预后不良。处理原则是：若胎肺不成熟，无胎儿窘迫，无感染征象，则期待治疗；若胎肺已成熟有明显感染征象，需立即终止妊娠，有胎儿窘迫者，针对宫内缺氧的原因，进行治疗。

(1) 期待治疗

1) 一般处理：卧床，适当臀部垫高，保持外阴清洁，动态监测孕妇体温、脉搏、宫缩及阴道流液性状，监测胎儿在宫内情况。

2）预防感染：破膜超过 12h 者，需应用抗生素，一方面降低胎儿及新生儿肺炎、败血症及颅内感染的发生率；另一方面，亦能大幅度减少绒毛膜羊膜炎及产后子宫内膜炎的发生。推荐首先静脉应用抗生素 2~3 日，之后改用口服抗生素维持。

3）抑制宫缩：见“早产”章节。

4）促胎肺成熟：妊娠小于 35 周，用地塞米松和倍他米松肌内注射。用法详见“早产”章节。

5）纠正羊水过少：孕周 <35 周，最大羊水深度≤ 2cm，可经羊膜腔输液，有助于胎肺发育，也可缓解产程中脐带受压（CST 显示频繁变异减速）。

⑵终止妊娠

1）阴道分娩：妊娠 35 周后，胎肺及宫颈成熟，无禁忌者可引产。

2）剖宫产：胎肺成熟，宫颈不成熟，胎位异常，明显羊膜腔感染征象，伴有胎儿窘迫或缩宫素引产不成功，应剖宫产终止妊娠，作好新生儿复苏准备。

【预防】

要重视孕期卫生指导及产前检查，早发现、早治疗下生殖道感染。加强孕期保健，避免负重和外伤，补充维生素、锌、铜等营养素，妊娠后期禁忌性生活，宫颈内口松弛者应于妊娠 14~18 周行宫颈环扎术。

（刘建辉）

第八节 胎儿窘迫

胎儿窘迫（fetal distress）是指胎儿在子宫内因急性或慢性缺氧危及其健康和生命的综合症状，是产科常见合并症。分为急性胎儿窘迫和慢性胎儿窘迫两种，急性胎儿窘迫多见于产时，慢性胎儿窘迫常因妊娠合并症和并发症影响胎盘功能所致，多发生于妊娠晚期，临产后常表现为急性胎儿窘迫。

【病因】

母血含氧量不足或母血容量不足、胎盘循环障碍、胎盘功能不全等均可导致胎儿窘迫。

1. 胎儿急性缺氧　因子宫胎盘血液循环障碍、气体交换受阻或脐带血液循环障碍所致。常见因素有：①胎盘早剥、前置胎盘出血、脐带脱垂或受压。②缩宫素使用不当。造成子宫收缩过强、过频不协调，宫内压长时间超过母血进入绒毛间隙的平均动脉压。③孕妇严重血液循环障碍致胎盘灌注减少，如各种原因导致的休克。④孕妇过量应用麻醉剂或镇静剂，抑制呼吸。

2. 胎儿慢性缺氧　常见因素有：①孕妇血液含氧量不足：如先天性心脏病、慢性心肺心功能不全、肺部感染、哮喘反复发作及严重贫血等；②胎盘组织细胞变性坏死：如妊娠期高血压疾病、慢性肾炎、糖尿病、过期妊娠等；③胎儿因素：如严重心血管畸形、呼吸系统疾病、母儿血型不合所致的溶血等导致胎儿携氧能力下降。

【病理生理变化】

胎盘是胎儿和母体进行氧气、营养和代谢废物交换的场所。胎儿血液循环一旦建立，胎盘交换能力就成为母 - 儿营养交换的决定因素。胎儿对宫内缺氧有一定的代偿能力，当子宫胎盘单位功能失代偿时，会导致胎儿缺血缺氧。此时，胎儿体内血液会重新分配，分流至心脑等重要脏器。胎心监护时会出现短暂重复的晚期减速。如持续缺氧，无氧糖酵解增加，发展为代谢性酸中毒。乳酸积聚会造成心脑等脏器的进行性损害，重者造成缺血缺氧性脑病甚至胎死宫内。缺氧使肠蠕动亢进,肛门括约肌松弛,排出胎粪污染羊水。严重缺氧可致胎儿呼吸运动加深,吸入粪染的羊水,出生后可出现新生儿吸入性肺炎。妊娠期的慢性缺氧影响子宫胎盘灌注,导致胎儿生长受限。

【临床表现及诊断】

1. 急性胎儿窘迫 多发生于产时。常由胎盘早剥、前置胎盘出血、脐带脱垂或受压、子宫收缩过强或休克引起。

(1)产时胎心率异常:正常胎心率基线在110~160次/min,胎儿早期缺氧时,可刺激胎儿肾上腺产生儿茶酚胺,表现为心率加快,胎心监护可以显示:胎心基线异常,胎心基线>160次/min,持续在180次/min以上,反复出现晚期减速、变异减速。持续缺氧未纠正者,胎心基线下降,出现心动过缓,当胎心基线低于110次/min,基线平直,变异减少,≤5次/min,伴频繁晚期减速及重度变异减速,说明胎儿缺氧严重,随时会胎死宫内。

(2)羊水胎粪污染:正常的羊水性状和成分随妊娠周数增加不断发生变化,足月妊娠时羊水为一种略浑浊、不透明的液体,内有胎脂、上皮细胞和毳毛等物质。一旦出现胎粪污染,羊水呈黄绿色,根据污染程度不同分为三度:Ⅰ度:浅绿色;Ⅱ度:黄绿色,浑浊;Ⅲ度:棕黄色,稠厚。羊水胎粪污染不是胎儿窘迫的征象,如果胎心率正常,需要加强监测,无需特殊处理;如果羊水粪染,同时有胎心率的变化,提示胎儿宫内状态不良,存在宫内缺氧,要尽早结束妊娠。

(3)胎动异常:胎动是监测胎儿中枢神经系统完整性和功能状态的间接方法,但与孕妇自身的认知能力有关。一般情况下,缺氧早期为胎动频繁,继而减弱及次数减少,直至消失。

(4)酸中毒:正常胎儿头皮血pH为7.25~7.35,如果pH<7.20,PO_2<10mmHg,PCO_2>60mmHg,可诊断胎儿酸中毒。但此项检查为有创的检查,宫口必须开大,胎膜已破裂,且不能反复进行,还存在感染的风险,临床应用受到一定的限制。

2. 慢性胎儿窘迫 多发生于妊娠晚期,临产后常表现为急性胎儿窘迫。常因妊娠合并症所致。

(1)胎动减少或消失:胎动<10次/12h为胎动减少,是胎儿缺氧的重要表现,应予警惕。临床上一般胎动消失24h后胎心消失。

(2)胎儿电子监护异常:出现胎心率异常提示有缺氧可能,详见“第五章第一节孕期监护”。

(3)胎儿生物物理评分低:6分为可疑胎儿缺氧,≤4分提示胎儿窘迫,详见“第五章第一节孕期监护”。

(4)脐动脉多普勒超声血流异常:胎儿宫内发育迟缓可表现为进行性舒张期血流降低、脐血流指数升高提示胎盘灌注不足。严重者可出现舒张末期血流缺失或倒置,提示可能随时胎死宫内。

【处理】

1. 急性胎儿窘迫 要果断采取措施,改善胎儿缺氧状态。

(1)病因治疗:若缩宫素使用不当所致宫缩过强,立即停用缩宫素,必要时应用宫缩抑制剂;如因羊水过少脐带受压,可经羊膜腔输液治疗。

(2)吸氧:左侧卧位,吸氧可以提高母血含氧量及胎儿血氧分压,一般吸氧15~30min。

(3)尽快终止妊娠:根据产程进展决定终止妊娠的方式。需做好新生儿抢救的准备。

1)宫口未开全或估计短时间不能结束分娩者,应立即剖宫产,指征为:胎心基线变异消失伴胎心基线低于110次/min,或频繁晚期减速或频繁重度变异减速;正弦波;胎儿头皮血pH<7.20。

2)宫口开全:骨产道正常,胎头双顶径已达坐骨棘平面以下,应尽快阴道助产。

2. 慢性胎儿窘迫 应针对病因处理,视孕周、胎儿成熟度和窘迫的严重程度决定处理。

(1)一般处理:左侧卧位。吸氧 2~3 次 /d,30min/ 次。积极治疗妊娠合并症及并发症。加强胎儿监护,注意胎动变化。

(2)期待疗法:孕周小,胎儿娩出后存活可能性小,尽量保守治疗以期延长胎龄,同时促胎儿成熟,争取胎儿成熟后终止妊娠。

(3)终止妊娠:妊娠近足月,胎动减少,胎盘功能进行性减退,胎心监护出现胎心基线率异常伴基线波动异常、OCT 出现频繁的晚期减速或重度变异减速、胎儿生物物理评分低于 4 分者,均应以剖宫产终止妊娠为宜。

(刘建辉)

第九节 母胎血型不合

母胎血型不合所致溶血性疾病是一种与血型有关的同种免疫性疾病,可发病于胎儿和新生儿的早期,是引起新生儿溶血性疾病的重要病因。本病主要是孕妇和胎儿之间血型不合而产生的同族血型免疫疾病,胎儿由父亲遗传下来的血型抗原恰为母亲所缺少,该抗原通过妊娠、分娩而进入母体,刺激母体产生免疫抗体,当此抗体又通过胎盘进入胎儿的血液循环时,可使其红细胞凝集破坏,引起胎儿或新生儿溶血性疾病(haemolytic disease of the fetus and newborn,HDF)。病儿可因严重贫血、心力衰竭而死亡,或因大量胆红素渗入脑细胞引起核黄疸而死亡。母儿血型不合,主要有 ABO 型和 Rh 型两大类,其他如 MN、Lew 等系统血型不合也可引起本病,但极少见。ABO 血型不合较多见,病情多较轻,易被忽视。Rh 血型不合在我国少见,但病情严重,常致胎死宫内或引起新生儿核黄疸。

【常见类型】

主要有 ABO 型和 Rh 型两大类。

1. ABO 血型不合 ABO 型不合所致新生儿溶血较多见。大多发生在孕妇血型为 O 型、胎儿血型为 A 型或 B 型时,孕妇可为胎儿的 A 或 B 抗原所致敏,而产生抗体。这种抗体通过胎盘进入胎儿血液,可使胎儿红细胞凝集破坏从而引起溶血。此外,输血、流产等都可能输进抗原,而使母体致敏。所以 ABO 溶血往往在第一胎即可发生,因为 O 型血孕妇在妊娠前就有机会接触 ABO 血型的抗原。虽然 ABO 血型不合的发生率高,但发生溶血的病例不多,即使溶血,一般病情也较轻,表现为轻中度贫血和黄疸,极少发生核黄疸和水肿,因此,危害性较小。

2. Rh 血型不合 Rh 血型系统已确定有 C、c、D、d、E、e 六种抗原,各抗原中以 D 抗原的抗原性强,引起 Rh 血型不合溶血症的发生率较高,也有两种抗原同时作用产生两种抗体,共同引发围产儿溶血。临床上首先以抗 D 血清(抗体)检验其为 D(+)或 D(-),临床上将 D(+)/(-)通常称为 Rh(+)/(-)。Rh 阴性率在不同种族和人群有差别:我国汉族为 0.34%,而有些少数民族在 5% 以上,美国白人约 15%。当孕妇血型为 Rh(-)、丈夫为 Rh(+)、胎儿也是 Rh(+)时,可以有少数胎儿红细胞带着 Rh 因子(抗原)进入母体,使母体致敏产生抗体,这些抗体经过胎盘进入胎儿血液循环,抗体与抗原相遇发生溶血。随着妊娠次数增多,母体内抗体也逐渐增多,抗原抗体反应所造成胎儿贫血,也因妊娠次数增多而愈来愈严重,甚至发生死胎。第一胎婴儿多能幸免罹病。如孕妇过去有流产或输血史,则以后第一次分娩胎儿也同样可患病。大多数

Rh 血型不合患儿出生后 24h 内病情进展较快。在我国 Rh(-)者明显少于国外,其中约 5%Rh(-)母亲的胎儿有溶血病。虽然发生率不高,但病情严重,往往引起胎婴儿死亡及严重后遗症,故应予重视。

【诊断】

轻症者多无特殊症状;严重者可出现胎儿水肿流产、早产甚至死胎。娩出后主要表现为贫血、水肿、肝脾肿大、黄疸及核黄疸,症状的轻重取决于抗体的多少、新生儿成熟度及代偿性造血能力等。

1. 妊娠期诊断

(1)病史:以往分娩史、输血史,凡曾分娩过病理性黄疸或水肿胎儿,母亲有流产、早产、死胎史者,均应警惕本胎有发生血型不合溶血病可能。

(2)血型检查:夫妇双方血型检查,如果女方为 O 型,男方为 A 型、B 型或 AB 型,做特异性抗体检查。如果女方为 Rh 阴性,男方为 Rh 阳性,也应进一步行孕妇血清学检查。

(3)孕妇血清学诊断方法:经血清学检查,Rh 血型不合抗体效价大于 1∶16,ABO 血型不合抗体效价在 1∶512 以上,提示溶血严重,病情加重。

(4)羊水 ΔOD450(光密度)测定:当胎儿溶血时羊水变黄,随溶血程度加重,羊水胆红素升高,导致羊水更黄。利用分光光度计,观察羊水在光密度为 450nm(ΔOD450)的值计算,来确定胎儿溶血程度。ΔOD450 值在第Ⅰ区,提示胎儿无溶血或仅轻度贫血;在第Ⅱ区提示中度溶血;第Ⅲ区提示胎儿溶血严重,有死亡危险。

(5)超声检查:观察胎儿有无头皮水肿,胸、腹腔积液,以及胎盘水肿情况。胎儿严重溶血时,可出现典型水肿胎儿。

(6)胎儿电子监护:妊娠 32 周后行 NST 检查,如出现正弦波型,提示胎儿有贫血缺氧可能。

(7)脐带血管穿刺:一般在脐血管换血或输血的同时,取样检查胎儿血型、Rh 因子、血红蛋白等,检测溶血度及检查治疗效果,有一定风险。

2. 新生儿期诊断 有溶血症的胎儿在出生后表现为皮肤苍白水肿,并迅速出现黄疸,多在 24~48h 内达到高峰,易发生心力衰竭、肝脾肿大及腹腔积液。

胎儿娩出后,可通过脐带血检查血型、Rh 因子、直接 coomb 试验,还可进行血清游离抗体及红细胞释放抗体试验。通过检测新生儿外周血的血红蛋白、血细胞比容、网织红细胞及有核红细胞计数等了解新生儿溶血和贫血的程度。如 48h 内新生儿间接胆红素达到 20mg/dL,有换血指征。

【治疗】

妊娠期治疗包括抑制母胎之间的免疫反应,防止或延缓胎儿的溶血,适时终止妊娠,防止胎儿宫内死亡,缓解新生儿溶解症,减少核黄疸的发生;新生儿期的处理包括及时阻止溶血的继续发生,防治核黄疸,纠正贫血。

1. 妊娠期和分娩期处理

(1)一般治疗:于妊娠早中晚期各进行 10 日的综合治疗,以提高胎儿的抵抗力。方法:25% 葡萄糖液 40mL 和维生素 C 500mg 每日静脉注射各一次,维生素 E 100mg 1 次 /d;同时补充铁剂、叶酸等。巴比妥 10~30mg 3 次 /d 口服,以加强肝细胞葡萄糖醛酸转换酶的活性,提高胆红素的结合能力,减少新生儿核黄疸的发生率。必要时,可应用肾上腺糖皮质激素抑制孕妇的免疫反应,减少抗体的产生。

(2)中医中药治疗:茵陈蒿汤加减(茵陈 30g、制大黄 6g、黄芩 15g、甘草 3g),自抗体升高时起，1 次 /d，煎服，直至分娩。

(3) 孕妇血浆置换：Rh 血型不合孕妇，在孕中期(24~26 孕周)，胎儿水肿未出现前，可进行血浆置换术。300mL 血浆可降低一个级别的抗体滴定度，每周需要 10~15L 血浆。此法比直接胎儿宫内输血或新生儿换血安全，但需血量较多。

(4) 宫内输血：宫内输血或换血指征：胎儿水肿，羊水 ΔOD450 在Ⅲ区胎儿尚未成熟，出生后尚不能成活。宫内输血可以挽救一部分严重溶血且胎龄过小的胎儿，借以延长胎龄，甚至胎肺成熟再进行终止妊娠。宫内输血有两条途径，包括胎儿腹腔内输血和脐静脉输血。目前多采用超声引导下脐静脉穿刺，Rh 母儿血型不合时，输入 Rh 阴性 O 型血，胎儿腹腔内输血输入浓缩红细胞，输血量等于(胎龄 −20)× 10mL。

(5) 终止妊娠时间和方式：妊娠越近预产期，抗体产生越多，对胎儿的危害也越大。原则为既防止死胎，又防止因过早终止妊娠而致早产死亡。根据抗体效价滴定度、胎儿胎盘功能、胎儿的成熟度、胎儿溶血症的严重程度等综合分析。轻度患者一般不超过预产期，无其他剖宫产指征者可阴道分娩，产程中需严密监测胎心；重度患者保守治疗维持妊娠达 32~33 周后可剖宫产终止妊娠，如胎肺不成熟者可给地塞米松促胎肺成熟。

胎儿娩出时尽快钳夹脐带，留长度为 7~10cm，用 1 : 5 000 呋喃西林包裹保湿，待换血时用。同时需检查新生儿心率、呼吸、水肿情况，检查心、肝、脾的大小，测量胎盘大小和重量，必要时送病理检查。

2. 新生儿观察和治疗　要严密观察新生儿贫血、黄疸进展情况，注意是否有心力衰竭。如脐带血胆红素 <68μmol/L(4mg/dL)，胆红素增长速度 <855μmol/L(每小时 0.5mg/dL)，间接胆红素 <342μmol/L(20mg/dL)，可选用光疗及选择性给予白蛋白、激素、保肝药、苯巴比妥、γ 球蛋白等保守治疗。

【预防】

Rh 母胎血型不合母亲，间接 Coomber 试验阴性，可分别于妊娠 28 周、34 周、产后 72h 内，肌内注射抗 D 免疫球蛋白 300μg。如果经济条件不允许，可于产后注射一次。羊水穿刺、流产、早产后也应注射抗 D 免疫球蛋白，以便保护母亲和下一次妊娠。

(刘建辉)

第十节　早　　产

早产(preterm birth)是指妊娠满 28 周至不足 37 周(196~258 天)间分娩者。此时娩出的新生儿叫早产儿(preterm neonates)，体重为 1 000~2 499g。国内早产发生率为 5%~15%，早产是围产儿死亡的首要原因，约 70% 的围产儿死亡是由于早产。早产按原因可分为自发性早产、未足月胎膜早破导致的早产和治疗性早产三种，最常见的是自发性早产，约占 45%。

【原因】

1. 感染　临床研究证实 30 周前的早产 80% 由于感染所致。生殖道炎症，如细菌性阴道病、滴虫性阴道炎、衣原体感染、淋病、梅毒及泌尿系统感染等均可由下生殖道上行性感染。宫内感染常伴发胎膜早破、绒毛膜羊膜炎，30%~40% 的早产与此有关。

2. 妊娠并发症与合并症　如妊娠期高血压疾病、慢性肾炎、妊娠合并心脏病、妊娠肝内胆汁淤积症等，均可因疾病本身或医源性因素提前终止妊娠造成早产。

3. 胎盘因素　如前置胎盘，胎盘早剥、胎盘功能减退等。

4. 子宫因素　宫颈手术史及宫颈功能不全、子宫畸形、或多胎羊水过多造成的子宫过度膨胀等。

【临床表现】

孕妇可有晚期流产、早产及产伤史，此次妊娠满 28 周后至 37 周前出现较规律宫缩，间隔时间 5~6min，持续时间 30s 以上，肛门检查或阴道检查发现宫颈管消失、宫口扩张。部分患者可伴有少量阴道流血或阴道流液。

【诊断及预测】

临床上可以将早产分为先兆早产和早产临产两个阶段。先兆早产（threatened preterm labor）指出现规律或不规律宫缩，伴宫颈管进行性缩短。早产临产（preterm labor）需符合下列条件：出现规律宫缩（20min ≥ 4 次，或 60min ≥ 8 次），伴宫颈的进行性改变；宫颈扩张 1cm 以上；宫颈展平 ≥ 80%。

目前常用两种方法进行早产的预测：①经阴道超声测量宫颈长度（cervical length，CL）及宫颈内口漏斗形成情况：宫颈长度 <25mm，或宫颈内口漏斗形成伴宫颈缩短，则早产的风险增大（图 7-8，图 7-9）；②阴道后穹窿分泌物胎儿纤连蛋白（fetal fibronectin，fFN）检测：检测呈阳性（>50ng/mL）时，对早产有预测意义。如果先兆早产孕妇中 fFN 阴性，则两周内不发生早产率即阴性预测值高达 99%。如果 fFN 检测结果是阴性，则 1 周内不分娩的阴性预测值达 97%，2 周内不分娩的阴性预测值达 95%。相较于宫颈长度，fFN 是预测短期内早产的标志物，两者联合应用，可以增加预测早产的敏感性和特异性。

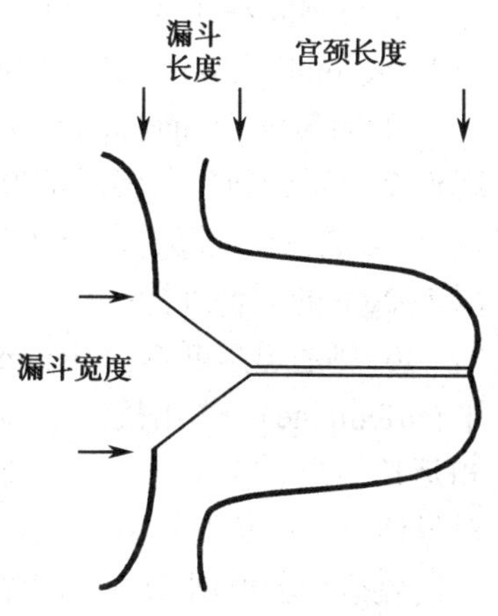

图 7-8　超声检查宫颈管剖面示意图

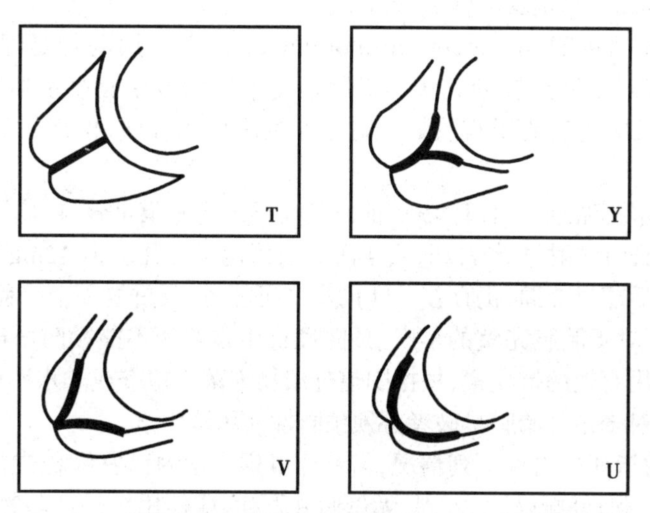

图 7-9　宫颈长度及宫颈内口扩张形状之间的关系示意图

【治疗】

治疗原则:若胎膜完整,母胎情况允许下尽可能保胎至34周。

1. 卧床休息 宫颈无改变、宫缩较频繁、阴道分泌物fFN阴性的先兆早产患者,需减少活动,避免长时间站立;宫颈已有改变的先兆早产患者需住院并相对卧床休息;早产临产的患者应绝对卧床休息。

2. 抑制宫缩治疗

(1)β-肾上腺素能受体激动剂(β-adrenergic receptor agonists):常用药物为利托君(ritodrine)。为子宫平滑肌细胞膜上的β_2肾上腺素能受体兴奋剂,可激活细胞内腺苷酸环化酶,促使三磷腺苷合成环磷腺苷(cAMP),降低细胞内钙离子浓度,阻止子宫肌收缩蛋白活性,从而抑制子宫平滑肌收缩。此类药物抑制宫缩作用明确,但母体副作用相对较多,应用期间需监测呼吸、心率、氧饱和度、电解质、定期监测空腹血糖等。方法:100mg加入5%葡萄糖液500mL静脉滴注,5滴/min开始,根据宫缩情况每10分钟增加5滴调节,最大量≤35滴/min,宫缩抑制后持续滴注12h,停药前30min改为口服10mg每4~6小时1次。如用药期间患者心率>120次/min,应减速;心率>140次/min,需停药;出现胸痛,立即停药并心电监护。

(2)硫酸镁(magnesium sulfate):近年的研究显示硫酸镁对于32周前的早产的应用可以一定程度上减少新生儿脑瘫的发生。硫酸镁应用期间监测膝腱反射、呼吸、尿量和心率,备钙剂拮抗。方法:25%硫酸镁16mL冲击量加入5%葡萄糖液100mL,30~60min内静脉滴注完,之后,以1~2g/h的剂量维持,总量≤30g/d。

(3)钙通道阻断剂(calcium channel blockers):最常用的治疗早产的钙通道阻断剂是硝苯地平(nifedipine)。作用机制是抑制钙通过平滑肌细胞膜上钙通道重吸收,能一定程度减少早产和延长孕周。相比于β_2肾上腺素能受体兴奋剂硝苯地平的副作用少,对胎儿无明显副作用,对母体副作用相对轻微。常用剂量:10mg口服,每6~8小时1次。应用期间监测血压、心率等。已用硫酸镁者慎用,防血压急剧下降。

(4)前列腺素合成酶抑制剂(prostaglandin inhibitor):常用药物是吲哚美辛。作用机制是抑制环氧化酶,减少前列腺素的产生。吲哚美辛长期应用可以导致羊水减少和动脉导管提前闭合,一般应用不超过72h,32周后不建议使用。方法:50mg口服1次/8h,24h后改为25mg,1次/6h。应用期间监测羊水量及动脉导管血流。

(5)缩宫素受体拮抗剂(oxytocin-receptor antagonist):常用药物是阿托西班(atosiban)。是一种选择性缩宫素受体拮抗剂。作用机制是竞争性结合子宫平滑肌细胞膜上的缩宫素受体,抑制由缩宫素所诱发的子宫收缩。对母儿的副作用轻微,价格昂贵,在欧洲国家广泛应用。

3. 促胎肺成熟治疗指征 小于35周前的先兆早产或胎膜早破,1周内有可能分娩者。方法:地塞米松6mg肌内注射,1次/12h,共4次。或倍他米松注射液12mg肌内注射,24h再重复一次。如果用药后超过2周,仍存在<34周早产可能者,可重复一个疗程。

4. 控制感染 对于胎膜完整的早产,预防性抗生素给药不能预防早产,但对于明确感染的孕妇应该积极应用有效的抗生素,根据阴道分泌物细菌学检查或羊水感染指标相关检查,选用敏感的抗生素。对未足月胎膜早破者必须预防性使用抗生素。

5. 终止早产的指征 出现下列情况,需终止妊娠:经治疗,宫缩仍进行性增强;有宫内感染;继续妊娠弊大于利;妊娠已达34周,无母胎并发症,应停用抗早产药物,不予干预,顺其自然,密切监测胎儿情况。

6. 分娩期处理

(1)早产儿尤其是小于32孕周早产儿需要良好的新生儿救治条件,有条件时应提早转运到有早产儿救治能力的医院(宫内转运)分娩。

(2)大部分早产儿可经阴道分娩,分娩镇痛以硬脊膜外阻滞麻醉镇痛相对安全;慎用吗啡、哌替啶等抑制新生儿呼吸中枢的药物;产程中密切监护胎儿状况;不提倡常规会阴切开,也不支持使用没有指征的产钳助产术;对臀位特别是足先露者应根据当地早产儿救治条件,权衡剖宫产利弊,因地制宜选择分娩方式。

(3)早产儿应延长至分娩60s后断脐,可减少新生儿输血的需要和脑室内出血的发生率。

【预防】

1. 孕前保健 提前补充含有叶酸的微量元素,合理营养,尽量避免低龄或高龄妊娠(如<18岁或>35岁);戒掉不良嗜好,如吸烟等;完成疫苗接种如风疹、乙肝疫苗;防治生殖道感染,如有内科疾病进行相关的咨询和处理。避免服用可能致畸的药物。

2. 孕期保健 精确核对孕周,可以通过早孕期超声检查确定胎龄,了解早产高危因素,避免长时间站立和工作时间过长,及时发现新出现的早产高危因素并及时处理,如监测宫缩鉴别生理性和病理性宫缩、监测宫颈长度、诊治生殖道炎症等。

3. 宫颈功能不全诊断明确者可以行宫颈环扎术。

(刘建辉)

第十一节 过期妊娠

平时月经规律,妊娠达到或超过42周(≥294日)尚未分娩者,称为过期妊娠(postterm pregnancy)。其发生率约为3%~15%。过期妊娠的胎儿围产病率和死亡率增高,并随妊娠延长而加剧。

【病因】

1. 雌孕激素比例失调 如内源性前列腺素和雌二醇分泌不足而孕酮水平增高,抑制前列腺素和缩宫素,使子宫不收缩,延迟分娩发动。

2. 子宫收缩刺激反射减弱 头盆不称或胎位异常时,由于胎先露部对宫颈内口及子宫下段的刺激不强,反射性子宫收缩减少,容易发生过期妊娠。

3. 胎儿畸形 无脑儿畸胎不合并羊水过多时,由于垂体缺如,不能产生足够促肾上腺皮质激素,使雌激素前身物质16a-羟基硫酸脱氢表雄酮分泌不足,雌激素形成减少,致使过期妊娠发生。

4. 遗传因素 缺乏胎盘硫酸酯酶,是一种罕见的伴性隐性遗传病,均见于怀男胎病例,胎儿胎盘单位无法将活性较弱的脱氢表雄酮转变为雌二醇及雌三醇,使分娩难以启动。

【病理变化】

1. 胎盘 过期妊娠的胎盘有两种类型。一种是胎盘功能正常,胎盘外观和镜检均与妊娠足月胎盘相似,仅重量略有增加;另一种是胎盘功能减退,胎盘绒毛内血管床减少,间质纤维化增加,合体细胞小结增加,某些合体细胞小结断裂、脱落,绒毛表面出现缺损,缺损部位由纤维蛋白沉积填补并在纤维蛋白沉积表面出现钙化灶,绒毛上皮与血管基底膜增厚。

2. 羊水 过期妊娠时,羊水量明显减少,可减少至300mL以下。羊水粪染是足月妊娠的

2~3倍。

3. 胎儿 过期妊娠胎儿生长模式可能有以下几种：

(1)正常生长：过期妊娠的胎盘功能正常，胎儿继续生长，体重增加成为巨大胎儿，颅骨钙化明显，不易变形，导致经阴道分娩困难，使新生儿病率相应增加。

(2)成熟障碍：由于胎盘血流不足和缺氧及养分的供应不足，胎儿不易再继续生长发育。可分为3期：第Ⅰ期为过度成熟，表现为胎脂消失，皮下脂肪减少，皮肤干燥松弛多皱褶，头发浓密，指(趾)甲长，身体瘦长，容貌似“小老人”。第Ⅱ期为胎儿缺氧，肛门括约肌松弛，有胎粪排出，羊水及胎儿皮肤粪染，羊膜和脐带绿染，围产儿病率及围产儿死亡率最高。第Ⅲ期为胎儿全身因粪染历时较长广泛着色，指(趾)甲和皮肤呈黄色，脐带和胎膜呈黄绿色。此期胎儿已经历和度过Ⅱ期危险阶段，其预后反较Ⅱ期好。

(3)宫内发育迟缓小样儿：可与过期妊娠并存，后者更增加胎儿的危险性。

【对母儿影响】

1. 对围产儿的影响 除上述成熟障碍外，胎儿窘迫、新生儿窒息、巨大儿、胎粪吸入综合征等发病率及死亡率均明显升高。

2. 对母体影响 因胎儿窘迫、巨大儿等造成难产率及手术产率增加。

【诊断】

1. 核实孕周 准确核实孕周，若平时月经周期不准，推算的预产期不可靠，因此应注意：①详细询问平时月经变异情况，有无服用避孕药等使排卵期推迟；②根据孕前基础体温升高的排卵期推算预产期；③根据性交日期推算；④根据开始出现早孕反应时间(孕6周出现)加以估计；⑤用听筒经腹壁听到胎心时，孕周至少18~20周；⑥超声检查，早孕期测定妊娠囊直径，孕中期以后测定胎儿头臀长、双顶径、股骨长等，以及晚期根据羊水量的变化推算预产期。

2. 判断胎盘功能

(1)胎动计数：12h内少于10次或逐日下降超过50%，而又不能恢复，应视为胎盘功能不良，胎儿有缺氧存在。

(2)胎儿监护仪检测：无应激试验(NST)每周2次，NST有反应型提示胎儿无缺氧，NST无反应型需做宫缩应激试验(OCT)，若多次反复出现胎心晚期减速者，提示胎盘功能减退，胎儿明显缺氧。

(3)超声监测：每周1~2次超声监测，观察胎动、胎儿肌张力、胎儿呼吸样运动及羊水量等。彩色超声多普勒检查尚可通过测定胎儿脐血流S/D来判断胎盘功能与胎儿安危。

(4)羊膜镜检查：观察羊水的颜色及性状。如已破膜，可直接观察流出的羊水性状。

【处理】

应力求避免过期妊娠的发生。一旦确诊过期妊娠，应根据胎儿大小、宫颈成熟情况等综合判断，选择恰当的分娩方式。

已确诊过期妊娠，若有下列情况之一应立即终止妊娠：

1. 促宫颈成熟(cervical ripening) 评估宫颈成熟度的主要方法为Bishop评分(详见异常分娩)。Bishop评分<7分者，引产前需促宫颈成熟。可用PGE_2阴道制剂或宫颈扩张球囊。

2. 引产(labor induction) 宫颈条件成熟者可静脉滴注缩宫素，诱发宫缩直至临产。期间要检测胎心及产程进展情况。

3. 产程处理 产程中为避免胎儿缺氧，应给产妇吸氧，进行胎心监护，并做好抢救胎儿的一切准备。过期妊娠时，常伴有胎儿窘迫、羊水粪染，分娩时应做相应准备。要求在胎儿分娩后应用喉镜直视下吸出气管内容物，以防胎粪吸入综合征的发生。

4. 剖宫产术　过期妊娠时，胎儿储备力不足，胎盘功能减退，需适当放宽剖宫产指征。

【预防】

1. 孕前半年及时记录每次的月经周期，以便较准确的推算预产期。妊娠后定期产前检查。

2. 如果预产期超过一周还没有分娩征兆，应积极去医院检查，根据胎儿大小、羊水量、胎盘功能、胎儿成熟度等判断妊娠是否过期。

3. 孕妇可以自测胎动，如果 12h 内胎动数 <10 次，说明胎儿已很危险，应立即求医。

（刘建辉）

第十二节　死　　胎

妊娠 20 周以后，胎儿在子宫内死亡，称为死胎（fetal death）。胎儿在分娩过程中死亡者称为死产（stillbirth），亦属死胎之一种。

【病因】

1. 胎盘及脐带因素　如胎盘前置、早剥、脐带帆状附着、血管前置、急性绒毛膜羊膜炎、脐带打结、扭转、脱垂、绕颈等，均可引起胎儿缺氧。

2. 胎儿因素　如严重的胎儿畸形、胎儿宫内发育迟缓、胎儿宫内感染、遗传性疾病、母胎血型不合等。

3. 孕妇因素　严重的妊娠合并症及并发症如妊娠期高血压疾病、妊娠合并心脏病、过期妊娠、糖尿病、慢性肾炎及各种原因引起的休克等。孕妇子宫局部因素如子宫张力过大或收缩力过强、子宫肌瘤、子宫畸形、子宫破裂等致局部缺血而影响胎盘、胎儿。

【临床表现】

1. 孕妇自觉胎动消失，腹部不再增大，乳房松软变小。

2. 腹部检查宫底小于孕周，无胎动及胎心。

3. 胎儿死亡后 80% 在 2~3 周内自然娩出。

4. 若死亡 3 周后仍未娩出，退行性病变的胎盘组织释放凝血活酶进入母血液循环，激活血管内凝血因子，引起弥散性血管内凝血（DIC），消耗血中纤维蛋白原及血小板等凝血因子。4 周以上 DIC 发生机会明显增多，甚至可引起分娩时的严重出血。

【诊断】

1. 症状　根据孕妇自觉胎动消失，腹部不再增大，乳房松软变小，检查胎心听不到，子宫比妊娠周数小，可考虑为死胎。

2. 检查　超声检查，发现胎心和胎动消失是诊断死胎的可靠依据，若死亡时间过久可见颅板塌陷，颅骨重叠，呈袋状变形；多普勒胎心仪听不到胎心可协助诊断。

【处理】

死胎一经确认，应予引产，成功率均很高。胎儿死亡 4 周后尚未排出者，应做有关凝血功能的检查。如纤维蛋白原 <1.5g/L，血小板 $<100 \times 10^9$/L 时，可用肝素治疗，方法：0.5mg/kg，1 次 /6h，一般 24~48h 后可使纤维蛋白原和血小板提升到有效止血水平，经检查凝血功能正常后再引产，并备新鲜血液，注意预防产后出血和感染。

引产方法有：缩宫素静脉滴注，羊膜腔注射依沙吖啶及米索前列醇等，要根据孕妇肝肾功能，子宫有无瘢痕及妊娠周数个体化治疗。原则上是尽量阴道分娩。产后仔细检查胎盘、脐带及胎儿，寻找死胎发生的原因。

（刘建辉）

第十三节 胎盘植入

胎盘植入指胎盘组织不同程度地侵入子宫肌层的一组疾病。根据胎盘绒毛侵入子宫肌层深度分为：①胎盘粘连（placenta accreta）：胎盘绒毛黏附于子宫肌层表面；②胎盘植入：胎盘绒毛深入子宫肌壁间；③穿透性胎盘植入（placenta percreta）：胎盘绒毛穿过子宫肌层到达或超过子宫浆膜面。也可根据植入面积分成完全性和部分性胎盘植入。

胎盘植入在临床上可出现严重产后出血、休克，以致子宫切除，严重者甚至患者死亡，其产褥期感染的概率也相应增高。常见的高危因素为前置胎盘、剖宫产史、子宫肌瘤剔除术史、子宫穿孔史、胎盘植入史、多次流产史、高龄妊娠等。

【临床表现与诊断】

无典型临床表现与体征。临床诊断主要根据高危因素结合超声和/或磁共振检查，确诊需根据手术中或分娩时所见或分娩后的病理诊断。

1. 临床表现　主要表现为胎儿娩出后超过30min，胎盘仍不能自行剥离，伴或不伴阴道流血，行徒手取胎盘时剥离困难或发现胎盘与子宫壁粘连紧密无缝隙；或行剖宫产时发现胎盘植入，甚至穿透子宫肌层。

2. 影像学预测　彩色多普勒超声检查是判断胎盘位置、预测胎盘植入最常用方法。磁共振多用于评估子宫后壁的胎盘植入、胎盘侵入子宫肌层的深度、宫旁组织和膀胱受累程度以及临床上高度疑诊，但超声不能确诊者。

【处理】

胎盘植入易发生严重的产科出血，需在有抢救条件的医疗机构、由有胎盘植入处置经验的产科医师、麻醉医师及有早产儿处置经验的儿科医师组成的救治团队处理。

1. 阴道分娩　非前置胎盘的患者无剖宫产指征均可经阴道试产。

2. 剖宫产　适用于合并前置胎盘或其他剖宫产指征者。术前充分做好产后出血的防治措施，包括血液制品、药物、手术人员等准备；子宫切口依胎盘附着位置而定，原则上应避开胎盘或胎盘主体部分，术中可采用多样化止血措施；术后需预防性应用抗生素。

（郭琳琳）

第八章 胎儿及附属物异常与多胎妊娠

第一节　巨大胎儿

巨大胎儿是指胎儿体重达到或超过 4 000g 者。目前欧美国家对巨大胎儿的定义是体重超过 4 500g。资料显示，国内巨大胎儿发生率近 7%，并发现 20 世纪 90 年代比 20 世纪 70 年代出生的巨大儿数量增加近一倍，国外发生率近 15.1%，男胎多于女胎。近年因营养过剩致巨大胎儿的孕妇有逐渐增多的趋势。若产道、产力及胎位均正常，仅胎儿巨大就可出现头盆不称而发生分娩困难。

【高危因素】

相关因素有：遗传方面，父母身材高大；妊娠合并糖尿病，尤其是 2 型糖尿病；孕妇肥胖；某些经产妇胎儿体重随分娩次数增多而增加；部分过期妊娠；高龄产妇；有巨大胎儿分娩史；种族及民族因素。

【对母儿影响】

1. 对母体影响　使头盆不称发生率上升，剖宫产率相应上升；经阴道分娩的主要风险是肩难产，其发生率与胎儿体重呈正比。如果肩难产处理不当可发生严重的阴道损伤和会阴裂伤，甚至子宫破裂；子宫过度扩张，易发生子宫收缩乏力、产程延长，易导致产后出血。胎先露长时间压迫产道，容易发生尿瘘或粪瘘。

2. 对胎儿影响　胎儿大，常需要手术助产，容易引起锁骨骨折、颅内出血、臂丛神经损伤等产伤，严重者引起死亡。

【诊断】

目前尚没有绝对准确的方法预测胎儿大小，通过病史、临床表现及辅助检查等可以初步判断，但仍需等待出生后才能确诊巨大胎儿。

1. 病史及临床表现　有巨大儿分娩史、糖尿病史等。妊娠晚期出现呼吸困难、腹部沉重及两肋部胀痛等症状，孕妇体重增加迅速。

2. 腹部检查　腹部明显膨隆，宫高 >35cm。触诊胎体大，先露部高浮，如果头先露多数有胎头跨耻征阳性。听诊时胎心正常有力但位置稍高。需与双胎妊娠、羊水过多、胎儿畸形、妊娠合并腹部肿物相鉴别。

3. 超声检查　需测量胎儿双顶径、股骨长、腹围及头围等各项指标，动态监测胎儿生长发育情况。胎体大，超声对较小胎儿和早产儿的体重预测有一定准确性，但对于巨大胎儿的预测有一定的难度。当胎头双顶径 >10cm，胎儿腹围及股骨长度两个参数有助于判定巨大胎儿，同时需进一步测量胎儿肩径及胸径，若肩径及胸径大于头径者，需警惕难产发生。超声可排除双胎、羊水过多等情况。

【处理】

1. 妊娠期 孕期发现胎儿巨大或有分娩巨大胎儿史者，应检查孕妇有无糖尿病，若确诊为糖尿病应积极治疗，控制血糖。于妊娠36周后，根据胎儿成熟度、胎盘功能及糖尿病控制情况，决定终止妊娠时机。

2. 分娩期

(1) 之前估计胎儿体重≥4 000g且合并糖尿病者，建议剖宫产终止妊娠。

(2) 估计胎儿体重≥4 000g且无糖尿病合并症者，可以阴道试产，临产后，由于胎头大而硬不易变形，不宜试产过久，更需放宽剖宫产指征。产时应该充分评估，必要时产钳助产，同时做好处理肩难产的准备工作。分娩后应该行宫颈及阴道检查，以便了解是否有软产道的损伤，并预防产后出血。

(3) 预防性引产：对妊娠期发现巨大胎儿可疑者，不建议预防性引产。因为预防性引产不能改善围产儿结局，不能降低肩难产率，反而可能增加剖宫产概率。

3. 新生儿处理 预防新生儿低血糖发生，在出生后30min监测血糖。出生后1~2h开始喂糖水，及早开奶。轻度低血糖者可以口服葡萄糖，对于严重低血糖者要通过静脉输入。新生儿易发生低钙血症，应补充钙剂，可以用10%的葡萄糖酸钙1mL/kg加入葡萄糖液体中静脉滴注。

【附】肩难产

巨大胎儿的胎头娩出后，前肩被嵌顿在耻骨联合上方，使用常规助产方法不能娩出胎儿双肩，称为肩难产。以胎头与胎体娩出时间间隔定义肩难产证据不足。肩难产的发生率因胎儿体重而异，胎儿体重2 500~4 000g时，发生率为0.3%~1%，4 000~4 500g时发生率为3%~12%，≥4 500g为8.4%~14.6%。50%肩难产发生于正常体重的新生儿，且事先是无法预测的。

【高危因素】

产前的高危因素：①巨大胎儿；②既往肩难产病史；③妊娠期糖尿病；④过期妊娠；⑤孕妇骨盆解剖结构异常。

产时需要警惕的因素：①第一产程活跃期延长；②第二产程延长伴“乌龟征”（胎头娩出后未发生外旋转而又回缩至阴道）；③使用胎头吸引器或产钳助产。

如遇上述情况应认真选择适当的分娩方式，以免造成难以挽回的尴尬局面。

【对母儿影响】

1. 对母亲的影响 ①产后出血和会阴裂伤最常见，会阴裂伤主要指切开延裂、会阴Ⅲ度及Ⅳ度裂伤；②其他并发症还包括阴道裂伤、宫颈裂伤、膀胱麻痹、子宫破裂、产褥感染及生殖道瘘等。

2. 对胎儿及新生儿的影响 ①臂丛神经损伤最常见，其中的2/3为Duchenne-Erb麻痹，由第5、6颈神经根受损伤引起。多数为一过性损伤。肩难产时产妇的内在力量对胎儿不匀称的推力可能是造成臂丛神经损伤的最主要原因，而并不是由助产造成。②其他并发症还包括锁骨骨折、股骨骨折、胎儿窒息、新生儿窒息等，严重者还可以造成颅内出血、神经系统异常，甚至死亡。

【诊断】

当较大的胎头娩出之后，胎颈回缩，双肩径位于骨盆入口上方，使胎儿颏部紧压会阴，胎肩娩出受阻，如果能除外胎儿畸形即可诊断为肩难产。

【处理】

当肩难产发生时，缩短胎头胎肩娩出的间隔，是新生儿能否存活的关键。应做好新生儿复苏抢救的准备。

1. 请求援助和会阴切开　一旦诊断肩难产，应该立即召集有经验的产科医生、儿科医生、麻醉科医生到场援助。进行会阴切开或加大切口，以增加阴道内操作的空间。

2. 屈大腿法(McRoberts 法)　让产妇双腿极度屈曲贴近腹部，双手抱膝，减小骨盆倾斜度，使腰骶部前凹变直，骶骨位置相对后移，骶尾关节稍增宽，使嵌顿在耻骨联合上方的前肩自然松解，同时适当用力向下牵引胎头而娩出前肩。

3. 耻骨上加压法　助手在产妇耻骨联合上方触到胎儿前肩部位并向后下加压，使双肩径缩小，同时助产者牵引胎儿，两者相互配合持续加压与牵引，注意不能用暴力。

经过上面的办法，大约 50% 的肩难产得以成功解决。

4. 旋肩法(Woods 法)　当后肩已入盆时，助产者以示、中指伸入阴道紧贴胎儿后肩的背面，将后肩向侧上旋转，助手协助将胎头同向旋转，当后肩逐渐旋转至前肩位置时娩出。操作时胎背在母体右侧时用左手，反之用右手。

5. 牵后臂娩后肩法　助产者的手顺骶骨进入阴道，握住胎儿后上肢，沿胎儿胸前滑出阴道而娩出胎儿后肩及后上肢，再将胎肩旋转至骨盆斜径上，牵引胎头使前肩入盆后即可娩出。

6. 四肢着地法　产妇翻转至双手和双膝着地，重力作用或这种方法产生的骨盆经线的改变可能会解决胎肩嵌塞的状态。

当以上方法都无效时，最后的方法包括胎头复位法、耻骨联合切开法等，可剪断胎儿锁骨，娩出后缝合软组织，锁骨能自愈。

第二节　多胎妊娠

一次妊娠宫腔内同时有两个胎儿时称双胎妊娠。其发生率在不同国家、地区、人种之间有一定差异。近年来随着辅助生殖技术的广泛开展，双胎与多胎妊娠率明显升高。双胎妊娠时，易引起妊娠期高血压疾病、妊娠期肝内胆汁淤积症、贫血、胎膜早破、早产及胎儿发育异常等并发症。单绒毛膜双胎还可能合并双胎输血综合征、选择性生长受限等特殊并发症，因此双胎妊娠属于高危妊娠范畴，应加倍重视。

【双胎类型及特点】

1. 双卵双胎　由两个卵子分别受精形成的双胎妊娠，称双卵双胎(dizygotic twin)。约占双胎妊娠的 2/3，可能与应用促排卵药物、多胚胎宫腔内移植及遗传因素有关。两个卵子可来源于同一成熟卵泡，或同一卵巢的不同成熟卵泡，或两侧卵巢的成熟卵泡。两个卵子分别受精形成受精卵，各自的遗传基因不完全相同，故胎儿性别、血型可以相同也可以不同，容貌、指纹、精神类型等多种表型不同。两个受精卵可形成自己独立的胎盘，它们发育时可以紧靠与融合在一起，但两者间血液循环并不相通，胎囊之间的中间隔由两层羊膜及两层绒毛膜组成，有时两层绒毛膜可融成一层(图 8-1)。

同期复孕是两个卵子在极短的时间内不同时间受精而形成的双卵双胎。通过检测 HLA 型别可识别精子来源。

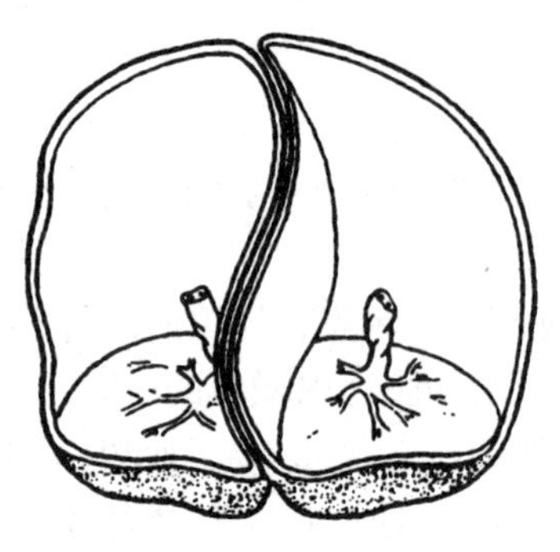

两个胎盘分开，两层绒毛膜，两层羊膜

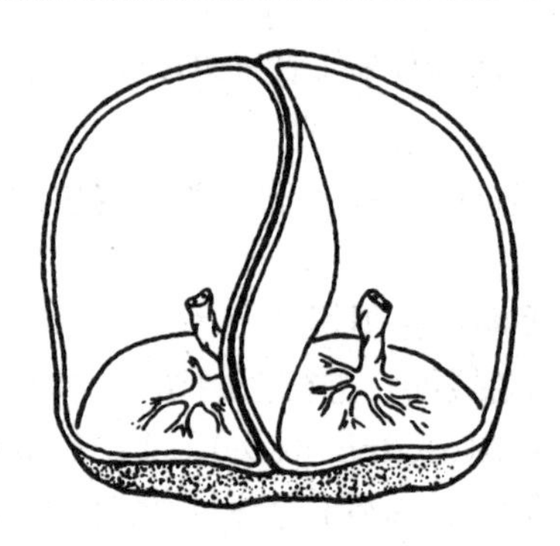

两个胎盘融合，两层绒毛膜已融合，两层羊膜

图 8-1 双卵双胎的胎盘及胎膜示意图

2. 单卵双胎 由一个受精卵分裂而成的双胎妊娠,称单卵双胎。约占双胎妊娠的 1/3。单卵双胎的发生原因不明,其发生不受种族、遗传、年龄、胎次、医源的影响。由于胎儿的基因相同,因此两个胎儿的性别、血型、容貌等均相同。由于受精卵在早期发育阶段发生分裂的时间不同,形成下述 4 种类型。

(1) 双羊膜囊双绒毛膜单卵双胎:若分裂发生在桑椹期(早期胚泡),相当于受精后 3 天内,形成两个独立的受精卵、两个羊膜囊。两个羊膜囊之间隔有两层绒毛膜、两层羊膜,胎盘为两个或一个。这种单卵双胎常被误认为双卵双胎,其发生率占单卵双胎的 30%。

(2) 双羊膜囊单绒毛膜单卵双胎:分裂发生在受精后第 4~8 日之间即晚期囊泡,已经分化出滋养细胞,在羊膜囊出现之前。这种类型双胎共同拥有一个胎盘及绒毛膜,两个羊膜囊之间仅隔有两层羊膜,此类占单卵双胎的 68%。

(3) 单羊膜囊单绒毛膜单卵双胎:在羊膜囊形成后即受精后第 9~13 日分裂,此时羊膜囊已经分裂,两个胎儿共用一个胎盘,共存于一个羊膜腔内。此类罕见,不足 1%,且围产儿死亡率甚高。

(4) 联体双胎:若分裂复制在受精后第 13 日以后,这时原始胚盘已经形成,机体不能完全分裂成两个,则可能导致不同程度、不同形式的联体儿,非常罕见。如两个胎儿共有一个胸腔或一个头部等。若内细胞团分裂不对称,形成大、小两团,小的发育不好,渐渐地被包入另一胎体内,则形成寄生胎,或称胎内胎,常位于胎儿的上腹部腹膜后,胎体发育不完全。联体双胎的发生率为单卵双胎的 1/1 500。

【诊断】

1. 病史及临床表现 双卵双胎多有家族史,妊娠前曾用促排卵药或体外受精多个胚胎移植。双胎妊娠一般恶心、呕吐等早孕反应较重,妊娠中期后体重增加迅速,腹部增大明显,静脉曲张、下肢水肿等压迫症状出现早而且明显,在妊娠晚期常有呼吸困难、活动不便。

2. 产科检查 ①子宫比孕周大,羊水量也较多;②孕晚期腹部触及多个小肢体,3 个以上胎极;③胎头较小,与子宫大小不成比例;④在不同部位听到两个频率不同的胎心,或同时计数 1min,胎心率相差 10 次以上,或两胎心音之间隔有无音区;⑤孕中晚期体重增加过快,不能用水肿及肥胖解释者。双胎妊娠时胎位多为纵产式,以两个头位或一头一臀常见。

3. 超声检查 对诊断和监护双胎有很重要的作用。超声在妊娠 7 周后见到两个妊娠囊,妊娠 6 周后可以有两个原始心管搏动。妊娠 13 周后清楚显示两个胎头光环及各自拥有的脊柱、躯干、肢体等。可筛查胎儿结构畸形，如联体双胎、开放性神经管畸形等。超声对中晚期的双胎诊断率几乎达 100%，还有助于确定双胎的胎位。

4. 绒毛膜性判断 由于单绒毛膜性双胎特有的双胎并发症较多，因此在妊娠的早期进行绒毛膜性判断非常重要。在妊娠 6~10 周之间，可通过宫腔妊娠囊数目判断绒毛膜性。妊娠 11~13 周，可以通过判断胎膜与胎盘插入点呈“双胎峰”或者“T”字征来判断双胎的绒毛膜性。前者为双绒毛膜性双胎，后者为单绒毛膜性双胎。此时，还可以检测双胎的颈项透明层厚度来预测非整倍体发生的概率。妊娠早期后，绒毛膜性的检测难度就增加了，此时可以通过胎儿性别、两个羊膜囊间隔厚度、胎盘是否独立等做综合判断。

【并发症】

1. 孕妇的并发症

(1) 妊娠期高血压疾病：比单胎妊娠多 3~4 倍，而且发病早、病情重，容易出现心肺并发症及子痫。

(2) 妊娠期肝内胆汁淤积症：发病率是单胎妊娠的 2 倍，胆酸常常高出正常值的 10 倍以上，易引起早产、胎儿窘迫、死胎、死产。围产儿死亡率明显增高。

(3) 贫血：双胎孕妇血容量比单胎多。同时孕育两个胎儿需要更多的蛋白、铁、叶酸等，加之叶酸的吸收利用能力减退，往往出现缺铁性贫血及巨幼红细胞性贫血。

(4) 羊水过多：发生率大约有 12%，单卵双胎经常在妊娠中期发生急性羊水过多，与双胎输血综合征及胎儿畸形有关。

(5) 胎膜早破：发生率约为 14%，可能与宫腔内压力增高有关。

(6) 宫缩乏力：子宫肌纤维伸展过度，常发生原发性宫缩乏力，导致产程延长。

(7) 胎盘早剥：是双胎妊娠产前出血的最主要原因，可能与妊娠期高血压疾病有关。第一胎娩出后，宫腔容积骤然缩小，是胎盘早剥的另一个常见原因。

(8) 产后出血：经阴道分娩的双胎妊娠平均产后出血量 ≥ 500mL，与子宫过度膨胀致产后宫缩乏力及胎盘附着面积增大有关系。

(9) 流产：高于单胎妊娠 2~3 倍，与胎盘发育异常、胚胎畸形、胎盘血液循环障碍、宫腔内容积相对狭窄有关。

2. 围产儿的并发症

(1) 早产：大约一半的双胎妊娠并发早产，多数因为胎膜早破或宫腔内压力过高及严重的母儿并发症造成。

(2) 脐带异常：单羊膜囊双胎易发生脐带互相缠绕、扭转，可导致胎儿死亡。脐带脱垂也是双胎常见并发症，多发生在双胎胎位异常或胎先露未衔接出现胎膜早破时，以及在分娩时第一胎娩出后，第二胎娩出前，是造成胎儿急性缺氧死亡的主要原因。

(3) 胎头交锁及胎头碰撞：前者多发生在第一胎儿为臀先露、第二胎儿为头先露者，分娩时第一胎儿头部尚未娩出，而第二胎儿头部已经入盆，两个胎头颈部交锁，造成难产；后者两个胎儿均为头先露，同时入盆，引起胎头碰撞难产。

双胎妊娠的胎位多为纵产式，以头、头或头、臀多见，其他胎位较少见（图 8-2）。

双胎妊娠时，由于子宫膨大、压力高，容易发生胎膜早破与早产。据统计双胎妊娠平均为 260 日，早产率 30%；有 42%~55% 的胎儿体重在 2 500g 以下。10%~15% 在 1 500g 以下；围产儿死亡率高达 10%~15%。单卵双胎的平均体重更低。双胎妊娠时胎盘面积大。有时扩展到子宫下段及宫颈内口，形成前置胎盘导致产前出血。

3. 分娩期双胎分娩时出现的异常情况较多，其类型如下：

(1)产程延长：因子宫膨大，肌纤维过度延伸，易发生原发性子宫收缩乏力，第一产程延长。第一胎儿娩出后有时也可因宫缩乏力而使第二个胎儿娩出时间延迟。

(2)胎膜早破及脐带脱垂：由于双胎胎位异常且合并羊水过多，子宫腔内压力增高，容易发生胎膜早破及脐带脱垂。

(3)胎位异常：因胎儿一般较小，常伴胎位异常，当第一个胎儿娩出后，第二个胎儿活动范围更大，容易转为肩先露。

(4)胎盘早剥：第一个胎儿娩出后，宫腔容积突然缩小，致使胎盘附着面也随之缩小，成为发生胎盘早剥的病理基础。另外双胎妊娠常合并羊水过多，当羊水排出后，宫腔容积缩小，也能发生胎盘早剥。

(5)胎头交锁及胎头碰撞：临床较少见，易发生在胎儿较小、骨盆过大、第二个胎儿羊膜早破者或单羊膜囊双胎者。

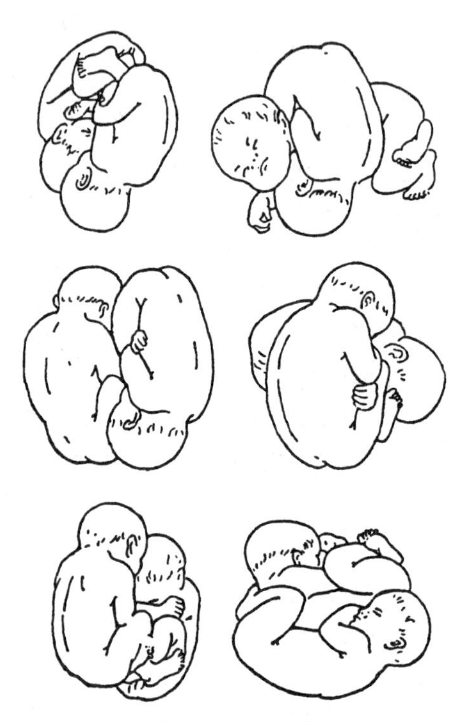

图 8-2　双胎胎位

(6)胎儿畸形：双绒毛膜双胎和单绒毛膜双胎妊娠胎儿畸形的发生率分别为单胎妊娠的 2 倍和 3 倍。有些畸形为单卵双胎所特有，如联体双胎、无心畸形等。

4. 单绒毛膜双胎特有并发症　单绒毛膜双胎由于胎儿共有一个胎盘，胎盘之间存在血管吻合，因此可以出现较多而且较严重的并发症，使围产儿发病率和死亡率都明显上升。

(1)双胎输血综合征：是双羊膜囊单绒毛膜单卵双胎的严重并发症。因为胎盘间的动脉与静脉间血管吻合则存在血压差别，血液从动脉向静脉单向分流，即一个胎儿(受血胎儿)接受另一个胎儿(供血胎儿)的大量血液，使受血胎儿血容量增多，动脉压增高、各器官体积增大、胎儿体重增加，可发生充血性心力衰竭、羊水过多、胎儿水肿；而供血胎儿则出现血容量减少、贫血，致使生长受限、肾灌流不足、脱水、羊水少，甚至因营养缺乏而死亡，而受血者在娩出后可死于先天性心力衰竭。既往对于双胎输血综合征的诊断通常是通过产后检查新生儿，如果两个胎儿体重相差超过 20%、血红蛋白相差超过 50g/L，提示双胎输血综合征，这一观点已被摒弃。目前国际上对此诊断的主要依据为：①单绒毛膜性双胎；②双胎出现羊水量改变，一胎羊水池最大深度大于 8cm，另一胎小于 2cm 即可诊断。有时候供血儿出现严重羊水减少，被挤压到子宫的一侧，成为“贴附儿”。根据 Quintero 分期可分为 5 期：Ⅰ期：仅有羊水量的异常；Ⅱ期：超声不能显示供血儿的膀胱；Ⅲ期：出现脐动脉、静脉导管，脐静脉多普勒血流的异常；Ⅳ期：任何一胎水肿或腹腔积液；Ⅴ期：任何一胎死亡。如果不经治疗，双胎输血综合征的胎儿死亡率高达 90%。

(2)选择性胎儿生长受限：也是单绒毛膜双胎特有的严重并发症。目前诊断仍然存在争议，主要依据胎儿体重估测位于该孕周第 10 百分位以下，两胎儿体重相差 25% 以上。其发病原因主要为胎盘分配不均，这样的胎儿常存在脐带边缘附着或帆状插入。该病可分为 3 型，Ⅰ型为仅出现体重相差；Ⅱ型为小胎儿出现脐血流舒张期缺失或倒置；Ⅲ型为出现小胎儿间隙性脐血流舒张期改变。

选择性胎儿生长受限与双胎输血综合征在诊断上容易混淆，但是其诊断必须符合单绒毛膜性双胎这个前提。双胎输血综合征的诊断前提是双胎羊水量的异常，受血儿羊水过多，而供血儿出现羊水过少。选择性胎儿生长受限羊水量可以正常，或仅出现一胎的羊水量异常，其诊断依据为两个胎儿之间出现的体重差异。

(3)一胎无心畸形：也称作动脉反向灌流序列，为极少见的畸形，发生率是单绒毛膜双胎妊娠的1%。双胎之一心脏缺如、残留或无功能。最显著的特征是结构正常的泵血胎通过一根胎盘表面的动脉-动脉吻合向寄生的无心胎供血。如不经过治疗，正常胎儿可以因为发生心力衰竭而死亡。

(4)单绒毛膜单羊膜囊双胎：是非常危险的双胎妊娠，由于两个胎儿共有一个羊膜腔，两胎儿之间没有胎膜分隔，因脐带打结或缠绕发生宫内意外的可能性比较大。

【处理】

1. 妊娠期处理及监护

(1)补充足够营养：加强营养，补充足够的蛋白质、维生素、铁剂、叶酸、钙剂等，预防贫血和妊娠期高血压疾病。

(2)防治早产：是双胎产前监护的重点，孕期避免过劳，妊娠30周后多卧床休息，减少活动量，减少早产和围产儿死亡率。产兆如果发生在妊娠34周之前，应给以宫缩抑制剂。一旦出现宫缩或者胎膜早破，应该住院治疗。

(3)及时预防妊娠期并发症：及早发现妊娠期高血压疾病、妊娠期肝内胆汁淤积症等，并及时治疗。

(4)监护胎儿生长发育情况及胎位变化：若发现胎儿畸形，尤其是确诊为联体畸形时，要及早终止妊娠。对双绒毛膜性双胎，应每月1次监测超声。对单绒毛膜性双胎要每两周1次监测超声。超声发现胎位异常，一般不予纠正。但妊娠晚期确定胎位，对分娩方式选择有重要意义。

(5)终止妊娠指征：①合并急性羊水过多，有压迫症状，孕妇腹部过度膨胀，呼吸困难．严重不适；②胎儿畸形；③母亲有严重并发症，如子痫前期或子痫，不允许继续妊娠时；④预产期已到尚未临产，胎盘功能减退者。

2. 分娩期处理　多数能经阴道分娩。严密观察产程及胎心、胎位变化，做输液、输血、抢救新生儿准备。产程中注意子宫收缩情况，对胎头已经衔接者，在产程早期可行人工破膜，加速产程，若出现宫缩乏力可在严密监测下加用缩宫素低浓度缓慢静滴。第二产程必要时行会阴后-侧切开，减轻胎头受压。当第一胎儿娩出后，胎盘侧脐带必须立即夹紧，以防第二个胎儿失血。并行阴道检查，了解第二个胎儿先露部，助手应在腹部将第二个胎儿固定成纵产式并监测胎心，注意阴道流血量，尽早发现脐带脱垂和胎盘早剥，如果无异常等待自然分娩。通常在20min左右第二个胎儿娩出。若等待15min时无宫缩，可行人工破膜加缩宫素静脉滴注促进子宫收缩。若发现脐带脱垂或胎盘早剥，及时用产钳或臀牵引迅速娩出第二个胎儿。若胎头高浮应行内转胎位术及臀牵引术。若第二胎儿为肩先露先行外转胎位术，不成功时改用联合转胎位术娩出胎儿。必要时第二胎采用剖宫产术终止妊娠。

双胎剖宫产指征：①异常胎先露如第一胎儿肩先露、臀先露；②宫缩乏力致产程延长，经保守治疗效果不佳；③胎儿窘迫，短时间内不能阴道分娩；④联体双胎大于26周；⑤严重妊娠并发症需尽快终止妊娠，如重度子痫前期、胎膜早剥等。

无论是阴道分娩还是剖宫产，均需积极防治产后出血：①临产时备血；②胎儿娩出前建立静脉通路；③第二个胎儿娩出后立即使用宫缩剂，并维持到产后 2h 以上。

3. 单绒毛膜双胎及其特有并发症的处理　双胎胎儿的预后取决于绒毛膜性，而不是合子性。若 26 周前发现双胎输血综合征，可在胎儿镜引导下，激光凝固胎盘表面可见的吻合血管，提高胎儿存活率。对于较晚发现的双胎输血综合征合并羊水过多，可采取快速羊水减量术。双胎中一个胎儿死亡的处理：早期死亡能被吸收或变为纸样胎儿，可不处理，孕晚期死亡能释放凝血活酶，引起弥散性血管内凝血。死胎稽留 4 周以上约有 30% 出现凝血功能障碍，需测定相应指标。为了保证一活胎的继续妊娠，必要时可用小剂量肝素治疗，由于肝素分子量较大不能通过胎盘，不影响活胎的凝血功能，期待至胎儿成熟适时分娩。严重的双胎输血综合征和选择性胎儿生长受限可在严密监测下期待至 32~34 周分娩。单绒毛膜单羊水囊双胎的分娩孕周也在 32~34 周。

第三节　胎儿生长受限

胎儿生长受限（fetal growth restriction，FGR）是指妊娠 37 周后，胎儿出生体重小于 2 500g；或低于同孕龄平均体重的 2 个标准差；或低于同孕龄正常体重的第 10 百分位数；是围产期的重要并发症。以往称为胎儿宫内发育迟缓，由于迟缓一词有描述智力功能的含义，为避免增加父母不必要的顾虑，改为 FGR，其发病率 2.75%~15.53% 不等，我国的发病率平均为 6.39%。胎儿生长受限围产儿死亡率为正常儿的 4~6 倍，不仅影响胎儿的发育，远期也影响儿童期及青春期的体能与智能发育。

【病因】

胎儿生长受限的病因多而复杂，约 40% 的患者病因不明确。主要危险因素有：

1. 孕妇因素　最常见，占 50%~60%。

(1) 营养因素：孕妇偏食、妊娠剧吐、摄入蛋白质、维生素及微量元素不足，胎儿出生体重与母体血糖水平呈正相关。

(2) 妊娠并发症与合并症：并发症如妊娠期高血压疾病、多胎妊娠、前置胎盘、胎盘早剥、过期妊娠、妊娠肝内胆汁淤积症等。合并症如心脏病、慢性高血压、肾炎、贫血等，均可使胎盘血流量减少，灌注下降。

(3) 其他：孕妇年龄、地区、体重、身高、子宫发育畸形、吸烟、吸毒、酗酒、宫内感染、母体接触放射线或有毒物质等。

2. 胎儿因素　已有的大量研究证实生长激素、胰岛素样生长因子、瘦素等调节胎儿生长的物质在脐血中水平的下降可能会影响胎儿内分泌和代谢，胎儿基因或染色体异常时也常伴有胎儿生长受限。

3. 胎盘因素　胎盘的各种病变导致子宫胎盘血流量减少、胎儿血供不足。

4. 脐带因素　脐带过长、脐带过细（尤其是近脐带根部过细）、脐带扭转、打结等。

【分类及临床表现】

胎儿的发育分三个阶段，第一阶段是从妊娠开始至中期妊娠的早期，主要是细胞增殖，所有器官中的细胞数目均在增加；第二阶段，细胞继续增长及增殖，包括细胞复制和器官生长；第三阶段为妊娠 32 周之后，细胞增生肥大为其主要特征，细胞体积迅速增大，脂肪沉积。胎儿生长受限根据其发生时间、胎儿体重以及病因分为以下 3 类：

1. 内因性均称型 FGR　属于原发性胎儿生长受限，在受孕时或在胚胎早期，抑制生长因素即发生作用，使胎儿生长、发育严重受限。因胎儿在体重、头围和身长三方面均受限，头围与腹围均小，故称均称型。其病因包括基因或染色体异常、病毒感染、接触放射性物质及其他有毒物质。

特点：体重、身长、头径相称，但均小于该孕龄正常值。外表无营养不良表现，器官分化或成熟度与孕龄相符，但各器官的细胞数量均减少，脑重量轻，神经元功能不全和髓鞘形成迟缓；胎盘小，但组织无异常。胎儿无缺氧表现。胎儿出生缺陷发生率高，围产儿病死率高，预后不良。产后新生儿多有脑神经发育障碍，伴小儿智力障碍。

2. 外因性不均称型 FGR　属于继发性生长发育不良，胚胎发育早期正常，至孕晚期才受到有害因素的影响，如合并妊娠期高血压疾病、高血压、糖尿病、过期妊娠，致使胎盘功能不全。

特点：新生儿外表呈营养不良或过熟儿状态，发育不均称，身长、头径与孕龄相符而体重偏低。胎儿常有宫内慢性缺氧及代谢障碍，各器官细胞数量正常，但细胞体积缩小，以肝脏为著。胎盘体积正常，但功能下降，伴有缺血缺氧的病理改变，常有梗死、钙化、胎膜黄染等，加重胎儿宫内缺氧，使胎儿在分娩期间对缺氧的耐受力下降，导致新生儿脑神经受损。新生儿在出生以后躯体发育正常，易发生低血糖。

3. 外因性均称型 FGR　为上述两型的混合型，其病因有母儿双方的因素，多系缺乏重要生长因素如叶酸、氨基酸、微量元素或有害药物的影响所致。在整个妊娠期间均产生影响。

特点：新生儿身长、体重、头径均小于该孕龄正常值，外表有营养不良表现。各器官细胞数目减少，导致器官体积均缩小，肝脾严重受累，脑细胞数也明显减少。胎盘小，外观正常。胎儿少有宫内缺氧，但存在代谢不良。新生儿的生长与智力发育常常受到影响。

【诊断】

1. 病史　有引起 FGR 的高危因素。曾有出生缺陷儿、FGR、死胎等不良分娩史，有吸烟、吸毒及酗酒等不良嗜好，有孕期子宫增长较慢的病史。诊断 FGR 时确定胎龄必须准确。

2. 临床指标　测量宫高、腹围、体重，推测胎儿大小。

(1) 宫高、腹围值连续 3 周测量均在第 10 百分位数以下者为筛选 FGR 的指标，预测准确率达 85% 以上。

(2) 计算胎儿发育指数，胎儿发育指数 = 宫高(cm) −3 × (月份 +1)，指数在 −3 和 +3 之间为正常，小于 −3 提示有 FGR 的可能。

(3) 孕晚期孕妇每周增加体重 0.5kg，若体重增长停滞或增长缓慢时可能为 FGR。

3. 辅助检查

(1) 超声测量：①测头围与腹围的比值(HC/AC)：胎儿头围在妊娠 28 周以后生长减慢，而胎儿体重仍以原有速度增长，故只测头围不能准确反映胎儿生长发育的动态变化，应当同时测量胎儿腹围和头围。HC/AC 比值小于正常同孕周平均值的第 10 百分位数，即应考虑有 FGR 的可能，也有助于估算不均称型 FGR。②测量胎儿双顶径(BPD)：每周平均增长，正常孕妇孕早期为 3.6~4.0mm，孕中期为 2.4~2.8mm，孕晚期为 2.0mm。若能每周连续测胎儿双顶径，观察其动态变化，发现每周增长 <2.0mm；或每 3 周增长 <4.0mm；或每 4 周增长 <6.0mm；于妊娠晚期双顶径值每周增长 <1.7mm；均应考虑有 FGR 的可能。③羊水量与胎盘成熟度：多数 FGR 出现羊水过少、胎盘老化的超声图像。④超声多普勒妊娠晚期脐动脉 S/D 比值≤ 3 为正常值，脐血 S/D 比值升高时提示 FGR。⑤胎儿生物物理评分(BPS)可协助诊断。

(2)化验检查:胎盘功能检测尿 E_3 和 E/C 比值、胎盘生乳素、甲胎蛋白、妊娠特异性 β 糖蛋白、碱性核糖核酸酶、微量元素 Zn、TORCH 感染的检测均有助于诊断。

(3)电子胎心监护有利于判断胎儿宫内的状况,更有助于决定分娩时机及分娩方式。

【治疗】

1. 寻找病因 对临床怀疑 FGR 孕妇应该尽可能找到可能的致病原因,如果极早期发现妊娠期高血压疾病,行 TORCH 感染检查、抗磷脂抗体测定。超声检查排除胎儿先天畸形,必要时采用介入性产前诊断。

2. 妊娠期治疗

(1)一般治疗:卧床休息,均衡膳食,吸氧、左侧卧位改善子宫胎盘血液循环。

(2)母体静脉营养:理论上氨基酸是胎儿蛋白质合成,为胎儿生长发育的物质基础,以主动运输通过胎盘到达胎儿。口服复合氨基酸片 1 片,1~2 次 /d;脂肪乳注射剂静脉滴注 250~500mL,1 次 /3d,连用 1~2 周;10% 葡萄糖液 500mL 加维生素 C 或能量合剂,1 次 /d,连用 10 日;叶酸 5~10mg,3 次 /d,连用 15~30 日,适量补充维生素 E、维生素 B 族、钙剂、铁剂、锌剂等。

(3)药物治疗:β- 肾上腺素激动剂能舒张血管、松弛子宫,改善子宫胎盘血流,促进胎儿生长发育,硫酸镁能恢复胎盘正常的血流灌注。丹参能促进细胞代谢、改善微循环、降低毛细血管通透性,利于维持胎盘功能,复方丹参注射液 4mL 静脉滴注。

(4)继续妊娠指征:①宫内监护情况良好;②胎盘功能正常;③妊娠未足月,孕妇无合并症及并发症,可以在密切监护下妊娠至足月,但不应超过预产期。

(5)终止妊娠指征:①治疗后 FGR 毫无改善,电子胎心监护反应差,胎儿生物物理评分 4~6 分,应尽快终止妊娠;②有胎儿宫内缺氧表现,胎盘提前老化,胎儿停止生长 3 周以上;③在治疗中妊娠合并症、并发症病情加重,妊娠继续将危害母婴健康或生命者,应尽快终止妊娠;④胎儿未足月,应当积极促胎肺成熟后再终止妊娠。

(6)分娩方式选择:FGR 胎儿对缺氧的耐受力差,胎儿胎盘贮备不足,难以耐受分娩过程中子宫收缩时的缺氧状态,应适当放宽剖宫产指征。

1)阴道产:经治疗,胎儿在宫内情况良好,胎盘功能正常,胎儿成熟,Bishop 宫颈成熟度评分≥ 7 分,羊水量及胎位正常,无其他禁忌者可经阴道分娩;另一种为胎儿难以存活,无剖宫产指征时予以引产。

2)剖宫产:胎儿病情危重,产道条件欠佳,阴道分娩对胎儿不利,均应行剖宫产结束分娩。

第四节 胎儿先天畸形

胎儿先天畸形指胎儿在宫内发生的结构异常,是出生缺陷的一种。胎儿先天畸形的发生原因很多,主要与遗传、环境、药物、食品、病毒感染、母儿血型不合等有关。因为胎儿畸形的孕妇多数无不适,因此胎儿畸形的准确诊断关键在于对胎儿进行仔细的超声扫描及某些畸形特征的了解,另外孕妇与临床医生要有诊断胎儿畸形的意识,定期进行超声与其他诊断方法,如染色体核型分析、脐血管穿刺获取血标本行实验室检查。妊娠 18~24 周之间进行超声大结构筛查,能检查出一些常见的胎儿畸形。我国出生缺陷的总发生率 13.07‰,男性 13.1‰,女性 12.5‰,其缺陷发生顺序为无脑儿、脑积水、开放性脊柱裂、脑脊膜膨出、腭裂、先天性心脏病、

21-三体综合征、腹裂、脑膨出。在围产儿死亡中畸形占第一位,因此临床医生对此类疾病应给予关注。准确的产前诊断对预后的评估及围产期的指导十分重要。任何理想的处理方案均应考虑诊断时的孕周、畸形种类与孕妇及家属的意见。

一、无 脑 儿

无脑儿(anencephalus)是先天畸形胎儿中最常见的一种,女胎比男胎多4倍,由于胎头缺少头盖骨,脑髓暴露,脑部发育极原始,不可能存活。特殊外观为无颅盖骨,双眼突出呈"蛙样"面容,颈短,若伴羊水过多常早产,不伴羊水过多常为过期产。无脑儿分两种类型,一种类型是脑组织变性坏死突出颅外,另一种类型是脑组织未发育。

【诊断】

由于超声诊断准确率提高,基本能早期诊断。腹部检查时,感觉胎头较小。肛门检查和阴道检查时,可扪及凹凸不平的颅底部。无脑儿应与面先露、小头畸形、脑脊膜膨出相区别,大的脑脊膜膨出常伴有大面积颅骨缺损。孕14周后超声探查见不到圆形颅骨光环,头端有不规则"瘤结"。

无脑儿的垂体及肾上腺发育不良,故孕妇尿 E_3 值常呈低值。无脑儿脑膜直接暴露在羊水中,使羊水甲胎蛋白值呈高值。

【处理】

无脑儿无存活可能,一经确诊应引产,分娩多无困难。偶尔因头小不能扩张软产道而致胎肩娩出困难,需耐心等待。也有因伴有脑脊膜膨出造成分娩困难,可行毁胎术结束分娩,或穿刺脑膨出部位放其内容物后再分娩。

二、脊 柱 裂

脊柱裂(spinabifida)属脊椎管部分未完全闭合的状态,也是神经管缺陷中最常见的一种,发生率有明显的地域和种族差别。脊柱裂的缺损大多在后侧。脊柱裂包括许多缺损:①最简单形式只是脊椎管缺损,这种异常往往位于腰骶部,外面有皮肤覆盖,称隐性脊柱裂,脊髓和脊神经通常正常,没有神经系统症状;②若缺损涉及两个脊椎骨,则脊膜就从这个孔突出,表面能看到一个皮肤包着的囊,有时囊很大,不仅含脊膜且含脊髓及神经.称脊髓脊膜膨出,通常有神经症状;③形成脊髓部分的神经管没有形成,停留在神经褶和神经沟阶段,称脊髓裂,脊髓发育不良必然引起后弓发育异常,因此脊髓裂必然合并脊柱裂。胎儿脊柱在妊娠8~9周开始骨化,骨化过程若椎体两半不融合则形成脊柱裂,图8-3。

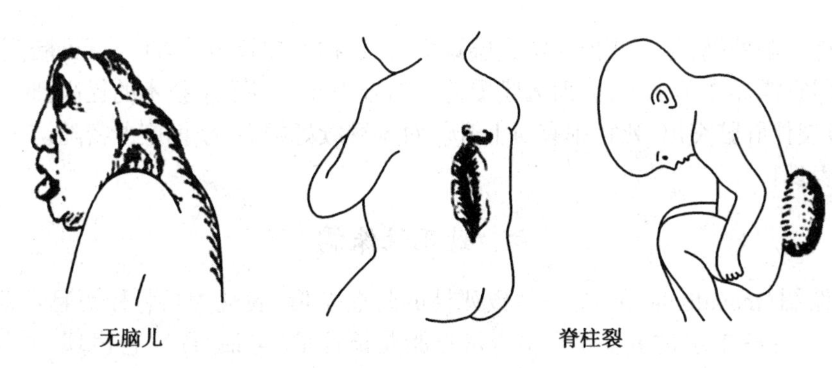

图8-3 无脑及脊柱裂胎儿

【诊断】

隐形脊柱裂在产前超声检查中经常难以发现。较大的脊柱裂产前超声检查中较易发现，妊娠18~20周是发现的最佳时机，超声探及某段脊柱两行强回声的间距变宽，或形成角度呈V或W形，脊柱短小、不规则弯曲、不完整，或伴有不规则的囊性膨出物。开放性脊柱裂胎儿的母血及羊水甲胎蛋白都高于正常。

【处理】

脊柱裂患儿的死亡率及病残率均较高，在有生机儿之前诊断为脊柱裂者，应建议引产。

三、脑积水和水脑

脑积水(hydrocephalus)是脑脊液过多(500~3 000mL)滞积于脑室系统内，致脑室系统扩张和压力增高，常压迫正常脑组织。脑积水常伴脊柱裂、足内翻等畸形。水脑(hydranencephaly)指双侧大脑半球缺失，颅内充满脑脊液。严重脑积水及水脑可致梗阻性难产、子宫破裂、生殖道瘘等，对母亲有严重危害。

【诊断】

1. 腹部检查　若为头先露，在耻骨联合上方触到宽大、骨质薄软、有弹性的胎头。胎头大于胎体并高浮，胎头跨耻征阳性。

2. 阴道检查　盆腔空虚，胎先露部过高，颅缝宽，囟门大且紧张，颅骨软而薄，触之有如乒乓球的感觉。

3. 超声检查　妊娠20周后，颅内大部分被液性暗区占据，中线漂动，脑组织受压变薄，胎头周径明显大于腹周径，应考虑脑积水的存在。水脑的典型超声表现是头颅呈一巨大的无回声区，内无大脑组织及脑中线回声。

【处理】

有生机儿前诊断严重脑积水及水脑，应建议引产，处理时应以母体免受伤害为原则。若为头先露，确诊后应引产，宫口开大3cm时行颅内穿刺放液。也可在临产前超声监视下经腹行脑室穿刺放液缩小胎头娩出胎儿。

四、单心房单心室

单心房单心室是一种严重的先天性心脏发育异常，预后不良。在超声声像图仅见一个心房、一个房室瓣及一个心室。在有生机儿前诊断单心房单心室畸形，应建议终止妊娠。

五、腹　　裂

腹裂也称内脏外翻，是一侧前腹壁全层缺损所致。在产前超声检查中，可见胎儿腹腔空虚，胃肠等内脏器官漂浮在羊水中，表面无膜覆盖。随着小儿外科手术技术的提高，腹裂的总体预后较好，但腹裂伴肝脏突出，死亡率有所上升。对于继续妊娠者，孕期应严密随访羊水量、胎儿有无肠梗阻表现。

六、致死性侏儒

致死性侏儒(thanatophoric)是一种致死性的骨骼畸形，表现为长骨极短且弯曲、窄胸、头颅相对较大，多伴有羊水过多。超声检查可见胎儿长骨呈“电话听筒”样表现，尤其以肱骨和股骨更明显。本病的死因与胸腔极度狭窄致肺发育不良、心肺衰竭有关。一旦发现为致死性侏儒，应该尽早终止妊娠。

第五节　羊水量与脐带异常

一、羊 水 过 多

正常妊娠时羊水量随孕周的增加而增多，最后 2~4 周开始逐渐减少，妊娠足月时羊水量约为 800mL，凡在妊娠期间羊水量超过 2 000mL 者，称羊水过多。羊水过多的发病率，文献报道为 0.5%~1%，合并妊娠糖尿病者，其发生率高达 20%。羊水过多时羊水的外观、性状与正常者并无异样。双胎妊娠时其中一胎可能发生羊水过多。

【病因】

羊水过多的孕妇中，约 1/3 的患者确切原因不明，称为特发性羊水过多。明显的羊水过多患者多数与胎儿畸形以及妊娠合并症等因素有关。临床见于以下几种情况。

1. 胎儿疾病　包括胎儿结构畸形、胎儿肿瘤、神经肌肉发育不良、代谢性疾病、染色体及遗传基因异常等。羊水过多孕妇中，18%~40% 合并胎儿畸形，其中以神经系统和消化道畸形最常见。神经系统畸形主要是无脑儿、脑膨出与脊柱裂等神经管畸形，因为脑脊膜裸露，脉络膜组织增殖，渗出液增加；抗利尿激素缺乏，导致尿量增多；中枢吞咽功能异常，胎儿无吞咽反射，导致羊水产生增加和吸收减少。消化道畸形约占 25%，主要为食管及十二指肠闭锁，使胎儿不能吞咽羊水，导致羊水过多。羊水过多的原因还有腹壁缺陷、膈疝、心脏畸形、先天性胸腹腔囊腺瘤、胎儿脊柱畸胎瘤等，以及新生儿先天性醛固酮增多症等代谢疾病。

2. 多胎妊娠　多胎妊娠并发羊水过多是单胎妊娠的 10 倍，尤以单绒毛膜双胎居多，且常发生在其中体重较大的胎儿。还可并发双胎输血综合征，两个胎儿之间的血液循环相互沟通，占优势胎儿，循环血量多，尿量增加，致使羊水过多。

3. 胎盘脐带病变　如胎盘绒毛血管瘤、脐带帆状附着、巨大胎盘也可引起羊水过多。

4. 妊娠合并症　孕妇和胎儿的各种疾病如妊娠期糖尿病、ABO 或 Rh 血型不合、重症胎儿水肿、妊娠期高血压疾病、急性肝炎、孕妇严重贫血。糖尿病孕妇的胎儿血糖也增高，引起多尿而排入羊水中。

【诊断】

1. 临床表现　急性羊水过多：较少见，多发生在妊娠 20~24 周，由于羊水快速增多，数日内子宫急剧增大，似妊娠足月或双胎妊娠大小，在短时间内由于子宫极度增大，横膈上抬，不能平卧，出现呼吸困难，甚至发绀，孕妇表情痛苦，腹部张力过大感到疼痛，食量减少发生便秘。由于胀大的子宫压迫下腔静脉，影响血液回流，引起下肢及外阴部水肿及静脉曲张。孕妇行走不便仅能端坐。

慢性羊水过多：常发生在妊娠 28~32 周，较常见。羊水可在数周内缓慢增多，多数孕妇能适应，在产前检查时，发现宫高、腹围均大于同期孕妇。羊水过多孕妇在体检时，见腹部膨隆大于妊娠月份，妊娠图可见宫高曲线超出正常百分位数，腹壁皮肤发亮、变薄，触诊时感到皮肤张力大，有液体震颤感，胎位不清，有时扪及胎儿部分有浮沉胎动感，胎心遥远或听不到。

羊水过多孕妇容易并发妊娠期高血压疾病、胎位异常、早产。破膜后因子宫骤然缩小，可以引起胎盘早剥，破膜时脐带可随羊水滑出造成脐带脱垂。产后因子宫过大易引起子宫收缩乏力而导致产后出血。

2. 辅助检查

(1)超声检查:是重要的辅助检查方法,不仅能测量羊水量,还可了解胎儿情况,如无脑儿、脊柱裂、胎儿水肿及双胎等。超声诊断羊水过多的标准有:①羊水最大暗区垂直深度(AFV):≥ 8cm 考虑为羊水过多,如果在 8~11cm 为轻度羊水过多,12~15cm 为中度羊水过多,超过 15cm 为重度羊水过多。②羊水指数(AFI):即孕妇平卧,以经脐横线与腹白线为标志点,将腹分为 4 部分测定各象限最大羊水暗区相加而得。国内资料显示,羊水指数≥ 25cm 为羊水过多,25~35cm 为轻度羊水过多,36~45cm 为中度羊水过多,>45cm 为重度羊水过多。

(2)胎儿疾病检查:需排除胎儿染色体异常时,可做羊水细胞培养,或采集胎儿脐带血细胞培养。了解染色体数目、结构有无异常,排除三体型染色体异常。同时可行羊水生化检查,若为胎儿神经管畸形(无脑儿、脊柱裂)、上消化道闭锁等,羊水中的甲胎蛋白平均值超过同期正常妊娠平均值 3 个标准差以上有助于诊断。可通过测定羊水中胎儿血型,预测胎儿有无溶血性疾病。还可用 PCR 技术检测胎儿是否感染细小病毒 B19、梅毒、弓形体、单纯疱疹病毒、分诊病毒、巨细胞病毒等。

(3)其他检查:母体糖耐量试验,Rh 血型不合者检查母体抗体滴度。

【对母儿的影响】

1. 对母体的影响 羊水过多时子宫张力增高,孕妇易并发妊娠期高血压疾病。胎膜早破、早产发生率增加。突然破膜宫腔内压力骤然降低,易发生胎盘早剥。子宫肌纤维伸展过度,可以导致产后子宫收缩乏力,产后出血发生概率明显增多。

2. 对胎儿的影响 胎位异常、胎儿窘迫、早产增多。在破膜时羊水如果流出过快可导致脐带脱垂。羊水过多的程度越重,围产儿的病死率就会越高。

【处理】

其处理主要取决于胎儿有无畸形、孕周的大小和孕妇自觉症状的严重程度。

1. 羊水过多合并胎儿畸形处理原则为及时终止妊娠,方法有:

(1)人工破膜引产:宫颈评分大于 7 分者,破膜后多数能够自然临产。如果 12h 后仍然未临产,可静脉滴注缩宫素诱发宫缩。破膜时注意:采用高位破膜器,自宫口沿胎膜向上送入 15~16cm 刺破胎膜,使羊水缓慢流出,以免宫腔内压力骤减引起胎盘早剥、血压骤降与休克,破膜放羊水过程中注意血压、脉搏及阴道流血情况。放羊水后,腹部放置沙袋或加腹带包扎以防休克。破膜后 12h 仍无宫缩,需用抗生素。

(2)慢性羊水过多孕妇的一般情况尚好,无明显心肺压迫症状,采用经腹羊膜腔穿刺。放出适量羊水后注入依沙吖啶 50~100mg 引产。

(3)先经腹部穿刺放出部分羊水,使压力减低后再行人工破膜,可避免胎盘早剥。

2. 羊水过多合并正常胎儿 应寻找病因,积极治疗糖尿病、妊娠期高血压疾病等母体疾病。母儿血型不合者,必要时可行宫内输血治疗。

前列腺素合成酶抑制剂吲哚美辛有抑制利尿的作用,用吲哚美辛期望抑制胎儿排尿治疗羊水过多。用药 1 周胎尿减少最明显,羊水再次增加可重复应用。用药期间,每周做一次超声进行监测。鉴于吲哚美辛有动脉导管闭合的副作用,故不宜长时间应用,妊娠大于 34 周者也不宜使用。

胎肺不成熟者尽量延长孕周。症状较轻可以继续妊娠,注意休息,低盐饮食,取左侧卧位以改善子宫胎盘循环,酌情用镇静药,每周行超声检查,严密观察羊水量的变化。自觉症状严重孕妇,应经腹羊膜腔穿刺放出适量羊水,缓解压迫症状,并可通过放出的羊水做卵磷脂 / 鞘磷脂比值、羊水泡沫试验等确定胎肺成熟度。放羊水应在超声监测下进行，避开胎盘部位，用15~18号腰椎穿刺针经腹羊膜腔穿刺，以500mL/h速度放出羊水，一次放羊水量不超过1 500mL，以孕妇症状缓解为度。严格消毒防止感染，酌情用镇静剂，预防早产。3~4周后可重复穿刺以减低宫腔内压力。

分娩期应该警惕脐带脱垂和胎盘早剥，并预防产后出血。

二、羊水过少

妊娠晚期羊水量少于300mL者，称羊水过少。妊娠早、中期的羊水过少，多以流产告终。羊水过少严重影响围产儿的预后而受到重视，围产儿死亡率达88%。

【病因】

羊水过少主要与羊水产生减少或者羊水外漏有关。部分羊水过少的病例原因不明，临床多见下列情况：

1. 胎儿畸形　以胎儿泌尿系统畸形为主，如先天肾缺如、肾发育不全、输尿管或尿道狭窄等畸形，致尿少或无尿而引起羊水过少。另有染色体异常、脐膨出、膈疝、法洛四联症、肺发育不全、小头畸形、甲状腺功能减低也可引起羊水过少。

2. 胎盘功能减退　过期妊娠时胎盘功能减退、胎儿生长受限等，导致胎盘功能减低。灌注量不足，胎儿脱水，导致羊水少。慢性缺氧引起胎儿血液循环重新分配，主要供应脑和心脏，而肾血流量下降，胎尿生成减少致羊水过少。

3. 羊膜病变　电镜观察发现羊膜上皮层在羊水过少时变薄，上皮细胞萎缩，微绒毛短粗，尖端肿胀，数目少，有鳞状上皮化生现象，细胞中粗面内质网及高尔基复合体也减少，上皮细胞和基底膜之间桥粒和半桥粒减少。认为有些原因不明的羊水过少可能与羊膜本身病变有关。

4. 母体因素　妊娠期高血压疾病可导致胎盘血流减少。孕妇脱水、血容量不足时，孕妇血浆渗透压增高，使胎儿血浆渗透压相应增高，尿液形成减少。孕妇服用某些具有抗利尿作用的药物时，可发生羊水过少。

【临床表现及诊断】

1. 临床表现　羊水过少的临床症状多不典型。孕妇于胎动时常感腹痛，检查发现腹围、宫高均较同期妊娠者小，子宫敏感性高，轻微刺激即可引起宫缩，临产后阵痛剧烈，宫缩多不协调，宫口扩张缓慢，产程延长。由于胎儿活动受限故臀先露多见。若羊水过少发生在妊娠早期，胎膜可与胎体粘连，造成胎儿畸形，甚至肢体短缺。羊水过少容易发生胎儿窘迫和新生儿窒息，增加围产儿死亡率。上海统计围产儿死亡率，羊水过少者较正常妊娠者高5倍。因此是重点防治的疾病之一。

2. 辅助检查

(1)超声检查：是最重要的辅助检查方法，超声诊断羊水过少的敏感性为77%，特异性为95%。但其诊断标准尚有不同意见。妊娠28~40周期间，超声测定羊水最大暗区垂直深度在≤2cm为羊水过少，≤1cm为严重羊水过少。近年提倡应用羊水指数法(AFI)，以≤5.0cm诊断羊水过少，≤8cm为羊水偏少。超声还可以发现胎儿生长受限以及胎儿发育异常。

(2)羊水直接测量：破膜时以容器置于外阴收集羊水，或者在剖宫产时用吸引器收集。直接测量法最大缺点是不能早诊断。

(3)电子胎儿监护：羊水过少胎儿的胎盘储备功能减低，无应激试验可以成无反应型。分娩时主要威胁胎儿，子宫收缩造成脐带受压，出现胎心变异减速和晚期减速。

(4)胎儿染色体检查:需排除胎儿染色体异常时,可以做羊水细胞培养,或采集胎儿脐带血进行细胞培养。

【对母儿影响】

1. 对胎儿的影响 羊水过少时,围产儿病死率明显升高。胎儿死亡原因主要是胎儿缺氧和胎儿畸形。羊水过少如果发生在妊娠早期,胎膜与胎体粘连造成胎儿畸形,甚至肢体短缺。如果发生在妊娠中晚期,可以引起胎儿肌肉骨骼畸形,如斜颈、曲背、手足畸形等。

2. 对孕妇的影响 手术分娩率和引产率均增加。

【处理】

羊水过少是胎儿危险极其重要的信号。若妊娠已足月,应尽快破膜引产,破膜后羊水少且黏稠,有严重胎粪污染,同时出现胎儿窘迫的其他表现,估计短时间内不能结束分娩,在除外胎儿畸形后,应选择剖宫产结束分娩。剖宫产比阴道分娩可明显降低围产儿死亡率。

近年来应用羊膜腔输液防治妊娠中晚期羊水过少取得良好效果。方法之一是产时羊膜腔安放测压导管及头皮电极监护胎儿,将37℃的0.9%氯化钠液体以15~20mL/min的速度灌注羊膜腔,一直滴至胎心率变异减速消失,或AFI达到8cm。通常解除胎心变异减速约需输注0.9%氯化钠液250mL(100~700mL)。若输注800mL变异减速仍不消失为失败。通过羊膜腔输液可解除脐带受压,使胎心变异减速率、胎粪排出率以及剖宫产率降低,提高新生儿成活率,是一种安全、经济、有效的方法,但多次羊膜腔输液有发生绒毛膜羊膜炎等并发症的可能。

(王雨艳)

第九章 妊娠合并内科疾病

孕妇在妊娠前已有的各种内科疾病在妊娠期间可以加重，孕妇也可在妊娠期间发生各种内科疾病。而且妊娠与内科疾病可以相互影响，若处理不当，可对母儿造成严重危害。因此，适时、正确处理两者的相互影响，能够最大限度地降低对母儿的危害。

第一节 心 脏 病

妊娠期、分娩期以及产褥期均可使心脏病患者的心脏负担加重而诱发心力衰竭，是孕产妇死亡的重要原因。妊娠合并心脏病居我国孕产妇死亡原因的第 2 位，且居非直接产科死因的第 1 位。在我国的发生率约为 1%。妊娠合并心脏病包括妊娠前已有心脏病和妊娠后发现或者发生心脏病。

【妊娠期心脏血管方面的变化】

1. 妊娠期　随着妊娠进展，胎盘循环建立，母体代谢增高，内分泌系统发生一系列变化，母体对氧和循环血液的需求大大增加，在血容量、血流动力学等方面均发生许多变化。

孕妇的总血容量较非妊娠期增加，一般于妊娠第 6 周开始，妊娠 32~34 周达高峰，较妊娠前增加 30%~45%。此后维持在较高水平，并于产后 2~6 周逐渐恢复正常。血容量增加可引起心排出量增加及心率加快。妊娠早期主要引起心排出量增加，妊娠 4~6 个月时增加最多，平均较妊娠前增加 30%~50%。而且，心排出量受孕妇体位影响很大，约 5% 的孕妇可因体位改变而使心排出量减少，出现不适，如“仰卧位低血压综合征”。妊娠中晚期主要引起心率增加以适应血容量增多，分娩前 1~2 个月心率每分钟平均约增加 10 次。对于血流限制性损害的心脏病，如二尖瓣狭窄和肥厚性心肌病的患者，可能会出现明显症状甚至发生心力衰竭。

在妊娠晚期子宫增大、膈肌上升使心脏向左向上移位，心尖搏动向左移位 2.5~3cm。由于心排出量增加及心率加快，心脏工作量增大，导致心肌轻度肥大。心尖区第一心音和肺动脉瓣区第二心音增强，并可有轻度收缩期杂音。这种妊娠期的心脏生理性改变有时与器质性心脏病难以鉴别，从而增加了妊娠期心脏病的诊断难度。

2. 分娩期　分娩期为心脏负担最重的时期。子宫收缩使孕妇动脉压与子宫内压之间的压力差减小，而且每次宫缩时有 250~500mL 液体被挤入体循环，因此全身血容量增加；每次宫缩时心排血量约增加 24%，且同时有血压增高、脉压增宽以及中心静脉压升高。第二产程时由于孕妇屏气，先天性心脏病孕妇有时可因肺循环压力增加，使原来左向右分流转为右向左分流而出现发绀。胎儿胎盘娩出后，子宫突然缩小，胎盘循环停止，回心血量增加。此外，腹腔内压力骤减，大量血液向内脏灌注，引起血流动力学急剧变化。此时，患心脏病的孕妇极易发生心力衰竭。

3. 产褥期　产后3日内仍是心脏负担较重的时期。子宫收缩使一部分血液进入体循环，同时，妊娠期组织间潴留的液体也开始回到体循环。妊娠期所出现的一系列心血管变化，在产褥期尚不能立即恢复到妊娠前状态。因此，心脏病孕妇此时仍需警惕心力衰竭的发生。

【妊娠合并心脏病的种类和对妊娠的影响】

1975年以前妊娠合并心脏病以风湿性心脏病最多见。近30年随心血管外科发展，先天性心脏病已有可能获得早期根治或部分纠正，使越来越多的先天性心脏病女性能够获得妊娠和分娩机会。在妊娠合并心脏病患者中，先天性心脏病占35%~50%，位居第一。广谱抗生素的应用，风湿病减少，风湿性心脏病的发生率已显著下降。最常见的妊娠合并心脏病的种类及顺位是先天性心脏病、风湿性心脏病、妊娠期高血压疾病性心脏病、围产期心肌病、贫血性心脏病以及心肌炎等。不同类型心脏病的发病率，因不同国家及地区的经济发展水平有一定差异。在发达国家及我国经济较发达地区，风湿热已较少见。而在发展中国家及我国较贫困的边远地区，仍未摆脱风湿病困扰，风湿性心脏病合并妊娠者仍较常见。

（一）结构异常性心脏病

1. 先天性心脏病（congenital heart disease）

（1）左向右分流型先天性心脏病

1）房间隔缺损（atrial septal defect）：是最常见的先天性心脏病，约占20%左右。对妊娠的影响，取决于缺损的大小。若缺损面积 $<1cm^2$ 者多无症状，只在体检时被发现，一般可以耐受妊娠和分娩。若缺损面积较大，妊娠期和分娩期因肺循环阻力增加、肺动脉高压、右心房压力增加，妊娠期体循环阻力下降、分娩期失血、血容量减少，可引起右至左分流出现发绀，并极有可能发生心力衰竭。房间隔缺损面积 $>2cm^2$ 者，最好于妊娠前行手术矫治后再妊娠。

2）室间隔缺损（ventricular septal defect）：可以单独存在，也可以与其他心脏畸形合并存在。缺损大小和肺动脉压力的改变，直接影响血流动力学变化。缺损面积 $<1.25cm^2$，既往无心衰史及其他并发症者，较少发生肺动脉高压以及心力衰竭，一般可顺利妊娠与分娩。室间隔缺损较大，一般较早出现症状，多在儿童期肺动脉高压出现前已经行手术修补，若缺损较大且未行修补的成人，则易出现肺动脉高压以及心力衰竭，且细菌性心内膜炎的发生率也较高。妊娠能耐受轻、中度的左向右分流，当肺动脉压接近或者超过体循环水平时，将发展为右向左分流或者艾森曼格综合征，这时孕产妇死亡率将高达30%~50%。后者需禁止妊娠，如果避孕失败，应于孕早期及时行治疗性人工流产术。

3）动脉导管未闭（patent ductus arteriosus）：是较多见的先天性心脏病。儿童期可手术治愈，故妊娠合并动脉导管未闭者临床上并不多见。与其他分流一样，妊娠结局与动脉导管未闭部分的管径大小有关。较大分流的动脉导管未闭，若妊娠前未行手术矫治者，可因大量动脉血流向肺动脉，肺动脉高压使血流逆转出现发绀以及心力衰竭。若妊娠早期已经有肺动脉高压或有右向左分流者，建议终止妊娠。动脉导管未闭的口径较小、肺动脉压正常者，妊娠期多无症状，可继续至妊娠足月。

（2）右向左分流型先天性心脏病：临床上以法洛四联症和艾森曼格综合征最常见。通常多有复杂的心血管畸形，未行手术矫治者很少存活至生育年龄。此类患者对妊娠期血容量增加以及血流动力学改变的耐受力极差，孕妇和胎儿死亡率可高达30%~50%。若发绀严重，自然流产率可高达80%。故这类心脏病妇女不宜妊娠，若已妊娠也应尽早终止。经手术治疗后心功能为Ⅰ～Ⅱ级者，可在严密观察下继续妊娠。

(3) 无分流型先天性心脏病：

1) 肺动脉口狭窄：单纯肺动脉口狭窄的预后通常较好，且多数可存活至生育年龄。轻度狭窄者，可度过妊娠和分娩期。重度狭窄（瓣口面积减少60%以上）者，由于妊娠期和分娩期血容量及心排出量增加，加重右心室负荷，严重时可发生右心衰竭。故严重肺动脉口狭窄者宜于妊娠前行手术矫治。

2) 主动脉缩窄：虽为常见的先天性心血管异常，但女性少见，故临床上妊娠合并主动脉缩窄较少见。此病多伴有其他心血管畸形，预后较差，合并妊娠时20%会发生各种并发症，死亡率3.5%~9%。围产儿预后较差，胎儿死亡率10%~20%。新生儿患主动脉缩窄的发生率3.6%~4%。轻度主动脉缩窄者，心脏代偿功能良好，患者可在严密观察下继续妊娠。中、重度狭窄者即使经手术矫治，也需劝告其避孕或者在孕早期终止妊娠。

3) 马方（Marfan）综合征：为结缔组织遗传性缺陷导致的主动脉中层囊性退变。此病患者妊娠时死亡率为4%~50%，死亡原因多为血管破裂。胎儿死亡率>10%。患本病的妇女应劝其避孕，妊娠者若超声心动图发现主动脉根部直径>40mm时，应劝其终止妊娠。患本病妊娠时应严格限制活动、控制血压，必要时可选用β受体阻滞剂以降低心肌收缩力。

2. 风湿性心脏病

(1) 二尖瓣狭窄：最多见，占风湿性心脏病的2/3~3/4。由于血流从左心房流入左心室受阻，妊娠期血容量增加及心率加快，舒张期左室充盈时间缩短，可发生肺淤血和肺水肿。无明显血流动力学改变的轻度二尖瓣狭窄者，可耐受妊娠。二尖瓣狭窄越严重，血流动力学改变越明显，妊娠危险性越大，肺水肿以及心力衰竭的发生率越高，孕妇与胎儿死亡率越高。尤其是分娩和产后死亡率更高。因此，对于病变较严重、伴有肺动脉高压的患者，需在妊娠前纠正二尖瓣狭窄，已妊娠者需孕早期终止妊娠。

(2) 二尖瓣关闭不全：由于妊娠期外周阻力下降，使二尖瓣反流程度减轻，故二尖瓣关闭不全的患者，多能较好地耐受妊娠。

(3) 主动脉瓣狭窄及关闭不全：主动脉瓣狭窄增加左心射血阻力，严重者应于手术矫正后再考虑妊娠。主动脉瓣关闭不全者，妊娠期外周阻力降低可使主动脉反流减轻，多可耐受妊娠。

3. 心肌炎　为心肌本身局灶性或者弥漫性炎性病变。可发生在妊娠的任何阶段，病因主要是病毒感染（柯萨奇B型、A型，ECHO，流感病毒以及疱疹病毒等），其他还可由细菌、真菌、原虫、药物、毒物反应或者中毒所致。临床表现缺乏特异性，可为隐匿性发病。多有发热、咽痛、咳嗽、恶心、呕吐、乏力，继之出现心悸、胸痛、呼吸困难以及心前区不适。检查可见与发热不平行的心动过速、心脏扩大、心电图ST段和T波异常改变以及各种心律失常，特别是房室传导阻滞和室性期前收缩等。辅助检查见白细胞增高、C-反应蛋白增加、红细胞沉降率加快、心肌酶谱升高，发病3周后血清抗体滴度增高4倍等，均有助于心肌炎的诊断。急性心肌炎病情控制良好者，可在密切监护下妊娠。心功能严重受累者，妊娠期发生心力衰竭的危险性较大。柯萨奇B组病毒感染所致的心肌炎，病毒有导致胎儿宫内感染的可能，发生胎儿、新生儿先天性心律失常和心肌损害，其确切发生率尚不清楚。

（二）功能异常性心脏病

主要包括各种无心血管结构异常的心律失常。按照发生时心率的快慢，分为快速型和缓慢型心律失常。快速型心律失常包括室上性心律失常和室性心律失常。缓慢型心律失常以心率减慢为特征，常见有窦性心动过缓、病态窦房结综合征、房室传导阻滞。功能异常性心脏病是以心电和传导异常、起搏点异常为主要病理生理基础，根据心律失常的类型、严重程度及其对心功能的影响，决定是否妊娠和选择终止妊娠时机与方式，并请专科医师协助鉴别诊断及针对性治疗。

（三）妊娠期特有的心脏病

1. 妊娠期高血压疾病性心脏病　妊娠期高血压疾病孕妇，既往无心脏病病史和体征，妊娠期突然发生以左心衰竭为主的全心衰竭，称为妊娠期高血压疾病性心脏病，是因冠状动脉痉挛、心肌缺血、周围小动脉阻力增加、水钠潴留以及血黏度增加等因素，加重心脏负担而诱发急性心力衰竭。合并中、重度贫血时，更易发生心肌受累。这种心脏病在发生心力衰竭之前，多有干咳，以夜间明显，容易误认为上呼吸道感染或者支气管炎而延误诊疗时机。诊断及时，治疗得当，多能度过妊娠和分娩期，产后病因消除，病情会逐渐缓解，多不遗留器质性心脏病变。

2. 围产期心肌病　是指发生于妊娠期晚期至产后 6 个月内的扩张性心肌病。其特征为既往无心血管疾病病史的孕妇，出现心肌收缩功能障碍以及充血性心力衰竭。确切病因尚不清楚，可能与病毒感染、免疫、高血压、肥胖、营养不良以及遗传等因素有关。发生于妊娠晚期占 10%，产褥期和产后 3 个月内最多，约占 80%，产后 3 个月以后约占 10%。

临床表现不尽相同，主要表现为呼吸困难、心悸、咳嗽、咯血、端坐呼吸、胸痛、肝大、水肿等心力衰竭的症状。25%~40% 患者可出现相应器官栓塞症状。轻者无症状，仅有心电图 T 波改变。胸部 X 线摄片见心脏普遍增大、肺淤血。心电图示左室肥大、ST 段和 T 波异常改变，可伴有各种心律失常。超声心动图显示心腔扩大，以左室、左房大为主，心室壁运动普遍减弱，射血分数减少。本病患者一部分可因心力衰竭、肺梗死或者心律失常而死亡。初次心力衰竭经早期治疗后，1/3~1/2 患者可完全康复，但再次妊娠时可能复发。

目前，本病缺乏特异性的诊断方法，主要根据病史、症状体征以及辅助检查，心内膜或者心肌活检可见心肌细胞变性坏死伴炎性细胞浸润，对鉴别诊断有意义。治疗应给予安静休息、增加营养以及低盐饮食，并针对心力衰竭给予强心利尿剂和血管扩张剂，有栓塞征象者可以适当应用肝素。肾素 - 血管紧张素转换酶抑制剂以及醛固酮受体拮抗剂对本病治疗有效。曾患围产期心肌病、心力衰竭且遗留心脏扩大者，应劝其避孕，避免再次妊娠。

【对胎儿的影响】

不宜妊娠的心脏病患者一旦妊娠，或者妊娠后心功能恶化者，流产、早产、死胎、胎儿生长受限、胎儿窘迫以及新生儿窒息的发生率均明显升高。围产儿死亡率是正常妊娠的 2~3 倍。心脏病孕妇心功能良好者，胎儿相对比较安全，剖宫产机会多。某些治疗心脏病的药物可能对胎儿存在着潜在的毒性反应，如地高辛可自由通过胎盘到达胎儿体内，限制了妊娠期心脏病的治疗。部分先天性心脏病为多基因遗传病，双亲中任何一方患有先天性心脏病，其后代先天性心脏病和其他畸形的发生机会较对照组增加 5 倍，如室间隔缺损、肥厚型心肌病、马方综合征等均有较高的遗传性。

【诊断】

正常妊娠的生理性变化，可以表现一些酷似心脏病的症状和体征，如心悸、气短、踝部水肿、心动过速、乏力等。心脏检查可以有轻度扩大、心脏杂音。此外，妊娠还可使原有心脏病的某些体征发生变化，增加了心脏病的诊断难度。诊断时需注意下列有意义的诊断依据：

1. 妊娠前有心悸、气短、心力衰竭史，或者曾有风湿热病史，体检、X 线、心电图检查曾被诊断为器质性心脏病。

2. 有劳力性呼吸困难，经常性夜间端坐呼吸、咯血，经常性胸闷、胸痛等临床症状。

3. 有发绀、杵状指、持续性颈静脉怒张。心脏听诊有舒张期2级以上或者粗糙的全收缩期3级以上杂音。有心包摩擦音、舒张期奔马律及交替脉等。

4. 心电图有严重心律失常，如心房颤动、心房扑动、ST段和T波异常改变、三度房室传导阻滞等。

5. X线检查显示心脏显著扩大，尤其是个别心腔扩大。超声心动图检查示心腔扩大、心肌肥厚、瓣膜运动异常、心内结构异常。

【心脏病孕妇心功能分级】

目前，纽约心脏病协会（NYHA）采用两种并行的分级方案，即主观功能量（functional capacity）和客观检查手段（如心电图、负荷试验、X线、超声心动图等）并行来评估心脏病严重程度。

1. 根据患者生活能力状况，将心脏病孕妇心功能分为4级：

Ⅰ级：一般体力活动不受限制。

Ⅱ级：一般体力活动轻度受限制，活动后心悸、轻度气短，休息时无症状。

Ⅲ级：一般体力活动明显受限制，休息时无不适，轻微日常工作即感不适、心悸、呼吸困难，或者既往有心力衰竭病史者。

Ⅳ级：一般体力活动严重受限制，不能进行任何体力活动，休息时有心悸、呼吸困难等心力衰竭表现。

此种心功能分级的优点在于简便易行，不依赖任何器械检查，多年来一直应用于临床。其不足之处是主观症状与客观检查不一定一致，有时甚至差距很大。体力活动的能力受平时训练、体力强弱以及感觉敏锐性的影响，个体差异较大。

2. 根据患者的心电图、负荷试验、X线、超声心动图等客观检查结果，将心功能分为4级：

A级：无心血管病的客观依据。

B级：客观检查表明属于轻度心血管病患者。

C级：客观检查表明属于中度心血管病患者。

D级：客观检查表明属于重度心血管病患者。

其中轻、中、重度没有作出明确规定，由医师依据检查进行判断。

两种分级方案可单独应用，也可联合应用，如心功能Ⅰ级B、Ⅱ级C等。

【孕前咨询】

心脏病患者进行孕前咨询十分必要。需根据心脏病种类、病变程度、是否需要手术矫治、心功能级别以及医疗条件等，综合判断耐受妊娠的能力。

1. 可以妊娠　心脏病变较轻、心功能Ⅰ～Ⅱ级、既往无心力衰竭史、也无其他并发症者可以妊娠，妊娠后需密切监护。

2. 不宜妊娠　心脏病变较重、心功能Ⅲ～Ⅳ级、既往有心力衰竭史、有肺动脉高压、右向左分流型先天性心脏病、严重心律失常、联合瓣膜病、风湿热活动期、急性心肌炎、心脏病并发细菌性心内膜炎等，孕期极易诱发心力衰竭，不宜妊娠。此外，年龄在35岁以上，心脏病病程较长者，发生心力衰竭的可能性极大，不宜妊娠。若已妊娠应在妊娠早期行治疗性人工流产术。

【常见并发症】

1. 心力衰竭　妊娠期血流动力学改变加重孕妇的心脏负担，若心脏病患者原有的心功能良好，一般可以度过妊娠期。若原来的心功能受损，妊娠期可加重心功能不全，出现心动过速、心房颤动、急性肺水肿、心力衰竭。心力衰竭最容易发生在妊娠32~34周、分娩期以及产褥早期。若出现以下症状和体征，应考虑为早期心力衰竭：①轻微活动后即出现胸闷、心悸、气短；②休息时心率>110次/min，呼吸>20次/min；③夜间常因胸闷而坐起呼吸，或到窗口呼吸新鲜空气；④肺底部出现少量持续性湿啰音，咳嗽后不消失。

2. 感染性心内膜炎　妊娠期、分娩期以及产褥期易发生菌血症，如泌尿生殖道感染，已有缺损或者病变的心脏容易发生感染性心内膜炎。若不及时控制，可发生心力衰竭。

3. 缺氧和发绀　妊娠时外周血管阻力降低，使发绀型先天性心脏病的发绀加重；而非发绀型左至右分流的先天性心脏病，可因肺动脉高压和分娩失血，发生暂时性右至左分流引起缺氧和发绀。

4. 静脉栓塞和肺栓塞　妊娠时血液呈高凝状态，若合并心脏病伴静脉压增高和静脉淤滞者，有时可发生深部静脉血栓，虽不常见，但一旦栓子脱落可诱发肺栓塞，是孕产妇的重要死亡原因之一。

5. 恶性心律失常　指心律失常发作时导致患者的血流动力学改变，出现血压下降甚至休克，心、脑、肾等重要器官供血不足，多在原有心脏病的基础上发生，是孕妇猝死和心源性休克的主要原因。

【防治】

心力衰竭是心脏病孕产妇的主要死亡原因。对于有心脏病的育龄妇女，要求做到孕前咨询，以明确心脏病的类型、程度、心功能状态，并确定能否妊娠。允许妊娠者应从妊娠早期开始，定期进行产前检查。未行系统产前检查的心脏病孕产妇，其心力衰竭发生率和孕产妇死亡率，较经定期进行产前检查者约高出10倍。而且，在心力衰竭易发的3个时期（妊娠32~34周、分娩期以及产后3日内）需重点监护。

1. 妊娠期

（1）决定能否继续妊娠：凡不宜妊娠的心脏病孕妇，均应在妊娠12周前行治疗性人工流产术。妊娠超过12周时，终止妊娠需行较复杂的手术，其危险性不亚于继续妊娠和分娩。因此应密切监护，积极防治心力衰竭，使之度过妊娠与分娩期。对顽固性心力衰竭的病例，为减轻心脏负荷，应与内科医师积极配合，在严密监护下行剖宫取胎术。

（2）定期产前检查：可及早发现心力衰竭的早期征象。在妊娠20周前，应每2周行产前检查1次；在妊娠20周后，尤其是32周后，心力衰竭的发生率增加，产前检查应每周1次。若发现早期心力衰竭征象，则应立即住院。孕期经过顺利者，也需在36~38周提前入院待产。

（3）防治心力衰竭：

1）休息：保证充分休息，每日睡眠至少10h。避免过劳和情绪激动。

2）饮食：适当控制体重，以体重每月增长不超过0.5kg，整个妊娠期不超过12kg为宜，以免加重心脏负担。给予合理的高蛋白、高维生素、低盐、低脂肪饮食，一般每日食盐量不超过4~5g。注意铁剂补充，20周以后预防性应用铁剂防止贫血。

3）预防和治疗各种引起心力衰竭的诱因：预防感染，尤其是上呼吸道感染；纠正贫血；治疗心律失常；防治妊娠期高血压疾病以及其他合并症与并发症。

4）动态观察心脏功能：定期进行超声心动图检查，测定心脏射血分数、每分心排出量、心脏排血指数以及室壁运动状态，判断随妊娠进展的心功能变化。

5）心力衰竭的治疗：基本与未妊娠者相同。但在使用强心药时需注意，孕妇血液稀释、血容量增加以及肾小球滤过率增强，同样剂量药物在孕妇血中的浓度相对偏低。同时孕妇对洋地黄类药物耐受性较差，应注意其毒性反应，目前，不主张预防性应用洋地黄。对于早期心力衰竭者，可选用作用和排泄较快的制剂，以防止药物在体内蓄积。在产褥期药物可随着组织内水分一同进入循环引起毒性反应。如地高辛 0.25mg，口服，2 次 /d，2~3 日后可根据临床治疗效果改为 1 次 /d，不主张用饱和量，以备随着孕周增加、心力衰竭加重时抢救用药，病情好转立即停药。妊娠晚期发生心力衰竭，原则是待心力衰竭控制后再行产科处理，但需适当放宽剖宫产指征。若为严重心力衰竭，经内科各种积极治疗措施均未能奏效，继续发展将导致母儿死亡时，可一边控制心力衰竭，一边行紧急剖宫产取出胎儿，减轻心脏负担，以挽救孕妇生命。

2. 分娩期　于妊娠晚期，需提前选择好适宜的分娩方式。

(1)经阴道分娩和分娩期处理：心功能Ⅰ～Ⅱ级、胎儿不大、胎位正常、宫颈条件良好者，可考虑在严密监护下经阴道分娩。

1）第一产程：安慰及鼓励产妇，消除紧张情绪。适当应用地西泮、哌替啶等镇静剂。产程开始后即应给予抗生素预防感染。密切注意血压、脉搏、呼吸、心率。一旦发现心力衰竭征象，即应取半卧位、高浓度面罩吸氧，并给去乙酰毛花苷 0.4mg 加于 25% 葡萄糖注射液 20mL 内缓慢静脉注射，必要时 4~6h 重复给药一次。

2）第二产程：要尽量避免用力屏气加腹压，应行会阴后 - 侧切开、胎头吸引或者产钳助产，尽可能缩短第二产程。

3）第三产程：胎儿娩出后，产妇腹部立即放置沙袋，以防腹压骤降而诱发心力衰竭。为防止产后出血过多而加重心肌缺血，加重心力衰竭，可给予缩宫素 10~20U，静脉注射或者肌内注射，禁用麦角新碱，以防止静脉压增高。产后出血过多时，应及时输血、补液，但要注意输注速度不可过快。

(2)剖宫产：对有产科指征以及心功能Ⅲ～Ⅳ级者，均应行择期剖宫产。近年来主张对心脏病产妇适当放宽剖宫产指征，以减少产妇因长时间宫缩所引起的血流动力学改变，减轻心脏负担。麻醉方式可选择连续硬膜外阻滞麻醉，麻醉剂中不应加用肾上腺素，同时，麻醉平面不宜过高。结构异常性心脏病者术前预防性应用抗生素 1~2 日。术中胎儿娩出后腹部沙袋加压，缩宫素预防产后出血。不宜再妊娠者可同时行输卵管结扎术。此外，术中、术后应严格限制输液量和液体输注速度，并继续使用抗生素预防感染 5~10 日。术后应给予有效的镇痛，以减轻疼痛引起的应激反应。不宜再妊娠者，可同时行输卵管结扎术。

3. 产褥期　产后 3 日内，尤其是产后 24h 内仍是发生心力衰竭的危险时期，产妇必须充分休息并密切监护。产后出血、感染以及血栓栓塞是严重的并发症，极易诱发心力衰竭，需要重点预防。心功能Ⅲ级及以上者，不宜哺乳。不宜再妊娠者，可于产后 1 周行绝育术。

4. 心脏手术指征　妊娠期血流动力学改变使心脏储备能力下降，影响心脏手术后的恢复，加之术中用药和体外循环对胎儿的影响，一般不主张在孕期手术，尽可能在幼年、孕前或者延至分娩后再行心脏手术。若妊娠早期出现循环障碍症状，心脏瓣膜病孕妇不愿做人工流产终止妊娠，而且内科治疗效果不佳，可在妊娠期行瓣膜置换术和瓣膜切开术。人工瓣膜置换术后需长期应用抗凝剂，在妊娠早期最好选用肝素而不用华法林，华法林能通过胎盘并进入母乳，有引起胎儿畸形以及胎儿、新生儿出血的危险。

（蔡 旺）

第二节　病毒性肝炎

病毒性肝炎是由多种肝炎病毒引起、以肝实质细胞变性坏死为主要病变的传染性疾病。根据病毒类型分为甲型肝炎病毒（HAV）、乙型肝炎病毒（HBV）、丙型肝炎病毒（HCV）、丁型肝炎病毒（HDV）、戊型肝炎病毒（HEV）等，其中以乙型肝炎病毒最为常见。我国约8%的人群为慢性乙型肝炎病毒携带者。

HAV主要经消化道传播，感染后可获得持久的免疫力，不引起慢性携带状态，母婴传播罕见。甲型病毒性肝炎临床症状轻微，肝衰竭发生率低。HBV主要经血液传播，但母婴传播也是其重要的传播途径，在我国高达50%的慢性HBV感染者是通过母婴传播感染的。HBV感染时年龄越小，成为慢性携带者的概率越高，发展为肝纤维化、肝硬化、肝癌的可能性越大，因此，阻断母婴传播对慢性乙型病毒性肝炎的控制有着重要意义。乙型病毒性肝炎在妊娠期更容易进展为重型肝炎。HCV主要通过输血、血制品以及母婴途径等传播，重型肝炎少见，但易转为慢性肝炎，进展为肝硬化、肝癌。HDV需伴随HBV而存在。HEV主要经消化道传播，极少发展为慢性肝炎；但妊娠期感染HEV，尤其是乙型重叠戊型，易发生重型肝炎。妊娠合并重型肝炎是我国孕产妇死亡的重要原因之一。

【妊娠期及产后肝脏生理变化】

妊娠期雌激素和孕激素水平升高，增加了肝脏负担。由于雌激素水平升高，部分孕妇出现“肝掌”及“蜘蛛痣”，并随妊娠进展而加重，多于分娩后4~6周消失。此外，多种凝血因子合成明显增加，如凝血因子Ⅱ、Ⅴ、Ⅶ、Ⅷ、Ⅹ均增加，纤维蛋白原约增加1倍，血液处于高凝状态。孕晚期由于血液稀释所致，约半数孕妇出现血清总蛋白下降（低于60g/L）；白蛋白降低，而球蛋白因网状内皮系统功能亢进略增加，则白蛋白/球蛋白比值下降。因血液稀释，孕妇血清丙氨酸转氨酶（ALT）、门冬氨酸转氨酶（AST）、谷氨酰转肽酶和总胆红素浓度，在妊娠晚期略下降，分娩后转氨酶可短暂轻度升高，尤其是在分娩后5日内，系分娩损伤和产后哺乳所致。

【妊娠对病毒性肝炎的影响】

妊娠本身并不增加对肝炎病毒的易感性，但妊娠期的生理变化及代谢特点，使肝脏抗病能力降低和肝脏负担增加，导致病毒性肝炎的病情易于波动。

妊娠期孕妇基础代谢率升高，营养物质消耗增多，肝内糖原储备降低；妊娠早期食欲缺乏，体内营养物质相对不足，使肝脏抗病能力降低；妊娠期卵巢、胎盘产生大量雌激素需在肝内代谢和灭活，妨碍肝脏对脂肪的转运以及胆汁的排泄；胎儿部分代谢产物需经母体肝内解毒；妊娠期内分泌系统变化，可导致体内的HBV再激活；妊娠期细胞免疫功能增强；分娩时体力消耗、缺氧、出血、手术和麻醉等因素，均可加重肝脏负担，从而使妊娠期病毒性肝炎病情加重、复杂，重型肝炎及肝性脑病的发生率较非妊娠期明显升高。

此外，妊娠并发症引起的肝损害、妊娠剧吐等，极易与急性病毒性肝炎相混淆，使诊断难度增加。

【病毒性肝炎对母儿的影响】

1. 对母体的影响

（1）妊娠期并发症增加：妊娠期高血压疾病的发生率增加，可能与妊娠晚期肝脏对醛固酮的灭活能力下降有关。产后出血发生率增加，由于肝功能损害使凝血因子合成减少导致凝血功能障碍，特别是重型肝炎多并发弥散性血管内凝血（DIC）。

(2)孕产妇病死率升高:与非妊娠期相比较,妊娠合并肝炎易发展为重型肝炎,其中,以乙型、戊型为多见。妊娠晚期发生重型肝炎率和死亡率较非孕妇女明显升高。有资料报道,重型肝炎发生率为非孕妇女的66倍,在肝衰竭的基础上,以凝血功能障碍所致的产后出血、消化道出血、感染等为诱因,最终导致肝性脑病和肝肾综合征,直接威胁母婴安全。

2. 对胎儿、新生儿的影响　妊娠早期合并病毒性肝炎可发生流产;妊娠晚期合并病毒性肝炎可致胎儿窘迫、死胎、早产、死产等。此外,新生儿患病率以及死亡率也增高。

【临床表现】

可表现为食欲缺乏、恶心、呕吐、腹胀、腹泻、右上腹疼痛等消化系统症状,部分患者可有全身酸痛、畏寒、发热等流感样症状,此外,还可有皮肤和巩膜黄染、尿色深黄。妊娠早、中期可触及肝脏肿大,并有肝区叩痛。妊娠晚期受增大子宫的影响,肝脏常难以被触及。甲型、乙型、丁型病毒性肝炎黄疸前期的症状较为明显,丙型、戊型病毒性肝炎的症状相对较轻。

【诊断】

需根据病史、临床表现和实验室检查进行综合判断。妊娠期诊断病毒性肝炎与非妊娠期相同,但比非妊娠期困难。多数患者无病毒性肝炎接触史、无明显的症状、体征,仅在产前检查时发现实验室检查结果异常而方能诊断。

1. 病史　有与病毒性肝炎患者密切接触史,半年内曾接受输血、注射血制品史等。甲型病毒性肝炎的潜伏期约为30日,乙型病毒性肝炎约为90日;输血所致的丙型病毒性肝炎约为50日,戊型病毒性肝炎约为40日。

2. 实验室检查

(1)血清病原学检测

1)甲型病毒性肝炎:检测血清HAV抗体和血清HAV RNA。HAV-IgM阳性表示近期感染,急性期患者于发病第1周即可阳性,1~2个月后滴度和阳性率下降,并于3~6个月后消失,其对早期诊断十分重要,特异性高。HAV-IgG在急性期后期和恢复期出现,是保护性抗体,有助于了解既往感染情况及免疫水平。

2)乙型病毒性肝炎:检测血清中HBV标志物,主要为"乙肝五项"和HBV DNA。"乙肝五项"检测指标包括:①乙型肝炎表面抗原(HBsAg):阳性是HBV感染的特异性标志,其滴度随病情恢复而下降,可用于预测抗病毒治疗的效果。②乙型肝炎表面抗体(HBsAb):是保护性抗体,表示机体有免疫力,不易感染HBV。接种HBV疫苗后,检测HBsAb滴度是评价疫苗效果的指标。③乙型肝炎e抗原(HBeAg):是HBV核心抗原的亚成分,其阳性表示HBV复制,其滴度反映HBV传染性的强弱。急性HBV感染时,HBeAg在HBsAg出现后几日或者几周内出现,呈短暂阳性。若HBeAg持续阳性,超过12周,提示转为慢性感染。慢性HBV感染时,HBeAg阳性表示肝细胞内有HBV活动性复制。在急性HBV感染的恢复期,HBeAg是第一个转阴的标志物。慢性HBV感染通过治疗后,HBeAg可以转阴并产生乙型肝炎e抗体(HBeAb),表示HBV复制停止。④乙型肝炎e抗体(HBeAb):阳性表示血清中病毒颗粒减少或者消失,传染性减低。多出现于急性HBV感染的恢复期,可长期持续存在。⑤乙型肝炎核心抗体(HBcAb):与乙型肝炎核心抗原(HBcAg)相对应,一般血清中无游离的HBcAg,HBcAg阳性表示HBV在体内复制。HBcAb分为IgM和IgG型,IgM型阳性见于急性乙型病毒性肝炎和慢性肝炎急性活动期,IgG型阳性见于乙型病毒性肝炎恢复期和慢性HBV感染。

HBV DNA阳性是HBV存在且有病毒复制的直接标志,主要用于观察抗病毒药物疗效和判断传染性大小。

3）丙型病毒性肝炎：单项HCV抗体阳性多为既往感染，不作为抗病毒治疗的依据。

4）丁型病毒性肝炎：HDV是缺陷的嗜肝RNA病毒，需依赖HBV的存在而复制和表达，伴随HBV引起肝炎。需同时检测血清中HDV抗体和“乙肝五项”。

5）戊型病毒性肝炎：HEV抗原检测困难，且抗体出现较晚，急性期时诊断困难，即使抗体阴性也不能排除诊断，需反复多次检测。

(2)肝功能检查：主要包括谷丙转氨酶（ALT）、门冬氨酸转氨酶（AST）等的检测，其中，ALT是反映肝细胞损伤程度的最常用而且敏感的指标。1%的肝细胞坏死，即可导致血清ALT水平升高1倍。总胆红素浓度在评估预后方面比ALT、AST更有价值。胆红素持续升高而转氨酶下降，成为“胆酶分离”，提示重型肝炎的肝细胞坏死严重，预后不良。凝血酶原时间百分活度（PTA）的正常值为80%~100%，<40%是诊断重型肝炎的重要指标之一。PTA是判断病情严重程度和预后的主要指标，较转氨酶和胆红素具有更重要的临床意义。

(3)影像学检查：主要是超声检查，必要时可行磁共振成像（MRI）检查，主要用于观察肝脾大小，有无肝硬化存在，有无肝脏脂肪变性，有无腹腔积液等。

3. 乙型病毒性肝炎的临床分型

(1)急性肝炎：病程在24周内，分为无黄疸型和黄疸型。急性黄疸型肝炎起病急，常有食欲缺乏、厌油、恶心、呕吐、乏力、腹胀和肝区不适等消化道症状，约1周后出现皮肤黏膜黄染、瘙痒，大便颜色变浅，呈茶水样。肝大，有压痛和叩痛。后2~6周症状与体征逐渐消失。无黄疸型肝炎起病相对较慢，临床表现与上述基本相同，但因无黄疸，易被忽视。

(2)慢性肝炎：病程常在24周以上，根据HbeAg可分为HbeAg阳性或者HbeAg阴性慢性乙型肝炎。此外，根据病情可分为轻度、中度和重度（表9-1）。

表9-1 慢性乙型肝炎分度标准

	轻度	中度	重度
转氨酶（IU/L）	≤正常3倍	>正常3倍	>正常3倍
总胆红素（g/L）	<正常2倍	正常2~5倍	>正常5倍
血清白蛋白（g/L）	>35	31~35	<31
A/G比值	>1.5	1. 1~1.5	<1.1
PTA（%）	>70	60~70	<60
胆碱酯酶（U/L）	>5 400	4 500~5 400	<4 500

4. 重型肝炎的诊断　妊娠合并急性重型肝炎以乙型、尤其是乙型重叠丁型或戊型为多见。妊娠合并重型肝炎患者早期症状主要表现为乏力、食欲缺乏、尿黄、皮肤巩膜黄染、恶心呕吐、腹胀等。如出现下列症状：①消化道症状严重，如食欲极度减退、频繁呕吐、腹胀、出现腹腔积液；②黄疸迅速加深，血清总胆红素>171μmol/L或者每日上升17.1μmol/L；③肝脏进行性缩小，出现肝臭气味，肝功能明显异常，酶胆分离，白/球蛋白倒置；④凝血功能障碍，全身出血倾向，PTA<40%；⑤迅速出现肝性脑病，表现为烦躁不安、嗜睡、昏迷等；⑥肝肾综合征出现急性肾衰竭。临床上需高度重视，注意是否有妊娠合并重型肝炎的可能，需及时行肝功能、凝血功能以及肝脏超声检查。若出现如下三点：乏力、食欲缺乏、恶心呕吐症状；PTA<40%；血清总胆红素>171μmol/L，临床即可诊断为重型肝炎。

【鉴别诊断】

1. 妊娠期急性脂肪肝（acute fatty liver of pregnancy，AFLP）　又称妊娠特发性脂肪肝，是发生在妊娠晚期的严重的肝功能障碍。以初孕妇居多，多见于妊娠30周以上，尤其是妊娠35~40周。起病急，病情重，进展快，病死率高。起病时多有上腹部疼痛、恶心、呕吐等消化道症状，进一步发展为急性肝衰竭，表现为凝血功能障碍、出血倾向、低血糖、黄疸、肝性脑病等。以下几方面有助于鉴别：①AFLP的肝炎标志物常为阴性；②AFLP常出现上腹痛，而重型肝炎相对少见；③AFLP患者的尿酸明显升高，尿胆红素阴性，而重型肝炎尿胆红素为阳性；④肝脏超声和MRI检查有助于鉴别；⑤有条件者可行肝脏穿刺组织学检查；⑥AFLP患者经积极支持治疗，多于产后1周左右病情稳定并好转；而重型肝炎恢复较慢，病程甚至可长达数月。肝脏活检示肝细胞严重脂肪变性为确诊依据。

2. 妊娠期肝内胆汁淤积症（intrahepatic cholestasis of pregnancy，ICP）　是发生在妊娠晚期、少数发生在妊娠25周之前、以瘙痒和黄疸为特点的疾病。分娩后数日内症状消失。实验室检查表现为胆酸明显升高，转氨酶轻度升高，胆红素正常或升高，血清病毒学检查抗原和抗体均阴性，肝活检主要为胆汁淤积。

3. 妊娠期高血压等疾病引起的肝损害　如HELLP综合征（在重度子痫前期的基础上伴有溶血、肝酶升高和血小板减少）、妊娠剧吐引起的肝损害、药物性肝损害等疾病相鉴别。

【处理】

1. 妊娠前咨询　育龄女性需常规行HBV标志物检查，若无抗体则需进行乙型肝炎疫苗接种，以预防妊娠期感染HBV。

感染HBV的育龄女性在妊娠期需行肝功能、血清HBV DNA检测和肝脏超声检查。最佳的受孕时机应为肝功能正常、血清HBV DNA低水平、肝脏超声检查无异常改变。

妊娠前若有抗病毒指征，药物首选干扰素，其治疗疗程短、多在48周内、停药半年后即可妊娠。若口服抗病毒药物需要长期治疗，最好选用替比夫定、替诺福韦，可延续至妊娠期使用，同时具有较强的抗耐药性。

2. 妊娠期处理

(1)非重型肝炎：处理原则与非妊娠期相同。主要采用护肝、对症、支持治疗。注意休息，加强营养，补充高维生素、高蛋白以及低脂肪饮食。常用的护肝药物有还原型谷胱甘肽注射液、门冬氨酸钾镁、丹参注射液、葡醛内酯、腺苷蛋氨酸、多烯磷脂酰胆碱等，主要目的在于减轻免疫反应损伤，协助转化有害代谢产物，改善肝脏循环，利于肝功能恢复。必要时补充白蛋白、新鲜冰冻血浆、冷沉淀等血制品。

治疗期间需严密监测肝功能、凝血功能等。若经积极治疗后病情好转，则可继续妊娠。若治疗效果不好、肝功能和凝血功能继续恶化，则应终止妊娠。分娩方式以产科指征为主，分娩前数日肌内注射维生素K_1，20~40mg/d。对于病情严重或者血清胆汁酸明显升高的患者需考虑剖宫产。

(2)重型肝炎

1)护肝治疗：肝细胞生长因子、胰高血糖素加胰岛素联合应用，可防止肝细胞坏死和促进肝细胞再生；人血白蛋白注射液可促进肝细胞再生，改善低蛋白血症；门冬氨酸钾镁注射液、葡醛内酯、腺苷蛋氨酸、多烯磷脂酰胆碱等，能促进肝细胞再生，可选择两种以上。

2)对症支持治疗：酸化肠道，减少氨的吸收，降低肝性脑病的发生；补充新鲜冰冻血浆与冷沉淀，改善凝血功能；注意维持水和电解质平衡；必要时可给予肾上腺皮质激素短期应用。肝肾综合征、肝性脑病、高钾血症以及肺水肿时可给予血液透析。

3)防治并发症:妊娠合并重型肝炎常会出现多种并发症,如凝血功能障碍、肝肾综合征、肝性脑病、感染等。在临床诊治过程中多需要多学科协作,如内科治疗失败,有条件和适应证者可考虑人工肝支持系统,或者及时行肝脏移植手术。

4)防治感染:重型肝炎患者易发生胆道、腹腔以及肺部等部位的细菌感染。注意无菌操作、口腔护理、会阴擦洗等护理,预防感染;有计划并逐步升级使用有效的广谱抗生素,初始可选用头孢类第二、三代抗生素,使用2周后可经验性使用抗真菌药物;使用丙种球蛋白,增强机体抵抗力。

5)严密监测病情变化:包括肝功能、凝血功能、血常规、生化等检测,特别要注意凝血酶原时间百分活度、转氨酶、总胆红素、白蛋白、肌酐、纤维蛋白原等指标。检测中心静脉压、24h出入量、每小时尿量、水及电解质变化、酸碱平衡以及胎儿宫内情况。依据实验室检查指标及患者病情变化,及时调整血制品和药品的使用顺序和剂量。

6)妊娠合并重型肝炎的产科处理:①早期识别、及时转送:重视妊娠合并重型肝炎患者的早期临床表现,早期识别并及时转送到人员、设备、经验等条件相对较好的三级医院集中诊治,是目前降低妊娠合并重型肝炎病死率的重要措施之一。重型肝炎在产后病情可能急转直下,合理的产科处理是救治成功的重要因素。②适时终止妊娠:妊娠合并重型肝炎在短期内多难以康复,需积极治疗,待病情稳定后适时终止妊娠,即凝血功能、转氨酶、白蛋白、胆红素等指标改善并稳定24h左右;或者在治疗过程中出现胎儿窘迫、胎盘早剥或临产。③分娩方式的选择及子宫切除问题:妊娠合并重型肝炎孕妇宜主动选择有利时机行择期剖宫产方式终止妊娠。妊娠合并重型肝炎常发生产时及产后出血,是患者病情加重和死亡的主要原因。必要时剖宫产同时行子宫次全切除术。对于部分患者,如病情轻,并发症少,尤其是凝血功能较好、PTA经治疗接近40%,子宫收缩良好、术中出血不多,探查肝脏缩小不明显者,可考虑保留子宫。如保留子宫,术中和术后需采取足够的措施减少、预防出血,如子宫动脉结扎、促子宫收缩的药物等。④围术期处理:术前行中心静脉插管,建立静脉通路,监测中心静脉压;留置尿管,用精密尿袋测量尿量,及时发现肾衰竭并调整补液量;请新生儿科医生协助处理新生儿。术中取下腹正中纵切口,利于出血处理及肝脏探查。将腹腔积液送检,行生化检查及细菌培养。关腹前使用无醇型安尔碘液浸泡盆腹腔数分钟,并以温生理盐水液冲洗,以杀灭腹腔内细菌,清除腹腔内毒素等有害炎性物质。盆腹腔放置引流管。腹部切口可用50%葡萄糖20mL加胰岛素8U局部浸润注射,以促进切口愈合。关腹后使用无醇型安尔碘液冲洗阴道,以减少上行感染的机会。术后注意口腔、腹部切口、盆腹腔引流管、导尿管、中心静脉插管以及补液留置管等管道的护理;防治并发症;继续抗感染;补充凝血因子、白蛋白以及护肝对症支持治疗。

【乙型肝炎病毒母婴传播阻断】

1. HBV母婴传播途径　母婴传播是HBV传播的主要途径之一,包括宫内传播、产时传播及产后传播。

(1)宫内感染:是产后免疫接种失败的主要原因。有关宫内传播的机制尚不清楚,主要有以下几种假说:①胎盘渗漏学说:胎盘屏障受损或通透性改变,母体血液中的HBV通过胎盘渗漏造成胎儿宫内感染。②细胞源性胎盘感染学说:HBV可通过感染胎盘各层细胞,通过“细胞传递”方式导致胎儿感染。③外周血单个核细胞(PBMC)感染学说:妊娠期和分娩期绒毛断裂使少量母体白细胞通过胎盘屏障到达胎儿体内,PBMCs中的HBV可直接进入胎儿血液循环,引起胎儿宫内感染。④阴道上行感染:HBV经阴道上行感染胎膜、羊水和胎儿。⑤经受精卵传播:即父婴垂直传播,HBV通过精子细胞将病毒传播给子代。

(2)产时感染:是HBV母婴传播的主要途径。分娩时新生儿通过产道接触含有HBV的母血、羊水、阴道分泌物,或者在分娩过程中子宫收缩使胎盘绒毛破裂,母血漏入胎儿血液循环,从而导致新生儿感染。一般认为,母体血清HBV DNA含量越高、产程越长,感染概率则越高。目前还没有足够的证据证明剖宫产可降低母婴传播的风险。

(3)产后感染:与新生儿密切接触母乳和母亲唾液有关。关于母乳喂养问题,多年来一直存在争议。近年来认为,若新生儿经主动、被动免疫后,可以母乳喂养且安全,但若母亲HBsAg和HBeAg双阳性时,目前尚缺乏充分的证据证明母乳喂养是否安全。

2. HBV母婴传播阻断 我国《慢性乙型病毒性肝炎防治指南》指出:在所有治疗中,抗病毒治疗是关键。如有适应证,而且条件允许,应行规范的抗病毒治疗,利于病情稳定和减少母婴传播。当血清HBV DNA超过10^6拷贝/mL时易出现宫内感染,并导致产后免疫阻断失败。对于单纯高病毒血症而肝功能正常的孕妇,可考虑在妊娠晚期给予抗病毒治疗,以减少HBV母婴传播,但仍存争议。治疗药物以核苷类似物为主,如替比夫定、拉米夫定、替诺福韦等,临床应用中对胎儿未见明显的近期影响,但远期影响尚需进一步积累资料。对于HBV感染孕妇,在妊娠晚期给予乙型肝炎免疫球蛋白(HBIG)注射能否有效预防宫内感染,目前尚有争议。

产后新生儿联合应用乙型肝炎疫苗(主动免疫)和HBIG(被动免疫),可以有效阻断HBV母婴传播。①主动免疫:新生儿出生后24h内注射乙型肝炎疫苗,在生后1个月、6个月分别接种第2针、第3针乙型肝炎疫苗(0、1、6方案)。②被动免疫:新生儿出生后24h内(最好在12h内)注射HBIG,剂量100~200IU。对于HBsAg阳性母亲分娩的新生儿,经上述主动、被动联合免疫后,可显著提高母婴传播的阻断效果,可以接受母乳喂养。同时,在疫苗接种完成后6个月检测HBV标志物,以判断免疫接种是否成功。在12月龄后,若HBsAg阳性,通常提示存在感染。

(蔡 旺)

第三节 妊娠期肝内胆汁淤积症

妊娠期肝内胆汁淤积症(intrahepatic cholestasis of pregnancy,ICP)是妊娠期特有的并发症,主要发生在妊娠晚期,少数发生在妊娠中期,以皮肤瘙痒和胆汁酸升高为特征,主要危及胎儿安全。发病率为0.1%~15.6%,有明显的地域和种族差异,智利、瑞典以及我国长江流域等地发病率较高。

【病因】

目前尚不清楚,可能与女性激素、遗传以及环境等因素有关。

1. 女性激素 临床研究发现:ICP主要发生在妊娠晚期以及高雌激素水平状态,如双胎妊娠、卵巢过度刺激及既往使用口服复方避孕药者。妊娠期体内雌激素水平大幅度增加。雌激素可使Na^+、K^+-ATP酶活性下降,能量提供减少,导致胆汁酸代谢障碍;同时,雌激素可使肝细胞膜中胆固醇与磷脂比例上升,胆汁流出受阻;此外,雌激素作用于肝细胞表面的雌激素受体,改变肝细胞蛋白质合成,导致胆汁回流增加。也有学者认为,高雌激素水平不是ICP致病的唯一因素,可能与雌激素代谢异常和肝脏对妊娠期生理性增加的雌激素高敏感性有关。

2. 遗传因素 ICP在世界各地的发病率明显不同,而且在母亲或者姐妹中有ICP病史的孕妇ICP发病率明显增高。ICP发病具有种族差异、地区性分布、家族聚集性和再次妊娠的高复发率的特点,说明ICP发病与遗传因素有关。

3. 环境因素　流行病学研究发现,ICP发病率与季节有关,冬季高于夏季。近年来研究发现,智利妊娠妇女血硒浓度与10年前比较明显增加,而且夏季妊娠妇女血硒水平明显升高,硒是一种微量元素,是谷胱甘肽过氧化酶的活性成分。这可能和夏季ICP发生率低有关。

【对母儿的影响】

1. 对孕妇的影响　ICP患者脂溶性维生素K的吸收减少,致使凝血功能异常,导致产后出血,也可发生糖、脂代谢紊乱。

2. 对胎儿、新生儿的影响　由于胆汁酸可以通过胎盘,孕妇体内的高胆汁酸通过胎盘进入胎儿体内增多,使围产儿发病率和死亡率明显升高。如胎膜早破、胎儿窘迫、早产、羊水胎粪污染以及胎儿生长受限。此外,尚有妊娠晚期不能预测的胎儿突然死亡、新生儿颅内出血等。

【临床表现】

1. 瘙痒　ICP的首发症状为妊娠晚期发生的无皮肤损伤的瘙痒,多数患者在妊娠30周后出现。瘙痒程度不一,多呈持续性,白昼轻,夜间加剧。瘙痒多始于手掌和脚掌,然后逐渐向肢体近端延伸,甚至到颜面部,可伴有皮肤抓痕。瘙痒症状多在实验室检查异常结果前3周左右出现,个别在数月前,大多数在分娩后2天缓解、消失,少数在1周或以上。

2. 黄疸　瘙痒发生后的数日至数周内(平均为2周),部分患者可出现黄疸。有文献报道,ICP的黄疸发生率为10%~15%。黄疸程度均较轻,有时仅有角膜轻度黄染。黄疸一般在分娩后数日内消退,极少数持续至一月或以上。ICP孕妇有无黄疸与胎儿预后密切相关,有黄疸者羊水粪染、新生儿窒息及围产儿死亡率显著增加。

3. 一般无明显消化道症状,少数孕妇出现上腹不适和轻度脂肪痢。

【诊断】

根据典型的临床表现和实验室检查结果,ICP不难诊断。但需排除其他导致瘙痒和肝功能异常的疾病。

1. 临床表现　妊娠晚期出现皮肤瘙痒和黄疸等。

2. 实验室检查

(1)血清胆汁酸(TBA)测定:是诊断ICP最有价值的方法,也是监测病情和评估治疗效果的重要指标。妊娠晚期出现无诱因的皮肤瘙痒以及血清TBA>10μmol/L可诊断为ICP,若血清TBA>10μmol/L提示病情较重。

测定孕妇血清甘胆酸不但是早期诊断ICP最敏感的方法,对判断病情严重程度和及时监护、处理均有参考价值。

(2)肝功能测定:多数ICP患者的门冬氨酸转氨酶(AST)、丙氨酸转氨酶(ALT)轻度至中度升高,为正常水平的2~10倍,且ALT较AST更敏感,一般不超过1 000U/L;部分患者血清胆红素轻度至中度升高,很少超过85.5μmol/L,其中直接胆红素占50%以上。

(3)病理检查:在诊断不明确且病情严重时可行肝组织活检。ICP患者肝组织活检见:肝结构完整,肝细胞无明显炎症或变性表现,仅在肝小叶中央区有胆红素轻度淤积,毛细胆管胆汁淤积以及胆栓形成。电镜下见毛细胆管扩张合并微绒毛水肿或者消失。

(4)分娩后瘙痒症状消失,肝功能恢复正常。

3. ICP分度　对ICP的严重程度进行分度有助于临床管理,常用的指标包括血清总胆汁酸、肝酶水平、瘙痒程度以及是否合并其他异常。总胆汁酸水平与围产结局密切相关。

(1)轻度:①血清总胆汁酸 10~39μmol/L;②主要症状为瘙痒,无其他明显症状。

(2)重度:①血清总胆汁酸≥ 40μmol/L;②症状严重伴其他情况,如多胎妊娠、妊娠期高血压疾病、复发性 ICP、既往有因 ICP 的死胎史或新生儿窒息死亡史等。满足以上任何一条即为重度。

【鉴别诊断】

诊断 ICP 需排除其他能引起皮肤瘙痒、黄疸和肝功能异常的疾病,如皮肤病、妊娠特异性皮炎、过敏反应等。妊娠早期须与妊娠剧吐,妊娠晚期应与病毒性肝炎、急性脂肪肝、肝胆石症、子痫前期和 HELLP 综合征等鉴别。

【治疗】

ICP 的治疗目的是缓解皮肤瘙痒症状,改善肝功能,降低血清胆汁酸水平,加强胎儿监护,延长孕周,改善妊娠结局。重点是胎儿宫内安危监护,及时发现胎儿宫内缺氧并采取措施。

1. 一般处理　适当卧床休息,取左侧卧位增加胎盘血流量,给予间断吸氧、高渗葡萄糖液、维生素类及能量,既保肝又可提高胎儿对缺氧的耐受性。每 1~2 周检测肝功能、血清胆汁酸及胆红素,了解病情及治疗反应。

2. 胎儿监测　建议通过胎动、电子胎心监护及超声检查等密切监测胎儿情况。胎动是评估胎儿宫内状态最简便的方法,胎动减少、消失等是胎儿宫内缺氧的危险信号,应立即就诊。妊娠 32 周起可每周检查 NST。测定胎儿脐动脉血流收缩期与舒张期比值对预测围产儿预后有一定意义。产科超声用于监测胎儿生长情况以及胎心监护不确定时的生物物理评分。

3. 降胆酸治疗　可使孕妇临床症状减轻、胆汁淤积的生化指标和围产儿预后改善,常用的药物有:

(1)熊去氧胆酸(UDCA):是临床治疗 ICP 的一线用药。UDCA 为人体内一种内源性胆酸,可抑制肠道对疏水胆汁酸的重吸收,从而改善肝功能、降低胆汁酸水平,改善胎儿生存环境、延长胎龄。用法为 1g/d 或者 15mg/(kg·d),分 3 次口服,共 20 日,可明显改善皮肤瘙痒症状和生化指标。治疗期间每 1~2 周复查 1 次肝功能,监测生化指标变化。停药后症状和生化指标若有波动,继续用药仍有效。

(2)S- 腺苷蛋氨酸(SAMe):为 ICP 治疗的二线用药或者联合治疗药物。SAMe 可灭活雌激素代谢物,调节 Na^+、K^+-ATP 酶活性,从而防止雌激素升高所致的胆汁淤积、改善症状、延缓病情进一步发展。用法:1g/d,静脉滴注,或者 500mg,2 次 /d,口服。

4. 辅助治疗

(1)促胎肺成熟:地塞米松可用于有早产风险的患者。

(2)改善瘙痒症状:炉甘石液、薄荷类、抗组胺药物对瘙痒有缓解作用。

(3)预防产后出血:当伴发明显的脂肪痢或凝血酶原时间延长时,可补充维生素 K,5~10mg/d,口服或肌内注射。

5. 产科处理　ICP 孕妇会发生突发的不可预测的胎死宫内,因此最佳的分娩方式和时机,获得良好的围产结局是对 ICP 孕期管理的最终目的。关于 ICP 终止妊娠的时机需考虑孕周、病情严重程度及治疗效果等综合判断,遵循个体化评估的原则。

(1)病情严重程度:对于早期发病、病程较长的重度 ICP,期待治疗的时间不宜过久。产前孕妇血清总胆汁酸水平≥ 40μmol/L 是预测不良围产儿结局的良好指标。

(2)适时终止妊娠:轻度 ICP 患者终止妊娠的时机在妊娠 38~39 周左右;重度 ICP 患者在妊娠 34~37 周之间,但需结合患者的治疗效果、胎儿状况及是否有其他合并症等综合评估。

(3)终止妊娠的方式:①阴道分娩:轻度ICP、无产科和其他剖宫产指征、孕周<40周者,可考虑阴道试产。产程中密切监测宫缩及胎心情况,做好新生儿复苏准备,若可疑胎儿窘迫应适当放宽剖宫产指征。②剖宫产:重度ICP;既往有ICP病史并存在与之相关的死胎死产及新生儿窒息或死亡病史;高度怀疑胎儿窘迫或存在其他阴道分娩禁忌证者,应行剖宫产终止妊娠。

(蔡 旺)

第四节 妊娠期急性脂肪肝

妊娠期急性脂肪肝(acute fatty liver of pregnancy,AFLP)是妊娠期最常见的导致急性肝衰竭的疾病,发病率低,约1/10 000,多发生于妊娠晚期,以明显的消化道症状、肝功能异常和凝血功能障碍为主要特征,起病急、病情重、进展快,严重危及母体及围产儿生命。

【病因】

AFLP发病的确切机制不明。目前AFLP发病的主导学说认为,该病是胎源性疾病,由胎儿线粒体脂肪酸氧化异常所致。研究发现,病毒感染、某些药物、遗传因素及营养情况等均可能损害胎儿线粒体脂肪酸β-氧化导致AFLP发生。妊娠期妇女雌激素、肾上腺皮质激素及生长激素的升高也可使脂肪酸代谢障碍,游离脂肪酸的堆积可能引起AFLP。此外,初产妇、多胎妊娠及男性胎儿的孕妇中发病风险增加。

【临床表现】

1. 症状 多发生于妊娠晚期,表现为持续的消化道症状,如恶心、呕吐,可伴有不同程度的厌食、疲倦、上腹痛、进行性黄疸等。病情继续发展可累及多器官系统,出现低血糖、凝血功能异常、肝肾衰竭、腹腔积液、肺水肿、意识障碍、肝性脑病等。可发生胎儿窘迫甚至死胎。

2. 辅助检查

(1)实验室检查:转氨酶轻到中度升高,但碱性磷酸酶及胆红素明显升高,出现胆酶分离现象,低血糖,高血氨,可伴有肾功能异常;凝血时间延长,纤维蛋白原降低;白细胞显著升高,血小板减少。

(2)影像学检查:超声可发现弥漫性肝实质回声增强,CT检查提示密度降低,脂肪变性。但部分早期患者影像学改变不明显,影像学检查有一定假阴性率,其主要意义在于排除其他肝脏疾病。

(3)肝穿刺活检:表现为弥漫性的肝细胞小泡样脂肪变性,炎症及坏死不明显。

【诊断】

根据症状及实验室检查可做出AFLP的诊断,但需排除重型肝炎、药物性肝损伤等。肝穿刺活检是诊断AFLP的标准,但为有创性操作,临床很少使用。

【鉴别诊断】

1. 病毒性肝炎 血清病毒标志物为阳性,转氨酶水平更高。

2. HELLP综合征 有子痫前期史,且无明显氮质血症的表现。

3. 妊娠期肝内胆汁淤积症 以皮肤瘙痒为主要表现,血清胆汁酸升高,但无明显消化道症状及凝血功能障碍。

【处理】

一旦确诊,尽快终止妊娠,加强支持治疗,维持内环境稳定。

1. 产科处理　尽快终止妊娠是改善母儿预后的关键,阴道试产适用于病情稳定、已临产、无胎儿窘迫征象者。若估计短时间内无法经阴道分娩,应在改善凝血功能后尽快剖宫产终止妊娠。

2. 对症支持处理　维持内环境稳定,补充能量及蛋白质;监测血糖情况,防止低血糖发生;纠正凝血功能异常,预防产后出血;预防感染,合理使用肝肾毒性低的抗生素;多学科协作,采用血液制品、人工肝、静脉滤过等方法防治肝性脑病、肾衰竭、感染等并发症。

【预后】

由于 AFLP 是一种胎源性疾病,妊娠终止前病情无法缓解。若发生多器官功能衰竭,预后不良。AFLP 患者产后完全恢复需要数周时间,一般不留后遗症。

（郭琳琳）

第五节　糖　尿　病

妊娠合并糖尿病有两种情况,一种为妊娠前已有糖尿病的患者妊娠,又称糖尿病合并妊娠;另一种为妊娠前糖代谢正常或有潜在糖耐量减退,妊娠期才出现或发现糖尿病,又称为妊娠期糖尿病(gestational diabetes mellitus,GDM)。糖尿病孕妇中 90% 以上为 GDM,糖尿病合并妊娠者不足 10%。GDM 发生率世界各国报道 1%~14%。我国 GDM 发生率 1%~5%,近年有明显升高趋势。GDM 患者糖代谢多数于产后能恢复正常,但将来患 2 型糖尿病机会增加。糖尿病孕妇的临床经过复杂,对母儿均有较大危害,必须引起重视。

【妊娠期糖代谢的特点】

在妊娠早、中期,随着孕周的增加,胎儿对营养物质需求量增加,通过胎盘从母体获取葡萄糖是胎儿能量的主要来源,孕妇血浆葡萄糖水平随着妊娠进展而降低,空腹血糖约降低 10%。主要因为:①胎儿从母体获取葡萄糖增加;②妊娠期肾血浆流量和肾小球滤过率增加,但肾小管对糖的再吸收率不能相应增加,导致部分孕妇从尿中排糖量增加;③雌激素和孕激素增加母体对葡萄糖的利用。因此,空腹时孕妇清除葡萄糖能力较非妊娠期增强。孕妇空腹血糖较非孕妇低,这也是孕妇长时间空腹易导致低血糖和酮症酸中毒的病理基础。在妊娠中、晚期,孕妇体内抗胰岛素样物质增加,如肿瘤坏死因子、瘦素、胎盘生乳素、雌激素、孕酮、皮质醇和胎盘胰岛素酶等使孕妇对胰岛素的敏感性随着孕周增加而下降,为维持正常糖代谢水平,胰岛素需求量必须相应增加。对于胰岛素分泌受限的孕妇,妊娠期不能代偿这一生理变化而使血糖升高,使原有糖尿病加重或者出现 GDM。

【妊娠对糖尿病的影响】

妊娠可使隐性糖尿病显性化,使既往无糖尿病的孕妇发生 GDM,使原有糖尿病患者的病情加重。妊娠早期空腹血糖较低,应用胰岛素治疗的孕妇,若未及时调整胰岛素用量,部分患者可出现低血糖。随着妊娠进展,抗胰岛素样物质增加,胰岛素用量需不断增加。分娩过程中体力消耗较大,进食量少,若不及时减少胰岛素用量,容易发生低血糖。产后胎盘排出体外,胎盘分泌的抗胰岛素样物质迅速消失,胰岛素用量需立即减少。由于妊娠期糖代谢的复杂变化,应用胰岛素治疗的孕妇,若未及时调整胰岛素用量,部分患者可出现血糖过低或者过高,重者甚至导致低血糖昏迷和酮症酸中毒。

【糖尿病对妊娠的影响】

妊娠合并糖尿病对母儿的影响及以及影响程度取决于糖尿病病情和血糖控制水平。病情较重或者血糖控制不良者，对母儿影响较大，母儿近、远期并发症较高。

1. 对孕妇的影响

(1)高血糖可使胚胎发育异常甚至死亡，流产率达15%~30%。糖尿病患者需在血糖控制正常后方可考虑妊娠。

(2)发生妊娠期高血压疾病的可能性较非糖尿病孕妇高2~4倍。GDM并发妊娠期高血压疾病可能与存在严重的胰岛素抵抗和高胰岛素血症有关。糖尿病孕妇由于糖尿病导致微血管病变，使小血管内皮细胞增厚以及管腔变窄，组织供血不足。糖尿病合并肾脏病变时，妊娠期高血压疾病发病率高达50%以上。糖尿病孕妇一旦并发高血压，则病情较难控制，母儿并发症明显增加。

(3)感染是糖尿病的主要并发症。未能很好控制血糖的孕妇易发生感染，而且，感染也可加重糖尿病代谢紊乱，甚至诱发酮症酸中毒等急性并发症。与糖尿病有关的妊娠期感染有：外阴阴道假丝酵母菌病、无症状菌尿症、肾盂肾炎、产褥感染和乳腺炎等。

(4)羊水过多发生率较非糖尿病孕妇多10倍。其原因可能与胎儿高血糖、高渗性利尿导致胎尿排出增多有关。妊娠期诊断糖尿病时间越晚，孕妇血糖水平越高，羊水过多越常见。血糖得到控制，羊水量能逐渐转为正常。

(5)因巨大儿发生率明显增高，难产、产道损伤、手术产率增加，产程延长易引起产后出血。

(6)易发生糖尿病酮症酸中毒。由于妊娠期复杂的代谢变化，以及高血糖和胰岛素相对或者绝对不足，代谢紊乱进一步发展到脂肪分解加速，血清酮体急剧升高，进一步发展为代谢性酸中毒。发生糖尿病酮症酸中毒的常见诱因有：① GDM未得到及时诊断导致血糖过高；②糖尿病患者未及时治疗或者血糖控制不满意时妊娠，随着孕周增加胰岛素用量未及时调整；③使用肾上腺皮质激素和β-肾上腺素能受体兴奋剂影响孕妇糖代谢；④合并感染时胰岛素未及时调整用量等。糖尿病酮症酸中毒对母儿危害较大，不仅是孕妇死亡的主要原因，同时，若发生在妊娠早期还有胎儿致畸作用，若发生在妊娠中、晚期易导致胎儿窘迫和胎死宫内。

(7) GDM孕妇再次妊娠时，复发率高达33%~69%。远期糖尿病患病率增加，17%~63%可发展为2型糖尿病。心血管系统疾病的发生率也增高。

2. 对胎儿的影响

(1)巨大胎儿：发生率高达25%~42%。其原因为孕妇血糖高，胎儿长期处于母体高血糖所导致的高胰岛素血症环境中，促进蛋白、脂肪合成和抑制脂解作用，导致躯体过度发育。GDM孕妇过胖或者体重指数过大是发生巨大儿的重要危险因素。

(2)胎儿生长受限(FGR)：发生率为21%。妊娠早期高血糖有抑制胚胎发育的作用，导致妊娠早期胚胎发育落后。糖尿病合并微血管病变者，胎盘血管多出现异常，影响胎儿发育。

(3)流产和早产：妊娠早期血糖高可使胚胎发育异常，最终导致胚胎死亡而流产。合并羊水过多易发生早产，并发妊娠期高血压疾病、胎儿窘迫等并发症时，多需提前终止妊娠，早产发生率为10%~25%。

(4)胎儿窘迫和胎死宫内：可由妊娠中晚期发生的糖尿病酮症酸中毒所致。

(5)胎儿畸形：发生率高于非糖尿病孕妇，严重畸形发生率为正常妊娠的7~10倍，与受孕后最初数周高血糖水平密切相关，是围产儿死亡的重要原因。以心血管畸形和神经系统畸形最常见。妊娠合并糖尿病患者应在妊娠期加强对胎儿畸形的筛查。

3. 对新生儿的影响

(1)新生儿呼吸窘迫综合征：发生率升高。高血糖刺激胎儿胰岛素分泌增加，形成高胰岛素血症,后者有拮抗糖皮质激素促进肺泡Ⅱ型细胞表面活性物质合成和释放的作用,使胎儿肺表面活性物质产生及分泌减少,胎儿肺成熟延迟。

⑵新生儿低血糖:新生儿离开母体高血糖环境后,高胰岛素血症仍存在,若不及时补充糖,易发生低血糖,严重时危及新生儿生命。

【临床表现与诊断】

1. 病史　具有糖尿病高危因素,包括糖尿病家族史、年龄 >30 岁、肥胖、无原因反复流产史、巨大儿分娩史、死胎、死产、胎儿畸形史、足月新生儿呼吸窘迫综合征儿分娩史等。

2. 临床表现　妊娠期有三多症状(多饮、多食、多尿),或者外阴阴道假丝酵母菌感染反复发作,孕妇体重 >90kg,本次妊娠并发羊水过多或者巨大胎儿者,应注意合并糖尿病的可能,但多数妊娠期糖尿病患者无明显的症状。

3. 糖尿病合并妊娠的诊断

⑴妊娠前已诊断为糖尿病。

⑵妊娠前未进行血糖检查,但具有糖尿病高危因素,如肥胖(尤其是重度肥胖)、多囊卵巢综合征患者、直系亲属患有 2 型糖尿病、既往 GDM 史或者大于孕龄儿分娩以及妊娠早期尿糖反复阳性,首次产前检查需明确是否存在妊娠前糖尿病,达到下列任何一项标准即应诊断为糖尿病合并妊娠。

1)空腹血糖(fasting plasma glucose,FPG)≥ 7.0mmol/L(126mg/dL)。

2)糖化血红蛋白(HbA1c)≥ 6.5%(采用 NGSP/DCCT 标化方法)。

3)任意血糖≥ 11.1mmol/L(200mg/dL),同时伴有典型的高血糖或者高血糖危象症状。

若任意血糖≥ 11.1mmol/L,没有明确的高血糖症状,需要次日复测上述 1)或 2)来明确诊断,不建议妊娠早期行常规葡萄糖耐量试验(OGTT)。

4. 妊娠期糖尿病(GDM)的诊断　GDM 诊断标准和方法如下:

⑴有条件的医疗机构,在妊娠 24~28 周及以后,对未被诊断为糖尿病的孕妇行 75g OGTT。

OGTT 方法:我国采用葡萄糖 75g 的 OGTT。OGTT 试验前 3 日正常体力活动、正常饮食,前 1 日晚餐后禁食至少 8h 至次日晨(不超过上午 9 时),检查期间静坐、禁烟。检查时,5min 内口服含 75g 葡萄糖的液体 300mL。分别抽取静脉血检测服糖前、服糖后 1h、2h 的血浆葡萄糖水平。

75g OGTT 诊断标准:空腹及服糖后 1h、2h 的血糖值分别为 5.1mmol/L、10.0mmol/L、8.5mmol/L。任何一点血糖值达到或者超过该标准即可诊断为 GDM。

⑵医疗资源缺乏的地区,建议于妊娠 24~28 周首先检查 FPG。FPG ≥ 5.1mmol/L,可以直接诊断为 GDM,不必行 75g OGTT;若 4.4mmol/L ≤ FPG<5.1mmol/L,需尽早行 75g OGTT;FPG<4.4mmol/L,可暂不行 75g OGTT。

⑶孕妇具有 GDM 高危因素,首次 OGTT 正常者,必要时可在妊娠晚期复查 OGTT。

未定期产前检查者,如首次就诊时间为妊娠 28 周以后,建议初次就诊时即行 75g OGTT 或者 FPG 检查。

GDM 高危因素:①孕妇因素:年龄≥ 35 岁、妊娠前肥胖、糖耐量异常史、多囊卵巢综合征;②妊娠分娩史:不明原因的流产、死胎、死产史、巨大儿分娩史、胎儿畸形和羊水过多史;③本次妊娠因素:妊娠期发现胎儿大于孕周、羊水过多、外阴阴道假丝酵母菌病反复发作;④家族史:糖尿病家族史。

【妊娠合并糖尿病的分期】

依据患者发生糖尿病的年龄、病程以及是否存在血管并发症等进行分期（White 分类法），有助于判断病情的严重程度和预后：

A 级：妊娠期诊断的糖尿病。

A1 级：经控制饮食，空腹血糖 <5.3mmol/L，餐后 2h 血糖 <6.7mmol/L。

A2 级：经控制饮食，空腹血糖≥ 5.3mmol/L，餐后 2h 血糖≥ 6.7mmol/L。

B 级：显性糖尿病，20 岁以后发病，病程 <10 年。

C 级：发病年龄 10~19 岁，或者病程达 10~19 年。

D 级：10 岁前发病，或者病程 >20 年，或者合并单纯性视网膜病。

F 级：糖尿病性肾病。

R 级：眼底有增生性视网膜病变或者玻璃体积血。

H 级：冠状动脉粥样硬化性心脏病。

T 级：有肾移植史。

【处理】

1. 糖尿病患者可否妊娠的指标

(1) 糖尿病患者于妊娠前应确定糖尿病的严重程度。未经治疗的 D、F、R 级糖尿病一旦妊娠，对母、儿危险均较大，需避孕，不宜妊娠。若已妊娠应尽早终止妊娠。

(2) 器质性病变较轻且血糖控制良好者，可在积极治疗和密切监护下继续妊娠。

(3) 从妊娠前开始，需在内科医师协助下严格控制血糖值。确保受孕前、妊娠期以及分娩期血糖在正常范围。

2. 糖尿病孕妇的管理

(1) 妊娠期血糖控制目标：GDM 患者妊娠期血糖应控制在餐前及餐后 2h 血糖值分别≤ 5.3mmol 和 6.7mmol/L；夜间血糖不低于 3.3mmol/L；妊娠期糖化血红蛋白宜 <5.5%。PGDM 患者妊娠期血糖控制应达到下述目标：妊娠早期血糖控制勿过于严格，以防低血糖发生；妊娠期餐前、夜间血糖及空腹血糖宜控制在 3.3~5.6mmol/L，餐后峰值血糖 5.6~7.1mmol/L，糖化血红蛋白 <6.0%。无论 GDM 或 PGDM，经过饮食和运动管理，妊娠期血糖达不到上述标准时，应及时加用胰岛素或口服降糖药物进一步控制血糖。

(2) 饮食治疗：饮食控制很重要。理想的饮食控制目标：既能保证和提供妊娠期间热量和营养需要，又能避免餐后高血糖或饥饿性酮症出现，保证胎儿正常生长发育。多数 GDM 患者经合理饮食控制和适当运动治疗，均能控制血糖在满意范围。妊娠早期糖尿病孕妇需要热量与妊娠前相同。妊娠中期以后，每日热量增加 200kcal。其中，糖类占 50%~60%，蛋白质占 20%~25%，脂肪占 25%~30%。同时，要注意避免过分控制饮食，否则会导致孕妇饥饿性酮症以及胎儿生长受限。

(3) 药物治疗：多数 GDM 孕妇通过生活方式的干预可使血糖控制满意，不满意的 GDM 患者首选胰岛素来控制血糖。口服降糖药如二甲双胍、格列苯脲在妊娠期应用的安全性、有效性未得到足够证实，目前不推荐使用。

胰岛素用量个体差异较大，尚无统一标准。一般从小剂量开始，根据病情、孕期进展及血糖值监测加以调整，力求血糖控制在正常范围。妊娠不同时期机体对胰岛素的需求量不同：①妊娠前应用胰岛素控制血糖的患者，妊娠早期因早孕反应进食量减少，需根据血糖监测情况及时减少胰岛素用量；②随着妊娠进展，抗胰岛素激素分泌逐渐增多，妊娠中、晚期的胰岛素需要量常有不同程度增加。妊娠32~36周胰岛素用量达最高峰，妊娠36周后胰岛素用量稍下降，特别在夜间。妊娠晚期胰岛素需要量减少，不一定是胎盘功能减退，可能与胎儿对血糖利用增加有关，可在加强胎儿监护的情况下继续妊娠。

(4) 妊娠期糖尿病酮症酸中毒的处理：①血糖过高者(>16.6mmol/L)，先予胰岛素0.2~0.4U/kg一次性静脉注射。②胰岛素持续静脉滴注：0.9%氯化钠注射液加胰岛素，按胰岛素0.1U/(kg·h)或4~6U/h的速度输入。③监测血糖：从使用胰岛素开始每小时监测血糖一次，根据血糖下降情况进行调整，要求平均每小时血糖下降3.9~5.6mmol/L或超过静脉滴注前血糖水平的30%。达不到此标准者可能存在胰岛素抵抗，应将胰岛素加倍。④当血糖降至13.9mmol/L时，将0.9%氯化钠注射液改为5%葡萄糖或葡萄糖盐水，每2~4g葡萄糖加入1U胰岛素，直至血糖将至11.1mmol/L以下、尿酮体阴性并可平稳过渡到餐前皮下注射治疗时停止。补液原则先快后慢、先盐后糖；注意出入量平衡。开始静脉胰岛素治疗且患者有尿后及时补钾，避免出现严重低血钾。

3. 孕期母儿监护　妊娠早期妊娠反应可能给血糖控制带来困难，需密切监测血糖变化，并及时调整胰岛素用量以防止低血糖的发生。妊娠前患糖尿病的孕妇需每周检查一次直至妊娠第10周；妊娠中期应每两周检查一次；一般妊娠20周时胰岛素需要量开始增加，应及时进行调整。每月测定肾功能和糖化血红蛋白含量，并进行眼底检查。妊娠32周以后需每周检查一次。注意血压、水肿、尿蛋白情况。注意对胎儿发育、胎儿成熟度、胎儿状况和胎盘功能等监测，必要时尽早住院。GDM孕妇主要需定期监测血糖和胎儿发育情况。

4. 分娩时机

(1) 不需胰岛素治疗的GDM孕妇，无母儿合并症，血糖控制良好，胎儿宫内状况良好，可严密监测到预产期，未自然临产者需采取措施终止妊娠。

(2) 孕前糖尿病及需要胰岛素治疗的GDM孕妇，如血糖控制良好，需严密监测至妊娠39周后可终止妊娠；血糖控制不满意或出现母儿并发症及时收入院，根据病情决定终止妊娠时机。

(3) 糖尿病伴微血管病变或既往有不良产史者，需严密监护，终止妊娠时机应个体化。

5. 分娩方式　妊娠合并糖尿病不是剖宫产指征，如有巨大胎儿、胎盘功能不良、胎位异常或者其他产科指征者，应行选择性剖宫产手术。对糖尿病病程>10年，伴有视网膜病变、肾功能损害、重度子痫前期、有死胎或死产史的孕妇，以及妊娠期血糖控制不好者，应放宽剖宫产手术指征。

决定阴道分娩者，需制订产程中分娩计划，产程中应密切监测孕妇血糖、宫缩、胎心变化，避免产程过长，应在12h内结束分娩，产程>16h易发生酮症酸中毒。产程中血糖不低于5.6mmol/L以防发生低血糖，也可按每4g糖加1U胰岛素比例给予补液。

6. 分娩期处理

(1) 一般处理：注意休息、镇静，给予适当饮食，严密观察血糖、尿糖以及酮体变化，及时调整胰岛素用量，并加强胎儿监护。

(2) 阴道分娩：临产时情绪紧张和疼痛均可使血糖波动，胰岛素用量不易掌握，而严格控制产时血糖水平对母儿十分重要。临产后仍采用糖尿病饮食，产程中一般应停用皮下注射胰岛素，改为静脉输注0.9%氯化钠注射液加胰岛素，根据产程中测得的血糖值调整静脉输液速度，来控制血糖水平。血糖>5.6mmol/L，静脉滴注胰岛素1.25U/h；血糖7.8~10.0mmol/L，静脉滴注胰岛素1.5U/h；血糖>10.0mmol/L，静脉滴注胰岛素2U/h。同时复查血糖，根据血糖结果进行调整。产程不宜过长，应在12h内结束分娩，产程过长有增加酮症酸中毒、胎儿缺氧以及感染危险。

(3)剖宫产：在手术前1日需停止应用晚餐前精蛋白锌胰岛素，手术日停止皮下注射胰岛素，一般在早晨监测血糖、尿糖以及尿酮体。根据其空腹血糖水平和每日胰岛素用量，改为小剂量胰岛素持续静脉滴注。一般按3~4g葡萄糖加1U胰岛素比例配制葡萄糖注射液，并按每小时静脉输入2~3U胰岛素速度持续静脉滴注，每1~2h测血糖1次，尽量使术中血糖控制在6.67~10.0mmol/L。术后每2~4h测1次血糖，直到饮食恢复。

(4)产后处理：产褥期胎盘排出后，体内抗胰岛素物质迅速减少，大部分GDM患者在分娩后即不再需要使用胰岛素，仅少数患者仍需胰岛素治疗。胰岛素用量应减少至分娩前的1/3~1/2，并根据产后空腹血糖值调整用量。多数在产后1~2周胰岛素用量逐渐恢复至妊娠前水平。于产后6~12周行OGTT检查，若仍异常，可能为产前漏诊的糖尿病患者。

(5)新生儿出生时处理：新生儿出生时需留脐血，进行血糖、胰岛素、胆红素、血细胞比容、血红蛋白以及钙、磷、镁的测定。无论出生时状况如何，均应视为高危新生儿，尤其是妊娠期血糖控制不满意者，需给予监护，注意保暖和吸氧，重点防止新生儿低血糖，并在开奶同时，定期滴服葡萄糖液。

(蔡 旺)

第六节 贫 血

贫血是妊娠期较常见的合并症，属高危妊娠范畴。由于妊娠期血容量增加，且血浆增加多于红细胞增加，血液呈稀释状态，又称"生理性贫血"。贫血在妊娠各期对母、儿均可造成一定危害，在某些贫血较严重的国家和地区，是孕产妇死亡的重要原因之一。其中，以缺铁性贫血最常见。

【贫血对妊娠的影响】

1. 对孕妇的影响　贫血孕妇的抵抗力低下，对分娩、手术以及麻醉的耐受能力降低，即使是轻度或中度贫血，孕妇在妊娠和分娩期间的风险也会增加。世界卫生组织资料表明，贫血使全世界每年数十万孕产妇死亡。例如：贫血降低产妇抵抗力，容易并发产褥感染；重度贫血可因心肌缺氧导致贫血性心脏病；胎盘缺氧易发生妊娠期高血压疾病或者妊娠期高血压疾病性心脏病；严重贫血对失血耐受性降低，易发生失血性休克。

2. 对胎儿的影响　孕妇骨髓和胎儿在竞争摄取孕妇血清铁的过程中，胎儿组织占优势。而铁通过胎盘由孕妇运至胎儿是单向运输。胎儿缺铁程度不会太严重。当孕妇患重度贫血时，经胎盘供氧和营养物质不足以满足胎儿生长需要，容易造成胎儿生长受限、胎儿窘迫、死胎或早产。

【妊娠期贫血的诊断标准】

由于妊娠期血液系统的生理性变化，妊娠期贫血的诊断标准不同于非妊娠妇女。世界卫生组织的标准为，孕妇外周血血红蛋白<110g/L以及血细胞比容<0.33为妊娠期贫血。根据血红蛋白水平分为轻度贫血(100~109g/L)、中度贫血(70~99g/L)、重度贫血(40~69g/L)及极重度贫血(<40g/L)。

一、缺铁性贫血

缺铁性贫血(iron deficiency anemia)是妊娠期最常见的贫血,占妊娠期贫血的95%。由于胎儿生长发育以及妊娠期血容量增加,对铁的需要量增加,尤其在妊娠中晚期,孕妇对铁摄取不足或者吸收不良,均可引起贫血。

【病因】

妊娠期铁的需要量增加是孕妇缺铁的主要原因。以每毫升血液含铁0.5mg计算,妊娠期血容量增加需铁650~750mg,胎儿生长发育需铁250~350mg,故妊娠期需铁量约1 000mg,孕妇每日需铁量至少为4mg。每日饮食中含铁10~15mg,吸收利用率仅为10%,即1~1.5mg,妊娠中晚期铁的最大吸收率可达40%,仍不能满足需要,若不给予铁剂治疗,易耗尽体内储存铁导致贫血。

【诊断】

1. 病史 既往有月经过多等慢性失血性疾病史;有妊娠早期呕吐、长期偏食、胃肠功能紊乱导致的营养不良病史等。

2. 临床表现 轻者无明显症状,或仅有皮肤、口唇黏膜及睑结膜略苍白;重者可有头晕、乏力、心悸、气短、食欲缺乏、腹胀、腹泻、皮肤黏膜苍白、皮肤毛发干燥、指甲脆薄以及口腔炎、舌炎等。

3. 实验室检查

(1)血象:外周血涂片为小红细胞低血红蛋白性贫血。血红蛋白 <100g/L,红细胞 $<3.5\times10^{12}$/L,血细胞比容 <0.30,红细胞平均体积(MCV)<80fL,红细胞平均血红蛋白浓度(MCHC)<32%,而白细胞计数及血小板计数均在正常范围。

(2)血清铁浓度:能灵敏反映缺铁状况,正常成年妇女血清铁为7~27μmol/L。若孕妇血清铁 <6.5μmol/L,即可诊断为缺铁性贫血。

(3)铁代谢检查:血清铁蛋白是评估铁缺乏最有效和最容易获得的指标。根据储存铁水平,缺铁性贫血可分为3期:①铁减少期:体内储存铁下降,血清铁蛋白 <20μg/L,转铁蛋白饱和度及血红蛋白正常;②缺铁性红细胞生成期:红细胞摄入铁降低,血清铁蛋白 <20μg/L,转铁蛋白饱和度 <15%,血红蛋白正常;③缺铁性贫血期:血清铁蛋白 <20μg/L,转铁蛋白饱和度 <15%,血红蛋白 <110g/L。

(4)骨髓象:红系造血呈轻度或者中度增生活跃,以中、晚幼红细胞增生为主,骨髓铁染色可见细胞内外铁均减少,尤以细胞外铁减少明显。

【预防】

妊娠前积极治疗失血性疾病如月经过多等,以增加铁的贮备。孕期加强营养,鼓励进食含铁丰富的食物,如鸡血、猪肝、豆类等。在产前检查时,孕妇必须定期检测血常规,尤其在妊娠晚期应重复检查。做到早期诊断,及时治疗。妊娠4个月起需补充铁剂。

【治疗】

治疗原则:补充铁剂和去除导致缺铁性贫血的原因。一般性治疗包括增加营养和食用含铁丰富的饮食,对胃肠道功能紊乱和消化不良者给予对症处理等。

1. 补充铁剂 以口服给药为主。硫酸亚铁0.3g或琥珀酸亚铁0.1g,口服,每日3次,同时服维生素C 0.1~0.3g以促进铁的吸收。也可选用10%枸橼酸铁铵10~20mL,3次/d口服。多糖铁复合物不含游离铁离子,不良反应较少,每次150mg,1~2次/d。对妊娠晚期重度缺铁性贫血或者因严重胃肠道反应不能口服铁剂者，可选用右旋糖酐铁或者山梨醇铁。两种制剂分别含铁 25mg/mL 和 50mg/mL，给药途径为深部肌内注射，首次给药应从小剂量开始，第 1 日 50mg，若无副反应，第 2 日可增至 100mg，1 次 /d。此外，临床上蔗糖铁应用也较多。

2. 输血 多数缺铁性贫血孕妇经补充铁剂后血象很快改善，不需输血。当血红蛋白 ≤ 70g/L、接近预产期或者短期内需行剖宫产术者，应少量、多次输注红细胞悬液或者全血，避免加重心脏负担诱发急性左心衰竭。

3. 产时及产后的处理 重度贫血产妇于临产后应配血备用。严密监护产程，防止产程过长，可阴道助产缩短第二产程，但需避免发生产伤。积极预防产后出血，当胎儿前肩娩出后，肌内注射或者静脉注射缩宫素 10~20U。若无禁忌证，胎盘娩出后可肌内注射或者静脉注射麦角新碱 0.2mg，同时用缩宫素 20U 加于 5% 葡萄糖注射液中静脉滴注，持续至少 2h。出血多时应及时输血。产程中严格无菌操作，产时和产后需应用广谱抗生素预防感染。

二、巨幼细胞贫血

巨幼细胞贫血（megaloblastic anemia）是由叶酸和 / 或维生素 B_{12} 缺乏引起 DNA 合成障碍所致的贫血。外周血呈大细胞正血红蛋白性贫血。其发病率国内报道为 0.7%，国外报道为 0.5%~2.6%。

【病因】

叶酸和维生素 B_{12} 是 DNA 合成过程中的重要辅酶。叶酸和 / 或维生素 B_{12} 缺乏可使 DNA 合成障碍，导致全身多种组织和细胞均可受累，以造血组织最明显，特别是红细胞系统。由于细胞核成熟延缓，核分裂受阻，细胞质中 RNA 大量聚集，RNA 与 DNA 比例失调，使红细胞体积增大，而红细胞核发育处于幼稚状态，形成巨幼细胞。由于巨幼细胞寿命短而发生贫血。妊娠期本病 95% 是叶酸缺乏，少数孕妇因缺乏维生素 B_{12} 而发病。人体需要维生素 B_{12} 量很少，储存量较多，单纯因维生素 B_{12} 缺乏而发病者较少。引起叶酸与维生素 B_{12} 缺乏的原因有：

1. 来源缺乏或吸收不良 叶酸和维生素 B_{12} 存在于植物或者动物性食物中，绿叶蔬菜、动物蛋白以及豆类摄入不足的孕妇可引起本病。不当的烹调方法也可损失大量叶酸。孕妇患慢性消化道疾病可影响肠道吸收，加重叶酸和维生素 B_{12} 缺乏。

2. 妊娠期需要量增加 正常成年妇女需叶酸 50~100μg/d，而孕妇需叶酸 300~400μg/d，多胎孕妇需要量更多，导致妊娠期发病或者病情加重。

3. 叶酸排泄增多 孕妇肾血浆流量增加，叶酸在肾内廓清加速，肾小管再吸收减少，叶酸从尿中排泄增多。

【巨幼细胞贫血对母儿的影响】

重度贫血时，贫血性心脏病、妊娠期高血压疾病、胎盘早剥、早产、产褥感染等疾病的发病率明显增多。叶酸缺乏可致胎儿神经管缺陷等多种畸形，胎儿宫内生长受限、死胎等的发生率也明显增多。

【临床表现与诊断】

本病可发生于妊娠的任何阶段，多数发生于妊娠中晚期，以产前 4 周及产褥早期最多见。叶酸和 / 或维生素 B_{12} 缺乏的临床症状、骨髓象以及血象改变均相似，但维生素 B_{12} 缺乏常有神经系统症状，而叶酸缺乏多无神经系统症状。

1. 贫血 多发生在妊娠中晚期，起病较急，贫血多为中、重度。表现为头晕、乏力、心悸、气短、皮肤黏膜苍白等。

2. 消化道症状　食欲缺乏、恶心、呕吐、腹胀、腹泻、厌食、舌炎、舌乳头萎缩等。

3. 周围神经炎症状　手足麻木、冰冷、针刺等感觉异常以及行走困难等。

4. 其他　低热、水肿、脾大、表情淡漠等也较常见，重者可出现腹腔积液或者多浆膜腔积液。

5. 实验室检查

(1)外周血象：为大细胞性贫血，血细胞比容降低，红细胞平均体积(MCV)>100fl，红细胞平均血红蛋白含量(MCH)>32pg，大卵圆形红细胞增多，中性粒细胞分叶过多，粒细胞体积增大，核肿胀，网织红细胞减少，血小板多减少。

(2)骨髓象：红细胞系统呈巨幼细胞增生，不同成熟期的巨幼细胞系列占骨髓细胞总数的30%~50%，核染色质疏松，可见核分裂。

(3)叶酸和维生素 B_{12} 检测：血清叶酸 <6.8nmol/L、红细胞叶酸 <227nmol/L，提示叶酸缺乏。血清维生素 B_{12}<90pmol/L，提示维生素 B_{12} 缺乏。

【防治】

1. 加强孕期营养指导　改变不良饮食习惯，多食用新鲜蔬菜、水果、肉类、动物肝肾以及瓜豆类等食物。对有高危因素的孕妇，需从妊娠 3 个月开始，口服叶酸 0.5~1mg/d，连续服用 8~12 周。

2. 补充叶酸　确诊为巨幼细胞贫血的孕妇，需口服叶酸 15mg/d，或者肌内注射叶酸 10~30mg/d，直至症状消失、贫血纠正。如治疗效果不显著，检查发现缺铁，需同时补充铁剂。有神经系统症状者，单独应用叶酸有可能使神经系统症状加重，需及时补充维生素 B_{12}。

3. 维生素 B_{12}　100~200μg 肌内注射，1 次 /d，2 周后改为每周 2 次，直至血红蛋白值恢复正常。

4. 血红蛋白≤ 60g/L 时，应少量、间断输注新鲜血或者红细胞悬液。

5. 分娩时避免产程延长，预防产后出血，预防感染。

三、再生障碍性贫血

再生障碍性贫血(aplastic anemia)，简称再障，是因骨髓造血干细胞数量减少和质的缺陷导致造血障碍，引起外周全血细胞(红细胞、白细胞、血小板)减少为主要表现的一组综合征，国内报道，妊娠合并再障占分娩总数 0.3‰~0.8‰。

【再障与妊娠的相互影响】

再障的病因较复杂，约半数为原因不明的原发性再障，少数女性在妊娠期发病，分娩后缓解，再次妊娠时复发。目前认为妊娠不是再障的原因，但妊娠可能使原有病情加重。孕妇血液相对稀释，使贫血加重，易发生贫血性心脏病，甚至引起心力衰竭。由于血小板数量减少和质的异常，以及血管壁脆性和通透性增加，可引起鼻、胃肠道黏膜出血。此外，由于外周血粒细胞、单核细胞和丙种球蛋白减少、淋巴组织萎缩，使孕妇防御功能低下，易引起感染。再障孕妇易发生妊娠期高血压疾病，使病情进一步加重。分娩后宫腔内胎盘剥离创面易发生感染，甚至引起败血症。颅内出血、心力衰竭以及严重呼吸道、泌尿道感染和败血症常是再障孕产妇的重要死因。

一般认为，妊娠期血红蛋白 >60g/L 对胎儿影响不大。分娩后能存活的新生儿一般血象正常，极少发生再障。妊娠期血红蛋白≤ 60g/L 对胎儿不利，可导致流产、早产、胎儿生长受限、死胎和死产。

【临床表现与诊断】

主要表现为进行性贫血、皮肤和内脏出血以及反复感染。可分为急性型和慢性型，孕妇以慢性型居多。贫血呈正细胞型、全血细胞减少。骨髓象见多部位增生减低或者严重减低，有核细胞甚少，幼粒细胞、幼红细胞、巨核细胞均减少，淋巴细胞相对增高。

【处理】

需要产科医师和血液科医师共同管理，主要以支持疗法为主。

1. 妊娠期

(1) 治疗性人工流产：再障患者在病情未缓解之前需避孕，若已妊娠，在妊娠早期应做好输血准备的同时行人工流产。妊娠中、晚期孕妇，因终止妊娠有较大危险，应加强支持治疗，在严密监护下妊娠直至足月分娩。

(2) 支持疗法：注意休息，增加营养，间断吸氧，少量、间断、多次输新鲜血，提高全血细胞，使血红蛋白 >60g/L。或者间断输注成分血，输注白细胞、血小板及红细胞悬液。

(3) 出现明显出血倾向：给予肾上腺皮质激素治疗，如泼尼松 10mg，口服，每日 3 次，但皮质激素可抑制免疫功能，易致感染，不宜久用。也可用蛋白合成激素，如羟甲烯龙 5mg，口服，每日 2 次，可刺激红细胞生成。

(4) 预防感染：选用对胎儿无影响的广谱抗生素。

2. 分娩期　尽量经阴道分娩，缩短第二产程，防止第二产程用力过度，造成脑等重要脏器出血或者胎儿颅内出血。可适当助产，但要防止产伤。产后仔细检查软产道，认真缝合伤口，防止产道血肿形成。有产科手术指征者，行剖宫产术时一并将子宫切除为宜，以免引起产后出血和产褥感染。

3. 产褥期　继续支持疗法，应用宫缩剂加强宫缩，预防产后出血，广谱抗生素预防感染。

（蔡 旺）

第七节　特发性血小板减少性紫癜

特发性血小板减少性紫癜（idiopathic thrombocytopenic purpura，ITP）是一种常见的自身免疫性血小板减少性疾病，因免疫性血小板破坏过多导致外周血血小板减少，是产科常见的血液系统合并症之一。临床主要表现为皮肤黏膜出血、月经过多，严重者可致内脏出血，甚至颅内出血而死亡。

【发病机制】

分为急性型与慢性型，急性型好发于儿童，慢性型多见于成年女性。慢性型与自身免疫有关，80%~90% 的患者血液中可测到血小板相关免疫球蛋白（platelet associated immunoglobulin，PAIg），包括 PA-IgG、PA-IgM、PA-C3 等。当结合了这些抗体的血小板经过脾、肝时，可被单核巨噬细胞系统破坏，使血小板减少。

【ITP 与妊娠的相互影响】

1. 妊娠对 ITP 的影响　妊娠本身多不影响本病病程和预后。但妊娠可使稳定型 ITP 患者复发和活动型 ITP 妇女病情加重，使 ITP 患者出血机会增多。

2. ITP 对妊娠的影响　ITP 对妊娠的影响主要是出血，尤其是血小板 $<50 \times 10^9/L$ 的孕妇。

在分娩过程中，孕妇用力屏气可诱发颅内出血、产道裂伤出血以及血肿形成。如产后子宫收缩良好，产后大出血并不多见。ITP 患者妊娠时，自然流产和母婴死亡率均高于正常孕妇。曾有资料报道，ITP 孕妇若未行系统治疗，流产发生率 7%~23%，胎儿死亡率达 26.5%，孕妇死亡率 7%~11%。

3. ITP 对胎儿及新生儿的影响　由于部分抗血小板抗体能够通过胎盘进入胎儿血液循环，引起胎儿血小板破坏，从而导致胎儿、新生儿血小板减少。孕妇血小板 $<50\times10^9/L$ 的胎儿（新生儿）血小板减少的发生率为 9%~45%。严重者有发生颅内出血的危险。血小板减少为一过性，脱离母体的新生儿体内抗体逐渐消失，血小板将逐渐恢复正常。胎儿及新生儿血小板减少概率与母体血小板不一定成正比。胎儿出生前，母体抗血小板抗体含量可间接帮助了解胎儿血小板状况。诊断胎儿血小板减少往往依赖胎儿头皮采血和经母体腹壁胎儿脐静脉穿刺抽血证实。

【临床表现与诊断】

主要表现是皮肤黏膜出血和贫血。轻者仅有四肢和躯干皮肤的出血点、紫癜及瘀斑、牙龈出血、鼻出血，严重者可出现消化道、生殖道、视网膜及颅内出血。脾脏一般不大或轻度增大。实验室检查，血小板 $<100\times10^9/L$。一般血小板 $<50\times10^9/L$ 时才有临床症状。骨髓检查，巨核细胞正常或增多，成熟型血小板减少。血小板抗体测定大部分为阳性。通过以上表现和实验室检查，诊断本病并不困难。但需除外其他引起血小板减少的疾病，如再生障碍性贫血、妊娠合并 HELLP 综合征、药物性血小板减少、遗传性血小板减少等。

【治疗】

1. 妊娠期处理　ITP 患者一旦妊娠一般不必终止妊娠，只有当严重血小板减少未获缓解者，在妊娠早期就需要应用肾上腺皮质激素治疗者，可考虑终止妊娠。妊娠期间治疗原则与单纯 ITP 患者相同，用药时尽可能减少对胎儿的不利影响。除支持疗法、纠正贫血外，可根据病情进行如下治疗：

（1）肾上腺皮质激素：是治疗 ITP 的首选药物。妊娠期血小板 $<50\times10^9/L$、有出血症状者，可选用泼尼松 40~100mg/d。待病情缓解后逐渐减量至 10~20mg/d 维持。该药可减轻血管壁通透性，减少出血，抑制抗血小板抗体的合成和阻断巨噬细胞破坏已被抗体结合的血小板。

（2）输入丙种球蛋白：可竞争性抑制单核巨噬细胞系统的 Fc 受体与血小板结合，减少血小板破坏。大剂量丙种球蛋白 400mg/（kg·d），5~7 日为一疗程。

（3）脾切除：激素治疗血小板无改善，有严重出血倾向，血小板 $<10\times10^9/L$，可考虑脾切除，有效率达 70%~90%。手术最好在妊娠 3~6 个月间进行。

（4）输注血小板：输入血小板会刺激体内产生抗血小板抗体，加快血小板破坏。因此，只有在血小板 $<10\times10^9/L$、有出血倾向、为防止重要器官出血（脑出血）时，或手术和分娩时应用。可输入新鲜血或者血小板。

（5）其他：免疫抑制剂及雄激素在妊娠期不主张使用。

2. 分娩期处理　分娩方式原则上以阴道分娩为主。ITP 孕妇的最大危险是分娩时出血。如行剖宫产，手术创口大、增加出血危险。同时，部分 ITP 孕妇存在胎儿血小板减少，经阴道分娩时有发生新生儿颅内出血的危险，故 ITP 孕妇剖宫产的适应证可适当放宽。剖宫产指征为：血小板 $<50\times10^9/L$；有出血倾向；胎儿头皮血或者胎儿脐血证实胎儿血小板 $<50\times10^9/L$。产前或者术前应用大剂量皮质激素方法：氢化可的松 500mg 或地塞米松 20~40mg 静脉注射。并准备新鲜血或血小板。防止产道裂伤，认真缝合伤口。

3. 产后处理 妊娠期应用皮质激素治疗者,产后需继续应用。孕妇常伴有贫血和抵抗力低下,产后需预防感染。产后立即抽新生儿脐血检测血小板,并动态观察新生儿血小板是否减少。必要时给予新生儿泼尼松或者免疫球蛋白。ITP 不是母乳喂养的禁忌证,但母乳中有抗血小板抗体,是否母乳喂养视母亲病情以及胎儿血小板情况而定。

(蔡 旺)

第八节 感染性疾病

妊娠期感染性疾病包括病毒、衣原体、支原体、螺旋体、细菌、真菌、原虫等各种病原微生物引起的疾病,是围产儿死亡与病残的重要原因。病毒可通过胎盘屏障,而细菌、原虫、螺旋体则先在胎盘部位形成病灶之后再感染胚胎或胎儿;胎儿在分娩时通过已有病原微生物感染的软产道,也可引起新生儿感染;或通过母乳、母唾液及母血感染,引起胚胎、胎儿或新生儿患病。

一、TORCH

TORCH 是将数种孕妇患病能够引起胎儿宫内感染,甚至造成新生儿出生缺陷(先天畸形或发育异常)的传染源放在一起,利用其病原微生物英文词的第一个字母拼成的新词,称为 TORCH 感染(TORCH infection)。T 指弓形虫(toxoplasma),R 指风疹病毒(rubella virus),C 指巨细胞病毒(cytomegalovirus),H 指单纯疱疹病毒(herpes simplex virus) Ⅰ、Ⅱ型,O 指其他(other),主要指梅毒螺旋体(treponema pallidum)、乙型肝炎、丙型肝炎及 HIV 感染等。现因肝炎(尤其乙型肝炎)发病率远高于 HSV 感染,故取代了 HSV 感染将后者列在其他中。

TORCH 感染特点为孕妇患其中任何一种疾病后,多数孕妇自身症状较轻微,甚至无明显症状和体征,但病原体却均有可能使胎儿、新生儿呈现严重症状,遗留中枢神经系统障碍,甚至死亡。出现下述情况应警惕孕妇与 TORCH 感染有关联:既往有 TORCH 感染史、习惯性流产史、死胎死产史、无法解释的新生儿畸形或新生儿死亡史。孕妇孕期患 TORCH 感染,已成为高危妊娠的重要病因。

(一) 弓形虫病

弓形虫病(toxoplasmosis)是一种人畜共患的寄生原虫疾病。免疫功能正常者感染弓形虫,多为隐性感染,可能终生不发病。免疫缺陷者(如艾滋病患者、器官移植术后患者)感染弓形虫,能侵犯多种脏器、器官(如脑、眼、淋巴结等),致使临床表现多样。弓形虫病从优生角度应受到重视,因孕妇患弓形虫病能够影响胎儿生长发育。

【临床表现】

弓形虫感染在临床上分为先天性和后天获得性两类。

1. 先天性弓形虫病 先天性感染发生在孕妇初次感染时。对胎儿影响的程度与孕妇患弓形虫感染的时期有关,胎儿受损严重者在妊娠早期居多,常发生广泛病变,多以流产告终。孕妇于妊娠中期和妊娠晚期感染弓形虫,虽胎儿感染发病率逐渐增多,但严重症候随孕周而减少。

2. 后天获得性弓形虫病 孕妇感染弓形虫,通常病情轻微,不显症状。局限型者以淋巴结肿大最常见,触之较硬、无粘连、有压痛,常伴有疲倦无力、长时期低热、咽喉肿痛等,在肿大的淋巴结中能找到弓形虫。全身感染型多见于免疫缺陷者,全身症状较严重,表现为高热、头痛、呕吐、关节痛、皮肤一过性斑丘疹等，部分孕妇有一过性脾大。若弓形虫侵犯其他器官，则出现相应的症状，孕妇感染弓形虫，流产、早产、妊娠期高血压疾病、胎膜早破、宫缩乏力、死胎、产后出血以及新生儿窒息等的发病率均增高。

值得注意的是免疫功能降低的孕妇，特别是HIV感染或已患艾滋病或曾行器官移植后用免疫抑制剂的孕妇，能使体内原有的隐性型感染活化，使慢性弓形虫病复发，此时病变多在中枢神经系统。若为初次感染弓形虫，则常引起多器官病变，如心肌炎、非典型肺炎、脉络膜视网膜炎等，预后不良，严重者甚至死亡。

【诊断】

除根据病史及临床表现外，确诊主要依靠实验室检查结果。

为尽早发现孕妇患弓形虫感染，应分别在妊娠早期、中期和晚期行ELISA检测血清弓形虫SIgG、SIgM抗体。此法简便、灵敏且特异，现已广泛应用于临床。若弓形虫SIgG、SIgM抗体均为阴性，提示孕妇未感染过弓形虫，体内对弓形虫无免疫力，应列为在妊娠期严密监测对象。若弓形虫SIgG、SIgM抗体均为阳性，提示孕妇近期感染弓形虫。若仅弓形虫SIgM抗体为阳性，提示孕妇此时为急性弓形虫感染。若仅弓形虫SIgG抗体为阳性，SIgM阴性，提示孕妇曾感染弓形虫并已产生免疫力。为确定有无宫内感染，应检测脐血清弓形虫SIgM抗体。

【治疗】

尽管目前尚无特效药物，仍需积极治疗。常用药物有乙胺嘧啶、复方磺胺嘧啶片及乙酰螺旋霉素等。

1. 乙胺嘧啶与复方磺胺嘧啶片联合应用　两药均不能杀灭虫体，仅能干扰弓形虫体内叶酸代谢，药物在体内能通过血脑屏障，治疗中枢神经症状型效果较好，早孕妇女不宜服用，因可能致胎儿畸形。用法：乙胺嘧啶50mg/d分2次口服，2天后改半量，连续服1个月。因能抑制骨髓和干扰叶酸合成，应注意血象变化，每周至少检测白细胞总数及分类、血小板计数、血红蛋白值各1次。当白细胞总数降至$<3.0\times10^9/L$、血小板计数$<100\times10^9$时应及时停药。复方磺胺嘧啶片成人每次2片，2次/d口服，疗程1个月。应嘱患者大量饮水。

2. 乙酰螺旋霉素对胎儿基本无害，适用于患弓形虫病的孕妇。剂量3g，口服，1次/d口服，治疗7~10日。乙酰螺旋霉素很少通过胎盘，虽不能防止宫内感染的发生，但可降低垂直传播率。

3. 孕妇在妊娠早期患病，在患者知情原则下，选择继续观察或人工流产终止妊娠。在妊娠中、晚期患病应排除胎儿感染及畸形后方能继续妊娠。治疗弓形虫感染越早，发生后遗症的机会越少。一旦确诊，应口服乙酰螺旋霉素，有报道能降低先天性弓形虫病的发病率。对患弓形虫病孕妇所生的新生儿，即使其外观正常，也应口服乙酰螺旋霉素，每次30mg，4次/d，连用1周。

（二）风疹

风疹又称德国麻疹，是一种经呼吸道传播、临床症状轻微、预后良好、容易被忽视的急性病毒传染病。孕妇患风疹，特别是在妊娠早期，该病毒能经胎盘感染子宫内的胚胎或胎儿，可能直接造成流产或早产，也可以生出先天性风疹综合征（congenital rubella syndrome，CRS）儿，而被国内外产科工作者所重视。

【发病机制】

孕妇患风疹，风疹病毒进入呼吸道后，首先侵犯上呼吸道黏膜，在上皮细胞内复制，引起局部炎症反应，继而在颈部、颏下、耳后淋巴结增殖，随后病毒进入血液循环引起病毒血症，出现轻微的临床表现,仅经数天便自行消退,但对子宫内的胚胎及胎儿的影响甚大,可致胎儿生长受限(fetal growth restriction,FGR),出生 CRS 儿,更严重者可致流产、死胎、死产,使围产儿死亡率明显增高。

孕妇罹患风疹的时期不同,对胎儿及新生儿的影响也不相同。主要取决于孕妇发生风疹病毒感染的时期,妊娠 6 周内对胎儿心脏及眼的影响最大,在妊娠 6~10 周则对胎儿耳部的影响最大。

【风疹对新生儿的影响】

孕妇患风疹,诱发胚胎或胎儿广泛感染,累及全身各系统,多为先天缺陷。CRS 患儿的三大临床表现是心血管畸形、先天性白内障和先天性耳聋。CRS 患儿通常多在生后 1 年内,特别是在生后 6 个月内死亡。死亡原因以心力衰竭、败血症及全身衰竭居多,伴有血小板减少性紫癜的患儿预后极差。

【诊断】

典型患者根据流行病学资料和临床表现,即斑丘疹先从颜面开始出现,继而向躯干、四肢蔓延,3 天皮疹消退,不留色素沉着,结合有低热、耳后及颈部淋巴结肿大以及周围血象白细胞总数减少、淋巴细胞增多,不难作出初步诊断。但不典型病例,即亚临床型感染则诊断困难,需行血清学检测确诊。

检测孕妇血清风疹特异性 IgM(SIgM)、IgG(SIgG)抗体:采血时间以出疹后 1~2 周内最好。孕妇血清检测出风疹 SIgM 抗体,可以确诊孕妇在近期患风疹。孕妇血清检测出风疹 SIgG 抗体,提示孕妇感染过风疹病毒,对风疹病毒已有免疫力。孕妇血清未检测出风疹 SIgM 抗体和 SIgG 抗体,提示孕妇对风疹病毒无免疫力,应视为监视对象。

确定胎儿是否被风疹病毒感染,可作宫内诊断,通过绒毛活检,抽取羊水、脐带血、胎儿血,检测风疹 SIgM 抗体。妊娠 20 周作超声检查,监测有无中枢神经系统异常、FGR 等。

【治疗】

至今尚无特效治疗方法。孕妇患风疹用药需慎重,注意避免对胎儿的损害。孕妇在妊娠早期感染,在患者知情原则下,选择继续观察或终止妊娠。在妊娠中、晚期患病应排除胎儿感染及畸形后方能继续妊娠。

CRS 患儿也无特效的治疗方法,应加强护理,防止感染。伴有先天性心血管畸形,应酌情行手术治疗。

【预防】

风疹是唯一可以接种疫苗预防的。

1. 隔离患者　至少应隔离风疹患者至出疹后 7 天。

2. 接种风疹减毒活疫苗　妇女于婚前或孕前检测血清风疹 SIgG 抗体阴性者,应接种风疹减毒活疫苗。接种疫苗后 1 个月后方可妊娠,妊娠期间意外接种疫苗也非终止妊娠指征。

3. 保护孕妇　妊娠前 3 个月,尽量避免与风疹患者接触,不去公共场所。

(三)巨细胞病毒感染

巨细胞病毒感染(cytomegalovirus infection)是由巨细胞病毒(cytomegalovirus,CMV)引起的全身感染性疾病,近年已列为性传播疾病(STD)。本病特征性病变为感染细胞增大,细胞核及细胞质内分别出现嗜酸性及嗜碱性包涵体。CMV 具有潜伏活动的生物学特征,多为潜伏感染,可因妊娠而被激活,也可以发生显性感染。CMV 容易发生垂直传播,对胚胎及胎儿危害极大,它可引起胚胎及胎儿发育异常,以致造成流产、早产、宫内生长受限(FGR),也是引起新生儿先天缺陷和智力发育不全。

【临床表现】

孕妇在妊娠期间罹患CMV感染，多数表现为隐性感染，通常无明显症状和体征，能够长时间呈带病毒状态，并可经唾液、尿液、乳汁、宫颈分泌物排出CMV。少数出现发热(低热居多)、疲倦无力、头痛、咽痛、肌肉关节酸痛、白带增多、颈部淋巴结肿大、多发性神经炎、单核细胞增多等。

【诊断】

1. 孕妇CMV感染的诊断能证实孕妇体内有CMV侵入，不论有无症状或病变，均属孕妇CMV感染，由于其临床表现无特异性，确诊有赖于实验室的病原学和血清学检查。

(1)细胞学检查：检出CMV包涵体是最常用的方法之一，但阳性率较低。

(2)病毒培养：CMV培养是目前诊断CMV感染的最可靠方法。经处理后的患者及隐性CMV感染者的尿液、血清及咽部标本，接种于人胚成纤维细胞之后，早在24h、晚至2~3周后即可出现细胞病变。

(3)聚合酶链反应(PCR)技术：从受检标本中检出CMV DNA特异片段，5h内可得出结果。但CMV DNA阳性结果不能肯定是原发性还是新近感染所致，隐性感染也可出现阳性结果，故需根据病史、临床表现及检测CMV SIgM抗体确定。

(4)血清学检查：常用酶联免疫吸附试验(ELISA)，检测血清CMV SIgM抗体出现阳性，表明可能有CMV近期感染，体内有活动性感染。检测血清CMV SIgG抗体出现阳性，表明曾感染过CMV。妊娠期内CMV IgM、IgG不是直接检测病毒的手段，故不能用于确诊胎儿CMV感染。

2. 确诊宫内感染　孕早期取绒毛，或孕中期取羊水或脐血检测病原体。同时超声检查胎儿有无结构异常。

3. 先天性CMV感染的诊断除根据患儿的临床表现及其母有妊娠期间CMV感染史外，主要依靠实验室检查结果才能作出先天性CMV感染的诊断。

(1)确诊为子宫内感染：需在出生当时直至出生后2周内，取新生儿尿液、脑脊液、胃洗出液的沉渣进行涂片及染色，光镜下见到巨大细胞内含有典型的核内嗜酸性包涵体，称猫头鹰眼细胞，具有诊断价值。

(2)确诊为产道感染：至少需在出生2周后方能从新生儿尿液中检出CMV典型包涵体。

【治疗】

1. 孕妇在妊娠早期患病，在患者知情原则下，选择继续观察或人工流产终止妊娠。在妊娠中、晚期患病必须确定胎儿感染及畸形后方可终止妊娠。

2. 孕妇于妊娠晚期感染CMV，从宫颈管分离出CMV者，通常无需特殊处理。妊娠足月临产后，可经阴道分娩，因胎儿可能已在宫内感染CMV。由于新生儿尿液中可能有CMV，或使用一次性尿布，或用过的尿布做消毒处理。

3. 乳汁中检测出CMV的产妇，应停止哺乳，改用人工喂养为宜。

妊娠合并梅毒、乙型肝炎、HIV感染等将在其他章节讲解。

二、妊娠合并淋病

淋病是由革兰阴性的淋病奈瑟菌(neisseria gonorrhoeae)引起的感染。一般通过性接触传染，也可在分娩时由母亲传给胎儿。

【临床表现】

多数患有淋病的孕妇无症状。孕妇淋病最常见的发病部位是宫颈，引起宫颈炎症，淋菌性宫颈炎如不及时治疗，可继续传播给性伴侣，分娩时又可传给胎儿，约1/5的孕妇只有直肠携带淋菌。应对高危孕妇，包括单亲、少女、多性伴侣、吸毒、卖淫与伴其他性传播疾病者，在早妊娠期或首次产前检查时及晚妊娠期作淋菌筛查。

妊娠12周内因宫腔尚未被胎囊充满前宫颈的淋菌可上行至输卵管致急性感染。在诊断妊娠期急性输卵管炎前一定要除外急性阑尾炎，附件肿物扭转或输卵管妊娠。

妊娠期播散性淋病远较非妊娠期多见，约占所有淋菌性败血症的40%~50%。淋菌进入血液循环后，首先表现为发热、寒战、倦怠等，约半数在指端远侧起脓疮。此外有游走性关节痛，随之发展成关节炎或滑膜炎。上肢关节受损较下肢多见，其中以腕与手关节最常见。可同时并急性淋菌性心内膜炎。

【对妊娠的影响】

妊娠期任何阶段的淋菌感染对妊娠预后均有影响。妊娠早期淋菌性宫颈炎可致感染性流产与人工流产后感染。妊娠晚期易发生早产、胎膜早破、羊膜绒毛膜炎及产后感染等，分娩期宫颈淋菌感染可引起宫颈粘连而致分娩受阻，但经分离粘连后均可顺产。此外胎儿在经过感染孕妇的宫颈时，易得淋菌性眼结膜炎或败血症。

因此对高危孕妇在早妊娠期或初诊时，人工流产前与妊娠晚期均应作宫颈淋菌的涂片与培养以及早发现与及时治疗。

【诊断】

淋病的诊断主要靠宫颈分泌物涂片及培养分离出病原体，这对孕妇特别重要，因为她们大多数是无症状的感染者。因此对所有孕妇，尤其有高危因素者在初次产前检查时作宫颈分泌物淋球菌涂片培养。鉴于妊娠期其他部位淋病亦常见，故要根据病情同时取其他部位如咽部、尿道及直肠分泌物，尤其后者常是妊娠期淋菌侵犯的唯一部位。

对宫颈分泌物进行革兰涂片，白细胞内找到革兰阴性双球菌，则可诊断淋菌性宫颈炎。但淋球菌培养阳性为诊断的金标准。

【处理】

治疗以及时、足量、规范化用药为原则。为提高疗效和减少耐药性，推荐联合使用头孢菌素和阿奇霉素。首选头孢曲松钠250mg单次肌内注射加阿奇霉素1.0g，顿服。由于40%~50%患者同时并沙眼衣原体感染，故需同时参看妊娠期沙眼衣原体感染治疗。播散性淋病引起的关节炎皮炎综合征推荐使用头孢曲松钠1g，肌内注射或静脉注射，每日1次，加阿奇霉素1g顿服，至症状改善后1~2日，再根据药敏试验选择口服药物，疗程至少7日；播散性淋菌感染引起的心内膜炎及脑膜炎建议使用头孢曲松钠1~2g，静脉注射，每12~24小时1次，加阿奇霉素1g顿服，脑膜炎疗程10~14日，心内膜炎疗程至少4周。

淋病产妇分娩的新生儿，应尽快使用0.5%红霉素眼膏预防淋菌性眼炎，并预防使用头孢曲松钠25~50mg/kg（最大剂量不超过125mg）单次肌内注射或静脉注射。应注意新生儿播散性淋病的发生，治疗不及时可致新生儿死亡。

三、妊娠合并梅毒

梅毒是由梅毒螺旋体引起的感染。随着青霉素的应用梅毒的发病率明显下降。但自20世纪70年代末以来，随着吸毒与人免疫缺陷病毒（HIV）感染病例逐渐增多，梅毒发病率亦随之增高。

【临床表现】

1. 一期梅毒　潜伏期10~90日，多数为6周内。妊娠期生殖道的硬下疳，常好发于宫颈，因此时宫颈较脆、充血而易受损伤，梅毒螺旋体易入侵，常伴单或双侧腹股沟淋巴结肿大。一般2~6周可自愈，故不易发现。

2. 二期梅毒　患者全身出现多种多样的皮疹。孕妇外生殖器、肛周附近可有扁平湿疣，但25%的患者常因病损轻微而被忽视。

3. 潜伏梅毒　妊娠期患者以潜伏梅毒为主。孕妇常无任何病史、症状及体征，仅梅毒血清学阳性。因此应对所有孕妇筛查梅毒。

梅毒对妊娠与胎婴儿的危害是严重的。梅毒螺旋体可以通过胎盘而感染胎儿。现已证实在妊娠6周开始就可感染胎儿引起流产。妊娠16~20周以后梅毒螺旋体可播散到胎儿的所有器官，引起肺、肝、脾、胰和骨等病变。

妊娠各期梅毒均可传给胎儿。妊娠并早期梅毒，尤其是二期梅毒，几乎100%胎儿感染。患早期潜伏梅毒的孕妇，虽临床无任何表现，但感染性很强，患晚期潜伏梅毒者，虽性接触已无传染性，但仍能传给胎儿。妊娠期并梅毒感染引起的死胎、早产或FGR与胎盘病变有关。梅毒感染的胎盘大而苍白，显微镜下绒毛失去典型的树枝状分布而变厚，呈棍棒状。在超声检查时可见感染梅毒的胎儿发育受限，肝脾大，可有腹腔积液，同时胎盘增大，变厚。

孕妇的高危因素有：①单亲、患性传播疾病、贫困、吸毒卖淫者；②没有充分的产前保健或虽有产前保健但因未作梅毒血清筛查而未及时发现；③没有症状或梅毒血清滴度高者；④部分病例因近期感染梅毒，筛查时血清抗体尚未形成而遗漏者；⑤病情不清者。因此为减少先天梅毒儿的发生，应提倡所有孕妇作产前检查时，一定要作梅毒血清学筛查；对高危孕妇应在孕早期及妊娠晚期重复作血清梅毒筛查。

【诊断】

妊娠期梅毒的诊断与非妊娠期基本相同，主要靠梅毒血清学检查。

1. 非梅毒螺旋体抗原血清试验　有性病研究实验室玻片试验（venereal diseases research laboratory，VDRL）与快速血浆反应素环状卡片试验（rapid plasmin reagin，RPR）。一期梅毒滴度较低，二期梅毒滴度最高而潜伏梅毒滴度最低。本指标是检测疗效的唯一指标。但在药瘾、有自身免疫病、近期有发热性疾病或妊娠时可有假弱阳性，应进一步作梅毒螺旋体抗原试验。

2. 梅毒螺旋体抗原血清试验　在非螺旋体抗原实验假阳性时作确证。该方法是测抗梅毒螺旋体IgG抗体的，即感染过梅毒将终身阳性，故不能用于观察疗效、鉴别复发或再感染。

总之，孕妇如梅毒血清学呈阳性，但又不能排除梅毒时，尽管有过抗梅毒治疗，为了保护胎儿，应再作抗梅毒治疗。

【处理】

1. 对所有孕妇均应在首次产前检查时筛查梅毒。首先用上述血清学方法中的一种进行检查，若阳性需用另一种方法进行验证。妊娠期梅毒治疗有双重目的，一方面治疗孕妇，另一方面可预防或减少先天梅毒的发生。先天梅毒发生与否，首先与孕妇梅毒期别有关。其次，先天梅毒发生与妊娠期治疗早晚相关。此外，孕妇梅毒血清滴度越高，死胎发生率亦越高。死胎均有肝脾大、水肿，胎盘与脐带血管均有病变。因此妊娠期尽早诊断，规范化治疗对防治先天梅毒殊为重要。此外，对无产前保健，孕期未作过梅毒血清学检查的孕妇，在急诊入院后一定要补作检查。在产妇出院前一定要有检查结果，以免漏诊并漏治。

2. 治疗原则 首选青霉素治疗，妊娠早期治疗可避免胎儿感染；妊娠中晚期治疗可使感染儿在出生前治愈。梅毒孕妇已接受正规治疗和随诊，则无需再治疗。如果对上次治疗和随诊有疑问或本次检查发现有梅毒活动征象者，应再接受一个疗程治疗。妊娠早期和晚期应各进行一个疗程治疗，对妊娠早期以后发现的梅毒，争取完成两个疗程，中间间隔 2 周。

3. 根据梅毒分期采用相应的青霉素治疗方案，必要时增加疗程，处理如下：

(1)早期梅毒：苄星青霉素 240 万 U，分两侧臀部肌内注射 1 次，或普鲁卡因青霉素 120 万 U，肌内注射，1 次 /d，连用 10 日。青霉素过敏者，首选脱敏和脱敏后青霉素治疗。脱敏无效，用红霉素 0.5g 口服，4 次 /d，连用 14 日；或头孢曲松钠 1g 肌内注射，1 次 /d，连用 10~14 日，或阿奇霉素 2g 顿服。红霉素和阿奇霉素无法通过胎盘，因此，新生儿出生后应尽快进行抗梅治疗。四环素和多西环素禁用于孕妇。

(2) 晚期或分期不明的梅毒：苄星青霉素 240 万 U，肌内注射，每周 1 次，连用 3 周；或普鲁卡因青霉素 120 万 U，肌内注射，1 次 /d，连用 20 日。青霉素过敏者，脱敏无效时，用红霉素 0.5g 口服，4 次 /d，连用 30 日。注意事项同早期梅毒。

(3) 神经梅毒：青霉素 300 万 ~400 万 U 静脉注射，每 4h1 次，连用 10~14 日；或普鲁卡因青霉素 240 万 U，肌内注射，1 次 /d，加丙磺舒 0.5g 口服，4 次 /d，连用 10~14 日。

(4) 先天梅毒：首选水剂青霉素 5 万 U/kg，静脉滴注，出生 7 日内每 12h1 次；出生 7 日后每 8h1 次，连用 10 日；或普鲁卡因青霉素 5 万 U/(kg·d)，肌内注射，1 次 /d，连用 10 日。

4. 产科处理 ①妊娠 24~26 周超声检查应注意胎儿有无肝脾大、胃肠道梗阻、腹腔积液、胎儿水肿、胎儿生长受限及胎盘增大变厚等先天梅毒征象。若发现明显异常，提示预后不良；未发现异常无需终止妊娠。②用青霉素抗梅治疗时应注意监测和预防吉 - 海反应，后者主要表现为发热、子宫收缩、胎动减少、胎心监护提示暂时性晚期减速等。③妊娠合并梅毒不是剖宫产指征，分娩方式应根据产科情况决定。④分娩前已接受规范治疗且效果良好者，排除胎儿感染后可母乳喂养。

【随访】

1. 经规范治疗后，应用非梅毒螺旋体试验复查抗体滴度评价疗效。早期梅毒应在 3 个月后下降 2 个稀释度，6 个月后下降 4 个稀释度；多数一期梅毒 1 年后，二期梅毒 2 年后转阴。晚期梅毒治疗后抗体滴度下降缓慢，治疗 2 年后仍有约 50% 未转阴。少数晚期梅毒抗体滴度低水平支持 3 年以上，可诊断为血清学固定。

2. 分娩后随访与未孕梅毒患者一致。对梅毒孕妇分娩的新生儿应密切随诊。

四、妊娠期人乳头瘤病毒感染

人乳头瘤病毒（human papillomavirus，HPV）感染引起生殖器尖锐湿疣。

【母婴传播】

1. 宫内感染与产时感染 HPV 可以通过孕妇血行经胎盘、羊水感染胎儿，胎儿在分娩时经过产道吞咽含 HPV 的羊水、血或分泌物而被感染。

2. 婴幼儿呼吸道乳头瘤 HPV 可引起婴幼儿喉乳头瘤（JLP），因乳头瘤易复发，故又称复发性呼吸道乳头瘤（recurrent respiratory papillomatosis，RRP）。引起 JLP 或 RRP 的 HPV 多为 6 与 11 型，与女性生殖道常见的 HPV 类型一致。

婴幼儿 JLP 与 RRP 发病年龄平均为 5 岁，表现为嗓音嘶哑、发声困难、呼吸不畅，甚至呼吸困难，严重的呼吸道梗阻可以致命。检查可见咽喉部、声带处有多发粟粒至绿豆大息肉样或菜花样物。RRP 常需要在喉镜下反复切除病灶，以保证呼吸道的通畅。个别病例甚至需每两周切除一次。因此为防止母婴传播而作剖宫产到底有多大意义（可能宫内已有病毒），同时也要衡量剖宫产对孕妇的危险性。

【妊娠分娩影响】

孕妇并生殖道尖锐湿疣时，其病灶中易寄生细菌，细菌上行感染易致羊膜绒毛膜炎或胎盘炎症。在 HPV 感染或尖锐湿疣时，易并细菌感染而影响胎婴儿及产妇会阴伤口的愈合。

【诊断】

妊娠期 HPV 感染基本与非妊娠期相同。但如发现 HPV 为 16、18 或 31 型，因与宫颈上皮内瘤（CIN）相关，应密切随诊。妊娠期如发现 CIN 时，应很好随诊与评估，一般可推迟到产后处理。

【处理】

目前一致认为无症状与无病灶的 HPV 亚临床感染不需要治疗。妊娠期治疗尖锐湿疣的目的是为了美观，防止传染性伴侣，减少婴幼儿 JLP（传染率极低）。妊娠期生殖道尖锐湿疣产后可能自行消退，故不必过分根治，应尽量减少对孕妇的损害。治疗前需作宫颈刮片或进一步作病理以除外 CIN 或癌。

1. 妊娠期生殖道尖锐湿疣的治疗　妊娠期尖锐湿疣常为多灶性，血管丰富，手术及各种理疗均易出血。

(1) 疣体上药：

1) 疣敌（鬼臼脂，podophyllum）：为一种抗细胞核分裂化学药，疗效较好。但它能致畸及致胎儿死亡，故妊娠期禁用。

2) 5- 氟尿嘧啶（5-fluorouracil，5-Fu）：常用于治疗非妊娠期妇女生殖道疣。5-Fu 也抑制细胞分裂，约 6% 可被吸收而致胎儿畸形，故妊娠期禁用。

3) 三氯醋酸（trichloroacetic acid，TCA）：是一种腐蚀性收敛剂。它通过使细胞蛋白沉淀而达到治疗目的。它不被机体吸收，极少引起局部反应，故对胎儿无不良影响，妊娠期可用。

(2) 外科切除、冷冻或激光治疗：

1) 外科切除：妊娠期疣体血管丰富，故手术出血多，术后水肿等反应也大，治疗多不理想。

2) 冷冻治疗：用一氧化氮冷冻疣体，每次 30~60s，每 2 周 1 次，直到疣体消失。因不需要麻醉，亦无母儿合并症，故妊娠期可用。

2. 妊娠期生殖道尖锐湿疣的分娩方式　妊娠合并尖锐湿疣的分娩方式主要根据产科指征而不能因为很低的 JLP 发生率来决定，何况剖宫产也不能防止胎儿的宫内感染。只有当生殖道巨型疣梗阻产道时，才有剖宫产指征。

3. 对外阴、阴道的疣应在妊娠 34 周产前积极治疗，以免影响会阴伤口愈合。

五、妊娠期沙眼衣原体感染

沙眼衣原体感染是最常见的性传播疾病之一。病原体沙眼衣原体（chlamydia trachomatis，CT）是一种寄生在细胞内的微生物。它大小介于细菌和病毒之间。沙眼衣原体最易侵犯柱状上皮和移行上皮细胞。与其他微生物比较，沙眼衣原体的繁殖周期较长，症状较轻。妊娠期与非妊娠期一样可以感染沙眼衣原体。妊娠期内分泌的改变增加了沙眼衣原体的毒性。

【临床表现】

约 80% 以上孕妇为无症状的沙眼衣原体感染者，约 10% 以上可有如下表现：

1. 沙眼衣原体宫颈炎 孕妇白带脓性。检查可见宫颈充血、触血、糜烂及水肿，有黄色或脓性分泌物从颈管流出。其他方法如取宫颈分泌物高倍镜下看每视野有10个或以上多核白细胞等。但上述病变在妊娠期诊断沙眼衣原体感染的准确性远较非妊娠期差，故不能作诊断依据，诊断主要靠找到病原体。

2. 流产或产后子宫内膜炎 孕妇有沙眼衣原体宫颈炎者，自然流产或人工流产后，产后或剖宫产后子宫内膜炎发生较多。患者在流产后或产后2~3周，阴道分泌物多、出血、低热、下腹痛及子宫压痛，应警惕沙眼衣原体感染致产褥感染的可能，如产妇经一般抗炎治疗无效，应想到用针对沙眼衣原体感染的治疗。

3. 泌尿系感染 孕妇有尿频、尿痛等泌尿系症状而一般尿培养阴性时应想到沙眼衣原体感染，取尿道、宫颈分泌物查衣原体如阳性，应按沙眼衣原体治疗。

4. 新生儿沙眼衣原体感染 沙眼衣原体感染的孕妇所生的新生儿约50%被感染，其中50%~60%的新生儿是在阴道分娩时经感染的宫颈而传染。鼻咽部是沙眼衣原体聚集地，沙眼衣原体通过眼鼻泪管或经耳咽管到中耳引起中耳炎，约有1/3发展成肺炎。新生儿沙眼衣原体感染主要表现为眼结膜炎与肺炎。

【诊断】

生殖道CT感染无特征性临床表现，诊断需根据如下实验室检查：

1. CT培养：是诊断CT感染的金标准。

2. 抗原检测：包括直接免疫荧光法和酶联免疫吸附试验。

3. 核酸扩增试验：敏感性和特异性高，应防止污染的假阳性。

4. 血清学检测：用补体结合试验、ELISA或免疫荧光法检测血清特异抗体。

【处理】

大量资料证实分娩前感染沙眼衣原体的孕妇如能坚持完成红霉素治疗，宫颈沙眼衣原体阴性，新生儿的衣原体感染率仅7%，而未治疗的孕妇，有50%新生儿受染。

1. 孕妇处理 我国目前尚无统一的对沙眼衣原体感染的孕妇的处理方案，现按国情与参考美国疾病控制和预防中心（CDC）2002年指南如下：

（1）对高危孕妇初诊时应宫颈筛查沙眼衣原体，在妊娠末期或分娩前再查一次。

（2）药物治疗：红霉素500mg口服，4次/d，共7日。若孕妇因副反应如恶心、呕吐不能坚持时，可减量至250mg，4次/d，共14日，或用阿莫西林500mg，3次/d，共7日。

（3）性伴侣同时治疗。

（4）分娩方式：未治疗的宫颈沙眼衣原体感染非剖宫产指征，孕妇入院后及新生儿出生后即行抗沙眼衣原体治疗。

2. 新生儿处理 新生儿沙眼衣原体结膜炎可局部用红霉素眼膏治疗，但最好用红霉素全身治疗，因为局部上药不能防止鼻咽部沙眼衣原体进一步感染耳或肺部。新生儿肺炎需用红霉素全身治疗，即红霉素40mg/（kg·d），分4次口服，共10~14日。

六、妊娠合并阴道炎症

（一）妊娠合并滴虫阴道炎

滴虫阴道炎是最常见的妇产科疾病，妊娠期滴虫阴道炎的患病率在1.2%~2.1%。

治疗妊娠期滴虫阴道炎的首选药是甲硝唑。甲硝唑属FDA孕期B类药。甲硝唑的用法以阴道上药疗效较口服低50%，前者很难在尿道或阴道周围腺体达到治疗浓度，故美国疾病控制中心（CDC）2002 年推荐，200mg，3 次 /d，连续服 7 日与单次口服 2g 的疗效分别为 92% 与 96%。应同时治疗性伴侣以减少复发。早孕期及孕期均可以用甲硝唑治疗，即首选 2g 顿服。

（二）妊娠合并外阴阴道念珠菌病

外阴阴道念珠菌病（vulvovaginal candidiasis，VVC）多由白念珠菌（candida albicans）引起。妊娠期由于体内激素的变化，尤其是雌激素的增加，使阴道上皮细胞分泌糖原增加。故孕期 VVC 较非孕期多。妊娠期 VVC 易发生胎膜早破、早产及产褥感染等。新生儿经产道易有真菌感染，如鹅口疮等。同时妊娠期应尽量选择对胎儿无害或影响小的药物。妊娠期不必做真菌筛查，无症状的阴道真菌病不需要治疗。如出现外阴瘙痒、灼痛，白带增多呈白色稠厚豆腐渣样，则应治疗。

妊娠期外阴阴道念珠菌病的治疗以阴道上药为宜。可选制霉菌素栓剂，每粒 10 万 U，每晚 1 粒，塞入阴道，共 14 日。其他药如克霉唑栓剂，100mg 每晚阴道用药，一共 7 日。妊娠期外阴阴道念珠菌病治疗后易复发，但产后一般好转。

（三）妊娠合并细菌性阴道病

细菌性阴道病系阴道菌群紊乱，即以乳酸杆菌为主的需氧菌减少而以加德纳菌、类杆菌、肠球菌、肠链球菌及弯曲弧菌等多种厌氧菌增多引起。妊娠期细菌性阴道病检出率远高于阴道滴虫及念珠菌感染者。

细菌性阴道病与羊膜绒毛膜炎、早产、胎膜早破、产后子宫内膜炎等有关。因此妊娠期合并细菌性阴道病应进行治疗。

【临床表现】

与非孕期相同。患者主诉白带增多，有鱼腥臭味，尤以性交后明显。阴道分泌物检查 pH>4.5，加 10% 氢氧化钾（KOH）后有胺味。显微镜检查找到线索细胞。患者的外阴、阴道、宫颈外观常无炎症表现。

【诊断】

与非孕期同。阴道分泌物均质性、稀薄；pH>4.5；胺试验阳性；线索细胞阳性并 >20%。不必对所有孕母体 BV 筛查，但对有早产史的孕妇，虽无临床症状，初次产检应作阴道分泌物检查以确诊有无 BV。

【治疗】孕期可选用甲硝唑口服或阴道用药。甲硝唑 400mg，口服，2 次 /d，共 7 日；或甲硝唑 200mg，口服，3 次 /d，共 7 日；或克林霉素 300mg，口服，2 次 /d，共 7 日。75% 甲硝唑阴道霜（5g）阴道用药，2 次 /d，共 5 日。

七、妊娠期人免疫缺陷病毒感染

感染 HIV 的妇女约 80% 处于生育年龄，约 1/3 的妇女是通过异性关系感染 HIV 的，大多数 13 岁以下儿童艾滋病是通过母婴传播获得。

【临床表现】

妊娠期 HIV 感染症状与非孕期相似。大约 82% 的 HIV 感染孕妇没有症状，12% 有 HIV 相关症状，仅 6% 有艾滋病，因此对 HIV 高危孕妇应做实验室检查，查 HIV 抗体与病原。

要检测 HIV 感染孕妇的免疫状态。在早、中及晚孕期测周围血中的白细胞与血小板计数，检测 CD4 与 CD8 淋巴细胞数与比值。孕妇 CD4 细胞水平的高低与预后密切相关。

及早发现与 HIV 相关的条件致病性感染，如卡氏肺囊虫肺炎、弓形虫病、全身真菌感染、活动性肺结核、巨细胞病毒感染、囊球菌性脑膜炎等。

【HIV感染与妊娠的相互影响】

HIV感染是否增加妊娠不良预后，一直有争议。HIV感染对妊娠有无影响主要取决于疾病的状态。孕妇免疫状态低下，条件致病性感染率高与妊娠不良预后相关。

【围产期传播】

1. 围产期HIV的传播方式 HIV感染孕妇可经胎盘，分娩时经产道或产后哺乳将病毒传给婴儿。

2. 围产期HIV感染婴儿的早期诊断主要靠实验室检测。婴儿从母体获得的被动HIV抗体可持续18个月。如出生18个月以后测婴儿HIV抗体仍阳性，则可确认受感染。如18个月以后抗体阴性，且无其他临床表现和检测结果表示感染，则应确认为未受感染。HIV特异性IgA不能从母亲获得，婴儿在感染后2个月以上才产生，因此可作为检测婴儿较早期感染的指标。此外p24抗原检测、PCR测HIV DNA均可作为婴儿出生6个月内较先进的检测方法。

【诊断】

HIV的诊断主要靠酶免试验（EIA）或免疫荧光法（IFA）作筛查测血清HIV抗体。如阳性则进一步用蛋白印迹法（western blot）确诊。应向所有孕妇推荐妊娠期作HIV血清学筛查，以减少围产期的母婴传播。

【孕妇处理】

HIV感染的孕妇，应在妊娠期、产时及产后治疗。

1. 妊娠期处理 HIV感染妇女一旦妊娠，应根据本人意愿决定是否要继续妊娠。如孕妇决定继续妊娠，应得到有关各科专家的关心和帮助：如有治疗艾滋病经验的医生检测孕妇的免疫状态和处理条件致病性感染；产科医生监测及治疗妊娠期合并症；新生儿医生评估与随诊新生儿；甚至需心理医生的支持与关怀。

(1) 产科医生要熟悉并认识艾滋病进展的临床表现，如体重下降、疲劳、持续发热、腹泻、厌食及盗汗等。虽疲劳、厌食、体重下降在妊娠早期常见，但它们也是艾滋病的早期表现。

(2) 熟悉并治疗孕妇的条件致病性感染如卡氏肺囊虫性肺炎是最常见的，此外还有疱疹病毒感染、弓形虫病、巨细胞病毒感染及真菌病等。

(3) 筛查有无其他性传播疾病如梅毒、沙眼衣原体及乙肝等。此外，所有HIV感染孕妇应作结核病皮试，如皮试阳性应作胸部X线及相应检查，以确诊有无结核。

(4) 其他实验室检查：妊娠早、中、晚期均应监测孕妇免疫状态，包括白细胞计数与分类、血小板计数、CD4及CD8计数与比值，HIV-1 RNA的水平。

(5) 抗病毒治疗：母体病毒负荷与机体免疫状态是决定母婴传播的主要因素。因此抗病毒治疗是防止母婴传播的关键。如孕妇CD4细胞记数低于500/mm^{3}或血病毒量超过10 000（bDNA）或20 000（RT-PCR）者，应行抗病毒治疗。由于HIV病毒在复制过程中经常发生变异，故多种抗病毒联合治疗即鸡尾酒疗法，优于单一用药。

齐多夫定（叠氮胸苷，zidovudine，ZDV），是一种核苷逆转录酶抑制剂，它阻断了HIV-1中的逆转录酶，使其不能将RNA基因组进入感染细胞的DNA，从而抑制了本身核苷酸的复制。为首推药物。ZDV的副反应主要是骨髓抑制导致颗粒细胞与血小板减少。因此要密切监测血细胞变化，尤其在同时使用其他潜在骨髓抑制药时，其他副反应还有肝脂肪变性、发热、肌病、感觉过敏等。

到目前为止，尚无足够资料证实其他抗病毒药能替代ZDV，也没有哪种抗病毒药其作用于胎儿的药代动力学像ZDV研究那么多。因此在鸡尾酒治疗中，一定要包括ZDV。

2. 产时处理　由于HIV感染的孕妇血液、羊水及体液中均有病毒，故产时的母婴传播率最高。

(1) 分娩方式：HIV阳性孕妇尤其病毒负荷量高，CD4低者，剖宫产后手术合并症较HIV阴性者增多，主要是贫血与感染，因此，是否行选择性剖宫产手术，也要个体化。如要手术，需术前纠正贫血，预防性应用抗生素。美国妇产科医师学会（ACOG）于2001年建议所有HIV阳性者如要剖宫产都应选择在满38周后。如已临产或胎膜早破，则手术亦无益。

(2) 产时抗病毒治疗：临产后，1h内静脉滴注ZDV 2mg/kg。达到负荷量后，以1mg/(kg·h)速度静脉滴注到分娩。同时口服施多宁200mg。新生儿从分娩后8~12h开始口服ZDV糖浆，1次/6h，每次2mg/kg，持续6周。

(3) 医务人员要尽量做好自我防护：避免皮肤、黏膜直接接触患者的血与其他体液。在阴道分娩或剖宫产时，医务人员要穿防水隔离衣、戴手套，戴眼镜以防血或羊水溅入眼睛。接触新生儿要戴手套，因其身上带有母亲分泌物。接触患者后勤洗手。处理胎盘需戴手套，并注明为HIV感染产妇的，不能他用。产程中不取胎儿头皮血，不行内监护以免增加新生儿感染HIV机会。

3. 产后处理　将HIV感染的产妇转给有艾滋病治疗经验的医生，继续监测免疫状态，治疗条件致病性感染，必要时用抗病毒药物，每半年做一次宫颈刮片检查。

随诊婴儿男婴不做包皮环切术。不用活疫苗直到证实婴儿未感染HIV。因母亲抗HIV抗体可经胎盘在婴儿体内持续18个月，要证实婴儿有无感染需用其他方法。

关于母乳喂养，不鼓励HIV感染的产妇母乳喂养，以免将HIV传播给婴儿。

【预防】

1. 遵守性道德，洁身自爱，不搞性乱、卖淫嫖娼。
2. 不以任何形式吸毒或静脉注射毒品。
3. 不共用注射器、牙刷、剃须刀和其他不洁医疗用具。
4. 禁用HIV污染的血制品、器官及体液。
5. HIV感染者性接触必须正确使用避孕套，已感染的妇女尽量不要怀孕。
6. 如孕妇怀疑感染HIV时应到有关卫生防疫机构或大医院去检查、咨询。

（张　雯）

第九节　妊娠合并免疫系统疾病

一、系统性红斑狼疮

系统性红斑狼疮（systemic lupus erythematosus，SLE）是一种自身免疫性疾病。好发于生育年龄，本病能引起多次流产、胎死宫内、胎儿生长受限、新生儿先天性心脏病、早产，围产儿发病及死亡率高。本病有遗传倾向，容易合并妊娠期高血压疾病，因而与产科关系密切。SLE于妊娠期约有1/3平稳，1/3缓解，1/3加重，随着各种抗体实验诊断技术的提高，对SLE的诊断、妊娠前后病情的估价，以及对妊娠预后的预测都有颇大帮助。

【病理】

SLE是一较典型的免疫复合物病，于患者血清中发现有多种自身抗体，与相应抗原结合，形成免疫复合物，这种免疫复合物沉积于器官及血管，造成多器官损害。各类狼疮病的临床表现虽有不同，但其中急性坏死性小动脉炎、细动脉炎是本病的主要病变。几乎所有的患者，受累的全身各器官的血管壁中，均有 DNA 及抗 DNA 等免疫复合物沉积形成的变态反应。

SLE 患者体内有多种自身抗体，主要是抗核抗体，它能攻击变性或受损伤的细胞核，使细胞核染色质丧失，呈均匀肿胀，挤出细胞体，形成狼疮小体，当补体存在时，促进中性粒细胞、巨噬细胞吞食狼疮小体，形成狼疮细胞。狼疮细胞是 SLE 特征性的病变。

【临床表现】

SLE 常侵犯多系统的器官与组织，包括皮肤、关节、肾脏、心脏、肝脏、血液及神经系统。各个器官的病变可同时发生或先后发生，所表现的主诉及症状各不相同。主要有发热、面部皮肤蝶形红斑、对称性关节痛、水肿、肾损害、心包炎、肝损害、消化道症状及精神神经症状等。产科的临床表现是反复流产、胎儿生长受限、胎死宫内、早产、胎儿窘迫和新生儿窒息等。

【SLE 与妊娠的相互影响】

1. 妊娠对系统性红斑狼疮的影响　一般认为妊娠不改变 SLE 的长期预后。但妊娠早期和产褥期病情加重，因此建议 SLE 患者准备妊娠前，应积极治疗，等待病情稳定至少 6 个月，再考虑妊娠。妊娠期间肾脏负担加重，狼疮性肾炎患者，多数妊娠期加重，产后 3~6 个月有少数患者肾脏功能仍然不正常。妊娠使狼疮性肾炎的病情恶化，一般多发生在妊娠晚期，妊娠晚期 SLE 患者易发生妊娠期高血压疾病，两者临床特点相似，都具有高血压、水肿、蛋白尿。狼疮肾炎恶化与妊娠期高血压疾病的临床处理不同，因此区分两者非常重要，为区分两者建议进行血清补体检验，如果是狼疮肾炎加重，血清补体下降；正常妊娠或妊娠期高血压疾病，血清补体升高。临床处理的区别在于：严重妊娠期高血压疾病往往需要立即终止妊娠，狼疮肾炎加重时，如果胎儿尚未成熟，需要增加肾上腺皮质激素的剂量，以便控制病情。

妊娠加重 SLE 病情，除加重肾脏负担外，尚需考虑 SLE 对母体的其他致命影响，如产后发生肺栓塞、肺出血、肺高压 - 心脏血管栓塞等，这些并发症都有可能危及产妇生命。此外，因长期使用皮质类激素，母体免疫受抑制，产后极易感染。易发生骨质疏松、低钙，需要足量补钙。

2. SLE 对妊娠的影响　SLE 不影响妇女的生育能力，但对孕妇影响较大的是子宫及胎盘血管栓塞，这可能是导致妊娠不良结局的关键。

SLE 对胎儿和新生儿的影响，由于免疫复合物沉积在胎儿心脏，导致胎儿心肌弹性纤维组织增生，传导系统纤维变性，临床出现胎儿心动过缓，心律不齐，完全性或不全性心脏传导阻滞。因此，提示这种母亲应进行 SLE 的临床检查和化验。

SLE 还可使胎儿患先天性 SLE，新生儿出生时已具有皮肤损害，在面部、头皮和上胸部表现为红色斑片状皮肤损害，这些改变通常在 1 岁内消失。还通常合并不明原因的贫血、白细胞减少、血小板降低、心包和心肌炎，脐血或新生儿血呈现抗核抗体阳性。

如果 SLE 平稳 6 个月以上，不存在肾受损表现，肾功能正常，无蛋白尿，未发生妊娠期高血压疾病，不存在抗磷脂抗体，多数患者的预后好。

【诊断】

根据 1997 年美国风湿病协会修订的 SLE 诊断标准，现已经为世界多数学者采用，在 11 项诊断标准中，具有任何四项或以上，即可诊断 SLE。产科病史中有习惯流产、胎死宫内、FGR、早产等不良产史供诊断时参考。SLE 诊断的 11 项标准如下：

1. 蝶形红斑。
2. 盘状红斑。
3. 日光过敏。
4. 口腔、鼻咽腔溃疡。

5. 关节炎。

6. 浆膜炎如胸膜炎、心包炎。

7. 肾脏病变蛋白尿(24h 尿蛋白 >0.5g,或单次尿蛋白 +++)。

8. 神经异常抽搐发作或无原因精神心理障碍。

9. 血液异常溶血性贫血,白细胞减少 $<4.0\times10^9/L$,淋巴细胞 $<1.5\times10^9/L$,血小板减少 $<100\times10^9/L$。

10. 免疫学检查异常 anti-dsDNA 抗体或 anti-Sm 抗体阳性,梅毒血清反应(VDRL)抗体假阳性,抗心磷脂抗体 IgG、IgM 滴度异常,狼疮抗凝物滴度异常。

11. 抗核抗体阳性。

【鉴别诊断】

1. 妊娠期高血压疾病　肾型 SLE 患者和妊娠期高血压疾病患者均可以出现水肿、高血压、蛋白尿。脑型 SLE 可以发生癫痫,与严重妊娠期高血压疾病的子痫抽搐发作的临床表现难以区分,由于一两种疾患处理方法不同,进行鉴别尤为重要,通过化验检查可以区分:① SLE 患者免疫指标(如 ANA 等)阳性,妊娠期高血压疾病患者免疫指标阴性;②血清补体如 C3、C4 和 CH50 在妊娠期高血压疾病时是升高的,SLE 活动时补体是降低的;③妊娠终止,妊娠期高血压疾病立即缓解,SLE 不能缓解。

2. 贫血　妊娠期最多见的是缺铁性贫血、营养性贫血,通过补充铁剂、叶酸、调整饮食,多数能纠正。SLE 患者贫血可能是免疫引起的溶血性贫血,并且常常伴有血小板减少。SLE 免疫抗体指标阳性,抗人球蛋白试验呈阳性,营养性贫血免疫抗体指标阴性,抗人球蛋白试验呈阴性。

【处理】

1. 药物治疗　SLE 的病情有活动和相对稳定的病程,趋向多次反复加重。SLE 的类型中有相对较重的,如皮肤型、肾型、脑型,这种类型严重时自然不宜妊娠,即使妊娠也容易发生流产。轻症 SLE 合并妊娠时,妊娠早期往往相对稳定,治疗 SLE 主要是应用免疫抑制剂,常用的药物有如下几种:

(1)泼尼松:10~80mg/d,顿服或 1 次 /12h,依病情决定,尽量应用小剂量。泼尼松通过胎盘量很少,对胎儿副作用少。在一般情况下,要求 SLE 患者病情控制 1 年,而且泼尼松维持量小于 15mg/d,每晨服用,再考虑妊娠。在临产应急情况下应给予氢化可的松静脉滴注。

(2)阿司匹林:除免疫抑制剂外,应用小剂量阿司匹林(aspirin)80mg/d,有利于前列环素路径舒张血管、抗栓、改善胎盘循环,应用时需要监测血清凝血酶原时间和活动度,注意出血倾向。对关节炎和浆膜炎可以应用非类固醇抗炎药,包括阿司匹林类药物,但考虑到胎儿动脉导管早闭的危险,治疗剂量在 24 周以后避免使用,低剂量在整个妊娠期尚安全。

(3)肝素对于有血管栓塞、死胎史的患者,应用低分子量缓释肝素,皮下注射,具有溶栓、改善胎盘循环的作用,争取胎儿存活,改善围产儿预后。

SLE 患者妊娠期长时服用免疫抑制剂,应注意以下几个问题:①任何肾上腺皮质激素都有微弱的水钠潴留作用,注意孕妇水肿,体重增加,适当限盐。②长期服用皮质激素,容易发生骨质疏松,妊娠期容易缺钙,孕妇体重大,建议及早补钙,穿平底鞋,避免外伤性骨折。③应用皮质激素需要及早筛查妊娠期糖尿病(GDM),建议分别于妊娠 20 周、28 周、32 周,进行口服 75g 糖耐量试验,对于高度怀疑 GDM 孕妇,妊娠晚期再查 1 次。

2. 妊娠期胎儿监护　SLE 对胎儿的不良影响有:流产、早产、胎停育、胎死宫内、胎儿心脏传导阻滞、FGR、胎儿窘迫。围产期加强胎儿监护,妊娠早期超声波扫描,确定胎龄及胚胎情况。

妊娠中期监测胎儿生长，超声检查除外胎儿畸形。注意胎心听诊，必要时进行胎儿心电图和超声心动图检查，了解胎儿心脏传导阻滞及心脏受损情况；妊娠30周后，每周进行NST试验，及时发现异常，为适时终止妊娠提供参考。

3. 妊娠期母体监测　合并SLE的孕妇，密切进行定期产前检查，注意血压、体重、宫高、腹围变化，每次检查尿常规，发现蛋白尿时，进行24h尿肌酐廓清和蛋白定量以及肾功能检查。妊娠前和妊娠期均应定期检查血清狼疮抗凝物、抗心磷脂抗体和anti-SSA（Ro）抗体，这些化验检查与妊娠结局有关。当妊娠晚期不能确定发生了妊娠期高血压疾病或SLE病加重时，进行补体检查，可以提供鉴别诊断参考。定期行口服75g糖耐量试验，及时识别妊娠期糖尿病。

4. 终止妊娠时间及方式　根据胎儿情况和母亲病情决定终止妊娠时间，不宜超过预产期。终止妊娠方式，除有产科指征或胎儿情况不能阴道分娩而实行剖宫产外，一般可以阴道分娩，产程中需要密切监护胎儿缺氧。

5. 新生儿处理　新生儿可能发生的并发症有：早产、新生儿窒息、SGA、心脏传导阻滞、新生儿狼疮、血小板减少、贫血、新生儿免疫力低下（IgM、IgG水平低下）、淋巴细胞减少、胸腺小、光敏性皮疹，新生儿骨髓抑制和肾上腺皮质功能低下等。分娩时儿科医生应参加抢救，取脐带血进行有关化验。必要时转入NICU进行较长时间监护。

母乳喂养，如果母亲继续服用泼尼松，可以母乳喂养；应用硫唑嘌呤、环孢素、环磷酰胺时，建议退奶。

二、抗磷脂抗体综合征

抗磷脂抗体综合征（antiphospholipid syndrome，APS）是指抗磷脂抗体（antiphospholipid antibody，APA）阳性并伴有血栓形成或病理妊娠的一组临床征象的总称。磷脂广泛存在于动植物中，是人体含量最多的类脂成分。存在于人体中的磷脂分为游离态和结构态两类，游离态磷脂与血浆蛋白结合，呈免疫麻痹状态。跨细胞膜上的结构态磷脂极性端向内，非极性端向外，没有抗原性。生理量结构磷脂泄漏可被抗体结合，迅速清除。只有细胞处于激惹状态，磷脂内侧极性端暴露，并与磷脂结合蛋白结合，形成磷脂/磷脂结合蛋白复合物，才具稳定的抗原性。因此抗磷脂抗体的靶抗原实际上是磷脂/磷脂结合蛋白复合物。能够形成此复合物的磷脂多种多样，其中β_2GPI与磷脂形成的复合物由此产生的抗磷脂抗体与临床症状的关系最为密切。抗磷脂综合征的主要病理改变是由磷脂/β_2GPI复合物及其抗体引起的。

【发病机制】

抗磷脂综合征的主要临床表现是血栓形成和病理妊娠。两者可不同时发生，它们的发病机制也不尽相同。

1. 血栓形成　抗磷脂抗体可通过多种途径促进血栓形成：①作用于血管内皮上的磷脂（PL），抑制花生四烯酸的释放及前列腺素产生，从而促血管收缩及血小板聚集；②与血小板PL结合，诱导血小板的黏附与活化；③与β_2GPI的结合抑制β_2GPI的抗凝血活性。β_2GPI能抑制凝血因子Ⅶ的活性，并干扰凝血酶原激活物的形成，也可阻止外源性ADP诱导的血小板聚集，从而发挥抗凝血作用。

2. 病理妊娠　抗磷脂综合征的女性患者习惯性流产、子痫前期、胎儿宫内发育迟缓（IUGR）等的风险增高。APS患者中晚期病理妊娠的发生，可能与血栓形成有关。APA对血管内皮及出凝血机制的影响如上述。另外，APA对胎盘的作用有其特殊性。胎盘抗凝蛋白（PAP1）是一钙离子依赖的磷脂结合蛋白，与磷脂具有高度亲和力，两者结合后可抑制磷脂依赖的凝血因子的活化。APA 影响胎盘绒毛表面 PAPl 的表达，使胎盘局部抗凝能力下降，易于形成血栓。APA 还可刺激滋养细胞合成血栓素，促进血栓形成。APA 阳性患者胎盘病理显示，其滋养层变薄，绒毛血管减少，终末动脉闭塞，血栓形成和梗死，免疫组化染色证实内皮细胞膜上 β_2GPI 沉积增加。

对于早期病理妊娠，抗心磷脂抗体的影响是多方面的：①抑制滋养细胞增殖；②抑制细胞滋养细胞分化为合体滋养细胞，使胎盘 β_2-hCG 合成和分泌减少；③减弱滋养细胞侵蚀能力，干扰子宫螺旋动脉血管重铸。这些因素与促血栓形成作用合并发生或单独发生，导致临床上出现的多种病理妊娠。

此外，抗磷脂综合征患者也可能出现血小板减少，这是由于 APL 与血小板膜磷脂结合激活血小板，使其凝集增加而被单核 - 吞噬细胞吞噬、破坏，最终导致血小板下降。

【临床表现】

抗磷脂综合征是一组与 APA 相关的临床征象的总称。其中血栓形成和病理妊娠可单独或合并出现，是临床诊断必须具备的指征。

1. 血栓形成　血栓形成与 APA 明显相关。血栓可发生在动脉，也可发生在静脉。发生的部位以深静脉血栓最常见，其次包括肾、视网膜及下腔静脉。对患者威胁最大的是动脉血栓，SLE 患者易发生冠状动脉血栓。

2. 病理妊娠　APS 患者的病理妊娠多样化，而且可能产生危及母亲和胎儿的严重后果。APA 阳性病例所致流产，临床上可分为两种类型：一种是表现为妊娠早期，胚胎发育停止和萎缩；另一种表现为妊娠中期，胎儿发育逐渐减慢、停止，最后胎死宫内。APA 干扰滋养细胞的侵蚀及子宫螺旋动脉血管重铸，并能促血栓形成，使妊娠妇女发生子痫前期和 IUGR 的风险增大。

3. 血小板减少　在 SLE 或具有 SLE 样表现的患者，APA 存在与血小板减少明显相关，APA 阳性患者，血小板减少可以是轻度也可以是很严重，多是急性发作和周期性发作，也可以相对于其他症状提前多年出现。

4. 神经精神系统损伤　神经精神症状的主要表现是脑血管意外，包括脑血栓、脑出血、精神行为异常、癫痫、舞蹈病和脊髓病变等。这些疾患多是由于局灶脑缺血或脑血栓所造成的。

【诊断】

APS 不是一个特定的疾病，只是一个临床的综合表现，目前尚无严格诊断标准。但抗磷脂抗体阳性是诊断 APS 必须具备的实验室指征。根据 2006 年公布的关于 APS 分类诊断修订标准的国际共识声明，确诊 APS 至少需要同时存在一条临床标准和一条实验室标准。具体见表 9-2：

表 9-2　2006 年悉尼国际 APS 会议修订的分类标准

临床标准
1. 血管栓塞
任何组织或器官发生 1 次以上的动脉、静脉或小血管血栓，血栓必须被客观的影像学或组织学证实。组织学还必须证明血管壁附有血栓，但没有显著炎症反应
2. 病态妊娠
a. 发生 1 次以上的在 10 周或 10 周以上不可解释的形态学正常的死胎，正常形态学的依据必须被超声或直接检查所证实。b. 在妊娠 34 周之前因严重的子痫或子痫前期或严重的胎盘功能不全所致一次以上的形态学正常的新生儿早产 c. 在妊娠 10 周以前发生 3 次以上的不可解释的自发性流产，必须排除母亲解剖、激素异常及双亲染色体异常

续表

实验室标准
1. 血浆中出现 LAC，至少发现 2 次，每次间隔至少 12 周
2. 用标准 ELISA 法在血清中检测到中 / 高滴度的 IgG/IgM 类 ACA 抗体（IgG 型 ACA>40GPL；IgM 型 ACA>40MPL；或滴度 >99 的百分位数）；至少 2 次，间隔至少 12 周
3. 用标准 ELISA 法在血清中检测到 IgG/IgM 型抗 β_2GPI 抗体，至少 2 次，间隔至少 12 周（滴度 >99 的百分位数）

关于 APS 的诊断仍有待完善。临床上 APS 孕妇的病理妊娠表现是多样化的，不限于早产、流产，还可出现子痫前期、IUGR 等。

【对妊娠的影响】

APS 女性患者可发生多种病理妊娠，如习惯性流产、子痫前期、IUGR、血栓形成甚至导致孕妇脑卒中。胎盘功能不全，早产的风险也可能增加。因此 APS 孕妇或 APA 持续阳性孕妇属高危妊娠范围。

【治疗】

治疗 APS 的药物主要有肝素、阿司匹林等。

低分子肝素联合阿司匹林治疗这是目前国际上较为提倡的治疗方案。它们用于治疗 APS 并不仅是因其具有抗凝作用。肝素能直接结合 β_2GP-1，其结合位点正是抗磷脂抗体与 β_2GP-1 的结合位点。因此肝素能竞争性抑制 β_2GP-1 与抗磷脂抗体的结合。服用阿司匹林可升高血液中 IL-3 含量，因 APS 患者主要的病理妊娠表现几乎都与胚胎围种植期滋养细胞功能缺陷有关，因此肝素和阿司匹林的应用不仅能针对血栓形成，也可广泛地改善 APS 患者、尤其是 APS 孕妇的身体状况。

长期使用肝素可致骨质疏松、血小板减少、诱发出血等不良反应。服用阿司匹林的不良反应主要有：胃黏膜损害，肝肾功能损害，过敏反应及抗血小板、出血时间延长等。应用肝素和阿司匹林时，应监测血小板数量、血小板聚集试验及其他相关出凝血功能指标。药物用量根据使患者 APTT 值保持为正常人群均值的 1.5 倍这一原则调节。肝素用量一般在 10 000~20 000U 之间。阿司匹林宜使用小剂量，国外通常应用 75mg。

（张 雯）

第十节 甲状腺疾病

一、妊娠合并甲状腺功能亢进

甲状腺功能亢进（hyperthyroidism），简称甲亢，是甲状腺腺体本身产生甲状腺激素过多，导致体内甲状腺激素过高，引起机体的神经、循环、消化等系统兴奋性增高和代谢亢进的内分泌疾病。由于妊娠期发生的一系列变化，妊娠合并甲亢在诊断、治疗上与非孕期有所不同。

【妊娠与甲亢的相互影响】

妊娠期甲状腺处于相对活跃的状态，导致血清总甲状腺激素（TT_4）、总三碘甲状腺原氨酸（TT_3）增加，当甲亢未治疗或治疗欠佳的孕妇于分娩或手术应激、感染及停药不当时，可诱发甲亢危象。反之,重症或未经治疗控制的甲亢孕妇容易发生流产和早产、胎儿生长受限及胎儿甲状腺功能减退和甲状腺肿等。

【临床表现】

妊娠期甲亢症状与非妊娠期相同,表现为代谢亢进、易激动、怕热多汗、皮肤潮红、脉搏快、脉压 >50mmHg 等。体格检查可见皮温升高、突眼、手震颤,严重者心律不齐、心界扩大,实验室检查血清促甲状腺激素(thyroid stimulating hormone,TSH)降低,游离 T_4(FT_4)或总 T_4(TT_4)增高。

各种甲亢症状急骤加重和恶化称甲亢危象(thyroid crisis),表现为焦虑、烦躁、大汗淋漓、恶心、厌食、呕吐、腹泻、大量失水引起虚脱、休克甚至昏迷、体温 >39℃、脉率 >140 次 /min,甚至 >160 次 /min、脉压增大、常因房颤或房扑而病情危重,有时伴有心力衰竭或肺水肿,偶有黄疸,血白细胞及 FT_3、FT_4 增高。常见诱因为手术、分娩、感染等各种应激,孕产妇死亡率较高,必须紧急处理。

【诊断】

根据症状、高代谢率、甲状腺对称性弥漫性肿大以及突眼等体征,结合实验室检查多可确诊。

【处理】

1. 甲亢患者孕前管理 甲亢患者在备孕前应该达到甲状腺功能正常的稳定状态。^{131}I 对胎儿有影响,治疗后至少 6 个月方可妊娠。

2. 妊娠合并甲亢处理 原则是既要控制甲亢发展,又要确保胎儿的正常发育,安全度过妊娠及分娩期。原则上首选药物治疗,丙硫氧嘧啶与甲巯咪唑是孕期甲亢的首选药物,具体用法:丙硫氧嘧啶 100~150mg/ 次,3 次 /d;甲巯咪唑 10~20mg/ 次,2 次 /d。不能控制者或抗甲状腺药物过敏者等可在妊娠中期考虑行甲状腺部分切除术。妊娠期严禁用 ^{131}I 进行诊断或治疗。

3. 产科处理

(1)妊娠期:应加强监护,产科与内分泌科医师共同监测与治疗。

(2)分娩期:原则上选择阴道试产,注意产后出血及甲亢危象预防并发症的发生。

(3)新生儿:检查有无甲亢或甲状腺功能低下的症状和体征。

(4)产后哺乳:使用抗甲状腺药物,甲巯咪唑是哺乳期首选药物。

二、妊娠合并甲状腺功能减退

甲状腺功能减退(hypothyroidism),简称甲减,是由于甲状腺激素合成和分泌减少或组织作用减弱导致的全身代谢减低的内分泌疾病,可分为临床甲减(overt hypothyroidism)和亚临床甲减(subclinical hypothyroidism)。

【对母儿的影响】

1. 对孕产妇的影响 甲减患者妊娠早、晚期产科并发症均明显增加,如子痫前期、胎盘早剥、心力衰竭等。

2. 对围产儿的影响 未经治疗的甲减孕妇,其胎儿流产、死亡、畸形、胎儿生长受限、先天性缺陷与智力发育迟缓的发生率增加。

【临床表现】

主要有全身疲乏、困倦、记忆力减退、食欲缺乏、声音嘶哑、便秘、言语徐缓、活动迟钝、表情呆滞,头发稀疏,皮肤干燥,体温低等,严重者出现心脏扩大、心包积液、心动过缓、腱反射迟钝等症状和体征。

【诊断】

妊娠期甲减包括甲减患者妊娠及妊娠期新诊断甲减两类。根据妊娠特异性 TSH 和 FT_4 参考范围诊断临床甲减和亚临床甲减。对有下列高危因素者建议早期筛查:①妊娠前已服用甲状腺激素制剂者;②有甲亢、甲减、产后甲状腺炎、甲状腺部分切除及 ^{131}I 治疗者;③有甲状腺病家族史者;④已知存在甲状腺自身抗体者;⑤甲状腺肿大者;⑥提示存在甲减症状或体征者;⑦ 1 型糖尿病患者;⑧患有其他自身免疫疾病者;⑨有颈部不适病史者;⑩不育妇女也应该行 TSH 检查以除外甲减。

临床甲减:TSH 高于妊娠期参考值上限,FT_4 低于妊娠期参考值下限,结合症状可诊断。亚临床甲减:TSH 高于妊娠期参考值的上限,FT_4 正常;单纯低 T_4 血症:TSH 正常,仅 FT_4 降低。

【处理】

治疗目的是将血清 TSH 和甲状腺激素水平恢复到正常范围,降低围产期不良结局的发生率,常需与内科医师共同管理。主要治疗药物为左旋甲状腺素(L-T_4)。

1. 孕前处理　既往患有甲减的生育期妇女计划妊娠,调整 L-T_4 剂量,使 TSH 在正常范围,最好 TSH<2.5mIU/L。

2. 临床甲减妊娠处理　妊娠期母体与胎儿对甲状腺激素的需求量从妊娠第 6 周开始增加,直到妊娠 20 周达到平衡状态。所以,妊娠期间 L-T_4 用量较非孕期增加 30%~50%,甲状腺功能应于妊娠 28 周前每 4 周检测 1 次,妊娠 28~32 周至少检测 1 次,根据甲状腺功能调整用药量,使 TSH 值于妊娠早期、中期、晚期分别控制在 0.1~2.5mIU/L、0.2~3.0mIU/L、0.3~3.0mIU/L。

3. 亚临床甲减妊娠期处理　对单纯亚临床甲减孕妇是否需要治疗,目前尚无一致意见。2017 年美国甲状腺协会推荐如下:①对以下人群推荐使用 L-T_4:亚临床甲减合并 TPOAb 阳性;TPOAb 阴性,TSH>10mIU/L;②对以下人群不推荐使用 L-T_4:TPOAb 阴性,TSH 正常(TSH 在妊娠期特异参考范围内,或者无参考范围时 <4mIU/L)。

4. 对单纯低 T_4 血症患者目前不推荐 L-T_4 治疗。

5. 分娩后,L-T_4 应减至孕前的剂量,产后 6 周需要再进行甲状腺功能监测。

6. 除上述治疗外,孕期应加强营养指导,监测胎儿宫内发育情况迟缓;加强孕期和分娩期胎儿的监护,及时发现胎儿窘迫;除外其他产科因素应鼓励阴道试产,注意预防产后出血及产褥感染。

7. 新生儿监护　新生儿出生后应查甲状腺功能,孕妇血中 TGAb 和 TPOAb 均可通过胎盘、导致胎儿甲减,影响胎儿发育。大多数甲减患儿症状轻微,T_4 及 TSH 的测定是目前筛选监测甲减的主要方法。当出现 T_4 降低、TSH 升高时,则可确诊为新生儿甲减。新生儿甲减治疗一般需维持 2~3 年。

(郭琳琳)

第十一节　急性胰腺炎

妊娠合并急性胰腺炎(acute pancreatitis)是妊娠期较为常见的外科急腹症之一,多发生在妊娠晚期及产褥期，发生率为1/1 000~1/10 000，近年来有上升的趋势。其常见病因为胆道疾病、脂代谢异常。按病情严重程度分为轻症胰腺炎和重症胰腺炎，按病理改变过程分为急性水肿性胰腺炎、出血坏死性胰腺炎。妊娠合并急性胰腺炎具有起病急、并发症多、治疗困难、病死率高，严重威胁母儿健康。

【临床表现与诊断】

1. 症状　腹痛为常见症状，多见于进食高脂饮食、饱餐后发作，疼痛可呈阵发性加剧，多位于左上腹，可放射至腰背肩部。由于妊娠期宫底升高，胰腺位置相对较深，腹痛症状可不典型。可伴有恶心、呕吐、腹胀、黄疸、发热等症状。重症胰腺炎者可出现脉搏细速，四肢厥冷等休克症状，亦可出现水电解质紊乱、呼吸急促、发绀、少尿、胃肠道出血等多脏器功能衰竭表现。可导致胎儿严重缺氧、死胎、胎儿生长受限、流产或早产等。

2. 体征　腹胀与腹痛同时存在，轻者常表现为上腹部压痛，无明显肌紧张。重症者可表现为反跳痛、肌紧张、肠鸣音减弱或消失，移动性浊音阳性等腹膜炎、腹腔积液体征。合并腹腔内压力增高可以导致腹腔间隔室综合征（abdominal compartment syndrome），少数重症患者因出血经腹膜后途径进入皮下，左腰部及脐周皮肤有青紫色斑（Grey-turner征和Cullen征）。

3. 辅助检查

（1）胰酶测定：血清、尿淀粉酶测定是最常用的诊断方法。血清淀粉酶在发病数小时内升高，24h达高峰，48h开始下降，4~5日降至正常；尿淀粉酶在发病后24h升高，48h达高峰，1~2周恢复正常。血清淀粉酶正常时不能排除急性胰腺炎，因为胰腺广泛坏死时，淀粉酶也可不增高。必要时可行腹腔穿刺检测腹腔积液淀粉酶。血清脂肪酶一般在起病后24~72h升高，持续7~10日，其持续时间较长，其特异性和敏感性优于淀粉酶。

（2）影像学检查：超声检查可见胰腺弥漫性增大，出血坏死时可见强大粗回声，胰腺周围渗液成无回声区，但由于肠胀气而影响诊断效果。CT增强扫描，可判断有无胰腺渗出、坏死或脓肿。即使对胎儿有影响，如果需要仍可采用。磁共振可以提供与CT类似的信息，在评估胰腺坏死炎症范围以及有无游离气体有一定意义。

【鉴别诊断】

因胰腺位置相对较深以及增大子宫的覆盖，诊断较困难。妊娠早期因消化道症状容易被误诊为妊娠剧吐；妊娠晚期因炎症刺激导致宫缩易被误诊为临产；因腹膜炎导致的压痛、板状腹等体征易被误诊为胎盘早剥。此外，还应与急性胃肠炎、消化性溃疡穿孔、胆囊炎、阑尾炎、肠梗阻等疾病相鉴别。

【处理】

原则上与非孕期急性胰腺炎的处理基本相同，在治疗中应充分考虑起病病因、孕周以及对胎儿的影响。如果无并发症及器官功能障碍，保守治疗往往可获得较好的疗效。但对于重症胰腺炎，应争取保守治疗，禁食、禁水，持续胃肠减压减轻腹胀，降低腹腔内压力。静脉补液，防治休克，在48~72h内尽快手术治疗。

1. 保守治疗　禁食、禁水，持续胃肠减压减轻腹胀、降低腹腔内压力。静脉补液，防治休克，完全肠外营养，抗休克治疗，维持水电解质平衡。及时使用抑制胰酶的药物，如生长抑素、H_2受体拮抗剂或质子泵抑制剂等。虽药物能通过胎盘，病情危重时仍须权衡利弊使用。适当缓解患者疼痛，首选哌替啶50~100mg，可加用阿托品，禁用吗啡以免造成Oddi括约肌痉挛。未明确病原体前建议使用大剂量广谱抗生素预防感染。

2. 手术治疗　对于病情较重，有以下症状者建议手术治疗：①腹膜炎持续存在，不能排除其他急腹症；②重症胆源性胰腺炎伴壶腹部嵌顿结石，合并胆道感染者，应尽早手术解除梗阻；③胰腺坏死，腹腔内大量渗出液体，迅速出现多脏器功能损伤者应手术消除坏死组织并充分引流；④合并肠穿孔、大出血或胰腺假性囊肿。

3. 产科处理 治疗期间密切监测胎儿宫内情况，可适当使用宫缩抑制剂预防早产。病情较轻保守治疗有效的，待病情控制后再终止妊娠，如已临产可自然分娩。病情危重时，如评估胎儿已可存活，应立即剖宫产。

（郭琳琳）

第十章 妊娠合并外科疾病

第一节 急性阑尾炎

急性阑尾炎（acute appendicitis，AAC）是妊娠期最常见的外科疾病，孕妇急性阑尾炎于妊娠期发病率，国外资料为 0.1%~29%。妊娠各期均可发生急性阑尾炎，但以妊娠早中期居多。妊娠并不诱发阑尾炎，增大的妊娠子宫能使阑尾位置发生改变，增大诊断难度，早期诊断较困难，误诊率较高，炎症不易被局限，妊娠期阑尾炎容易发生穿孔及腹膜炎，其发病率为非妊娠期的 1.5~3.5 倍。因此，早期诊断和及时处理对预后有重要影响。

【妊娠期阑尾炎特点】

阑尾的位置在妊娠初期与非妊娠期相似，在右髂前上棘至脐连线中外 1/3 处麦氏点位置，随妊娠子宫的不断增大，阑尾位置会逐渐向后上、向外移位。在妊娠 3 个月末阑尾位于右髂嵴下 2 横指，妊娠 5 个月末在右髂嵴水平，妊娠 8 个月末在右髂嵴上 2 横指，妊娠足月可达肋下胆囊区，产后 10~12 日回复到非妊娠期位置。

妊娠期阑尾炎早期诊断较困难，同时炎症不易被局限，容易发生穿孔及腹膜炎。妊娠期盆腔器官充血，阑尾也充血，炎症发展很快，容易发生阑尾坏死、穿孔。由于大网膜被增大的子宫推移，难以包裹局限炎症，一旦穿孔不易使炎症局限，造成弥漫性腹膜炎。若炎症波及子宫浆膜层，可诱发子宫收缩，引起流产、早产或子宫强直性收缩，其毒素也可能导致胎儿缺氧甚至死亡，威胁母儿安全。

【临床表现及诊断】

1. 妊娠早期急性阑尾炎　出现发热、恶心、呕吐、下腹痛，检查右下腹部有压痛、反跳痛和肌紧张等表现，白细胞总数及中性粒细胞比例增高。其症状和体征与非妊娠时急性阑尾炎相似。超声检查可提供帮助。

2. 妊娠中、晚期急性阑尾炎　因增大的子宫引起阑尾移位改变，常无明显转移性右下腹痛，检查时压痛点升高，压痛最剧的部位甚至可达右肋下肝区。由于妊娠子宫撑起腹壁腹膜，阑尾又处于腹腔深处，被增大妊娠子宫掩盖，使局限性腹膜炎体征不典型。

【鉴别诊断】

1. 妊娠早期患急性阑尾炎，若临床表现典型，诊断常无困难，但需与右侧输卵管妊娠破裂及右侧卵巢囊肿蒂扭转相鉴别。

2. 妊娠中期患急性阑尾炎较多见。妊娠子宫使阑尾明显移位，应与右侧卵巢囊肿蒂扭转、急性胆囊炎及右侧急性肾盂肾炎、右侧输尿管结石相鉴别。

3. 妊娠晚期妊娠子宫充满腹腔，阑尾明显向外上方移位，腹痛在上腹部，需与重度胎盘早剥，先兆临产和子宫肌瘤红色变鉴别。

4. 分娩期急性阑尾炎应与子宫破裂相鉴别。通过详细询问病史、认真查体和妇科检查，多能作出正确诊断。

5. 产褥期急性阑尾炎需与产褥感染相鉴别。

此外，还需与急性淋菌性盆腔炎、盆腔积脓等相鉴别。

【治疗】

1. 治疗原则　一经确诊，在给予大剂量广谱抗生素同时，应尽快行手术治疗。高度可疑患急性阑尾炎孕妇，也有剖腹探查的指征，其目的是避免病情迅速发展，一旦并发阑尾穿孔和弥漫性腹膜炎，对母婴均会引起严重后果。

2. 麻醉多选择硬膜外连续阻滞麻醉，术中吸氧和输液，防止孕妇缺氧及低血压等。

3. 手术要点　妊娠早期可取右下腹斜切口（麦氏切口）。妊娠中期以后应取高于麦氏点的右侧腹直肌外缘切口（相当于宫体上 1/3 部位），手术时孕妇体位稍向左侧倾斜位，使妊娠子宫向左移，便于寻找阑尾，减少在手术时对子宫过多刺激。妊娠晚期需要同时剖宫产时，可选下腹正中纵切口。阑尾切除后最好不放置腹腔引流，以减少对子宫的刺激。

4. 若阑尾已穿孔，切除阑尾后尽量吸净脓液，需放置腹腔引流，术后脓汁细菌培养并作药敏试验，给予大剂量广谱抗生素。若妊娠已近预产期，术中暴露阑尾困难，应先行腹膜外剖宫产术，随后再切开腹膜切除阑尾更好。如为阑尾穿孔并发弥漫性腹膜炎、盆腔感染严重或子宫、胎盘已有感染征象时，应考虑剖宫产同时行子宫次全切除术，并需放置引流。

5. 若孕妇需继续妊娠，阑尾手术后 3~4 日内，给予宫缩抑制药及镇静药，如静脉滴注利托君、硫酸镁。也可口服沙丁胺醇，肌内注射黄体酮注射液，口服维生素 E 和肌内注射绒毛膜促性腺激素等，以减少流产与早产的发生。

【预后】

妊娠期患急性阑尾炎的预后，与妊娠时期和手术时阑尾病变严重程度相关。妊娠早期，阑尾炎症诊断较易，预后良好。越近妊娠晚期，诊断越困难，误诊概率越大，延误治疗导致阑尾穿孔，甚至发生弥漫性腹膜炎，致使孕妇及胎儿死亡率增高。

第二节　急性胆囊炎和胆结石

妊娠期急性胆囊炎（acute cholecystitis）和胆结石（cholelithiasis）的发病率仅次于急性阑尾炎。尽管妊娠期急性胆囊炎和胆结石不多，但处理需慎重。国外报道妊娠期急性胆囊炎发病率为 0.8‰，70% 合并胆结石。

【妊娠与急性胆囊炎及胆结石的相互影响】

妊娠期在孕激素作用下，胆囊及胆道平滑肌松弛致使胆囊排空缓慢及胆汁淤积；雌激素降低胆囊黏膜对钠的调节，使胆囊黏膜吸收水分能力下降从而影响胆囊浓缩功能；胆汁中胆固醇成分增多，胆汁酸盐及磷脂分泌减少，有利于形成胆结石。妊娠是胆囊炎和胆囊结石的重要诱因。临床上妊娠合并急性胆囊炎并不多见，但有发生坏死、穿孔及腹膜炎的倾向。胆囊炎和胆结石可发生在妊娠期任何阶段，以妊娠晚期更多见。

【临床表现及诊断】

妊娠期急性胆囊炎的临床表现与非妊娠期基本相同。经常在进食油腻食物后发病，表现可为突然右上腹和/或中上腹出现阵发性绞痛，放射至右肩或背部，并常出现恶心、呕吐等消化道症状。病情严重时有畏寒、发热及右上腹绞痛。

查体：右上腹胆囊区有压痛及肌紧张，有时胆囊区深吸气时有触痛（Murphy 征阳性）。并常可在右肋缘下触及有触痛的肿大胆囊。若大网膜包裹形成胆囊周围炎性团块时，则右上腹部可触及界限不清，活动受限肿块。感染严重伴胆管炎时约 10% 患者出现黄疸。

超声检查见胆囊体积增大，胆囊壁增厚，且多数胆囊内有积液和胆石光团影，化验检查示白细胞计数升高伴核左移。

【处理】

1. 非手术治疗　妊娠合并急性胆囊炎，绝大多数合并胆结石，主张非手术疗法，多数经非手术治疗有效。

非手术治疗包括：

(1) 饮食控制：应禁食，必要时胃肠减压，缓解期给予低脂肪、低胆固醇饮食。

(2) 支持疗法：纠正水、电解质紊乱和酸碱失衡。

(3) 抗感染：需选用对胎儿无害的广谱抗生素如青霉素等。

(4) 对症治疗：发生胆绞痛时给予解痉镇痛药，如阿托品、哌替啶肌内注射。缓解期给予利胆药物，如苯丙醇、非布丙醇等。

2. 手术治疗　经非手术治疗效果不佳且病情恶化者，或并发胆囊积脓、胆囊穿孔及弥漫性腹膜炎时，应尽快行手术治疗。于妊娠早、中期行腹腔镜切除胆囊，对母儿较安全，对妊娠无明显不良影响。于妊娠晚期手术时，应行术式简单的胆囊造瘘，保持引流通畅，伴胆管结石者，行切开取石及引流术。术后注意有无宫缩，及时给予黄体酮等保胎治疗。

第三节　妊娠合并肠梗阻

妊娠期肠梗阻（intestinal obstruction）较罕见，发病率为 0.018%~0.16%。多发生于妊娠晚期，与既往手术粘连有关。妊娠期肠梗阻对母儿来说是一严重并发症，肠梗阻不但可引起肠管本身解剖与功能的改变，还可导致全身性生理上的紊乱。由于妊娠期子宫增大，肠梗阻容易发生诊断和手术延误，从而导致孕产妇及围产儿死亡率的增加。孕产妇死亡率高达 6%~16.6%，胎儿死亡率达 26%~44.40%。

【妊娠与肠梗阻的关系】

妊娠本身不会引起肠梗阻，但妊娠后的某些改变可以诱发肠梗阻。

1. 由于子宫增大压迫肠袢，使原本无症状的肠粘连因受压或扭转而形成肠梗阻。

2. 因先天性肠系膜根部距离过短，受到逐渐增大子宫的推挤时，肠道蠕动受到限制；过度牵拉和挤压，也可以使小肠扭转，肠腔狭小，出现机械性肠梗阻。

3. 在妊娠期由肠穿孔而引起的穿孔性腹膜炎或由于肠系膜血栓形成，引起急性弥漫性腹膜炎、腹膜后出血或感染，可引起麻痹性肠梗阻。

4. 妊娠中期子宫升入腹腔及妊娠晚期胎头降入盆腔时，或产后子宫突然收缩复原，肠袢急剧移位时可发生肠梗阻。妊娠期肠梗阻有半数以上发生在妊娠晚期，以粘连性肠梗阻最多，其次为肠扭转、肠套叠及恶性肿瘤。

【临床表现及诊断】

妊娠期肠梗阻基本上和非孕期肠梗阻症状相似，且和妊娠本身引起的胃肠道症状相混淆，同时妊娠晚期增大的子宫占据腹腔，肠袢移向子宫的后方或两侧，或由于产后腹壁松弛，可使体征不明显，不典型，加大了诊断难度。

1. 症状

(1) 腹痛：腹痛为肠梗阻的主要症状，一般为持续性或阵发性肠绞痛，疼痛部位多位于脐周，也可偏于梗阻部位一侧，原因为肠内容物通过受阻，梗阻以上部位肠管蠕动增强，肠壁平滑肌强烈收缩和痉挛，引起阵发性剧烈绞痛。

(2) 呕吐和腹胀：早期呕吐多为肠膨胀引起的反射性呕吐，此后呕吐和腹胀随梗阻部位的不同而不同，高位肠梗阻时，呕吐出现早而频繁，呕吐物为胃和十二指肠内容物伴大量胃肠液、胰液和胆汁，腹胀多不明显，低位肠梗阻时，呕吐出现晚且次数少，晚期可吐出带粪味的肠内容物，腹胀一般较重，可呈全腹弥漫性。

(3) 排便，排气障碍：不完全性肠梗阻及高位肠梗阻早期可有排气和少量排便；完全性肠梗阻患者则不再排气排便。

2. 体征　腹部可见肠型和肠蠕动波，触诊有时可摸到肿块，梗阻部位有压痛和腹膜刺激征，叩诊腹部呈鼓音，听诊肠鸣音亢进，有气过水声，部分绞窄性肠梗阻肠鸣音可消失。

3. 辅助检查　血常规化验对诊断无特殊价值，白细胞总数及嗜中性粒细胞逐渐显著升高时，应想到绞窄性肠梗阻的可能。X 线检查对诊断有很大帮助。腹部 X 线透视，可见肠管过度胀气及出现液体平面。但妊娠期应尽量避免 X 线检查，有条件者可行超声检查。

【治疗】

妊娠期合并肠梗阻无论是保守治疗，还是手术治疗，首先要纠正由肠梗阻所致的水、电解质和酸碱平衡紊乱。

1. 禁食，胃肠减压，减轻腹胀，改善梗阻以上肠段的血液循环，防治感染和毒血症，尽力减少对孕妇和胎儿的危险性。

2. 妊娠期合并单纯性肠梗阻　保守治疗不宜超过 12~24h。如临床表现无好转，梗阻不能解除者，应以手术治疗为宜，以免将绞窄性肠梗阻误诊为单纯性肠梗阻而失去治疗时机。

3. 妊娠早期合并肠梗阻　经过保守治疗后，临床症状改善，肠梗阻解除者，可以继续妊娠。若经保守治疗无效，应先人工流产，然后考虑剖腹手术治疗肠梗阻；妊娠中期合并肠梗阻：如无绞窄性肠梗阻时，也可试用保守治疗，如怀疑为绞窄性肠梗阻，即应及早手术治疗；妊娠晚期合并肠梗阻：由于膨大的子宫影响肠梗阻手术的进行，应先行剖宫产术，多数婴儿能存活。

（陈　非）

■ 第十一章

正 常 分 娩

妊娠达到及超过 28 周(196 日),胎儿及附属物从临产开始至全部从母体娩出的过程称分娩(labor,delivery)。妊娠达到 28 周至 36^{+6} 周(196~258 日)期间分娩称早产(premature);妊娠达到 37 周至 41^{+6} 周(259~293 日)期间分娩称足月产(term labor);妊娠达到及超过 42 周(≥ 294 日)期间分娩称过期产(postterm labor)。

第一节 分 娩 动 因

分娩启动的原因至今没有定论,也不能用单一机制来解释,现认为分娩启动是多因素综合作用的结果。

一、炎症反应学说

大量研究表明,炎症在分娩启动中扮演了重要角色。母 - 胎界面免疫微环境由蜕膜中的免疫活性细胞及其分泌的细胞因子组成,母体的免疫调节系统参与调节该免疫微环境,使母体在妊娠期间对胎儿产生特异性免疫耐受以维持妊娠。在分娩启动过程中免疫系统发生变化,不仅表现在全身,在母胎界面也有明显变化,免疫平衡的改变可能在分娩启动中起着重要作用。同时,分娩前子宫蜕膜、宫颈均出现明显的中性粒细胞和巨噬细胞的趋化和浸润,炎症因子表达增高,提示存在非感染性炎症。

二、内分泌控制理论

分娩启动时子宫平滑肌由非活跃状态向活跃状态转化,这种转化受多种内分泌激素的调控,最终触发宫缩及宫颈扩张,启动分娩。

1. 前列腺素　前列腺素(PGs)是一种旁 - 自分泌激素,主要在分泌的局部起作用。子宫前列腺素合成增加是分娩启动的重要因素,目前认为 PGs 的主要作用:①诱发子宫有力地、协调地收缩;②促宫颈成熟;③上调缩宫素受体的表达,增强子宫对缩宫素的敏感性。

2. 甾体类激素　人类雌激素在妊娠期是由胎盘 - 胎儿单位共同合成的,雌激素水平增高可通以下机制参与分娩启动:①促使子宫功能性改变;②刺激 PGs 的产生,子宫肌层、子宫内膜及宫颈黏膜均能产生 PGs,PGs 不仅能诱发宫缩,还能促进宫颈成熟;③促进肌动蛋白蓄积于子宫体部,增强子宫收缩;④增高子宫肌细胞膜电位活性,使子宫对缩宫素的敏感性增加,并促进宫颈成熟。相反,孕激素促进一氧化氮(NO)的合成,抑制细胞间连接的形成,下调 PGs 的合成及钙通道和缩宫素受体的表达。雌 / 孕激素比率上升可能不是人类分娩的动因,但两者都对妊娠的维持和分娩的启动起重要作用。

3. 缩宫素 研究表明缩宫素对分娩的启动起重要的但非绝对的作用。妊娠期间母体循环中缩宫素的水平不发生改变,仅在分娩发动后,随产程进展逐渐增加,在第二产程胎儿娩出前达峰值。但子宫缩宫素受体的表达随妊娠的进展而增高,因而随妊娠进展子宫对缩宫素的敏感性增高。缩宫素可间接通过刺激胎膜前列腺素 E_2(PGE_2)和前列腺素 $F_{2\alpha}$($PGF_{2\alpha}$)的释放,直接通过缩宫素受体或钙通道介导的途径来诱发宫缩。

三、机械性刺激

又称子宫张力理论。随着妊娠的进展,子宫内容积增大,子宫壁的伸展张力增加,子宫壁收缩的敏感性增加;妊娠末期羊水量逐渐减少而胎儿不断生长,胎儿与子宫壁,特别是与子宫下段和宫颈部密切接触;此外,在宫颈部有 Frankenhauser 神经丛,胎儿先露部下降压迫此神经丛,均可刺激诱发子宫收缩。

四、子宫功能性改变

在内分泌激素的作用下,子宫通过肌细胞间隙连接以及细胞内钙离子水平增高发生子宫功能性改变。特别是缩宫素的作用,与子宫肌细胞上的缩宫素受体结合后,启动细胞膜上的离子通道,使细胞内游离的钙离子增加,促发子宫收缩。另一方面,胎盘分泌的缩宫素酶可降解缩宫素,两者的平衡变化与分娩启动。

第二节 决定分娩的因素

决定分娩的因素是产力、产道、胎儿及社会心理因素。各因素正常并相互适应,胎儿经阴道顺利自然娩出,为正常分娩。

一、产 力

将胎儿及其附属物从子宫内逼出的力量称产力。产力包括子宫收缩力(简称宫缩)、腹壁肌及膈肌收缩力(统称腹压)和肛提肌收缩力。

(一) 子宫收缩力

子宫收缩力是临产后的主要产力,贯穿于整个分娩过程中。临产后的宫缩能迫使宫颈管消失、宫口扩张、胎先露部下降、胎盘和胎膜娩出。临产后正常宫缩的特点包括:

1. 节律性 子宫节律性收缩是临产的重要标志。每次子宫收缩都是由弱渐强(进行期),维持一定时间(极期),一般 30~40s,随后从强渐弱(退行期),直至消失进入间歇期,间期一般为 5~6min(图 11-1)。随产程进展宫缩持续时间逐渐延长,间歇期逐渐缩短。当宫口开全后,宫缩可持续达 60s,间歇期仅 1~2min。如此反复,直至分娩结束。宫缩极期使宫腔压力于第一产程末可达 40~60mmHg,第二产程期间增至 100~150mmHg,而间歇期仅为 6~12mmHg。宫缩时,子宫肌壁血管受压,子宫血流量减少,但间歇期子宫血流量又恢复,对胎儿血流灌注有利。

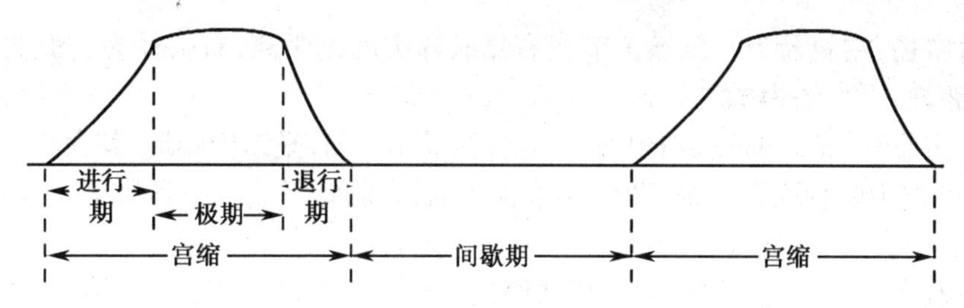

图 11-1　临产后正常宫缩节律性示意图

2. 对称性和极性　正常宫缩起自两侧子宫角部，迅速向子宫底中线集中，左右对称，再以 2cm/s 的速度向子宫下段扩散，约 15s 可均匀协调地遍及整个子宫，此为子宫收缩的对称性。宫缩以子宫底部最持久，向下逐渐减弱，此为子宫收缩的极性（图 11-2）。子宫底部收缩力的强度是子宫下段的 2 倍。

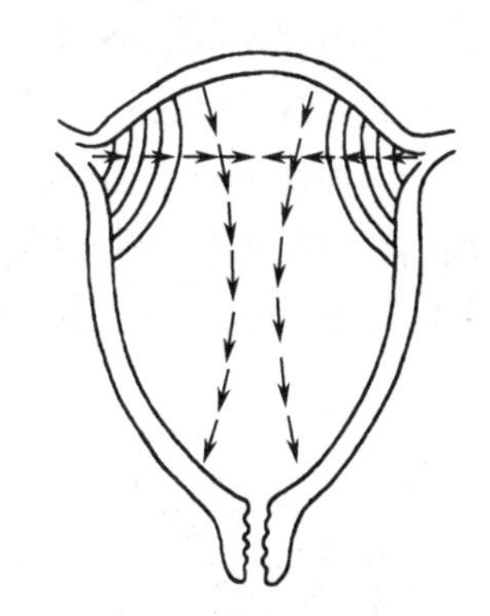

图 11-2　子宫收缩力的对称性和极性

3. 缩复作用　每当宫缩时，子宫体部肌纤维缩短变宽，间歇期虽松弛，但不能完全恢复到原来长度，经过反复收缩，肌纤维越来越短，这种现象称缩复作用（retraction）。缩复作用使宫腔容积逐渐缩小，迫使胎先露部下降，宫颈管消失及宫口扩张。

（二）腹壁肌及肌收缩力

腹壁肌及膈肌收缩力（简称腹压）是第二产程时娩出胎儿的重要辅助力量。宫口开全后，每当宫缩时，前羊水囊或胎先露部压迫骨盆底组织及直肠，反射性地引起排便动作，产妇主动屏气向下用力，腹壁肌及膈肌强有力地收缩使腹内压增高。腹压在第二产程末期配以宫缩时运用最有效，能迫使胎儿娩出，在第三产程亦可促使已剥离的胎盘娩出。过早用腹压易使产妇疲劳和宫颈水肿，致使产程延长。

（三）肛提肌收缩力

肛提肌收缩力有协助胎先露部在骨盆腔进行内旋转的作用。当胎头枕部位于耻骨弓下时，能协助胎头仰伸及娩出。当胎盘娩出至阴道时，肛提肌收缩力有助于胎盘的娩出。

二、产　　道

产道是胎儿从母体娩出的通道，包括骨产道和软产道两部分。

（一）骨产道

骨产道指真骨盆，是产道的重要组成部分，其大小及形状与分娩关系密切。骨盆腔分为 3 个假想平面，即通常所称的骨盆平面。

1. 骨盆入口平面（pelvic inlet plane）　即真假骨盆的交界面呈横椭圆形，共有 4 条径线，即入口前后径、入口横径、入口左斜径及入口右斜径（图 11-3）。

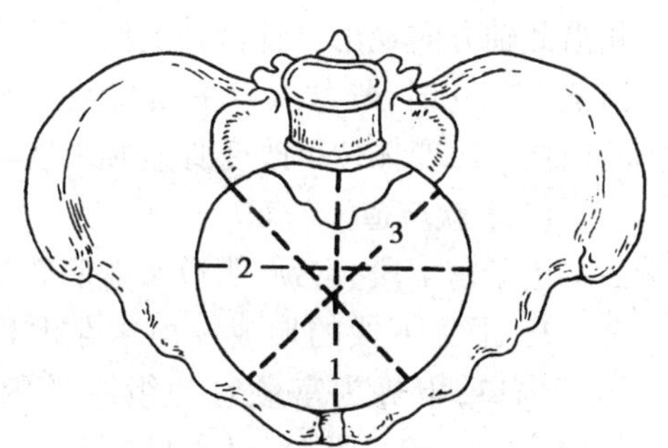

图 11-3　骨盆入口平面各径线

（1）入口前后径：又称真结合径，指从耻骨联合上缘中点至骶岬前缘正中的距离，平均约为 11cm，先露入盆与此径线关系密切。

（2）入口横径：左右髂耻缘间的最大距离，平均约为 13cm。

(3) 入口斜径：左斜径为左骶髂关节至右髂耻隆突间的距离，右斜径为右骶髂关节至左髂耻隆突间的距离，平均约为 12.75cm。

2. 中骨盆平面（mid-plane of pelvis） 为骨盆最小平面，呈纵椭圆形，其大小与分娩关系最为密切。其前方为耻骨联合下缘，两侧为坐骨棘，后为骶骨下端。中骨盆平面有两条径线，即中骨盆横径和中骨盆前后径（图 11-4）。

(1) 中骨盆横径：又称坐骨棘间径，指两侧坐骨棘间的距离，正常值平均约为 10cm，其长短与胎先露内旋转关系密切。

(2) 中骨盆前后径：是指耻骨联合下缘中点通过两侧坐骨棘间连线中点到骶骨下端间的距离，平均约为 11.5cm。

3. 骨盆出口平面（pelvic outlet plane） 由两个不同平面的三角形组成。前三角顶端为耻骨联合下缘，两侧为耻骨降支。后三角顶端为骶尾关节，两侧为骶结节韧带。骨盆出口平面共有 4 条线，即出口前后径、出口横径、前矢状径及后矢状径（图 11-5）。

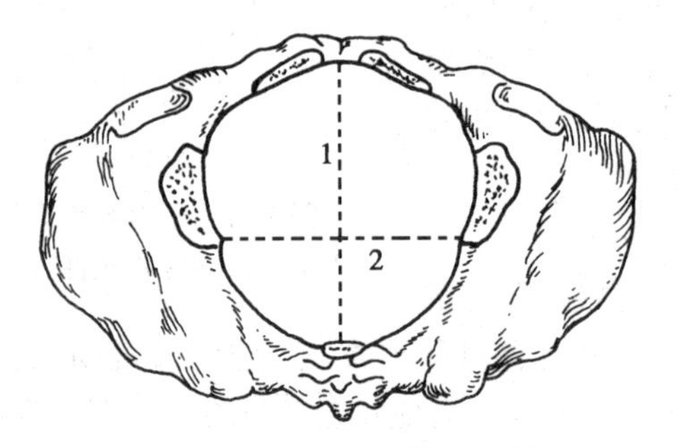

图 11-4 中骨盆平面各径线

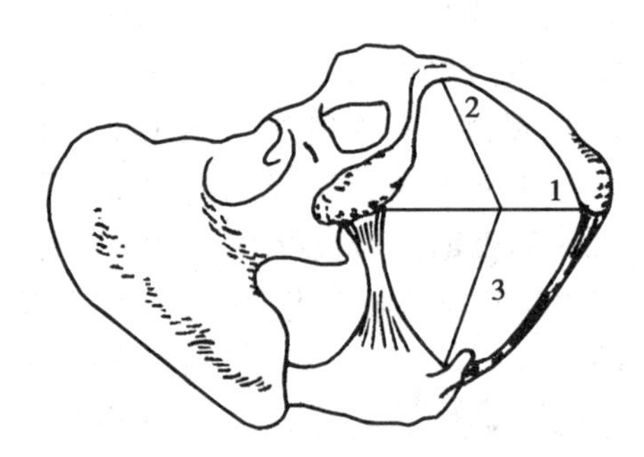

图 11-5 骨盆出口平面各径线

(1) 出口前后径：指耻骨联合下缘到骶尾关节间的距离，平均约为 11.5cm。

(2) 出口横径：指两侧坐骨结节内侧缘的距离，也称坐骨结节间径，平均约为 9cm。出口横径是胎先露部通过骨盆出口的径线，与分娩关系密切。

(3) 出口前矢状径：耻骨联合下缘至坐骨结节连线中点的距离，平均约为 6cm。

(4) 出口后矢状径：骶尾关节至坐骨结节连线中点的距离，平均约为 8.5cm。若出口横径稍短，则应测量出口后矢状径，如两径线之和大于 15cm 时，中等大小的足月胎头可通过后三角区经阴道分娩。

4. 骨盆轴与骨盆倾斜度 骨盆轴为连接骨盆各假想平面中点的曲线。分娩及助产时，胎儿沿此轴方向娩出。骨盆轴上段向下向后，中段向下，下段向下向前（图 11-6）。骨盆倾斜度是指妇女直立时，骨盆入口平面与地平面所成的角度，般为 60°。若倾斜度过大，则常影响胎头的衔接。改变体位可改变骨盆倾斜度（图 11-7）。

（二）软产道

由子宫下段、宫颈、阴道及盆底软组织共同组成的弯曲管道。

1. 子宫下段的形成 由未孕时的子宫峡部形成。子宫峡部上界为宫颈管最狭窄的解剖学内口，下界为宫颈管的组织学内口。未孕时子宫峡部长约 1cm，妊娠 12 周后逐渐伸展成为宫腔的一部分，随着妊娠的进展被逐渐拉长，至妊娠末期形成子宫下段。临产后，规律的宫缩使子宫下段进一步拉长达 7~10cm。由于子宫体部肌纤维的缩复作用，使上段肌壁越来越厚,下段肌壁被动牵拉越来越薄(图 11-8)。在子宫内面的上、下段交界处形成环状起,称生理性缩复环(physiological retraction ring)。生理情况时,此环不能从腹部见到(图 11-9)。

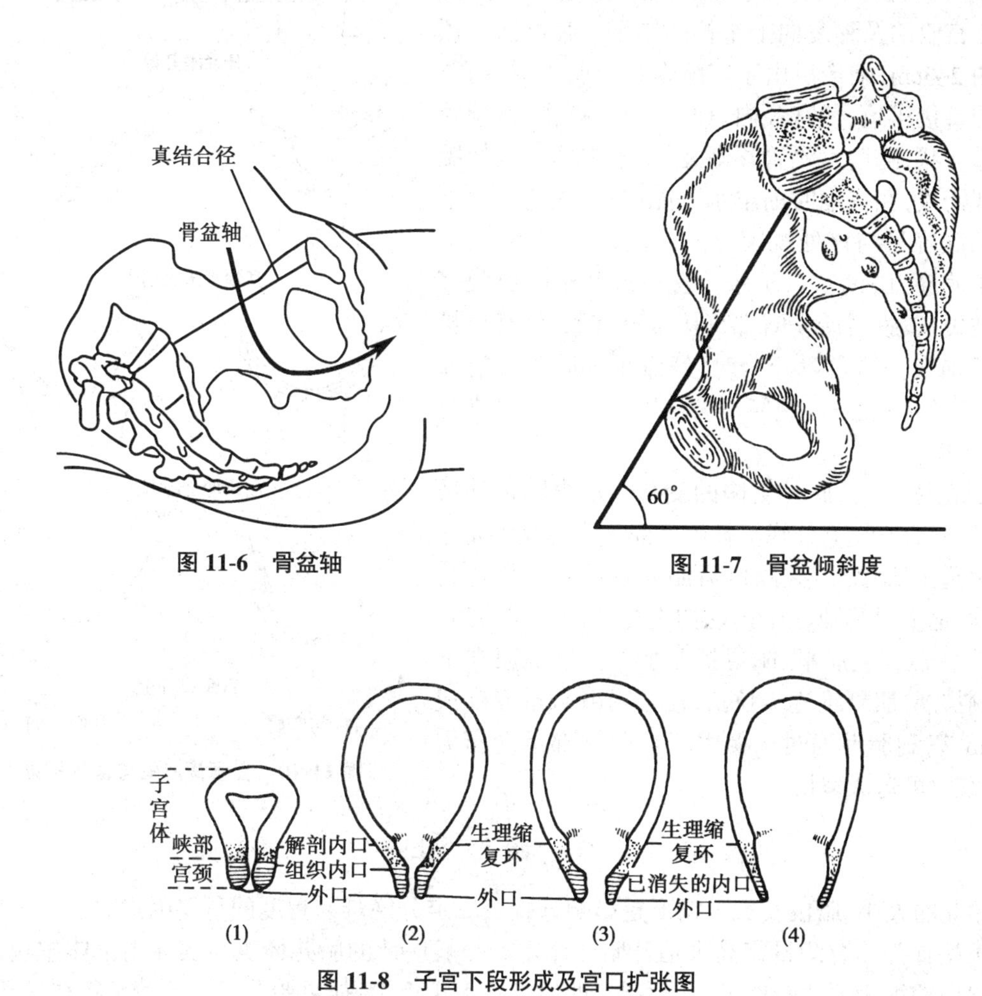

图 11-6　骨盆轴

图 11-7　骨盆倾斜度

图 11-8　子宫下段形成及宫口扩张图

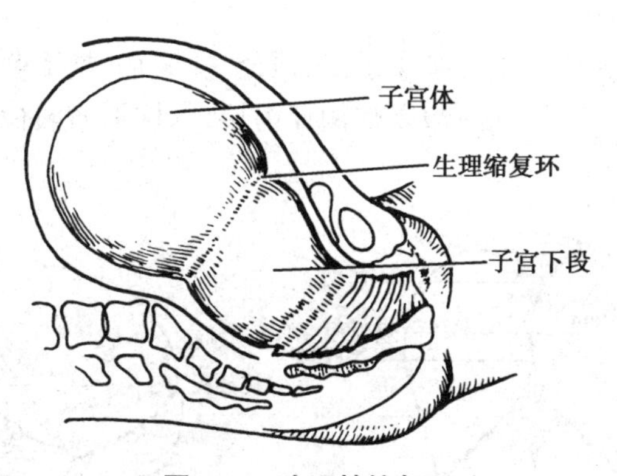

图 11-9　生理性缩复环

2. 宫颈管消失及宫口扩张 临产后宫颈发生两个变化:①宫颈管消失;②宫口扩张。初产妇通常是先宫颈管消失,随后宫口扩张。临产后宫口扩张主要是子宫收缩及缩复向上牵拉的结果。临产前宫颈管长约2~3cm,临产后由于宫缩牵拉及胎先露、前羊膜囊的直接压迫,使宫颈内口向上向外扩张,宫颈管形成漏斗状,随后宫颈管逐渐变短、消失。宫缩使胎先露部衔接,在宫缩时前羊水不能回流,加之子宫下段的胎膜容易与该处蜕膜分离而向宫颈管突出,形成前羊膜囊,协助宫口扩张。宫口近开全时胎膜多自然破裂,破膜后胎先露部直接压迫宫颈,使宫口扩张明显加快。当宫口开全时,妊娠足月胎头方能通过。经产妇一般是宫颈管消失与宫口扩张同时进行(图11-10)。

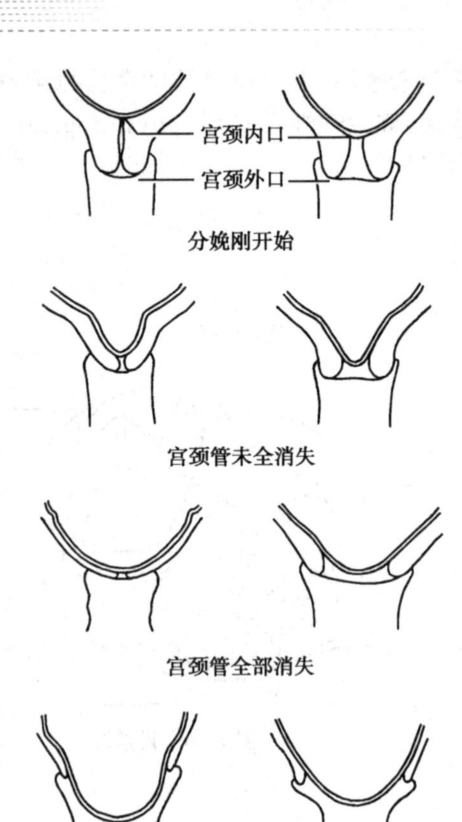

图 11-10 宫颈管消失与宫颈扩张

3. 阴道、骨盆底及会阴的变化 正常阴道伸展性良好,一般不影响分娩。临产后前羊膜囊及胎先露部将阴道上部撑开,破膜以后胎先露部直接压迫盆底,软产道下段形成一个向前向上弯曲的筒状通道,阴道壁黏膜皱襞展平、阴道扩张变宽。肛提肌向下及两侧扩展,肌纤维逐步拉长,使会阴由5cm厚变成2~4mm,以利胎儿通过。但由于会阴体部承受压力大,分娩时可造成裂伤。

三、胎 儿

胎儿的大小、胎位及有无畸形是影响分娩及决定分娩难易程度的重要因素之一。主要通过超声检查并结合测量宫高来估计胎儿体重。一般估计的胎儿体重与实际出生体重相差在10%以内即视为评估较准确。分娩时,即使骨盆大小正常,如果胎儿过大致胎头径线过长,可造成头盆不称导致难产。胎头是胎体的最大部分,也是胎儿通过产道最困难的部分。

(一) 胎头各径线及囟门

1. 胎头各径线 胎头径线主要有4条:双顶径、枕额径、枕下前囟径及枕颏径(图11-11)。双顶径可用于判断胎儿大小,胎儿一般以枕额径衔接,以枕下前囟径通过产道。胎头各径线的测量及长度见表11-1。

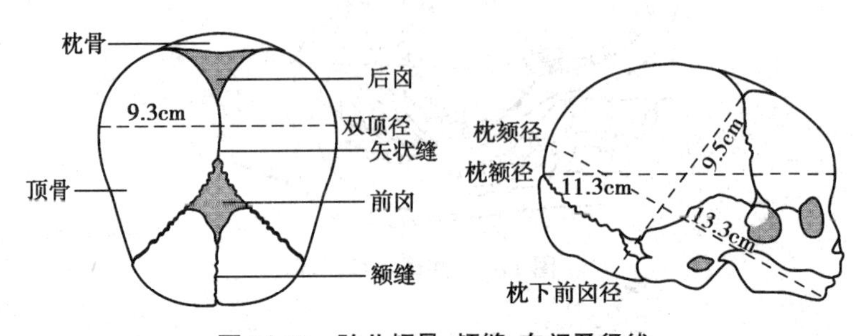

图 11-11 胎儿颅骨、颅缝、囟门及径线

表 11-1　胎头各径线的测量及长度

名称	测量方法	长度(cm)
双顶径(BPD)	两顶骨隆凸间的距离,为胎头最大横径	9.3
枕额径	鼻根上方至枕骨隆凸间的距离	11.3
枕下前囟径	前囟中央至枕骨隆突下方的距离	9.5
枕颏径	颏骨下方中央至后囟顶部的距离	13.3

2. 囟门　胎头两颅缝交界空隙较大处称囟门。大囟门又称前囟,是由两侧额骨、两侧顶骨及额缝、冠状缝、矢状缝形成的菱形骨质缺如部位。小门又称后囟,由两侧顶骨、枕骨及颅缝形成的三角形骨质缺如部位。囟门是确定胎方位的重要标志(图 11-11)。在分娩过程中,颅缝与囟门使头颅骨板有一定的活动余地,胎头在通过产道时受到挤压,颅缝轻度重叠,使胎头变形、变小,有利于胎儿娩出。

(二) 胎位

产道为一纵行管道。纵产式(头先露或臀先露)时,胎体纵轴与骨盆轴相一致,容易通过产道。头先露时,胎头先通过产道,较臀先露易娩出,通过触清矢状缝及前后囟,可以确定胎方位。其中枕前位更利于完成分娩机转,易于分娩,其他胎方位会不同程度增加分娩困难。臀先露时,胎臀先娩出,较胎头周径小且软,产道不能充分扩张,胎头后娩出时无变形机会,因此胎头娩出较臀部困难。未足月时胎头相对于胎臀更大,故更易发生后出头困难。肩先露时,胎体纵轴与骨盆轴垂直,足月活胎不能通过产道,对母儿威胁极大。

(三) 胎儿畸形

胎儿某一部分发育异常,如脑积水、联体双胎等,由于胎头或胎体过大,通过产道常发生困难。

四、社会心理因素

分娩虽属生理过程,但对产妇确实可产生心理上的应激。产妇的社会心理因素可引起机体产生一系列变化从而影响产力,因而也是决定分娩的重要因素之一。对分娩疼痛的恐惧和紧张可导致宫缩乏力、宫口扩张缓慢、胎头下降受阻、产程延长,甚至可导致胎儿窘迫、产后出血等。所以在分娩程中,应给产妇心理支持,耐心讲解分娩的生理过程,尽量消除产妇的焦虑和恐惧心理,使产妇掌握分娩时必要的呼吸和躯体放松技术。

第三节　枕先露的分娩机制

分娩机制(mechanism of labor)指胎儿先露部在通过产道时,为适应骨盆各平面的不同形态,被动地进行一系列适应性转动,以其最小径线通过产道的全过程。临床上枕先露左前位最多见,故以枕左前位的分娩机制为例,详加说明,包括衔接、下降、俯屈、内旋转、仰伸、复位及外旋转、胎肩及胎儿娩出等动作(图 11-12)。分娩机制各动作虽然分别描述,但其过程实际是连续的。

1. 衔接(engagement)　胎头双顶径进入骨盆口平面,颅骨的最低点接近或达到坐骨水平,称为衔接。胎头呈半俯屈状态进入骨盆入口,以枕额径衔接。由于枕额径大于骨盆入口前后径,胎头矢状缝多在骨盆入口右斜径。部分初产妇在预产期前 1~2 周内衔接,经产妇多在临产后衔接。

2. 下降(descent) 胎头沿骨盆轴前进的动作称为下降。下降贯穿于分娩全过程,并与其他动作同时进行。当宫缩时胎头下降,间时胎头又稍退缩,因此胎头与骨盆之间的相互挤压呈间歇性,这样对母婴均有利。促使胎头下降的因素有:①宫缩时通过羊水传导,压力经胎轴传至胎头;②宫缩时宫底直接压迫胎臀;③胎体伸直伸长;④腹肌收缩使腹压增加。初产妇因宫口扩张缓慢,软组织阻力大,胎头下降速度较经产妇慢。观察胎头下降程度是临床判断产程进展的重要标志。

3. 俯屈(flexion) 当胎头继续下降至骨盆底时,处于半俯屈状态的胎头遇到肛提肌阻力进一步俯屈,使胎儿下颏更加接近胸部,使胎头衔接时的枕额径变为枕下前囟径,有利于胎头继续下降(图 11-13)。

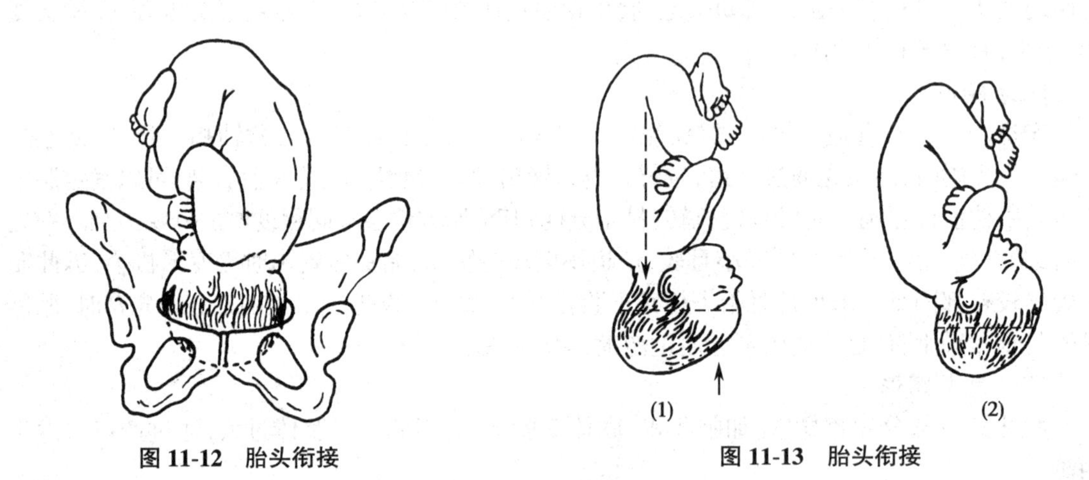

图 11-12 胎头衔接

图 11-13 胎头衔接

4. 内旋转(internal rotation) 当胎头下降至骨盆底遇到阻力时,胎头为适应前后径长、横径短的特点,枕部向母体中线方向旋转 45° 达耻骨联合后方,使其矢状缝与中骨盆及骨盆出口前后径一致的动作称内旋转。胎头于第一产程末完成内旋转。枕先露时胎头枕部最低,遇到骨盆底肛提肌阻力,肛提肌收缩将胎头枕部推向阻力小、部位宽的前方,枕左前位的胎头向前旋转 45°(图 11-14a)。胎头向前向中线旋转 45° 时,后囟转至耻骨弓下(图 11-14b)。

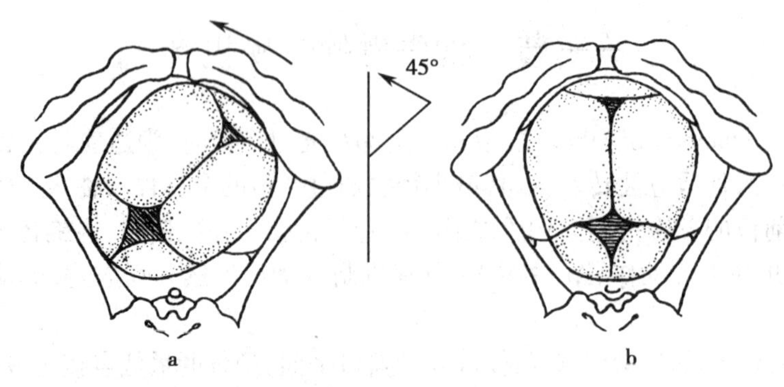

图 11-14 胎头内旋转

5. 仰伸(extension) 当胎头完成内旋转后,俯屈的胎头即达到阴道口。宫缩、腹压迫使胎头下降,而肛提肌收缩又将胎头向前推进,两者的合力使胎头沿骨盆轴下段向下向前的方向转向上。当胎头枕骨下部达耻骨联合下缘时,即以耻骨弓为支点,胎头逐渐仰伸,胎头的顶、额、鼻、口、颏相继娩出(图 11-15)。当胎头仰伸时,胎儿双肩径进入骨盆入口左斜径。

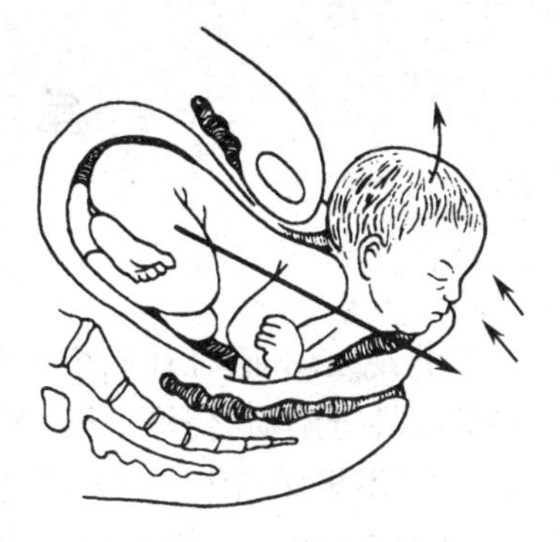

图 11-15 胎头仰伸

6. 复位及外旋转 胎头娩出时,胎儿双肩径沿骨盆入口左斜径下降。胎头娩出后,为使胎头胎肩恢复正常解剖关系,胎头枕部向母体左外旋转 45°,称复位(restitution)。胎肩在盆腔内继续下降,前肩向前向母体中线旋转 45° 时,胎儿双肩径转成与骨盆出口前后径一致的方向,胎儿枕部需在外继续向母体左外侧旋转 45°,以保持胎头与抬肩的垂直关系,称为外旋(external rotation)。(图 11-16,图 11-17)

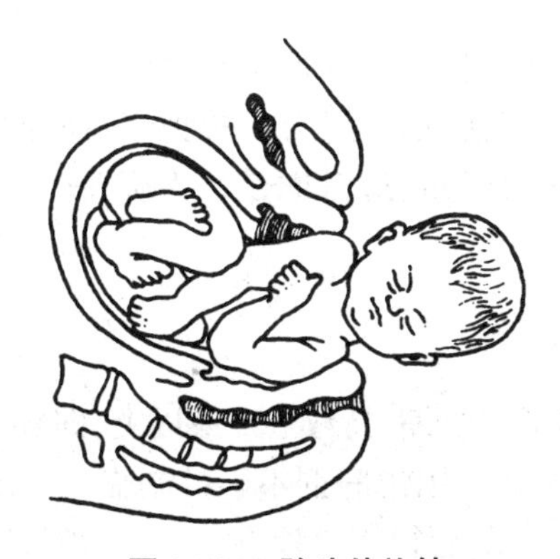

图 11-16 胎头外旋转

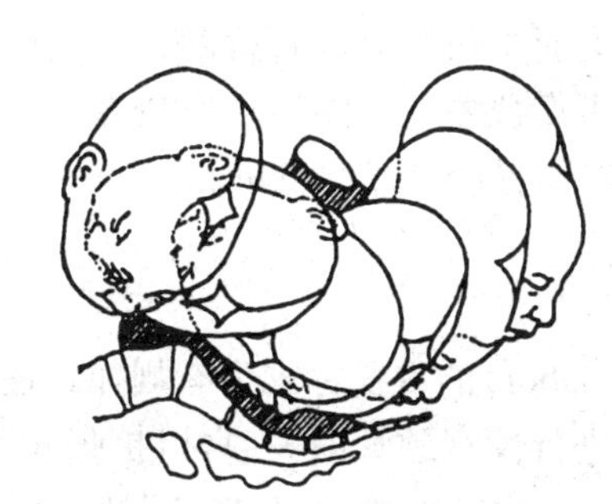

图 11-17 胎头娩出过程

7. 胎肩及胎儿娩出 外旋转后,胎儿前肩在耻骨弓下先娩出(图 11-18a),后肩从会阴体前缘娩出(图 11-18b),胎体及下肢随之娩出,完成分娩全过程。

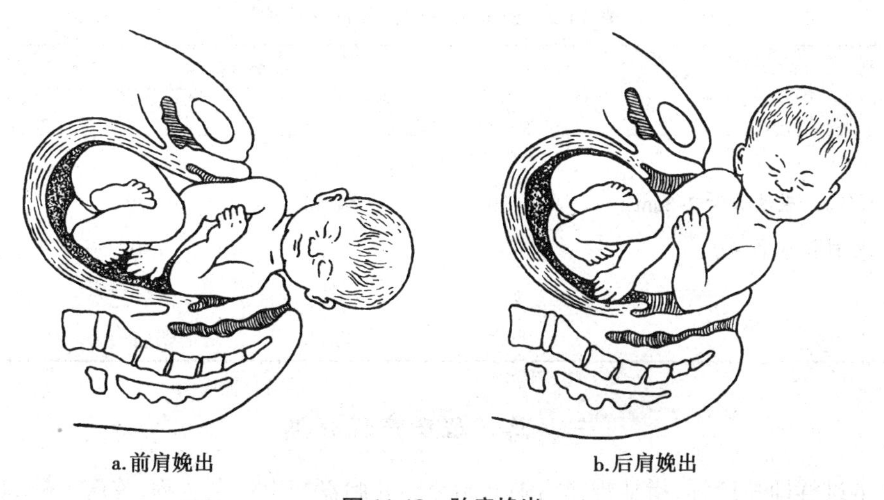

a. 前肩娩出 b. 后肩娩出

图 11-18 胎肩娩出

第四节 先兆临产、临产与产程

一、先兆临产

分娩发动前,往往出现一些预示即将临产的症状,如不规律宫缩、胎儿下降感以及阴道少量淡血性分泌物(俗称见红),称为先兆临产(threatened labor)。

1. 不规律宫缩 又称假临产(false labor)。分娩发动前,由于子宫肌层敏感性增强,可出现不规律宫缩。其特点:①宫缩频率不一致,持续时间短、间歇时间长且无规律;②宫缩强度未逐渐增强;③常在夜间出现而于清晨消失;④不伴有宫颈管短缩、宫口扩张等;⑤给予镇静剂能将其抑制。

2. 胎儿下降感(lightening) 由于胎先露部下降、入盆衔接使宫底降低。孕妇自觉上腹部较前舒适,下降的先露部可压迫膀胱引起尿频。

3. 见红(show) 分娩发动前24~48h内,因宫颈内口附近的胎膜与该处的子宫壁分离,毛细血管破裂而少量出血,与宫颈管内的黏液相混合呈淡血性黏液排出,称见红,是分娩即将开始的比较可靠征象。若阴道流血较多,量达到或超过月经量,应考虑是否为病理性产前出血,常见原因有前置胎盘或胎盘早剥。

二、临产诊断

临产(labor)的重要标志为有规律且逐渐增强的子宫收缩,持续30s或以上,间歇5~6min,同时伴随进行性宫颈管消失、宫口扩张和胎先露部下降。用镇静剂不能抑制临产。确定是否临产需严密观察宫缩的频率,持续时间及强度。消毒外阴后行阴道检查,了解宫颈长度、位置、质地、扩张情况及先露高低,目前多采用Bishop评分法判断宫颈成熟度(表11-2),估计试产的成功率,满分为13分,>9分均成功,7~9分的成功率为80%,4~6分的成功率为50%,≤3分均失败。

表11-2 Bishop宫颈成熟度评分法

指标	分数			
	0	1	2	3
宫口开大(cm)	0	1~2	3~4	≥5
宫颈管消退(%)(未消退为2~3cm)	0~30	40~50	60~70	≥80
先露位置(坐骨棘水平=0)	−3	−2	−1~0	+1+2
宫颈硬度	硬	中	软	
宫口位置	朝后	居中	朝前	

三、总产程及产程分期

分娩全过程即总产程,指从规律宫缩开始至胎儿胎盘娩出的全过程,临床上分为如下三个产程:

第一产程(first stage of labor):又称宫颈扩张期,指从规律宫缩开始到宫颈口开全(10cm)。

第一产程又分为潜伏期和活跃期：①潜伏期为宫口扩张的缓慢阶段，初产妇一般不超过 20h，经产妇不超过 14h；②活跃期为宫口扩张的加速阶段，可在宫口开至 4~5cm 即进入活跃期，最迟至 6cm 才进入活跃期，直至宫口开全（10cm）。此期宫口扩张速度应≥ 0.5cm/h。

第二产程（second stage of labor）：又称胎儿娩出期，指从宫口开全至胎儿娩出。未实施硬膜外麻醉者，初产妇最长不应超过 3h，经产妇不应超过 2h；实施硬膜外麻醉镇痛者，可在此基础上延长 1h，即初产妇最长不应超过 4h，经产妇不应超过 3h。值得注意的是，第二产程不应盲目等待至产程超过上述标准方才进行评估，初产妇第二产程超过 1h 即应关注产程进展，超过 2h 必须由有经验的医师进行母胎情况全面评估，决定下一步的处理方案。

第三产程（third stage of labor）：又称胎盘娩出期，指从胎儿娩出到胎盘娩出。一般 5~15min，不超过 30min。

第五节 产程处理与分娩

一、第 一 产 程

第一产程为正式临产到宫口开全（10cm）。由于临产时间有时难以确定，孕妇过早住院，可能带来不必要的干预，增加剖宫产率。因此推荐初产妇确定正式临产后，宫颈管完全消退可住院待产，经产妇则确定临产后尽快住院分娩。

【临床表现】

第一产程表现为宫缩规律、宫口扩张、胎先露下降及胎膜破裂。

1. 宫缩规律 第一产程开始时，子宫收缩力弱，持续时间较短约 30s，间歇期较长 5~6min。随产程进展，宫缩强度增加，持续时间延长，间歇期缩短。当宫口开全时，宫缩持续时间可长达 1min，间歇仅 1~2min。

2. 宫口扩张（cervical dilatation） 表现为宫颈管逐渐变软、变短、消失，宫颈展平并逐渐扩大。开始宫口扩张速度较慢，后期速度加快。当宫口开全（10m）时，子宫下段、宫颈及阴道共同形成桶状的软产道。

3. 胎先露下降 是决定能否经阴道分晚的重要指标。随着产程进展，先露部逐渐下降，并在宫口开大 4~6cm 后快速下降，直到先露部达到外阴及阴道口。

4. 胎膜破裂（rupture of membranes） 胎儿先露部衔接后，将羊水分为前后两部，在胎先露部前面的羊水称前羊水。当宫缩时羊膜腔内压力增加到一定程度时胎膜自然破裂，前羊水流出。自然分娩胎膜破裂多发生在宫口近开全时。

【产程观察及处理】

在整个分娩过程中，需要观察产程进展，密切监护母儿安危，尽早发现异常，及时处理，目前多采用产程图（图 11-19）。

1. 产程观察及处理

(1) 子宫收缩包括宫缩频率、强度、持续时间、间歇时间、子宫放松情况。常用观察子宫收缩的方法包括腹部触诊及仪器监测。

腹部触诊：最简单也是最重要的方法。助产人员将手放于产妇的腹壁上，宫缩时可感到宫体部隆起变硬、间歇期松弛变软。

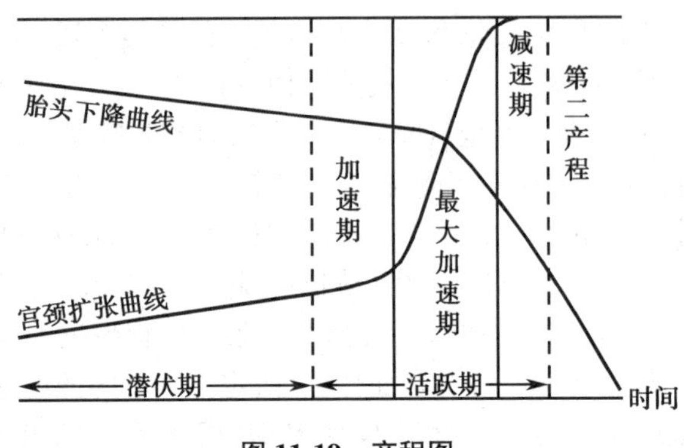

图 11-19 产程图

仪器监护：最常用的是外监护（external electronic monitoring）。将电子监护仪的宫腔压力探头放置于孕妇腹壁宫体部，连续描记 40min，可显示子宫收缩开始、高峰、结束及相对强度。10min 内出现 3~5 次宫缩即为有效产力，可使宫颈管消失、宫口扩张和胎先露下降；10min 内 >5 次宫缩定义为宫缩过频。

（2）宫口扩张及胎先露下降：经阴道指诊检查宫口扩张和胎先露下降情况。消毒外阴，通过示指和中指直接触摸了解骨盆、产道情况，了解宫颈管消退和宫口扩张情况、胎先露高低、确定胎方位、胎先露下方有无脐带，并进行 Bishop 宫颈成熟度评分。

胎头于活跃期下降加快，平均每小时下降 0.86cm。胎头下降情况有两种评估方法：①腹部触诊在骨盆入口平面（真假骨盆分界）上方可触及的剩余胎头部分，以国际五分法表示，用于初步判断：双手掌置于胎头两侧，触及骨盆入口平面时，双手指尖可在胎头下方彼此触及为剩余 5/5；双手掌指尖在胎头两侧有汇聚但不能彼此触及为剩余 4/5；双手掌在胎头两侧平行为剩余 3/5；双手掌在胎头两侧呈外展为剩余 2/5；双手掌在胎头两侧呈外展且手腕可彼此触及为剩余 1/5。②胎儿颅骨最低点与坐骨棘平面的关系：阴道检查可触及坐骨棘，胎头颅骨最低点平坐骨棘时，以“0”表示；在坐骨棘平面上 1cm 时，以“-1”表示；在坐骨棘平面下 1cm 时，以“+1”表示，余依次类推（图 11-20）。

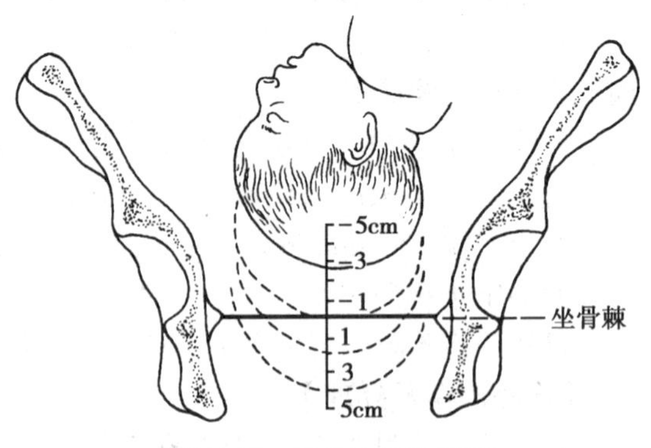

图 11-20 胎头高低的判断

（3）胎膜破裂：一旦胎膜破裂，应立即监测胎心，并观察羊水性状（颜色和流出量），记录破膜时间，测量体温。若有胎心异常，应立即阴道检查排除脐带脱垂。破膜后应每 2 小时测量产妇体温，注意排查绒毛膜羊膜炎，根据临床指标决定是否启用抗生素预防或治疗感染。若无感染征象，破膜超过 12h 尚未分娩可给予抗生素预防感染。

2. 胎心和母体观察及处理

（1）胎心监测：胎心应在宫缩间歇期听诊，随产程进展适当增加听诊次数。高危妊娠或怀疑胎儿受累、羊水异常时建议连续电子胎心监护评估胎心率、基线变异及其与宫缩的关系等，密切监测胎儿宫内情况。

（2）母体观察及处理

1）生命体征：测量产妇生命体征并记录。第一产程宫缩时血压可升高 5~10mmHg，间歇期恢复。产妇有不适或发现血压升高应增加测量次数,并给予相应处理。产妇有循环、呼吸等其他系统合并症或并发症时,还应监测呼吸、氧饱和度、尿量等。

2)阴道流血:观察有无异常阴道流血,警惕前置胎盘、胎盘早剥、前置血管破裂出血等情况。

3)饮食:产妇宜少量多次摄入无渣饮食,既保证充沛的体力,又利于在需要急诊剖宫产时的麻醉安全。

4)活动与休息:宫缩不强且未破膜,产妇可在室内适当活动。低危产妇适度活动和采取站立姿势有助于缩短第一产程。

5)排尿:鼓励产妇如每2~4小时排尿一次,避免膀胱充盈影响宫缩及胎头下降,必要时导尿。

6)精神支持:产妇的精神状态可影响宫缩和产程进展。支持产妇克服阵痛带来的无助和恐惧感,增强产妇对自然分娩的信心,调动产妇的积极性与助产人员密切合作,有助于分娩顺利进行。

二、第二产程

第二产程为胎儿娩出期,即从宫口开全至胎儿娩出。第二产程的正确评估和处理对母儿结局至关重要。鉴于第二产程时限过长与母胎不良结局(产后出血、产褥感染、严重会阴裂伤,新生儿窒息/感染等)增加相关,因此第二产程的处理不应只考虑时限长短,更应重点关注胎心监护、宫缩、胎头下降、有无头盆不称、产妇一般情况等。既要避免试产不充分,轻率改变分娩方式,又要避免因评估不正确盲目延长第二产程可能增加母儿并发症的风险,应该在适宜的时间点选择正确的产程处理方案。

【临床表现】

宫口近开全或开全后,胎膜多会自然破裂。若仍未破膜,影响胎头下降,应于宫缩间歇期行人工破膜。当胎头下降压迫盆底组织时,产妇有反射性排便感,并不自主地产生向下用力屏气的动作,会阴膨隆、变薄,肛门括约肌松弛。胎头于宫缩时露出于阴道口,在宫缩间歇期又缩回阴道内,称胎头拨露(head visible on vulval gapping);当胎头双顶径越过骨盆出口,宫缩间歇期胎头不再回缩时称胎头着冠(crowning of head)(图11-21)。产程继续进展,胎头娩出,接着胎头复位及外旋转,随后前肩和后肩相继娩出,胎体很快娩出,后羊水随之涌出。经产妇第二产程短,有时仅需几次宫缩即可完成胎头娩出。

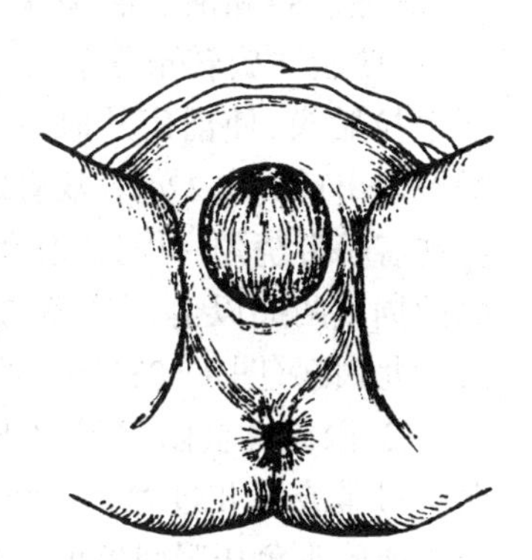

图11-21 胎头着冠

【产程观察及处理】

1. 密切监测胎心 此期宫缩频而强,应增加胎心监测频率,每次宫缩过后或每5分钟监测一次,听诊胎心应在宫缩间歇期且至少听诊30~60s。有条件者建议连续电子胎心监护,注意在每次宫缩后评估胎心率与宫缩的关系等,并区分胎心率与母体心率。若发现胎心异常,应立即行阴道检查,综合评估产程进展情况,尽快结束分娩。

2. 密切监测宫缩 第二产程宫缩持续时间可达60s,间隔时间1~2min。宫缩的质量与第二产程时限密切相关,必要时可给予缩宫素加强宫缩。

3. 阴道检查 每隔1h或有异常情况时行阴道检查,评估羊水性状、胎方位、胎头下降、胎头产瘤及胎头变形情况。胎头下降的评估务必先行腹部触诊，后行阴道检查，排除头盆不称。

4. 指导产妇用力　推荐产妇在有向下屏气用力感觉后再指导用力，从而更有效地利用好腹压。胎头下降有异常时需同时评估产妇用力方法是否得当有效，并给予正确指导。方法是让产妇双足蹬在产床上，两手握住产床把手，宫缩时深吸气后屏气，然后如排便样向下用力以增加腹压。于宫缩间歇期，产妇自由呼吸并全身肌肉放松。宫缩时，再做同样的屏气动作，以加速产程进展。

【接产】

1. 接产准备　初产妇宫口开全、经产妇宫口扩张 6cm 以上且宫缩规律有力时，将产妇送上分娩床作分娩准备，提前打开新生儿辐射台预热。通常让产妇头高脚低位仰卧于产床上，两腿屈曲分开露出外阴部，消毒外阴部 2~3 次，顺序依次为大阴唇、小阴唇、阴阜、大腿内上 1/3、会阴及肛门周围，臀下铺消毒巾。

2. 接产

(1) 接产要领：向产妇做好分娩解释，取得产妇配合。接生者在产妇分娩时协助胎头俯屈，控制胎头娩出速度，适度保护会阴，让胎头以最小径线（枕下前囟径）缓慢通过阴道口，减少会阴严重撕裂伤风险。

(2) 接产步骤：接生者站在产妇正面，当宫缩来临产妇有便意感时指导产妇屏气用力。胎头着冠时，指导产妇何时用力和呼气。会阴水肿、过紧、炎症，耻骨弓过低，胎儿过大、娩出过快等，均易造成会阴撕裂。接产者应在接产前作初步评估，接生时个体化指导产妇用力，并用手控制胎头娩出速度，同时左手轻轻下压胎头枕部，协助胎头俯屈和使胎头缓慢下降（图 11-22a），使胎头双顶径缓慢娩出，此时若娩出过急则可能撕裂会阴。当胎头枕部在耻骨弓下露出时，让产妇在宫缩间歇时期稍向下屏气，左手协助胎头仰伸（图 11-22b），使胎头缓慢娩出，清理口腔黏液。胎头娩出后，不宜急于娩出胎肩，而应等待宫缩使胎头自然完成外旋转复位，使胎肩旋转至骨盆出口前后径。再次宫缩时接生者右手托住会阴，左手将胎儿颈部向下牵拉胎头，使前肩从耻骨弓下顺势娩出（图 11-22c），继之托胎颈向上，使后肩从会阴前缘缓慢娩出（图 11-22d）。双肩娩出后，保护会阴的右手放松，双手协助胎体娩出。如果胎头娩出发现有脐带绕颈一周且较松时，可用手将脐带顺胎肩推上或从胎头退下，若脐带绕颈过紧或绕颈两周或两周以上，应快速松解脐带，立刻用两把血管钳夹住一段脐带从中间剪断，注意勿伤及胎儿颈部（图 11-23）胎儿娩出后用器皿置于产妇臀下计量产后失血量。

(3) 限制性会阴切开：不应对初产妇常规会阴切开，当出现下列情况时才考虑会阴切开术：会阴过紧或胎儿过大、估计分娩时会阴撕裂不可避免者，或母儿有病理情况急需结束分娩者。产钳或胎头负压吸引器助产视母胎情况和手术者经验决定是否需要会阴切开。一般在胎头着冠时切开，可以减少出血，或决定手术助产时切开。

会阴切开缝合术（episiotomy and suture）：阴部神经阻滞麻醉联合会阴切口局麻生效后常用以下两种术式：①会阴后 - 侧切开术（postero-lateral episiotomy）：多为左侧，术者于宫缩时以左手示、中两指伸入阴道内撑起左侧阴道壁，右手用剪刀自会阴后联合中线向左向后 45° 剪开会阴，长 4~5cm；②会阴正中切开术（median episiotomy）：术者于宫缩时沿会阴后联合正中垂直剪开 2cm。此法优点为剪开组织少、出血量少、术后组织肿胀疼痛轻微。但切口有自然延长撕裂肛门括约肌的危险，胎儿大或接产技术不熟练者不宜采用。

胎儿娩出前纱布压迫切口止血。胎儿胎盘娩出后缝合切口，注意彻底止血，恢复解剖结构。

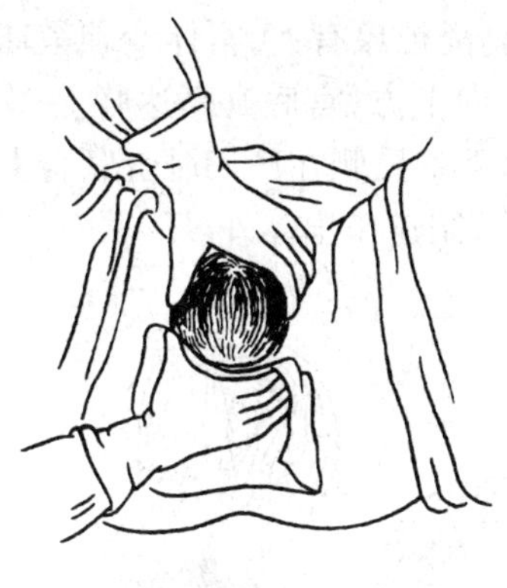
a. 保护会阴,协助胎头俯屈

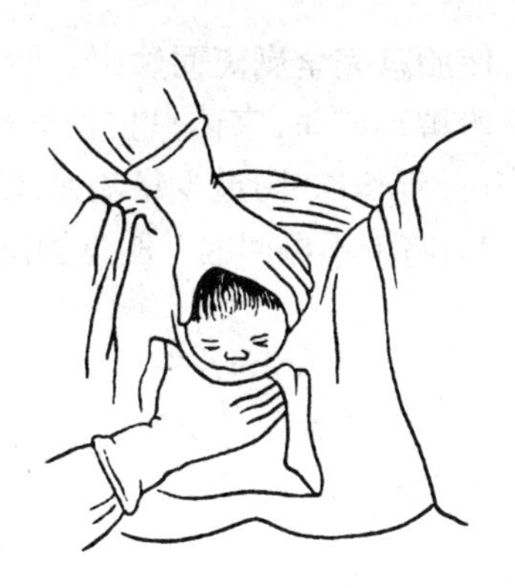
b. 协助胎头仰伸

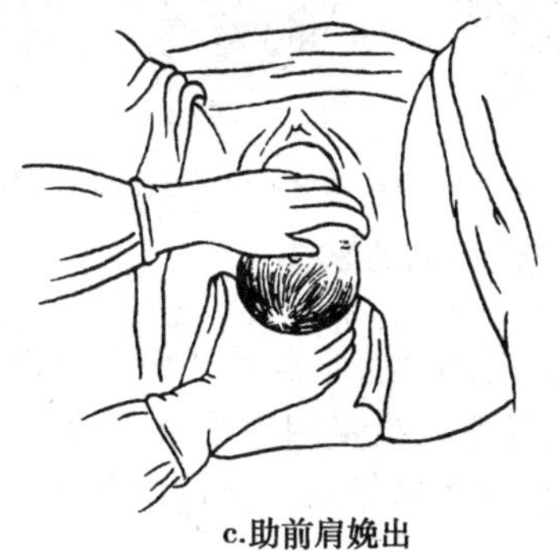
c.助前肩娩出

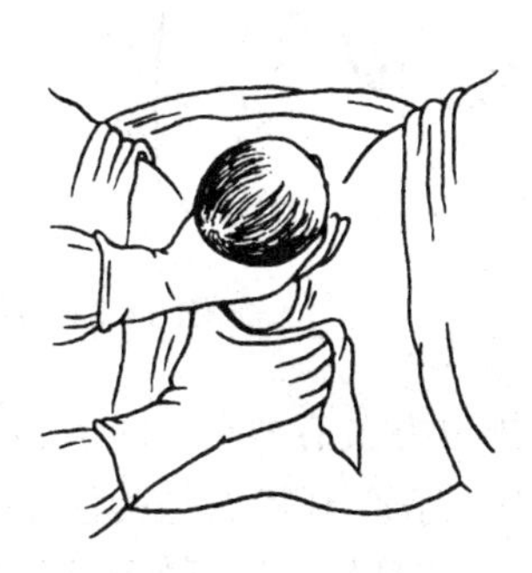
d. 助后肩娩出

图 11-22 接产步骤

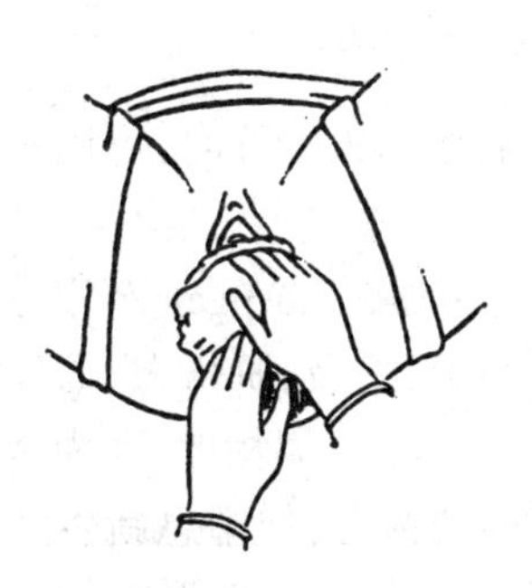
a. 将脐带顺肩部推上

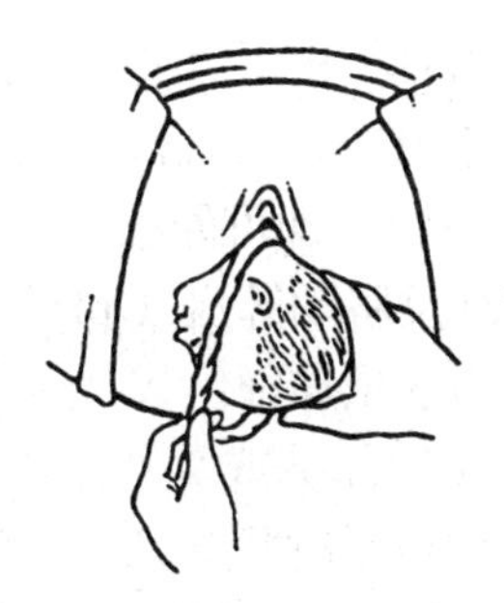
b. 把脐带从头上退下

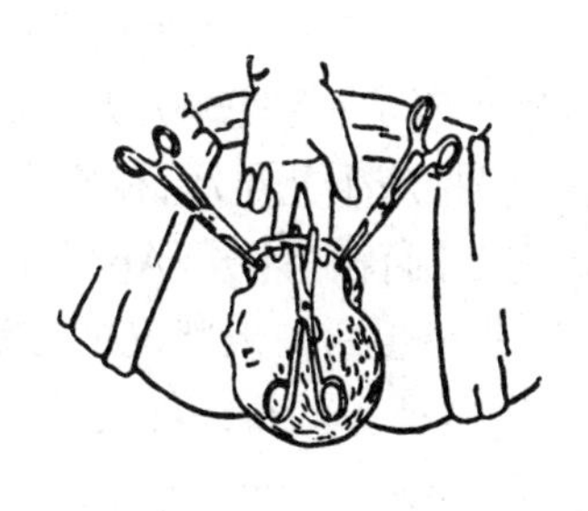
c. 用两把血管钳夹住,从中间剪断

图 11-23 脐带绕颈的处理

(4)延迟脐带结扎:推荐对早产儿(<37 周)娩出后延迟脐带结扎至少 60s,有利于胎盘血液转运至新生儿,增加新生儿血容量、血红蛋白含量,有利于维持早产儿循环的稳定性并可减少脑室内出血的风险。

三、第三产程

第三产程为胎盘娩出期,即从胎儿娩出到胎盘娩出,需 5~15min,不超过 30min。

【临床表现】

胎儿娩出后,宫腔容积明显缩小,胎盘与子宫壁发生错位剥离,胎盘剥离面出血形成积血。

子宫继续收缩，使胎盘完全剥离而娩出。胎盘剥离征象有：①宫体变硬呈球形，胎盘剥离后降至子宫下段，下段被动扩张，宫体呈狭长形被推向上方，宫底升高达脐上（图 11-24）；②阴道口外露的脐带段自行延长；③阴道少量流血；④用手掌尺侧在产妇耻骨联合上方轻压子宫下段，宫体上升而外露的脐带不再回缩。胎盘剥离后从阴道排出体外。

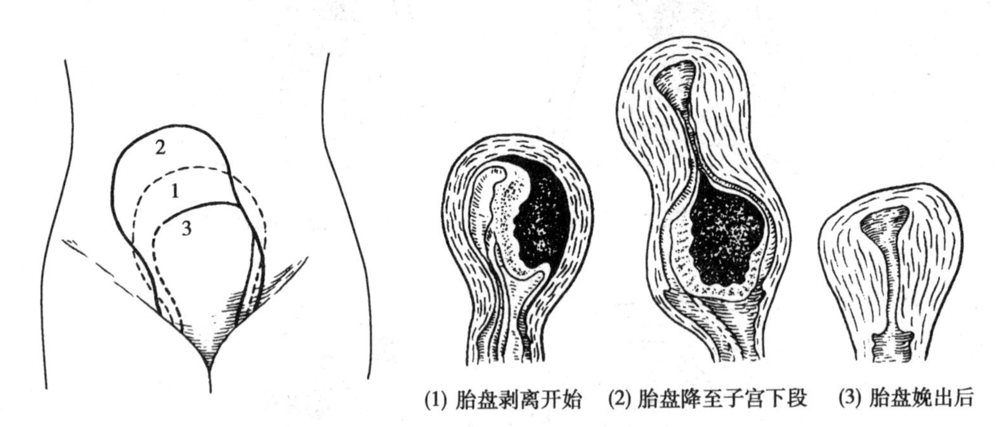

(1) 胎盘剥离开始　(2) 胎盘降至子宫下段　(3) 胎盘娩出后

图 11-24　胎盘剥离时子宫的形态

胎盘剥离及排出方式有两种：①胎儿面娩出式：多见，胎盘胎儿面先排出。胎盘从中央开始剥离，而后向周围剥离，其特点是胎盘先排出，随后见少量阴道流血。②母体面娩出式：少见，胎盘母体面先排出，胎盘从边缘开始剥离，血液沿剥离面流出，其特点是先有较多阴道流血，胎盘后排出。

【处理】

1. 新生儿处理

（1）一般处理：新生儿出生后置于辐射台上擦干、保暖。

（2）清理呼吸道：用吸球吸去气道黏液及羊水，当确定气道通畅仍未啼哭时，可用手抚摸新生儿背部或轻拍新生儿足底，待新生儿啼哭后，即可处理脐带。

（3）新生儿阿普加评分（Apgar score）及脐动脉血气 pH 测定的意义：Apgar 评分是用于快速评估新生儿出生后一般状况的方法，由 5 项体征组成，包括心率、呼吸、肌张力、喉反射及皮肤颜色。5 项体征中的每一项授予分值 0 分、1 分或 2 分，然后将 5 项分值相加，即为 Apgar 评分的分值（表 11-3）。1minApgar 评分评估出生时状况，反映宫内的情况，但窒息新生儿不能等 1min 后才开始复苏。5minApgar 评分则反映复苏效果，与近期和远期预后关系密切。脐动脉血气代表新生儿在产程中血气变化的结局，提示有无缺氧、酸中毒及其严重程度，反映窒息的病理生理本质，较 Apgar 评分更为客观、更具有特异性。

我国新生儿窒息标准：① 5minApgar 评分 ≤ 7，仍未建立有效呼吸；②脐动脉血气 pH<7.15；③排除其他引起低 Apgar 评分的病因；④产前具有可能导致窒息的高危因素。以上①～③为必要条件，④为参考指标。

（4）处理脐带：剪断脐带后在距脐根上方 0.5cm 处用丝线、弹性橡皮圈或脐带夹结扎，残端消毒后无菌纱布包扎，注意扎紧以防脐带出血。

（5）其他处理：新生儿体格检查，将新生儿足底印及母亲拇指印留于新生儿病历上，新生儿手腕带和包被标明性别、体重、出生时间、母亲姓名。帮助新生儿早吸吮。

表 11-3 新生儿 Apgar 评分法

体征	0分	1分	2分
每分钟心率	0	<100 次	≥ 100 次
呼吸	0	浅慢，不规则	佳，哭声响亮
肌张力	松弛	四肢稍屈曲	四肢屈曲，活动好
喉反射	无反射	有些动作	咳嗽，恶心
皮肤颜色	全身苍白	身体红，四肢青紫	全身粉红

2. 协助胎盘娩出 正确处理胎盘娩出可预防产后出血。在胎儿前肩娩出后将缩宫素 10~20U 稀释于 250~500mL 生理盐水中静脉快速滴注，并控制性牵拉脐带，确认胎盘已完全剥离，以左手握住宫底，拇指置于子宫前壁，其余 4 指放于子宫后壁并按压，同时右手轻拉脐带，当胎盘娩至阴道口时，接生者双手捧起胎盘，向一个方向旋转并缓慢向外牵拉，协助胎盘胎膜完整剥离排出（图 11-25）。若在胎膜排出过程中，发现胎膜部分断裂，可用血管钳夹住断裂上端的胎膜，再继续向原方向旋转，直至胎膜完全排出。

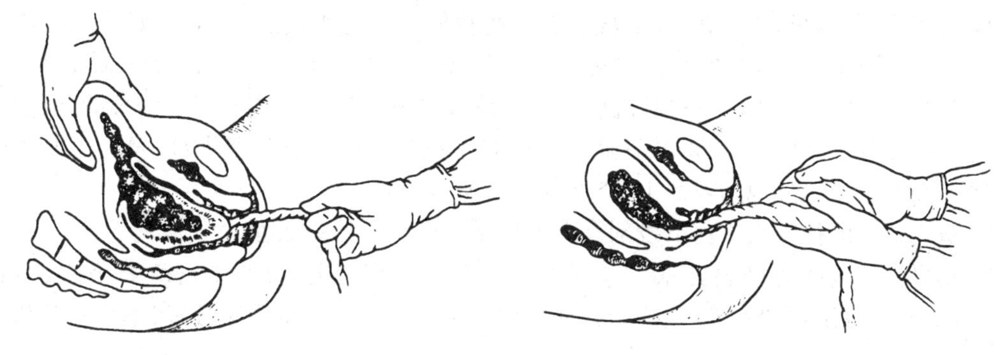

图 11-25 协助胎盘胎膜娩出

3. 检查胎盘胎膜 将胎盘铺平，先检查胎盘母体面胎盘小叶有无缺损，然后将胎盘提起，检查胎膜是否完整，再检查胎盘胎儿面边缘有无血管断裂，及时发现副胎盘（succenturiate placenta）（图 11-26）。若有副胎盘、部分胎盘残留或大部分胎膜残留时，应在无菌操作下徒手入宫腔取出残留组织（图 11-27）。

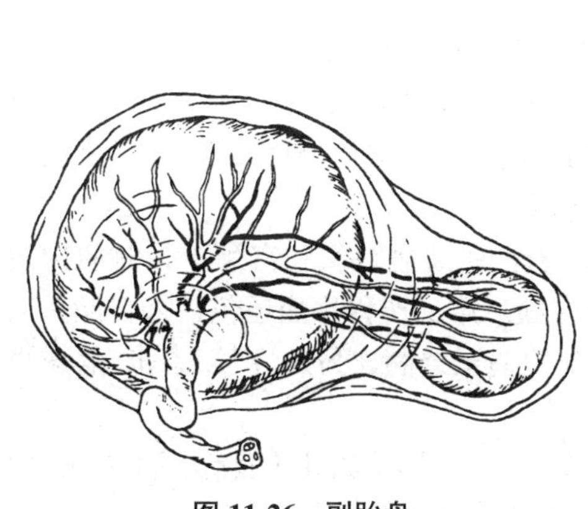

图 11-26 副胎盘

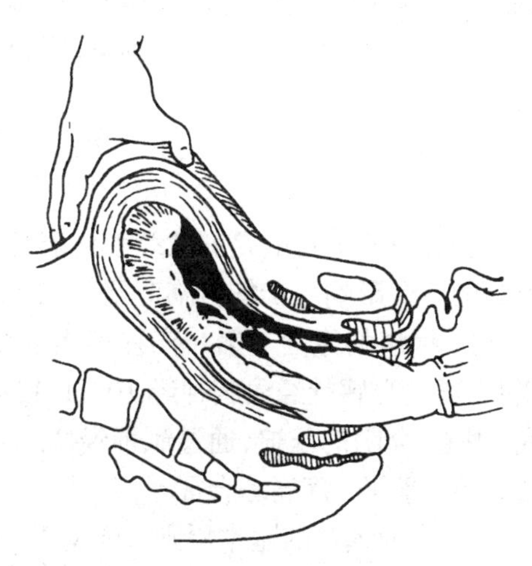

图 11-27 手取胎盘

4. 检查软产道 胎盘娩出后，应仔细检查会阴、小阴唇内侧、尿道口周围、阴道及宫颈有无裂伤。若有裂伤，应立即缝合。

5. 预防产后出血 为减少产后失血量，应用缩宫素等宫缩剂结合按摩子宫加强子宫收缩，注意观察并精确测量出血量。

6. 观察产后一般情况 胎盘娩出2h内是产后出血的高危期，有时被称为第四产程。应在分娩室观察一般情况、产妇面色、结膜和甲床色泽，测量血压、脉搏和阴道流血量。注意子宫收缩、宫底高度、膀胱充盈否、会阴及阴道有无血肿等，发现异常情况及时处理。产后2h无异常，将产妇和新生儿送回病房。

[附] 剖宫产术后再次妊娠阴道分娩

剖宫产术后瘢痕子宫再次妊娠面临分娩方式的选择：重复剖宫产或剖宫产术后再次妊娠阴道试产（trial of labor after cesarean，TOLAC）。随着我国二孩生育政策的实施，既往的高剖宫产率造成了这种局面的增加。剖宫产术后再次妊娠阴道分娩（vaginal birth after cesarean，VBAC）有助于减少重复剖宫产及其母婴并发症。

TOLAC的成功率60%~70%，子宫破裂率通常低于1%。对瘢痕子宫孕妇应在首诊时回顾病史，详细了解患者一般情况，既往有无阴道分娩史；剖宫产时的孕周，剖宫产指征（尤其是头盆不称或产程异常），剖宫产的时机（择期、急诊或产程中转剖宫产），宫口开大情况，子宫切口类型及缝合方式，是否有手术并发症（子宫切口撕裂、产后出血或感染）以及新生儿出生体重、是否存活等。2次分娩间隔≥18个月者可以考虑TOLAC。

1. 适应证 既往1次子宫下段剖宫产史且无阴道试产禁忌证者。

2. 禁忌证 有子宫破裂史，高位纵切口的古典式剖宫产史，>2次剖宫产史，倒“T”或“J”形切口或广泛子底部手术，子宫下段纵切口，有其他合并症不适宜阴道分娩，不具备急诊剖宫产条件者。

3. TOLAC产程管理 分娩发动后，做好术前准备。产程中给予连续电子胎心监护，早期识别子宫破裂征象。异常胎心监护图是子宫破裂最早、最常见的征象。产程中应注意有无瘢痕部位的压痛，尤其在宫缩间歇期；子宫破裂的其他表现有异常阴道流血、血尿、低血容量休克、胎头位置升高或从阴道回缩等。严密监测产程进展，当产程进展缓慢，尤其是活跃期进展不佳或胎头下降受阻时，应高度警惕子宫破裂的可能性，放宽重复剖宫产指征。当怀疑或诊断子宫破裂时，应迅速启动急救预案，实施紧急剖腹探查术。

第六节 分娩镇痛

分娩镇痛的目的是有效缓解疼痛，同时可能有利于增加子宫血流，减少产妇因过度换气而引起的不良影响。产妇自临产至第二产程均可分娩镇痛。

1. 疼痛的原因 第一产程疼痛主要来自宫缩时子宫肌缺血缺氧和宫颈扩张时肌肉过度紧张，通过交感神经由胸神经10、11、12后段传递至脊髓。第二产程疼痛还包括来自胎头对盆底、阴道、会阴的压迫，通过骶神经2、3、4的感觉纤维传递至脊髓。另外，产妇紧张、焦虑可导致害怕-紧张-疼痛综合征。

2. 分娩镇痛的基本原则 ①对产程影响小；②安全、对产妇及胎儿不良作用小；③药物起效快、作用可靠、给药方法简便；④有创镇痛由麻醉医师实施并全程监护。

3. 分娩镇痛种类

（1）非药物镇痛：产痛与精神紧张相关，因此产前应进行宣教，强调分娩是一个自然的生理过程，足够的心理支持，获得产妇的主动配合。非药物镇痛包括调整呼吸、全身按摩、家属陪伴、导乐，可单独应用或联合药物镇痛法等应用。

（2）全身阿片类药物麻醉：可以通过静脉注射或肌内注射间断给予，也可以通过患者自控性镇痛（patient-controlled analgesia，PCA）。阿片类药物主要作用是镇静，可以产生欣快感，但镇痛效果有限，而且有可能导致产妇恶心、呼吸抑制、胃肠道排空延长、胎心变异减少、新生儿呼吸抑制等。常用阿片类药物包括：哌替啶、芬太尼、瑞芬太尼、纳布啡等。

（3）椎管内麻醉镇痛：通过局麻药作用达到身体特定区域的感觉阻滞，包括腰麻、硬膜外麻醉或腰硬联合麻醉。其优点为镇痛平面固定，较少引起运动阻滞，易于掌握用药剂量，可以长时间保持镇痛效果。但如果麻醉平面过高可导致严重呼吸抑制。其他并发症还包括低血压、局麻药毒性反应、过敏反应、麻醉后头痛、神经损伤、产时发热、第二产程延长等。由于其副作用和并发症，麻醉医师除了掌握麻醉技术外还应熟悉并发症的紧急处理。

实施硬膜外麻醉时，第二产程初产妇最长不应超过 4h，经产妇不应超过 3h。

（张晓勇）

第十二章 异常分娩

异常分娩(abnormal labor)又称难产(dystocia),主要特征为产程进展缓慢或延长。引起异常分娩的因素包括产力、产道、胎儿及产妇精神心理因素。产程延长会增加分娩期母儿并发症,严重者可直接危及母儿生命。

分娩过程是产力、产道及胎儿等因素相互适应的动态进展过程。任何一种或两种及两种以上因素发生异常,均可导致分娩异常。及时、准确发现产程进展的异常情况,给予适时、适当的处理,以保障母儿安全是处理异常分娩的关键。在判断异常分娩时,不应将上述因素分割考虑。例如,骨盆狭窄可导致胎位异常及宫缩乏力,宫缩乏力亦可引起胎位异常。而后两种因素异常通过人为调节,有望转化为正常而彼此适应。

【原因】

最常见的原因有产力、产道及胎儿单项因素或复合因素异常。

1. 产力异常　包括子宫收缩力异常、腹肌及膈肌收缩力异常和肛提肌收缩力异常,其中主要是子宫收缩力异常。子宫收缩力异常又分为子宫收缩乏力(协调性子宫收缩乏力及不协调性子宫收缩乏力)及子宫收缩过强(协调性子宫收缩过强及不协调性子宫收缩过强)。子宫收缩乏力可导致产程延长或停滞;子宫收缩过强可引起急产或严重的并发症。

2. 产道异常　有骨产道异常及软产道异常,临床上以骨产道狭窄多见。骨产道狭窄可导致产力异常或胎位异常。骨产道过度狭窄,即使正常大小的胎儿也难以通过(头盆不称),导致分娩异常。

3. 胎儿异常　包括胎位异常(头先露异常、臀先露异常及肩先露等)及胎儿相对过大。

【临床表现及诊断】

(一)母体方面的变化

1. 一般情况　产程延长可使产妇烦躁不安、乏力、进食减少。严重者可出现脱水、代谢性酸中毒及电解质紊乱,肠胀气或尿潴留。

2. 产科情况　产力异常时,在宫缩高峰指压宫底部肌壁可出现凹陷或子宫收缩过强、过频;宫颈水肿或宫颈扩张缓慢、停滞;胎先露部下降延缓或于宫缩时胎先露部不下降。严重时,子宫下段极度拉长、出现病理缩复环并伴局部压痛。

(二)胎儿方面的变化

1. 胎头水肿或血肿　产程进展缓慢或停滞可使胎头先露部位软组织长时间受到产道挤压,出现胎头水肿(又称产瘤);或胎头在产道中被挤压、牵拉使骨膜下血管破裂,发生胎头血肿。

2. 胎儿颅骨缝过度重叠　分娩过程中,通过颅骨缝轻度重叠使头颅变形,缩小头颅体积有利于胎头娩出。但骨产道狭窄致产程延长时,胎儿颅骨缝可能过度重叠,表明存在明显头盆不称,不宜经阴道分娩,应选择剖宫产结束分娩。

3. 胎儿窘迫　产程延长特别是第二产程延长可出现胎儿窘迫。

(三)产程时间延长

常见以下7种情况,可以单独存在,也可以并存。

1. 潜伏期延长(prolonged latent phase)　临产规律宫缩开始至活跃期起点(4~6cm),称为潜伏期。初产妇>20h,经产妇>14h称为潜伏期延长。

2. 活跃期延长(protracted active phase)　从活跃期起点(4~6cm)至宫颈口开全称为活跃期。活跃期宫口扩张速度<0.5cm/h称为活跃期延长。

3. 活跃期停滞(arrested active phase)　当破膜且宫颈口扩张≥6cm后,若宫缩正常,宫颈口停止扩张≥4h;若宫缩欠佳,宫颈口停止扩张≥6h,称为活跃期停滞。

4. 第二产程延长(prolonged second stage)　指初产妇第二产程>3h、经产妇第二产程>2h(硬膜外麻醉无痛分娩时初产妇>4h,经产妇>3h),产程无进展(胎头下降和旋转),称为第二产程延长。

5. 胎头下降延缓(protracted descent)　第二产程初产妇胎头下降速度<1.0cm/h,经产妇<2.0cm/h,称为胎头下降延缓。

6. 胎头下降停滞(protracted descent)　第二产程胎头先露停留在原处不下降>1h,称为胎头下降停滞。

7. 滞产(prolonged labor)　总产程>24h。

临产后应密切观察产程进展,认真绘制产程图。一旦产程图中出现上述产程进展异常情况,积极寻找导致产程异常的原因,根据原因作出相应的处理。

【处理】

异常分娩处理原则应以预防为主,尽可能做到产前预测充分,产时诊断准确及时,针对原因适时处理。无论出现哪种产程异常,均需仔细评估子宫收缩力、胎儿大小与胎位、骨盆狭窄程度以及头盆是否相称等,综合分析决定分娩方式。

1. 经阴道分娩的处理　若无明显的头盆不称,原则上应给予每个产妇阴道试产的机会。随着对现代分娩动因及产程受阻病因的认识,故对不同产程异常的处理也不同。为避免随意诊断难产应注意:①第一产程宫口扩张4cm之前不应诊断难产;②人工破膜和缩宫素使用后方可诊断难产。

(1)潜伏期延长:因不易前瞻性地确定临产的精确时间而使潜伏期的处理较困难。潜伏期延长不是剖宫产的指征。宫口开大0~3cm,而潜伏期超过8h,可予哌替啶100mg肌内注射,以纠正不协调性子宫收缩,缓解宫缩引起的疼痛,让产妇充分休息后常常能进入活跃期,如用镇静剂后宫缩无改善,可给予缩宫素静脉滴注。宫颈口开大≥3cm而2~4h宫口扩张无进展,应给予人工破膜和缩宫素静脉滴注加强产力,以促进产程进展。

(2)活跃期延长及停滞:活跃期延长时首先应做阴道检查,详细了解骨盆情况及胎方位,若无明显头盆不称,及严重的胎头位置异常,可行人工破膜,然后给予缩宫素静脉滴注加强产力,促进产程进展。发现胎方位异常,如枕横位或枕后位等胎位异常,可通过指导产妇改变体位促进胎头枕部向前旋转,必要时可手转胎头矫正胎位。活跃期停滞,头盆不称应行剖宫产术。

(3)第二产程延长:第二产程胎头下降延缓或胎头下降停滞时,要高度警惕头盆不称可能,应立即行阴道检查。在及时查清胎方位及有无骨盆狭窄的同时，应进一步检查胎头颅骨重叠程度、胎先露部位置，胎头是否衔接，有无产瘤及复合先露等。在充分判定头盆相称程度的基础上，应指导产妇配合宫缩加腹压用力缩短第二产程；也可静脉滴注缩宫素加强产力。若为持续性枕横位或枕后位，可徒手转至枕前位。若胎头下降至≥ +3 水平，可行胎头吸引器或产钳助产；处理后胎头下降无进展，胎头位置在≤ +2 水平以上应及时行剖宫产术。

2. 剖宫产　产程中一旦发现胎头呈高直后位、前不均倾位、颏后位及额先露时，均应终止阴道试产，行剖宫产结束分娩。骨盆绝对性狭窄或胎儿过大，明显头盆不称或肩先露及臀先露尤其是足先露时，均应行择期剖宫产术。产力异常发生病理缩复环时或先兆子宫破裂时，无论胎儿是否存活，应立即制止宫缩的同时尽早行剖宫产。产程中出现胎儿窘迫而宫口未开全，胎头位置在 +2 水平以上，也应考虑行剖宫产术。

第一节　产力异常

子宫收缩力是分娩进程中最重要的产力，贯穿于整个分娩全过程，具有节律性、对称性、极性及缩复作用等特点。无论何种原因使上述特点发生改变，如节律性、对称性、极性，收缩频率及强度，均称为子宫收缩力异常，简称产力异常（abnormal uterine action）。产力异常主要包括：子宫收缩乏力（uterine inertia）及子宫收缩过强（uterine over contraction）两类，每类又有协调性及不协调性之分（图 12-1）。

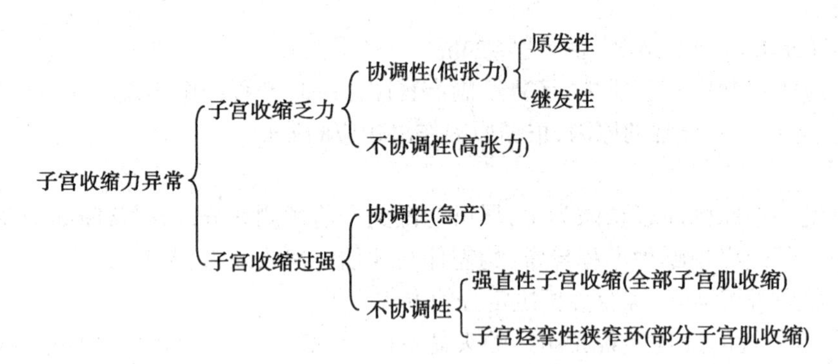

图 12-1　子宫收缩力异常的分类

一、子宫收缩乏力

【原因】

子宫收缩乏力（uterine inertia）多由几种因素引起，常见的原因如下：

（一）头盆不称或胎位异常

由于胎儿先露部下降受阻，不能紧贴子宫下段及宫颈内口，影响内源性缩宫素的释放及反射性子宫收缩，导致继发性子宫收缩乏力，是宫缩乏力最常见的原因。

（二）子宫局部因素

子宫肌源性因素子宫畸形（如单角子宫、双角子宫等）、子宫肌纤维过度伸展（如巨大胎儿、双胎妊娠、羊水过多等）、高龄产妇、经产妇尤其多产妇或宫内感染者、子宫肌纤维变性及结缔组织增生或子宫肌瘤等，均可影响子宫收缩的对称性及极性，引起子宫收缩乏力。

（三）精神源性因素

产妇对分娩有恐惧心理，对妊娠及分娩生理认识不足，缺乏产前系统培训，精神过度紧张，过早兴奋与疲劳以及对胎儿安危等的过分担忧，待产时间长、睡眠少，疲乏、膀胱充盈、临产后进食少、水及电解质紊乱均可导致子宫收缩乏力，并多系原发性的。

（四）内分泌失调

临产后产妇体内缩宫素、乙酰胆碱和前列腺素合成及释放不足，或子宫对这些促进子宫收缩的物质敏感性降低，以及雌激素不足使缩宫素受体量少，均可直接导致子宫收缩乏力。胎儿肾上腺系统发育未成熟时，使胎儿胎盘单位合成与分泌硫酸脱氢表雄酮量少，致宫颈成熟欠佳，亦可引起原发性宫缩乏力。

（五）药物影响

产程早期使用大剂量解痉、镇静、镇痛剂及宫缩抑制剂，如硫酸镁、哌替啶及前列腺素拮抗剂等，可直接抑制子宫收缩。行硬膜外分娩镇痛或产妇衰竭时，亦影响子宫收缩力使产程延长。

【临床表现及诊断】

1. 协调性子宫收缩乏力　又称低张性子宫收缩乏力（hypotonic uterine inertia）。其特点是子宫收缩具有正常的节律性、对称性及极性，仅收缩力弱。宫缩高峰时，宫体隆起不明显，用手指按压宫底部肌壁仍可出现凹陷，而此时宫腔内压常低于 15mmHg，宫缩持续时间短，宫缩 <2次 /10min，间歇时间长且不规律，故又称低张性宫缩乏力，致使宫颈不能如期扩张、胎先露部不能如期下降，使产程延长，甚至停滞。

根据宫缩乏力发生时期分为：①原发性宫缩乏力：指产程一开始就出现宫缩乏力。因发生在潜伏期，应首先明确是否真正临产需排除假临产。②继发性宫缩乏力：指产程开始子宫收缩力正常，产程进展到第一产程后期或第二产程宫缩强度转弱，使产程延长或停滞，常见于中骨盆及出口狭窄，胎先露下降受阻，持续性枕后位或枕横位等，协调性子宫收缩乏力多属继发性宫缩乏力，此种乏力对胎儿影响不大。

2. 不协调性子宫收缩乏力　又称高张性子宫收缩乏力（hypertonic uterine inertia）。其特点是子宫收缩的极性倒置，兴奋的起搏点不是来自两侧宫角，而是来自子宫下段一处或多处，子宫收缩波由下而上扩散，收缩波小且不规律，频率高，节律不协调，宫缩时宫底部不强，而是下段强，宫缩间歇期子宫壁也不能完全松弛，又称高张性子宫收缩乏力，不能产生向下的合力。尽管宫内压随宫缩而升高，但胎先露部不降，宫口亦不能扩张，属无效宫缩。

此种宫缩多属原发性宫缩乏力，需与假临产鉴别。鉴别方法是给予镇静剂如哌替啶100mg 肌内注射，能使宫缩停止者为假临产，反之为不协调性子宫收缩乏力。产妇往往伴有头盆不称和胎方位异常，胎先露不能紧贴子宫下段及宫颈内口，不能引起反射性宫缩，因宫缩间歇期子宫壁不完全放松，产妇可出现持续性腹痛拒按、烦躁不安，严重时出现脱水、电解质紊乱、肠胀气、尿潴留，胎盘 - 胎儿循环障碍，胎儿窘迫，静息宫内压升高。产科检查：下腹部压痛，胎位触不清，胎心不规律，宫口扩张缓慢或停止，潜伏期延长，胎先露下降延缓或停止。

【对母儿影响】

对产程的影响协调性与不协调性宫缩乏力均使产程进展缓慢或停滞。

1. 对产妇的影响　产程延长直接影响产妇的休息及进食，加上体力消耗和过度换气，可致产妇精神疲惫、全身乏力，严重者引起产妇脱水、酸中毒或低钾血症的发生，手术产率增加。第二产程延长可因产道受压过久而致产后排尿困难、尿潴留，甚至发生尿瘘或粪瘘。同时，亦可导致产后出血，并使产褥感染率增加。

2. 对胎儿的影响 不协调性宫缩乏力不能使子宫壁完全放松，对子宫胎盘循环影响大，胎儿在宫内缺氧容易发生胎儿窘迫；产程延长使胎头及脐带等受压机会增加，手术助产机会增加，易发生新生儿产伤，使新生儿窒息、颅内出血及吸入性肺炎等发病率增加。

【子宫平滑肌兴奋药】

子宫平滑肌兴奋药（oxytocics）是选择性兴奋子宫平滑肌的一类药物，可引起子宫收缩。由于子宫平滑肌兴奋药的种类、剂量以及子宫生理状态不同，该类药物使子宫平滑肌产生的收缩也不同。引起子宫近似分娩的节律性收缩的药物主要用于催产、引产；引起强制性收缩的药物主要用于产后子宫出血、子宫复原等。

1. 缩宫素（oxytocin；催产素，pitocin） 是一种神经垂体激素。它的前体激素原从下丘脑室旁核、视上核神经元产生，并沿下丘脑 - 垂体束转运至神经垂体，贮存于神经末梢。在转运过程中，激素原与神经垂体转运蛋白结合形成复合物，转化为垂体后叶素（pituitrin），其中主要成分之一，即缩宫素。当受到适宜的刺激时，缩宫素通过毛细血管释放入血，随血液循环到达靶器官，发挥药理作用。缩宫素可从牛、猪垂体后叶提取，也可人工合成。提取的制剂中除含有缩宫素外，还有少量加压素；而人工合成的只含有缩宫素。其效价以单位（U）计算，一个单位相当于 2μg 纯缩宫素。

缩宫素易被胰蛋白酶破坏，故口服无效。肌内注射吸收良好，3~5min 起效，作用维持时间20~30min；静脉注射起效快，作用维持时间短，故通常需要静脉滴注维持疗效。缩宫素可透过胎盘，大部分经肝代谢，少部分以原形经肾排泄。

缩宫素主要包括以下几种药理作用：

(1) 兴奋子宫平滑肌：缩宫素可直接兴奋子宫平滑肌，加强子宫平滑肌的收缩力以及收缩频率。小剂量缩宫素（2~5U）能够加强子宫（特别是妊娠末期的子宫）的节律性收缩，收缩振幅加大，张力稍有增加，其收缩与正常分娩近似，使子宫底部肌肉节律性收缩，子宫颈松弛，这有利于促使胎儿的顺利娩出。大剂量的缩宫素（5~10U）将引起子宫平滑肌张力持续性的强直收缩，不利于胎儿和母体。子宫平滑肌对缩宫素的敏感性与体内雌激素和孕激素水平关系密切。雌激素可提高子宫平滑肌对缩宫素的敏感性，孕激素可降低子宫平滑肌对缩宫素的敏感性。在妊娠早期，孕激素的水平高，缩宫素对子宫平滑肌的收缩作用弱，这保证了胎儿的安全发育；在妊娠后期，雌激素的水平高，特别是在临产时，子宫平滑肌对缩宫素的反应更加敏感，有助于胎儿的娩出，因而只需小剂量的缩宫素即可达到引产和催产的目的。

(2) 促进排乳：缩宫素能使乳腺腺泡周围的肌上皮细胞收缩，从而促进乳汁排出。

(3) 降低血压：大剂量的缩宫素能短暂地松弛血管平滑肌，导致血压下降；但小剂量的缩宫素不会引起这一变化。

缩宫素临床应用包括：

(1) 催产和引产：静脉滴注小剂量缩宫素可用于无禁忌证孕妇的催产和引产。如用于对胎儿正常、产道无障碍但宫缩无力的产妇的催产，也用于死胎、过期妊娠或因患严重疾病需要终止妊娠的患者的引产。

(2) 产后止血：皮下或肌内注射较大剂量缩宫素（5~10U）可迅速引起子宫强直性收缩，压迫子宫肌层内血管，抑制产后出血。但缩宫素作用时间短，需要加用麦角制剂维持子宫收缩状态。

(3) 催乳：哺乳前，缩宫素滴鼻或小剂量肌内注射可促进排乳。

缩宫素偶尔会引起过敏反应、恶心、呕吐、血压下降等，过量时可引起子宫持续性强直收缩,导致胎儿窒息或子宫破裂。因此应用时必须注意:①严格掌握剂量,避免子宫强直性收缩;②严格掌握禁忌证,对于产道异常、胎位不正、头盆不称、前置胎盘、有剖宫产史的患者以及三次妊娠以上的经产妇,禁止使用缩宫素,以防止引起严重不良反应。

2. 垂体后叶素(pituitrin) 是从牛、猪的垂体后叶中提取的粗制品,含有缩宫素和加压素,缩宫素和加压素的化学结构基本相似。加压素具有抗利尿作用和较弱的兴奋子宫平滑肌作用,在较大剂量时可收缩血管,尤其对毛细血管和小动脉的收缩作用明显。临床上,垂体后叶素主要用于治疗尿崩症和肺出血。垂体后叶素因加压素含量较高,对子宫平滑肌的选择性不高,目前很少用于兴奋子宫,已逐渐被缩宫素所代替。不良反应有恶心、呕吐、腹痛、心悸、面色苍白及过敏反应等。高血压、冠心病、妊娠期高血压等患者禁用。

3. 麦角(ergot) 是一种麦角菌干燥菌核,寄生在黑麦及其他禾本科植物中。它含有多种生物碱,均为麦角酸的衍生物,按照化学结构可分成两类:①肽生物碱类:代表药有麦角胺和麦角毒,两者均难溶于水,对血管作用明显,起效缓慢,作用维持时间较久;②胺生物碱类:代表药有麦角新碱和甲麦角新碱,两者易溶于水,对子宫的兴奋作用强。

麦角主要有以下几种药理作用:

(1)兴奋子宫平滑肌:麦角新碱和甲麦角新碱能选择性地兴奋子宫平滑肌,起效迅速。本类药物剂量稍大时即可引起包括子宫体和子宫颈在内的子宫平滑肌强直性收缩,妊娠子宫对麦角碱类的敏感性高于未妊娠子宫。因此,此类药物只适用于产后止血和子宫复原,不宜用于催产和引产。

(2)收缩血管:麦角胺和麦角毒能直接收缩动静脉血管;大剂量使用本类药物还会伤害血管内皮细胞,长期服用将导致血栓甚至肢端干性坏疽。

(3)阻断肾上腺素 α 受体:肽生物碱类可阻断肾上腺素 α 受体,翻转肾上腺素的升压作用。但无临床应用价值;胺生物碱类无此作用。

麦角临床应用包括:

(1)抑制子宫出血:麦角新碱和甲麦角新碱主要用于治疗产后或其他原因引起的子宫出血,通过促使子宫平滑肌强直性收缩,机械地压迫血管止血。

(2)加速子宫复原:当子宫复原缓慢时,可应用本类药物加速子宫复原。

(3)治疗偏头痛:麦角胺和麦角毒收缩脑血管,减少动脉搏动的幅度,用于偏头痛的诊断及其发作时的治疗;与咖啡因合用有协同作用。

(4)人工冬眠:氢化麦角碱对中枢神经系统有抑制作用,舒张血管,降低血压。与异丙嗪、哌替啶配成冬眠合剂。

注射麦角新碱可引起恶心、呕吐、血压升高等不良反应,偶有过敏反应出现。严重者会导致呼吸困难、血压下降。长期或大量应用麦角毒和麦角胺可损害血管内皮细胞,造成血栓甚至肢端坏死。妊娠期高血压和高血压患者慎用,动脉硬化及冠心病患者禁用。本类药物还禁用于催产和引产。

4. 前列腺素(prostaglandin) 是一类不饱和脂肪酸,对心血管、呼吸、消化以及生殖等系统均有广泛的生理、药理作用。可用于子宫兴奋的前列腺素类药物有:地诺前列素、硫前列酮和地诺前列酮等。

前列腺素类具有收缩子宫平滑肌的作用。其中,地诺前列素和地诺前列酮的收缩作用最强,在分娩中具有重要意义。该类药物对妊娠各期子宫都有兴奋作用,尤其对分娩前的子宫非常敏感,在妊娠初期和中期的收缩作用比缩宫素强。它们引起子宫收缩的特性与生理性的镇痛相似，在增强子宫平滑肌节律性收缩的同时，尚能松弛子宫颈。可用于足月或过期妊娠的引产，也可用于发生良性葡萄胎时异物的排出。

该类药物的主要不良反应为恶心、呕吐、腹痛等。不宜用于支气管哮喘和青光眼患者。引产时的禁忌证和注意事项与缩宫素相同。

【预防】

应对孕妇进行产前教育，进入产程后重视解除产妇不必要的思想顾虑和恐惧心理，使孕妇了解分娩是生理过程，增强其对分娩的信心。目前国内外均设康乐待产室（让其爱人及家属陪伴）和家庭化病房，有助于消除产妇的紧张情绪，可预防精神紧张所致的宫缩乏力。分娩前鼓励多进食，必要时静脉补充营养。避免过多使用镇静药物，注意检查有无头盆不称等，均是预防宫缩乏力的有效措施。注意及时排空直肠和膀胱，必要时可行温肥皂水灌肠及导尿。

【处理】

（一）协调性子宫收缩乏力

不论是原发性还是继发性，首先应寻找原因，检查有无头盆不称与胎位异常，阴道检查了解宫颈扩张和胎先露部下降情况。发现有头盆不称（胎儿过大、骨盆狭小等）估计不能经阴道分娩者，或胎位异常（高直后位、前不均倾位、肩先露、完全臀先露、足先露等）者，应及时行剖宫产术。确认无头盆不称和胎位异常，估计能经阴道分娩者，应采取加强宫缩的措施。

1. 第一产程

(1) 一般处理：应从预防宫缩乏力着手，解除产妇对分娩的心理顾虑与紧张情绪，指导其休息、饮食及大小便等。对潜伏期出现的宫缩乏力，首先应与假临产相鉴别。

(2) 加强宫缩：经上述一般处理，子宫收缩力仍弱，确诊为协调性宫缩乏力，产程无明显进展，可选用下列方法加强宫缩：

1) 人工破膜：宫口扩张≥3cm、无头盆不称、胎头已衔接而产程延缓，可行人工破膜术，使胎头直接紧贴子宫下段及宫颈内口，引起反射性子宫收缩，加速产程进展。破膜前必须检查有无脐带先露，破膜应在宫缩间歇、下次宫缩将开始之前进行。破膜后术者手指应停留在阴道内，经过1~2次宫缩，待胎头入盆后，术者再将手指取出，以免脐带脱垂，一旦破膜应同时观察羊水性状，但对潜伏期宫缩乏力者不主张行人工破膜术。宫颈Bishop评分见表11-2。该评分法满分为13分。若产妇得分<3分，人工破膜均失败，应改用其他方法。4~6分的成功率约为50%，7~9分的成功率约为80%，>9分均成功。

2) 缩宫素静脉滴注：适用于协调性宫缩乏力、宫口扩张3cm、胎心良好、胎位正常、头盆相称。原则是从小剂量开始，通常用缩宫素2.5U加入0.9%生理盐水500mL中，每1mL中含有5mU缩宫素，开始滴速为4~5滴/min，每分钟滴入的缩宫素应控制在2.5mU，在确定无过敏后，剂量可逐渐增加，调整间隔为15~30min（宫缩间歇2~3min，每次宫缩持续40~60s，宫腔压力50~60mmHg）。通过调整给药浓度，在不引起子宫过强收缩及胎儿窘迫的情况下使宫口扩张及胎先露部下降；缩宫素的血浆半衰期平均为5min用药后20~40min可达血浆稳态浓度，每次增加浓度以1~2mU/min为宜，最大给药浓度≤20mU/min。患者对缩宫素的反应与用药前子宫的收缩活性、敏感性、宫颈成熟度及孕周有关，因此用药时一定要有医生或助产士在床旁守护，密切观察宫缩、胎心率、血压及产程进展等变化，亦可用胎儿电子监护仪体外监测宫缩、胎心及胎动反应。若发现血压升高，应减慢滴注速度；一旦出现激惹性宫缩或宫缩持续时间超过1min或胎心率明显减少（包括胎心持续减速及晚期减速等）时，均应立即停用缩宫素。对有明显产道梗阻或伴瘢痕子宫（scarred uterus）者不宜应用。

2)第二产程:若头盆相称出现宫缩乏力,可静脉滴注缩宫素加强产力,同时指导产妇配合宫缩屏气用力,争取经阴道自然分娩;若出现胎儿窘迫征象应尽早结束分娩,胎头双顶径已通过坐骨棘平面且无明显颅骨重叠者,可行低位或出口产钳术或胎头吸引术助产分娩;否则,应行剖宫产术。

3)第三产程:胎肩娩出后可立即将缩宫素10~20U加入25%葡萄糖液20mL内静脉推注,预防产后出血。对产程长、胎膜早破及手术产者,应给予抗生素预防感染。

(二)不协调性子宫收缩乏力

处理原则是调节子宫收缩,使其恢复正常节律性及极性。可给予哌替啶100mg或吗啡10mg肌内注射,产妇充分休息后多能恢复为协调性子宫收缩,但对伴有胎儿窘迫征象及伴有头盆不称者则禁用强镇静剂,应尽早行剖宫产。在子宫收缩恢复为协调性之前,严禁应用缩宫药物,以免加重病情。

二、子宫收缩过强

【临床表现及诊断】

(一)协调性子宫收缩过强

特点是子宫收缩的节律性、对称性及极性均正常,仅收缩力过强。若无产道梗阻,常以产程短暂为特征。当宫口扩张速度≥5cm/h、宫口迅速开全后,分娩在短时间内结束,使总产程<3h,称为急产(precipitate delivery)。若存在产道梗阻或瘢痕子宫,可发生病理缩复环或子宫破裂。

(二)不协调性子宫收缩过强

1. 子宫痉挛性狭窄环(constriction ring of uterus) 特点是子宫局部平滑肌呈痉挛性不协调性收缩形成的环形狭窄,持续不放松,称为子宫痉挛性狭窄环。狭窄环常见于子宫上下段交界处及胎体狭窄部,如胎儿颈部。产妇出现持续性腹痛,烦躁不安,宫颈扩张缓慢,胎先露部下降停滞,胎心时快时慢,腹部检查很难发现此环,第三产程常造成胎盘嵌顿(placental incarceration),手取胎盘时可在宫颈内口上方直接触到此环。此环与病理缩复环的区别是环的位置不随宫缩而上升,它不是子宫破裂的先兆,多由阴道检查操作粗暴引起。(图12-2)

2. 强直性子宫收缩(tetanic contraction of uterus) 常见于缩宫药使用不当。其特点是子宫收缩失去节律性,呈持续性强直性收缩。产妇因持续性腹痛常有烦躁不安、腹部拒按,不易查清胎位,胎心听不清。若合并产道梗阻,亦可出现病理缩复环、血尿等先兆子宫破裂征象。

【对产程及母儿影响】

1. 对产程的影响 协调性子宫收缩过强可致急产,不协调性子宫收缩过强形成子宫痉挛性狭窄环或强直性子宫收缩时,可导致产程延长及停滞。

2. 对产妇的影响 无论急产还是强直性子宫收缩均易造成软产道裂伤。同时,宫缩过强使宫腔内压力增高,有发生羊水栓塞的危险。子宫痉挛性狭窄环可使产程停滞、胎盘嵌顿,增加产后出血、产褥感染及手术产的机会。

3. 对胎儿的影响 急产及强直性子宫收缩使子宫胎盘血流减少,子宫痉挛性狭窄环使产程延长,均易发生胎

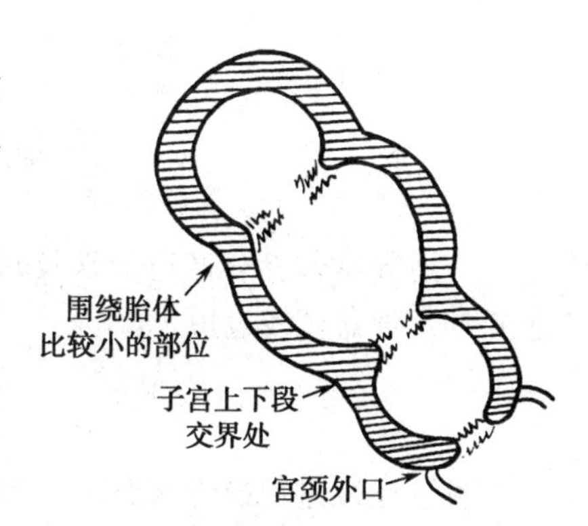

图12-2 子宫痉挛性狭窄环

儿窘迫及新生儿窒息，严重者直接导致死胎及死产。

【子宫平滑肌舒张药】

子宫平滑肌舒张药又称抗分娩药，具有抑制子宫平滑肌的作用，该类药物降低子宫收缩力，主要用于治疗痛经和早产。常用药物有 β_2 受体激动药、硫酸镁、钙通道阻滞药、前列腺素合成酶抑制药、缩宫素受体拮抗药等。

1. 利托君　可选择性激动子宫平滑肌细胞膜上的 β_2 受体，降低子宫平滑肌的收缩强度和频率，舒张子宫，减少子宫的活动，对妊娠和非妊娠子宫均有抑制作用。临床上主要用于防治早产。

可能出现的不良反应有心率加快、血压升高、血糖升高等。偶尔导致肺水肿。糖尿病患者和使用排钾利尿药的患者慎用。心脏病、甲状腺功能亢进以及支气管哮喘等患者禁用。

β_2 受体激动药还有很多，如沙丁胺醇、克伦特罗、特布他林等。

2. 硫酸镁　除具有抗惊厥、导泻和降血压作用外，对子宫平滑肌有舒张作用，降低子宫收缩强度和收缩频率。用于防治早产、妊娠期高血压以及子痫。

硫酸镁静脉注射后常引起潮热、出汗、口干等不良反应。偶见血钙降低，肺水肿。注射速度过快还会引起头晕、恶心、呕吐、眼球震颤等。用药剂量过大甚至出现肾功能不全、心脏抑制和呼吸抑制等严重不良反应。

3. 硝苯地平　为钙通道阻滞药，通过抑制子宫平滑肌细胞的钙离子内流，松弛子宫平滑肌，降低子宫收缩力。用于治疗早产。其主要不良反应包括一过性低血压、头痛、潮热、心率加快等。一般不良反应轻微，患者能够耐受。

4. 吲哚美辛　为前列腺素合成酶抑制药，可引起胎儿动脉导管过早关闭，诱导肺动脉高压，损伤肾脏，减少羊水量等。本药仅在 β_2 受体激动药、硫酸镁等药物无效或使用受限时应用。

【处理】

应以预防为主，有急产史（包括家族有急产史）者应提前入院待产，临产后慎用缩宫药及其他可促进宫缩的产科处置，包括灌肠、人工破膜等。一旦发生强直性子宫收缩，给予产妇吸氧的同时应用宫缩抑制剂，如 25% 硫酸镁 20mL 加入 5% 葡萄糖液 20mL 缓慢静脉注射，哌替啶 100mg 肌内注射（适用于 4h 内胎儿不会娩出者），在抑制宫缩的同时密切观察胎儿安危。若宫缩缓解、胎心正常，可等待自然分娩或经阴道手术助产；若宫缩不缓解，已出现胎儿窘迫征象或病理缩复环者，应尽早行剖宫产；若胎死宫内，应先缓解宫缩，随后阴道助产处理死胎，以不损害母体为原则。

（王善凤　王寒明）

第二节　产道异常

产道异常包括骨产道异常及软产道异常，以骨产道异常多见。骨产道异常又包括骨盆形态异常及骨盆径线过短。

一、骨产道异常

骨盆径线过短或骨盆形态异常，使骨盆腔容积小于胎先露部能够通过的限度，阻碍胎先露部下降，影响产程顺利进展，称为狭窄骨盆（pelvic contraction）。狭窄骨盆可以是一个径线过短或多个径线同时过短；也可以是一个平面狭窄或多个平面同时狭窄。无论哪种类型的狭窄骨盆均可减小骨盆腔容积、影响产道通畅。造成狭窄骨盆的原因有先天发育异常、出生后营养、疾病及外伤等因素。

【狭窄骨盆的分类】

1. 骨盆入口平面狭窄（contracted pelvic inlet） 扁平型骨盆最常见，以骨盆入口平面前后径狭窄为主。根据骨盆入口平面狭窄程度，分为 3 级：Ⅰ级为临界性狭窄，骶耻外径 18cm，对角径 11.5cm，骨盆入口前后径 10.0cm，绝大多数可经阴道自然分娩；Ⅱ级为相对性狭窄，骶耻外径 16.5~17.5cm，对角径 10.0~11.0cm，骨盆入口前后径 8.5~9.5cm，需经试产后才能决定是否可以经阴道分娩；Ⅲ级为绝对性狭窄，骶耻外径 <16.0cm，对角径≤ 9.5cm，骨盆入口前后径≤ 8.0cm，必须以剖宫产结束分娩。根据形态变异将扁平骨盆分为两种：

(1) 单纯扁平骨盆（simple flat pelvis）：骨盆入口呈横扁圆形，骶岬向前下突出，使骨盆入口前后径缩短而横径正常，骶凹存在，髂棘间径与髂嵴间径比例正常。

(2) 佝偻病性扁平骨盆（rachitic flat pelvis）：骨盆入口呈横的肾形，骶岬向前突出，骨盆入口前后径明显缩短，骶凹消失，骶骨下段变直后移，尾骨前翘，髂骨外展使髂棘间径≥髂嵴间径，坐骨结节外翻使耻骨弓角度及坐骨结节间径增大（图 12-3）。

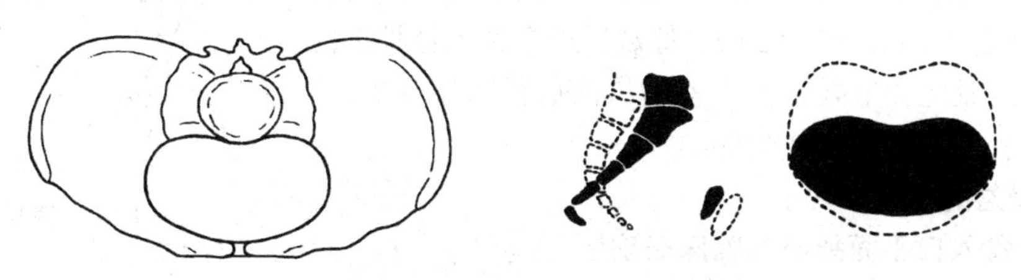

图 12-3 佝偻病性扁平骨盆

2. 中骨盆平面狭窄（contracted midpelvis） 主要见于男型骨盆及类人猿型骨盆，以坐骨棘间径及中骨盆后矢状径狭窄为主。中骨盆平面狭窄分为 3 级：Ⅰ级为临界性狭窄，坐骨棘间径 10.0cm，坐骨棘间径加后矢状径 13.5cm；Ⅱ级为相对性狭窄，坐骨棘间径 8.5~9.5cm，坐骨棘间径与后矢状径 12.0~13.0cm；Ⅲ级为绝对性狭窄，坐骨棘间径在 8.0cm，坐骨棘间径加后矢状径≤ 11.5cm。

类人猿型骨盆，又称横径狭窄骨盆（transversely contracted pelvis），以骨盆各平面横径狭窄为主，入口平面呈纵椭圆形，常因中骨盆及出口平面横径狭窄影响分娩。

3. 骨盆出口平面狭窄（contracted pelvic outlet） 常与中骨盆平面狭窄相伴行，常见于男型骨盆，其入口呈前窄后宽的鸡心形，骨盆入口各径线值正常，由于骨盆侧壁内收及骶骨平直使坐骨切迹 <2 横指、耻骨弓角度 <90°，呈漏斗型骨盆（funnel shaped pelvis）（图 12-4）。根据坐骨结节间径及坐骨结节间径与骨盆出口后矢状径之和数值不同，将骨盆出口狭窄分 3 级：Ⅰ级为临界性狭窄，坐骨结节间径 7.5cm，坐骨结节间径与出口后矢状径之和 15.0cm；Ⅱ级为相对性狭窄，坐骨结节间径 6.0~7.0cm，坐骨结节间径与出口后矢状径之和 12.0~14.0cm；Ⅲ级为绝对性狭窄，坐骨结节间径≤ 5.5cm，坐骨结节间径与出口后矢状径之和≤ 11.0cm。

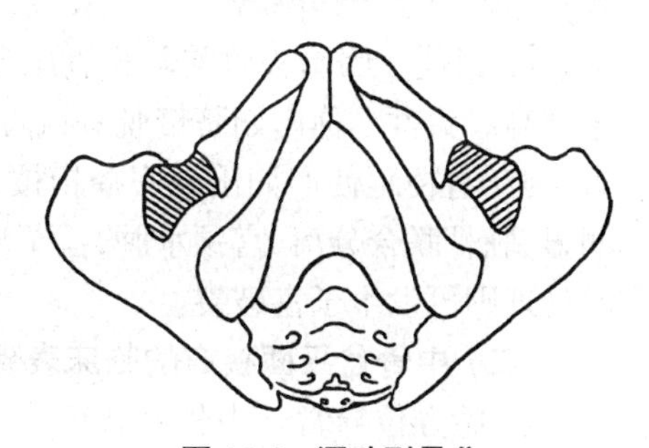

图 12-4 漏斗型骨盆

4. 骨盆三个平面狭窄 骨盆外形属女型骨盆，骨盆三个平面各径线均比正常值小 2cm 或更多且骨盆形态正常时，称为均小骨盆（generally contracted pelvis），常见于身材矮小、体形匀称的妇女（图 12-5）。

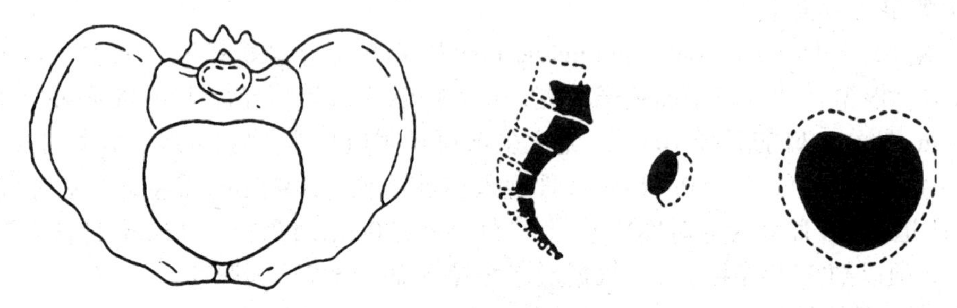

图 12-5 均小骨盆

5. 畸形骨盆 指骨盆丧失正常形态及对称性所致的狭窄，包括跛行及脊柱侧突所致的偏斜骨盆和骨盆骨折所致的畸形骨盆。偏斜骨盆的共性特征是骨盆两侧的侧斜径（一侧髂后上棘与对侧髂前上棘间径）或侧直径（同侧髂后上棘与髂前上棘间径）之差 >1cm（图 12-6）。骨盆骨折常见尾骨骨折使尾骨尖前翘或骶尾关节融合使骨盆出口前后径明显变短，导致骨盆出口平面狭窄而影响分娩。

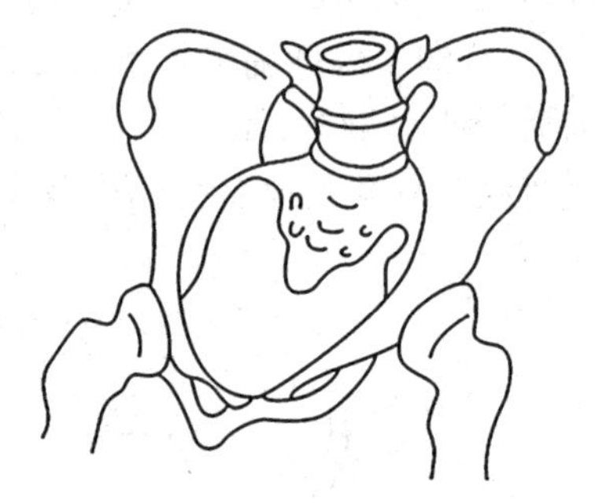

图 12-6 偏斜骨盆

【狭窄骨盆的临床表现】

（一）骨盆入口平面狭窄的临床表现

1. 胎先露及胎方位异常 骨盆入口平面狭窄时，初产妇腹形多呈尖腹，经产妇呈悬垂腹。狭窄骨盆孕产妇臀先露、肩先露等异常胎位发生率明显高于正常骨盆者，约为后者的 3 倍以上。即使头先露，常见初产妇已临产，胎头迟迟不入盆。检查胎头跨耻征阳性；产程早期胎头常呈不均倾位或仰伸位入盆。若为临界性或相对性骨盆入口平面狭窄、胎儿不大且产力好，经充分试产，后不均倾位胎头后顶骨可紧贴骶凹后移下降，使前顶骨同步后移入盆成为均倾位衔接，可经阴道分娩；否则，胎头受阻于骨盆入口，衔接失败，属绝对性头盆不称，应剖宫产结束分娩。偶有胎头仍未衔接、胎头产瘤已抵达盆底的假象，此时在耻骨联合上方仍可触及胎头双顶径，多见于单纯型扁平骨盆且盆腔较浅时。

2. 产程进展异常 因骨盆入口平面狭窄而致相对性头盆不称时，常见潜伏期及活跃期早期产程延长。经充分试产，一旦胎头衔接则后期产程进展相对顺利。绝对性头盆不称时，常导致宫缩乏力及产程停滞。

3. 其他 因胎头对前羊膜囊压力不均或胎头高浮，使胎膜早破及脐带脱垂等分娩期发病率增高。头盆不称产妇脐带脱垂风险为正常产妇的 4~6 倍以上。偶有狭窄骨盆伴有宫缩过强者，因产道梗阻使产妇出现腹痛拒按、排尿困难，甚至尿潴留等症状。检查可见产妇下腹压痛明显、耻骨联合分离、宫颈水肿，甚至出现病理缩复环、肉眼血尿等先兆子宫破裂征象。若未及时处理则可发生子宫破裂。

（二）中骨盆平面狭窄的临床表现

1. 胎方位异常 中骨盆狭窄多为男型骨盆及类人猿型骨盆。此两型骨盆入口平面呈前窄后宽形状，胎头虽能按时衔接，但易出现枕后位衔接。当胎头下降至中骨盆平面时，由于中骨盆横径狭窄致使胎头内旋转受阻,易出现持续性枕后(横)位。在第一产程产妇常过早出现排便感,应及时行肛门检查或阴道检查,及时发现并纠正此种胎方位,并充分预测头盆相称程度。中骨盆狭窄同样可导致头盆不称,使经阴道分娩受阻。

2. 产程进展异常　胎头多于宫口近开全时完成内旋转,因此持续性枕后(横)位可使减速期及第二产程延长,尤其多导致第二产程延长及胎头下降延缓与停滞。

3. 其他　中骨盆狭窄易致继发性宫缩乏力,使胎头滞留产道过久,压迫尿道与直肠,易发生产时、产后排尿困难,严重者可发生尿瘘或粪瘘。胎头强行通过中骨盆以及手术助产矫正胎方位等均使胎头变形、颅骨重叠幅度增大,易发生胎儿颅内出血、头皮血肿等。中骨盆严重狭窄、宫缩又较强,同样可发生子宫破裂。强行阴道助产则可导致严重的会阴、阴道损伤。

(三)骨盆出口平面狭窄的临床表现

骨盆出口平面狭窄常与中骨盆平面狭窄并存。若为单纯骨盆出口平面狭窄,第一产程进展顺利,而胎头达盆底后受阻,导致继发性宫缩乏力及第二产程停滞,胎头双顶径不能通过骨盆出口。

【狭窄骨盆的诊断】

狭窄骨盆除X线检查能够精确测量外,至今尚无其他精确的临床检查方法。但X线检查对母儿双方均不利,现已弃用。骨产道异常并非决定分娩方式的唯一指标,尚需参考产力、胎位、胎儿大小等因素综合考虑,但准确评估骨产道是否异常,仍是决定分娩方式的重要前提。

1. 病史　询问产妇既往是否患佝偻病、骨结核、脊髓灰质炎及骨外伤等,经产妇更应详细询问既往分娩史,如有无难产及其原因等。

2. 全身检查　注意身高、脊柱及下肢残疾情况,米氏菱形窝是否对称等。身高 <145cm 者易合并均小骨盆,脊柱侧突或跛行者可伴偏斜骨盆畸形。骨骼粗壮、颈部较短者易伴漏斗型骨盆。米氏菱形窝对称但过扁者易合并扁平骨盆、过窄者易合并中骨盆狭窄,两髂后上棘对称突出且狭窄者往往是类人猿型骨盆特征,米氏菱形窝不对称、一侧髂后上棘突出者则偏斜骨盆可能性大。

3. 腹部检查　初产妇呈尖腹、经产妇呈悬垂腹者,往往提示可能有骨盆入口狭窄。对腹形正常者通过尺测子宫长度、腹围,超声测量胎头双顶径等检查充分预测胎儿大小,并查清胎位,临产后还应充分估计头盆关系,需行胎头跨耻征检查。其方法:产妇排尿后仰卧,两腿伸直,检查者一手放在耻骨联合上方,另一手向骨盆腔方向推压胎头,如胎头低于耻骨联合平面,称胎头跨耻征阴性,表示头盆相称;若胎头与耻骨联合在同一平面,称胎头跨耻征可疑阳性,表示头盆可能不称;若胎头高于耻骨联合平面,称胎头跨耻征阳性,表示头盆不称(cephalopelvic disproportion,CPD)(图12-7)。头盆不称提示有骨盆相对性或绝对性狭窄可能,但头盆是否相称还与骨盆倾斜度和胎方位相关,不能单凭一次检查轻易地作出临床诊断,必要时可动态观察并参考产程进展等作出最终诊断。

4. 骨盆测量　除测量髂棘间径、髂嵴间径、骶耻外径和坐骨结节间径外,还应注意检查耻骨弓角度、对角径、坐骨切迹宽度、坐骨棘内突程度、骶凹曲度及骶尾关节活动度等,以便充分预测骨盆各平面的狭窄程度。如骨盆外测量各径线值小于正常值2cm或以上时,诊断为均小骨盆;骶耻外径 <18cm、对角径 <11.5cm 时,诊断为扁平骨盆;坐骨切迹宽度间接反映中骨盆后矢状径大小、中骨盆狭窄往往伴有骨盆出口狭窄,通过测量坐骨结节间径、坐骨棘内突程度以及坐骨切迹宽度,间接判断中骨盆狭窄程度;坐骨结节间径 <8.0cm、耻骨弓角度 <90°、坐骨结节间径与出口后矢状径之和 <15.0cm、坐骨切迹宽度 <2 横指时,诊断为漏斗型骨盆。

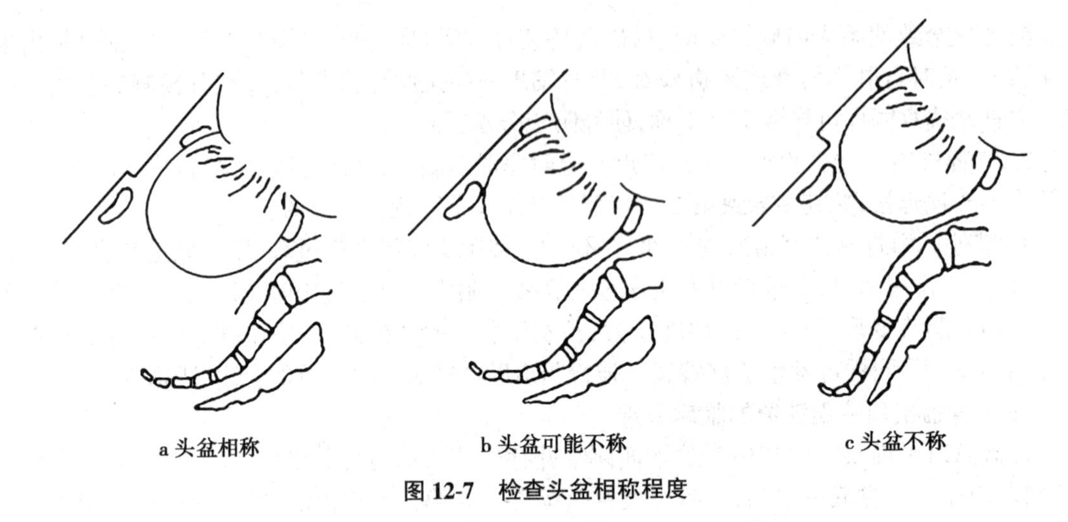

图 12-7 检查头盆相称程度

5. 胎位及产程动态监测　初产妇临产后胎头尚未衔接或呈臀先露、肩先露等异常胎先露，或头先露呈不均倾位衔接，或胎头内旋转受阻以及产力、胎位正常而产程进展缓慢时，均提示有狭窄骨盆可能，应及时行相应检查，作出准确的狭窄骨盆的定位诊断，并根据头盆相称程度选择分娩方式。

【狭窄骨盆对产程及母儿影响】

1. 对产程的影响　狭窄骨盆可使产程延长及停滞。骨盆入口狭窄可使潜伏期及活跃期均延长或停滞；中骨盆狭窄可使胎头下降延缓、胎头下降停滞、活跃期及第二产程延长；骨盆出口狭窄可使第二产程延长及胎头下降停滞。

2. 对产妇的影响　骨盆入口狭窄使异常胎先露发生率增加；中骨盆狭窄易致胎方位异常。胎先露部下降受阻多导致继发性宫缩乏力，产程延长，使手术产及产后出血增多；产道受压过久，可形成尿瘘或粪瘘；个别情况下伴宫缩过强形成病理缩复环，可致子宫破裂；因滞产行阴道检查次数增多，产褥感染机会增加。

3. 对胎儿的影响　骨盆入口狭窄使胎头高浮或胎膜早破，使脐带先露及脐带脱垂机会增多，容易发生胎儿窘迫及胎儿死亡；胎头内旋转及下降受阻，在产道受压过久，或强行通过狭窄产道或手术助产，均能使胎头变形、颅骨重叠而致硬脑膜甚至大脑镰、小脑幕等撕裂，引起颅内出血及其他新生儿产伤、感染等疾病。

【狭窄骨盆分娩处理】

近年绝对性狭窄骨盆已少见，临床较多见的是相对性狭窄骨盆。必须根据狭窄骨盆的类型、程度，同时参考产力、胎儿大小、胎方位、胎头变形程度以及胎心等因素，综合分析、判断，决定分娩方式。

（一）骨盆入口平面狭窄的处理

1. 对角径 10~11cm，胎头跨耻征可疑阳性时，属相对性骨盆入口狭窄。若产妇一般状况好，产力良好，足月胎儿 <3 000g，胎位、胎心正常时，应给予阴道试产机会，试产时间以 2~4h 为宜。试产充分与否的判定，除参考宫缩强度外，应以宫口扩张为衡量标准。骨盆入口狭窄的试产应使宫口扩张至 3~4cm 以上。如宫口开大 3.0cm 已 2h 不再进展时，可行人工破膜加强产力，同时观察羊水性状。胎头未衔接时行人工破膜术有增加脐带脱垂的危险，故胎头高浮时应禁用。破膜宜在宫缩间歇期进行，破膜前后应常规听诊胎心，及时发现有无胎心减速。当出

现胎心变异减速或持续减速时，应立即行阴道检查，以确诊有无脐带脱垂。若破膜后产程仍无明显进展或出现胎儿窘迫征象，应及时行剖宫产术结束分娩。

2. 对角径 ≤ 9.5cm，属绝对性骨盆入口狭窄，足月活胎不能入盆经阴道分娩，应行剖宫产术。

骨盆入口平面狭窄产妇往往在第一产程就会出现宫缩乏力，而在第二产程又需要强有力的腹肌收缩配合方能完成分娩，这类产妇不宜行硬膜外麻醉无痛分娩。

（二）中骨盆平面狭窄的处理

中骨盆平面狭窄主要影响胎头俯屈及内旋转，容易导致持续性枕后位或枕横位，产妇多表现为活跃期及第二产程延长及停滞、继发性宫缩乏力。若宫口开全，胎头双顶径已达坐骨棘水平或以下，多能转至枕前位自然分娩，个别情况需手转胎头阴道助产。若宫口开全已 1h 以上，产力良好而胎头双顶径仍在坐骨棘水平以上，或伴有胎儿窘迫征象，应行剖宫产术。

（三）骨盆出口平面狭窄的处理

骨盆出口平面狭窄不应阴道试产。当坐骨结节间径与出口后矢状径之和 > 15cm 时，胎头可后移利用出口后三角空隙娩出。若两者之和 <15cm 时，足月胎儿不易经阴道分娩，应行剖宫产术结束分娩。

（四）骨盆三个平面均狭窄的处理

在胎儿小、产力好、胎位及胎心正常的情况下可试产，通常可通过胎头变形和极度俯屈，以胎头最小径线通过骨盆腔，可能经阴道分娩；若胎儿较大，合并头盆不称以及出现胎儿窘迫征象时，均应行剖宫产术。

（五）畸形骨盆的处理

应根据畸形骨盆种类、狭窄程度、胎儿大小及产力等情况具体分析。畸形严重、头盆明显不称者，应及时行剖宫产术。

二、软产道异常

软产道由子宫下段、宫颈、阴道及骨盆底软组织构成。软产道异常同样可致异常分娩，但少见。软产道异常可由先天发育异常及后天疾病因素引起，近年因软产道异常而施行剖宫产分娩的概率有升高趋势。

【先天发育异常】

1. 阴道横隔　多位于阴道上段，在横隔中央或稍偏一侧有一小孔，易被误认为宫颈外口，若仔细检查，在小孔上方可触及逐渐开大的宫口边缘，而该孔并不随产程进展而开大。若横隔厚直接阻碍胎先露部下降使产程停滞，需剖宫产分娩；若横隔薄随胎先露部下降被进一步撑薄，通过该孔查及逐渐开大的宫口，在确认为横隔后，可在直视下以小孔为中心将横隔 X 形切开，待胎盘娩出后用肠线间断或连续锁边缝合残端。

2. 阴道纵隔　伴有双宫颈者，纵隔被推向对侧，分娩多无阻碍，胎儿能顺利娩出；发生于单宫颈者，可在分娩时切断挡在胎先露部前方的纵隔，产后用肠线间断或连续锁边缝合残端。若在孕前已确诊，可先行矫形术，手术切除或用高频电刀切除。

【软产道瘢痕】

1. 子宫下段瘢痕　近年随着初产妇剖宫产率升高，使子宫下段的手术瘢痕者增多。瘢痕子宫再孕分娩时有瘢痕破裂的危险，使重复剖宫产机会相应增加。但并非所有曾行剖宫产的妇女再孕后均须剖宫产，需视前次剖宫产术式、指征、术后有无感染、术后再孕间隔时间、既往剖宫产次数以及本次妊娠临产后产力、产道及胎儿相互适应情况等综合分析决定。若前次剖宫产切口为子宫下段横切口，再孕后阴道试产成功率高；但若前次术式为子宫上段纵切口则不宜试产，因子宫上段纵切口处于临产后为主动收缩部分，试产时易破裂。另外，瘢痕子宫破裂时多无子宫破裂先兆症状，仅约10%瘢痕破裂时伴有疼痛及出血，多为无症状破裂或仅在再次剖宫产时见前次瘢痕已分离。对前次剖宫产次数>2次者亦不宜试产。若产前或试产过程中发现子宫破裂征象，应立即剖宫产同时修复子宫破口，必要时需切除子宫止血或消除感染灶，术中必须探查膀胱有无损伤。

2. 宫颈瘢痕　宫颈慢性炎症经冷冻、高频电刀或手术锥形切除治疗，或宫颈内口松弛经环扎手术治疗，均可使宫颈局部形成瘢痕、挛缩、狭窄或缺乏弹性，影响宫颈扩张。可静注地西泮10mg或宫旁两侧注入0.5%利多卡因10mL软化宫颈治疗，如无效应剖宫产分娩。

3. 阴道瘢痕　若瘢痕不严重且位置低时，可行会阴后-侧切开术后阴道分娩；若瘢痕严重，曾行生殖道瘘修补术，或瘢痕位置高时，均应行剖宫产术。

【盆腔肿瘤】

1. 子宫肌瘤　子宫下段及宫颈肌瘤阻碍胎先露部衔接及下降时，应行剖宫产术，并可同时行肌瘤切除术。子宫肌瘤在妊娠期生长迅速，有时可发生红色变性等急腹症，故应在妊娠早期行超声检查早期诊断，分娩前再检查定位肌瘤与胎先露部的关系。若不阻碍产道可经阴道分娩。产后肌瘤可变小，必要时手术切除。产后手术可避免产时手术失血过多等不利因素。

2. 卵巢肿瘤　卵巢肿瘤位于骨盆入口阻碍胎先露部衔接者，应行剖宫产同时切除肿瘤。妊娠合并卵巢肿瘤时，因卵巢随子宫提升而容易发生蒂扭转、恶变、破裂等急腹症。一旦确诊应尽早剖腹探查，施术时间宜在妊娠12周后、20周前，以防将卵巢妊娠黄体误诊为肿瘤，同时可避开早孕胚胎器官发生期及胎儿快速生长期，也有利于腹壁切口愈合并使对胚胎及胎儿的干扰降至最低限度。

3. 宫颈癌　癌肿质硬而脆，经阴道分娩易致裂伤出血及癌肿扩散，应行剖宫产术。若为早期浸润癌可先行剖宫产术，随即行宫颈癌根治术或术后放疗。

【其他】

阴道尖锐湿疣可因阴道分娩感染新生儿患喉乳头状瘤，若为女婴亦可患生殖道湿疣。另外，外阴及阴道的尖锐湿疣在妊娠期生长迅速，病灶易扩散，病变部位组织质脆，阴道分娩易致软产道裂伤及感染，以行剖宫产为宜。

（王善凤　王寒明）

第三节　胎位异常

胎位异常(abnormal fetal position)包括头先露异常、臀先露及肩先露等胎位异常。其中以头先露胎位异常最常见，以胎头为先露的难产，又称头位难产。

一、持续性枕后位、枕横位

正常分娩时，胎头双顶径抵达中骨盆平面时完成内旋转动作，胎头得以最小径线通过骨盆最窄平面顺利经阴道分娩。临产后凡胎头以枕后位或枕横位衔接，经充分试产，胎头枕部仍位于母体骨盆后方或侧方，不能转向前方致使分娩发生困难者，称为持续性枕后位(persistent occiput posterior position)或持续性枕横位(persistent occiput transverse position),约占分娩总数的5%。

【原因】

1. 骨盆异常 男型骨盆与类人猿型骨盆的入口平面前半部窄后半部宽,常致胎头以枕后位或枕横位衔接。这类骨盆多伴有中骨盆狭窄,阻碍胎头内旋转,容易发生持续性枕后位或枕横位。扁平骨盆及均小骨盆容易使胎头以枕横位衔接,伴胎头俯屈不良时亦影响内旋转,使胎头枕横位嵌顿在中骨盆形成持续性枕横位。

2. 其他 子宫收缩乏力、前置胎盘、胎儿过大或过小以及胎儿发育异常等均可影响胎头俯屈及内旋转,造成持续性枕后位或枕横位。此外,胎盘在子宫前壁附着时也容易使胎头以枕后位衔接。

【诊断】

1. 临床表现 临产后胎头衔接较晚,以枕后位衔接使胎儿脊柱与母体脊柱相贴,影响胎头俯屈及下降,进而不能有效扩张宫颈及反射性刺激内源性缩宫素释放,易致低张性宫缩乏力。由于胎儿枕部持续位于骨盆后方压迫直肠,产妇自觉肛门坠胀及排便感,致使宫口尚未开全时过早屏气,在第一产程即加腹压用力而消耗体力,致第二产程腹肌收缩乏力使胎头下降延缓或停滞,致使第二产程延长。若在阴道口见到胎发,经过多次宫缩时屏气不见胎头继续下降时,应考虑可能是持续性枕后位。

2. 腹部检查 胎背偏向母体后方或侧方,前腹壁容易触及胎儿肢体,且在胎儿肢体侧容易听及胎心。

3. 肛门检查及阴道检查 枕后位时盆腔后部空虚。枕左后位时,胎头矢状缝位于骨盆斜径上,前囟在右前方,后囟在左后方。持续性枕横位时矢状缝与骨盆横径一致,前后囟分别位于骨盆两侧方,因胎头俯屈差,前囟常低于后囟(图12-8)。若宫口开全,因胎头产瘤触不清颅缝及囟门时,可借助胎儿耳廓及耳屏位置判定胎方位。若耳廓朝向骨盆后方诊断为枕后位,耳廓朝向骨盆侧方诊断为枕横位。

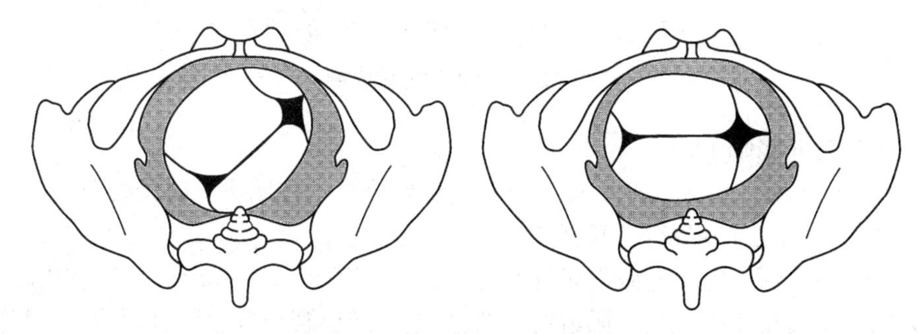

图12-8 持续性枕后位、枕横位

4. 超声检查 通过超声探测胎头枕部及眼眶方位即可明确诊断。

【分娩机制】

在无头盆不称的情况下,多数枕后位及枕横位在强有力的宫缩作用下可使胎头枕部向前旋转90°~135°成为枕前位。在分娩过程中,若不能自然转为枕前位者,其分娩机制有:

1. 枕后位 枕左(右)后位内旋转时向后旋转45°,使矢状缝与骨盆前后径相一致,胎儿枕部朝向骶骨成正枕后位(occiput directly posterior),其分娩方式有:

(1)胎头俯屈较好:胎头继续下降至前囟抵达耻骨联合下时,以前囟为支点,胎头继续俯屈，自会阴前缘先娩出顶部及枕部，随后胎头仰伸再自耻骨联合下相继娩出额、鼻、口、颏[图 12-9(1)]。此种分娩方式为枕后位经阴道助产最常见的方式。

(2)胎头俯屈不良：往往胎头额部先拨露，当鼻根抵达耻骨联合下时，以鼻根为支点，胎头先俯屈，使前囟、顶部及枕部相继从会阴前缘娩出，随后胎头仰伸自耻骨联合下方相继娩出额、鼻、口及颏[图 12-9(2)]。因胎头以较大的枕额周径旋转，这种分娩方式较前者困难，除少数产力好、胎儿小能以正枕后位自然娩出外，多数需产钳或胎头吸引器助娩(图 12-9)。

2. 枕横位　部分枕横位于下降过程中内旋转受阻，或枕后位仅向前旋转 45° 成为持续性枕横位时，虽能经阴道分娩，多需用手或胎头吸引器(或产钳)将胎头转成枕前位娩出。

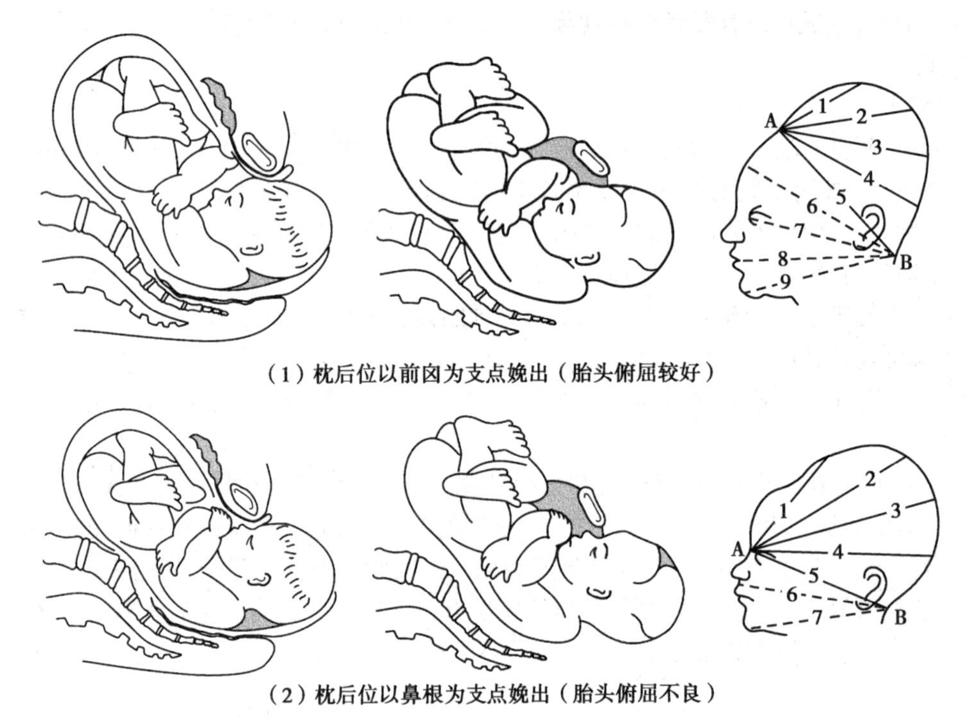

(1) 枕后位以前囟为支点娩出（胎头俯屈较好）

(2) 枕后位以鼻根为支点娩出（胎头俯屈不良）

图 12-9　枕后位分娩机制

【对产程及母儿影响】

1. 对产程的影响　持续性枕后(横)位容易导致第二产程胎头下降延缓及胎头下降停滞。若未及时处理导致第二产程延长，甚至滞产。

2. 对母体的影响　容易导致继发性宫缩乏力及产程延长。若产道受压过久因膀胱麻痹可致尿潴留，甚至发生生殖道瘘。阴道助产增多，增加产道裂伤、产后出血及产褥感染机会。

3. 对胎儿的影响　由于产程延长及手术助产机会增多，易致胎儿窘迫、新生儿窒息及产伤等，使围产儿死亡率增高。

【处理】

若骨盆无异常、胎儿不大，可试产。

1. 第一产程　临产后经腹部四步触诊或超声检查发现胎儿枕后位衔接时，应进一步详细检查骨盆情况，尤其应排除中骨盆狭窄的可能。产程中除密切观察产程进展及胎心变化外，应防止产妇过早屏气用力，以防宫颈前唇水肿及体力消耗；产妇取胎背对侧方向侧卧，促进胎头俯屈、下降及向前旋转，给予其充分试产机会。宫缩乏力时，可静脉滴注缩宫素加强产力；宫口开大 3cm 以上,亦可行人工破膜加强产力,破膜时观察羊水性状。若试产过程中出现胎儿窘迫征象,应及时给予吸氧等处理,必要时行剖宫产术结束分娩。

2. 第二产程　发现胎头下降延缓及停滞时,应及时行阴道检查确定胎方位,发现胎头呈枕后位或枕横位时,应指导产妇配合宫缩、屈髋加腹压用力,以此方式减小骨盆倾斜度、增加胎轴压,使胎先露部充分借助肛提肌收缩力转至枕前位。亦可在宫缩时上推胎头前囟侧助其充分俯屈,解除枕额径嵌顿使其以枕下前囟径顺利完成内旋转后通过产道自然分娩。若经上述处置仍无进展或进展缓慢,或第二产程初产妇近 2h,经产妇近 1h,应行阴道检查。若≥ +3(双顶径已达坐骨棘及以下)时,用手转胎头(图 12-10)或用胎头吸引器(或产钳)辅助将胎头转至枕前位后阴道助娩。若转至枕前位困难,亦可转至正枕后位产钳助娩。枕后位时胎头俯屈差,往往以枕额径娩出,宜行较大的会阴后 - 侧切开术娩出胎儿,以防产道裂伤。若第二产程延长而胎头双顶径仍在坐骨棘以上,或第二产程时,S<+3 伴胎儿窘迫时,均宜剖宫产分娩。

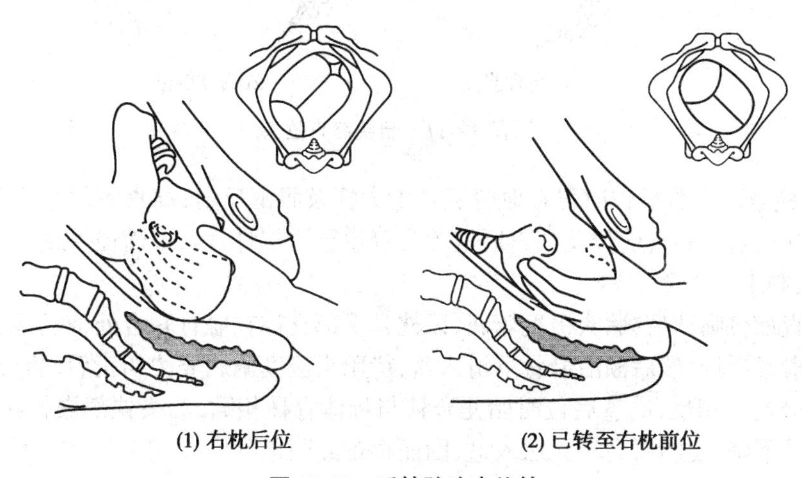

(1) 右枕后位　　(2) 已转至右枕前位

图 12-10　手转胎头内旋转

3. 第三产程　应做好新生儿复苏抢救准备,同时防治产后出血。有软产道裂伤者,应及时修补,并给予抗生素预防感染。

二、胎头高直位

胎头以不屈不仰姿势衔接于骨盆入口,其矢状缝与骨盆入口前后径相一致时,称为胎头高直位(sincipital presentation)。胎头高直位包括:①高直前位:指胎头枕骨向前靠近耻骨联合者,又称枕耻位(occipitopubic position);②高直后位:指胎头枕骨向后靠近骶岬者,又称枕骶位(occipitosacral position)。约占分娩总数的 1.08%。

【诊断】

1. 临床表现　由于临产后胎头未俯屈,进入骨盆入口的胎头径线增大,胎头下降受阻,迟迟不衔接,使胎头不下降或下降缓慢,宫口扩张也缓慢,致使产程延长。高直前位时,胎头入盆困难,活跃期早期宫口扩张延缓或停滞。高直后位时,胎头不能通过骨盆入口,胎头不下降,先露部高浮,活跃期早期延缓或停滞,即使宫口能够开全,胎头高浮易发生滞产、先兆子宫破裂,甚至子宫破裂。

2. 腹部检查　胎头高直前位时,腹前壁被胎背占据,触不到胎儿肢体,胎心位置稍高在近腹中线。高直后位时，腹前壁被胎儿肢体占据，有时可能在耻骨联合上方触及胎儿下颏。

3. 阴道检查 胎头矢状缝在骨盆入口的前后径上，其偏斜度不应超过15°。高直前位时后囟在前、前囟在后，反之则为高直后位（图12-11）。因胎头嵌顿于骨盆入口，宫口很难开全，常停滞在3~5cm。

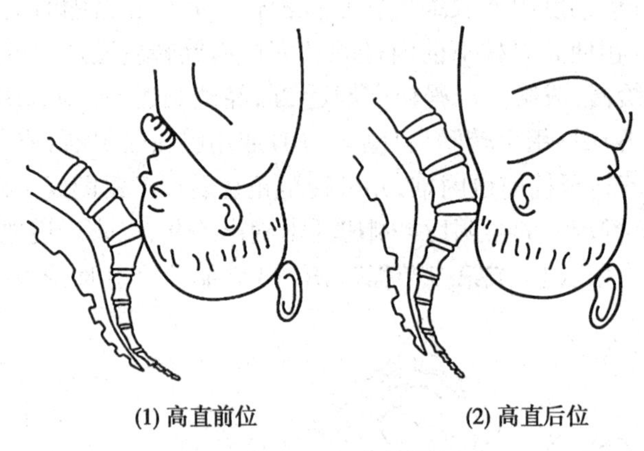

(1) 高直前位　(2) 高直后位

图12-11 胎头高直位

4. 超声检查 高直后位时可在耻骨联合上方探及眼眶反射；高直前位时可在母腹壁正中探及胎儿脊柱反射。高直前位及高直后位胎头双顶径均与骨盆入口横径一致。

【分娩机制】

胎头高直前位临产后，胎头极度俯屈，以枕骨下部支撑在耻骨联合处，额、顶、颏转向骶岬。首先是前囟滑过骶岬，然后额沿骶骨下滑入盆，待胎头极度俯屈姿势纠正后，胎头不需内旋转，可按枕前位分娩。相反，高直后位时胎儿脊柱与母体脊柱相贴，胎头枕部嵌顿在骶岬上方，妨碍胎头俯屈及下降，使胎头高浮无法入盆，因而很难经阴道分娩。

【处理】

高直前位时，应给予阴道试产机会。加强产力同时指导其侧卧或半卧位，促进胎头衔接、下降。若试产失败或伴明显骨盆狭窄，应剖宫产分娩。高直后位一经诊断，应行剖宫产分娩。

三、前不均倾位

枕横位入盆的胎头侧屈以其前顶骨先入盆，称为前不均倾位（anterior asynclitism）。前不均倾位是导致异常分娩的异常胎位，发生率为0.5%~0.81%。

【诊断】

1. 临床表现 因后顶骨不能入盆，使胎头下降停滞，产程延长。若膀胱颈受压于前顶骨与耻骨联合之间，使产妇过早出现排尿困难及尿潴留。

2. 腹部检查 临产早期，于耻骨联合上方可扪及胎头顶部。随前顶骨入盆，胎头折叠于胎肩之后，使在耻骨联合上方不易触及胎头，形成胎头已衔接入盆的假象。

3. 阴道检查 胎头矢状缝在骨盆入口横径上，矢状缝向后移靠近骶岬侧，因后顶骨的大部分尚在骶岬之上，盆腔后半部空虚；同时，前顶骨紧嵌于耻骨联合后方，宫颈前唇因受压常出现水肿，尿道亦因受压而不易插入导尿管。

【分娩机制】

前不均倾位时，因耻骨联合后面直而无凹陷，前顶骨紧紧嵌顿于耻骨联合后，使后顶骨无法越过骶岬而入盆，故需剖宫产结束分娩（图 12-12）。

【处理】

临产后在产程早期，产妇宜取坐位或半卧位，以减小骨盆倾斜度，尽量避免胎头以前不均倾位衔接。一旦确诊为前不均倾位，除个别胎儿小、宫缩强、骨盆宽大给予短时间试产外，应尽快以剖宫产结束分娩。

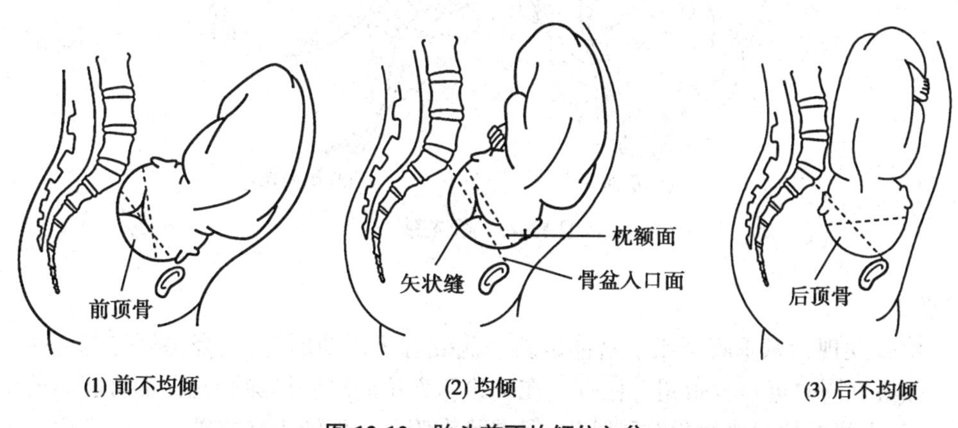

图 12-12　胎头前不均倾位入盆

四、额　先　露

胎头持续以额部为先露入盆并以枕颏径通过产道时，称为额先露（brow presentation）。因胎头呈半仰伸状态，属于暂时性的胎位，或进一步仰伸为面先露，或俯屈为枕先露。持续性额先露仅占分娩总数的 0.03%~0.1%。

【原因】

1. 子宫因素　双子宫或鞍状子宫以及宫腔内有纵隔时，均易使子宫体斜向一侧，胎背易向枕骨方向后倾使胎头呈仰伸状态。

2. 骨盆因素　骨盆入口狭窄往往因孕妇腹壁松弛（如经产妇）呈悬垂腹，胎背向前或两侧方下垂，易致胎头仰伸。

3. 胎儿因素　巨大胎儿、脐带绕颈及其他少见的长颅畸形、无脑儿等畸形时，容易发生额先露。

【诊断】

1. 临床表现　持续性额先露时以胎头最大径线（枕额径）入盆，使胎头衔接受阻。枕额径通常为 13.3cm，大于骨盆入口平面任何径线，除非胎儿畸形如无脑儿或胎儿过小，一般情况下胎头枕颏径很难通过骨盆入口，导致继发性宫缩乏力及产程停滞。

2. 腹部检查　额先露时可在耻骨联合上方触及胎儿下颏或胎儿枕骨隆突。偶尔可在耻骨联合上方两侧同时触及胎儿下颏及枕骨隆突（图 12-13）。

3. 阴道检查　可触及额缝（额缝一端为前囟，另一端为鼻根以及鼻根内侧的眼眶）。

【分娩机制】

一般情况下，持续性额先露，因枕额径受阻于骨盆入口无法衔接而不能经阴道分娩。但当胎儿很小而骨盆宽大，或胎头明显变形使枕颏径明显缩小时，可经阴道分娩。额先露自然转位俯屈为枕先露或仰伸为面先露中的额前位时，可经阴道分娩。

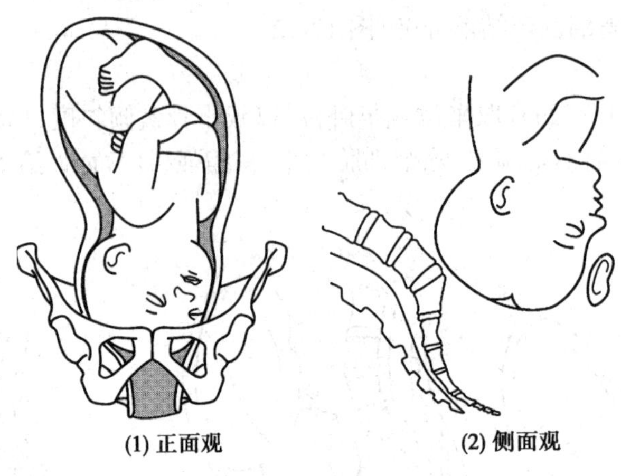

图 12-13 额先露

【处理】

产前检查发现为悬垂腹型或子宫体偏斜一侧疑有子宫畸形时，应警惕额先露可能。在做详细的腹部检查同时进一步做超声检查。在确诊胎方位同时应排除胎儿异常可能。若产前发现为额先露，应建议孕妇取胎背对侧卧位，促进胎头俯屈自然转为枕先露。若临产后额先露未能自然转位且产程停滞，应剖宫产结束分娩。

五、面 先 露

胎头以颜面为先露时，称面先露(face presentation)。常由额先露继续仰伸形成，发生率为 0.08%~0.27%。原因同额先露，以颏骨为指示点，面先露有 6 种胎方位。

【诊断】

1. 腹部检查　颏后位(mentoposterior position)时，在胎背侧触及极度仰伸的枕骨隆突是面先露的特征。由于胎头的极度仰伸使其枕骨隆突与胎背间有明显凹陷，并因胎背远离孕妇腹壁而使胎心听诊遥远。相反，颏前位(mentoanterior position)时因胎体伸直使胎儿胸部更贴近孕妇腹前壁，使胎儿肢体侧的下腹部胎心听诊更清晰。

2. 肛门检查及阴道检查　触不到圆而硬的颅骨，在宫口开大后仅能触及胎儿颜面的一些特征，如眼、鼻及口等。但面先露低垂部位如口唇等出现水肿时不易与臀先露时肛门相区别，在此种情况下有可能将面先露误诊为臀先露。两者的主要鉴别点是：面先露时口与两颧骨突出点呈倒三角形排列，而臀先露时肛门与两个坐骨结节呈直线排列。另外，手指入肛门后可有括约感，并可带出胎粪，而口腔无上述特点。通过触诊胎儿口腔及下颏的位置可确诊胎方位(图 12-14)。

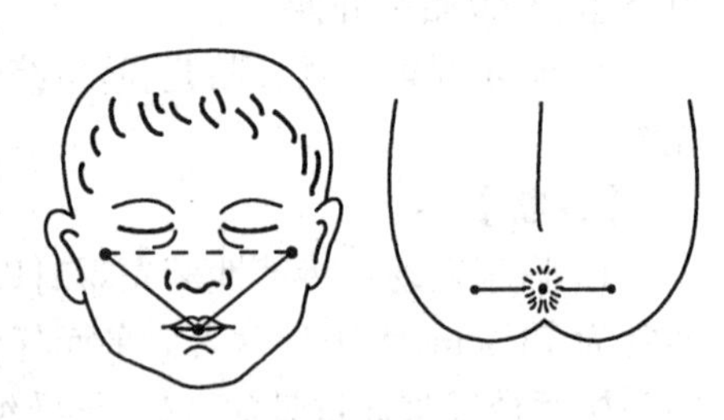

图 12-14 胎儿颜面与臀部触诊的鉴别

3. 超声检查　可明确区分面先露与臀先露，并能探清胎方位。

【分娩机制】

很少发生在骨盆入口上方，往往是额先露下降受阻时胎头极度仰伸通过产道时发生面先露。因此，面先露的分娩机制为胎头仰伸、下降、内旋转、俯屈、复位及外旋转。

以颏右前位为例：胎头以前囟颏径，衔接于母体骨盆入口左斜径上，下降至中骨盆平面。遇到盆壁阻力，使胎头后仰，枕骨进一步贴近胎背，颏部成为下降的先露。当颏部抵达盆底，遇到盆底阻力时向左旋转 45° 成额前位，并使前囟额径与中骨盆及骨盆出口前后径保持一致，有利于胎头继续下降；当颏部抵达耻骨弓下时，胎头大部在骶凹的缓冲区，借骶凹及骶尾关节能向后移动特点，以颏为支点可将胎头逐渐俯屈，自会阴前缘相继娩出胎儿鼻、眼、额、顶、枕，使仰伸的胎头复位娩出阴道外口，随后的胎体娩出同枕先露。颏右横及颏右后的分娩机制基本同颏右前，只是内旋转的角度大，为 90°~135°（图 12-15）。

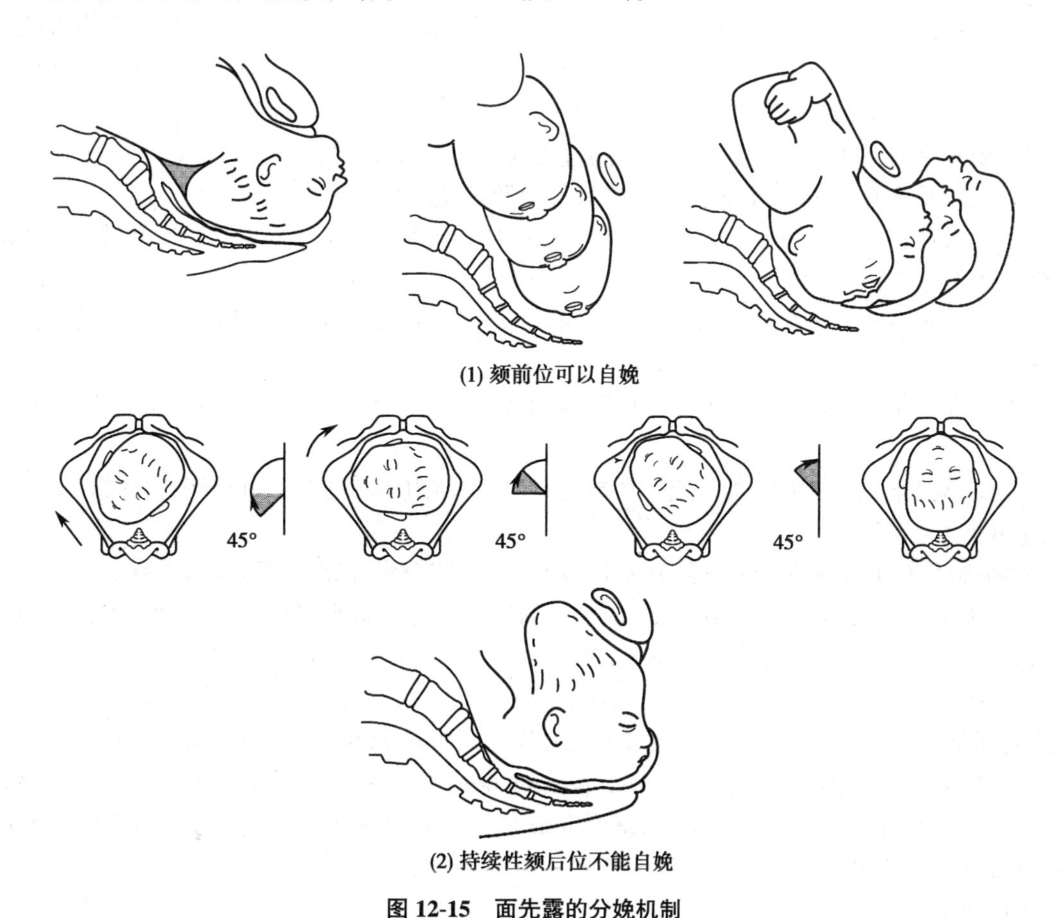

(1) 颏前位可以自娩

(2) 持续性颏后位不能自娩

图 12-15　面先露的分娩机制

因前囟颏径较枕下前囟径大，同时颜面颅骨变形能力不如颅顶骨，使面先露在产道内完成内旋转的阻力较大，不易转成颏前位。沿颏后位继续下降时，已极度仰伸的胎头大部嵌顿在耻骨联合后上方，不能再继续仰伸适应骨盆轴下降，更不能俯屈，故颏后位不能经阴道分娩。

【处理】

面先露均在临产后发生。如出现产程延长及停滞时，应及时行阴道检查，尽早确诊。额前位时，如无头盆不称、胎心正常，应给予阴道试产机会。因产程长且常伴宫缩乏力，可静脉滴注缩宫素加强产力。如第二产程延长，可产钳助产分娩，但宜行较长的会阴后 - 侧切开。颏前位伴头盆不称或出现胎儿窘迫征象或颏后位，均需剖宫产分娩。个别情况下，如颏后位胎儿过小或胎死宫内，欲阴道分娩时也必须转成颏前位。否则，将危及母儿双方。

六、臀先露

臀先露(breech presentation)是产前最常见且最容易诊断的一种异常胎位,占足月分娩总数的3%~4%。臀先露以骶骨为指示点,有骶左前、骶左横、骶左后、骶右前、骶右横及骶右后6种胎方位。

【原因】

1. 胎儿发育因素 胎龄愈小臀先露发生率愈高,如晚期流产儿及早产儿臀先露高于足月产儿。臀先露于妊娠28~32周间转为头先露,并相对固定胎位,可能与此期为胎儿脑发育的第二个高峰有关。另外,无论早产还是足月产臀先露时,先天畸形如无脑儿、脑积水等及低出生体重的发生率均明显高于头先露,约为后者的2.5倍。

2. 胎儿活动空间因素 胎儿活动空间过大或过小均可导致臀先露。

(1)双胎及多胎妊娠时,臀先露发生率远较单胎妊娠时高。

(2)羊水过多及羊水过少时,亦因胎儿活动范围过大或过小而使臀先露发生率增高。此两种情况也可能与胎儿发育异常有关。

(3)经产妇腹壁过于松弛或子宫畸形如单角子宫、纵隔子宫使胎儿活动受限,均易导致臀先露。

(4)脐带过短尤其合并胎盘附着宫底,或胎盘植入一侧宫角以及前置胎盘时易合并臀先露。

(5)骨盆狭窄、盆腔肿瘤(如子宫下段或宫颈肌瘤等)阻碍产道时,也可导致臀先露。

【分类】

根据胎儿双下肢所取的姿势分为3类:单臀先露、完全臀先露及不完全臀先露。

1. 单臀先露(frank breech presentation) 胎儿双髋关节屈曲、双膝关节伸直,先露为胎儿臀部时,称单臀先露,又称腿直臀先露,最多见。

2. 完全臀先露(complete breech presentation) 胎儿双髋关节及双膝关节均屈曲,先露为胎儿臀部及双足时,称为完全臀先露,又称混合臀先露(mixed breech presentation),较多见。

3. 不完全臀先露(incomplete breech presentation) 指胎儿以一足或双足、一膝或双膝、或一足一膝为先露。膝先露(knee presentation)是暂时的,产程开始后常转为足先露(footling presentation),较少见。

【诊断】

1. 临床表现 妊娠晚期胎动时孕妇常有季肋部受顶胀痛感,临产后因胎足及胎臀不能充分扩张宫颈及刺激宫旁、盆底神经丛,容易导致宫缩乏力及产程延长。足先露时容易发生胎膜早破及脐带脱垂。

2. 腹部检查 四步触诊在宫底部可触及圆而硬、按压时有浮球感的胎头。在腹部一侧可触及宽而平坦的胎背、腹部对侧可触及小肢体。若未衔接,在耻骨联合上方可触及上下可移动的不规则、宽而软的胎臀;若胎儿粗隆间径已入盆则胎臀相对固定不动。通常在脐左(或右)上方胎背侧胎心听诊响亮。

3. 阴道检查 宫颈扩张3cm以上且胎膜已破时,可触及胎臀的一些特征,如肛门、坐骨结节及骶骨等。触及肛门与坐骨结节时应与面先露相鉴别,准确触诊骶骨对确诊胎方位很重要。在完全臀先露时可触及胎足,通过踇趾的方位可帮助判断是左足还是右足;触及胎足时需与胎手相鉴别(图12-16)。胎臀进一步下降后尚可触及外生殖器,当不完全臀先露触及胎儿下肢时应注意有无脐带同时脱出。

4. 超声检查 除可确诊臀先露外，应尽可能明确臀先露的种类，如单臀先露时超声可探及双膝关节呈伸直状态。同时，臀先露时胎儿畸形率高于头先露，应尽可能探查胎儿有无异常以及胎盘、子宫等有无异常。

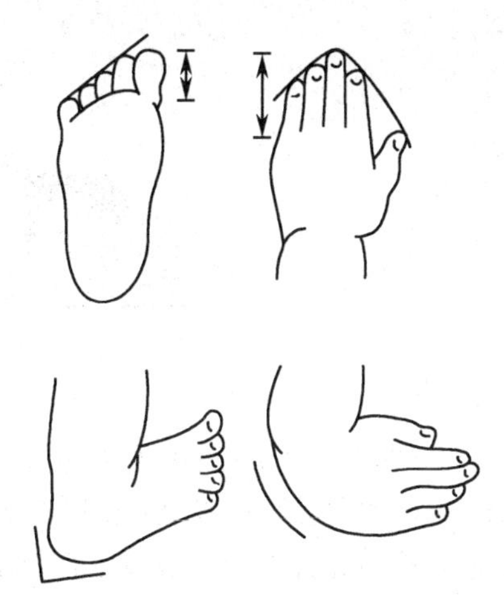
图 12-16 胎足与胎手的区别

【分娩机制】

以骶右前位为例，分述如下：

1. 胎臀娩出 临产后，胎臀以粗隆间径衔接于骨盆入口右斜径上。并不断下降，前臀下降稍快先抵达骨盆，遇到盆底阻力后臀部向母体右前方旋转45°，使前臀转向耻骨联合后方，此时，粗隆间径与母体骨盆出口前后径一致。胎臀继续下降，胎体适应产道侧屈，后臀先自会阴前缘娩出，胎体稍伸直，使前臀在耻骨弓下娩出。胎腿及胎足随胎臀自然娩出或在医生协助下娩出。

2. 胎肩娩出 胎臀娩出后，轻度向左外旋转。随着胎背转向前方，胎儿双肩径衔接在骨盆入口右斜径上，胎肩快速下降，同时前肩向右旋转45°，使双肩径与骨盆出口前后径相一致、前肩转至耻骨弓下，胎体顺产道侧屈，使后肩及后上肢先自会阴前缘娩出，再侧伸使前肩及前上肢从耻骨弓下娩出。

3. 胎头娩出 当胎肩通过会阴时，胎头矢状缝衔接于骨盆入口的左斜径或横径上。当胎头枕骨达骨盆底时，向左前方行内旋转，使枕骨朝向耻骨联合。当枕骨下凹抵达耻骨弓下时，以此处为支点，胎头继续俯屈使颏、面及额部相继自会阴前缘娩出，随后枕骨自耻骨弓下娩出。

【对产程及母儿影响】

1. 对产程的影响 因胎臀周径小于胎头，主要影响宫颈扩张进程，容易发生活跃期延长及停滞。

2. 对母体的影响 臀先露时因胎臀形状不规则，对前羊膜囊压力不均匀，易致胎膜早破，增加产褥感染机会，胎先露部扩张宫颈及刺激宫旁神经丛的张力不如头先露，易导致继发性宫缩乏力及产后出血。无论阴道助产还是剖宫产，均使产妇手术产率增多。

3. 对胎儿及新生儿的影响 臀先露后出胎头时，胎头需变形方可通过骨盆，因此时脐带受压于胎头与宫颈、盆壁间，导致胎儿低氧血症及酸中毒的发生，严重者延续为新生儿窒息。臀先露新生儿出生后1min低Apgar评分率常高于头先露。另外，胎体娩出时宫口未必开全，而此时强行娩出胎头易直接损伤胎头及头颈部神经肌肉，导致颅内出血、臂丛神经损伤、胸锁乳突肌血肿及死产。同时，胎膜早破易致早产及脐带脱垂。臀先露时围产儿死亡率明显高于头先露，约为后者的10倍，可能与胎儿先天畸形、低出生体重、早产及低Apgar评分等均高发相关。

【处理】

1. 妊娠期 妊娠30周前，臀先露多能自行转为头先露，不需处理。若妊娠30周后仍为臀先露应予矫正。矫正方法有：

(1)胸膝卧位：孕妇排空膀胱，松解裤带，胸膝卧位如图12-17所示，2~3次/d，每次15min，连做1周后复查。该体位可使胎臀退出盆腔，以利胎儿借助重心改变自然完成头先露的转位。亦可取胎背对侧侧卧，促进胎儿俯屈转位。

(2)激光照射或艾灸至阴穴(足小趾外侧趾甲角旁0.1寸)，1次/d，每次15~30min，1~2周为一疗程。

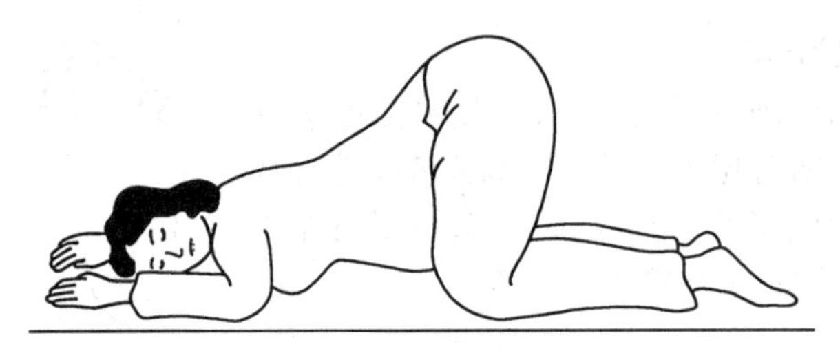

图 12-17 胸膝卧位

(3)外转胎位术:适用于上述方法无效、腹壁松弛的孕妇,宜在妊娠 36~37 周后进行。外转胎位术有诱发胎膜早破、胎盘早剥及早产等危险,应慎用。主要禁忌证包括:胎儿异常(包括发育异常及胎心异常等)、瘢痕子宫、胎膜已破、产程活跃期、前置胎盘及前壁附着胎盘以及羊水过少或过多等。施术必须在有条件行紧急剖宫产术的条件下进行。行外转胎位术前 30min 口服沙丁胺醇 4.8mg,施术时最好在超声及胎心电子监测下进行。孕妇平卧,露出腹壁,查清胎位,听胎心率,操作步骤包括松动胎先露部、转胎动作应轻柔,间断进行。若术中或术后发现胎动频繁而剧烈或胎心率异常应停止转动并退回原胎位观察 30min,如图 12-18 所示。

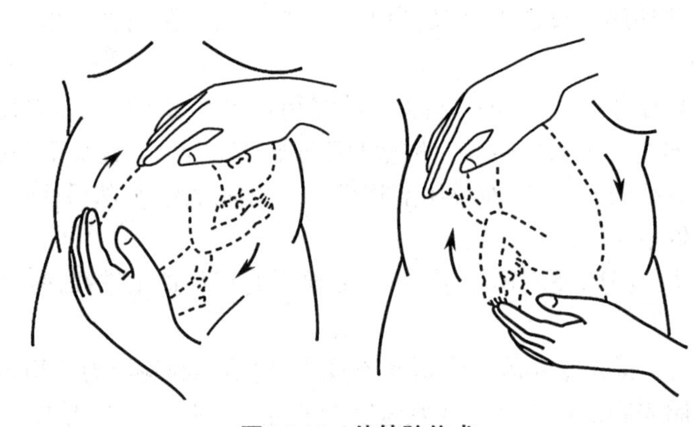

图 12-18 外转胎位术

2. 分娩期 临产初期应根据产妇年龄、胎产次、骨盆类型、胎儿大小、胎儿是否存活及发育是否正常、臀先露类型以及有无并发症等,对分娩方式作出正确判断与选择。

(1)剖宫产:狭窄骨盆、软产道异常、预测胎儿体重 >3 500g 或胎头双顶径 >9.5cm、胎头仰伸位、足先露、高龄初产(elderly primipara)、既往有难产史及新生儿产伤史、胎儿窘迫等,均应行剖宫产。

(2)经阴道分娩:一旦决定经阴道分娩者应作如下处理:

1)第一产程:尽可能防止胎膜过早破裂,产妇取侧卧位,不灌肠、少做肛门检查及阴道检查,不用缩宫素引产。一旦破膜,立即听胎心,检查有无脐带脱垂。如发现有脐带脱垂,宫口未开全,胎心好,应立即行剖宫产抢救胎儿;如无脐带脱垂,继续严密观察胎心及产程进展。当宫缩时在阴道外口见胎足时,不应误认为宫口已开全,此时宫颈口往往仅扩张 4~5cm。为使宫颈扩张充分,应消毒外阴后用无菌巾以手掌在宫缩时堵住阴道口,见图 12-19;使胎儿屈膝屈髋促其臀部下降,起到充分扩张宫颈和阴道的作用,有利于胎儿娩出。在“堵”的过程中,应每隔 10~15min 听胎心一次,并注意宫颈口是否开全。

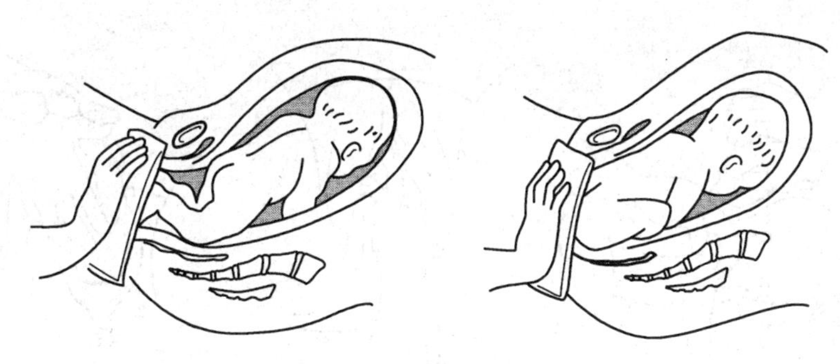

图 12-19　堵臀助宫颈扩张

2）第二产程：接产前应导尿，初产妇应行会阴后-侧切开术。有3种分娩方式。①自然分娩：胎儿自然娩出，极少见，仅见于经产妇、胎儿小、宫缩强、骨产道宽大者。②臀助产术：胎臀自然娩出至脐部后，由接产者协助胎肩及胎头娩出（图 12-20、图 12-21），即术者右手握持上提胎儿双足，使胎体向上侧屈后肩显露于会阴前缘，术者左手示指、中指伸入阴道顺胎儿后肩及上臂滑行屈其肘关节，使上举胎手按洗脸样动作顺胸前滑出阴道。同时后肩娩出，再向下侧伸胎体使前肩自然由耻骨弓下娩出，此为滑脱法助娩胎肩。也可用双手握持胎臀，逆时针方向旋转胎体同时稍向下牵拉，先将前肩娩出于耻骨弓下，再顺时针方向旋转娩出后肩，此为旋转胎体法助娩胎肩。胎肩及上肢全部娩出后，将胎背转向前方，胎体骑跨在术者左前臂上，同时术者左手中指伸入胎儿口中，示指及环指扶于两侧上颌骨，术者右手中指压低胎头枕骨助其俯屈，示指和环指置于胎儿两侧锁骨上（避开锁骨上窝），先向下方牵拉至胎儿枕骨结节抵于耻骨弓下时，再将胎体上举，以枕部为支点，使胎儿下颏、口、鼻、眼及额相继娩出。上述方式助娩胎头困难时，可用后出胎头产钳术助产分娩。产钳助娩可避免用手强力牵拉所致的胎儿颈椎脱臼、锁骨骨折及胸锁乳突肌血肿等损伤，但需将产钳头弯扣在枕颏径上，并使胎头充分俯屈后娩出。③臀牵引术：胎儿全部由接产者牵拉娩出，一般情况下因胎儿损伤大应禁用。

臀位分娩时应注意：脐部娩出后一般应于8min内结束分娩，以免因脐带受压而致死产；胎头娩出时不应猛力牵拉，以防胎儿颈部过度牵拉造成臂丛神经损伤及颅骨剧烈变形引起大脑镰及小脑幕等硬脑膜撕裂而致颅内出血。

3）第三产程：应积极抢救新生儿窒息及预防产后出血。行手术操作及有软产道损伤时，应及时检查并缝合，给予抗生素预防感染。

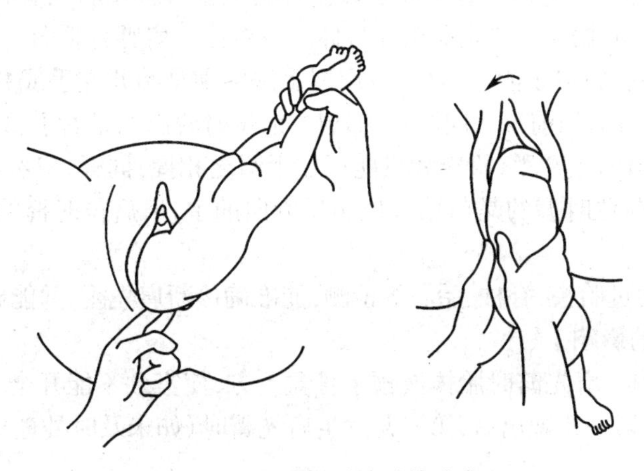

图 12-20　臀位助产助娩胎肩

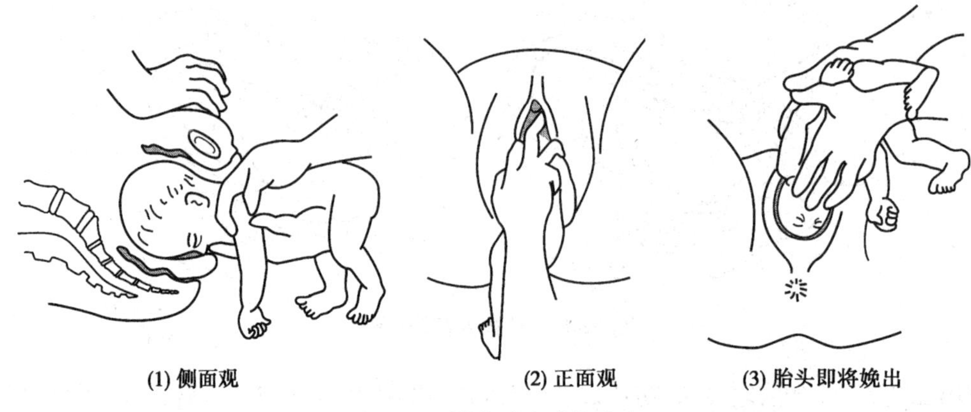

(1) 侧面观　(2) 正面观　(3) 胎头即将娩出

图 12-21 臀位助产助娩胎头

七、肩 先 露

胎先露部为肩，称为肩先露（shoulder presentation）。此时胎体纵轴与母体纵轴相垂直，胎体横卧于骨盆入口之上。占妊娠足月分娩总数的 0.25%。以肩胛骨为指示点，有肩左前、肩左后、肩右前、肩右后 4 种胎方位。

【原因】

与臀先露相类似，但不完全相同。主要见于：①多产妇腹壁过度松弛，如悬垂腹时子宫前倾使胎体纵轴偏离骨产道，斜向一侧或呈横产式；②未足月胎儿，尚未转至头先露时；③胎盘前置，阻碍胎体纵轴衔接；④子宫畸形或肿瘤，阻碍胎头衔接；⑤羊水过多；⑥骨盆狭窄。

【诊断】

1. 腹部检查　子宫呈横椭圆形，子宫底高度低于妊娠周数，宫底部触不到胎头或胎臀，耻骨联合上方空虚；宫体横径增宽，一侧触到胎头，另侧触到胎臀。肩前位时，胎背朝向母体腹壁，触之平坦；肩后位时，胎儿肢体朝向母体腹壁，触及不规则的小肢体。在脐周两侧胎心听诊最清晰。

2. 肛门检查及阴道检查　肩先露时肛门检查很难查清胎先露内容，确切的判断需在胎膜已破、宫口开大的情况下行阴道检查方能确诊。阴道检查可触及胎儿肩胛骨、肋骨及腋窝等，腋窝尖端指向胎儿头端，据此可决定胎头在母体左或右侧。肩胛骨朝向后方为肩后位，朝向前方为肩前位。若胎手已脱出于阴道口外，可用握手法鉴别是胎儿左手或右手。通过握手法也可帮助判断胎方位。可运用前反后同原则：如肩左前位时脱出的是右手，只能与检查者的右手相握；肩左后位时脱出的是左手，检查者只能用左手与之相握；同样，肩右前位时握左手，肩右后位时握右手，即肩前位时握的是与胎方位相反方向的手，肩后位时握的是与胎方位同方向的手。

3. 超声检查　通过胎头、脊柱、胎心等检测，能准确诊断肩先露，并能确定具体胎方位。

【对产程及母儿的影响】

1. 对产程的影响　肩先露时胎体嵌顿于骨盆上方，使宫颈不能开全，产程常停滞于活跃期早期。若双胎妊娠第一儿娩出后，第二儿发生肩先露时（如未及时处理），可致第二产程延长及胎先露部下降停滞。

2. 对母体的影响 肩先露很难有效扩张子宫下段及宫颈内口，易致宫缩乏力；对前羊膜囊压力不均又易导致胎膜早破，破膜后宫腔容积缩小，胎体易被宫壁包裹、折叠；随着产程进展胎肩被挤入骨盆入口，胎儿颈部进一步侧屈使胎头折向胎体腹侧，嵌顿在一侧髂窝，胎臀则嵌顿在对侧髂窝或折叠在宫腔上部，胎肩先露侧上肢脱垂入阴道，形成忽略性（嵌顿性）肩先露（图 12-22），直接阻碍产程进展，导致产程停滞。此时若宫缩过强，可形成病理缩复环，有子宫破裂的危险。嵌顿性肩先露时，妊娠足月无论活胎或死胎均无法经阴道自然娩出，因此增加母体手术产及术中术后出血、感染等机会，是对母体最不利的胎位。

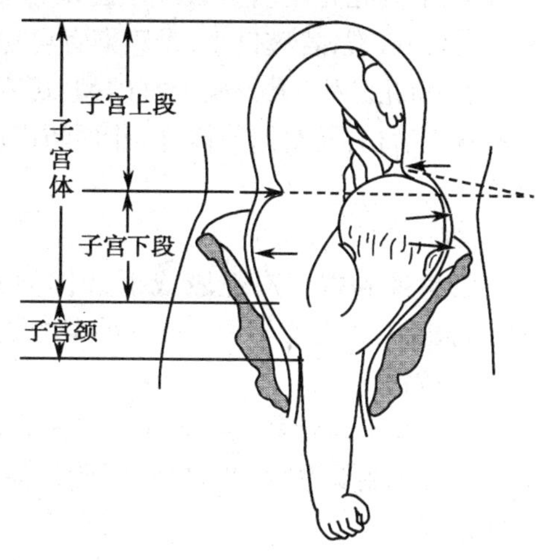

图 12-22 嵌顿性肩先露及病理缩复环

3. 对胎儿的影响 胎先露部不能有效衔接，若胎膜早破可致脐带及上肢脱垂，直接增加胎儿窘迫甚至死产机会。妊娠足月活胎均需手术助产，若处理不及时，形成嵌顿性肩先露时，增加手术助产难度，使分娩损伤机会增加。肩先露也是对胎儿最不利的胎位。

【处理】

1. 妊娠期 定期产前检查，发现肩先露应纠正，纠正方法同臀先露。若纠正未遂，应提前住院待产。

2. 分娩期 应根据胎产次、胎儿大小、胎儿是否存活、宫颈扩张程度、胎膜是否破裂以及有无并发症等，综合判断决定分娩方式。

(1)初产妇足月活胎：无论宫口扩张程度及胎膜是否破裂，应行剖宫产术。

(2)经产妇足月活胎：一般情况下首选剖宫产分娩；若胎膜已破，羊水未流尽，宫口开大 5cm 以上，胎儿不大，亦可在全身麻醉下行内转胎位术（图 12-23），以臀先露分娩。

(3)双胎妊娠足月活胎：双胎妊娠阴道分娩时，第一胎儿娩出后未及时固定第二胎儿胎位，由于宫腔容积骤减使第二胎儿变成肩先露时，应立即行内转胎位术，使第二胎儿转成臀先露娩出。

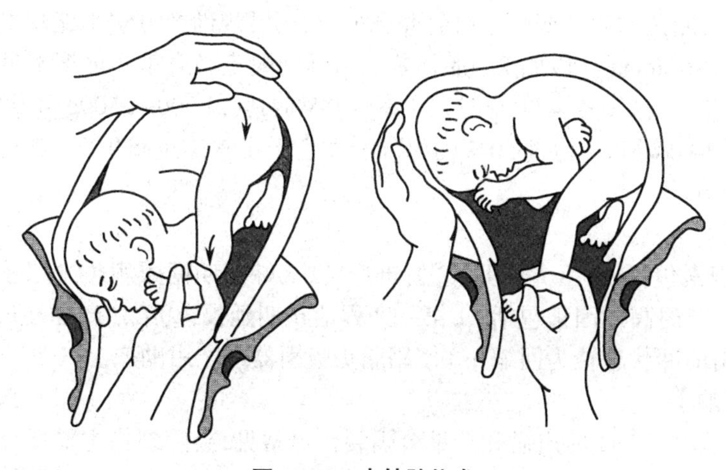

图 12-23 内转胎位术

(4) 出现先兆子宫破裂或子宫破裂征象：不论胎儿死活，为抢救产妇生命，均应行剖宫产术；子宫已破裂，若破口小、无感染者可保留子宫行破口修补术，否则应切除子宫。

(5) 胎儿已死、无先兆子宫破裂：可在全麻下行断头术或除脏术。术后常规检查宫颈等软产道有无裂伤，及时给予修补，并预防产后出血及产褥感染。

八、复合先露

胎头或胎臀伴有上肢或下肢作为先露部同时进入骨盆入口，称为复合先露（compound presentation）。以胎头与一手或一前臂的复合先露多见，常发生于早产者。发生率为0.08%~0.1%。

【原因】

胎先露部与骨盆入口未能完全嵌合留有空间时，均可使小肢体滑入骨盆而形成复合先露。常见原因有胎头高浮、骨盆狭窄、胎位异常、早产、羊水过多及双胎妊娠等。

【诊断】

常因产程进展缓慢行阴道检查时发现。以头手复合先露最常见（图 12-24），应注意与臀先露及肩先露相鉴别。

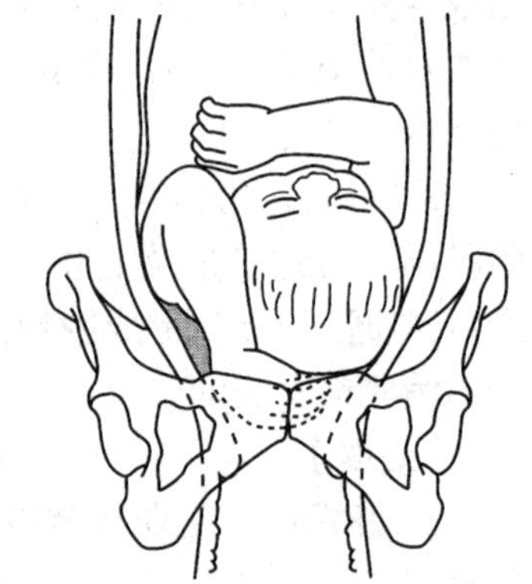

图 12-24 胎儿头手复合先露

【处理】

发现复合先露时，首先应排除头盆不称。确认无头盆不称，让产妇向脱出肢体的对侧侧卧，肢体常可自然回缩。若复合先露均已入盆，也可待宫口近开全或开全后，上推还纳脱出肢体，然后经腹部加压宫底助胎头下降经阴道分娩；若还纳失败阻碍胎头下降时，宜行剖宫产分娩。若胎臀并手复合先露，一般不影响分娩，无需特殊处理。若头盆不称或伴有胎儿窘迫征象，应尽早行剖宫产。

（王善凤　王寒明）

第四节 肩 难 产

胎头娩出后，胎儿前肩被嵌顿于耻骨联合上方，用常规助产方法不能娩出胎儿双肩者称为肩难产（shoulder dystocia）。以胎头 - 胎体娩出时间间隔定义肩难产证据不足。其发生率因胎儿体重而异，胎儿体重 2 500~4 000g 时发生率为 0.3%~1%，4 000~4 500g 时发生率为 3%~12%，≥ 4 500g 为 8.4%~14.6%。超过 50% 的肩难产发生于正常体重新生儿，因此无法准确预测和预防。

【高危因素】

产前高危因素包括：①巨大胎儿；②肩难产史；③妊娠期糖尿病；④过期妊娠；⑤孕妇骨盆解剖结构异常。产时高危因素包括：①第一产程活跃期延长；②第二产程延长伴"乌龟征"（胎头娩出后胎头由前冲状态转为回缩）；③使用胎头吸引器或产钳助产。

【对母儿影响】

1. 对母体影响　①产后出血和严重会阴裂伤最常见，会阴裂伤主要指会阴Ⅲ度及Ⅳ度裂伤；②其他并发症包括阴道裂伤、宫颈裂伤、子宫破裂、生殖道瘘和产褥感染等并发症。

2. 对新生儿影响 ①臂丛神经损伤最常见，其中2/3为Duchenne-Erb麻痹，由第5、6颈神经根受损引起。多数为一过性损伤。除了助产损伤以外，肩难产时产妇的内在力量对胎儿不匀称的推力也是造成臂丛神经损伤的原因。②其他并发症还包括新生儿锁骨骨折、肱骨骨折、新生儿窒息，严重时可导致新生儿颅内出血、神经系统异常，甚至死亡。

【诊断】

一旦胎头娩出后，胎颈回缩，胎儿颏部紧压会阴，胎肩娩出受阻，除外胎儿畸形，即可诊断为肩难产。

【处理】

缩短胎头 - 胎体娩出间隔，是新生儿能否存活的关键。应做好新生儿复苏抢救准备。

1. 请求援助和会阴切开 一旦诊断肩难产，立即召集有经验的产科医师、麻醉医师、助产士和儿科医师到场援助。同时进行会阴切开或加大切口，以增加阴道内操作空间。

2. 屈大腿法(McRoberts法) 让产妇双腿极度屈曲贴近腹部，双手抱膝，减小骨盆倾斜度，使腰骶部前凹变直，骶骨位置相对后移，骶尾关节稍增宽，使嵌顿在耻骨联合上方的前肩自然松解，同时助产者适当用力向下牵引胎头而娩出前肩。

3. 耻骨上加压法 助产者在产妇耻骨联合上方触到胎儿前肩部位并向后下加压，使双肩径缩小，同时助产者轻柔牵拉胎头，两者相互配合持续加压与牵引，切忌使用暴力。经过该操作方法，超过50%的肩难产得到解决。

4. 旋肩法(Woods法) 助产者以示、中指伸入阴道紧贴胎儿后肩的背面，将后肩向侧上旋转，助产者协助将胎头同方向旋转，当后肩逐渐旋转至前肩位置时娩出。操作时胎背在母体右侧用左手，胎背在母体左侧用右手。经过该操作方法，超过95%的肩难产在4min内得到解决。

5. 牵后臂娩后肩法 助产者的手沿骶骨伸入阴道，握住胎儿后上肢，使其肘关节屈曲于胸前，以洗脸的方式娩出后臂，从而协助后肩娩出。切忌抓胎儿的上臂，以免肱骨骨折。

6. 四肢着地法 产妇翻转至双手和双膝着地，重力作用或这种方法产生的骨盆径线的改变可能会解除胎肩嵌塞状态。在使用以上操作方法时，也可考虑使用此体位。

当以上方法均无效时，还可以采取一些较为极端的方法，包括胎头复位法(Zavanelli法)、耻骨联合切开、断锁骨法，预后可能不良，需严格掌握适应证谨慎使用。

（郭琳琳）

第十三章 分娩期并发症

第一节 产后出血

胎儿娩出24h内失血量超过500mL,称为产后出血(postpartum hemorrhage,PPH)。产后出血80%发生在产后2h内,是分娩期严重并发症,居我国产妇死亡原因的首位。其发病率占分娩总数的2%~3%;由于收集和测量失血的主观因素较大,估计失血量往往偏少,实际发病率更高。产后出血分为早期产后出血和晚期产后出血。

【病因】

引起产后出血的主要原因依次为子宫收缩乏力、胎盘因素、软产道裂伤、及凝血功能障碍。上述因素可以合并存在,也可以互为因果。

1. 子宫收缩乏力(uterine atony) 是产后出血最常见的原因,约占70%。正常情况下,胎儿娩出后,子宫肌纤维收缩对肌束间的血管起到有效的压迫作用,同时可使胎盘剥离面迅速缩小,其周围的螺旋小动脉得到生理性结扎,出血被有效控制。任何影响子宫平滑肌收缩和缩复功能的因素,均可引起产后出血。常见的因素有:

(1)全身因素:产妇对分娩缺乏足够信心,恐惧紧张,或合并慢性全身性疾病体质虚弱等,可以引起宫缩不协调或宫缩乏力,此种情况在临产后常需要使用镇静剂及麻醉剂等,将加重产后宫缩乏力而引起产后出血。

(2)产科因素:产程过长造成产妇极度疲劳;子痫前期(重度)、前置胎盘、胎盘早剥尤其是存在子宫胎盘卒中者,以及严重贫血、宫腔感染等产科并发症及合并症使子宫肌纤维水肿、渗血而引起子宫收缩乏力。

(3)子宫因素:子宫肌纤维发育不良,如子宫畸形或子宫肌瘤等。羊水过多、巨大儿及多胎妊娠使子宫肌纤维过度伸展,产后肌纤维缩复能力差,多次分娩而致子宫肌纤维受损,均可引起子宫收缩乏力。

2. 胎盘因素 占产后出血原因的20%左右,常与子宫收缩乏力同时存在。根据胎盘剥离情况,胎盘滞留、胎盘粘连及部分胎盘和/或胎膜残留均可影响宫缩,造成产后出血。

(1)胎盘滞留(retained placenta):胎盘在胎儿娩出后30min仍未排出者称胎盘滞留。可能为宫缩剂使用不当或粗暴按摩子宫等,刺激产生痉挛性宫缩,在子宫上、下段交界处或宫颈外口形成收缩环,将剥离的胎盘嵌顿于宫腔引起胎盘滞留;宫缩乏力或因膀胱充盈压迫子宫下段,也可导致已剥离的胎盘滞留宫腔,妨碍宫缩引起产后出血,进而引起宫腔增大并加重宫缩乏力,如果不及时处理则形成恶性循环并导致严重后果。

(2)胎盘植入(placenta increta):指胎盘绒毛侵入子宫肌层。植入部分不能自行剥离,人工剥离时会损伤子宫肌层导致严重出血。胎盘植入是产科严重的并发症之一。人工流产、引产、剖宫产、产褥感染、前置胎盘、高龄被认为是导致胎盘植入的高危因素。

根据绒毛侵入子宫肌层的深度可分为:胎盘粘连(placenta accreta):系绒毛直接黏附于子宫肌层,有完全性与部分性两种。胎盘植入:绒毛侵入子宫肌壁间,植入部分不能自行剥离。穿透性胎盘(placenta percreta):绒毛侵入子宫肌层并穿透子宫肌壁直达浆膜。人工剥离胎盘时找不到子宫壁与胎盘边缘可分离的界线,多为完全植入性胎盘,如部分性植入胎盘则未植入部分剥离容易,但植入部分无法剥离。

(3)胎盘部分残留(retained placenta fragment):多为部分胎盘小叶、副胎盘或胎膜残留于宫腔影响子宫收缩,产生出血。

3. 软产道裂伤　包括会阴、阴道、宫颈及子宫下段裂伤。常见因素:外阴组织弹性差,有炎症改变,急产、产力过强,巨大儿,阴道手术助产,软产道检查不仔细,遗漏出血点,缝合、止血不彻底等。

4. 凝血功能障碍　常见原因有胎盘早剥、羊水栓塞、死胎及妊娠期高血压疾病等,少数由原发性血液疾病或重症病毒性肝炎等引起。重者可引起弥散性血管内凝血(DIC)。

【临床表现】

胎儿娩出后阴道大量流血及失血性休克是产后出血的主要临床表现。

1. 阴道流血　胎儿娩出后立即发生阴道流血,色鲜红,应考虑为软产道裂伤;有阴道疼痛而阴道流血不多,应考虑隐匿性软产道损伤,如阴道血肿;胎儿娩出后数分钟出现阴道流血,色暗红,应考虑胎盘因素;胎盘娩出后阴道流血较多,应考虑子宫收缩乏力或胎盘、胎膜残留;胎儿娩出后阴道持续流血,且血液不凝,应考虑凝血功能障碍。

2. 休克　出现烦躁、皮肤苍白湿冷、脉搏细数、脉压缩小时,产妇可能已处于休克早期。

【诊断】

1. 对失血量的正确测量和估计　根据病史、阴道流血出现的时间、出血特点、血液是否能自凝及产程中的表现,一般诊断不困难。关键在于对失血量的正确测量和估计。临床上常用的估计失血量的方法有:

(1)容积法:用产后接血容器收集血液后,放入量杯测量失血量。

(2)称重法:失血量(mL)=[胎儿娩出后接血敷料湿重(g)-接血前敷料干重(g)]/1.05(血液比重 g/mL)

(3)面积法:接血纱布单层(干)每 $50cm^2$ 血湿面积约等于 1mL 血液(为粗略估计)。

(4)休克指数法(shock index,SI):SI=脉率/收缩压(mmHg),SI=0.5 为正常;SI=1 时为轻度休克;SI=1.0~1.5 时,失血量为全身血容量的 20%~30%;SI=1.5~2.0 时,失血量占 30%~50%;SI>2.0,为重度休克,失血量约 50%。

2. 失血原因的诊断

(1)子宫收缩乏力:胎盘娩出后,子宫体肌纤维收缩无力,表现为阴道阵发暗红色血液流出,检查发现宫体软,轮廓不清,有的因宫腔积血而增大,宫底升高,按摩和挤压宫底时,可有大量血液和血块流出。及时去除病因,按摩子宫或应用宫缩剂后,子宫变硬,阴道出血量减少可确诊。

(2)胎盘因素:胎盘在胎儿娩出后 10~15min 内未娩出,并有大量阴道流血,应考虑胎盘因素。胎盘娩出前有较多的出血,徒手取出胎盘后,出血停止者为胎盘滞留出血。如检查取出的胎盘、胎膜有缺损、胎儿面有断裂的血管，且阴道仍流血者为胎盘残留出血。如胎盘需徒手剥离或刮宫后才能取出者为胎盘粘连。如徒手无法剥离取出者应考虑为植入性胎盘。

(3)软产道损伤：宫腔排空后，宫缩良好，阴道仍有鲜红血液持续流出，应仔细检查宫颈、阴道及会阴是否有裂伤。宫颈裂伤多在两侧，也可能呈花瓣样，若裂伤较重，波及宫颈血管时，则会产生大量出血，宫颈裂伤严重者可裂至子宫下段；阴道裂伤多在阴道侧壁、后壁和会阴部，多呈不规则裂伤。若阴道裂伤波及深层组织，由于血运丰富，可引起严重出血。此时宫缩良好。阴道检查可明确裂伤的部位及裂伤的严重程度；按会阴裂伤的程度可分为4度，Ⅰ度系指会阴皮肤及阴道入口黏膜撕裂，一般出血不多；Ⅱ度系指裂伤已达会阴体筋膜及肌层，累及阴道后壁黏膜，甚至阴道后壁两侧沟向上撕裂，裂伤可不规则，使原解剖组织不易辨认，出血较多。Ⅲ度系肛门外括约肌已断裂，直肠黏膜尚完整。Ⅳ度裂伤指肛门、直肠和阴道完全贯通，直肠肠腔外露，组织损伤严重，出血可不多。

(4)凝血功能障碍性：宫缩良好，产道无损伤，产妇持续阴道流血，血液不凝，止血困难，可伴有全身多部位出血或瘀斑，根据病史、血小板计数、纤维蛋白原、凝血酶原时间等凝血功能检测可作出诊断。

【处理】

处理原则为针对病因，迅速止血，补充血容量、纠正休克及防治感染。

1. 子宫收缩乏力性　加强宫缩是最迅速有效的止血方法。

(1)去除引起宫缩乏力的原因：改善全身状况，导尿缓解膀胱过度充盈。

(2)按摩子宫：腹部按摩子宫是最简单有效的促使子宫收缩以减少出血的方法(图13-1)。术者一手拇指与其余四指分开，在下腹部均匀有节律地按摩并压迫宫底，出血停止后，还须间歇性按摩，以防子宫再度松弛出血。必要时需要双手按摩子宫，可置一手于阴道前穹窿，顶住子宫前壁，另有一手在腹部按压子宫后壁，同时进行按摩。按摩手法应轻柔、有节奏地进行，切忌持续长时间过度用力按摩而损伤子宫肌肉。

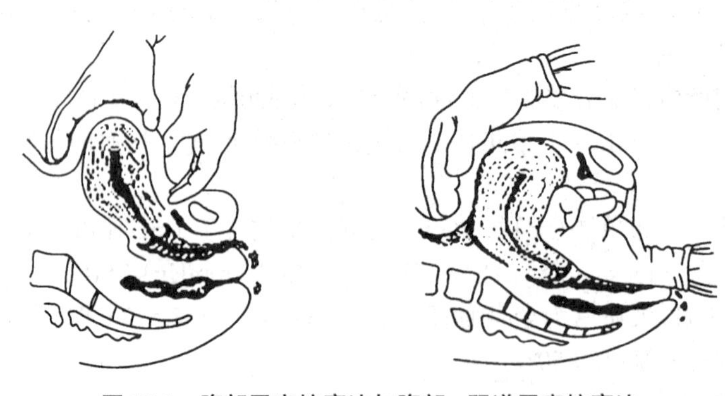

图13-1　腹部子宫按摩法与腹部-阴道子宫按摩法

(3)宫缩剂：①缩宫素10U肌内注射、子宫肌层或宫颈注射，或10U加入0.9%生理盐水500mL静脉滴注，给药速度应根据患者子宫收缩和出血情况调整。静脉滴注能立即起效，但半衰期短，故需持续静脉滴注。②前列腺素类药物如米索前列醇(misoprostol)200μg舌下给药。

(4)宫腔填塞：以上治疗无效时，为保留子宫，可行宫腔填塞纱布压迫止血(图13-2)。助手于腹部固定子宫，术者持卵圆钳将特制脱脂棉纱布条填入宫腔，注意自宫底及两侧角向宫腔填塞，要塞紧填满，不留空隙（图 13-2）。如出血停止，纱条可于 24h 后取出。填塞后需用抗生素预防感染，取出前应注射宫缩剂。也可应用球囊放置宫腔压迫止血。

（5）子宫压缩缝合术：常用 B-Lynch 缝合法，适于手法按摩和宫缩剂无效并有可能切除子宫的患者（图 13-3）。先试用两手加压观察出血量是否减少以估计 B-Lynch 缝合成功止血的可能性，应用可吸收线缝合（图 13-3）。B-Lynch 术后并发症的报道较为罕见，但有感染和组织坏死的可能，应掌握手术适应证。

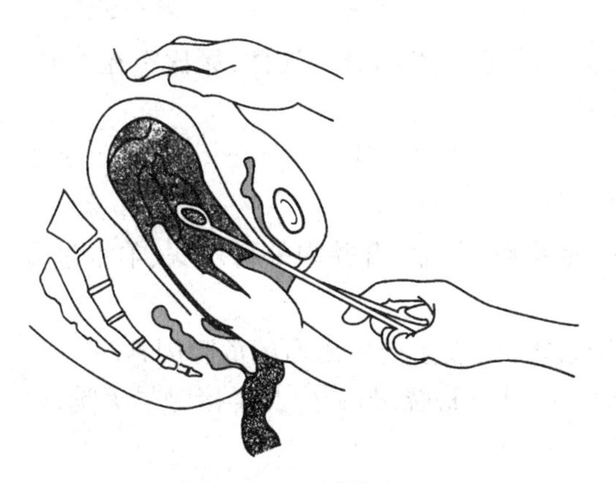

图 13-2　宫腔填塞

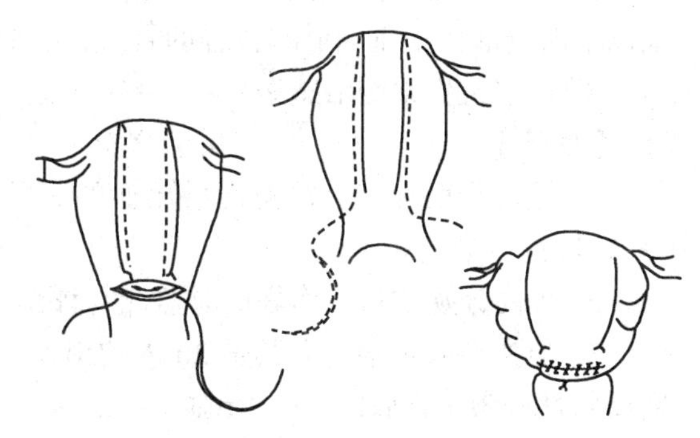

图 13-3　子宫压缩缝合法

（6）结扎盆腔血管：妊娠时 90% 的子宫血流经过子宫动脉，结扎双侧上、下行支及髂内动脉，出血多被控制。以上措施均可保留子宫，保留生育功能。

（7）经导管动脉栓塞术：局麻下经皮从股动脉插管造影，向髂内动脉或子宫动脉注射一种能被吸收的栓塞剂，从而达到止血目的。操作所耗时间与操作者熟练程度有关。

（8）子宫切除：各种止血措施无明显效果，出血未能控制，为挽救产妇生命，可在输血、抗休克的同时，即行子宫次全或全子宫切除术。

2. 胎盘因素

（1）胎盘滞留或胎盘胎膜残留：胎儿娩出后超过 30min，虽经一般处理胎盘仍未剥离，或伴大出血者，应尽快徒手剥离胎盘。胎盘剥离后，检查胎盘胎膜有残留者，可用大刮匙轻轻搔刮清除。若胎盘已经完全剥离但嵌顿于宫腔内，宫颈口紧、挛缩，可以在麻醉状态下徒手取出。

（2）胎盘植入或胎盘穿透：已明确胎盘植入者，不要强行钳夹或刮宫以免引起致命性产后大出血。可以根据胎盘植入面积大小及所在医院条件选择宫腔填塞纱布压迫止血、水囊压迫止血、子宫动脉或髂内动脉结扎或栓塞止血，如果出血过多且经上述方法止血无效，为挽救产妇生命应及时选择子宫次全或全子宫切除术。

3. 软产道损伤　在充分暴露软产道的情况下，查明裂伤部位，注意有无多处裂伤。缝合时尽量恢复原解剖关系，并应超过撕裂顶端 0.5cm 缝合。裂伤超过 1cm，即使无活动出血，也应当进行缝合。血肿应切开，清除积血，缝扎止血或碘仿纱条填塞血肿压迫止血，24~48h 后取出。

4. 凝血功能障碍　应首先排除其他因素所致产后出血。尽快输血、血浆、血小板、补充相应的凝血因子等。若并发 DIC，按 DIC 处理。

5. 防治休克

(1)发生产后出血时,应在止血的同时,酌情输液、输血,注意保温,给予适量镇静剂等,以防休克发生。

(2)出现休克后救治关键在于尽早去除休克病因,建立有效静脉通路,及时补充晶体平衡液及血液、新鲜冰冻血浆等,尽快恢复有效的组织灌注,以改善组织细胞的氧供,重建氧的供需平衡和恢复正常的细胞功能。

(3)血压仍低时可应用升压药及肾上腺皮质激素,改善心肾功能。

(4)监测血气,及时纠正酸中毒。

(5)监测尿量,防治肾衰竭。如尿量 <25mL/h,尿比重高,应及时补充液体,尿比重在 1.010 或以下时输液要慎重,利尿时需同时注意高血钾情况。

(6)广谱抗生素防治感染。

【预防】

1. 重视产前保健 注意产后出血的高危因素,如高龄、贫血、合并内外科疾病、羊水过多等,做好抢救措施。

2. 提高分娩质量 作好产时监测与评估,正确处理产时发生产后出血的危险因素。

3. 加强产后观察 尤其是 2h 内的出血。鼓励产妇排空膀胱,与新生儿早接触早吸吮,以便反射性刺激子宫收缩,减少出血。

第二节 羊 水 栓 塞

羊水栓塞(amniotic fluid embolism)是指在分娩过程中羊水突然进入母体血液循环引起急性肺栓塞、过敏性休克、弥散性血管内凝血(DIC)、肾功能衰竭或猝死的严重的分娩期并发症。发病率为 1∶20 000,死亡率高达 60% 以上。近年研究认为,羊水栓塞主要是过敏反应,是羊水进入母体循环后,引起母体对胎儿抗原产生的一系列过敏反应,故建议命名为“妊娠过敏反应综合征”。

【病因】

羊水栓塞多发生在产时或破膜时,亦可发生于产后,多见于足月产,但也见于中期引产或钳刮术中,大多发病突然,病情凶险。羊水栓塞的发生通常需要具备以下基本条件:羊膜腔内压力增高(子宫收缩过强或强直性子宫收缩);胎膜破裂(其中 2/3 为胎膜早破,1/3 为胎膜自破);宫颈或宫体损伤处有开放的静脉或血窦。常见诱因:高龄初产或多产妇;胎膜早破或人工破膜史;宫缩过强或缩宫素(催产素)应用不当;胎盘早剥、前置胎盘、子宫破裂或手术产等。

【病理生理】

1. 肺动脉高压 羊水中存在来自胎儿的微粒物质,一旦进入母体血液循环,则微粒物质栓塞造成小血管机械性阻塞,这些微粒物质还具有化学介质性质,能刺激肺间质细胞释放前列腺素 $F_{2\alpha}$、白三烯及 5- 羟色胺等血管活性物质使肺血管发生痉挛,致肺动脉压升高,同时羊水中的有形物质激活凝血过程,使肺毛细血管内形成弥散性血栓,进一步阻塞肺小血管。肺动脉高压加重右心负荷,出现充血性右心衰竭,而左心房回心血量减少,致左心搏出量明显减少,引起周围血液循环衰竭,血压下降,出现休克,甚至死亡。

2. 过敏性休克 羊水成分为致敏原,作用于母体引起Ⅰ型变态反应,导致过敏性休克。

3. 炎症损伤 羊水栓塞所致的炎性介质系统的突然激活,引起类似于全身炎症反应综合征（SIRS）。

4. 弥散性血管内凝血（DIC） 是羊水栓塞的临床特点之一，甚至是唯一的临床表现，也常是最终死亡的主要原因。羊水中含大量促凝物质类似于组织凝血活酶，进入母血后易在血管内产生大量的微血栓，消耗大量凝血因素及纤维蛋白原；同时炎性介质和内源性儿茶酚胺大量释放，触发凝血级联反应，导致 DIC。

【临床表现】

1. 典型临床表现 可分为三个渐进阶段：

(1) 心肺功能衰竭和休克：在分娩过程中，尤其是刚刚破膜不久，产妇突然发生寒战、呛咳、气急、烦躁不安等症状，随后出现发绀、呼吸困难、心率加快、抽搐、昏迷、血压下降，出现循环衰竭和休克状态。肺部听诊可闻及湿啰音，若有肺水肿，患者可出现咯血性泡沫状痰。有的产妇突然惊叫一声或打一次哈欠后血压迅即下降甚至消失，并在几分钟内死亡。

(2) 出血：表现为血液不凝固，大量阴道流血，切口及针眼渗血，全身皮肤黏膜出血，有时可有消化道或泌尿道大量出血。

(3) 急性肾衰竭：本病使母体多脏器受累，对心脏和肾的影响最为严重。患者出现少尿、无尿和尿毒症的表现。肾缺血及 DIC 前期形成的血栓堵塞肾内小血管，引起肾脏缺血、缺氧，导致肾脏器质性损害。

羊水栓塞临床表现的三个阶段通常是按顺序出现，但有时也可不完全出现。

2. 不典型临床表现 有些患者症状隐匿，病情进展慢，临床表现并不典型。一般症状较轻，缺乏呼吸循环系统症状；有些患者在分娩过程中出现一过性呛咳、寒战、血压下降等并很快缓解，不易引起注意，随后才出现凝血功能障碍及休克症状。

【诊断】

发病迅猛，常来不及作相关实验室检查患者已经死亡，因此早期诊断极其重要。

1. 症状与病史 可发生于胎膜破裂后、分娩时或分娩后，以及在缩宫素静脉滴注引产或在中孕钳刮等情况下，出现如下不能用其他原因解释的情况：突然血压下降或心脏骤停；急性缺氧、呼吸困难、发绀、迅速休克；凝血功能障碍或无法解释的严重出血。上述情况一旦发生，应临床诊断羊水栓塞，并即刻进入抢救程序，同时做相关辅助检查。

2. 辅助检查

(1) 血涂片查找羊水有形物质：镜检见到羊水有形成分，可诊断为羊水栓塞。

(2) 床旁胸部 X 线摄片：可见双肺弥漫性点状或片状浸润性阴影，沿肺门周围分布，伴有右心扩大。

(3) 床旁心电图或心脏彩色多普勒超声检查：提示右心房、右心室扩张，左室缩小，左心排出量减少及心肌劳损等。

(4) 与 DIC 有关的实验室检查：提示凝血功能障碍。

(5) 尸检：可见肺水肿、肺泡出血，主要脏器如肺、心、脑等血管及组织或心脏内血液离心后镜检查到羊水有形物质。

【处理】

一旦怀疑羊水栓塞，即刻抢救。治疗原则：抗过敏、纠正呼吸循环功能衰竭，改善低氧血症、抗休克、防止 DIC 肾衰竭发生。

1. 抗过敏、解除肺动脉高压，改善低氧血症

(1) 改善低氧血症：应保持呼吸道通畅，面罩或气管插管正压给氧，必要时行气管切开。供

氧可减轻肺水肿,改善脑及其他组织脏器缺氧。

(2)抗过敏:出现过敏性休克应立即应用大剂量肾上腺糖皮质激素抗过敏、稳定溶酶体,保护细胞。常选用氢化可的松 200mg 加入 5% 葡萄糖液 50~100mL 中快速静脉滴注,再用 300~800mg 加入 5% 葡萄糖液 500mL 中静脉滴注,500~1 000mg/d。也可用于地塞米松 20mg 加入 25% 葡萄糖液中静脉推注后,再 20mg 加入 5% 葡萄糖液中静脉滴注。

(3)解除肺动脉高压:应用解痉药尽早解除肺动脉高压,才能根本改善缺氧,预防急性右心衰竭、末梢循环衰竭和急性呼吸衰竭。常用药物有:①罂粟碱:对冠状血管和肺、脑血管均有扩张作用,是解除肺动脉高压的理想药物。剂量为 30~90mg 加入 25% 葡萄糖液 20mL,缓慢静脉推注,日量不超过 300mg,与阿托品同时应用效果更好。②阿托品:可阻断迷走神经反射引起的肺血管及支气管痉挛,改善微循环。剂量为 1mg,加入 25% 葡萄糖液 20mL,缓慢静脉推注,每 10~15min1 次,至症状好转。③氨茶碱:具有解除肺血管痉挛,扩张冠状动脉及利尿作用,还有解除支气管平滑肌痉挛作用。剂量为 0.25g 加入 25% 葡萄糖液 20mL,缓慢推注。④酚妥拉明:解除肺血管痉挛,消除肺动脉高压,剂量为 10mg 加入 10% 葡萄糖液 100mL,以 0.3mg/min 静脉滴注。

2. 抗休克　羊水栓塞引起的休克比较复杂,与过敏、肺源性、心源性及 DIC 等多种因素有关。故处理时必须综合考虑。

(1)补充血容量:应尽早、尽快补充新鲜血及血浆。扩容多用低分子右旋糖酐 500~1 000mL,静脉滴注。有条件者最好用肺动脉漂浮导管,测定肺毛细管楔压(PCWP),边监测心脏负荷边补充血容量。如无条件测量 PCWP,可根据中心静脉压指导输液。无论用哪种监护方法,都应在插管的同时抽血 5mL,寻找羊水成分,并作有关 DIC 实验室检查。

(2)升压药物:休克症状急骤而严重或血容量虽已补足但血压仍不稳定者,可选用血管活性药物,常用多巴胺 20~40mg 加入葡萄糖液 250mL 内,静脉滴注,根据血压调整滴速,可保证重要脏器血供。间羟胺 20~80mg 加入 5% 葡萄糖液静脉滴注。

(3)纠正酸中毒:根据血气分析,如有酸中毒,可给 5% 碳酸氢钠 250mL,静脉滴注,同时积极纠正电解质紊乱。

3. 防治 DIC

(1)肝素钠:适用于羊水栓塞早期血液高凝状态,尤其在发病后 10min 内使用效果更佳。方法为 25~50mg,加入 0.9% 生理盐水 100mL 内,静脉滴注,1h 滴完,之后以 25~50mg 加入静脉缓滴。可用试管法测定凝血时间控制在 15min 左右。肝素过量时可用鱼精蛋白对抗出血倾向,1mg 鱼精蛋白对抗 100U 肝素。

(2)补充凝血因子:羊水栓塞时应警惕严重的产后出血发生,最安全的措施是在给肝素的基础上输新鲜血、血浆,并补充纤维蛋白原、血小板悬液等,以补充凝血因子。

(3)抗纤溶药物:纤溶亢进时,可应用氨基己酸(4~6g)、氨甲环酸(0.5~1.0g)、氨甲苯酸(0.1~0.3g)加入 0.9% 生理盐水或 5% 葡萄糖液 100mL 静脉滴注。补充纤维蛋白原 2~4g/ 次,使血纤维蛋白原浓度达 1.5g/L。

4. 预防肾衰竭　羊水栓塞时受累器官除肺与心脏外,其次便是肾脏。为防止肾衰竭,在抗休克时必须注意肾的血灌注量,血容量未补充前不用或慎用缩血管药物,当血容量补足后,血压回升而尿量仍 <17mL/h 时,应给予利尿药物治疗,呋塞米 20~40mg 静脉注射,或 20% 甘露醇 250mL 快速静脉滴注。无效者常提示急性肾衰竭,应尽早采用血液透析等急救措施。

5. 预防感染　选用肾毒性小的广谱抗生素预防感染。

6. 产科处理　及时的产科处理对于抢救成功与否极为重要。羊水栓塞发生于胎儿娩出前，应积极改善呼吸循环功能、防止 DIC、抢救休克等。如子宫颈口未开或未开全者，应行剖宫产术，以解除病因，防止病情恶化；子宫颈口开全，胎先露位于坐骨棘下者，可行产钳助产。术时及产后密切注意子宫出血等情况。如有难以控制的产后大出血且血液不凝者，应当机立断行子宫切除术，以控制胎盘剥离面血窦出血，防止病情加重。

【预防】

如能注意以下数项，则对于预防羊水栓塞有利。

1. 人工破膜时不兼行剥膜，以减少子宫颈管的小血管破损。
2. 不在宫缩时行人工破膜。
3. 掌握剖宫产指征，术中刺破羊膜前保护好子宫切口上的开放性血管。
4. 掌握缩宫素应用指征。
5. 对死胎、胎盘早期剥离等情况，应严密观察。
6. 避免产伤、子宫破裂、子宫颈裂伤等。

第三节　子宫破裂

子宫破裂是指在妊娠晚期或分娩期子宫体部或子宫下段发生破裂。若未及时诊治可导致胎儿及产妇死亡，是产科的严重并发症。其发生率随剖宫产率增加有上升趋势。

【病因】

1. 瘢痕子宫　是导致子宫破裂的常见原因。剖宫产或子宫肌瘤剔除术后的子宫肌壁留有瘢痕，在妊娠晚期或分娩期宫腔内压力增高可使瘢痕破裂。前次手术后伴感染及切口愈合不良者再次妊娠，发生子宫破裂的危险性更大。

2. 梗阻性难产　主要见于骨盆狭窄、头盆不称、软产道阻塞(发育畸形、瘢痕或肿瘤所致)、胎位异常(肩先露、额先露)、巨大胎儿、胎儿畸形(脑积水、联体儿)等，均可因胎先露下降受阻，为克服阻力子宫强烈收缩，使子宫下段过分伸展变薄发生子宫破裂。

3. 子宫收缩药物使用不当　分娩前缩宫素或其他前列腺素类药物使用不当，均可导致子宫收缩过强，造成子宫破裂。尤其是高龄、多产、子宫畸形或发育不良、有多次刮宫及宫腔严重感染史等的孕妇若应用子宫收缩药物不当，更易发生子宫破裂。

4. 产科手术损伤　宫颈口未开全时行产钳或臀牵引术，暴力可造成宫颈及子宫下段撕裂伤；有时毁胎术、穿颅术可因器械、胎儿骨片损伤子宫导致破裂；强行剥离植入性胎盘或严重粘连胎盘，也可引起子宫破裂。

【分类】

按发生原因分为自然破裂及损伤性破裂。

按破裂部位分为子宫体部破裂和子宫下段破裂。

按破裂程度分为完全性破裂和不完全性破裂。

【临床表现】

子宫破裂可发生在妊娠晚期尚未临产时，但大多数发生在分娩期，通常是个渐进发展的过程。

1. 先兆子宫破裂 常见于产程长、有梗阻性难产因素的产妇。在临产过程中，子宫强直性或痉挛性收缩过强，产妇自诉下腹十分疼痛难忍、烦躁不安、呼叫、脉搏呼吸加快，出现少量阴道流血。因胎先露部下降受阻，子宫收缩过强，子宫体部肌肉增厚变短，子宫下段肌肉变薄拉长，在两者间形成环状凹陷，称为病理缩复环(pathologic retraction ring)(图 13-4)。此时，下段膨隆，压痛明显，子宫圆韧带极度紧张，可明显触及并有压痛。由于胎先露部位紧压膀胱使之充血，出现排尿困难，血尿形成。由于子宫过频收缩，胎儿供血受阻，胎心改变或听不清。这种情况若不立即解除，子宫将很快在病理缩复环处及其下方发生破裂。

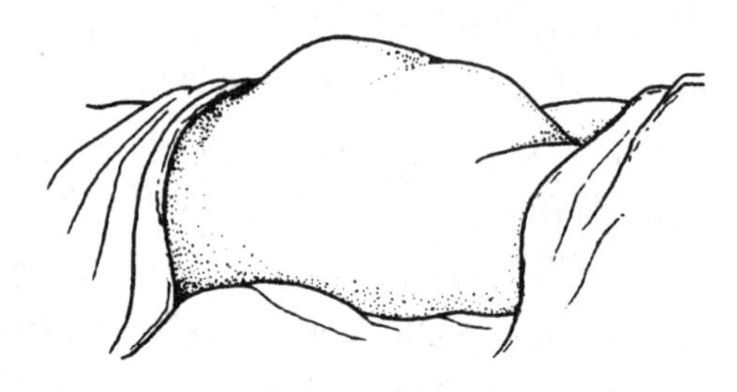

图 13-4 先兆子宫破裂时腹部外观

2. 子宫破裂

(1)不完全性子宫破裂：指子宫肌层部分或全层破裂，浆膜层完整，宫腔与腹腔尚不相通，胎儿及其附属物仍在宫腔内。多见于子宫下段剖宫产切口瘢痕破裂，常缺乏先兆破裂症状，腹部检查仅在子宫不完全破裂处有压痛，体征也不明显。若破裂发生在子宫侧壁阔韧带两叶之间，可形成阔韧带内血肿，此时在宫体一侧可触及逐渐增大且有压痛的包块。胎心音多有异常改变。

(2)完全性子宫破裂：指宫壁全层破裂，宫腔与腹腔相通。继先兆子宫破裂症状后，子宫完全破裂一瞬间，产妇常感腹部撕裂样剧痛，随之子宫收缩骤然停止，疼痛缓解，但随着血液、羊水及胎儿进入腹腔，很快又感到全腹持续性疼痛，伴有面色苍白、脉搏加快、微弱，呼吸急促，血压下降等休克征象。检查时有全腹压痛及反跳痛，在腹壁下可清楚扪及胎体，子宫缩小位于胎儿侧方，胎心、胎动消失，阴道可有鲜血流出。拨露或下降中的胎先露部消失，曾扩张的宫口可回缩。子宫前壁破裂时裂口可延伸致膀胱破裂。若因缩宫素注射所致子宫破裂者，产妇在注药后感到子宫强烈收缩，突然剧痛，先露部随即上升、消失，腹部检查如上所见。子宫瘢痕破裂者可发生在妊娠后期，但更多发生在分娩过程。开始时腹部微痛，子宫切口瘢痕部位有压痛，此时可能子宫瘢痕有裂开，但胎膜未破，胎心良好。若不立即行剖宫产，胎儿可能经破裂口进入腹腔，产生类似上述子宫破裂的症状和体征。

【诊断】

典型子宫破裂根据病史、症状、体征诊断不难。子宫切口瘢痕破裂的症状体征不明显，结合前次剖宫产史、子宫下段压痛、胎心改变、阴道流血，检查胎先露部上升，宫颈口缩小，或触及子宫下段破口等均可确诊。超声检查能协助确定破口位置及胎儿与子宫的关系。

【鉴别诊断】

1. 胎盘早剥 常发生于妊娠晚期，有血压高或外伤史。腹部检查子宫呈板状硬，宫缩间歇期子宫也不变软，但子宫轮廓清楚，胎体在宫腔内。超声提示胎盘后血肿或胎盘增厚声像。

2. 难产并发腹腔感染 宫内感染以胎膜早破为多见，除子宫体有压痛外，阴道分泌物常为脓性，有臭味，伴发热，白细胞总数及中性粒细胞升高。但没有内出血征象，胎儿在宫腔内，胎先露不上升，宫颈口无回缩。

3. 妊娠合并卵巢囊肿蒂扭转或破裂 孕前或孕早期检查有肿瘤史，发生时间多在妊娠3~4个月或产后，突然发生持续性腹痛，腹痛发生与体位有关。检查子宫轮廓清楚，胎体在宫腔内，胎位清，胎心存在。子宫多无压痛，而一侧附件有压痛。若肿瘤破裂，以腹膜炎症状为主，内出血症状不明显。通过超声检查可协助诊断。

【处理及预防】

密切观察孕妇的生命体征，一旦出现休克的症状，立即抢救，输血输液（至少建立2条静脉通道快速补充液体）、吸氧等，并予大量抗生素预防感染，这在提高该病的预后起着至关重要的作用。

1. 先兆子宫破裂　如果处理及时，可保证母儿安全，并避免发展到子宫破裂。应立即给哌替啶100mg肌内注射抑制宫缩，急诊剖宫产术。

2. 子宫破裂　在输液、输血、吸氧和抢救休克的同时，无论胎儿是否存活均应尽快手术治疗。在子宫破裂发生的30min内施行外科手术是降低围产期永久性损伤以及胎儿死亡的主要治疗手段。

(1)子宫裂口不是很大，边缘整齐，子宫动脉未受损伤，破裂时间短，未发现明显感染，或身体状况差不能承受大手术者，行子宫修补术。子宫破口大，边缘不整齐，有明显感染者，行子宫次全切除术。破口过大，破裂时间长，甚至撕伤超过子宫颈，应及时行子宫切除术。

(2)阔韧带内有巨大血肿：一般采用髂内动脉结扎，清除血肿。严重休克者应立即就地抢救，如必须转院，应输血、输液、腹部包扎后方可转院。

3. 预防

(1)做好围产期保健工作，认真做好产前检查，有瘢痕子宫、产道异常等高危因素者，应提前入院待产，正确处理产程，提高产科质量，绝大多数子宫破裂可以避免发生。

(2)严密观察产程进展，警惕并尽早发现先兆子宫破裂征象并及时处理。

(3)严格掌握缩宫素应用指征。

(4)正确掌握产科手术助产的指征及操作常规；正确掌握剖宫产指征。

第四节　脐带异常

脐带是连接胎儿与母体的桥梁，一端连于胎儿脐轮，另一端连于胎盘胎儿面，正常30~70cm。脐带异常包括脐带过长、脐带过短、脐带缠绕、脐带打结、脐带扭转、脐带脱垂等。

一、脐带先露与脐带脱垂

胎膜未破时脐带位于胎先露部前方或一侧，称为脐带先露（presentation of umbilical cord）或隐性脐带脱垂。胎膜破裂脐带脱出于宫颈口外，降至阴道内甚至露于外阴部，称为脐带脱垂（prolapse of umbilical cord）（图13-5，图13-6）。

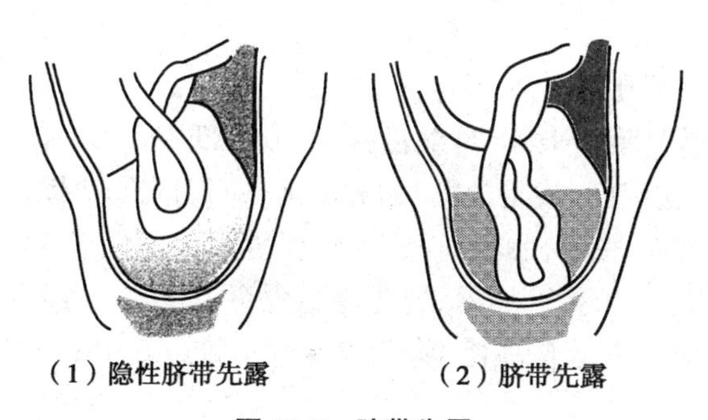

（1）隐性脐带先露　（2）脐带先露

图13-5　脐带先露

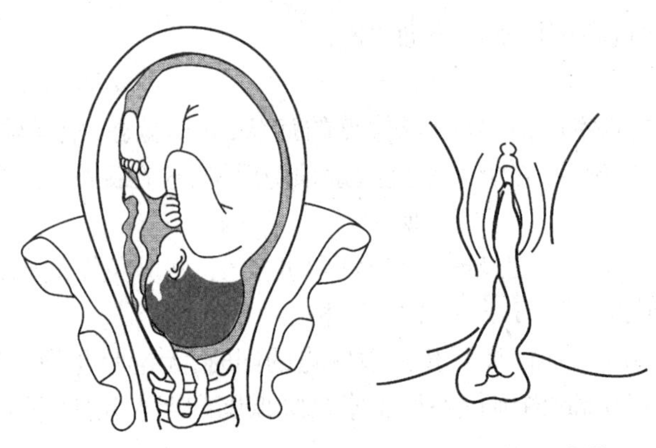

（1）脐带脱垂于阴道　　（2）脐带脱垂于会阴

图 13-6 脐带脱垂

【病因】

临产前有影响先露衔接，致胎先露与骨盆入口之间存在较多空隙的因素均可引起脐带脱垂。容易发生在胎先露部尚未衔接时如头盆不称、胎头入盆困难；臀先露、肩先露、枕后位等胎位异常；胎儿过小；羊水过多；脐带过长；脐带附着异常及低置胎盘等。

【对母儿的影响】

对产妇影响：剖宫产率及手术助产率增加；对胎儿影响：胎先露未衔接者，宫缩时脐带受压，出现胎心率异常，胎先露已衔接、胎膜已破者，脐带长时间受压，造成胎儿缺氧甚至胎心完全消失，脐带血液循环阻断超过 7~8min 可胎死宫内。

【临床表现及诊断】

妊娠足月，有脐带脱垂诱因存在时，要警惕发生脐带脱垂的可能。临产后进行胎心监护。宫缩时胎心率减慢，间歇时恢复缓慢或不规则，改变体位或上推胎先露部后迅速恢复者有脐带先露的可能。可做超声多普勒检查，如在胎头旁侧或先露部找到脐血流声像图，诊断可确定。破膜后，胎心率突然变慢，脐带脱垂的可能性很大，应立即做阴道检查，如发现宫口内有搏动的粗如手指的索状物即为脐带先露。如脐带脱出于宫颈口之外，脐带脱垂即可确诊。超声可监测胎儿在宫内的情况。

【预防】

1. 妊娠晚期及临产后，超声检查有助于尽早发现脐带先露。

2. 临产后胎先露部迟迟不入盆者，尽量不作或少作肛查或阴道检查。

3. 需人工破膜者，应行高位破膜，避免脐带随羊水流出脱出。

【处理】

早期发现，正确处理，是围产儿能否存活的关键。

1. 脐带先露　经产妇、胎膜未破、宫缩良好者，取头低臀高位，密切监测胎心率，胎心持续良好者，可经阴道分娩。初产妇、或足先露、肩先露者，应行剖宫产术。

2. 脐带脱垂　发现脐带脱垂，胎心尚好，胎儿存活者，应争分夺秒尽快娩出胎儿。

(1)宫口开全：胎头已入盆，行产钳术；臀先露行臀牵引术。

(2)宫颈未开全：立即取头低臀高位，将胎先露部上推，应用宫缩抑制剂，严密监测胎心同时，紧急剖宫产术。

二、脐带缠绕

脐带围绕胎儿颈部、四肢或躯干者，称为脐带缠绕（cord entanglement）。是脐带异常中最常见的类型之一。90%为脐带绕颈，以绕颈一周者居多，占分娩总数的20%左右。与脐带过长、胎儿小、羊水过多及胎动频繁等有关。脐带绕颈对胎儿影响与脐带缠绕松紧、缠绕周数及脐带长短有关。

临床特点：胎先露部下降受阻：由于脐带相对过短，至产程延长或停滞；胎儿窘迫：脐带缠绕数周或过紧、宫缩过强造成脐带受压，影响胎儿血供；胎心监护出现频繁的变异减速；彩色多普勒超声在胎儿颈部发现脐带血流信号，超声检查见脐带缠绕处皮肤有明显压迹。

产前诊断为脐带缠绕，分娩过程中应加强监护，一旦出现胎儿窘迫应及时处理。

三、脐带长度异常

脐带正常长度为30~70cm，平均长度为55cm。脐带短于30cm者，为脐带过短（excessive short cords）。脐带超过80cm为脐带过长（excessive long cords）。脐带过长可能会导致绕颈、打结、脱垂、脐带受压等；脐带过短，可能会因为牵拉导致胎盘早剥，脐带内出血或分娩后子宫外翻，引起产妇大出血，所以脐带过短，一般采取剖宫产比较多。

四、脐带打结

脐带打结可分为真结（true knots）和假结（false knots）两种。脐带真结较为少见，为妊娠早期因脐带相对较长，脐带在宫腔内形成环套，胎儿活动穿越环套所致，发生率为1.1%。真结形成后如结未拉紧尚无症状，如拉紧后胎儿血液循环受阻而致胎儿发育不全或胎死宫内，多数在分娩后确诊。脐带假结因脐血管较脐带长，血管卷曲似结，或因脐静脉较脐动脉长形成迂曲似结，通常对胎儿无大危害。

五、脐带扭转

脐带扭转（torsion of cord）为脐带异常的一种，较少见。胎儿活动可以使正常的脐带呈螺旋状，即脐带顺其纵轴扭转，生理性扭转可达6~11周。脐带过分扭转会造成胎儿血液循环减慢，引起血管闭塞或伴血栓存在，严重者胎儿可因血液运输中断而死亡。

六、脐带附着异常

1. 球拍状胎盘　指脐带附着于胎盘边缘。一般对母儿无大影响。

2. 脐带帆状附着　脐带附着于胎膜上，脐带血管通过羊膜与绒毛膜间进入胎盘称脐带帆状附着（cord velamentous insertion）。常伴有单脐动脉，胎儿宫内生长受限的概率增加。

3. 前置血管　脐带帆状附着时，若胎膜上血管跨过宫颈内口位于胎先露部前方，称为前置血管（vasa previa）。当胎膜破裂时，前置血管破裂出血，出血量达200~300mL时可致胎儿死亡。

七、单脐动脉

一般情况下，胎儿的脐带血管有2条脐动脉，1条脐静脉。当胎儿只有1条脐动脉时，称单脐动脉（single umbilical artery）。单脐动脉干扰了胚胎发育过程中的血液供应，可引起胎儿心血管系统、中枢神经系统、胃肠道、骨骼系统、泌尿生殖系统和胎儿肢体的发育异常。但只有单脐动脉而不伴有其他结构异常的胎儿不应作为产前胎儿染色体检查的指征，应视为“高危”妊娠进行严密的产科评价和随访观察，因为这些胎儿早产、体重低的危险性增加。

（刘建辉）

第十四章
正常产褥及产褥期疾病

从胎盘娩出至产妇全身各器官除乳腺外恢复到正常未孕状态所需的一段时期，称为产褥期，一般为6周。

第一节　正 常 产 褥

一、产褥期母体生理变化

（一）生殖系统的变化

1. 子宫　产褥期子宫的变化最大。当胎盘娩出后的子宫逐渐恢复至未孕状态的整个过程称子宫复旧，一般需要6周的时间。主要变化为宫体肌纤维缩复和子宫内膜的再生，同时还有子宫的血管变化、子宫下段和宫颈的复原等。

（1）子宫体肌纤维缩复：子宫复旧不是肌细胞的数量减少，而是肌细胞缩小，表现为肌细胞肌浆蛋白质被分解排出。被分解的蛋白及其代谢产物通过肾脏排出体外。随着子宫肌纤维的不断缩复，宫体的体积及重量都逐渐缩小。于产后1周子宫缩小至约妊娠12周大小，在耻骨联合上方可扪及。于产后10日，子宫降至骨盆腔内，腹部检查时已经不能触到宫底。直到产后6周，子宫才恢复到正常非妊娠期大小。子宫重量也逐渐减少，在分娩结束时约为1 000g，产后1周时约为500g，产后2周时约为300g，直至产后6周为50~70g，较非妊娠期子宫稍大。

（2）子宫内膜再生：胎盘及胎膜从蜕膜海绵层分离排出后，遗留的蜕膜分为2层，表层发生变性、坏死、脱落，形成恶露的一部分自阴道排出；残存的子宫内膜基底层逐渐再生新的功能层，整个子宫的新生内膜缓慢修复，约于产后第3周。除胎盘附着部位外，宫腔表面均由新生内膜修复。

（3）子宫血管变化：胎盘附着面在胎盘娩出后立即缩小至手掌大，面积仅为原来一半，导致开放的螺旋动脉和静脉窦压缩变窄，在正常凝血功能影响下形成血栓，出血逐渐减少直至停止。胎盘附着部位全部修复需至产后6周时，若在此期间胎盘附着面因复旧不良出现血栓脱落，可引起晚期产后出血。

（4）子宫下段及宫颈变化：产后子宫下段肌纤维缩复，逐渐恢复为非孕时的子宫峡部。胎盘娩出后的宫颈松软、壁薄皱起，宫颈外口呈环状如袖口。于产后2~3日，宫口仍可容纳2指。产后1周宫颈内口关闭，宫颈管复原，恢复至未孕状态。产后4周时宫颈完全恢复至非孕时的正常形态。宫颈外口在分娩时发生轻度裂伤，因多在宫颈3点及9点处，使初产妇的宫颈外口由产前圆形(未产型),变为产后“一”字型横裂(已产型)。

2. 阴道 分娩后阴道腔明显扩大,阴道壁松弛及肌张力低,阴道黏膜皱襞因为过度伸展而减少甚至消失。于产褥期阴道腔逐渐缩小,阴道壁肌张力逐渐恢复,约在产后 3 周重新出现阴道黏膜皱襞,但阴道于产褥期结束时尚不能完全恢复至未孕时的紧张度。

3. 外阴 分娩后的外阴出现轻度水肿,于产后 2~3 日内逐渐自行消退。会阴部血液循环丰富,若有轻度撕裂或会阴切口缝合后,均能在产后 3~4 日内愈合。处女膜在分娩时撕裂形成残缺痕迹称为处女膜痕。

4. 盆底组织 盆底肌肉及其筋膜,因分娩过程中胎先露部长时间的压迫,过度扩张使弹性减弱,且常伴有肌纤维部分断裂,在产褥期应该避免过早地进行重体力劳动。若能于产褥期坚持做产后健身操,盆底肌肉有可能恢复至接近未孕状态,否则极少能恢复原状。若盆底肌肉及其筋膜发生严重断裂造成骨盆底松弛,加上产褥期过早参加重体力劳动;或者分娩次数过多,且间隔时间较短,盆底组织没有完全恢复正常,均可导致阴道壁脱垂,甚至子宫脱垂。

(二)乳房的变化

产后乳房的主要变化是泌乳。产后乳腺分泌乳汁的神经体液调节很复杂:随着胎盘剥离排出,产妇血中胎盘生乳素、雌激素、孕激素水平急剧下降,抑制下丘脑分泌的催乳素抑制因子释放,在催乳素的作用下,乳汁开始分泌。当新生儿每次吸吮乳头时,由乳头传来的感觉信号,经传入神经纤维抵达下丘脑,可通过抑制下丘脑多巴胺及其他催乳激素抑制因子,使垂体催乳激素呈脉冲式释放,以促进乳汁分泌。吸吮动作能反射性地引起神经垂体释放缩宫素,缩宫素使乳腺腺泡周围的肌上皮细胞收缩,使乳汁从腺泡、小导管进入输乳导管和乳窦而喷出乳汁,这个过程又称为喷乳反射。吸吮是保持乳腺不断泌乳的关键,不断排空乳房也是维持乳汁分泌的一个重要条件。此外,乳汁分泌还与产妇营养、睡眠、情绪和健康状况等密切相关,保证产妇休息、足够的睡眠和营养丰富的饮食,并避免精神刺激很重要。

当胎盘娩出后,产妇便进入以自身乳汁哺育婴儿的哺乳期。哺乳对母儿均有益处,有利于生殖器官及有关器官组织更快得以恢复。近年我国大力提倡母婴同室及母乳喂养,对母儿均有益处。初乳是指产后 7 日内分泌的乳汁,因含 β- 胡萝卜素,呈淡黄色,含较多有形物质,所以质稠。初乳中含蛋白质和矿物质较成熟乳多,还含有多种抗体,尤其是分泌型 IgA(SIgA)。脂肪和乳糖含量较成熟乳少,极易消化,是新生儿早期理想的天然食物。产后 7~14 日分泌的乳汁为过渡乳,蛋白质含量逐渐减少,脂肪和乳糖含量逐渐增多。产后 14 日以后分泌的乳汁为成熟乳。初乳及成熟乳均含有大量免疫抗体,有助于提高新生儿对疾病的抵抗能力。母乳中还含有矿物质、各种酶和维生素,对新生儿的生长发育起到很重要的作用。由于多数药物可经母血渗入乳汁中,所以产妇于哺乳期用药时,应考虑药物对新生儿有无不良影响。

(三)循环系统及血液的变化

子宫胎盘血液循环终止同时子宫缩复,使大量血液由子宫涌入产妇的体循环,加上妊娠期潴留的组织间液回吸收,产后 72h 内,产妇的循环血量要增加 15%~25%,应注意预防心力衰竭的发生。循环血量经过 2~3 周恢复至未孕状态。

产褥早期血液仍然处于高凝状态,有利于胎盘的剥离面形成血栓,减少产后出血。凝血酶、凝血酶原、血纤维蛋白原在产后 2~4 周恢复至未孕状态。血红蛋白于产后 1 周升至正常。淋巴细胞稍微减少,中性粒细胞增多,血小板增多。

(四)消化系统的变化

妊娠期胃肠蠕动及肌张力都减弱,胃液中的盐酸分泌量减少,产后需 1~2 周逐渐恢复。产后 1~2 日内产妇经常感到口渴，喜欢进流食或半流食。产褥期因为行动减少，肠管蠕动减少，加之腹肌及盆底肌松弛，容易出现便秘。

（五）泌尿系统变化

妊娠期体内储存的较多的水分主要经过肾脏排出，所以产后 1 周内尿量增多。妊娠期发生的肾盂及输尿管的扩张，产后需要 2~8 周的时间才能恢复。在产褥期，尤其在产后 24h 内，由于膀胱肌张力低，对膀胱内压力的敏感性降低，加上外阴切口疼痛、不习惯卧床排尿、区域阻滞麻醉及器械助产等多种原因可造成尿潴留。

（六）内分泌系统的变化

产后雌激素及孕激素水平急剧下降，到产后 1 周恢复至正常。胎盘生乳素至产后 6h 就不能测出。而催乳素水平根据是否哺乳而不同，哺乳的产妇催乳素于产后下降，但仍然高于非妊娠时的水平，如果不哺乳，则产后 2 周就降至正常。

月经恢复及卵巢排卵也受哺乳影响。不哺乳产妇在产后 6~10 周月经复潮，在产后 10 周恢复排卵。哺乳的产妇月经复潮一般推迟，有的产妇在哺乳期一直没有月经，平均在产后 4~6 个月恢复排卵。产后月经复潮较晚者，在首次月经来潮前多数已经有排卵，所以哺乳产妇虽然月经没有恢复，仍然有可能怀孕。

（七）腹壁的变化

在妊娠期间产妇下腹部的正中出现色素沉着，在产褥期逐渐消退。初产妇腹壁的妊娠纹由紫红色变成银白色陈旧的妊娠纹。腹壁皮肤受增大的妊娠子宫影响，部分弹力纤维断裂，腹直肌出现分离，产后腹壁明显松弛，需要在产后 6~8 周恢复。

二、产褥期临床表现

1. 生命体征　产后的体温多数在正常范围之内。若产程延长致过度疲劳时，体温可在产后最初的 24h 内略升高，一般不超过 38℃。产后 3~4 日因为乳房血管、淋巴管极度充盈，乳房胀大，体温达 37.8~39℃，称为泌乳热，一般仅持续 4~16h，体温即下降，不属病态。产后的脉搏略缓慢，为 60~70 次 /min，与子宫胎盘循环停止及卧床休息等因素有关，约于产后 1 周恢复正常。产后腹压降低，膈肌下降，由妊娠期的胸式呼吸变为胸腹式呼吸，使呼吸深慢，14~16 次 /min。产褥期血压平稳，变化不太。妊娠期高血压产妇的血压于产后降低明显。

2. 子宫复旧　胎盘娩出后，子宫圆而硬，宫底在脐下一指。产后第 1 日因宫颈外口升至坐骨棘水平，致使宫底稍上升平脐，以后每日下降 1~2cm，至产后 10 日子宫降入骨盆腔内，此时腹部检查于耻骨联合上方扪不到宫底。

3. 产后宫缩痛　在产褥早期因宫缩引起下腹部阵发性剧烈疼痛称产后宫缩痛。子宫在疼痛时呈强直性收缩，于产后 1~2 日出现，持续 2~3 日后自然消失，多见于经产妇。哺乳时反射性缩宫素分泌增多使疼痛加重，不需特殊用药。

4. 恶露　产后随子宫蜕膜的脱落，含有血液、坏死蜕膜等组织经阴道排出，称恶露。恶露无臭味，但有血腥味，持续 4~6 周，总量达 250~500mL。根据恶露的颜色、时间及内容物的不同，分为：

（1）血性恶露：色鲜红，因为含大量血液得名。一般量多，有时有小血块，有较多量的红细胞、少量胎膜及坏死蜕膜组织。血性恶露持续时间为 3~4 日。出血量逐渐减少，浆液逐渐增多。

（2）浆液恶露：色淡红，因为含有较多的浆液得名。镜下见含少量红细胞及白细胞，但有较多的坏死蜕膜组织、宫颈黏液、宫腔渗出液，且有细菌。浆液恶露持续 10 日左右，之后浆液逐渐减少,白细胞增多,变为白色恶露。

(3)白色恶露:因为含大量白细胞,黏稠,色泽较白得名。镜下见含大量白细胞、坏死蜕膜组织、表皮细胞及细菌等。白色恶露持续3周干净。

若子宫复旧不全或宫腔内残留胎盘、多量胎膜或合并感染时,恶露量增多,血性恶露持续时间延长并伴有臭味。

5. 褥汗 产后1周内,皮肤排泄功能旺盛,排出大量汗液,尤其夜间睡眠和初醒时更明显,不属病态。

三、产褥期处理及保健

产褥期母体各系统变化很大,虽然属于生理范畴,但子宫内有较大创面,乳腺分泌功能旺盛,容易发生感染和其他病理情况,及时发现异常并进行处理非常重要。

(一)产褥期处理

1. 产后2h内的处理 产后2h内极易发生各种严重的并发症,如产后心力衰竭、产后出血、子痫等,故应在产房严密地观察产妇的生命体征、子宫收缩情况及阴道流血量,并注意宫底高度及膀胱充盈情况。除协助产妇首次哺乳外,不断观察阴道流血量,最好用弯盘放于产妇臀下收集,并注意子宫收缩、宫底高度、膀胱充盈否等,并应测量血压、脉搏。若发现子宫收缩乏力,应按摩子宫并肌内注射子宫收缩剂(缩宫素、前列腺素、麦角新碱)。若阴道流血量虽不多,但子宫收缩不良、宫底上升者,提示宫腔内有积存血液,应挤压宫底排出积血,并给予子宫收缩剂。若产妇自觉肛门坠胀,多有阴道后壁血肿,应行肛查确诊后给予及时处理。若产后2h一切正常,将产妇连同新生儿送回病室,但仍需定时巡视。

2. 饮食 产后1h可让产妇进流食或者清淡半流食,之后可进普通饮食。食物应富有营养、足够的热量和水分。如果产妇哺乳,应多食用蛋白质和热量丰富的食物,多吃汤汁食物,并适当补充维生素和铁剂,推荐补充铁剂3个月。

3. 排尿与排便 要警惕产后尿潴留。产后5日尿量明显增多,应鼓励产妇尽早自行排尿。产后4h内即应让产妇排尿。如果排尿困难,应解除怕排尿引起疼痛的顾虑,鼓励产妇坐起排尿,还可以使用下列方法:用热水熏洗外阴,用温开水冲洗尿道外口周围诱导排尿。下腹部正中放置热水袋,按摩膀胱,刺激膀胱肌收缩;也可针刺关元、气海、三阴交、阴陵泉等穴位;肌内注射甲硫酸新斯的明1mg,兴奋膀胱逼尿肌促其排尿。如果使用上述方法均无效时应予导尿,必要时留置导尿1~2日,并给予抗生素预防感染。产后因卧床休息、食物中缺乏纤维素以及肠蠕动减弱,产褥早期盆底肌、腹肌肌张力降低,容易发生便秘。应鼓励产妇多吃蔬菜及早日下床活动。若发生便秘,应口服缓泻剂、开塞露塞肛或肥皂水灌肠。

4. 观察子宫复旧及恶露 每日应在同一时间手测宫底高度,以了解子宫逐日复旧的过程。测量前应嘱产妇排尿,并先按摩子宫使其收缩后,再测耻骨联合上缘至宫底的距离。每日应密切观察恶露数量、颜色及气味。如果子宫复旧不良,恶露增多、色红且持续时间延长时,应及早给予子宫收缩剂。如果合并感染,恶露有腐臭味且有子宫压痛,应给予广谱抗生素控制感染。

5. 会阴处理 用0.05%聚维酮碘液擦洗外阴,2~3次/d,平时应尽量保持会阴部的清洁及干燥。会阴部有水肿者,可用50%硫酸镁液湿热敷,产后24h后可用红外线照射外阴。会阴部有缝线者,应每日检查伤口周围有无红肿、硬结及分泌物。于产后3~5日拆线。若伤口有感染表现,应提前拆线引流或行扩创处理,定时换药。

6. 乳房护理 目前推荐母乳喂养，按需哺乳。必须正确指导哺乳，母婴同室，做到早接触、早吸吮。于产后 30min 内开始哺乳，此时乳房内乳量虽少，但通过新生儿吸吮动作刺激泌乳。废弃定时哺乳，推荐按需哺乳。哺乳的时间及频率由新生儿的需要及产妇感到奶涨决定。哺乳时，母亲及新生儿应选择最舒适的位置，将大部分乳晕和乳头放入新生儿口中，用手托扶乳房，防止新生儿鼻孔被乳房堵住。让新生儿吸空一侧乳房后，再吸吮另侧乳房。第一次哺乳前，应将乳房、乳头用温肥皂水及温开水洗净。以后每次哺乳前均用温开水擦洗乳房及乳头。每次哺乳后，应将新生儿抱起轻拍背部 1~2min，排出胃内空气以防吐奶。哺乳期以 1 年为宜，可根据母亲及婴儿的意愿持续更长时间。对于阳光照射有限的新生儿，美国儿科协会推荐最初 2 个月每日补充维生素 D 400IU。乳汁确实不足时，应及时补充按比例稀释的牛奶。哺乳开始后，遇以下情况应分别处理：

（1）乳胀：若发生乳房胀痛，多因乳腺管不通致使乳房形成硬结，应该频繁哺乳、排空乳房，促使乳汁畅流。

（2）催乳：若出现乳汁不足，除指导哺乳方法、按需哺乳、夜间哺乳，适当调节饮食，喝营养丰富的汤汁，此外还可以采用针灸疗法。

（3）退奶：产妇因病不能哺乳，应尽早退奶。目前已经不推荐用雌激素和溴隐亭退奶。其他退奶方法有：①生麦芽 60~90g，水煎当茶饮，每日一剂，连服 3~5 日；②芒硝 250g 分装两纱布袋内，敷于两乳房并包扎，湿硬时更换。

（4）乳头皲裂：初产妇或哺乳方法不当，容易发生乳头皲裂，轻者可继续哺乳。每次哺乳后挤少许乳汁涂在乳头和乳晕上，短暂暴露和干燥，也可涂抗生素软膏或 10% 复方苯甲酸酊。皲裂严重者应该停止哺乳，可挤出或者用吸乳器将乳汁吸出后喂给新生儿。

（二）产褥期保健

1. 饮食起居 合理饮食，保持身体清洁，产妇的房间应该清洁通风，注意休息，至少 3 周后才能进行全部家务劳动。

2. 适当活动及做产后康复锻炼 产后应该尽早适当活动，经阴道自然分娩的产妇，应于产后 6~12h 内起床进行轻微活动，于产后第 2 日可在室内随意行走。行会阴后 - 侧切开或行剖宫产的产妇，可推迟至产后第 3 日起床稍事活动。待拆线后伤口不感疼痛时，也应做产后康复锻炼。产后康复锻炼，有助于体力恢复、排尿及排便，避免或减少静脉栓塞的发生，且能使骨盆底及腹肌的张力恢复，避免腹壁皮肤过度松弛，运动量应逐渐加大、循序渐进。

3. 计划生育指导 产褥期内禁忌性生活。产后不哺乳，通常在产后 4~8 周月经复潮；产后哺乳，月经延迟复潮，甚至哺乳期不来潮，但也有按时来潮者。于产后 42 日起应采取避孕措施，原则是哺乳者以工具避孕为宜，不哺乳者可选用药物避孕。

4. 产后检查 包括产后访视和产后健康检查两部分。产妇出院后，由社区医疗工作人员进行产后访视至少 3 次，第一次在产妇出院后 3 日内，第二次在产后 14 日，第三次在产后 28 日，了解产妇及新生儿健康状况，内容包括：了解产妇饮食、大小便、恶露及睡眠等情况，检查两侧乳房、了解哺乳情况，观察子宫复旧及恶露，观察会阴伤口、剖宫产腹部伤口等，了解产妇的心理状况。若发现异常应给予及时指导。

产妇应于产后 42 日去医院做产后健康随诊，包括全身检查及妇科检查。内容包括测血压、脉搏，查血、尿常规，了解哺乳情况，如果有内外科合并症或产科合并症应进一步行相应检查。妇科检查，要观察盆腔内生殖器是否已恢复至非孕状态；同时带婴儿来医院做一次全面检查。

第二节 异常产褥

产褥期母体的各个系统变化很大，但由于个体因素或者其他原因，可以导致感染、出血、精神心理改变等异常状况，影响到母体的恢复。

一、晚期产后出血

分娩24h后，在产褥期内发生的子宫大量出血，称晚期产后出血。在产后1~2周时发病率最高，亦有迟至产后8周后发病者。阴道流血可能少量或中等量，呈持续或间断；亦可表现为急性的大量流血，同时有血凝块的排出。产妇多伴有寒战、低热，且常因失血过多导致程度不同的贫血，甚至失血性休克。

【病因与临床表现】

1. 胎盘、胎膜残留　是阴道分娩后出血最常见的原因，多发生于产后10日左右，宫腔内残留的胎盘组织发生变性、坏死、机化，形成胎盘息肉，当坏死组织脱落时，暴露基底部血管，引起大量出血。临床可表现为血性恶露持续时间延长，之后反复出血或突然的大量流血。通过检查可以发现子宫复旧不全，宫口松弛，有时可以见到残留的组织。

2. 蜕膜残留　正常蜕膜多数在产后1周内脱落，并随恶露排出。如果蜕膜剥离不全，长时间残留，也可影响子宫复旧，甚至继发子宫内膜炎症，造成晚期产后出血。临床表现与胎盘残留不易鉴别，对宫腔刮出物进行病理检查可见坏死的蜕膜，混以纤维素、玻璃样变的蜕膜细胞及红细胞，但看不见绒毛。

3. 子宫胎盘附着面感染或复旧不全　子宫胎盘附着面血管在胎盘娩出后其附着面立即缩小，随后即有血栓形成，继而血栓机化，出现玻璃样变，血管上皮增厚，管腔变窄、堵塞。胎盘附着部位的边缘有内膜向内生长，底蜕膜深层的残留腺体和内膜亦重新生长，使子宫内膜得以修复，这个过程需要6~8周。若胎盘附着面复旧不全可引起血栓脱落，血窦再次开放，导致子宫出血。多发生在产后2周左右，表现为突然大量阴道流血，检查发现子宫大而软，宫口松弛，阴道及宫口有凝血块堵塞。

4. 感染　以子宫内膜炎症多见。感染引起胎盘附着面复旧不良、子宫收缩欠佳，血窦关闭不全引起子宫大量流血。

5. 剖宫产术后子宫切口裂开　多见于子宫下段剖宫产子宫横切口两侧端。引起切口愈合不良造成出血的原因主要有：

(1)子宫下段横切口两端切断子宫动脉向下斜行分支，造成局部供血不足。术中止血不良，形成局部血肿或者局部的感染组织坏死，造成切口不愈合。经过多次剖宫产的子宫切口处组织菲薄，因为瘢痕组织多造成局部供血差，伤口愈合欠佳。当胎头位置过低时，取胎头时可造成切口向下延伸撕裂，出现切口对合不好而影响愈合。

(2)横切口选择过低或过高：①子宫横切口选择过低时，宫颈侧以结缔组织为主，血供较差，组织愈合能力差，且靠近阴道，增加了感染的机会；②横切口过高，切口上缘宫体肌组织与切口下缘宫体肌组织厚薄相差太大，缝合时不容易对齐，造成愈合不良。

(3)缝合技术不当：组织对位不佳；手术操作粗暴；出血血管缝扎不牢；切口两侧角部未将回缩血管缝扎形成血肿；缝扎组织过多过密，切口处血液循环供应不良等，均可造成切口愈合不良。

(4)切口感染:因为子宫下段的横切口与阴道接近,术前出现胎膜早破、多次阴道检查、产程延长、前置胎盘、母亲贫血、术中出血多等情况,都容易造成切口感染。

以上各种因素均可导致可吸收线溶解脱落,血窦重新开放,出现大量阴道流血,甚至引起休克。

6. 其他　产后子宫滋养细胞疾病、子宫黏膜下肌瘤等也可引起晚期产后出血。

【诊断】

1. 病史　如果为剖宫产,应该了解剖宫产指征、术式,术后恢复是否顺利。如果是阴道分娩,应该注意产程进展及产后恶露的变化,有无反复或者突然的阴道流血史。

2. 症状和体征

(1)阴道流血:胎膜胎盘残留、蜕膜残留引起的阴道流血多在产后10日左右发生。胎盘附着部位复旧不良引起的流血多发生在产后2周左右,一般为反复多次的阴道流血,也可出现突然的大量阴道流血。剖宫产子宫切口愈合不良造成的阴道流血,多发生在产后2~3周,常表现为突然的子宫大量出血,严重者导致失血性休克。

(2)腹痛和发热:常合并感染,伴发恶露增加,有臭味。

(3)全身症状:继发性贫血,严重者失血性休克危及生命。

(4)体征:子宫复旧不佳可触及子宫增大、变软,宫颈口松弛,有时可触及残留的组织和血块,伴有感染者子宫压痛明显。

3. 辅助检查

(1)血、尿常规:了解感染与贫血情况。

(2)超声:能了解宫腔内有无残留物、子宫切口愈合状况等。

(3)病原菌与药敏检查:宫腔分泌物培养或涂片检查,发热时行血培养,选择有效广谱的抗生素。

(4)病理检查:若有宫腔刮出物或切除子宫标本,应送病理检查以明确诊断。

(5)血hCG测定:有助于排除胎盘残留及绒毛膜癌。

【预防】

1. 剖宫产时做到合理选择切口;避免子宫下段横切口两侧角部撕裂并合理缝合。

2. 晚期产后出血的产妇往往可以追溯到第三产程和产后2h阴道流血较多或怀疑胎盘胎膜残留的病史。因此,产后应仔细检查胎盘、胎膜,如有残缺,应及时取出;在不能排除胎盘残留时,以进行宫腔探查为宜。

3. 严格进行无菌操作,术后应用抗生素预防感染。

【治疗】

1. 少量或中等量阴道流血,应给予足量广谱的抗生素、子宫收缩剂以及支持疗法。

2. 疑有胎盘、胎膜、蜕膜残留或胎盘附着部位复旧不全者,刮宫多能奏效,操作要尽量轻柔,防止子宫穿孔,要求在静脉输液、备血并做好开腹手术的条件下进行。刮出物应送病理检查,以明确诊断。术后继续给予抗生素及子宫收缩剂。

3. 剖宫产术后阴道流血,少量或中等量应住院给予抗生素并严密观察。阴道大量流血需积极抢救,此时刮宫手术应慎重,因剖宫产组织残留机会甚少,刮宫可造成原切口再损伤导致更多量流血,必要时开腹探查。若组织坏死范围小,炎性反应轻,患者有生育要求,可选择切口部位清创缝合以及髂内动脉、子宫动脉结扎法止血或行髂内动脉栓塞术而保留子宫。但是如果坏死组织范围大,宜切除子宫,由于病灶在子宫下段,切除子宫必须包括子宫体及部分宫颈,故宜行低位子宫次全切除术，或行子宫全切术。

近年来，经皮股动脉插管行子宫动脉栓塞及髂内动脉栓塞治疗晚期产后出血效果较好。必要时应开腹探查。

4. 若系肿瘤引起的出血，应该按照肿瘤的性质、部位，做相应处理。

二、产 褥 感 染

产褥感染指分娩及产褥期生殖道受病原体感染，引起局部或全身感染，发病率大概6%，是产妇死亡的四大原因之一。产褥病率与产褥感染的含义不同，它是指分娩24h以后的10日内，每日口表测量体温4次，间隔时间4h，有2次体温≥38℃。虽然造成产褥病率的原因以产褥感染为主，但也包括生殖道以外的乳腺炎、上呼吸道感染、泌尿系统感染等。

【病因】

1. 诱因　正常女性的阴道对外来的致病因子有一定的抵抗能力。妇女的阴道具有自净的作用，羊水中也含有抗菌物质。妊娠和正常的分娩通常不会给产妇增加感染机会。在机体免疫力、细菌毒力、细菌数量之间的平衡失调时，才会增加感染机会。分娩降低或破坏了女性生殖道的防御功能和自净作用，增加病原体侵入生殖道的机会，若产妇体质虚弱、营养不良、孕期贫血、孕期卫生不良、胎膜早破、羊膜腔感染、慢性疾病、产科手术操作、产程延长、产前产后出血过多等，机体抵抗力下降，均可成为产褥感染的诱因。

2. 病原体种类　孕期及产褥期生殖道内有大量需氧菌、厌氧菌、真菌、衣原体及支原体等寄生，以厌氧菌为主，许多非致病菌在特定条件下可以致病称为条件致病菌，但即使致病微生物也要达到一定的数量或机体免疫力下降时才会致病。

(1)需氧菌

1)链球菌：β-溶血性链球菌致病性最强，能产生外毒素与溶组织酶，引起严重感染，使病变迅速扩散，严重者可致败血症。其临床特点为发热早，体温超过38℃，有寒战、心率增快、腹胀，子宫复旧不良、子宫旁或附件区触痛，甚至并发败血症。

2)杆菌：以大肠杆菌、克雷伯杆菌、变形杆菌多见，是菌血症和感染性休克最常见的病原菌。它寄生在阴道、会阴、尿道口周围，在不同环境对抗生素敏感性有很大差异，需行药物敏感试验。

3)葡萄球菌：主要致病菌是金黄色葡萄球菌和表皮葡萄球菌。金黄色葡萄球菌多为外源性感染，容易引起伤口严重感染，因为能产生青霉素酶，因此易对青霉素耐药。表皮葡萄球菌存在于阴道菌群中，引起的感染较轻。

(2)厌氧菌

1)革兰阳性球菌：存在于正常阴道中，以消化链球菌和消化球菌最常见。当产道损伤、胎盘残留、局部组织坏死缺氧时，迅速繁殖，与大肠杆菌混合感染，放出异常恶臭气味。

2)杆菌属：为一组厌氧的革兰阴性杆菌，常见的有脆弱类杆菌。这类杆菌常与需氧菌和厌氧性球菌混合感染，形成局部脓肿，产生大量脓液，有恶臭味。有加速血液凝固的特点，可引起感染邻近部位的化脓性血栓性静脉炎，形成感染血栓，脱落后随血液循环达到全身各个器官形成脓肿。

3)芽孢杆菌：主要是产气荚膜梭菌，可产生外毒素，毒素可以溶解蛋白质而产气及溶血。轻者为子宫内膜炎、腹膜炎、败血症，重者可引起溶血、黄疸、血红蛋白尿、急性肾衰竭、循环衰竭、气性坏疽而死亡。

(3) 支原体与衣原体：解脲支原体和人型支原体均可在女性的生殖道内寄生，引起生殖道感染。

此外，沙眼衣原体、淋病奈瑟菌也可以导致产褥感染。

3. 感染途径　感染来源：一是内源性感染，正常孕妇生殖道或其他部位寄生的病原体多数并不致病，但当抵抗力降低和 / 或病原体数量、毒力增加等感染诱因出现时可致病。近年研究表明，内源性感染应该给以足够的重视，因为孕妇生殖道病原菌不仅可以导致产褥感染，而且还能够通过胎盘、胎膜、羊水间接感染胎儿，导致流产、早产、胎膜早破、胎儿生长受限，甚至胎死宫内。二是外源性感染，被污染的衣物、用具、各种手术器械、物品等均可造成感染。

【病理及临床表现】

发热、疼痛、恶露异常是产褥感染的三大主要症状。产褥早期发热的最常见原因是脱水，但在低热 2~3 天后突然出现的高热，要考虑感染可能。由于感染部位、扩散范围、程度不同，其临床表现各不相同。根据感染发生的部位，分为会阴、阴道、宫颈、腹部伤口、子宫切口局部感染，急性子宫内膜炎，急性盆腔结缔组织炎、腹膜炎，血栓静脉炎，脓毒血症及败血症等。

1. 急性外阴、阴道、宫颈炎　分娩时会阴部损伤或手术产导致感染，以葡萄球菌和大肠杆菌感染为主。会阴裂伤或会阴后 - 侧切开伤口感染，表现为会阴部疼痛，坐位困难，可以有低热。局部伤口红肿、发硬、伤口裂开，压痛明显，脓性分泌物流出，较重时可以出现低热。阴道裂伤及挫伤感染表现为黏膜充血、水肿、溃疡、脓性分泌物增多，日后导致阴道壁粘连甚至闭锁。宫颈裂伤感染向深部蔓延，可达宫旁组织，引起盆腔结缔组织炎。

2. 子宫感染　急性子宫内膜炎、子宫肌炎都包括在内。病原体经胎盘剥离面侵入，扩散到子宫蜕膜层称子宫内膜炎，侵及子宫肌层称子宫肌炎，两者经常伴发。子宫内膜炎通常表现为子宫内膜充血、坏死，阴道内有大量臭味的脓性分泌物。子宫肌炎常表现为腹痛，大量脓性恶露，子宫压痛明显，子宫复旧不良，可伴有发热、寒战、头痛、白细胞增高。

3. 急性盆腔结缔组织炎和急性输卵管炎　病原体沿宫旁淋巴和血行达宫旁组织，出现急性炎性反应而形成炎性包块，同时可以波及输卵管系膜、管壁，造成急性输卵管炎。产妇表现为寒战、高热、下腹痛伴肛门坠胀感，严重者侵及整个盆腔形成"冰冻骨盆"。淋病奈瑟菌沿生殖道黏膜上行感染，到达输卵管与盆腹腔，形成脓肿后，造成高热不退。

4. 急性盆腔腹膜炎及弥漫性腹膜炎　炎症继续发展，扩散至子宫浆膜，形成盆腔腹膜炎。继而可发展成弥漫性腹膜炎，出现全身中毒症状，如恶心、呕吐、高热、腹胀，检查时下腹部压痛、反跳痛明显。腹膜面分泌大量渗出液，纤维蛋白覆盖引起肠粘连，也可在直肠子宫陷凹形成局限性脓肿，若脓肿波及肠管与膀胱则可出现腹泻、里急后重与排尿困难等症状。发病的急性期治疗不彻底可发展成慢性盆腔炎而导致不孕。

5. 血栓静脉炎　盆腔内血栓静脉炎常侵及卵巢静脉、子宫静脉、髂内静脉、髂总静脉及阴道静脉，常见病原体为厌氧菌。这类细菌分泌肝素酶分解肝素，促成凝血。病变以单侧居多，产后 1~2 周多见，表现为持续数周或反复出现的寒战、高热。局部查体不易与盆腔结缔组织炎鉴别。下肢血栓静脉炎，病变多在腘静脉、股静脉及大隐静脉，表现为弛张热，下肢持续性疼痛，局部静脉压痛或触及硬的条索状，使血液回流受阻，引起下肢水肿，皮肤发白，习称"股白肿"。病变轻时无明显阳性体征，彩色超声多普勒检查可协助诊断。下肢血栓静脉炎多继发于盆腔静脉炎。

6. 脓毒血症及败血症　感染血栓脱落进入血液循环可引起脓毒血症，随后可并发感染性休克和迁徙性脓肿，如肺脓肿、左肾脓肿。若病原菌大量进入血液循环并繁殖形成败血症，表现为持续高热、寒战、全身明显中毒症状，严重者感染性休克甚至危及生命。

【诊断与鉴别诊断】

1. 病史 详细询问病史及分娩的全过程，对产后发热的患者首先考虑为产褥感染，再排除其他疾病。

2. 全身及局部体检 排除引起产褥病率的其他疾病与伤口感染等。

3. 辅助检查 B型超声、彩色多普勒超声、CT、磁共振成像等检查，能够对感染形成的包块、脓肿，作出定位诊断，检测血清急性期反应物质中的C-反应蛋白，有助于早期诊断感染。

4. 确定病原体 病原体的鉴定对产褥感染诊断与治疗非常重要。可以通过宫腔分泌物、脓肿穿刺物、后穹窿穿刺物作病原体的培养和药物敏感试验，必要时做血培养和厌氧菌培养。病原体抗原和特异抗体检测可以作为快速确定病原体的方法。

鉴别诊断主要与上呼吸道感染、泌尿系感染、急性乳腺炎相鉴别。

【治疗】

1. 支持疗法 加强营养，增强全身抵抗力，纠正水、电解质失衡，对病情严重或贫血者可以多次少量输新鲜血或血浆，以增加抵抗力。取半卧位，利于恶露引流或是使炎症局限于盆腔。

2. 切开引流 会阴伤口或者腹部切口感染，及时行切开引流术，可疑盆腔脓肿的可经腹或后穹窿切开引流。

3. 胎盘胎膜残留的处理 经有效抗感染同时，清除宫腔内的残留组织。当患者急性感染，伴发高热时应该有效控制感染，待体温下降后再彻底刮宫，避免感染扩散或者子宫穿孔。

4. 抗生素的应用 没有确定病原体时，应该根据临床表现及临床经验给以广谱高效的抗生素治疗。然后根据细菌培养和药敏试验调整抗生素的种类和剂量，保持有效血药浓度，注意需氧菌、厌氧菌及耐药菌株问题。中毒症状严重者，短期选用肾上腺皮质激素，提高机体应激能力。

5. 肝素治疗 对血栓静脉炎，在应用大剂量抗生素的同时，可加用肝素钠，即150U/(kg·d)肝素加入5%葡萄糖液500mL中静脉滴注，1次/6h，体温下降后改为2次/d，连用4~7日，用药期间密切监测凝血功能，并口服双香豆素、阿司匹林等，也可用活血化瘀中药治疗。

【预防】

加强妊娠期卫生宣传，临产前2个月避免性生活及盆浴，加强营养，增强体质。及时治疗外阴阴道炎及宫颈炎等慢性疾病和并发症。避免胎膜早破、滞产、产道损伤与产后出血。消毒产妇用物品，接产严格无菌操作，正确掌握手术指征，保持外阴清洁。必要时给予广谱抗生素预防感染。

三、产褥中暑

产褥中暑是指在产褥期因在高温环境中，体内余热不能及时散发引起中枢性体温调节功能障碍的急性热病。

【病因】

当外界气温超过35℃时，机体主要靠汗液蒸发散热。而汗液蒸发需要空气流通才能实现。但旧的风俗习惯怕产妇“受风”而要求关门闭窗，产妇深居室内，穿长袖衣、长裤，紧扎袖口、裤脚，使居室和身体小环境处在高温、高湿状态，严重影响产妇出汗散热，导致体温调节中枢功能衰竭而出现高热、意识丧失甚至呼吸循环功能衰竭。当人体处于超过散热机制能力的极度热负荷时，因体内热积蓄过度而引起高热，发生中暑。

【临床表现及诊断】

1. 中暑先兆　发病急骤，发病前多有短暂的先兆症状称中暑先兆。患者出现口渴、多汗、心悸、恶心、胸闷、四肢无力。这时患者体温正常或者低热。

2. 轻度中暑　中暑先兆未能得到及时处理，产妇体温开始升高，超过38.5℃，随后出现面色潮红、胸闷、脉搏增快、呼吸急促、口渴，痱子布满全身。

3. 重度中暑　产妇体温持续高达41~42℃，呈稽留热型，可出现谵妄、抽搐、昏迷、面色苍白、呼吸急促、脉搏细数，血压下降，瞳孔缩小，反射减弱等。若不及时抢救，数小时内可因呼吸、循环衰竭而死亡。即使幸存也常遗留中枢神经系统不可逆的后遗症。

从发病季节、患者家居环境、产妇衣着以及临床表现，不难诊断产褥中暑，但需与产后子痫、产褥感染、败血症相鉴别。产褥感染产妇可以发生产褥中暑，产褥中暑患者又可并发产褥感染。

【预防】

产褥中暑关键在于预防，做好卫生宣教，能识别产褥中暑的先兆症状。破除旧风俗习惯，居室保持通风，避免室温过高，产妇衣着应宽大透气，有利于散热，以舒适为主。

【治疗】

原则是立即改变高温和不通风的环境，迅速降温，及时纠正酸中毒和休克，补充水分及氯化钠。首先应将患者置于阴凉、通风处，用冷水、乙醇等擦浴，快速物理降温。按摩四肢，促进肢体血液循环。已发生循环衰竭者慎用物理降温，以避免血管收缩加重循环衰竭。重视纠正脑水肿，可用20%甘露醇快速静滴，同时可以采用药物降温。在降温的同时应积极纠正水、电解质紊乱，24h补液量控制在2 000~3 000mL，并注意补充钾、钠盐。加强护理，注意体温、血压、心脏及肾脏情况，用地西泮、硫酸镁等抗惊厥、解痉，给予抗生素预防感染。出现心、脑、肾合并症时，应积极对症处理。

四、产褥期抑郁症

产褥期抑郁症是指产妇在产褥期间出现抑郁症状，是产褥期精神综合征中最常见的一种。有关其发病率，国内资料极少。通常在产后2周出现症状，主要表现为持续和严重的情绪低落以及一系列症候，如动力减低、易激惹、恐怖、焦虑、沮丧、失眠、悲观，常失去生活自理及照料婴儿的能力，有时还会陷入错乱或嗜睡状态。

【诊断】

产褥期抑郁症至今没有统一的诊断标准。美国精神病学会（1994）在《精神疾病的诊断与统计手册》一书中，制定了产褥期抑郁症的诊断标准。

产褥期抑郁症的诊断标准：

1. 在产后2周内出现下列5条或5条以上的症状，必须具备①②两条：①情绪抑郁；②对全部或多数活动明显缺乏兴趣或愉悦；③体重显著下降或增加；④失眠或睡眠过度；⑤精神运动性兴奋或阻滞；⑥疲劳或乏力；⑦遇事皆感毫无意义或有自罪感；⑧思维力减退或注意力不集中；⑨反复出现死亡想法。

2. 在产后4周内发病。

需排除器质性精神障碍或精神活性物质和非成瘾物质所致的抑郁。

【治疗】

产褥期抑郁症通常需要治疗，包括心理治疗及药物治疗。

1. 心理治疗 是重要的治疗手段，包括心理支持、咨询与社会干预等。通过心理咨询，以解除致病的心理因素（如婚姻关系紧张、想生男孩却生女孩、既往有精神障碍史等）。对产妇多加关心和无微不至的照顾，尽量调整好家庭中的各种关系，指导其养成良好睡眠习惯。为产妇提供更多的情感支持及社会支持，指导产妇对情绪和生活进行自我调节。

2. 药物治疗 适用于中重度抑郁症及心理治疗无效者。要在专科医师指导下用药，注意以往疗效及个性化选择药物。应该尽量选择不经过乳汁的药物。

(1) 5-羟色胺再吸收抑制剂：包括盐酸帕罗西汀、盐酸舍曲林等。这类药物优点为不进入乳汁中。故可用于产褥期抑郁症。

(2) 三环类抗抑郁药：包括阿米替林等。

【预防】

产褥期抑郁症的发生受心理因素、妊娠因素、社会因素等影响，应该加强对孕产妇的心理关怀，运用多种渠道普及有关妊娠、分娩常识等，减轻孕妇对妊娠及分娩的紧张，完善自我保健。产褥期抑郁症早期诊断困难，产后可以进行自我问卷检查，对于早期发现和诊断产褥期抑郁症很有帮助。

【预后】

产褥期抑郁症预后良好，约 70% 患者于 1 年内治愈，仅极少数患者持续 1 年以上。但再次妊娠，约有 20% 复发率。其第二代的认知能力可能受到一定影响。

（王雨艳）

■ 第十五章 妇科病史及检查

第一节 妇 科 病 史

一、病史采集方法

采集病史时，应做到态度和蔼、语言亲切，与患者融洽交流，满意的医患关系是获得详细病史、正确评估患者病情、制订治疗方案的基础。询问病史应有目的性，切勿遗漏关键性的病史内容，以免造成漏诊或误诊，尽量少用医学术语，避免暗示和主观臆测。对于危重患者，在初步了解病情后，应立即抢救，以免贻误治疗。外院转诊者，应索要详细病情介绍。对不能自己口述的危重患者，可询问最了解病情的家属或亲友。要考虑患者隐私，对于不愿说出真情者(如性生活有关的病史)，不宜反复追问，可先行检查(体格检查和辅助检查)，对未婚患者需行直肠-腹部诊和相应的化验检查，明确病情后再补充询问与性生活有关的问题。

二、病 史 内 容

包括患者姓名、性别、年龄、婚姻、籍贯、职业、民族、住址、入院日期、病史记录日期、病史陈述者、可靠程度。若非患者本人陈述，应注明陈述者与患者的关系。

1. 主诉　指促使患者就诊的主要症状(或体征)及持续时间。要求通过主诉初步估计疾病的大致范围。力求简明扼要，一般不超过20字。妇科临床常见症状有外阴瘙痒、阴道流血、白带增多、下腹痛、下腹部包块、闭经以及不孕等。若患者有停经、阴道流血及腹痛3种主要症状，应按其发生的时间顺序，将主诉书写为：停经 × 日后，阴道流血 × 日，腹痛 × 小时。若患者无任何自觉症状，仅妇科体检时发现子宫肌瘤，主诉应写为：体检发现"子宫肌瘤" × 日。

2. 现病史　指患者本次疾病发生、演变、诊疗全过程，为病史的主要组成部分，应以主诉症状为核心，按时间先后顺序书写。包括起病时间、主要症状特点、有无诱因、伴随症状、发病后诊疗情况及结果，睡眠、饮食、二便及体重等一般情况的变化，以及与鉴别诊断有关的阳性或阴性资料等。与本次疾病虽无紧密关系，但仍需治疗的其他疾病情况及诊疗经过，可在现病史后另起一段记录。

3. 既往史　指患者过去的健康和疾病情况。包括以往一般健康状况、疾病史、传染病史、预防接种史、手术外伤史、输血史、食物药物过敏史。为避免遗漏，可按全身各系统依次询问。若患过某种疾病，应记录疾病名称、患病时间及诊疗转归情况。

4. 月经史　包括初潮年龄、月经周期、经期持续时间、经量及经期伴随症状。经量多少可问每日更换卫生巾次数，有无血块，经前和经期有无不适，如乳房胀痛、水肿（肢体或颜面）、精神抑郁或易激动等，有无痛经及疼痛部位、性质、程度以及痛经起始和消失时间。常规询问并记录末次月经（last menstrual period，LMP）起始日期及其经量和持续时间。若其流血情况不同于以往正常月经时，还应问准前次月经（previous menstrual period，PMP）起始日期。绝经后期患者应询问绝经年龄，绝经后有无再现阴道流血、阴道分泌物情况或其他不适。记录格式：

如：

$$\text{初潮年龄}\ \frac{\text{行经期（天）}}{\text{月经周期（天）}}\ \text{末次月经时间或绝经年龄}$$

$$11\ \frac{3\sim5\text{ 天}}{28\sim30\text{ 天}}\ 2013\text{年}8\text{月}23\text{日（或}50\text{岁）}$$

5. 婚育史　婚次及每次结婚年龄，是否近亲结婚（直系血亲及三代旁系血亲），配偶情况，有无性病史及双方性生活情况等。有多个性伴侣者，应问清性伴侣情况。生育史包括足月产、早产及流产次数以及现存子女数，以 4 个阿拉伯数字顺序表示。如足月产 1 次，无早产，流产 1 次，现存子女 1 人，可记录为 1-0-1-1，或仅用孕 2 产 1（G_2P_1）表示。记录分娩方式，分娩过程中有无异常，流产情况（自然流产或人工流产）。末次分娩或流产日期。采用何种避孕措施及其效果。

6. 个人史　生活及居住情况，出生地及曾居住地区，有无烟、酒嗜好。有无毒品使用史。

7. 家族史　父母、兄弟、姐妹及子女健康情况。家族成员有无遗传性疾病（如白化病、血友病等）、可能与遗传有关的疾病（如糖尿病、高血压、肿瘤等）及传染病（如结核等）。

第二节　体 格 检 查

体格检查应在采集病史后进行。包括全身检查、腹部检查及盆腔检查。除病情危急外，应按下列先后顺序进行并准确记录。记录内容包括与疾病有关的重要体征和有鉴别意义的阴性体征。盆腔检查为妇科所特有，又称为妇科检查。

一、全 身 检 查

常规测量体温、脉搏、呼吸及血压，必要时测量身高和体重。其他检查项目包括患者神志、精神状态、面容、体态、全身发育及毛发分布情况、皮肤、浅表淋巴结（尤其是左锁骨上淋巴结和腹股沟淋巴结）、头部器官、颈（注意甲状腺是否肿大）、乳房（注意其发育、皮肤有无凹陷、有无包块、分泌乳汁或液体）、心、肺、脊柱及四肢。

二、腹 部 检 查

应在盆腔检查前进行。视诊观察腹部形状（有无隆起或呈蛙腹状），腹壁有无瘢痕、静脉曲张、妊娠纹、腹壁疝、腹直肌分离等。扪诊腹壁厚度，肝、脾、肾有无增大及压痛，腹部有无压痛、反跳痛或肌紧张，能否扪到包块。扪到包块时，应描述其部位、大小（以 cm 为单位表示或相当于妊娠月份表示，如包块相当于妊娠 3 个月大）、形状、质地、活动度、表面是否光滑或有高低不平隆起以及有无压痛等。叩诊时注意鼓音及浊音分布范围，有无移动性浊音。必要时听诊了解肠鸣音情况。若患者合并妊娠，应检查腹围、子宫底高度、胎位、胎心及胎儿大小等。

三、盆腔检查

又称妇科检查，范围包括外阴、阴道、宫颈、宫体及双侧附件。

（一）基本要求

1. 检查室温度要适中，环境要寂静。医师应关心体贴被检查的患者，做到态度严肃、语言亲切、检查仔细，动作轻柔。检查前告知患者盆腔检查可能引起不适，不必紧张。

2. 除尿失禁患者，检查前应排空膀胱，必要时导尿。大便充盈者应于排便或灌肠后检查。

3. 置于臀部下面的垫单或纸单应为一次性使用，避免感染或交叉感染。

4. 取膀胱截石位。臀部置于台缘，头部略抬高，两手平放于身旁，以使腹肌松弛。检查者面向患者，立在患者两腿之间。不宜搬动的危重患者，可在病床上检查。

5. 应避免在月经期做盆腔检查。若为阴道异常流血则必须检查。检查前消毒外阴，以防发生感染。

6. 对无性生活史患者禁做阴道窥器检查及双合诊检查，应行直肠-腹部诊。确有检查必要时，应先征得患者及其家属同意后，方可做阴道窥器检查或双合诊检查。

7. 疑有盆腔内病变的腹壁肥厚、高度紧张不合作者，若盆腔检查不满意时，可行超声检查，必要时可在麻醉下进行盆腔检查。

8. 男医师对患者进行妇科检查时，应有一名医护人员陪同，以减轻患者紧张心理和避免发生不必要的误会。

（二）检查方法及步骤

1. 外阴部检查　观察外阴发育及阴毛多少和分布情况（女性型或男性型），注意大、小阴唇及会阴部有无畸形、皮炎、溃疡、赘生物或肿块，注意皮肤和黏膜色泽或色素减退及质地变化，有无增厚、变薄或萎缩。分开小阴唇，暴露阴道前庭观察尿道口和阴道口。查看尿道口周围黏膜色泽及有无赘生物。处女膜是否完整，无性生活的处女膜一般完整未破，其阴道口勉强可容示指；已婚者的阴道口能容两指；经产妇的处女膜仅余残痕或可见会阴后-侧切瘢痕。检查时还应让患者用力向下屏气，观察有无阴道壁脱垂、子宫脱垂或尿失禁等。

2. 阴道窥器检查　无性生活史者未经本人同意，禁用阴道窥器检查。根据阴道口大小和阴道松弛程度，选择大小适当的阴道窥器。使用阴道窥器检查阴道和宫颈时，要注意阴道窥器的结构特点，以免漏诊。

(1)放置和取出：临床常用鸭嘴形阴道窥器，可以固定，便于阴道内治疗操作。当放置窥器时，应先将其前后两叶前端并合，表面涂滑润剂以利插入，避免损伤。若拟作宫颈细胞学检查或取阴道分泌物作涂片检查时，不应涂滑润剂，改用生理盐水润滑，以免影响涂片质量。放置窥器时，检查者用一手拇指、示指将两侧小阴唇分开，另一手将窥器避开敏感的尿道周围区，斜行沿阴道侧后壁缓慢插入阴道内，边推进边将窥器两叶转正并逐渐张开两叶，暴露宫颈、阴道壁及穹窿部，然后旋转窥器，充分暴露阴道各壁。取出窥器前，先将前后叶合拢再斜行沿阴道侧后壁缓慢取出（图15-1）。

(2)视诊

1)检查阴道：应旋转阴道窥器，观察阴道前后壁和侧壁及穹窿黏膜颜色、皱襞多少，是否有阴道隔或双阴道等先天畸形，有无溃疡、赘生物或囊肿等。注意阴道内分泌物量、性质、色泽及有无臭味。阴道分泌物异常者应作滴虫、假丝酵母菌、淋菌等检查。

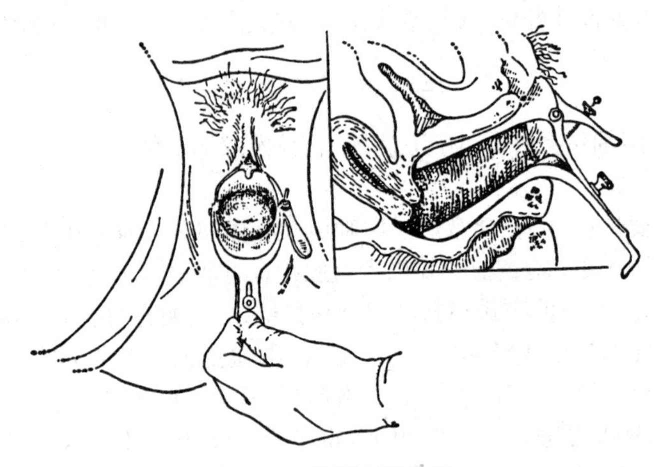

图 15-1 阴道窥器检查

2)检查宫颈：暴露宫颈后，观察宫颈大小、颜色、外口形状，有无出血、柱状上皮异位、撕裂、外翻、腺囊肿、息肉、赘生物，宫颈管内有无出血或分泌物。同时可采集宫颈外口鳞-柱交接处作宫颈细胞学检查和HPV检测。

3)双合诊(bimanual examination, BE)：是盆腔检查中最重要的项目。检查者一手的两指或一指放入阴道，另一手在腹部配合检查，称双合诊。目的在于检查阴道、宫颈、宫体、输卵管、卵巢、宫旁结缔组织及骨盆腔内壁有无异常。

检查方法：检查者戴无菌手套，一手示、中两指或一指蘸润滑剂，顺阴道后壁轻轻插入，检查阴道通畅度、深度、弹性，有无畸形、瘢痕、肿块及阴道穹窿情况。再扪触宫颈大小、形状、硬度及外口情况，有无接触性出血。若阴道黏膜病变或宫颈癌时，了解病变组织质地或癌肿浸润范围。随后检查子宫体，将阴道内两指放在宫颈后方，另一手掌心朝下手指平放在患者腹部平脐处，当阴道内手指向上向前方抬举宫颈时，腹部手指往下往后按压腹壁，并逐渐向耻骨联合部位移动，通过内、外手指同时分别抬举和按压，相互协调，即能扪清子宫位置、大小、形状、软硬度、活动度及有无压痛(图 15-2)。通常子宫位置是前倾略前屈。“倾”是指宫体纵轴与身体纵轴的关系。若宫体朝向耻骨，称为前倾(anteversion)；当宫体朝向骶骨，称为后倾(retroversion)。“屈”是指宫体与宫颈间的关系。若两者间的纵轴形成的角度朝向前方，称为前屈(anteflexion)，形成的角度朝向后方，称为后屈(retroflexion)。扪清子宫后，将阴道内两指由宫颈后方移至一侧穹窿部，尽可能往上向盆腔深部扪触；与此同时，另一手从同侧下腹壁髂嵴水平开始，自上向下按压腹壁，与阴道内手指相互对合，以触摸该侧附件区有无肿块、增厚或压痛(图 15-3)。若扪及肿块，应查清其位置、大小、形状、软硬度、活动度、与子宫的关系及有无压痛等。正常卵巢偶可扪及，触之稍有酸胀感。正常输卵管不能扪及。

4)三合诊：经直肠、阴道、腹部联合检查，称三合诊，是双合诊的补充检查。方法：一手示指放入阴道，中指插入直肠以替代双合诊时的两指，其余检查步骤同双合诊(图 15-4)。通过三合诊能扪清后倾或后屈子宫大小，发现子宫后壁、宫颈旁、直肠子宫陷凹、宫骶韧带和盆腔后部病变，估计盆腔内病变范围，及其与子宫或直肠的关系，尤其是癌肿与盆壁间的关系，以及扪诊阴道直肠隔、骶骨前方或直肠内有无病变。所以三合诊对于生殖器官肿瘤、结核、子宫内膜异位症、炎症的检查尤显重要。

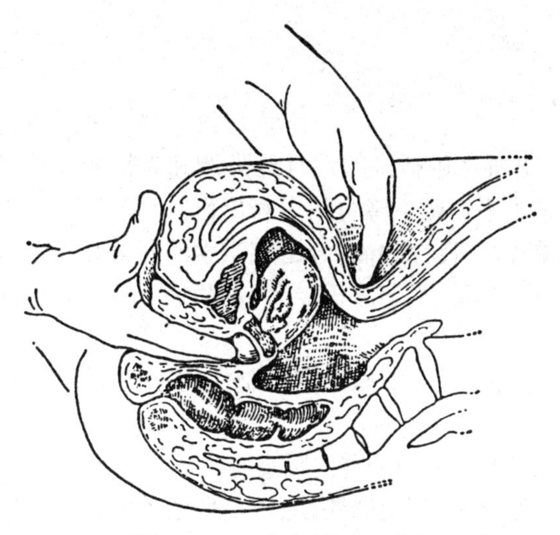

图 15-2　双合诊(检查子宫)

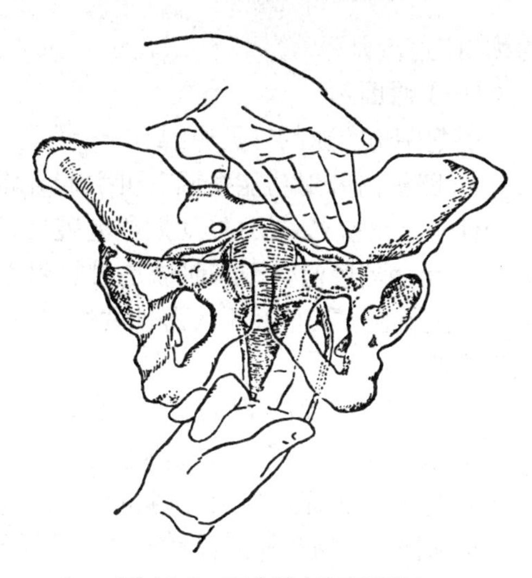

图 15-3　双合诊(检查附件)

5）直肠 - 腹部诊：检查者一手示指伸入直肠，另一手在腹部配合检查，称直肠 - 腹部诊。适用于无性生活史、阴道闭锁或其他原因不宜行双合诊的患者。行盆腔检查时，除应按常规操作外，掌握下述各点有利于检查的顺利进行：①当两手指放入阴道后，患者感疼痛不适时，可仅用示指替代双指进行检查；②三合诊时，将中指伸入肛门时，嘱患者像解大便一样同时用力向下屏气，可使肛门括约肌自动放松，以减轻患者疼痛和不适感；③若患者腹肌紧张，可边检查边与患者交谈，嘱其张口呼吸而使腹肌放松；④当检查者无法查明盆腔内解剖关系时，继续强行扪诊，不但患者难以耐受，且往往徒劳无益，故此时应停止检查。待下次检查时，多能获得满意效果。

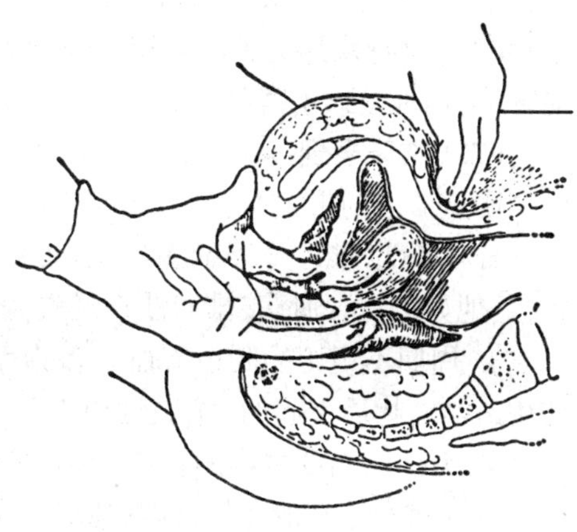

图 15-4　三合诊

记录盆腔检查结束后，应将检查结果按解剖部位先后顺序记录：

1. 外阴　发育情况及婚产式（未婚、已婚未产或经产式）。有异常发现时，应详加描述。

2. 阴道　是否通畅，黏膜情况，分泌物量、色、性状及有无臭味。

3. 宫颈　大小、硬度，有无糜烂、撕裂、息肉、腺囊肿，有无接触性出血、举痛及摇摆痛等。

4. 宫体　位置、大小、硬度、活动度，表面是否光滑，有无突起，有无压痛等。

5. 附件　有无块物、增厚或压痛。若扪及块物，记录其位置、大小、硬度，表面是否光滑，活动度，有无压痛以及与子宫和盆壁关系。左右两侧情况分别记录。

第三节　妇科常见症状的鉴别要点

一、阴 道 流 血

阴道流血是女性生殖器疾病最常见的一种症状。妇女生殖道任何部位，包括外阴、阴道、宫颈、宫体及附件均可发生出血。绝大多数出血来自宫体，但不论其源自何处，除正常月经外，均称“阴道流血”。

(一) 原因

引起阴道流血的常见原因有:

1. 卵巢内分泌功能失调　可引起异常子宫出血。包括排卵性月经失调和无排卵性功能失调性子宫出血,另外月经间期卵泡破裂,雌激素水平短暂下降可致子宫出血。

2. 生殖器肿瘤　子宫肌瘤是引起阴道流血的常见良性肿瘤,分泌雌激素的卵巢肿瘤也可引起阴道流血。其他几乎为恶性肿瘤,包括外阴癌、阴道癌、宫颈癌、子宫内膜癌、子宫肉瘤、绒毛膜癌等。

3. 与妊娠有关的子宫出血　常见的有流产、异位妊娠、妊娠滋养细胞疾病、产后胎盘或胎膜残留、胎盘息肉和子宫复旧不全等。

4. 生殖器炎症　外阴溃疡、阴道炎、宫颈炎、宫颈息肉和子宫内膜炎等。

5. 损伤、异物和外源性性激素　生殖道创伤如外阴、阴道骑跨伤、性交所致处女膜或阴道损伤,均可引起阴道流血。放置宫内节育器、雌激素或孕激素使用不当(包括含性激素保健品使用不当)可引起不规则子宫出血。幼女阴道内放入别针等异物也可引起出血。

6. 与全身疾病有关的阴道流血　如血小板减少性紫癜、白血病、再生障碍性贫血、肝功能损害等,均可导致子宫出血。

(二) 临床表现

阴道流血的形式有:

1. 经量增多　月经量多(>80mL)或经期延长,月经周期基本正常,为子宫肌瘤的典型症状,其他如子宫腺肌病、排卵性月经失调或放置宫内节育器。

2. 周期不规则的阴道流血　多为无排卵性功能失调性子宫出血,性激素药物应用不当或使用避孕药物后引起的“突破性出血”。

3. 无任何周期可辨的长期持续阴道流血　多为生殖道恶性肿瘤所致,首先应考虑宫颈癌或子宫内膜癌。其他如子宫内膜息肉,子宫黏膜下肌瘤。

4. 停经后阴道流血　发生于育龄妇女,应首先考虑与妊娠有关的疾病,如流产、异位妊娠、葡萄胎等;发生于绝经过渡期妇女,多为无排卵性功能失调性子宫出血,但应注意排除生殖道恶性肿瘤。

5. 阴道流血伴白带增多　一般应考虑宫颈癌、子宫内膜癌或子宫黏膜下肌瘤伴感染。

6. 接触性出血　于性交后或阴道检查后,立即有鲜血出现,量可多可少,多见于急性宫颈炎、早期宫颈癌、宫颈息肉或子宫黏膜下肌瘤。

7. 月经间期出血　若发生在下次月经来潮前 14~15 日,历时 3~4 日,且血量极少,偶可伴有下腹疼痛或不适感,多为排卵期出血。

8. 经前或经后点滴出血　月经来潮前数日或来潮后数日,持续阴道褐红色分泌物,量极少,可见于排卵性月经失调或为放置宫内节育器的副反应。此外,子宫内膜异位症也可能出现类似情况。

9. 绝经多年后阴道流血　若阴道流血量极少,历时 2~3 日即净,多为绝经后子宫内膜脱落引起的出血或萎缩性阴道炎;若流血量较多、持续不净或反复阴道流血,应考虑子宫内膜癌的可能。

10. 间歇性阴道排出血性液体　应警惕输卵管癌可能。

11. 外伤后阴道流血　常见于骑跨伤后,流血量可多可少,常伴外阴疼痛。

除上述各种不同形式的阴道流血，年龄也对诊断有重要参考价值。新生女婴出生后数日有阴道流血，是因离开母体后雌激素水平骤然下降，子宫内膜脱落所致。幼女阴道流血，应考虑为性早熟或生殖道恶性肿瘤。青春期少女阴道流血，多为无排卵性功能失调性子宫出血。育龄妇女阴道流血，应考虑与妊娠相关的疾病。绝经过渡期妇女阴道流血，以无排卵性功能失调性子宫出血最多见，但应首先排除生殖道恶性肿瘤。

二、异常白带

（一）概念

女性阴道内常有少量分泌液，由阴道黏膜渗出液、宫颈管及子宫内膜腺体分泌液等混合而成，称白带（leucorrhea）。其形成与雌激素作用有关。正常白带呈白色稀糊状或蛋清样，高度黏稠，量少，无腥臭味，称为生理性白带，对妇女健康无不良影响。生殖道出现炎症，特别是阴道炎和急性宫颈炎或发生癌变时，白带数量明显增多且性状亦有改变，称为病理性白带。

（二）临床常根据异常白带的性状鉴别其原因

1. 透明黏性白带　外观似正常白带，但量显著增多，应考虑卵巢功能失调、阴道腺病或宫颈高分化腺癌等疾病的可能。

2. 灰黄色或黄白色泡沫状稀薄白带　为滴虫阴道炎的特征，在经期前后、妊娠期或产后等阴道分泌物 pH 发生改变时明显增多，常伴外阴瘙痒。

3. 凝乳块状或豆渣样白带　为假丝酵母菌阴道炎的特征，常呈白色膜状覆盖于阴道黏膜表面，可伴严重外阴瘙痒或灼痛。

4. 灰白色均质鱼腥味白带　常见于细菌性阴道病。有烂鱼肉样腥臭味，可外阴轻度瘙痒。

5. 脓性白带　色黄或黄绿，黏稠，多有臭味，是细菌感染所致。可见于淋病奈瑟菌阴道炎、急性宫颈炎及宫颈管炎。阴道癌或宫颈癌并发感染、宫腔积脓或阴道内异物残留等亦可导致脓性白带。

6. 血性白带　白带中混有血液，量多少不一，应考虑宫颈癌、子宫内膜癌、宫颈息肉、宫颈柱状上皮异位合并感染或子宫黏膜下肌瘤等。放置宫内节育器也可引起血性白带。

7. 水样白带　持续流出淘米水样白带且具奇臭味者，一般为晚期宫颈癌、阴道癌或黏膜下肌瘤伴感染。间断性排出清澈、红色或黄红色水样白带，应考虑输卵管癌的可能。

三、下腹痛

为妇女常见的症状，多为妇科疾病所引起。应根据下腹痛的性质和特点，考虑各种不同妇科情况。但下腹痛来自内生殖器以外的疾病亦不少见，应注意鉴别。

1. 起病缓急　起病缓慢而逐渐加剧者，多为内生殖器炎症或恶性肿瘤所致；急骤发病者，应考虑为卵巢囊肿蒂扭转或破裂，或子宫浆膜下肌瘤蒂扭转；反复隐痛后突然出现撕裂样剧痛者，应考虑输卵管妊娠破裂型或流产型的可能。

2. 下腹痛部位　下腹正中出现疼痛，多为子宫病变引起，较少见，考虑流产所致，呈阵发性；一侧下腹痛，应考虑为该侧附件病变的可能，如卵巢囊肿蒂扭转、输卵管卵巢急性炎症、异位妊娠等；右侧下腹痛还应注意与急性阑尾炎鉴别；双侧下腹痛常见于盆腔炎性病变；卵巢囊肿破裂、输卵管妊娠破裂或盆腔腹膜炎时，可引起整个下腹痛甚至全腹疼痛。

3. 下腹痛性质　持续性钝痛，多数患者并无盆腔器质性疾病，为炎症或盆腔积液所致；顽固性疼痛难以忍受，应考虑晚期生殖器官癌肿；子宫或输卵管等空腔器官收缩表现为阵发性绞痛；输卵管妊娠或卵巢肿瘤破裂可引起撕裂性锐痛，宫腔内有积血或积脓不能排出常引起下腹坠痛。

4. 下腹痛时间　在月经周期中间出现一侧下腹隐痛，多为排卵性疼痛；经期出现腹痛，考虑原发性痛经、子宫腺肌病或子宫内膜异位症的可能；周期性下腹痛但无月经来潮应考虑经血排出受阻所致，可见于先天性生殖道畸形或术后宫腔、宫颈管粘连等。与月经周期无关的慢性下腹痛可见于下腹部手术后组织粘连、子宫内膜异位症、慢性附件炎、盆腔炎性疾病后遗症、残余卵巢综合征、盆腔静脉淤血综合征及妇科肿瘤等。

5. 腹痛放射部位　腹痛放射至肩部，应考虑为腹腔内大出血；放射至腰骶部：多为宫颈、子宫病变所致；放射至腹股沟及大腿内侧，多为该侧附件病变所致。

6. 腹痛伴随症状　腹痛同时有停经史，考虑妊娠合并症；伴恶心、呕吐，应考虑有卵巢囊肿蒂扭转的可能；伴畏寒、发热，常为盆腔炎性疾病；伴休克症状，多有腹腔内出血；出现肛门坠胀，常为直肠子宫陷凹积液所致；伴恶病质，常为生殖器恶性肿瘤晚期的表现。

四、外阴瘙痒

外阴瘙痒（pruritus vulvae）为妇科患者常见症状，多由外阴各种不同病变引起，外阴正常者也可发生。瘙痒严重时，患者坐卧不安，甚至影响生活与工作。

（一）原因

1. 局部原因　外阴阴道假丝酵母菌病和滴虫阴道炎是导致外阴瘙痒最常见的原因。细菌性阴道病、萎缩性阴道炎、阴虱、疥疮、蛲虫病、寻常疣、疱疹、湿疹、外阴上皮非瘤样病变，药物过敏、卫生棉或护肤品刺激及不良卫生习惯等，也常引起外阴瘙痒。

2. 全身原因　糖尿病、黄疸、重度贫血、白血病、维生素 A、维生素 B 族缺乏、妊娠期肝内胆汁淤积症等。

除局部原因和全身原因，还有查不出原因的外阴瘙痒。

（二）临床表现

1. 外阴瘙痒部位　外阴瘙痒多位于阴蒂、小阴唇、大阴唇、会阴甚至肛周等部位。长期搔抓可出现抓痕、血痂或继发毛囊炎。

2. 外阴瘙痒症状与特点　外阴瘙痒常为阵发性发作，亦可为持续性，通常夜间加重。瘙痒程度因不同疾病和不同个体而有显著差异。外阴阴道假丝酵母菌病、滴虫阴道炎以外阴瘙痒、白带增多为主要症状。外阴上皮非瘤样病变以外阴奇痒为主要症状，常伴有外阴皮肤色素脱失。蛲虫病引起的外阴瘙痒以夜间为甚。糖尿病患者因尿糖刺激外阴皮肤，特别是并发外阴阴道假丝酵母菌病时，外阴瘙痒特别严重。无原因的外阴瘙痒通常发生在生育年龄或绝经后妇女，外阴瘙痒症状严重，甚至难以忍受，但局部皮肤和黏膜外观正常，或仅有抓痕和血痂。黄疸、维生素 A、维生素 B 族缺乏、重度贫血、白血病等慢性疾病患者出现外阴瘙痒时，仅为全身瘙痒的一部分。妊娠期肝内胆汁淤积症也可出现包括外阴在内的全身皮肤瘙痒。

五、下腹包块

为妇科患者就医时的常见主诉。肿块可能是患者本人或家属无意发现，或因其他症状（如下腹痛、阴道流血等）做妇科检查时或超声检查盆腔时发现。根据肿块质地不同，分为囊性和实性。囊性肿块多为良性病变，如充盈膀胱，卵巢囊肿、输卵管囊肿、输卵管积水等。实性肿块除妊娠子宫、子宫肌瘤、卵巢纤维瘤、盆腔炎性包块等为良性外，其他均应首先考虑为恶性肿瘤。

下腹部肿块可以是子宫增大、附件肿块、肠道肿块、泌尿系肿块、腹壁或腹膜后肿块。

(一) 子宫增大

位于下腹正中且与宫颈相连的肿块，多为子宫增大。可能的原因是：

1. 妊娠子宫　育龄妇女有停经史，扪及下腹部包块，应首先考虑为妊娠子宫。停经后出现不规则阴道流血，且子宫增大超过停经周数者，考虑为葡萄胎可能。妊娠早期子宫峡部变软，宫体似与宫颈分离，此时应警惕将宫颈误认为宫体或将子宫误诊为卵巢肿瘤。

2. 子宫肌瘤　子宫均匀或不均匀增大，或表面有单个或多个球形隆起。子宫肌瘤典型症状为月经过多。带蒂的浆膜下肌瘤仅蒂与宫体相连，不发生扭转则无症状，妇科检查时有可能将其误诊为卵巢实性肿瘤。

3. 子宫腺肌病　子宫均匀增大，一般不超过妊娠 3 个月大，质硬。患者多伴有逐年加剧的痛经、经量增多及经期延长。

4. 子宫恶性肿瘤　老年患者子宫增大且伴有不规则阴道流血，应考虑子宫内膜癌。子宫增长迅速伴有腹痛及不规则阴道流血，可能为子宫肉瘤。有生育史或流产史，特别是有葡萄胎史，子宫增大且外形不规则及子宫不规则出血时，应考虑为子宫绒毛膜癌的可能。

5. 子宫畸形　双子宫或残角子宫可扪及子宫另一侧有与其对称或不对称的肿块，两者相连，硬度相似。

6. 宫腔阴道积血或宫腔积脓　宫腔及阴道积血多为处女膜闭锁或阴道无孔横隔引起的经血外流受阻。患者至青春期无月经来潮，伴有周期性腹痛并扪及下腹部肿块。子宫内膜癌合并宫腔积脓也可使子宫增大。

(二) 附件肿块附件(adnexa)

包括输卵管和卵巢。正常附件通常不能扪及。当子宫附件出现肿块时，多属病理现象。临床常见的有：

1. 输卵管妊娠　肿块位于子宫旁，大小、形状不一，触痛明显。患者多有短期停经史，随后出现持续少量阴道流血及腹痛史。

2. 附件炎性肿块　肿块多为双侧，位于子宫两旁，与子宫粘连，有明显压痛。急性附件炎症患者有发热、腹痛。慢性附件炎性疾病患者，多有不育和下腹隐痛史，甚至出现反复急性盆腔炎症发作。

3. 卵巢非赘生性囊肿　多为单侧、可活动的囊性肿块，通常直径 <8cm。黄体囊肿可在妊娠早期扪及。葡萄胎常并发一侧或双侧卵巢黄素囊肿。卵巢子宫内膜异位囊肿多为与子宫粘连、活动受限、有压痛的囊性肿块，可有继发性痛经、性交痛及不孕等病史。输卵管囊肿常有不孕盆腔感染病史，附件区囊性块物，可有触痛，边界清或不清，活动受限。

4. 卵巢赘生性肿块　不论肿块大小，其表面光滑、囊性且可活动者，考虑良性囊肿。肿块表面不规则，实性，活动受限，特别是盆腔内扪及其他结节或伴有胃肠道症状者，考虑卵巢恶性肿瘤。

(三) 肠道肿块

1. 粪块嵌顿　块物位于左下腹，多呈圆锥状，直径 4~6cm，质地偏实，略能推动。排便后块物消失。

2. 阑尾周围脓肿　肿块位于右下腹，边界不清，距子宫较远且固定，有明显压痛伴发热、白细胞增多和红细胞沉降率加快。典型患者有转移性右下腹痛的症状。

3. 腹部手术或感染后继发的肠管、大网膜粘连　肿块边界不清，部分区域叩诊呈鼓音。患者既往有手术史或盆腔感染史。

4. 肠系膜肿块　部位较高，表面光滑，左右移动度大，上下移动受限制，易误诊为卵巢肿瘤。

5. 结肠癌　肿块位于一侧下腹部，呈条块状，略能推动，有轻压痛，伴下腹隐痛、便秘、腹泻或便秘腹泻交替以及粪中带血史，晚期出现贫血及恶病质。

（四）泌尿系肿块

1. 充盈膀胱　肿块位于下腹正中、耻骨联合上方，呈囊性，表面光滑，不活动。导尿后肿块消失。

2. 异位肾　先天异位肾多位于髂窝部或盆腔内，形状似正常肾，但略小。通常无自觉症状。静脉尿路造影可确诊。

（五）腹壁或腹腔肿块

1. 腹壁血肿或脓肿　位于腹壁内，与子宫不相连。患者有腹部手术或外伤史。抬起头部使腹肌紧张，若肿块更明显，多为腹壁肿块。

2. 腹膜后肿瘤或脓肿　肿块位于直肠和阴道后方，与后腹壁关系密切，不活动，多为实性，以肉瘤最常见；亦可为囊性，如良性畸胎瘤、脓肿等。CT 提示输尿管受压，静脉尿路造影可见输尿管移位。

（六）腹腔肿块

1. 腹腔积液　大量腹腔积液应与巨大卵巢囊肿相鉴别。腹部两侧叩诊浊音，脐周鼓音为腹腔积液特征。腹腔积液合并卵巢肿瘤，腹部冲击触诊法可发现潜在肿块。

2. 盆腔结核包裹性积液　肿块为囊性，囊壁厚，表面光滑，界限不清，固定不活动。囊肿可随患者病情加重而增大或好转而缩小。

3. 直肠子宫陷凹脓肿　肿块呈囊性，向后穹窿突出，有明显压痛，伴发热及急性盆腔腹膜炎体征。后穹窿穿刺抽出脓液即可确诊。

（张　茜）

▪第十六章 女性生殖系统炎症

外阴及阴道炎症是妇科最常见疾病，各年龄组均可发病。外阴、阴道与尿道、肛门毗邻，易受污染；生育年龄妇女性活动频繁，且外阴、阴道又是分娩、宫腔操作的必经之道，容易受到损伤和外界病原体感染；绝经后妇女和婴幼儿雌激素水平低，局部抵抗力下降，也易发生感染。外阴及阴道炎症可单独存在，也可两者同时存在。

1. 阴道正常微生物群　正常阴道内有微生物寄居并形成阴道正常微生物群，包括：①革兰阳性需氧菌和兼性厌氧菌：乳杆菌、棒状杆菌、非溶血性链球菌、肠球菌和表皮葡萄球菌；②革兰阴性需氧菌和兼性厌氧菌：加德纳菌（此菌革兰染色变异，有时呈革兰阳性）、大肠埃希菌和摩根菌（morganella）；③专性厌氧菌：消化球菌、消化链球菌、类杆菌、动弯杆菌（mobiluncus）、梭杆菌和普雷沃菌（prevotella）；④支原体和假丝酵母菌。

2. 阴道生态系统和影响阴道生态平衡因素　正常阴道内有多种微生物存在，但由于阴道与这些微生物之间形成生态平衡而不致病。在维持阴道生态平衡中，乳杆菌、雌激素和阴道pH起重要作用。生理情况下，雌激素使阴道上皮增生变厚增加细胞内糖原含量，阴道上皮细胞分解糖原为单糖，阴道乳杆菌将单糖转化为乳酸，从而维持阴道正常的酸性环境（$pH \leqslant 4.5$，多在3.8~4.4），抑制其他病原体的生长，称为阴道自净作用。正常阴道微生物群中，以产生过氧化氢（H_2O_2）的乳杆菌为优势菌，乳杆菌除了维持阴道的酸性环境外，其产生的H_2O_2、细菌素等抗微生物因子可抑制致病微生物的生长，同时，通过竞争排斥机制阻止致病微生物黏附于阴道上皮细胞，维持阴道微生态平衡。阴道微生态平衡一旦被打破或者外源病原体侵入，即可导致炎症发生。若体内雌激素降低或阴道pH升高，如频繁性交（性交后阴道pH可上升至7.2且维持6~8h）、阴道灌洗等均可使阴道pH升高，不利于乳杆菌的生长。此外，长期应用抗生素可抑制乳杆菌生长，或机体免疫力低下，均可使其他条件致病菌成为优势菌，引起炎症。

3. 阴道分泌物　外阴及阴道炎症的共同特点是阴道分泌物增多和外阴瘙痒，但因病原体不同，分泌物特点、性质和瘙痒轻重不同。在做妇科检查时，应注意阴道分泌物颜色、气味和pH。取阴道分泌物作pH测定和病原体检查，常用精密pH试纸来测定pH，将分泌物分别放在盛有0.9%氯化钠溶液和10%氢氧化钾溶液的两张玻片上，前者用于检查滴虫、线索细胞和白细胞，后者用于检查假丝酵母菌。

正常妇女虽有一定量阴道分泌物，但分泌物清亮、透明、无味，不引起外阴刺激症状。除外阴及阴道炎症外，子宫颈炎症等疾病也可导致阴道分泌物增多，因此，对阴道分泌物异常者，应做全面妇科检查。

第一节　外阴及阴道炎症

一、非特异性外阴炎

非特异性外阴炎主要指外阴的皮肤与黏膜的炎症。

【病因】

外阴和尿道、肛门、阴道邻近，经常受到尿液、粪便、阴道分泌物、经血的刺激，若不注意外阴皮肤清洁，可引起不同程度的炎症；糖尿病患者的糖尿、尿瘘患者的尿液、粪瘘患者的粪便刺激以及长期浸渍，加之穿紧身化纤内裤、经期使用卫生巾，容易导致局部通透性差、局部潮湿，也易引起非特异性外阴炎（non-specific vulvitis）。

【临床表现】

炎症多发生于小阴唇内、外侧或大阴唇，严重时可波及整个外阴部，多诉外阴部疼痛、瘙痒、肿胀、灼烧感，于活动、性交、排尿、排便时加重。病变程度不同，临床表现不尽相同。妇科检查见外阴局部充血、肿胀、糜烂，常有抓痕，重者形成溃疡或湿疹。慢性炎症多诉外阴部瘙痒，妇科检查见外阴局部皮肤增厚、粗糙、皲裂，甚至苔藓样改变。

【诊断】

根据病史和临床所见，诊断并不难，同时需检查阴道分泌物，了解是否因滴虫、假丝酵母菌、细菌、支原体、衣原体、淋菌等引起，中老年患者需检查尿糖，除外糖尿病伴发的外阴炎。

【治疗】

治疗原则是消除病因；保持外阴清洁、干燥；局部应用抗生素。

1. 病因治疗　积极寻找病因，若发现糖尿病应及时治疗。若有尿瘘、粪瘘应及时进行修补。若由阴道炎、宫颈炎引起则应进行治疗，针对不同病原体选用相应敏感的药物。

2. 局部治疗　急性期应卧床休息，避免性生活，同时，可用 0.1% 的聚维酮碘液或 1:5 000 的高锰酸钾液坐浴，2 次 /d，15~30min/ 次。坐浴后涂擦抗生素软膏或紫草油。此外，可以选用中药水煎熏洗外阴部，1~2 次 /d。

3. 物理治疗　急性期可以选用微波、超短波或者红外线局部物理治疗。

【预防】

注意个人卫生，穿纯棉内裤并经常更换，保持外阴清洁、干燥。

二、前庭大腺炎

前庭大腺炎（bartholinitis）是前庭大腺的炎症。前庭大腺位于两侧大阴唇的后 1/3 深部，直径 0.5~1.0cm，腺管长 1.5~2.0cm，腺管开口于处女膜与小阴唇之间，在性交、流产、分娩等情况污染外阴部时，病原体容易侵入而引起炎症。育龄妇女多见，幼女及绝经后期妇女少见。

【病原体】

主要的病原体为内源性病原体，如葡萄球菌、链球菌、大肠埃希菌、肠球菌。近年来，随着性传播疾病的发生率升高，淋病奈瑟菌和沙眼衣原体已成为常见病原体。此外，尚有厌氧菌，以类杆菌多见。本病多为混合感染。

急性炎症发作时，病原体首先侵犯腺管，导致前庭大腺导管炎，腺管开口常因肿胀或渗出物凝聚而阻塞，脓液不能外流、积存而形成脓肿，称之为前庭大腺脓肿（abscess of bartholin gland）。

【临床表现】

炎症多发生于一侧前庭大腺。急性炎症发作时，患侧外阴肿胀、疼痛、灼热感，行走不便，甚至影响排尿、排便。妇科检查见患侧局部皮肤发红、肿胀、发热、触痛（红肿热痛）。若为淋病奈瑟菌感染，挤压局部则可见稀薄、淡黄色脓汁流出。当脓肿形成时，触痛加剧，局部可触及波动感，脓肿直径可达到 3~6cm。部分患者出现发热、腹股沟淋巴结肿大以及白细胞升高等。当脓肿内压力增大时，表面皮肤变薄，脓肿可自行破溃，若破孔大，则可自行引流，炎症较快消退而痊愈，患者自觉轻松；若破孔小，引流不畅，则炎症持续不退或反复急性发作。

【治疗】

急性炎症发作时，需卧床休息，局部保持清洁、卫生，并给予抗生素治疗。应用抗生素前，可取前庭大腺开口处的分泌物进行细菌培养，确定病原体。根据病原体选用抗生素，在获得培养结果之前，可选择广谱抗生素。此外，也可以选用清热、解毒中药局部热敷或者坐浴。一旦脓肿形成则应切开引流和造口术，切口足够大，放置引流条，以保证引流通畅，尽量避免切口闭合后反复感染或者形成囊肿。

三、前庭大腺囊肿

前庭大腺囊肿（bartholin cyst）是因前庭大腺腺管开口部阻塞，分泌物不能排出积聚于腺腔而形成。

【病因】

前庭大腺腺管阻塞的原因有：①前庭大腺脓肿消退后，腺管阻塞，脓液吸收后由黏液分泌物所代替；②前庭大腺腺管损伤，如分娩时会阴和阴道裂伤后瘢痕阻塞腺管口，或者会阴后-侧切开术损伤腺管；③先天性腺管狭窄或腺腔内黏液浓稠，分泌物排出不畅，导致囊肿形成。前庭大腺囊肿可继发感染，形成脓肿反复发作。

【临床表现】

若囊肿小且无感染，患者多无自觉症状，常于妇科检查时方被发现；当囊肿增大后，患者可感到外阴坠胀感或性交不适。妇科检查见外阴肿大，于外阴部后下方可触及囊肿，多为单侧，呈椭圆形，大小不等，可向大阴唇外侧突起，有些可持续数年，也可继发感染形成脓肿。

【治疗】

较小囊肿不需手术，随诊观察。较大囊肿需行前庭大腺囊肿造口术，操作简单、损伤小，术后可保留腺体功能。造口需足够大，放置引流条，换药 1 次 /d，共 3 天，避免术后粘连闭合，再次形成囊肿。

四、滴虫阴道炎

滴虫性阴道炎（trichomonal vaginitis，TV）是由阴道毛滴虫感染引起的生殖道炎症。

【病因】

阴道毛滴虫适宜在温度为 25~40℃、pH 为 5.2~6.6 的潮湿环境中生长，在 pH 5 以下或者 7.5 以上的环境中则不生长。滴虫生活史简单，只有滋养体而无包囊期，滋养体生活力较强，能在 3~5℃生存 21 日，在 46℃生存 20~60min；在普通肥皂水中能生存 45~120min；在半干燥的环境中约生存 10h。滴虫有嗜血和耐碱的特性，月经前、后阴道 pH 发生变化（月经后接近中性）时，隐藏在腺体及阴道皱襞中的滴虫常于月经前、后得以繁殖，引起炎症发作。滴虫能消耗或者吞噬阴道上皮细胞内的糖原、吞噬乳杆菌，阻碍乳酸生成，从而使阴道 pH 升高。滴虫阴道炎患者的阴道 pH 为 5.0~6.5。滴虫不仅寄生于阴道,还常侵入尿道或者尿道旁腺,甚至膀胱、肾盂以及男性的包皮皱褶、尿道或者前列腺中。滴虫阴道炎常与其他阴道炎并存,美国报道约 60% 同时合并细菌性阴道病。

【传播方式】

1. 经性交直接传播　为主要的传播方式。由于男性感染滴虫后常无症状,易成为感染源。

2. 间接传播　经公共浴池、浴巾、浴盆、游泳池、坐便器、衣物、污染的器械以及敷料等间接传播。

【临床表现】

潜伏期为 4~28 日。25%~50% 的患者感染初期无症状,其中 1/3 将在 6 个月内出现症状,症状轻重取决于局部免疫因素、滴虫数量多少以及毒力强弱。主要症状为阴道分泌物增多及外阴瘙痒,间或有灼热、疼痛、性交痛等。分泌物的典型特点为稀薄脓性、黄绿色、泡沫状、有臭味。分泌物呈脓性是因为分泌物中含有白细胞,若合并其他感染时则呈黄绿色;呈泡沫状、有臭味是因为滴虫无氧酵解碳水化合物,产生腐臭气体。瘙痒部位主要为阴道口和外阴。如合并尿道感染,可有尿频、尿痛,有时可见血尿。阴道毛滴虫能吞噬精子,并能阻碍乳酸生成,影响精子在阴道内存活,可导致不孕。妇科检查见阴道黏膜充血,严重者可有散在的出血点,甚至宫颈有出血点,形成"草莓样"宫颈,后穹窿有多量白带,呈灰黄色、黄白色稀薄液体或者黄绿色脓性分泌物,多呈泡沫状。带虫者阴道黏膜无异常改变。

【诊断】

典型病例容易诊断,若在阴道分泌物中找到滴虫即可确诊。

1. 生理盐水悬滴法　为最简便的方法,敏感性为 60%~70%。具体方法是:取 0.9% 氯化钠溶液一滴放于载玻片上,在阴道侧壁取典型分泌物并混于 0.9% 氯化钠溶液中,立即在低倍光镜下寻找滴虫。显微镜下可见到呈波状运动的滴虫和增多的白细胞被推移,即为(+)。

2. 滴虫培养　最为敏感和特异的诊断方法。对临床可疑而多次悬滴法未能发现滴虫的患者,可进一步做滴虫培养,准确性可达 98% 左右。同时,需注意:在取阴道分泌物前 24~48h 避免性交、阴道灌洗或者局部用药,取分泌物时阴道窥器不涂润滑剂,分泌物取出后应及时送检并注意保暖,否则滴虫活动力减弱,造成辨认困难。

【治疗】

滴虫性阴道炎的主要治疗药物为甲硝唑和替硝唑,可全身用药,也可局部用药。但 TV 可同时伴有尿道、尿道旁腺、前庭大腺滴虫感染,治愈此病,需全身用药。

1. 全身用药　硝基咪唑类口服是治疗 TV 的首选药物。硝基咪唑类药物可选用甲硝唑和替硝唑。推荐方案为:甲硝唑 2g,口服,单次给药;或替硝唑 2g,口服,单次给药。替代方案为:甲硝唑 400mg,口服,2 次 /d,共 7 天。服药后偶见胃肠道反应,如食欲减退、恶心、呕吐。此外,偶见头痛、皮疹、白细胞减少等,一旦发现应立即停药。甲硝唑用药期间及停药 24h 内、替硝唑用药期间及停药 72h 内禁止饮酒,以免发生皮肤潮红、呕吐、腹痛、腹泻等戒酒硫样反应。甲硝唑、替硝唑均能通过乳汁排泄,哺乳妇女在甲硝唑用药期间及最后 1 次服药后的 12~24h 内禁止哺乳;使用替硝唑者,在治疗期间和最后 1 次服药后的 3 天内禁止哺乳。

2. 局部用药　不能耐受口服药物或不适宜全身用药者,可选择阴道局部用药。如甲硝唑阴道泡腾片 200mg,每晚 1 次,共 7 天。

3. 性伴侣的治疗　滴虫阴道炎主要由性行为直接传播,性伴侣需同时治疗。治疗期间应避免性接触,直到患者和性伴侣痊愈(即治疗完成后患者和性伴侣无症状)。

4. 随访　由于TV患者再感染率很高(一项研究表明,3个月内再感染率为17%),目前强调治疗后对患有TV的性活跃女性在最初感染3个月后重新进行筛查。

5. 治疗失败的处理　若甲硝唑2g单次口服,治疗失败且排除再次感染者,可重复应用甲硝唑400mg,2次/d,共7天;或者替硝唑2g,单次口服。若治疗仍失败,可给予甲硝唑2g,1次/d,共5天或替硝唑2g,1次/d,共5天。

6. 妊娠合并滴虫阴道炎的治疗　目前认为,TV与不良妊娠结局有关,尤其是胎膜早破、早产和低出生体重儿。但缺乏证据表明,甲硝唑治疗可降低围产期发病率。因此,应用甲硝唑治疗前,最好取得患者及其家属的知情同意。对有症状的妊娠妇女不论处于妊娠的哪个阶段都应给予治疗,推荐治疗方案为甲硝唑2g,口服,单次给药。多项研究的证实,妊娠期使用甲硝唑与婴儿畸形或突变效应不相关。治疗TV可减少妊娠妇女阴道分泌物,减轻症状、减少传播,并可能预防新生儿呼吸道或生殖道感染及性传播。

7. 治疗中的注意事项　有复发症状的病例多为重复感染,为了避免重复感染,内裤及洗涤用的毛巾需煮沸5~10min以消灭病原体,性伴侣需同时治疗。因滴虫阴道炎可合并其他性传播疾病,应注意有无其他性传播疾病同时存在。

五、外阴阴道假丝酵母菌病

外阴阴道假丝酵母菌病(vulvovaginal candidiasis,VVC)曾称为外阴阴道念珠菌病,是由假丝酵母菌引起的常见的外阴阴道炎症。国外资料显示,约75%的妇女一生中至少患过1次外阴阴道假丝酵母菌病,40%~50%的妇女经历过2次或2次以上的发作。

【病原体及诱发因素】

80%~90%的病原体为白假丝酵母菌,10%~20%为光滑假丝酵母菌、近平滑假丝酵母菌、热带假丝酵母菌等。酸性环境适宜假丝酵母菌的生长,假丝酵母菌感染的阴道pH多为4.0~4.7,通常<4.5。白假丝酵母菌为双相菌,有酵母相和菌丝相,酵母相为芽生孢子,在无症状寄居和传播中起作用;菌丝相为芽生孢子伸长而成假菌丝,侵袭组织能力增强。假丝酵母菌对于热的抵抗力不强,加热至60℃ 1h即死亡;但对于干燥、日光、紫外线和化学制剂等抵抗力较强。

白假丝酵母菌为条件致病菌,10%~20%的非妊娠妇女和30%的孕妇阴道中均有此菌寄生,但菌量极少,呈酵母相,不引起症状。只有在全身和阴道局部免疫能力下降,尤其是局部细胞免疫能力下降时,假丝酵母菌大量繁殖并转变为菌丝相,才出现阴道炎症状。常见发病诱因包括:妊娠、糖尿病、应用广谱抗生素、大量应用免疫抑制剂及接受大量雌激素治疗。妊娠和糖尿病时,机体免疫力下降,阴道组织内糖原增加,酸度增高,有利于假丝酵母菌生长。长期应用抗生素,改变了阴道内病原体之间的相互制约关系,尤其是抑制乳杆菌的生长。大量应用免疫抑制剂如皮质类固醇激素或者免疫缺陷综合征,使机体抵抗力降低。其他诱因有胃肠道假丝酵母菌、穿紧身化纤内裤和肥胖,后者可使会阴部的局部温度和湿度增加,假丝酵母菌易于繁殖而引起感染。

【传染途径】

1. 内源性传染　为主要传播途径。假丝酵母菌除作为条件致病菌寄生于阴道外,也可以寄生于人的口腔、肠道,一旦条件适宜即可引起感染。这三个部位的假丝酵母菌可互相传染。

2. 性交直接传染　少数患者可通过性交直接传染。

3. 间接传染　极少通过接触感染的衣物间接传染。

【临床表现】

主要表现为外阴瘙痒、灼痛、性交痛及尿痛，可伴尿频，部分患者阴道分泌物增多。外阴瘙痒程度居于各种阴道炎症之首，重者坐卧不宁，异常痛苦。尿痛的特点是排尿时尿液刺激水肿的外阴及前庭而导致疼痛。阴道分泌物由脱落的上皮细胞和菌丝体、酵母菌及假菌丝组成，其特点为白色稠厚凝乳状或豆腐渣样。妇科检查见外阴红斑、水肿，多伴有抓痕，重者可见皮肤皲裂、表皮脱落。阴道黏膜充血、水肿，小阴唇内侧和阴道黏膜上附有白色块状物，擦除后可见红肿的黏膜面，部分患者急性期还可见到糜烂及浅表溃疡。

根据其流行情况、临床表现、微生物学以及宿主情况，目前 VVC 可分为单纯性外阴阴道假丝酵母菌病（uncomplicated VVC）及复杂性外阴阴道假丝酵母菌病（complicated VVC），见表 16-1，其中，10%~20% 的妇女表现为复杂 VVC。同时，VVC 的临床表现按 VVC 的评分标准划分，≥ 7 分为重度 VVC，<7 分为轻、中度 VVC，评分标准见表 16-2。

表 16-1 VVC 临床分类

	单纯性 VVC	复杂性 VVC
发生频率	散发或偶发发作	复发性（RVVC）
临床表现	轻到中度	重度
真菌种类	白假丝酵母菌	非白假丝酵母菌
宿主情况	正常健康非妊娠宿主	特殊宿主：妊娠、未控制的糖尿病、免疫功能低下或应用免疫抑制剂者

表 16-2 VVC 临床表现的评分标准

评分项目	0	1	2	3
瘙痒	无	偶有发作，可被忽略	能引起重视	持续发作，坐立不安
疼痛	无	轻	中	重
阴道黏膜充血、水肿	无	轻	中	重
外阴抓痕、皲裂、糜烂	无	/	/	有

【诊断】

对有阴道炎症状或者体征的妇女，若在阴道分泌物中找到假丝酵母菌的芽孢或者假菌丝即可确诊。

1. 悬滴法　10% 氢氧化钾溶液湿片法或者生理盐水湿片法。10% 氢氧化钾溶液可溶解其他细胞成分，假丝酵母菌检出率高于生理盐水湿片，阳性率 70%~80%。

2. 涂片法　革兰染色法镜检，菌丝阳性率 70%~80%。

3. 培养法　对于有症状但多次显微镜检查阴性者以及 RVVC，应行假丝酵母菌培养，同时进行药物敏感试验，可明确是否为非白假丝酵母菌感染。

4. 阴道 pH 测定　具有重要的鉴别意义，若 pH<4.5，可能为单纯的假丝酵母菌感染；若 pH>4.5，且涂片中有多量的白细胞，可能存在混合感染，尤其是细菌性阴道病的混合感染。

【治疗】

消除诱因,根据患者情况选择局部或者全身应用抗真菌类药物。

1. 消除诱因 若有糖尿病则给予积极治疗;及时停用广谱抗生素、雌激素以及皮质类固醇激素。勤换内裤,使用过的内裤、盆以及毛巾均需用开水烫洗。

2. 单纯性 VVC 的治疗 可局部用药,也可全身用药,主要以局部短疗程的抗真菌药物为主。全身用药与局部用药的疗效相似,治愈率 80%~90%,用药 2~3 日后症状多减轻或者消失。唑类抗真菌药物的疗效要高于制霉菌素。

(1)局部用药:建议选用下列药物放置于阴道深部,推荐方案:①咪康唑栓剂,晚 1 粒(1 200mg),单次用药;或者每晚 1 粒(400mg),连用 3 日;或者每晚 1 粒(200mg),连用 7 日。②克霉唑栓剂,晚 1 粒(500mg),单次用药;或者每日早、晚各 1 粒(150mg),连用 3 日;或者每晚 1 粒(150mg),连用 7 日;③制霉菌素栓剂,每晚 1 粒(10 万 U),连用 10~14 日。

(2)全身用药:对于未婚妇女、不能耐受局部用药者以及不愿采用局部用药者,可以选用口服药物。常用药物:氟康唑 150mg,顿服,1 次;或者伊曲康唑 200mg,1 次 /d,连服 3~5 日;或者伊曲康唑 400mg,分 2 次口服(1 日疗法)。

3. 复杂性 VVC 的治疗 无论局部用药或者全身用药,选择的药物基本与单纯 VVC 相同,但需适当延长治疗时间。

(1)严重 VVC:若为局部用药,需延长治疗时间至 7~14 日;若为口服氟康唑,首次 150mg 顿服,72h 后再加服 1 次。症状严重的患者,局部可应用低浓度的糖皮质激素软膏或者唑类霜剂。

(2)复发性外阴阴道假丝酵母菌病(recurrent vulvovaginal candidiasis,RVVC)的治疗:一年内有症状性 VVC 发作 4 次或以上,称为 RVVC,发生率约 5%。大多数患者的复发机制尚不明确,但在治疗前应行阴道分泌物假丝酵母菌培养以证实临床诊断并鉴定不常见菌种(包括非白假丝酵母菌),特别是光滑假丝酵母菌。根据培养和药敏试验选择药物。

RVVC 抗真菌治疗分为强化治疗和巩固治疗,在强化治疗达到真菌学治愈后,给予巩固治疗至半年。强化治疗推荐方案:①咪康唑栓剂 1 200mg,第 1、4、7 天阴道用药;或者 400mg,每晚 1 次,共 6 天。②克霉唑栓剂 500mg,第 1、4、7 天阴道用药;或者 100mg,每晚 1 次,7~14 天。③氟康唑 150mg,顿服,第 1、4、7 天应用。巩固治疗:目前国内、外没有较为成熟的方案,建议:①对每月规律性发作 1 次者,可在每次发作前阴道局部用药 1 周,共 6 个月;②对无规律发作者,可采用每周用药 1 次,如氟康唑 150mg,顿服,1 次 / 周,连续 6 个月。对于长期应用抗真菌药物者,应定期监测肝、肾功能,监测疗效以及观察药物的副作用,一旦发现副作用,应立即停药。

(3)妊娠合并外阴阴道假丝酵母菌病的治疗:以局部治疗为主,可选用克霉唑栓剂、硝酸咪康唑栓剂及制霉菌素栓剂,其中 7 日疗法效果佳,禁用口服唑类药物。

4. 再发 VVC 的治疗 曾经有过 VVC,再次确诊发作,1 年内发作次数 <4 次,称为 VVC 再发。治疗上,建议根据此次发作严重程度,按照单纯性 VVC 或重度 VVC 治疗,可以适当在月经后巩固 1~2 个疗程。

5. 混合感染的治疗 VVC 易合并其他病原体感染,如滴虫阴道炎、细菌性阴道病等,应选择针对各种病原体感染的治疗。

6. 性伴侣治疗 无需对性伴侣进行常规治疗。约 15% 的男性与女性患者接触后患有龟头炎,对有症状的男性需行假丝酵母菌检查和治疗,预防女性重复感染。

7. 随访 对于症状持续存在或者诊断后2个月内复发者,需再次复诊。对于RVVC患者,在治疗结束后的7~14日、1个月、3个月和6个月各随访1次,3个月和6个月需同时行真菌培养。

8. 治疗注意事项 ①对于湿片检查阴性但无法进行假丝酵母菌培养,一旦妇科检查发现VVC体征,则应考虑经验性治疗;②对于假丝酵母菌培养阳性但无症状或体征者无需治疗,因为10%~20%的妇女阴道内有假丝酵母菌和其他酵母菌寄生。

六、细菌性阴道病

细菌性阴道病(bacterial vaginosis,BV)为阴道内正常菌群失调所致的一种混合性感染,其临床及病理特征均无炎症改变,是育龄期妇女最常见的阴道感染。

【病因】

BV为非单一致病菌引起,是多种致病菌共同作用的结果。正常阴道内是以产生过氧化氢的乳杆菌占优势。而细菌性阴道病时,阴道内能产生过氧化氢的乳杆菌减少,其他细菌大量繁殖,主要有加德纳菌、厌氧菌(动弯杆菌、普雷沃菌、类杆菌、紫单胞菌、消化链球菌等)和人型支原体,其中以厌氧菌居多,厌氧菌数量可增加100~1 000倍。随着这些细菌的繁殖,其代谢产物使阴道pH升高,产生的胺类物质、有机酸以及一些酶类(黏多糖酶、唾液酸酶、磷脂酶等)增加。但阴道菌群发生变化的原因,目前尚不清楚,可能与多个性伴侣、频繁性交或者阴道灌洗使阴道碱化有关。

【临床表现】

多发生在性活跃的妇女。10%~40%的患者无临床症状,有症状者主要表现为阴道分泌物增多,有鱼腥臭味,尤其于性交后加重,可伴有轻度的外阴瘙痒或者烧灼感。阴道分泌物呈鱼腥臭味是由于厌氧菌繁殖的同时产生的胺类物质(尸胺、腐胺、三甲胺)所致。妇科检查见阴道黏膜无充血的炎症表现,分泌物的特点为灰白色,均匀一致,稀薄,常黏附于阴道壁,但黏度很低,容易将分泌物从阴道壁拭去。

细菌性阴道病除导致阴道炎症外,还可引起其他不良结局,如妊娠期细菌性阴道病可导致绒毛膜羊膜炎、胎膜早破、早产;非孕妇女可引起子宫内膜炎、盆腔炎、子宫切除术后阴道断端感染。

【诊断】

目前有两种诊断标准,Amsel临床诊断标准和革兰染色Nugent评分诊断标准,临床上主要采用Amsel诊断标准,下列4项中有3项符合,即可诊断为细菌性阴道病。

1. 匀质、稀薄、白色的阴道分泌物,常黏附于阴道壁。

2. 阴道pH>4.5(多为5.0~5.5)。

3. 线索细胞(clue cell)阳性 取少许分泌物放在载玻片上,加入0.9%氯化钠溶液1滴,高倍显微镜下寻找线索细胞。严重的细菌性阴道病患者,线索细胞>20%以上,但几乎无白细胞。线索细胞即阴道脱落的表层细胞,于细胞边缘贴附颗粒状物即各种厌氧菌,尤其是加德纳菌,细胞边缘不清。

4. 胺臭味试验(whiff test)阳性 取阴道分泌物少许放在载玻片上,加1~2滴10%氢氧化钾溶液,产生一种烂鱼肉样腥臭气味,系因胺遇碱释放氨所致。

细菌性阴道病为正常菌群失调所致,目前还有细菌性阴道病试剂盒供临床应用。本病应与其他阴道炎相鉴别(表16-3)。

表 16-3　细菌性阴道病与其他阴道炎的鉴别诊断

	细菌性阴道病	外阴阴道假丝酵母菌病	滴虫阴道炎
症状	分泌物增多,无或轻度瘙痒	重度瘙痒,烧灼感	分泌物增多,轻度瘙痒
分泌物特点	白色,匀质,腥臭味	白色,豆腐渣样	稀薄、脓性,泡沫状
阴道黏膜	正常	水肿、红斑	散在出血点
阴道 pH	>4.5	<4.5	>4.5
胺试验	阳性	阴性	可为阳性
显微镜检查	线索细胞,极少白细胞	芽生孢子及假菌丝,少量白细胞	阴道毛滴虫,多量白细胞

【治疗】

对所有有症状的妇女均需要进行治疗,可选择局部用药或口服用药,选择药物有甲硝唑和克林霉素。甲硝唑可抑制厌氧菌繁殖,同时,不影响乳杆菌的生长,是比较理想的治疗药物,但对支原体的治疗效果差。

1. 口服药物治疗　首选治疗方案:甲硝唑 400mg,2 次 /d,连服 7 日;替代治疗方案:替硝唑 2g,1 次 /d,连服 3 日;或者替硝唑 1g,1 次 /d,连服 5 日;或者克林霉素 300mg,2 次 /d,连服 7 日。因治疗效果差,目前不再推荐应用甲硝唑 2g,顿服。

2. 局部药物治疗　含甲硝唑成分的栓剂,每晚 1 次,连用 7 日;或 2% 克林霉素软膏阴道涂擦,每次 5g,每晚 1 次,连用 7 日。局部用药与口服药物疗效相似,治愈率约 80% 左右。

3. 性伴侣的治疗　本病可能与多个性伴侣有关,但对性伴侣治疗并未改善治疗效果和降低复发率,因此,性伴侣不做常规治疗。但对于复发性 BV 患者的性伴侣可考虑给予治疗。在治疗期间应避免性交或坚持正确使用避孕套。

4. 妊娠期细菌性阴道病的治疗　由于本病与不良妊娠结局(如绒毛膜羊膜炎、胎膜早破、早产、产后子宫内膜炎等)有关,任何有症状的细菌性阴道病孕妇均需筛查和治疗。对无症状的高危孕妇(如有胎膜早破、早产史)者,给予筛查和治疗能否够改善早产并发症,目前尚无定论。推荐治疗方案:甲硝唑 400mg,口服,2 次 /d,共 7 天;或者甲硝唑 200mg,口服,3 次 /d,共 7 天;或者克林霉素 300mg,口服,2 次 /d,共 7 天。

5. 随访　治疗后症状消失,不需随访。BV 复发较常见,对症状持续或者反复出现者,需告知患者随访,并接受治疗,可以选择与初始治疗不同的抗厌氧菌药物,也可以应用阴道乳杆菌制剂。对妊娠合并 BV 者,治疗后需随访。

七、萎缩性阴道炎

萎缩性阴道炎(atrophic vaginitis)常见于自然绝经或者人工绝经后的妇女,也可见于产后闭经或者药物假绝经治疗的妇女。

【病因】

绝经后的妇女,由于卵巢功能衰退,雌激素水平降低,阴道壁萎缩,黏膜变薄,上皮细胞内糖原含量减少,阴道内 pH 升高,接近中性(多为 5.0~7.0),同时,嗜酸性的乳杆菌不再为优势菌,导致局部抵抗力下降,其他致病菌的过度繁殖或者入侵引起炎症。

【临床表现】

主要症状为外阴灼热、瘙痒以及阴道分泌物增多。阴道分泌物的特点是稀薄，淡黄色，重者可呈脓血性白带。由于阴道黏膜萎缩，常伴有性交痛。妇科检查见阴道呈萎缩性改变，皱襞消失，黏膜萎缩变薄、充血、有小出血点或者点状出血斑，重者可见浅表溃疡。溃疡面可与对侧粘连，重者可造成阴道狭窄甚至闭锁，炎性分泌物引流不畅导致阴道积脓或宫腔积脓。

【诊断】

根据绝经、卵巢手术史、药物性闭经史或者盆腔放射治疗史以及临床表现，一般不难诊断，但需排除其他疾病才能诊断。应取阴道分泌物检查，显微镜下见大量基底层细胞及白细胞而无滴虫和假丝酵母菌。对有血性白带的患者，应与子宫恶性肿瘤相鉴别，需常规作宫颈细胞学检查，必要时行分段诊刮术。对阴道壁肉芽组织和溃疡，应与阴道癌鉴别，可行局部活组织检查，送检病理。

【治疗】

治疗原则：抗生素抑制细菌生长；补充雌激素增强阴道抵抗力。

1. 抑制细菌生长　阴道局部用药，可选用的抗生素有甲硝唑 200mg 或诺氟沙星 100mg，置于阴道深部，1 次 /d，7~10 日为 1 个疗程。对于阴道局部干涩症状明显者，可适当应用润滑剂。

2. 增强阴道抵抗力　针对病因，补充雌激素是萎缩性阴道炎的主要治疗方法。雌激素制剂可局部给药，也可全身给药。局部用药可选用雌三醇软膏局部涂擦，1~2 次 /d，连用 14 日。全身用药可给予尼尔雌醇，口服，首次 4mg，以后每 2~4 周 1 次，每次 2mg，维持 2~3 个月。对于同时需要性激素替代治疗的患者，可给予替勃龙 2.5mg，1 次 /d，也可以选用其他的雌孕激素制剂连续联合用药。乳腺癌或子宫内膜癌患者，应用雌激素制剂需谨慎。

八、婴幼儿外阴阴道炎

婴幼儿阴道炎（infantile vaginitis）多见于 5 岁以下的幼女，常与外阴炎并存。

【病因及病原体】

由于婴幼儿的解剖及生理特点，容易导致炎症。

1. 婴幼儿解剖特点　幼女的外阴发育差，不能遮盖尿道口以及阴道前庭，细菌容易入侵。

2. 婴幼儿的阴道环境与成人不同　新生儿出生数小时后，阴道内即可检测出细菌，由于受母体来源的雌激素影响，阴道上皮富含糖原，阴道 pH 低（约 4~4.5），乳杆菌为阴道内优势菌。出生后 2~3 周，雌激素水平下降，阴道上皮糖原减少，逐渐变薄，pH 升高至 6~8，乳杆菌不再为阴道内优势菌，易受其他细菌感染。

3. 婴幼儿卫生习惯不良　外阴不洁、大便污染、外阴损伤或者蛲虫感染均可引起炎症。

4. 阴道误放异物　婴幼儿好奇，在阴道内放置纽扣、果核、橡皮、发夹、铅笔头等异物，造成继发感染。

常见的病原体有：大肠埃希菌、链球菌以及葡萄球菌等。此外，淋病奈瑟菌、阴道毛滴虫、白假丝酵母菌也为常见的病原体。病原体可通过患病母亲或保育员的手、毛巾、衣物、浴盆等间接传播。

【临床表现】

主要症状为脓性阴道分泌物增多。临床上多由母亲发现婴幼儿内裤有脓性分泌物而来就诊。大量脓性分泌物刺激导致外阴痛痒，表现为患儿哭闹、烦躁不安或者用手搔抓外阴。部分患儿可同时伴有下泌尿道感染，表现为尿急、尿频、尿痛。若有小阴唇粘连时，表现为排尿时尿流变细、分道或者尿不成线。妇科检查可见外阴、阴蒂、阴道口、尿道口黏膜充血、水肿，甚至可见脓性分泌物自阴道口流出。病变严重者，外阴表面可见小溃疡，小阴唇粘连，粘连的小阴唇可遮盖阴道口和尿道口，粘连的上、下方各有一裂隙，尿自裂隙排出，容易误诊为生殖器畸形，因此应注意鉴别。在检查时还应做肛诊排除阴道异物及肿瘤。

【诊断】

婴幼儿的语言表达能力差，采集病史多需详细询问患儿母亲，同时询问母亲有无阴道炎病史，结合症状和查体，通常可作出初步诊断。用细棉拭子或者吸管取阴道分泌物查找阴道毛滴虫、白假丝酵母菌或者涂片行革兰染色作病原学检查，以明确病原体，必要时可做细菌培养。

【治疗】

治疗原则为：①保持外阴清洁干燥，减少摩擦；②针对病原体选择相应抗生素口服治疗，或者用吸管将抗生素溶液滴入阴道内；③对症处理：若阴道有异物，应及时取出；若有蛲虫感染者，给予驱虫治疗；对于有小阴唇粘连者，外涂雌激素软膏后多可松解，严重者需行分离粘连，并涂以抗生素软膏。

第二节　宫 颈 炎 症

子宫颈炎症是妇科常见疾病，包括宫颈阴道部炎症和宫颈管黏膜炎症。正常情况下，宫颈具有多种防御功能，包括黏膜免疫、细胞免疫以及体液免疫，是阻止下生殖道的病原体进入上生殖道的重要防线，但因宫颈容易受性交、分娩、宫腔操作的损伤，以及宫颈管黏膜为单层柱状上皮，抗感染能力差，因而容易发生感染。由于宫颈阴道部鳞状上皮与阴道鳞状上皮相延续，阴道炎症均可同时引起宫颈阴道部炎症。临床上子宫颈炎症以急性子宫颈管黏膜炎多见。若急性子宫颈炎未能及时彻底治疗或者病原体持续存在，则可引起慢性子宫颈炎。

一、急性化脓性宫颈炎

急性子宫颈炎(acute cervicitis)，是指子宫颈发生的急性炎症，包括：局部充血水肿，上皮变性坏死，黏膜、黏膜下组织以及腺体周围有大量中性粒细胞浸润，腺腔中可见脓性分泌物。急性子宫颈炎可由多种病原体引起，也可由机械性子宫颈损伤、子宫颈异物以及物理因素、化学因素伴发感染所致。

【病因及病原体】

急性宫颈炎的病原体：①性传播疾病病原体：沙眼衣原体和淋病奈瑟菌，主要见于性传播疾病的高危人群；②内源性病原体：部分子宫颈炎的病原体与细菌性阴道病病原体、生殖支原体感染相关。但尚有部分患者的病原体仍不清楚。沙眼衣原体和淋病奈瑟菌感染宫颈管的单层柱状上皮，沿黏膜面扩散导致浅层感染，病变以子宫颈管明显。除子宫颈管柱状上皮外，淋病奈瑟菌还多侵袭尿道移行上皮、尿道旁腺以及前庭大腺。

【临床表现】

大部分患者多无症状。有症状者主要表现是阴道分泌物增多，呈黏液脓性。阴道分泌物刺激可引起外阴瘙痒和灼热感。同时，可伴有性交后出血、经间期出血等症状。若合并有尿道感染，可表现为尿频、尿急、尿痛。妇科检查见宫颈充血水肿、黏膜外翻，黏液脓性分泌物附着宫颈，甚至从子宫颈管流出，宫颈管黏膜质脆，触之易出血。若为淋病奈瑟菌感染，尿道旁腺、前庭大腺可同时受累，妇科检查见尿道口、阴道口黏膜充血、水肿以及多量脓性分泌物。

【诊断】

具备如下两个特征性体征之一，显微镜检查宫颈或阴道分泌物中白细胞增多，即可初步诊断急性子宫颈炎。子宫颈炎症诊断后，需进一步行沙眼衣原体以及淋病奈瑟菌等病原体的检测。

1. 两个特征性体征：具备一个或者两个同时具备：

(1) 在宫颈管或者宫颈管棉拭子的标本上，肉眼见到脓性或者黏液脓性分泌物。

(2) 用棉拭子擦拭宫颈管，易诱发宫颈管内出血。

2. 白细胞检测 检测宫颈管或者阴道分泌物中的白细胞，后者需排除引起白细胞升高的阴道炎症。

(1) 宫颈管脓性分泌物涂片作革兰染色，中性粒细胞 >30/ 高倍视野。

(2) 阴道分泌物湿片检查，白细胞 >10/ 高倍视野。

3. 病原体检测 需行沙眼衣原体以及淋病奈瑟菌的检测，同时，需确定是否合并有细菌性阴道病和滴虫阴道炎。

(1) 检测沙眼衣原体的常用方法有：①衣原体培养，由于方法复杂，临床较少应用；②酶联免疫吸附试验检测沙眼衣原体抗原，是常用的临床检测方法；③核酸检测，包括核酸杂交及核酸扩增，其中，尤以后者为衣原体感染敏感、特异的检测方法。但须做好质量控制，避免污染。

(2) 检测淋病奈瑟菌常用的方法有：①分泌物涂片革兰染色，查找中性粒细胞内有无革兰阴性双球菌。因宫颈分泌物的敏感性、特异性差，临床上不推荐用于女性淋病的检测。②淋病奈瑟菌培养，是诊断淋病的金标准方法。③核酸检测，包括核酸杂交及核酸扩增，其中，尤以核酸扩增方法为诊断淋病奈瑟菌感染的敏感性和特异性较高。

由于宫颈炎也可以是上生殖道感染的一个征象，因此，对宫颈炎患者，要特别注意有无上生殖道感染。

【治疗】

主要为抗生素药物治疗。

1. 经验性抗生素治疗 对于有性传播疾病高危因素的患者，如年轻女性 <25 岁、多个性伴侣或者新的性伙伴，在未获得病原体检测结果之前，即可针对衣原体给予经验性抗生素治疗，治疗方案可选用阿奇霉素 1g 单次顿服；或者多西环素 100mg，口服，2 次 /d，连服 7 日。

2. 针对病原体的抗生素治疗

(1) 沙眼衣原体感染所致宫颈炎：治疗药物主要包括四环素类，如多西环素 100mg，口服，2 次 /d，连服 7 日；红霉素类，如阿奇霉素 1g 单次顿服，或者红霉素 500mg，口服，4 次 /d，连服 7 日；喹诺酮类，如氧氟沙星 300mg，口服，2 次 /d，连服 7 日，左氧氟沙星 500mg，口服，1 次 /d，连服 7 日。

(2) 单纯急性淋病奈瑟菌性宫颈炎：目前主张大剂量、单次给药，多选用第三代头孢菌素，如头孢克肟 400mg，单次口服；或者头孢曲松钠 250mg，单次肌内注射；也可选用头孢唑肟 500mg，肌内注射；头孢噻肟钠 500mg，肌内注射；头孢西丁 2g，肌内注射，加用丙磺舒 1g 口服；此外，还可选用氨基糖苷类抗生素，如大观霉素 4g，单次肌内注射。由于淋病奈瑟菌感染常伴有衣原体感染，因此，若为淋菌性宫颈炎，治疗时除选用抗淋病奈瑟菌药物外，须同时进行抗衣原体感染的治疗。

(3)合并细菌性阴道病:需要同时治疗细菌性阴道病,否则将导致宫颈炎持续存在。

3. 性伴侣的处理 如宫颈炎患者的病原体为沙眼衣原体或者淋病奈瑟菌,需对其性伴侣行相关的检查和治疗。

【随访】

治疗后症状持续存在的患者,需随诊。对于持续性宫颈炎症,需了解有无再次感染性传播疾病的可能,性伴侣是否已进行检查和治疗,阴道菌群失调是否持续存在。对于无明显病因的持续性宫颈炎症,尚无肯定有效的治疗方法。

二、慢性宫颈炎

慢性子宫颈炎(chronic cervicitis),是指子宫颈间质有大量淋巴细胞、浆细胞等慢性炎细胞浸润,可伴有子宫颈腺上皮和间质的增生以及鳞状上皮化生。慢性子宫颈炎症多由急性子宫颈炎症迁延而来,也可为病原体持续感染所致,病原体与急性子宫颈炎相似。

【病理】

1. 慢性子宫颈管黏膜炎 子宫颈管黏膜皱襞多,感染后易形成持续性子宫颈黏膜炎,临床表现为反复发作的子宫颈管黏液和脓性分泌物。

2. 子宫颈息肉(cervical polyp)是子宫颈管腺体及间质的局限性增生,并突向子宫颈外口形成息肉。妇科检查见子宫颈息肉多为单个,也可为多个,呈舌型,红色,质软而脆,可有蒂,蒂宽窄不一,其根部可附着在子宫颈外口,也可在子宫颈管内。光镜下见息肉表面被覆高柱状上皮,血管丰富、间质水肿和慢性炎性细胞浸润。子宫颈息肉极少恶变,但要注意与子宫恶性肿瘤相鉴别。

3. 子宫颈肥大 慢性炎症的长期刺激可导致腺体及间质增生。而且,子宫颈深部的腺囊肿也可使子宫颈呈不同程度的肥大,硬度增加。

【临床表现】

慢性子宫颈炎常无症状,少数患者可表现为阴道分泌物增多,淡黄色或者脓性,月经间期出血,性交后出血,偶因分泌物刺激伴有外阴瘙痒或者不适。妇科检查可见子宫颈呈糜烂样改变,子宫颈口有黄色分泌物覆盖、流出,或者为子宫颈息肉、子宫颈肥大。

【诊断及鉴别诊断】

根据临床表现可对慢性子宫颈炎作出初步诊断,但需注意对妇科检查所发现的阳性体征与子宫颈常见病理生理改变的鉴别。

1. 子宫颈柱状上皮异位和子宫颈上皮内瘤变 慢性子宫颈炎、子宫颈的生理性柱状上皮异位、子宫颈上皮内瘤变,甚至早期的子宫颈癌均可表现为子宫颈糜烂样改变。生理性子宫颈柱状上皮异位是指子宫颈外口处的子宫颈阴道部外观呈细颗粒状的红色区,为柱状上皮覆盖,由于柱状上皮菲薄,其下间质透出而成红色,阴道镜下表现为宽大的转化区。临床曾将此称为“宫颈糜烂”,认为是慢性子宫颈炎最常见的病理类型。但目前已明确“宫颈糜烂”与慢性子宫颈炎症的定义即间质中出现慢性炎细胞浸润并不一致,其并不是病理学上的上皮溃疡、缺失而导致的真性糜烂,因此,“宫颈糜烂”作为慢性子宫颈炎症的诊断术语已不再恰当。子宫颈糜烂样改变只是一个临床征象,可为生理性变化,也可为病理性变化。

生理性子宫颈柱状上皮异位多见于青春期、生育年龄妇女雌激素分泌旺盛者、妊娠期或者口服避孕药者,因为雌激素的作用,鳞柱交界部外移,子宫颈局部可呈糜烂样外观。此外,子宫颈上皮内瘤变以及早期子宫颈癌均可引起子宫颈呈糜烂样改变,因此对于子宫颈糜烂样改变者，临床需行子宫颈细胞学检查和/或HPV检测，必要时行阴道镜以及活组织检查，以排除子宫颈上皮内瘤变或者子宫颈癌。

2. 子宫颈腺囊肿（naboth cyst） 多数情况下，子宫颈腺囊肿是子宫颈的生理性变化。子宫颈转化区内鳞状上皮取代柱状上皮过程中，新生的鳞状上皮覆盖子宫颈腺管口或者伸入腺管，阻塞腺管口，导致腺体分泌物潴留形成囊肿。子宫颈慢性炎症或者子宫颈局部损伤可使腺管口狭窄，也可导致子宫颈腺囊肿形成。镜下见囊壁被覆单层扁平、立方或者柱状上皮。浅部的子宫颈腺囊肿，妇科检查见子宫颈表面突出单个或多个青白色小囊泡，容易诊断，且通常不需处理。但深部的子宫颈腺囊肿，子宫颈表面多无异常，表现为子宫颈肥大，应注意与子宫颈腺癌相鉴别。

3. 子宫恶性肿瘤 子宫颈及子宫体的恶性肿瘤可表现为息肉样物，从子宫颈口突出，因此要注意与子宫颈息肉相鉴别，鉴别方法行子宫颈息肉切除，病理组织学检查可确诊。除慢性炎症外，内生型子宫颈癌尤其是腺癌也可表现为子宫颈肥大，因此对子宫颈肥大者，需行子宫颈细胞学检查，必要时行子宫颈管搔刮术进行鉴别。

【治疗】

不同病变治疗方法不同。治疗前必须经筛查除外子宫颈上皮内瘤变和子宫颈癌。对于糜烂样改变为无症状的生理性子宫颈柱状上皮异位，则无需处理。对于糜烂样改变且有分泌物增多或者接触性出血者，可行局部物理治疗如激光、冷冻、微波等和中药栓剂治疗。

物理治疗注意事项包括：①治疗前，应常规行子宫颈癌筛查；②治疗时间宜选在月经干净后3~7日内进行；③有急性生殖道炎症列为禁忌；④物理治疗后可有阴道分泌物增多，甚至大量水样排液，术后1~2周脱痂时可有少许阴道流血；⑤在创面尚未完全愈合期间（4~8周）禁止盆浴、性交以及阴道冲洗；⑥物理治疗有引起术后出血、子宫颈狭窄、不孕、感染的可能，治疗后应定期复查。观察创面愈合情况直至痊愈，并需注意子宫颈管是否狭窄。

1. 慢性子宫颈管黏膜炎 对于持续性子宫颈管黏膜炎症，需明确有无沙眼衣原体和淋病奈瑟菌的再次感染、性伴侣是否已进行治疗、阴道微生物群失调是否持续存在。针对病因给予治疗。对病原体不明确者，目前，尚无有效的治疗方法，可试用物理治疗。

2. 子宫颈息肉 需行子宫颈息肉摘除术，并将切除息肉送病理组织学检查。

3. 子宫颈肥大 一般无需治疗。

第三节 盆腔炎性疾病

盆腔炎性疾病是常见的女性上生殖道感染性疾病，生殖器结核的发病率近年有逐渐升高趋势，若未及时治疗或者治疗不彻底，将严重影响妇女的生殖健康。

【女性生殖道的自然防御机制】

女性生殖道的解剖、生理、生化以及免疫学特点具有比较完善的自然防御功能，增强了抵御感染的能力；同时，健康妇女阴道内虽有某些病原体存在，但能保持生态平衡状态，并不引起生殖系统炎症。

1. 外阴 两侧大阴唇自然合拢，遮掩阴道口、尿道口。

2. 阴道 由于盆底肌的作用，阴道口闭合。阴道前后壁紧贴，减少外界病原体入侵。阴道正常菌群以乳杆菌为优势菌，阴道 pH ≤ 4.5（偏酸），可抑制其他细菌生长。此外，阴道分泌物可维持巨噬细胞活性，防止细菌侵损阴道黏膜。

3. 子宫颈 宫颈内口紧闭，宫颈管黏膜为单层高柱状上皮，黏膜形成皱褶、嵴突或陷窝，增加了黏膜表面积；宫颈管黏膜分泌大量碱性黏液形成胶冻状黏液栓，构成上生殖道感染的一道机械屏障；同时，黏液栓内含乳铁蛋白、溶菌酶，可抑制细菌侵入子宫内膜。

4. 子宫内膜 育龄期妇女子宫内膜周期性剥脱，为消除宫腔感染提供了有利条件。同时，子宫内膜分泌液也含有乳铁蛋白、溶菌酶，可清除少量进入宫腔的病原体。

5. 输卵管 输卵管黏膜上皮细胞的纤毛向宫腔方向摆动和输卵管的蠕动，可阻止病原体侵入。此外，输卵管分泌液与子宫内膜分泌液一样，含有乳铁蛋白、溶菌酶，可清除偶尔进入上生殖道的病原体。

6. 生殖道免疫系统 生殖道黏膜如宫颈和子宫聚集有不同数量的淋巴组织和散在的淋巴细胞，包括T细胞、B细胞。此外，中性粒细胞、巨噬细胞、补体以及一些细胞因子在局部均有重要的免疫功能，发挥抗感染作用。

当自然防御功能遭到破坏，或者机体免疫功能降低、内分泌发生变化以及外源性致病菌的入侵，均可引起炎症发生。

【病原体及其致病特点】

盆腔炎性疾病的病原体有外源性及内源性两个来源，外源性病原体主要以沙眼衣原体和淋病奈瑟菌为主，内源性病原体包括需氧菌和厌氧菌。两种病原体可单独存在，但多为混合感染。

1. 外源性病原体 主要为性传播疾病的病原体，常见的病原体为沙眼衣原体和淋病奈瑟菌。此外，其他病原体有支原体，包括人型支原体、生殖支原体和解脲支原体。在美国，10%~40% 盆腔炎性疾病可分离出沙眼衣原体，40%~50% 盆腔炎性疾病由淋病奈瑟菌引起，对下生殖道沙眼衣原体和淋病奈瑟菌的筛查和及时彻底的治疗，已使盆腔炎性疾病发病率明显下降。在我国，沙眼衣原体和淋病奈瑟菌引起的盆腔炎性疾病已明显增加，需要足够的重视，但目前尚缺乏大宗流行病学资料。

2. 内源性病原体 来自于寄居阴道内的正常微生物群，包括需氧菌和厌氧菌，也可以仅为需氧菌或者仅为厌氧菌感染，但以需氧菌和厌氧菌混合感染多见。主要的需氧菌及兼性厌氧菌有金黄色葡萄球菌、大肠埃希菌、溶血性链球菌、加德纳菌；厌氧菌有脆弱类杆菌、消化球菌、消化链球菌、普雷沃菌。厌氧菌感染的特点是容易形成盆腔脓肿、感染性血栓静脉炎，脓液有粪臭味和气泡。据报道，70%~80% 的盆腔脓肿可培养出厌氧菌。

【感染途径】

1. 沿生殖道黏膜上行蔓延 病原体侵入外阴、阴道后，或者阴道内的病原体沿宫颈黏膜、子宫内膜、输卵管黏膜，蔓延至卵巢及腹腔，是非妊娠期、非产褥期盆腔炎性疾病的主要感染途径。沙眼衣原体、淋病奈瑟菌和葡萄球菌等多沿此途径蔓延（图 16-1）。

2. 经淋巴系统蔓延 病原体经外阴、阴道、宫颈以及宫体创伤处的淋巴管侵入盆腔结缔组织和内生殖器的其他部分，是产褥感染、流产后感染以及放置宫内节育器后感染的主要感染途径。厌氧菌、链球菌、大肠埃希菌多沿此途径扩散（图 16-2）。

3. 经血液循环传播 病原体先侵入人体的其他系统，再经血液循环感染生殖器官，为结核菌感染的主要途径（图 16-3）。

4. 直接蔓延 腹腔其他脏器感染后，直接蔓延到内生殖器，如阑尾炎可引起右侧输卵管炎。

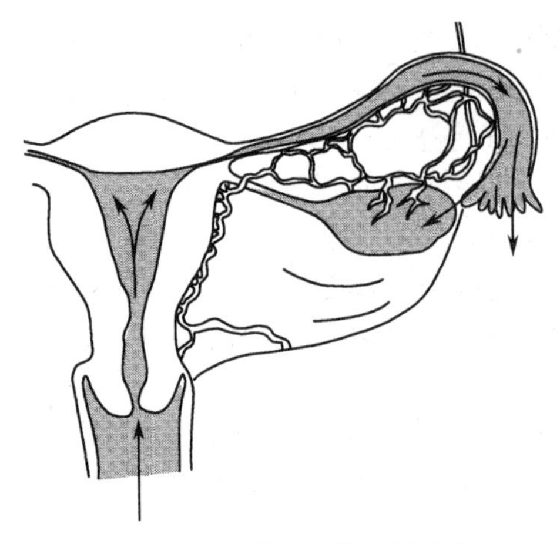

图 16-1 炎症经黏膜上行蔓延

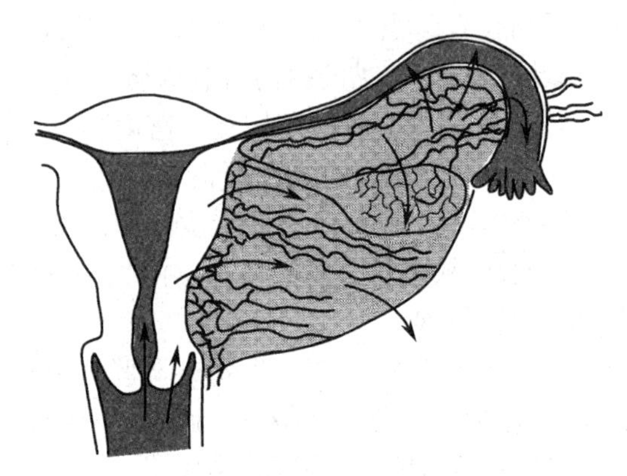

图 16-2 炎症经淋巴系统蔓延

【高危因素】

了解高危因素有利于盆腔炎性疾病的正确诊断和预防。

1. 年龄 据美国资料，盆腔炎性疾病的高发年龄为 15~25 岁。年轻妇女容易发生盆腔炎性疾病可能与频繁性活动、宫颈柱状上皮生理性向外移位、宫颈黏液机械防御功能较差有关。

2. 性活动 盆腔炎性疾病多发生在性活跃期妇女，尤其是初次性交年龄较小、性交过频、有多个性伴侣以及性伴侣有性传播疾病者。

3. 下生殖道感染 下生殖道感染如衣原体性宫颈炎、淋病奈瑟菌性宫颈炎以及细菌性阴道病与盆腔炎性疾病的发生密切相关。

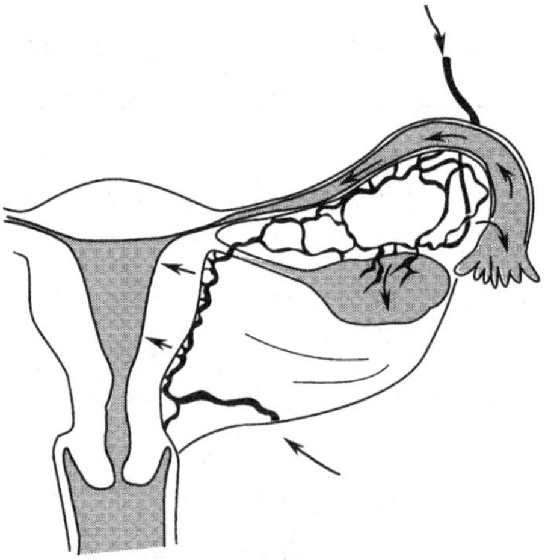

图 16-3 炎症经血行传播

4. 宫腔内手术操作后感染 如诊断性刮宫术、输卵管通液术、子宫输卵管造影术、宫腔镜检查等，手术可能使生殖道黏膜损伤、出血、坏死，导致下生殖道内源性病原体上行感染。

5. 性卫生不良 经期性交、使用不洁月经垫等可使病原体侵入而引起炎症。此外，低收入群体由于不注意性卫生保健以及阴道冲洗者，盆腔炎性疾病的发生率高。

6. 邻近器官炎症直接蔓延 如阑尾炎、腹膜炎等蔓延至盆腔，病原体以大肠埃希菌为主。

7. 盆腔炎性疾病再次急性发作 盆腔炎性疾病导致盆腔广泛粘连、输卵管损伤、输卵管防御能力下降，容易造成盆腔再次感染而致急性发作。

【病理及发病机制】

1. 急性子宫内膜炎及子宫肌炎 子宫内膜充血、水肿，有炎性渗出物，重者子宫内膜坏死、脱落形成溃疡。镜下见大量白细胞浸润，炎症向深部侵入形成子宫肌炎。

2. 急性输卵管炎、输卵管积脓、输卵管卵巢脓肿 急性输卵管炎症可因病原体的传播途径不同而表现为不同的病变特点。

(1)炎症经子宫内膜向上蔓延：病原体首先侵及输卵管黏膜，引起输卵管黏膜炎，表现为输卵管黏膜肿胀、间质水肿充血以及大量中性粒细胞浸润，重者输卵管上皮发生退行性变或者成片脱落，引起输卵管黏膜粘连，导致输卵管管腔及伞端闭锁，若有脓液积聚于管腔内则形成输卵管积脓。淋病奈瑟菌及大肠埃希菌、类杆菌以及普雷沃菌，除直接引起输卵管上皮损伤外，其细胞壁脂多糖等内毒素引起输卵管纤毛大量脱落，导致输卵管运输功能减退、丧失。由于衣原体的热休克蛋白与输卵管热休克蛋白相似，感染后引起的交叉免疫反应可损伤输卵管，导致严重输卵管黏膜结构及功能破坏，并引起盆腔广泛粘连。

(2)病原菌通过宫颈的淋巴播散：病原体通过宫旁结缔组织，首先侵及浆膜层，发生输卵管周围炎，然后累及肌层，而输卵管黏膜层可不受累或者受累极轻。病变以输卵管间质炎为主，其管腔常因肌壁增厚受压变窄，但仍能保持通畅。轻者输卵管仅有轻度充血、肿胀、略增粗；重者输卵管明显增粗、弯曲，纤维素性脓性渗出物增多，导致与周围组织粘连。

卵巢很少单独发炎，白膜是良好的防御屏障，卵巢多与发炎的输卵管伞端粘连而发生卵巢周围炎，称为输卵管卵巢炎，习称附件炎。炎症通过卵巢排卵的破孔侵入卵巢实质形成卵巢脓肿，脓肿壁与输卵管积脓粘连并相互穿通，形成输卵管卵巢脓肿（TOA）。输卵管卵巢脓肿可为一侧，也可为双侧，约 50% 是在可识别的急性盆腔炎性疾病初次发病后形成，另一部分多为屡次急性发作或者重复感染而致。输卵管卵巢脓肿多位于子宫后方或者子宫、阔韧带后叶以及肠管间粘连处，可破入直肠或者阴道，若直接破入腹腔则引起弥漫性腹膜炎。

3. 急性盆腔腹膜炎　盆腔内器官发生严重感染时，多已蔓延到盆腔腹膜，炎性的腹膜充血、水肿，并伴有少量含纤维素的渗出液，引起盆腔脏器粘连。当大量脓性渗出液积聚于粘连的间隙内，可形成散在的小脓肿；积聚于直肠子宫陷凹处可形成盆腔脓肿，较常见。脓肿前面为子宫，后方为直肠，顶部为粘连的肠管及大网膜，脓肿可破入直肠而使症状突然减轻，也可破入腹腔引起弥漫性腹膜炎。

4. 急性盆腔结缔组织炎　病原体经淋巴管进入盆腔结缔组织而引起结缔组织充血、水肿以及中性粒细胞浸润。以宫旁结缔组织炎最多见，初始局部增厚，质软，边界不清，以后逐渐向两侧盆壁呈扇形浸润，若组织化脓则形成盆腔腹膜外脓肿，可自发破入直肠或者阴道。

5. 败血症及脓毒血症　当病原体毒性强、数量多、患者抵抗力降低时，可发生败血症，多见于严重的产褥感染、感染性流产。发生盆腔炎性疾病后，若身体其他部位发现多处炎症病灶或者脓肿者，应考虑是否有脓毒血症存在，但需行血培养证实。

6. 肝周围炎（Fitz-Hugh-Curtis 综合征）　是指肝包膜炎症而无肝实质损害的肝周围炎。沙眼衣原体和淋病奈瑟菌感染均可引起。由于肝包膜水肿，吸气时可有右上腹疼痛。肝包膜上有脓性或者纤维渗出物，早期在肝包膜与前腹壁腹膜之间形成松软粘连，晚期形成琴弦样粘连。5%~10% 的输卵管炎可出现肝周围炎，临床表现为继下腹痛后出现右上腹痛，或者下腹痛与右上腹痛同时出现。

【临床表现】

可因炎症轻重以及范围大小而有不同的临床表现。轻者多无症状或者症状轻微。常见症状为发热、下腹痛、阴道分泌物增多。腹痛呈持续性，活动或性交后加重。若病情严重可出现寒战、高热、头痛、食欲欠佳。月经期发病可出现经量增多、经期延长。若有腹膜炎，可出现消化系统症状如恶心、呕吐、腹胀、腹泻等。若有脓肿形成，可有下腹包块和局部压迫刺激症状；包块位于子宫前方可出现膀胱刺激症状，表现为排尿困难、尿频，若引起膀胱肌炎还可伴有尿痛等；包块位于子宫后方可出现直肠刺激症状；若在腹膜外可致腹泻、里急后重感和排便困难。若具备输卵管炎的症状和体征并同时有右上腹疼痛者，应怀疑有肝周围炎。

患者体征差异较大，轻者无明显异常发现，或仅在妇科检查时发现穹窿触痛、宫颈举痛或者宫体压痛、附件区压痛。严重病例呈急性病容，体温升高，心率加快，下腹部有压痛、反跳痛及肌紧张，叩诊鼓音，肠鸣音减弱或消失。妇科检查：阴道可见脓性臭味分泌物；宫颈充血水肿，拭净宫颈表面分泌物，见宫颈口有脓性分泌物流出，说明宫颈管黏膜或者宫腔有急性炎症。穹窿触痛明显，须注意后穹窿是否饱满；宫颈举痛；宫体稍大，有压痛，活动受限；附件区（子宫两侧）压痛明显，若为单纯输卵管炎，可触及增粗的输卵管，压痛明显；若为输卵管积脓或者输卵管卵巢脓，可触及包块且压痛明显，不活动；宫旁结缔组织炎时，可触及宫旁一侧或者两侧片状增厚，或者两侧宫骶韧带高度水肿、增粗，压痛明显；若有盆腔脓肿形成且位置较低时，可触及后穹窿或者侧穹窿包块且有波动感，三合诊多能协助进一步了解盆腔情况。

【诊断】

根据病史、症状、体征以及实验室检查可作出初步诊断。由于盆腔炎性疾病的临床表现差异较大，临床诊断的准确性不高（与腹腔镜相比，阳性预测值为65%~90%）。理想的盆腔炎性疾病的诊断标准，既要敏感性高，能发现轻微病例；又要特异性强，避免非炎症患者应用抗生素。但目前尚无单一的病史、体征或者实验室检查，既敏感又特异。由于临床准确诊断盆腔炎性疾病比较困难，而延误诊断又可导致盆腔炎性疾病后遗症的发生，2010年美国疾病预防和控制中心（CDC）推荐的盆腔炎性疾病的诊断标准（表16-4），旨在对年轻女性出现腹痛或有异常阴道分泌物或有不规则阴道流血者，提高对盆腔炎性疾病的认识，对可疑患者做进一步评价，及时、彻底的治疗，减少后遗症的发生。

最低诊断标准提示，对于性活跃的年轻女性或者具有性传播疾病的高危人群，若出现下腹痛，并排除其他引起下腹痛的原因，妇科检查符合最低诊断标准，即可给予经验性抗生素治疗。

附加标准可增加诊断的特异性，多数盆腔炎性疾病患者有宫颈黏液脓性分泌物，或者阴道分泌物0.9%氯化钠溶液湿片中见大量白细胞，若宫颈分泌物正常并且阴道分泌物镜检未见白细胞，则盆腔炎性疾病的诊断需慎重。

特异标准基本可诊断盆腔炎性疾病，但除超声检查外，均为有创检查或者费用较高，特异标准仅适用于一些有选择性的病例。腹腔镜诊断盆腔炎性疾病的标准包括：①输卵管表面明显充血；②输卵管壁水肿；③输卵管伞端或浆膜面有脓性渗出物。腹腔镜诊断输卵管炎准确率高，并能直接取感染部位的分泌物行细菌培养，但临床应用具有一定局限性，如对轻度输卵管炎的诊断准确性降低，对单独存在的子宫内膜炎无诊断价值，因此，并非所有怀疑盆腔炎性疾病的患者都能接受腹腔镜检查。

表16-4 盆腔炎性疾病的诊断标准（美国CDC诊断标准，2010年）

最低标准（minimum criteria）：
宫颈举痛或子宫压痛或附件区压痛
附加标准（additional criteria）：
体温超过38.3℃（口表）
宫颈或阴道异常黏液脓性分泌物
阴道分泌物湿片出现大量白细胞
红细胞沉降率升高
血C-反应蛋白升高

续表

实验室证实的宫颈淋病奈瑟菌或衣原体阳性
特异标准(specific criteria):
子宫内膜活检组织学证实子宫内膜炎
阴道超声或磁共振检查显示输卵管增粗,输卵管积液,伴或不伴有盆腔积液、输卵管卵巢肿块
或腹腔镜检查发现盆腔炎性疾病征象

盆腔炎性疾病诊断后,需进一步明确病原体。可行宫颈管分泌物及后穹窿穿刺液的涂片、培养及核酸扩增法检测病原体,虽不如剖腹探查或者腹腔镜直接取感染部位的分泌物做培养及药敏准确,但临床较实用,对明确病原体有一定的帮助。涂片可作革兰染色,找到淋病奈瑟菌即可确诊,除查找淋病奈瑟菌外,还可以根据细菌形态为选用抗生素及时提供线索;培养阳性率高,并可同时做药敏试验。除病原体检查外,还可根据病史(如是否为性传播疾病高危人群)、临床症状以及体征特点初步判断病原体。

【鉴别诊断】

盆腔炎性疾病应与输卵管妊娠流产或破裂、卵巢囊肿蒂扭转或破裂、急性阑尾炎等急腹症相鉴别。

【治疗】

主要为抗生素药物治疗,必要时手术治疗。抗生素治疗可清除病原体,改善症状和体征,减少后遗症。经恰当的抗生素药物积极治疗,绝大多数盆腔炎性疾病能彻底治愈。抗生素的治疗原则:经验性、广谱、及时及个体化。由于盆腔炎性疾病的病原体多为沙眼衣原体和淋病奈瑟菌以及需氧菌、厌氧菌的混合感染,需氧菌及厌氧菌又有革兰阴性和革兰阳性之分,故在分泌物实验室检查结果未回报前,经验性用药,选择广谱抗生素,同时联合用药。实验室结果回报后,根据药敏试验合理选用抗生素。在盆腔炎性疾病诊断48h内及时用药将明显降低后遗症的发生。

1. 门诊治疗　适用于一般状况较好,症状轻,能耐受口服抗生素,并有条件随访者,可给予口服或者肌内注射抗生素治疗。常用治疗方案:①氧氟沙星400mg,口服,2次/d;或者左氧氟沙星500mg,口服,1次/d,同时加服甲硝唑400mg,2~3次/d,连用14日;或者莫西沙星400mg,口服,1次/d,连用14日。②头孢曲松钠250mg单次肌内注射,或头孢西丁钠2g,单次肌内注射,同时口服丙磺舒1g,然后改为多西环素100mg,2次/d,连用14日,可同时口服甲硝唑400mg,2次/d,连用14日;或者选用其他第三代头孢菌素与多西环素、甲硝唑合用。

2. 住院治疗　适用于一般情况差,病情严重,伴有发热、恶心、呕吐;或伴有盆腔腹膜炎;或为输卵管卵巢脓肿;或不能耐受口服抗生素;或门诊治疗无效;或诊断不清,均应住院给予抗生素药物治疗为主的综合治疗。

(1)支持疗法:卧床休息,半卧位有利于脓液积聚于直肠子宫陷凹而使炎症局限。给予高热量、高蛋白、高维生素流食或者半流食,补充液体,注意纠正电解质紊乱以及酸碱失衡。腹胀时应行胃肠减压。高热时给予物理降温。尽量避免不必要的妇科检查以免引起炎症扩散。

(2)抗生素药物治疗:给药途径以静脉滴注收效快,常用的配伍方案如下:

1)头霉素类或头孢菌素类药物:头霉素类药物,可选用头孢西丁钠2g,静脉滴注,1次/6h;或者头孢替坦二钠2g,静脉滴注,1次/12h。加多西环素100mg,1次/12h,静脉滴注或口服。

头孢菌素类药物，可选用头孢呋辛钠、头孢唑肟钠、头孢曲松钠、头孢噻肟钠，静脉滴注。对于输卵管卵巢脓肿的患者，可加用克林霉素或者甲硝唑，以更有效地对抗厌氧菌。待临床症状、体征改善至少 24h 后，方可改为口服药物治疗，如多西环素 100mg 口服，1 次 /12h，连用 14 日。对于不能耐受多西环素者，可选用阿奇霉素替代，每次 500mg 口服，1 次 /d，连用 3 日。

2）克林霉素与氨基糖苷类药物联合方案：克林霉素 900mg，1 次 /8h，静脉滴注；庆大霉素先给予负荷量（2mg/kg），然后给予维持（1.5mg/kg），1 次 /8h，静脉滴注。临床症状、体征改善后继续静脉应用 24~48h 后，可改为口服药物治疗，如克林霉素 450mg，口服，4 次 /d，连用 14 日；或者多西环素 100mg，口服，1 次 /12h，连用 14 日。

3）青霉素类与四环素类药物联合方案：氨苄西林 / 舒巴坦 3g，静脉滴注，1 次 /6h，加多西环素 100mg，口服，2 次 /d，连服 14 日。

4）喹诺酮类药物与甲硝唑联合方案：氧氟沙星 400mg，静脉滴注，1 次 /12h；或左氧氟沙星 500mg，静脉滴注，1 次 /d。加用甲硝唑 500mg，静脉滴注，1 次 /8h。也可选用莫西沙星 400mg，静脉滴注，1 次 /24h。

目前，由于淋病奈瑟菌对喹诺酮类药物耐药，喹诺酮类药物不作为盆腔炎性疾病的首选药物。若存在以下因素：如淋病奈瑟菌地区流行和个人危险因素低、不能应用头孢菌素（对头孢类药物过敏）等，可考虑应用喹诺酮类药物，但在开始治疗前，必须进行淋病奈瑟菌的检测。

（3）手术治疗：主要用于治疗抗生素控制不满意的输卵管卵巢脓肿或者盆腔脓肿。手术指征有：

1）药物治疗无效：输卵管卵巢脓肿或者盆腔脓肿经药物治疗 48~72h，体温持续不降，患者中毒症状加重或者包块增大者，需及时手术，以免发生脓肿破裂。

2）脓肿持续存在：经药物治疗后病情好转，继续控制炎症数日（2~3 周），包块局限但未消失，需手术切除，以免日后再次急性发作。

3）脓肿破裂：突然腹痛加剧，寒战、高热、恶心、呕吐、腹胀，有中毒性休克表现或者检查腹部拒按，应怀疑脓肿破裂。若脓肿破裂未及时诊治，死亡率高。因此，一旦怀疑脓肿破裂，需立即在抗生素治疗的同时行剖腹探查术。

手术可根据患者情况选择经腹手术或者腹腔镜手术。手术范围应根据患者年龄、病变范围、一般状态等全面考虑。原则以切除病灶为主。年轻妇女应尽量保留卵巢功能，以采用保守性手术为主；年龄大、双侧附件受累或者附件脓肿屡次发作者，可行全子宫及双附件切除术；对极度衰弱危重患者的手术范围须根据具体情况决定。若盆腔脓肿位置低、突向阴道后穹窿，则可经阴道切开排脓，同时注入抗生素。国外近几年报道对抗生素治疗 72h 无效的输卵管卵巢脓肿，可于超声引导下或者 CT 下行经皮引流术，获得较好的治疗效果。

3. 中药治疗　主要为活血化瘀、清热解毒药物，如银翘解毒汤、安宫牛黄丸或者紫血丹等。

【性伴侣的治疗】

对于盆腔炎性疾病患者出现症状前 2 个月内，接触过的性伴侣需进行检查和治疗，如果最近一次性交发生在 6 个月前，则应对最后的性伴侣进行检查和治疗。在女性盆腔炎性疾病患者治疗期间应避免无保护的性交。

【随访】

对于抗生素药物治疗的患者，应在 72h 内随诊，明确有无临床情况的改善。患者在治疗后的 72h 内临床症状应改善，如体温下降，腹部压痛、反跳痛减轻，宫颈举痛、子宫压痛、附件区压痛减轻。若此期间症状无改善，需进一步检查，重新进行评价，必要时行腹腔镜或者手术探查。对沙眼衣原体和淋病奈瑟菌感染者，需在治疗后4~6周复查病原体。

【盆腔炎性疾病后遗症】

若盆腔炎性疾病未得到及时、正确的治疗，即可能发生一系列后遗症，即盆腔炎性疾病后遗症（sequelae of PID）。主要病理改变为组织破坏、广泛粘连、增生以及瘢痕形成，导致：①输卵管阻塞、输卵管增粗。②输卵管卵巢粘连形成输卵管卵巢肿块。③若输卵管伞端闭锁、浆液性渗出物积聚，形成输卵管积水；或输卵管积脓、输卵管卵巢脓肿的脓液吸收，被浆液性渗出物代替形成输卵管积水或输卵管卵巢囊肿。④盆腔结缔组织表现为主，如骶韧带增生、变厚，若病变广泛，可使子宫固定。

1. 临床表现

(1) 不孕：输卵管粘连阻塞可致不孕。盆腔炎性疾病后不孕的发生率为20%~30%。

(2) 异位妊娠：盆腔炎性疾病后异位妊娠发生率是正常妇女的8~10倍。

(3) 慢性盆腔痛：炎症形成的粘连、瘢痕以及盆腔充血，常可引起下腹部坠胀、疼痛以及腰骶部酸痛，多在劳累、月经前后及性交后加剧。文献报道约20%的急性盆腔炎症发作后遗留有慢性盆腔痛。慢性盆腔痛多发生在盆腔炎性疾病急性发作后的4~8周。

(4) 盆腔炎性疾病反复发作：由于盆腔炎性疾病导致的输卵管组织结构的破坏，使局部防御功能降低，若患者仍处于同样的高危因素下，则可引起盆腔炎症的再次感染导致反复发作。有盆腔炎性疾病病史者，约25%将再次发作。

2. 妇科检查　若为输卵管病变，则在子宫一侧或两侧可触到呈索条状增粗的输卵管，有轻压痛；若为输卵管积水或者输卵管卵巢囊肿，则在盆腔一侧或者两侧可触及囊性肿物，活动多受限；若为盆腔结缔组织病变，则子宫多后倾后屈，活动受限或粘连固定，子宫一侧或者两侧片状增厚、压痛，宫骶韧带常增粗、变硬，有触痛。

3. 治疗　盆腔炎性疾病后遗症需根据不同情况选择治疗方案。不孕患者，常需要辅助生育技术协助受孕。对于慢性盆腔痛，尚无有效的治疗方法，对症处理或者给予理疗、中药等综合治疗，治疗前需排除子宫内膜异位症等其他引起盆腔痛的疾病。对于盆腔炎性疾病反复发作者，需在抗生素药物治疗的基础上根据具体情况选择手术治疗。输卵管积水者需行手术治疗。

【预防】

1. 注意性生活卫生，减少性传播疾病。对沙眼衣原体和淋病奈瑟菌感染的高危妇女进行筛查和治疗可减少盆腔炎性疾病的发生率。虽然细菌性阴道病与盆腔炎性疾病相关，但检测和治疗细菌性阴道病能否降低盆腔炎性疾病发生率至今尚不明确。

2. 及时治疗下生殖道感染。

3. 加强公共卫生教育，提高公众对生殖道感染的认识以及预防感染的重要性。

4. 严格掌握妇科手术指征，作好术前准备，术中注意无菌操作，预防感染。

5. 及时正确治疗盆腔炎性疾病，防止后遗症发生。

第四节　生殖器结核

由结核分枝杆菌引起的女性生殖器官炎症称为生殖器结核（genital tuberculosis），又称结核性盆腔炎。多见于20~40岁妇女,也可见于绝经后的老年妇女。近年来因耐药结核、对结核病控制的松懈以及艾滋病的增加,生殖器结核发病率有升高趋势。

【传染途径】

生殖器结核是全身结核的表现之一,常继发于身体其他部位结核如肺结核、肠结核、腹膜结核等,约10%肺结核患者可伴有生殖器结核。生殖器结核潜伏期很长,可达1~10年,多数患者在日后发现生殖器结核时,其原发病灶多已痊愈。生殖器结核常见的传染途径如下:

1. 血行传播 为最主要的传播途径。青春期时正值生殖器发育,血供丰富,结核杆菌易借血行传播。结核杆菌感染肺部后,大约1年内可感染内生殖器,由于输卵管黏膜有利于结核杆菌的潜伏感染,结核杆菌首先侵犯输卵管,然后依次扩散到子宫内膜、卵巢,侵犯宫颈、阴道、外阴者较少。

2. 直接蔓延 腹膜结核、肠结核可直接蔓延到内生殖器。

3. 淋巴传播 较少见。消化道结核可通过淋巴管逆行传播,感染内生殖器。

4. 性交传播 极罕见。男性患泌尿系结核,通过性交传播,上行感染。

【病理】

1. 输卵管结核 占女性生殖器结核的90%~100%,即几乎所有的生殖器结核均累及输卵管,以双侧居多,但双侧的病变程度可能不同。输卵管结核的特有表现为输卵管增粗肥大,其伞端外翻如烟斗嘴状;也可表现为伞端封闭,管腔内充满干酪样物质;有的输卵管增粗,管壁内有结核结节;有的输卵管僵直变粗,峡部有多个结节隆起。输卵管浆膜面可见多个粟粒结节,盆腔腹膜、肠管表面以及卵巢表面也可布满粟粒结节,或者并发腹腔积液型结核性腹膜炎。在输卵管管腔内见到干酪样物质,有助于同非结核性炎症相鉴别。输卵管常与其邻近器官如卵巢、子宫、肠管广泛粘连。

2. 子宫内膜结核 占生殖器结核的50%~80%,常由输卵管结核蔓延而来。输卵管结核患者约50%同时伴有子宫内膜结核。早期病变多出现在两侧宫角,子宫大小、形状无明显变化,随着病情进展,子宫内膜受到不同程度的结核病变破坏,最后代以瘢痕组织,使宫腔粘连变形、缩小。

3. 卵巢结核 占生殖器结核的20%~30%,主要由输卵管结核蔓延而来,由于卵巢白膜包围,通常仅有卵巢周围炎,侵犯卵巢深层较少。少部分卵巢结核由血液循环传播而致,可在卵巢深部形成结节以及干酪样坏死性脓肿。

4. 宫颈结核 占生殖器结核的10%~20%,常由子宫内膜结核蔓延而致或者经淋巴、血液循环传播,较少见,病变可表现为乳头状增生或者溃疡,外观易与宫颈癌相混淆。

5. 盆腔腹膜结核 盆腔腹膜结核多合并输卵管结核。根据病变特征不同分为渗出型和粘连型。渗出型以渗出为主,特点为腹膜和盆腔脏器浆膜面布满无数大小不等的散在灰黄色结节,渗出物为浆液性草黄色澄清液,积聚于盆腔,有时可因粘连形成多个包裹性囊肿;粘连型以粘连为主,特点为腹膜增厚,与邻近脏器之间发生紧密粘连,粘连间的组织常发生干酪样坏死,易形成瘘管。

【临床表现】

依病情轻重、病程长短而异。有的患者无任何症状,有的患者则症状较重。

1. 不孕 多数生殖器结核因不孕而就诊。在原发性不孕患者中生殖器结核为常见原因之一。由于输卵管黏膜破坏、粘连,使管腔阻塞;或者输卵管周围粘连,管腔虽通畅,但黏膜纤毛被破坏,输卵管僵硬、蠕动受限,丧失运输功能;子宫内膜结核妨碍受精卵的着床与发育,也可致不孕。

2. 月经失调 早期因子宫内膜充血和溃疡,可有经量增多;晚期因子宫内膜不同程度破坏,可表现为月经稀少或者闭经。多数患者就诊时已为晚期。

3. 下腹坠痛 由于盆腔炎性疾病和粘连,可有不同程度的下腹坠痛,经期加重。

4. 全身症状 若为活动期,可有结核病的一般症状,如发热、盗汗、乏力、食欲缺乏、体重减轻等。轻者全身症状不明显,有时仅有经期发热,但症状严重者可有高热等全身中毒症状。

5. 全身及妇科检查 由于病变程度和范围不同而有较大差异,较多患者因不孕行诊断性刮宫、子宫输卵管碘油造影以及腹腔镜检查时,才发现患有盆腔结核,而无明显体征和其他自觉症状。严重盆腔结核常合并有腹膜结核,腹部检查时有腹壁柔韧感或者腹腔积液征,形成包裹性积液时,可触及囊性肿块,边界不清,不活动,表面可有肠管粘连,叩诊空响。子宫多因与周围粘连而活动受限。若附件受累,则在子宫两侧可触及条索状的输卵管或者输卵管与卵巢等粘连而形成的大小不等、形状不规则的肿块,质硬、表面不平、呈结节状突起,或者可触及钙化结节。

【诊断】

多数患者无明显症状和阳性体征,部分患者因不孕症行相关检查时发现。因此,需详细询问病史,尤其当患者有原发不孕、月经稀少或者闭经时;未婚女青年有低热、盗汗、盆腔炎性疾病或者腹腔积液时;既往有结核病接触史或者本人曾患肺结核、肠结核、胸膜炎时,均需考虑是否有生殖器结核的可能。若能找到病原学或者组织学证据即可确诊。常用的辅助检查方法如下:

1. 子宫内膜病理检查 是诊断子宫内膜结核最可靠的依据。因为经前子宫内膜较厚,如有结核菌,此时阳性率高,故应选择在经前1周或者月经来潮6h内行刮宫术。但术前3日和术后4日应每日肌内注射链霉素0.75g和口服异烟肼0.3g,以预防刮宫引起的结核病灶扩散。同时,由于子宫内膜结核多由输卵管蔓延而来,故刮宫时应注意刮取子宫角部内膜,并将刮出物送病理检查,若在病理切片上找到典型结核结节,诊断即可成立;但阴性结果并不能除外结核的可能。如遇有宫腔小而坚硬,无组织物刮出,结合临床病史和症状,也应考虑为子宫内膜结核,并作进一步检查。若可疑子宫颈结核,需做活组织检查确诊。

2. X线检查

(1)胸部X线摄片:必要时行泌尿系统或者消化道的X线检查,以便发现原发病灶。

(2)盆腔X线摄片:如发现孤立钙化点,则提示曾有盆腔淋巴结结核病灶。

(3)子宫输卵管碘油造影可能见到以下征象:①宫腔呈不同形态和不同程度狭窄或者变形,边缘呈锯齿状;②输卵管管腔有多个狭窄,呈典型的串珠状或者显示管腔细小而僵直;③在相当于盆腔淋巴结、输卵管、卵巢部位有钙化灶;④若碘油进入子宫一侧或者两侧静脉丛,应考虑有子宫内膜结核的可能。子宫输卵管碘油造影对生殖器结核的诊断帮助较大,但也有将输卵管管腔中的干酪样物质以及结核菌带到腹腔的可能,故造影前后应肌内注射链霉素和口服异烟肼等抗结核药物。

3. 腹腔镜检查 可直接观察子宫、输卵管浆膜面有无粟粒结节,并同时取腹腔液行结核菌培养,或者在病变处做活组织检查。但检查时需注意避免肠道损伤。

4. 结核菌检查 取宫腔刮出物或月经血或腹腔液作结核菌检查,常用方法有:①涂片抗酸染色查找结核菌;②结核菌培养,方法准确,但结核菌生长缓慢,结果需要1~2个月才能得到;③分子生物学方法,如PCR技术,方法简便快速,但可能出现假阳性;④动物接种,方法复杂，需时较长，难以推广。

5. 结核菌素试验 结核菌素试验阳性说明体内曾有结核分枝杆菌感染；强阳性说明目前仍有活动性病灶，但不能说明病灶部位；阴性一般情况下表示未有过结核分枝杆菌感染。

6. 其他 白细胞计数不高，分类以淋巴细胞增多，不同于化脓性盆腔炎性疾病；活动期红细胞沉降率增快，不能除外结核病变。这些检查均无特异性，只能作为诊断参考。

【鉴别诊断】

结核性盆腔炎性疾病应与盆腔炎性疾病后遗症、子宫内膜异位症、卵巢恶性肿瘤，尤其是卵巢上皮性癌相鉴别，诊断困难时，可作腹腔镜检查或者剖腹探查确诊。

【治疗】

采用抗结核药物治疗为主，休息营养为辅的治疗原则。

1. 抗结核药物治疗 抗结核药物治疗对 90% 的女性生殖器结核有效。药物治疗应遵循早期、联合、规律、适量、全程的原则。可采用异烟肼、利福平、乙胺丁醇以及吡嗪酰胺等抗结核药物联合治疗 6~9 个月，可取得良好疗效。目前推行两阶段短疗程药物治疗方案，前 2~3 个月为强化期，后 4~6 个月为巩固期或者继续期。可选用的治疗方案：①强化期 2 个月，每日异烟肼、利福平、吡嗪酰胺和乙胺丁醇 4 种药物联合应用，后 4 个月巩固期每日连续应用异烟肼、利福平（简称 2SHRZ/4HR）；或巩固期每周 3 次间歇应用异烟肼、利福平（2SHRZ/4H3R3）。可用于初次治疗的患者。②强化期每日异烟肼、利福平、吡嗪酰胺和乙胺丁醇 4 种药联合应用 2 个月，巩固期每日应用异烟肼、利福平、乙胺丁醇连续 4 个月（2SHRZ/6HRE）；或巩固期每周 3 次应用异烟肼、利福平、乙胺丁醇连续 4 个月（2SHRZ/6H3R3E3）。多用于治疗失败或者复发的患者。

2. 支持疗法 急性患者至少休息 3 个月，慢性患者可以从事部分工作和学习，但要注意劳逸结合，加强营养，适当参加体育锻炼，增强体质。

3. 手术治疗 出现下列情况应考虑手术治疗：①盆腔包块经药物治疗后缩小，但不能完全消退；②治疗无效或者治疗后又反复发作者，或者与盆腹腔恶性肿瘤鉴别困难者；③盆腔结核形成较大的包块或者较大的包裹性积液者；④子宫内膜结核严重，内膜破坏广泛，药物治疗无效者。为避免手术时感染扩散，提高手术后治疗效果，手术前后需应用抗结核药物治疗。手术以全子宫及双侧附件切除术为宜。对于年轻妇女应尽量保留卵巢功能；对于病变局限于输卵管，而又迫切希望生育者，可行双侧输卵管切除术，保留卵巢和子宫。由于生殖器结核所致的粘连多较广泛且紧密，术前应口服肠道消毒药物并作清洁灌肠，术时应注意解剖关系，避免损伤。

虽然生殖器结核经药物治疗可取得良好疗效，但治疗后的妊娠成功率极低，对部分希望妊娠者，可行辅助生育技术助孕。

【预防】

增强体质，做好卡介苗接种，积极防治肺结核、淋巴结结核和肠结核等。

（蔡 旺）

第十七章 外阴上皮非瘤样病变及肿瘤

第一节 外阴上皮非瘤样病变

外阴上皮非瘤样病变（nonneoplastic epithelial disorders of vulva）是女性外阴皮肤和黏膜组织发生变性和色素改变的一组慢性疾病，包括硬化性苔藓（lichen sclerosus）、鳞状上皮增生（squamous hyperplasia）和其他皮肤病（other dermatoses）。由于外阴硬化性苔藓和鳞状上皮增生多有外阴皮肤和黏膜的色素减退，临床上也称外阴白色病变。

过去这类病变被归类于外阴营养不良。近年来，对外阴上皮非瘤样病变的认识不断加深，并且经过数年研究并未发现病变部位有明显的血管营养失调，1987 年国际外阴疾病研究协会（ISSVD）与国际妇科病理学家协会（ISGYP）提出新的分类系统和命名，建议采用“外阴上皮非瘤样病变”。

一、外阴鳞状上皮增生

外阴鳞状上皮增生（squamous hyperplasia of vulva）是以外阴瘙痒为主要症状但病因不明的鳞状上皮细胞良性增生为主的外阴疾病，以往称之为增生性营养不良。是最常见的外阴上皮非瘤样病变。多见于 50 岁左右的妇女。恶变率为 2%~5%。

【病因】

病因不明，可能与外阴潮湿、阴道排出物或外来刺激物的刺激导致外阴瘙痒而反复搔抓有关。

【病理】

主要病理变化为病变区表皮层角化过度和角化不全，棘细胞层不规则增厚，上皮脚向下延伸。上皮脚之间的真皮层乳头明显，并有轻度水肿及淋巴细胞和少量浆细胞浸润。但上皮细胞层次排列整齐，极性保持，细胞的大小和核形态、染色均正常。

【临床表现】

1. 症状　最主要症状是外阴瘙痒，患者多难耐受而搔抓，严重者坐卧不安，影响睡眠。由于搔抓局部时刺激较大的神经纤维，可抑制瘙痒神经纤维反射，患者瘙痒暂时得到缓解，但搔抓又加重皮肤损伤使瘙痒加剧，结果愈抓愈痒，愈痒愈抓，形成恶性循环。

2. 体征　病损主要累及大阴唇、阴唇间沟、阴蒂包皮及阴唇后联合等处，病变可呈对称性、局灶性或多发性。病变早期皮肤颜色暗红或粉红色，角化过度部位呈白色。病变晚期则皮肤增厚、色素增加、皮肤纹理明显，出现苔藓样变，似皮革样增厚，且粗糙、隆起。严重者可因搔抓引起表皮抓痕、皲裂、溃疡。本病可与外阴浸润癌并存，如出现溃疡长期不愈，特别是有结节隆起时，应警惕局部癌变的可能而及早活检确诊。

【诊断】

除临床症状及体征外，确诊依靠病理组织学检查，活检应在色素减退区、皲裂、溃疡、隆起、硬结或粗糙处进行，并应注意多点取材。活检前先用 1% 甲苯胺蓝涂抹病变皮肤，待干燥后用 1% 醋酸液擦洗脱色，不脱色区表明该处有裸核存在，故在该处活检，有助于提高不典型增生或早期癌变的检出率。若局部破损范围太大，应先治疗数日，待皮损大部分愈合后，再选择活检部位以提高诊断准确率。

【鉴别诊断】

外阴鳞状上皮增生应与外阴白癜风、白化病、特异性外阴炎及外阴上皮内瘤变和外阴癌相鉴别。

1. 白癜风　若外阴皮肤出现界限分明的发白区，表面光滑润泽，质地完全正常，且无任何自觉症状者为白癜风。

2. 特异性外阴炎　假丝酵母菌外阴炎、滴虫外阴炎、糖尿病外阴炎等分泌物及糖尿长期刺激，均可导致外阴皮肤增厚，发白或发红。假丝酵母菌外阴炎、滴虫外阴炎均有阴道分泌物增多、瘙痒，分泌物可查到病原体；外阴皮肤出现对称性发红、增厚，伴有严重瘙痒，但阴道分泌物不多者，应考虑糖尿病所致外阴炎的可能。特异性外阴炎在原发疾病治愈后，白色区随之消失。

【治疗】

1. 一般治疗　应注意保持外阴部皮肤清洁、干燥，禁用肥皂或其他刺激性药物、清洁剂擦洗外阴。忌食辛辣和过敏食物、少饮酒。避免用手或器械搔抓患处。衣着要宽大，忌穿不透气的化纤内裤。对精神较紧张、瘙痒症状明显以致失眠者，可使用镇静、安眠和抗过敏药物。

2. 局部药物治疗　主要目的在于控制局部瘙痒。一般采用糖皮质激素局部治疗。临床常用药物有 0.025% 氟轻松软膏，0.01% 曲安奈德软膏或 1%~2% 氢化可的松软膏或霜剂等，每日局部涂擦 3~4 次。因长期连续使用高效类固醇药物，可导致局部皮肤萎缩，故当瘙痒症状缓解后，即应停用高效类固醇制剂，改为作用较轻微的氢化可的松软膏，每日 1~2 次继续治疗，连用 6 周。即使瘙痒消失后，仍须经过较长时期后，增生变厚的皮肤才可明显改善，甚至有可能完全恢复正常。

在局部用药前可先用温水坐浴，2~3 次 /d，10~15min/ 次，使皮肤软化，缓解瘙痒症状，促进药物的吸收。

3. 物理治疗　对缓解症状、改善病变有一定效果。常用的方法有：①聚焦超声治疗（HIFU）；② CO_2 激光、氦氖激光、波姆光、液氮冷冻等物理治疗，可以消灭异常上皮组织和破坏真皮层内神经末梢，从而阻断瘙痒和搔抓所引起的恶性循环。

4. 手术治疗　由于外阴鳞状上皮增生的恶变率仅为 2%~5%，手术治疗后仍有远期复发可能，且手术后对外观及局部功能有一定影响，故一般不采用手术治疗。手术治疗仅适用于：①局部病损组织出现不典型增生或有恶变可能者；②反复应用药物或物理治疗无效者。

二、外阴硬化性苔藓

外阴硬化性苔藓（lichen sclerosus）是一种以外阴及肛周皮肤萎缩变薄为主要特征的疾病，是最常见的外阴白色病变。

【病因】

病因不清。可能与下列因素有关:①基因遗传疾病;②自身免疫疾病;③性激素缺乏,如睾酮不足;④局部组织自由基作用。

【病理】

表皮萎缩,表层过度角化,上皮脚变钝或消失,毛囊角质栓,基底细胞液化、空泡变性。病变早期真皮乳头层水肿,晚期胶原纤维玻璃样变,形成均质化带,均质化带下有淋巴细胞和浆细胞浸润,表皮过度角化及黑素细胞减少。

【临床表现】

可发生于任何年龄,但以 40 岁左右妇女多见,其次为幼女。

1. 症状　主要症状为病损区皮肤瘙痒、外阴烧灼感及性交痛,但其程度较鳞状上皮增生患者轻,晚期可出现性交困难。幼女患者瘙痒症状多不明显,可能仅在小便或大便后感外阴或肛周不适。

2. 体征　病损常位于大阴唇、小阴唇、阴蒂包皮、阴唇后联合及肛周,多呈对称性。早期皮肤发红肿胀,出现粉红、象牙白色或有光泽的多角形小丘疹,丘疹融合成片后呈紫癜状,但在其边缘仍可见散在丘疹;进一步发展则出现外阴萎缩,小阴唇变小、甚至消失,大阴唇变薄,阴蒂萎缩而其包皮过长,皮肤颜色变白、发亮、皱缩,弹性差,常伴有皲裂及脱皮;晚期病变皮肤菲薄、皱缩似卷烟纸或羊皮纸样,阴道口挛缩狭窄。幼女病变的过度角化通常比成年妇女轻,检查时在外阴及肛周区可见锁孔状珠黄色花斑样或白色病损环,多数患者的病变在青春期可能自行消失。硬化性苔藓极少发展为浸润癌。

【诊断和鉴别诊断】

一般根据临床表现作出诊断,确诊靠病理组织学检查,病检方法参阅外阴鳞状上皮增生部分。

硬化性苔藓应与白癜风、白化病、老年生理性萎缩、外阴神经性皮炎和扁平苔藓相鉴别。

【治疗】

1. 一般治疗　与外阴鳞状上皮增生治疗相同。

2. 局部药物治疗　使用 2% 丙酸睾酮或苯酸睾酮油膏或水剂,或丙酸睾酮制剂与 1% 或 2.5% 氢化可的松软膏混合,或 0.3% 黄体酮油膏,或 0.05% 氯倍他索软膏涂擦患处,至瘙痒缓解后连续减少用药次数。凡瘙痒顽固、表面用药无效者可用曲安奈德混悬液皮下注射。对使用睾酮无效的患者也可用丙酸倍他米松,2 次 /d,一个月后改为 1 次 /d,连用 2 个月。

幼女硬化性苔藓至青春期时有自愈可能,其治疗一般不宜采用丙酸睾酮油膏或软膏局部治疗,以免出现男性化。现多主张用 1% 氢化可的松软膏或用 0.3% 黄体酮油剂涂擦局部,多数症状可缓解,但仍应长期定时随访。

3. 全身用药　阿维 A 胶囊为一种类似维甲酸的芳香族合成物质,有维持上皮和黏膜正常功能和结构的作用,缓解皮肤瘙痒症状。用法:20~30mg/d,口服。此外,口服多种维生素改善全身营养状况;精神紧张、瘙痒症状明显者,可口服镇静、安眠和抗过敏药物;局部感染者使用抗生素。

4. 物理治疗　与外阴鳞状上皮增生治疗相同。

5. 手术治疗　因恶变率很低,故目前已很少采用。仅适用于:①局部病损组织出现不典型增生或有恶变可能者;②反复应用药物治疗或物理治疗无效者。可行表浅外阴病损切除,但复发率高。

三、其他外阴皮肤病

(一) 外阴硬化性苔藓合并鳞状上皮增生

外阴硬化性苔藓合并鳞状上皮增生指两种病变同时存在。可能因为硬化性苔藓患者长期瘙痒和搔抓，导致在原有硬化性苔藓的基础上出现鳞状上皮增生，约占外阴上皮非瘤样病变的20%。与单纯鳞状上皮增生相比，更易合并不典型增生，应特别重视病理检查。主要症状为局部烧灼感、瘙痒及性交痛，主要体征为外阴皮肤萎缩，变薄伴有局部隆起、角化过度等。确诊需多点活检组织学检查。治疗应选用氟轻松软膏涂擦局部，每日3~4次，共用6周，继用2%丙酸睾酮油膏，每日3次，6~8周后改为每周2~3次，必要时长期使用。亦可选择物理疗法。

(二) 外阴白癜风

外阴白癜风(vitiligo)是黑色素细胞被破坏所引起的疾病。青春期发病者居多。病因不明，可与自身免疫有关。表现为外阴大小不等、形态不一、单发或多发的白色斑片区，外阴发白色区周围皮肤往往有过度色素沉着，故白色区界限分明，特别醒目。但病变区皮肤光滑润泽，弹性正常。除外阴外，身体其他部位也可伴发白癜风。患者无自觉不适。故除伴发皮炎应按炎症处理外，一般不需治疗。

(三) 继发性外阴色素减退疾病

各种慢性外阴病变，如糖尿病外阴炎、外阴阴道假丝酵母菌病、外阴擦伤、外阴湿疣等长期刺激所致。患者多有局部瘙痒、灼热甚至疼痛等自觉症状。体征为外阴表皮过度角化，角化表皮常脱屑而呈白色，临床上有时可能误诊为外阴鳞状上皮增生。但在原发疾病治愈后，白色区随之消失。若在表皮脱屑区涂以油脂，白色也可减退，可以鉴别。治疗应针对原发疾病进行治疗。此外，还应注意个人卫生，穿透气的棉制内裤，经常保持外阴清洁、干燥。不宜经常用肥皂、清洁剂或药物擦洗外阴。

(四) 贝赫切特病

贝赫切特病(Behcet's disease)又称眼-口-生殖器综合征(oculo-oral-genital syndrome)，病因尚未确定，可能与微生物感染、HLA-B5及其亚型、非特异性的免疫高活性有关。病理改变为毛细血管病变，血管内膜增厚，管腔狭窄，血管壁及周围组织炎细胞浸润。

以20~40岁年轻妇女多见。主要临床表现为反复发作的口腔溃疡、生殖器溃疡和眼炎或其他皮肤溃疡，外阴溃疡单个或多个，边界清楚，愈合后形成瘢痕。急性期可有发热、乏力、头痛等全身症状。眼部最初为结膜炎，继之出现眼周痛和怕光，晚期可出现前房积脓性虹膜睫状体炎和/或脉络膜视网膜炎并波及双眼，其他病变常可能伴关节红肿疼痛、消化道病变、栓塞性血管病、动脉瘤、中枢神经系统病(脑干综合征、脑膜脑炎综合征)等。根据口腔黏膜，外阴溃疡及眼炎或其他皮肤反复溃疡发作，容易作出初步诊断。治疗除对症处理外，在急性期可给予糖皮质激素和免疫抑制剂可促进溃疡愈合，若用于预防复发则需小剂量长期应用。

第二节 外阴良性肿瘤

外阴良性肿瘤比较少见。主要有上皮来源的肿瘤：外阴乳头状瘤、色素痣及汗腺瘤和中胚叶来源的肿瘤：平滑肌瘤、纤维瘤、脂肪瘤。神经纤维瘤、淋巴管瘤和血管瘤更少见。

一、乳头瘤

外阴乳头状瘤(vulvar papillomatosis)是以上皮增生为主的病变,多发生于老年妇女。主诉多为发现外阴肿物和瘙痒,多发生于阴唇,为单个肿块,表面见多个乳头状突起并覆有油脂性物质,质地略硬,表面因反复摩擦可破溃、出血、感染。诊断需借助于活组织病理检查。镜下见由复层鳞状上皮围绕树枝状纤维、血管为其结构特点,表皮增厚以棘细胞层和基底细胞层为主。应注意与外阴尖锐湿疣、疣状乳头状瘤、软纤维瘤、早期外阴癌进行鉴别。因2%~3%有恶变倾向,应手术切除。术中作冰冻切片,证实有恶变,应及时扩大手术范围。

二、平滑肌瘤

外阴平滑肌瘤(vulvar leiomyoma)来源于外阴平滑肌、毛囊立毛肌或血管平滑肌。多见于生育年龄妇女。多发生于大阴唇、阴蒂及小阴唇。有蒂或突出于皮肤表面,表面光滑,质硬。镜下见平滑肌细胞排列成束状,与胶原纤维束纵横交错或形成漩涡状结构,常伴退行性变。治疗原则为肌瘤切除术。

三、纤维瘤

外阴纤维瘤(vulvar fibroma)是最常见的外阴良性实性肿瘤。来源于外阴结缔组织,由成纤维细胞增生而成。多位于大阴唇,常为单发,生长缓慢,可出现下坠及疼痛症状,并可伴排尿障碍及性交困难,因摩擦表面破溃后,可继发感染。查体可见大阴唇球形或卵圆形、表面分叶、光滑质硬、带蒂实性包块。切面为致密、灰白色纤维结构。镜下见包膜为纤维结缔组织,实质由成熟的成纤维细胞和胶原纤维组成,呈束状或编织状。纤维瘤恶变少见,治疗原则为手术切除。

四、脂肪瘤

外阴脂肪瘤(vulvar lipoma)来自大阴唇或阴阜脂肪细胞,少见。肿瘤大小不等,呈分叶状,质软,多无蒂,与周围组织界线清楚,有包膜。肿瘤小时一般无不适症状,如肿瘤体积较大,可有行走不便或性交困难。镜下见成熟脂肪细胞间有少量纤维组织混杂和血管。肿瘤较小时无需处理,较大引起行走不便或性生活困难时,需手术切除。

五、汗腺瘤

外阴汗腺瘤(hidradenoma)常见于青春期后,少见。来源于顶浆分泌性汗腺,由汗腺上皮增生而成。多位于大阴唇上部,单发,边界清楚,直径1~2cm的结节,生长缓慢。肿瘤包膜完整,与表皮不粘连。患者一般无症状,偶尔结节表面发生溃疡而有少量出血,出现感染时可有瘙痒、疼痛症状。镜下见高柱状或立方形的腺上皮交织形成绒毛状突起。病理特征为分泌形柱状细胞下衬有一层肌上皮细胞。极少恶变。治疗原则为先行活组织检查,确诊后再行局部切除。

第三节 外阴上皮内瘤变

外阴上皮内瘤变(vulvar intraepithelial neoplasia,VIN)是一组外阴病变的病理学诊断名称。是指肿瘤局限于外阴表皮内,未发生向周围间质浸润,不发生转移。包括外阴鳞状上皮内瘤变和外阴非鳞状上皮内瘤变（Paget's 病及非浸润性黑色素瘤）。

【病因】

不完全清楚。目前发现大多数 VIN 与人乳头瘤病毒（HPV）感染有关，尤其与 HPV16 型感染关系密切。也可能与肛门 - 生殖道瘤变、外阴性传播疾病、免疫抑制及吸烟等危险因素有关。

【病理】

外阴上皮内瘤变的病理特征为上皮层内细胞分化不良、核异常及核分裂象增加。病变始于基底层，严重时向上扩展甚至占据上皮全层。1986 年国际外阴疾病研究协会（ISSVD）将 VIN 分为 VIN Ⅰ、Ⅱ、Ⅲ。然而，随着对 VIN 病程认识的逐渐深入，2004 年 ISSVD 对 VIN 分类定义进行了修正，认为 VIN Ⅰ主要是 HPV 感染的反应性改变，VIN 仅指高级别 VIN 病变，即 VIN Ⅱ、VIN Ⅲ。VIN Ⅱ：即中度不典型增生，是指上皮过度增生和异形细胞的改变发生于上皮的下 2/3；VIN Ⅲ：即重度不典型增生和原位癌，是指病变细胞超过上皮下 2/3 或达全层。ISSVD VIN 分类见表 17-1。

表 17-1 外阴上皮内瘤变分类及特征（ISSVD，2004）

分类	特征	
	肉眼	镜下
普通型 VIN	皮肤病损界限清晰（与 HPV 感染有关）	
疣型	呈湿疣样外观	见挖空细胞，角化不全及角化过度细胞，上皮棘层肥厚，细胞异型明显
基底细胞型	呈扁平样增生改变或非乳头瘤病变	挖空细胞少于疣型，上皮层增厚，内见大量增殖的呈基底细胞样的未分化细胞从基底层向上扩展
混合型	兼有疣型和基底细胞型 VIN 的表现（与 HPV 感染无关）	
分化型 VIN	局部隆起、溃疡、疣状丘疹或过度角化斑片	细胞分化好，细胞异型性局限于上皮基底层，基底细胞角化不良，表皮网脊内常有角化蛋白形成
未分化型 VIN	其他不能归入普通型或分化型，如 Paget's 病	

【临床表现】

主要症状为外阴瘙痒、皮肤破损、烧灼感及溃疡等，部分患者无症状。病变可发生在外阴任何部位，最常见于会阴、阴蒂周围及小阴唇，可累及肛周、尿道口周围。表现为丘疹、斑点、斑块或乳头状赘疣，单个或多个，融合或分散，灰白或粉红色；少数为略高出皮面的色素沉着，严重者可呈弥漫状覆盖整个外阴。

【诊断和鉴别诊断】

确诊依据活组织病理学检查，对任何可疑病变应作多点活组织检查。为避免遗漏浸润癌，取材时应注意深度。阴道镜检查、采用 3%~5% 醋酸或 1% 甲苯胺蓝涂抹外阴病变皮肤，有助于提高病灶活检的准确率。可行阴道内 HPV 检测协助诊断。

外阴湿疹、外阴白色病变、痣、脂溢性角化瘤和黑色棘皮瘤等也可引起 VIN，注意与这些疾病鉴别，还需注意这些疾病与 VIN 并存的情况。

【治疗】

治疗的目的在于消除病灶,缓解临床症状,预防癌变。治疗应根据患者年龄、病灶大小及位置,病理类型,恶变风险,对外阴形态和功能影响等进行个体化治疗。治疗前应作多点活组织检查确定病变完全为上皮内病变,排除早期浸润癌。

1、局部治疗 适用于病灶局限、年轻的普通型患者。可选择外用药物治疗,如5-氟尿嘧啶软膏、局部免疫反应调节剂咪喹莫特软膏;也可选择物理治疗,如激光、冷冻、电灼等,特别是激光汽化的效果更佳。

2、手术治疗 多适用于VIN Ⅱ和VIN Ⅲ的患者。①多采用外阴表浅上皮局部切除术,切除边缘超过病灶外缘0.5~1.0cm即可;②如病变累及小阴唇或阴蒂,则采用激光汽化或部分切除;③如病变较广泛或为多灶性,可考虑行外阴皮肤切除术。切除病变处的表皮层及真皮层,保留皮下组织,尽量保留阴蒂。同时行游离皮瓣移植术。

【预后】

约有38%的VIN可自行消退,2%~4%的VIN进展为浸润癌,治疗后VIN的复发率为10%~20%。任何VIN均需进行长期随访:一般于治疗后3个月、6个月各检查一次,此后每6个月检查一次,至少随访5年。

第四节 外阴恶性肿瘤

外阴恶性肿瘤较少见,占女性生殖道原发性恶性肿瘤的3%~5%,常见于60岁以上妇女,近年来发病有年轻化趋势,<40岁的患者占40%。其组织类型较多,约90%为鳞状细胞癌,其他包括恶性黑色素瘤、腺癌、基底细胞癌、疣状癌、肉瘤及其他罕见的外阴恶性肿瘤。外阴肿瘤的恶性程度以恶性黑色素瘤和肉瘤较高,腺癌和鳞癌次之,基底细胞癌恶性程度最低。

一、外阴鳞状细胞癌

外阴鳞状细胞癌(vulvar squamous cell carcinoma)是最常见的外阴恶性肿瘤,多见于60岁以上妇女。近年发病率有增高趋势。

【病因】

与发病相关的因素有:①与HPV感染有关,以HPV16、18、31型多见,多为年轻妇女,可能有外阴湿疣病史,病理类型多为鳞癌。吸烟可能是这一部分患者发病的危险因素。②与HPV感染无关,不吸烟,与外阴的慢性营养障碍,如外阴硬化性苔藓、外阴增生性营养障碍等有关,可合并VIN,多见于老年妇女。

【病理】

肉眼见外阴病灶可为小的浅表、高起的硬溃疡或小的硬结节,也可呈大片融合伴感染、坏死、出血的大病灶,周围皮肤可增厚及色素改变。多数癌灶周围伴有白色病变或可能有糜烂和溃疡。

镜下见多数外阴鳞癌分化好,有角化珠和细胞间桥。前庭和阴蒂的病灶倾向于分化差或未分化,常有淋巴管和神经周围的侵犯,必要时可作电镜或免疫组化染色确定组织学来源。

【临床表现】

1. 症状 主要为久治不愈的外阴瘙痒和各种不同形态的肿物,如结节状、菜花状、溃疡状。肿物合并感染或较晚期癌可出现疼痛、渗液和出血。

2. 体征 癌灶可生长在外阴任何部位，最多见的部位是大阴唇，其次是小阴唇、阴蒂、会阴，可累及肛门、尿道和阴道。可表现为单个或多发结节、菜花样肿物或浸润性溃疡。若癌灶已转移至腹股沟淋巴结，可扪及一侧或双侧腹股沟淋巴结肿大，甚至溃疡。

【转移途径】

直接浸润、淋巴转移为主，极少血行转移。

1. 直接浸润 癌灶逐渐增大，沿皮肤及邻近黏膜直接浸润尿道、阴道和肛门，晚期可累及膀胱、直肠等。

2. 淋巴转移 外阴有丰富的淋巴管，两侧互相交通成网，癌细胞几乎均通过淋巴管转移。癌灶多向同侧淋巴结转移。最初转移至腹股沟浅淋巴结，再至腹股沟深淋巴结，并经此进入盆腔内髂外、闭孔和髂内淋巴结等，最后转移至腹主动脉旁淋巴结和左锁骨下淋巴结。但外阴癌盆腔淋巴结转移并不常见，约为9%，通常发生在腹股沟淋巴结转移之后。只有腹股沟浅淋巴结被癌灶侵犯后才转移至腹股沟深淋巴结，腹股沟浅、深淋巴结无癌转移，一般不会侵犯盆腔淋巴结。阴蒂癌灶向两侧转移并可绕过腹股沟浅淋巴结直接至腹股沟深淋巴结，外阴后部及阴道下段癌可直接转移至盆腔淋巴结。若癌灶累及尿道、阴道、直肠、膀胱，也可直接进入盆腔淋巴结。

3. 血行播散 发生于晚期，肺、骨转移多见。

【临床分期】

采用国际妇产科联盟（FIGO，2009）分期法，见表17-2。

表17-2 外阴癌分期（FIGO，2009年）

期别	肿瘤范围
Ⅰ期	肿瘤局限于外阴，淋巴结无转移
ⅠA	肿瘤局限于外阴或会阴，最大直径≤2cm，间质浸润≤1.0mm
ⅠB	肿瘤最大直径>2cm或局限于外阴或会阴，间质浸润>1.0mm
Ⅱ期	肿瘤侵犯下列任何部位：下1/3尿道、下1/3阴道、肛门，淋巴结无转移
Ⅲ期	肿瘤有或无侵犯下列任何部位：下1/3尿道、下1/3阴道、肛门，有腹股沟-股淋巴结转移
ⅢA	（i）1个淋巴结转移（≥5mm），或（ii）1~2个淋巴结转移（<5mm）
ⅢB	（i）≥2个淋巴结转移（≥5mm），或（ii）≥3个淋巴结转移（<5mm）
ⅢC	阳性淋巴结伴囊外扩散
Ⅳ期	肿瘤侵犯其他区域（上2/3尿道、上2/3阴道），或远处转移
ⅣA	肿瘤侵犯下列任何部位：（i）上尿道和/或阴道黏膜、膀胱黏膜、直肠黏膜或固定于骨盆壁，或（ii）腹股沟-股淋巴结出现固定或溃疡形成
ⅣB	任何部位（包括盆腔淋巴结）的远处转移

【诊断】

1. 病史及症状和体征 主要发生于绝经后妇女，最常见症状是外阴瘙痒、局部肿块或溃疡，可伴有疼痛、出血。早期可为外阴结节或小溃疡，晚期可累及全外阴伴破溃、出血、感染。应注意病灶的部位、大小、质地、活动度。与邻近器官的关系及双侧腹股沟淋巴结有无肿大。

2. 病理组织学检查 任何外阴病变在治疗前均应行活检病理检查。活检组织应包括病灶、病灶周围的皮肤和部分皮下组织，推荐在局麻下行病灶切取活检。活检时，对无明显病灶如广泛糜烂灶，为避免取材不准而发生误诊，可用1%甲苯胺蓝涂抹外阴病变皮肤，待干后用1%醋酸擦洗脱色，在蓝染部位作活检；或在阴道镜下定位活检，以提高活检阳性率。

3. 影像学检查 超声、CT、MRI有助于了解相应部位的淋巴结及周围组织器官受累的情况。

4. 膀胱镜检查、直肠镜检查 有助于了解膀胱黏膜或直肠黏膜是否受累。

【治疗】

以手术治疗为主，辅以放射治疗与化学药物的综合治疗。

1. 手术治疗 ⅠA期：外阴微小浸润癌为肿瘤直径≤2cm及浸润深度≤1cm的单个外阴病灶，应行外阴局部广泛切除术，手术切缘距离肿瘤边缘1cm，深度至少1cm。如为多个病灶，需行单侧外阴切除术，通常不需要切除腹股沟淋巴结。ⅠB期：行外阴广泛切除术及腹股沟淋巴结切除术。Ⅱ～Ⅲ期：行外阴广泛切除术，切除受累的部分下尿道、阴道与肛门皮肤及双侧腹股沟淋巴结。Ⅳ期：行外阴广泛切除、双侧腹股沟、盆腔淋巴结切除术。如癌灶浸润膀胱、尿道上端或直肠，根据具体情况作相应切除术。

2. 放射治疗 由于外阴正常组织对放射线耐受性差，放疗一般不作为外阴癌的首选治疗，仅属辅助治疗，是手术治疗的补充。外阴癌放疗指征为：①由于心、肝、肾功能不全而不宜接受手术治疗者，或因肿瘤情况无法手术治疗者。②术前局部放疗，减小肿瘤体积、降低肿瘤细胞活性，增加手术切除率及保留尿道和肛门括约肌功能。③腹股沟淋巴结转移的补充治疗。术后放疗指征包括：一处大转移直径 >10mm；淋巴结囊外扩散或血管淋巴间隙受累；两处或更多处微转移。④术后原发病灶的补充治疗：手术切缘阳性或距肿瘤边缘太近、脉管有癌栓。⑤复发癌。

3. 化学药物治疗 化疗在外阴癌治疗中的地位尚存在一定争议，主要应用于：①手术前的新辅助治疗，缩小肿瘤以利于后续治疗；②与放疗联合应用治疗无法手术者；③术后的补充治疗；④复发癌。常用的化疗药物为顺铂（DDP）、5-氟尿嘧啶（5-FU）、博来霉素（BLM）、丝裂霉素（MMC）等。常用的化疗方案有单药顺铂与放疗同期进行。也可选用FP方案（5-FU+DDP）、PMB方案（DDP+BLM+MTX）或FM方案（5-FU+MMC）等联合化疗方案，可与放疗同期进行，或在手术后、放疗后进行。用药途径可选择静脉注射或局部动脉灌注。

【预后】

外阴癌的预后与病灶大小、部位、细胞分化程度、分期、有无淋巴结转移及治疗措施等有关。其中以淋巴结转移最为重要，5年生存率无淋巴结转移者为 >90%；有淋巴结转移者约50%。

【随访】

外阴癌局部复发如能及时发现、治疗，预后较好。因此长期随访是必要的。第1年：每1~3个月1次；第2、3年：每3~6个月1次；3年后：每年1次。

二、外阴恶性黑色素瘤

外阴恶性黑色素瘤（vulvar melanoma）较少见，发病居外阴恶性肿瘤的第二位（2%~3%），但恶性程度高，较早出现远处转移，易复发，5年生存率仅为36%~54%。多见于成年妇女，好发部位为阴蒂及小阴唇。

临床表现主要为外阴瘙痒、出血、色素沉着范围增大。特征是病灶稍隆起，有色素沉着，肿瘤多为棕褐色或蓝黑色，呈平坦状或结节状可伴溃疡，为单病灶或多病灶。典型者诊断并不困难，但需根据活检病理区别良恶性。分期可参考美国癌症联合会（AJCC）和国际抗癌联盟（UICC）制订的皮肤黑色素瘤分期系统。分期系统通过测量肿瘤浸润的深度来描述皮肤的组织学。

治疗原则：①病理确诊后应立即根据肿瘤浸润深度及生长扩散范围选择适当的手术方式。治疗原则与其他外阴恶性肿瘤相同，手术倾向更为保守。早期低危患者可选择局部病灶扩大切除（切缘距肿瘤 >2~3cm），晚期或高危组则应选择外阴广泛切除术及腹股沟淋巴结切除术。淋巴结切除术的意义还有争议，行选择性淋巴结切除对生存更有益。②免疫治疗：为首选的术后辅助治疗。可选用 α- 干扰素，白介素 -2（IL-2）等。③化疗：黑色素瘤对化疗不敏感，一般用于晚期患者的姑息治疗。常用药物为达卡巴嗪（DTIC），也可选用替莫唑胺、沙利度胺等。

预后主要与肿瘤的浸润深度密切相关，也与病灶的部位、大小、有无淋巴结转移、尿道和阴道是否受累、远处有无转移等有关。

三、外因基底细胞癌

外阴基底细胞癌（vulvar basal cell carcinoma）少见，发病平均年龄 58~59 岁。为低度恶性肿瘤。常见部位为大阴唇，也可在小阴唇、阴蒂和阴唇系带出现。

临床表现为局部瘙痒或烧灼感，也可无症状。病灶多为单发，偶可多发。大体分为两种最基本类型，即浅表斑块型和侵蚀性溃疡型。肿瘤周围可出现卫星结节，也可为多中心起源。镜下可见肿瘤由毛囊或表皮的多功能幼稚细胞发生，可向多方向分化，常呈浸润性生长。分化好者呈囊性、腺性或角化等形态的细胞和未分化的、成分一致的细胞混合而成。以局部浸润扩展为主，很少发生转移。约有 20% 伴发其他原发性癌症，如外阴鳞癌、恶性黑色素瘤、皮肤癌、乳腺癌、宫颈癌等。

治疗原则：以手术为主。常采用局部病灶扩大切除，不需作外阴根治术及腹股沟淋巴结切除术。复发可再次手术。病灶广泛者，可行广泛性外阴切除术。外阴基底细胞癌治愈率很高，5 年生存率为 80%~95%。

（张晓勇）

第十八章

宫 颈 肿 瘤

第一节　宫颈上皮内瘤变

宫颈上皮内瘤变(cervical intraepithelial neoplasia,CIN)是与宫颈浸润癌密切相关的一组癌前病变,它反映宫颈癌发生发展中的连续过程,常发生于25~35岁妇女。CIN并非是单向的病理生理学发展过程,而是具有两种不同的结局:一是病变自然消退,很少发展为浸润癌;二是病变具有癌变潜能,可能发展为浸润癌。

【病因】

流行病学调查发现CIN与HPV感染、多个性伴侣、吸烟、性生活过早(<16岁)、多产、性传播疾病、经济状况低下、口服避孕药和免疫抑制相关。

1. HPV感染　90%以上CIN有人乳头瘤病毒(HPV)感染,其中约70%与HPV16和18型相关。而正常宫颈组织中仅4%。约20%有性生活妇女感染HPV,但HPV感染多不能持久,常自然被抑制或消失。许多HPV感染妇女并无临床症状。当HPV感染持续存在时,在吸烟、使用避孕药、性传播疾病等因素作用下,可诱发CIN。

在目前发现的120余种HPV型别中约有30余种与生殖道感染有关。HPV6、11、30、39、42、43、44型属低危型,HPV16、18、31、33、35、39、45、51、52、56或58型属高危型。CIN Ⅰ主要与HPV6、11、31、35型有关。CIN Ⅱ和CIN Ⅲ主要与HPV16、18、33及58型有关。高危型HPV产生病毒癌蛋白,其中E6和E7分别作用于宿主细胞的抑癌基因*P53*和*Rb*使之失活或降解,继而通过一系列分子事件导致癌变。

2. 性行为及分娩次数　性活跃、初次性生活<16岁、早年分娩、多产等,与宫颈癌发生密切相关。青春期宫颈发育尚未成熟,对致癌物较敏感。分娩次数增多,宫颈创伤概率也增加,分娩及妊娠内分泌及营养也有改变,患宫颈癌的危险增加。孕妇免疫力较低,HPV-DNA检出率很高。与有阴茎癌、前列腺癌或其性伴侣曾患宫颈癌的高危男子性接触的妇女也易患宫颈癌。

3. 其他　吸烟可抑制机体免疫功能,有增加感染HPV效应。

【宫颈组织学特异性】

宫颈上皮由宫颈阴道部鳞状上皮和宫颈管柱状上皮组成。宫颈组织学特异性是宫颈上皮内瘤变的病理学基础。

1. 宫颈阴道部鳞状上皮　由深至浅可分为基底带、中间带及浅表带3个带。基底带由基底细胞和旁基底细胞组成。基底细胞和旁基底细胞含有表皮生长因子受体(EGFR)、雌激素受体（ER）及孕激素受体（PR）。基底细胞为储备细胞，无明显细胞增殖表现，在某些因素刺激下可以增生成为不典型鳞状细胞或分化为成熟鳞状细胞，但不向柱状细胞分化。旁基底细胞为增生活跃的细胞，偶见核分裂象。中间带与浅表带为完全不增生的分化细胞，细胞渐趋死亡。

2. 宫颈管柱状上皮　柱状上皮为分化良好细胞，而柱状上皮下细胞为储备细胞，具有分化或增殖能力，通常在病理切片中见不到。柱状上皮下储备细胞的起源，有两种不同看法：①直接来源于柱状细胞。细胞培养和细胞种植实验结果显示，人柱状细胞可以双向分化，即分化为 CK7 和 CK18 阳性分泌黏液的柱状细胞和分化为 CK13 阳性的储备细胞；②来源于宫颈鳞状上皮的基底细胞。

3. 转化区（transformation zone）及其形成　转化区也称为移行带，宫颈鳞状上皮与柱状上皮交接部，称为鳞 - 柱状交接部或鳞 - 柱交接。鳞 - 柱状交接部又分为原始鳞 - 柱状交接部和生理鳞 - 柱状交接部（图 18-1）。

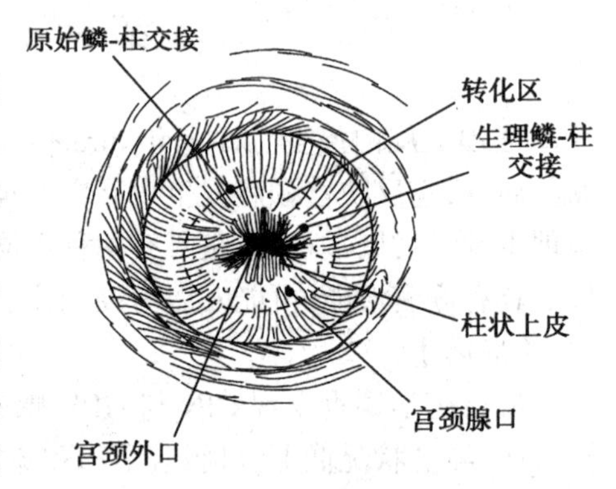

图 18-1　宫颈转化区

胎儿期来源于泌尿生殖窦的鳞状上皮向上生长，至宫颈外口与宫颈管柱状上皮相邻，形成原始鳞 - 柱状交接部。青春期后，在雌激素作用下宫颈发育增大，宫颈管黏膜组织外移（假性糜烂），即宫颈管柱状上皮及其下的间质成分到达宫颈阴道部，使原始鳞 - 柱状交接部外移。原始鳞 - 柱状交接部的内侧覆盖的宫颈管单层柱状上皮菲薄，其下间质透出呈红色，外观呈细颗粒状的红色区，称为柱状上皮异位（columnar ectopy）。由于肉眼观似糜烂，过去称为宫颈糜烂，实际上并非真性糜烂；此后，在阴道酸性环境或致病菌作用下，宫颈阴道部外移的柱状上皮由原始鳞 - 柱状交接部的内侧向宫颈口方向逐渐被鳞状上皮替代，形成新的鳞 - 柱状交接部，即生理鳞 - 柱状交接部。原始鳞 - 柱状交接部和生理鳞 - 柱状交接部之间的区域，称为转化区。在转化区形成过程中，新生的鳞状上皮覆盖宫颈腺管口或伸入腺管将腺管口堵塞，腺管周围的结缔组织增生或形成瘢痕压迫腺管，使腺管变窄或堵塞，腺体分泌物潴留于腺管内形成囊肿，称为宫颈腺囊肿（Naboth cyst）。宫颈腺囊肿可作为辨认转化区的一个标志。绝经后雌激素水平下降，宫颈萎缩，原始鳞 - 柱状交接部退回至宫颈管内。

转化区表面被覆的柱状上皮被鳞状上皮替代的机制有以下两种方式：①鳞状上皮化生（squamous metaplasia）：当鳞 - 柱交界位于宫颈阴道部时，暴露于阴道的柱状上皮受阴道酸性影响，柱状上皮下未分化储备细胞（reserve cell）开始增殖，并逐渐转化为鳞状上皮，继之柱状上皮脱落，被复层鳞状细胞所替代。化生的鳞状上皮偶可分化为成熟的角化细胞，但一般均为大小形态一致、形圆而核大的未成熟鳞状细胞，无明显表层、中层、底层 3 层之分，也无核深染、异型或异常分裂象。化生的鳞状上皮既不同于宫颈阴道部的正常鳞状上皮，镜检时见到两者间的分界线；又不同于不典型增生，因而不应混淆。宫颈管腺上皮也可鳞化而形成鳞化腺体。②鳞状上皮化（squamous epithelization）：宫颈阴道部鳞状上皮直接长入柱状上皮与其基膜之间，直至柱状上皮完全脱落而被鳞状上皮替代。多见于宫颈糜烂愈合过程中。愈合后的上皮与宫颈阴道部的鳞状上皮无区别。转化区成熟的化生鳞状上皮对致癌物的刺激相对不敏感。但未成熟的化生鳞状上皮却代谢活跃，在一些物质如人乳头瘤病毒、精子及精液组蛋白等的刺激下，发生细胞分化不良、排列紊乱、细胞核异常、有丝分裂增加，最后形成宫颈上皮内瘤变。

【病理学诊断和分级】

宫颈上皮内瘤变分为3级(图18-2):

Ⅰ级:即轻度不典型增生。上皮下1/3层细胞核增大,核浆比例略增大,核染色稍加深,核分裂象少,细胞极性正常。

Ⅱ级:即中度不典型增生。上皮下1/3~2/3层细胞核明显增大,核浆比例增大,核深染,核分裂象较多,细胞数量明显增多,细胞极性尚存。

Ⅲ级:即重度不典型增生和原位癌。病变细胞几乎或全部占据上皮全层,细胞核异常增大,核浆比例显著增大,核形不规则,染色较深,核分裂象多,细胞拥挤,排列紊乱,无极性。

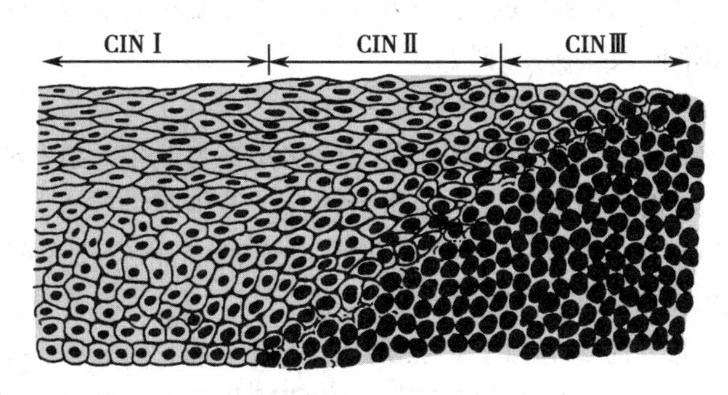

图18-2 CIN分级

【临床表现】

无特殊症状。偶有阴道排液增多,伴或不伴臭味。也可在性生活或妇科检查后发生接触性出血。检查宫颈可光滑,或仅见局部红斑、白色上皮,或宫颈糜烂样表现,可无明显病灶。

【诊断】

CIN诊断程序:宫颈/阴道细胞病理学、阴道镜检查及组织病理学检查。

1. 宫颈细胞学检查 是宫颈病变筛查最简便、最基本的辅助检查方法。宫颈细胞学检查应在性生活开始3年后开始,或21岁以后开始,并定期检查。宫颈细胞学检查相对于高危HPV检测特异性高,但敏感性较低。炎症也可导致宫颈鳞状上皮不典型改变,应抗感染治疗3~6个月后重复检查。目前,国内宫颈细胞学检查的报告形式采用两种分类法:传统的巴氏5级分类与TBS(the Bethesda System)分类。巴氏分类法虽然简单,但其各级之间的区别无严格客观标准,也不能很好地反映组织学病变程度,并受检查者主观因素影响较大,约有20%假阴性率。为使细胞学、组织病理与临床处理方案较好地相结合,1988年美国制订了TBS命名系统,并于2001年进行了修改,目前多采用此分类法。

2. 高危型HPV-DNA检测 ①TBS细胞学分类为意义不明的不典型鳞状细胞者(ASCUS),可进行高危型HPV-DNA检测。若高危型HPV-DNA阳性,进行阴道镜检查。若高危型HPV-DNA阴性,12个月后行宫颈刮片细胞学检查。对ASC-H及LSIL的病例,也应做阴道镜检查及活检,HSIL的病例,必须做阴道镜检查及活检,也可直接做锥切。②非典型腺细胞病例处理:所有病例都应做HPV检测、阴道镜和颈管检查及子宫内膜检查。

高危型HPV-DNA检测也可作为子宫颈癌初筛的方法,但由于年轻妇女的HPV感染率较高,且大多为一过性感染,推荐用于30岁以后的女性,在宫颈癌高发或开展细胞学等检查有困难的地区也可在25岁以后开始使用,阴性者常规随访,阳性者再行细胞学等检查进行分流。高危型HPV-DNA检测还可用于宫颈病变治疗后病灶残留、复发判定、疗效评估与随诊。

3. 阴道镜检查 对发现宫颈病变、确定病变部位有重要作用，可提高活检的阳性率。若细胞学检查为ASCUS并高危HPV-DNA检测阳性，或低度鳞状上皮内病变（LSIL）及以上者，应作阴道镜检查。宫颈醋白上皮、点状血管和镶嵌为CIN最常见的异常阴道镜“三联征”图像。

4. 宫颈活组织检查 是确诊CIN最可靠方法。任何肉眼可见病灶均应作单点或多点活检。若无明显病灶，可选择在宫颈转化区3、6、9、12点处活检，或在碘试验(又称为Schiller试验)不染色区或有醋白上皮处取材，或在阴道镜下取材以提高确诊率。当细胞学异常而阴道镜检查阴性或不满意或镜下活检阴性时，应常规进行宫颈内膜刮取术（endocervical curettage，ECC）或用宫颈管刷（endocervical brush）取材作病理学检查。当宫颈表面活检阴性、阴道细胞学涂片检查阳性或临床不能排除宫颈管癌时，或发现癌但不能确定有无浸润和浸润深度而临床上需要确诊者，可行宫颈锥形切除送病理检查。

【治疗】

1. CIN Ⅰ 约60%CIN Ⅰ会自然消退，若细胞学检查为LSIL及以下，可仅观察随访。若在随访过程中病变发展或持续存在2年，应进行治疗。若细胞学检查为高度鳞状上皮内病变（HSIL）应予治疗，阴道镜检查满意者可采用冷冻、电灼、激光和微波等物理治疗，阴道镜检查不满意或ECC阳性者，应采用子宫颈锥切术。

2. CIN Ⅱ和CIN Ⅲ 约20%CIN Ⅱ会发展为CIN Ⅲ，5%发展为浸润癌。故所有的CIN Ⅱ和CIN Ⅲ均需要治疗。阴道镜检查满意的CIN Ⅱ患者可选择物理治疗或子宫颈锥切术；阴道镜检查不满意的CIN Ⅱ和所有CIN Ⅲ多采用子宫颈锥切术，包括宫颈环形电切术(loop electrosurgical excision procedure，LEEP）或冷刀宫颈锥形切除术。根据锥切后的病理选择进一步治疗方法，单纯子宫切除术不可作为首选治疗方案。经宫颈锥切确诊、年龄较大、无生育要求、合并有其他手术指征的妇科良性疾病的CIN Ⅲ也可行全子宫切除术。

CIN Ⅱ、CIN Ⅲ治疗后，每3~6个月进行1次细胞学+HPV检查或细胞学+阴道镜检查，连续3次正常后可选择每年1次的细胞学检查或细胞学+HPV+阴道镜随访。

【妊娠合并宫颈鳞状上皮内瘤变】

妊娠期间，增多的雌激素使柱状上皮外移至宫颈阴道部，转化区的基底细胞出现不典型增生，可类似原位癌改变；妊娠期免疫功能可能低下，易患HPV感染。大部分患者为CIN Ⅰ，仅约14%为CIN Ⅱ或CIN Ⅲ。绝大多数病变均于产后自行缓解或无进展，因此，一般认为妊娠期CIN可观察，应每2个月进行一次阴道镜检查，产后6~8周再次进行评估处理。

第二节 宫 颈 癌

宫颈癌（cervical cancer）是最常见的妇科恶性肿瘤。高发年龄为50~55岁，以鳞状细胞癌为主。自20世纪50年代以来由于宫颈细胞学筛查的普遍应用，使宫颈癌和癌前病变得以早期发现和治疗，宫颈癌的发病率和死亡率已大幅度下降。但是，近年来宫颈癌发病有年轻化趋势。

【病因与发病机制】

同“宫颈上皮内瘤变”。

【组织发生和发展】

宫颈的转化区为宫颈癌好发部位。目前认为宫颈癌的发生、发展是由量变到质变，由渐变到突变的过程。CIN 形成后继续发展，突破上皮下基膜浸润间质，形成宫颈浸润癌。宫颈转化区上皮化生过度活跃，并在致癌因素作用下也可形成宫颈浸润癌（图 18-3）。

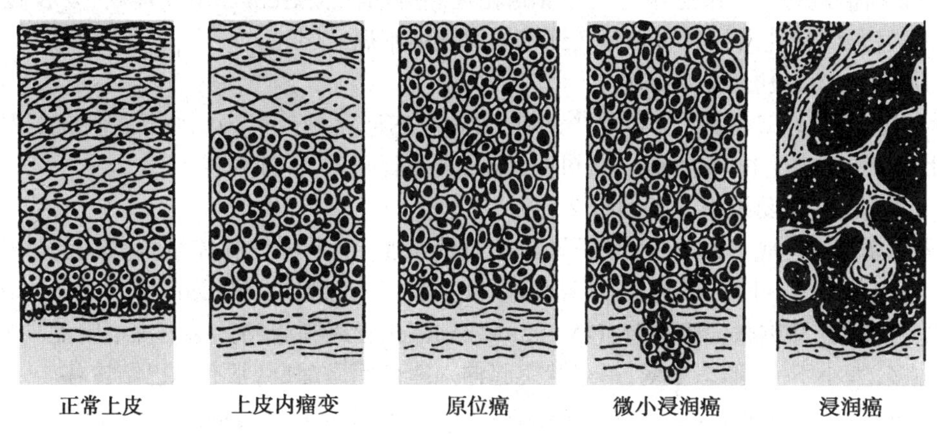

图 18-3 宫颈正常上皮 - 上皮内瘤变 - 浸润癌

【病理】

1. 鳞状细胞浸润癌　占宫颈癌的 75%~80%。

(1) 巨检：微小浸润癌肉眼观察无明显异常，或类似宫颈柱状上皮异位。随病变发展，可形成 4 种类型（图 18-4）。

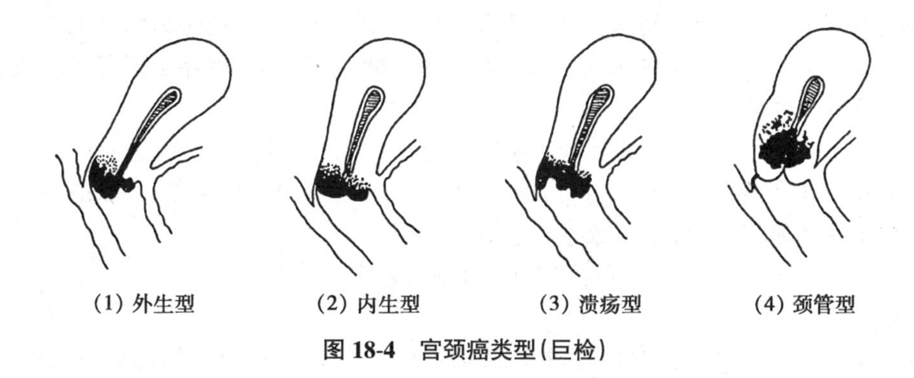

图 18-4 宫颈癌类型（巨检）

1) 外生型：最常见，癌灶向外生长呈乳头状或菜花状，组织脆，触之易出血。常累及阴道。

2) 内生型：癌灶向宫颈深部组织浸润，宫颈表面光滑或仅有柱状上皮异位，宫颈桶状增粗。常累及宫旁组织。

3) 溃疡型：上述两型癌组织继续发展合并感染坏死，脱落后形成溃疡或空洞，似火山口状。

4) 颈管型：癌灶发生于宫颈管内，常侵入宫颈管及子宫峡部供血层及转移至盆腔淋巴结。

(2) 显微镜检：

1) 镜下早期浸润癌：指在原位癌基础上镜检发现小滴状、锯齿状癌细胞团突破基膜，浸润间质。诊断标准见临床分期（表 18-1）。

2) 浸润癌：指癌灶浸润间质范围超出镜下早期浸润癌，多呈网状或团块状浸润间质。根据癌细胞分化程度可分为：Ⅰ级为高分化鳞癌（角化性大细胞型），大细胞，有明显角化珠形成，可见细胞间桥，细胞异型性较轻，无核分裂或核分裂 <2/ 高倍视野。Ⅱ级为中分化鳞癌（非角化

性大细胞型)，大细胞，少或无角化珠，细胞间桥不明显，异型性明显，核分裂象 2~4/ 高倍视野。Ⅲ级为低分化鳞癌(小细胞型)，多为未分化小细胞，无角化珠及细胞间桥，细胞异型性明显，核分裂象 >4/ 高倍视野。大细胞角化性和非角化性癌有四种亚型：淋巴上皮样癌、梭形细胞鳞状细胞癌、子宫颈疣状乳头状肿瘤和基底细胞样鳞状细胞癌。

2. 腺癌　占宫颈癌 20%~25%。

(1)巨检：来自宫颈管内，浸润管壁；或自宫颈管内向宫颈外口突出生长；常可侵犯宫旁组织；病灶向宫颈管内生长时，宫颈外观可正常，因宫颈管膨大，形如桶状。

(2)显微镜检：主要组织学类型有 2 种：

1)黏液腺癌：最常见，来源于宫颈管柱状黏液细胞，镜下可见腺体结构，腺上皮细胞增生呈多层，异型性明显，可见核分裂象，癌细胞呈乳头状突入腺腔。可分为高、中、低分化腺癌。

2)恶性腺瘤：又称微偏腺癌(MDA)，属高分化宫颈管黏膜腺癌。腺上皮细胞无异型性，但癌性腺体多，大小不一，形态多变，呈点状突起伸入宫颈间质深层，常有淋巴结转移。

3. 腺鳞癌　较少见，占宫颈癌的 3%~5%。是由储备细胞同时向腺细胞和鳞细胞分化发展而形成。癌组织中含有腺癌和鳞癌两种成分。

4. 其他　少见病理类型包括神经内分泌癌、未分化癌、混合性上皮 / 间叶肿瘤、间叶肿瘤、黑色素瘤、淋巴瘤等。

【转移途径】

主要为直接蔓延和淋巴转移，血行转移极少见。

1. 直接蔓延　最常见，癌组织局部浸润，向邻近器官及组织扩散。常向下累及阴道壁，向上由宫颈管累及宫腔；癌灶向两侧扩散可累及主韧带及宫颈旁、阴道旁组织直至骨盆壁；癌灶压迫或侵及输尿管时，可引起输尿管阻塞及肾积水。晚期可向前、后蔓延侵及膀胱或直肠，形成膀胱阴道瘘或直肠阴道瘘。

2. 淋巴转移　癌灶局部浸润后侵入淋巴管形成瘤栓，随淋巴液引流进入局部淋巴结，在淋巴管内扩散。淋巴转移一级组包括宫旁、宫颈旁、闭孔、髂内、髂外、髂总、骶前淋巴结；二级组包括腹股沟深浅淋巴结、腹主动脉旁淋巴结。

3. 血行转移　极少见，晚期可转移至肺、肝或骨骼等。

【分期】

宫颈癌采用临床分期，根据盆腔检查和临床评估。采用国际妇产科联盟(FIGO)的临床分期标准(表 18-1)。临床分期在治疗前确定，治疗后不再更改(图 18-5)。

表 18-1　宫颈癌的临床分期(FIGO，2009)

期别	肿瘤范围
Ⅰ期	宫颈癌局限在子宫颈(扩展至宫体将被忽略)
ⅠA	镜下浸润癌。所有肉眼可见的病灶，包括表浅浸润，均为ⅠB 期 间质浸润深度 <5mm，宽度≤ 7mm
ⅠA1	间质浸润深度≤ 3mm，宽度≤ 7mm
ⅠA2	间质浸润深度 >3mm 且 <5mm，宽度≤ 7mm
ⅠB	肉眼可见癌灶局限于宫颈，或者镜下病灶 > ⅠA
ⅠB1	肉眼可见癌灶最大径线≤ 4cm

续表

期别	肿瘤范围
ⅠB2	肉眼可见癌灶最大径线 >4cm
Ⅱ期	肿瘤超越子宫颈，但未达骨盆壁或未达阴道下 1/3
ⅡA	肿瘤侵犯阴道上 2/3，无明显宫旁浸润
ⅡA1	肉眼可见癌灶最大径线≤ 4cm
ⅡA2	肉眼可见癌灶最大径线 >4cm
ⅡB	有明显宫旁浸润，但未达到盆壁
Ⅲ期	肿瘤已扩展到骨盆壁，和 / 或累及阴道下 1/3 和 / 或引起肾盂积水或肾无功能
ⅢA	肿瘤累及阴道下 1/3，没有扩展到骨盆壁
ⅢB	肿瘤扩展到骨盆壁和 / 或引起肾盂积水或肾无功能
Ⅳ期	肿瘤侵犯邻近器官（膀胱及直肠）或肿瘤播散超出真骨盆
ⅣA	肿瘤侵犯膀胱黏膜或直肠黏膜（活检证实）
ⅣB	肿瘤播散至远处器官

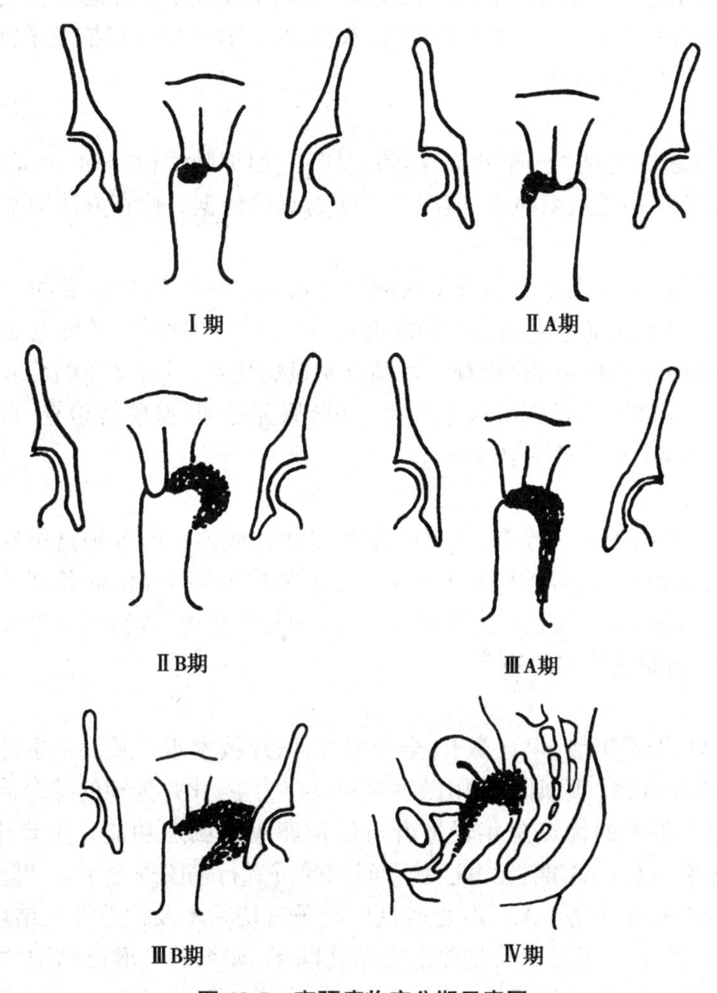

图 18-5 宫颈癌临床分期示意图

【临床表现】

早期宫颈癌一般无明显症状和体征。颈管型患者因宫颈外观正常易漏诊或误诊。随病变发展,可有以下表现:

1. 症状

(1)阴道流血:早期多为接触性出血,即性生活或妇科检查后阴道流血;晚期为不规则阴道流血。年轻患者也可表现为经期延长、经量增多;老年患者常为绝经后不规则阴道流血。出血量根据病灶大小、侵及间质内血管情况而不同,若侵蚀大血管可引起大出血。一般外生型癌出血较早,量多;内生型癌出血较晚。

(2)阴道排液:多数患者阴道有白色或血性、稀薄如水样或米泔状、有腥臭味的阴道排液。晚期患者因癌组织坏死伴感染,可有大量米泔样或脓性恶臭白带。

(3)晚期症状:根据癌灶累及范围出现不同的继发性症状。如尿频、尿急、便秘、下肢肿痛等;癌肿压迫或累及输尿管时,可引起输尿管梗阻、肾盂积水及尿毒症;晚期可有贫血、恶病质等全身衰竭症状。

2. 体征　微小浸润癌可无明显病灶,宫颈光滑或仅为柱状上皮异位。随病情发展可出现不同体征。外生型宫颈癌可见息肉状、菜花状赘生物,常伴感染,质脆易出血;内生型表现为宫颈肥大、质硬、宫颈管膨大;晚期癌组织坏死脱落,形成溃疡或空洞伴恶臭。阴道壁受累时,可见赘生物生长或阴道壁变硬;宫旁组织受累时,双合诊、三合诊检查可扪及子宫颈旁组织增厚、结节状、质硬或形成冰冻骨盆状。

【诊断】

早期病例的诊断应遵循"三阶梯式"诊断程序:宫颈细胞学检查和/或高危型HPV-DNA检测、阴道镜检查及宫颈活组织检查,组织学诊断为确诊依据。检查方法同本章第一节"宫颈上皮内瘤变"。

当宫颈活检阴性、宫颈细胞学检查多次阳性者或宫颈活检为CIN Ⅱ和CIN Ⅲ需确诊者,或可疑微小浸润癌但不能确定浸润宽度和深度者,可采用冷刀切除、环形电切除(LEEP),切除组织应作连续病理切片(24~36张)检查。宫颈有明显病灶者,可直接在癌灶取材。

确诊后根据具体情况选择胸部X线摄片、静脉肾盂造影、膀胱镜检查、直肠镜检查、超声检查及CT、MRI、PET-CT等影像学检查。

【鉴别诊断】

主要依据宫颈活组织病理检查,与有临床类似症状或体征的各种宫颈病变鉴别。包括:①宫颈良性病变:宫颈息肉、宫颈柱状上皮异位、宫颈子宫内膜异位症和宫颈结核性溃疡等;②宫颈良性肿瘤:宫颈黏膜下肌瘤、宫颈乳头瘤、宫颈管肌瘤等;③宫颈恶性肿瘤:原发性恶性黑色素瘤、淋巴瘤、肉瘤及转移性癌等。

【治疗】

根据临床分期、患者年龄、生育要求、全身情况、医疗技术水平及设备条件等综合考虑,制订适宜的个体化治疗方案。原则是采用以手术和放疗为主、化疗为辅的综合治疗。

1. 手术治疗　手术的优点是年轻患者可保留卵巢及阴道功能。主要用于早期宫颈癌(ⅠA~ⅡA期)患者。①ⅠA1期:无淋巴脉管间隙受侵者行筋膜外全子宫切除术,有淋巴脉管间隙受侵者按ⅠA2处理。②ⅠA2期:行改良广泛子宫切除术及盆腔淋巴结切除术。③ⅠB1和ⅡA1期:行广泛性子宫切除术及盆腔淋巴结切除术,如果髂总淋巴结阳性,或腹主动脉旁淋巴结增大或可疑阳性,可以行腹主动脉旁淋巴结取样。年轻患者如双侧卵巢正常可保留。

④ⅠB2和ⅡA2期:行广泛性子宫切除术及盆腔淋巴结切除术和腹主动脉旁淋巴结取样,也可采用新辅助化疗后广泛性子宫切除术及盆腔淋巴结切除术和腹主动脉旁淋巴结取样。新辅助化疗的目的是减少肿瘤体积,利于手术,并控制亚临床转移。未绝经、45岁以下的鳞癌患者可保留卵巢。

对要求保留生育功能的年轻患者,ⅠA1期可行宫颈锥形切除术;ⅠA2期可行广泛宫颈切除术及盆腔淋巴结切除术;ⅠB1期行宫颈广泛切除术及盆腔淋巴结切除术和腹主动脉旁淋巴结取样。

2. 放射治疗　适用于:①部分ⅠB2期和ⅡA2期及ⅡB~ⅣA期患者;②全身情况不能耐受手术的早期患者;③宫颈大块病灶的术前放疗;④手术治疗后病理检查发现有高危因素的辅助治疗。放射治疗包括腔内照射和体外照射。腔内照射采用后装治疗机,放射源为137铯(Cs),192铱(Ir)等,用以控制局部原发病灶。体外照射多用直线加速器、60钴(Co)等,治疗宫颈旁及盆腔淋巴结转移灶。早期病例以局部腔内照射为主,体外照射为辅;晚期以体外照射为主,腔内照射为辅。

3. 化疗　主要用于晚期或复发转移的患者和同期放化疗。新辅助化疗(neoadjuvant chemotherapy,NACT)是指对宫颈癌患者先行2~3个疗程的化疗后再行手术。其目的是减少肿瘤体积,使手术易于施行,并控制亚临床转移,适应于ⅠB2、ⅡB期患者。同期放化疗(concurrent chemotherapy and radiotherapy,CCR)是指在放疗的同时应用以铂类为基础的化疗。常用抗癌药物有顺铂、卡铂、紫杉醇、5-氟尿嘧啶、博来霉素等。常采用以铂类为基础的联合化疗方案,如FP方案(顺铂、5-氟尿嘧啶)、TP方案(顺铂、紫杉醇)、BP方案(博来霉素、顺铂)、PVB(顺铂、长春新碱、博来霉素)等。用药途径可选择静脉全身化疗或动脉灌注化疗。

【预后】

与临床期别、病理类型等密切相关。有淋巴结转移者预后差。宫颈腺癌早期易有淋巴转移,预后差。晚期死亡主要原因有尿毒症、出血、感染及全身恶病质。

【随访】

宫颈癌治疗后复发50%在1年内;75%~80%在2年内。治疗后2年内应每3~4个月复查1次;3~5年内每6个月复查1次;第6年开始每年复查1次。随访内容包括盆腔检查、阴道细胞学检查、HPV检测、超声、胸部X线摄片、血常规及宫颈鳞状细胞癌抗原(SCC)等。

【预防】

宫颈癌病因明确、筛查方法完善,是一种可以预防的肿瘤。①普及预防宫颈癌的相关知识,提高进行宫颈癌筛查的自觉性,开展性卫生教育,积极治疗性传播疾病;②健全及发挥妇女防癌保健网的作用,普及并规范开展宫颈癌筛查,早期发现及时治疗CIN,阻断宫颈浸润癌发生;③大量临床试验证实HPV疫苗能有效防止HPV16、18型相关的CIN发生。性交前给予疫苗才是最有效的预防,接种过HPV疫苗的妇女,仍必须接受常规的宫颈筛查。HPV疫苗目前已用于HPV感染及癌前病变的预防,是目前世界上第一个用于肿瘤预防的疫苗,但其效果和安全性有待于进一步评价确定。

【宫颈癌合并妊娠】

较少见。妊娠期出现阴道流血时,在排除产科因素引起的出血后,应做详细的妇科检查,对宫颈可疑病变作宫颈细胞学检查、阴道镜检查,必要时在阴道镜下行宫颈活检明确诊断。因宫颈锥切可能引起出血、流产和早产,只是在细胞学和组织学提示可能是浸润癌时才做宫颈锥切。

治疗方案的选择取决于患者的临床期别、孕周、胎儿情况和患者及家属意愿，进行个体化治疗。

妊娠 20 周前经锥切确诊的ⅠA1 期可以延迟治疗，不影响孕妇的预后，其中锥切切缘阴性可延迟到产后治疗；妊娠 20 周前诊断的ⅠA2 期及其以上患者应终止妊娠并立即接受治疗；妊娠 28 周后诊断的宫颈癌可等待胎儿成熟估计可存活时行剖宫产，同时行根治性子宫切除术和盆腔淋巴结切除术，也可以产后放化疗。妊娠 20~28 周诊断的患者，ⅠB1 期及ⅠB1 期以前的患者可推迟治疗，待胎儿成熟估计可存活时行剖宫产，同时行根治性子宫切除术和盆腔淋巴结切除术，也可以产后放化疗，不会造成明显不良预后。ⅠB2 期及以上期别患者一般不推荐推迟治疗，决定推迟治疗者，建议采用新辅助化疗来阻止疾病进展。在延迟治疗期间，应密切观察病情变化，如肿瘤进展，应及时终止妊娠。所有病例必须在妊娠 34 周前终止妊娠。分娩方式一般采用古典式剖宫产。

对于不要求维持妊娠者，治疗原则和非妊娠期宫颈癌基本相同。

（张晓勇　薛占瑞）

第十九章

子 宫 肿 瘤

第一节 子 宫 肌 瘤

子宫肌瘤(uterine myoma)是女性生殖系统中最常见的良性肿瘤,是由平滑肌及结缔组织组成,而以平滑肌细胞增生为主。子宫肌瘤多发于30~50岁的妇女,以40~50岁发生率最高,20岁以下少见。据尸检统计,35岁以上妇女约20%有子宫肌瘤。因很多患者没有症状,或因肌瘤很小,所以真实的发病率远较临床报道的发病率高。

【病因】

确切的发生原因尚未确定。但根据一系列临床研究表明其发病主要与雌激素有关,因为:子宫肌瘤多发生在生育年龄妇女;在妊娠期或外源性雌激素刺激时,肌瘤生长迅速;抗雌激素治疗有效;绝经后肌瘤停止生长或萎缩;肌瘤组织中的雌激素受体及雌二醇含量明显高于正常子宫肌组织。另外,研究还证实孕激素可以促进肌瘤的有丝分裂、刺激肌瘤的生长。细胞遗传学研究显示25%~50%子宫肌瘤存在细胞遗传学的异常,包括12号和14号染色体长臂片段相互换位、12号染色体长臂重排、7号染色体长臂部分缺失等。分子生物学研究提示子宫肌瘤是由单克隆平滑肌细胞增殖而成,多发性子宫肌瘤是由不同克隆细胞形成。

【分类】

子宫肌瘤可以发生在子宫的任何部位。

1. 按肌瘤生长部位分:

(1)子宫体肌瘤(占90%)

(2)子宫颈肌瘤(占10%)

2. 按肌瘤与子宫肌壁的关系分:

(1)肌壁间肌瘤(intramural myoma):位于子宫肌壁间,周围被子宫肌层包围,占总数的60%~70%。

(2)浆膜下肌瘤(subserous myoma):向子宫表面突出生长的肌瘤称浆膜下子宫肌瘤,约占总数的20%。其表面仅由子宫浆膜层覆盖。当肌瘤继续向外生长,仅有一蒂与子宫相连时,称带蒂浆膜下肌瘤。带蒂的浆膜下子宫肌瘤的瘤蒂含有的血管是肌瘤的唯一血液供应。如血供不足,肌瘤可变性坏死。如发生瘤蒂扭转断裂,肌瘤脱落于腹腔,而成为游离性肌瘤。或贴靠邻近器官组织如大网膜、肠系膜等,获得血液营养而成为寄生性肌瘤。若肌瘤位于子宫体侧壁向宫旁生长,突出于阔韧带两叶之间,称为阔韧带肌瘤。

(3)黏膜下肌瘤(submucous myoma):向子宫腔内生长突出的肌瘤称黏膜下子宫肌瘤,占总数的 10%~15%，其表面仅由黏膜层覆盖。黏膜下肌瘤易形成蒂，在宫腔内生长犹如异物，可刺激子宫收缩，逐渐被挤出宫颈而排入阴道。

子宫肌瘤常为多个，上述各种类型的肌瘤可发生在同一子宫，称多发性子宫肌瘤。(图 19-1)

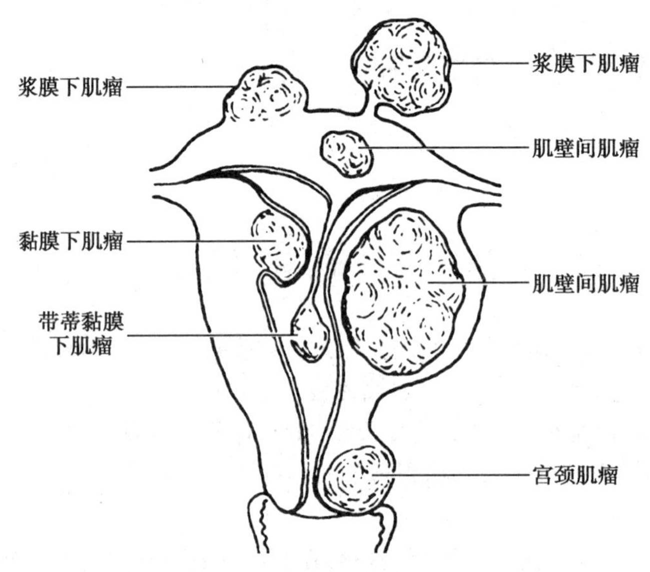

图 19-1　子宫肌瘤分类示意图

【病理】

1. 巨检　肌瘤为球形实质性肿瘤，表面光滑，质硬，切面呈灰白色，漩涡状或编织状结构，与周围肌组织有明显界限。虽无包膜，但肌瘤周围的子宫肌层受压形成假包膜，其与肌瘤间有一层疏松网状间隙区域。切开包膜后肌瘤会跃出，手术时容易剥出。肌瘤颜色与硬度因纤维组织多少而变化，含平滑肌多，色略红，质较软，含纤维组织多则色较白，质较硬。

2. 镜检　主要由梭形平滑肌细胞组成，其间掺有不等量的纤维结缔组织。排列成栅状或漩涡状，细胞大小均匀，核为杆状，染色较深。很少情况下还有些特殊的组织学类型，如富细胞性、奇异型、核分裂活跃型、上皮样平滑肌瘤及静脉内和播散性腹膜平滑肌瘤等。

【肌瘤变性】

肌瘤失去其原有的典型结构时称为肌瘤变性。常见的变性有：

1. 玻璃样变(hyaline degeneration)　也叫透明变性，最常见。因肌瘤生长迅速，造成相对供血不足，使部分组织水肿变软，漩涡状结构消失，代之以均匀的透明样物质。镜下看不到细胞结构，病变部分为无结构的均匀透明的伊红色区域，与无变性区界限明显。

2. 囊性变(cystic degeneration)　为透明变性进一步发展所致，在透明变性的基础上供血不足，使变性区域内组织坏死液化，形成内含胶冻样或透明液体的囊腔，整个肌瘤质软如囊肿。镜下见囊腔为玻璃样变的肌瘤组织构成，内壁无上皮覆盖。

3. 红色变(red degeneration)　是一种特殊类型的肌瘤坏死，常发生于妊娠期或产褥期，多见于单一较大的壁间肌瘤。可能是与瘤内小血管发生病变，导致局部组织血栓阻塞、溶血、出血，从而使血液渗入瘤体内有关。肉眼见肌瘤呈暗红色，似半熟的牛肉，腥臭，质软，完全失去原漩涡状结构。镜下见瘤体内静脉有栓塞并有溶血，肌细胞减少，有较多的脂肪小球沉积。患者常有急性剧烈腹痛，伴发热、恶心呕吐，检查发现肌瘤迅速增大并有压痛。

4. 肉瘤变（sarcomatous change） 肌瘤恶变即为肉瘤变。少见，国内资料发病率为0.4%~0.8%。多见于年龄较大、肌瘤在短期内迅速增大的妇女，特别是绝经后肌瘤增长迅速或绝经后再出现的肌瘤患者。肉瘤病变区域组织变软变脆，切面呈灰黄色，似生鱼肉样。镜下见肌细胞增生，排列紊乱，漩涡状结构消失，有异型细胞。

5. 钙化（degeneration with calcification） 多见于蒂部细小、血供不足的浆膜下肌瘤及绝经后妇女的肌瘤。常在脂肪变之后，分解成甘油三酯再与钙盐结合成碳酸钙石，沉积在肌瘤内。镜下见钙化区为层状沉积，呈圆形或不规则形，有深蓝色微细颗粒浸润。

【临床表现】

1. 症状 多无明显症状，仅于体检时偶被发现。症状的出现与肌瘤部位、大小和有无变性有关，而与肌瘤的个数关系不大。常见症状有：

(1) 月经改变：月经改变是子宫肌瘤最常见的症状，表现为月经周期缩短，经期延长，经量增多或不规则阴道流血。多见于大的肌壁间肌瘤和黏膜下肌瘤。其原因在于：①肌壁间肌瘤可因子宫腔变形增大，内膜面积增加而使月经过多。②肌瘤妨碍子宫收缩，而致经期延长或出血不止。③黏膜下肌瘤可因黏膜面积增加以及表面溃疡和感染，局部充血等而引起月经过多、过频或不规则出血，或脓血性排液、有臭味等。④较大肌瘤可使附近的静脉受压导致盆腔充血，而出血量多。

(2) 下腹包块：多在子宫肌瘤长出骨盆腔后发现。常在清晨空腹膀胱充盈时明显，由于子宫及肌瘤被推向上方，而易触及。当肌瘤逐渐增大使子宫超过3个月妊娠大的，在腹部可直接触及。包块一般位于下腹正中，少数可偏居下腹一侧，质硬或有高低不平感。

(3) 白带增多：肌壁间肌瘤较大使宫腔面积增大时，内膜腺体分泌增多，并伴有盆腔充血使白带增多。黏膜下肌瘤，尤其是脱出于子宫口或阴道口的有蒂肌瘤，因表面黏膜易溃疡和坏死，而产生大量血性或脓血性、有臭味的白带。

(4) 压迫症状：子宫前壁下段肌瘤和宫颈肌瘤可压迫膀胱，引起尿频、尿急、排尿困难，甚至尿潴留等。后壁肌瘤可压迫直肠，引起坠胀或便秘等。阔韧带肌瘤可压迫输尿管或髂血管和神经，而引起上段输尿管扩张、肾盂积水或静脉回流不畅、下肢水肿等。

(5) 其他症状：

1) 疼痛：表现为腹痛、下腹坠胀感或腰背酸痛，程度多不很严重。个别因子宫肌瘤红色变性，则腹痛较剧并伴有发热。子宫浆膜下肌瘤蒂扭转时亦产生急性剧烈腹痛。

2) 不孕与流产：不孕的发生率25%~40%。自然流产率高于正常人群，其比为4:1。

3) 继发贫血：长期月经过多，可造成继发性贫血。可有头晕、乏力、心悸、气促等贫血症状。

2. 体征 与肌瘤的大小、数目、位置以及有无变性等有关。腹部检查：肌瘤较大，子宫增大超过妊娠3个月大小时，可在腹部扪及。能触及者一般在下腹中部，实性质硬肿块，多不平整。妇科检查：子宫增大、质硬、形态不规整。浆膜下肌瘤结节与子宫有蒂相连，活动。黏膜下肌瘤如未脱出，子宫多为均匀性增大；如脱出至阴道内，可见宫颈口处红色、实性质硬肿物，宫颈光滑，完整，肿物触之易出血。若伴有感染，有坏死或脓性渗出覆盖，有臭味。大的肌瘤有变性时，子宫可变软。

【诊断】

根据病史、体征以及辅助检查结果即可诊断，其中超声、MRI、宫腔镜、腹腔镜检查均有助于诊断。

【鉴别诊断】

1. 妊娠子宫 肌瘤囊性变时因质地变软可误诊为妊娠子宫，先兆流产也可被误认为子宫肌瘤。妊娠者有停经史，早孕反应，随着停经月份增加子宫增大、变软、光滑。可借助尿或血 hCG 测定、超声检查可确诊。

2. 卵巢肿瘤 一般无月经改变，多为偏于一侧的囊性肿块，能与子宫分开。实质性卵巢肿瘤可误认为是带蒂浆膜下肌瘤；肌瘤囊性变可被误诊为卵巢囊肿。应详细询问病史，仔细行三合诊检查，注意肿块与子宫的关系。对鉴别有困难者借助于超声、腹腔镜检查可确诊。

3. 子宫腺肌病及腺肌瘤 也可使子宫增大、经量增多，但腺肌病及腺肌瘤患者多数有继发性痛经，且进行性加重，子宫常均匀性增大，且很少超过 3 个月妊娠大小，经前与经后子宫大小有变化。可借助于超声、腹腔镜加以鉴别。

4. 盆腔炎性肿物 常有盆腔感染病史。肿物边界不清，与子宫粘连或不粘连，有压痛，抗炎后症状、体征好转。超声检查可帮助鉴别，抗炎治疗后有效。

5. 子宫畸形 双子宫或残角子宫易被误诊为子宫肌瘤。但子宫畸形自幼即有，无月经改变等。超声检查、腹腔镜检查、子宫输卵管造影可协助诊断。

【治疗】

治疗需根据患者的症状、年龄和对生育的要求；肌瘤的大小、部位数目以及最近发展情况和有无并发症等全面考虑。

1. 随访观察 若肌瘤小且无症状，通常不需治疗，尤其近绝经期的妇女，雌激素水平低，绝经后肌瘤多可自然萎缩或消失，每 3~6 个月随访一次。随访期间若发现肌瘤增大或症状明显时，再考虑手术治疗。

2. 药物治疗 患者症状轻，近绝经年龄及全身情况不宜手术者，均可给予药物治疗。

(1)促性腺激素释放激素类似物(GnRH-α)：可抑制垂体、卵巢功能，抑制 FSH 和 LH 的分泌，降低雌激素水平。适用于治疗小肌瘤、经量增多或周期缩短、绝经过渡期患者。使用后患者经量减少或闭经，贫血逐渐纠正，肌瘤也能缩小，但停药后又逐渐增大，恢复其原来大小。副反应为围绝经期综合征。GnRH-α 不宜长期持续使用，可使雌激素缺乏导致骨质疏松。常用药有亮丙瑞林每次 3.75mg，或戈舍瑞林每次 3.6mg。

(2)其他药物：拮抗孕激素药物，可与孕激素竞争受体，抗孕激素作用。但因有增加子宫内膜增生的风险以及拮抗糖皮质激素的作用，不宜长期使用。常用药物为米非司酮 12.5~25mg，1 次 /d 口服，连续 3 个月。

3. 手术治疗 若子宫大于 2.5 个月妊娠子宫大小或症状明显致继发贫血者，常需手术治疗，手术适应证：①月经过多致继发贫血，药物治疗无效；②严重腹痛、性交痛或慢性腹痛、有蒂肌瘤扭转引起的急性腹痛；③有膀胱、直肠压迫症状；④能确定肌瘤是不孕或反复流产的唯一原因者；⑤肌瘤生长较快，怀疑有恶变。手术可经腹、经阴道或腹腔镜及宫腔镜下手术。手术方式有：

(1)肌瘤切除术：适用于 35 岁以下未婚或已婚未生育、希望保留生育功能的患者。多经腹或经腹腔镜下切除肌瘤。黏膜下肌瘤或大部分突向宫腔的肌壁间肌瘤可经宫腔镜切除。突出宫口或阴道内的黏膜下肌瘤经阴道或经宫腔镜切除。术后 50% 复发。

(2)子宫切除术：肌瘤比较大，症状明显，经过药物治疗无效，不需保留生育功能，或疑有恶变者，可行子宫次全切除术或子宫全切除术。术前应行宫颈刮片细胞学检查，排除宫颈恶性病变。50 岁以下、卵巢外观正常者可保留卵巢。

4. 其他治疗：

(1)子宫动脉栓塞术：通过阻断子宫动脉及其分支，而减少肌瘤的血供，达到延缓肌瘤的生长，缓解症状的目的。但该方法对卵巢功能和妊娠可能产生的不良影响尚不明确，对年轻有生育要求者选此术式需要谨慎。

(2)宫腔镜子宫内膜切除术：适用于月经量多、无生育要求但希望保留子宫或无法耐受子宫切除手术者。

【子宫肌瘤合并妊娠】

子宫肌瘤合并妊娠占肌瘤患者的 0.5%~1%，占妊娠的 0.3%~0.5%。因肌瘤小又无临床症状，在妊娠分娩过程中易被忽略，肌瘤合并妊娠的实际发病率远较上述数字高。

1. 妊娠对子宫肌瘤的影响　妊娠后子宫肌瘤组织水肿，平滑肌细胞肥大，故肌瘤常随子宫增大，尤其在妊娠 4 个月以前更为显著。由于肌瘤在妊娠期间增大较快而供血不足，以致出现红色变，约占 40%。患者有发热、腹痛、白细胞升高等急腹症状，需住院治疗。

2. 子宫肌瘤对妊娠和分娩的影响　肌瘤对妊娠各期、分娩和产褥造成一系列不利影响。妊娠早期，肌瘤不利于受精卵的着床和生长发育致早期流产，流产率是非肌瘤孕妇的 2~3 倍。大的肌壁间肌瘤和黏膜下肌瘤可妨碍胎儿在子宫内活动而造成胎位不正，使横位、臀位的发生率增加，分娩时造成难产。也可造成胎盘低置或前置。因此，手术产率也增加。分娩后肌瘤影响子宫收缩或因胎盘粘连、附着面大或排出困难等，引起产后出血或子宫复旧不佳，诱发感染。因此子宫肌瘤合并妊娠时，在产科学上是一重要问题。

妊娠合并肌瘤者多能自然分娩，不需急于干预，但要预防产后出血。若肌瘤阻碍胎儿下降可作剖宫产。剖宫产时是否同时切除肌瘤或切除子宫，需根据肌瘤大小、部位和患者情况决定。

第二节　子宫内膜癌

子宫内膜癌(endometrial carcinoma)是发生在子宫内膜的上皮性恶性肿瘤。多为腺癌，高发年龄为 58~61 岁。为女性生殖系统三大恶性肿瘤之一，约占女性全身恶性肿瘤的 7%，占女性生殖道恶性肿瘤的 20%~30%，近年在世界范围内发病率有上升趋势。

【病因与发病机制】

确切病因仍不清楚。目前认为子宫内膜癌有两种发病类型：Ⅰ型：雌激素依赖型，约占子宫内膜癌的 80%，均为子宫内膜样腺癌。其发生可能是子宫内膜长期受雌激素刺激而缺乏孕激素拮抗，引起子宫内膜增生。内膜增生以腺体病变为主，伴有少量间质病变，少数可以发展成癌。伴有细胞学不典型性的内膜增生常可发展为子宫内膜癌。临床上可见于无排卵性疾病(如无排卵性功血、多囊卵巢综合征)、功能性卵巢肿瘤(如颗粒细胞瘤、卵泡膜细胞瘤)、绝经后长期服用雌激素而无孕酮拮抗的妇女或长期服用他莫昔芬的妇女。此种类型肿瘤分化较好，雌孕激素受体阳性率高，进展慢，预后好。多数患者较年轻，且易发生在肥胖、高血压、糖尿病、不孕不育或绝经延迟的妇女。Ⅱ型：非雌激素依赖型，占子宫内膜癌的 10%，发病与雌激素无明确关系。其病理形态属少见类型，如子宫内膜浆液性癌、透明细胞癌、腺鳞癌、黏液腺癌等。

多发于绝经后老年体瘦妇女，伴有萎缩性子宫内膜，肿瘤恶性程度高，分化差，雌孕激素受体多呈阴性，侵袭性强，预后差。

另外，约 10% 的子宫内膜癌与遗传有关。内膜癌患者近亲有家族肿瘤史者比宫颈癌患者高 2 倍。其中关系最密切的遗传症候群是遗传性非息肉结直肠癌综合征（也称林奇综合征），是一种常染色体显性遗传疾病，由错配修复基因突变而引起。

【病理】

1. 巨检　不同组织类型的癌肉眼无明显区别；浸润肌层癌组织界限清楚；呈坚实灰白色结节状肿块。依病变形态和范围分为弥漫型和局灶型。①弥漫型：子宫内膜大部分或全部为癌组织侵犯，病变区域增厚，呈不规则菜花状突出于宫腔，癌组织灰白或淡黄色，表面有出血、坏死，少有肌层浸润。晚期侵犯肌壁或累及宫颈管，一旦阻塞宫颈管将导致宫腔积脓。②局灶型：癌灶局限于宫腔小部分，多见于宫底部或宫角部，癌灶小，呈息肉状或小菜花状，表面有溃疡，易出血，易浸润肌层。

2. 镜检　有多种组织类型。

(1) 内膜样腺癌：占 80%~90%。内膜腺体高度异常增生，上皮复层，并形成筛孔状结构。癌细胞异型明显，核大、不规则、深染，核分裂活跃，分化差的腺癌腺体少，腺结构消失，成实性癌块。按腺癌分化程度分为：Ⅰ级（高度分化癌，G1）；Ⅱ级（中度分化癌，G2）；Ⅲ级（低度分化或未分化癌，G3）。分级愈高，恶性程度愈高。

(2) 腺癌伴鳞状上皮分化：腺癌组织中含有鳞状上皮成分。按鳞状上皮的良恶性不同又分为，鳞状上皮为良性者称为棘腺癌（腺角化癌）；鳞状上皮为恶性者称为鳞腺癌；介于两者之间称为腺癌伴鳞状上皮不典型增生。

(3) 浆液性癌：占 1%~9%。有复杂的乳头样结构，裂隙样腺体，明显的细胞复层和芽状结构形成，细胞异型性较大，约 1/3 患者伴砂粒体。恶性程度很高，易广泛累及肌层、脉管；无明显肌层浸润时，也可能发生腹腔播散，预后极差。

(4) 透明细胞癌：占 4%。癌细胞多呈实性片状、腺管状或乳头状排列，其细胞质丰富、透亮，核异型居中，或由鞋钉状细胞组成。恶性程度高，易早期转移。

【转移途径】

多数内膜癌生长较缓慢，局限于内膜或在宫腔内的时间较长，但也有少部分发展较快，短期内转移。其主要转移途径有三种：直接蔓延、淋巴转移，晚期可有血行转移。

1. 直接蔓延　癌灶初期沿子宫内膜蔓延生长，向上经宫角至输卵管，向下累及宫颈管，并继续蔓延至阴道。也可经肌层浸润至子宫浆膜面而延至输卵管、卵巢，并可广泛种植在盆腹膜、直肠子宫陷凹及大网膜。

2. 淋巴转移　为内膜癌的主要转移途径。当癌组织累及深肌层，或扩散到宫颈管，或癌组织分化不良时，易发生淋巴转移。其转移途径与癌灶生长部位有关。宫底部癌灶沿阔韧带上部淋巴管网，经骨盆漏斗韧带至卵巢，向上转移至腹主动脉旁淋巴结。宫角部或前壁上部癌灶沿圆韧带至腹股沟淋巴结。子宫下段及宫颈管癌灶与宫颈癌的淋巴转移途径相同，可至宫旁、闭孔、髂内、髂外及髂总淋巴结。子宫后壁癌灶可沿宫骶韧带扩散到直肠淋巴结。内膜癌也可通过淋巴管逆行引流扩散到阴道前壁。

3. 血行转移　少见。主要为晚期患者经血行转移至肺、肝、骨等处。

【分期】

现采用国际妇产科联盟（FIGO，2009 年）修订的手术 - 病理分期，见表 19-1。对不能施行手术治疗者，采用临床分期（FIGO，1971年）。

表19-1 子宫内膜癌手术-病理分期（FIGO，2009年）

分期	肿瘤范围
Ⅰ期	肿瘤局限于宫体
ⅠA	肿瘤浸润深度<1/2肌层
ⅠB	肿瘤浸润深度≥1/2肌层
Ⅱ期	肿瘤侵犯宫颈间质，但无宫体外蔓延
Ⅲ期	肿瘤局部和/或区域转移
ⅢA	肿瘤累及浆膜层和/或附件
ⅢB	阴道和/或宫旁受累
ⅢC	盆腔淋巴结和/或腹主动脉旁淋巴结转移
ⅢC1	盆腔淋巴结阳性
ⅢC2	腹主动脉旁淋巴结阳性伴或不伴盆腔淋巴结阳性
Ⅳ期	肿瘤侵及膀胱和/或直肠黏膜，和/或远处转移
ⅣA	肿瘤侵及膀胱和/或直肠黏膜
ⅣB	远处转移，包括腹腔内和/或腹股沟淋巴结转移

【临床表现】

1. 症状　极早期无明显症状，仅在普查或因其他原因检查时偶然发现，一旦出现症状则多表现为：

(1)阴道流血：主要表现为绝经后阴道流血，量一般不多，大量出血者少见。未绝经者则表现经量增多、经期延长、月经紊乱或月经间期出血。

(2)阴道排液：多为浆液性或血性排液，若合并感染则有脓血性排液，并有恶臭。

(3)下腹痛及其他：若癌灶侵犯宫颈内口，堵塞宫颈管导致宫腔积脓时，出现下腹胀痛及痉挛样疼痛。晚期肿瘤浸润周围组织或压迫神经引起下腹及腰骶部疼痛，并可向下肢及足部放射。晚期患者常可出现全身症状，如贫血、消瘦、恶病质、发热及全身衰竭等。

2. 体征　早期时妇科检查无明显异常，病情逐渐发展，晚期可有子宫增大，合并宫腔积脓时有明显压痛。偶有癌组织脱出宫颈管，触之易出血。癌灶向周围组织浸润，子宫固定或在宫旁扪及不规则结节状物。

【诊断】

除根据病史、症状和体征外，最后确诊须根据分段刮宫病理检查结果。

1. 病史及临床表现　围绝经期妇女月经紊乱或绝经后不规则阴道流血者，均应先除外内膜癌后，再按良性疾病处理。有下述情况的妇女若出现异常阴道流血需高度警惕子宫内膜癌：①有高危因素者如老年、肥胖、绝经延迟、少育或不育等病史；②有长期应用雌激素、他莫昔芬或雌激素增高病史者；③有乳腺癌、子宫内膜癌家族史者。

2. 影像学检查　超声检查极早期时见子宫正常大，仅见宫腔线紊乱、中断。典型内膜癌声像图为宫腔内见实质不均回声区，形态不规则，宫腔线消失，有时见肌层内不规则回声紊乱区，边界不清，可作出肌层浸润程度的诊断。根据上述症状、体征，即可疑为子宫内膜癌。CT、MRI 主要用于观察宫腔、宫颈部病变，特别是肌层的浸润深度和宫颈间质有无浸润，以及淋巴结有无转移等，但小于 2cm 直径的淋巴结难以确认。

3. 诊断性刮宫　分段诊刮病理检查是确诊内膜癌最常用的方法。刮宫时分别从颈管和宫腔获得组织，即分段诊刮(fractional curettage)。先用小刮匙环刮宫颈管，再进宫腔搔刮内膜，取得的刮出物分瓶标记送病理检查。分段刮宫操作要小心，以免穿孔，尤其当刮出多量豆腐渣样组织疑为内膜癌时，只要刮出物已足够送病理检查即应停止操作。组织学检查是子宫内膜癌的确诊依据。

4. 宫腔镜检查(hysteroscopy)　可直视宫腔及宫颈管，若见病灶生长，能直接观察其大小、部位、形态，并取活检，对局灶型子宫内膜癌的诊断更为准确。

5. 其他方法

(1) 细胞学检查：采用宫腔吸管或宫腔刷从宫腔吸取分泌物筛选，阳性率高达 90%。但最终诊断仍以病理检查结果为主。

(2) 血清 CA125 测定：患者有子宫外转移，则血清 CA125 值会升高。也可作为疗效观察的检测指标。

【鉴别诊断】

子宫内膜癌须与下列疾病相鉴别：

1. 功能失调性子宫出血　月经紊乱，例如经期延长、经量增多、不规则流血等。妇科检查无异常，与子宫内膜癌的症状类似。可先行分段刮宫病理检查，确诊后再做其他处理。

2. 萎缩性阴道炎　主要表现为血性白带。常见阴道壁充血或有出血点、黏膜变薄、分泌物增多等。超声检查宫腔内无异常，阴道炎治疗后好转。

3. 子宫黏膜下肌瘤或内膜息肉　月经过多、不规则流血等。可行超声、宫腔镜检查以及分段刮宫来明确诊断。

4. 原发性输卵管癌、宫颈管癌及子宫肉瘤　阴道不规则流血、下腹疼痛或排液增多。输卵管癌多表现为不规则阴道流血、排液及下腹疼痛。宫颈管癌灶位于宫颈管内，伴随宫颈管变粗形成桶状宫颈。子宫肉瘤大多位于子宫腔内，致使子宫明显增大、质软。分段诊刮及影像学检查有助于鉴别。

【预防】

子宫内膜癌的预防措施包括：①普及防癌知识，定期行防癌检查；②正确掌握使用雌激素的指征；③围绝经期妇女月经紊乱或不规则阴道流血者应先除外内膜癌；④绝经后妇女出现阴道流血警惕内膜癌可能；⑤注意高危因素，重视高危患者，密切随访监测。

【治疗】

应根据患者全身情况、癌变累及范围及组织学类型，选用和制订适宜的治疗方案。主要的治疗手段为手术治疗、放疗、化疗及药物治疗，可选用单一治疗手段或多种手段合并使用。早期患者以手术为主，按手术 - 病理分期的结果及存在的复发高危因素选择辅助治疗；晚期则采用手术、放射、药物等综合治疗。

1. 手术治疗　首选的治疗方法。术中首先留取腹腔积液或盆腔冲洗液进行细胞学检查，然后全面探查腹腔内脏器，对可疑病变取样送病理检查。子宫切除标本应在术中剖视，确定肌层浸润深度，必要时行冰冻病理检查，以进一步决定手术范围。

Ⅰ期患者应行筋膜外全子宫切除及双侧附件切除术，具有以下情况之一者，应行盆腔及腹主动脉旁淋巴结取样和/或清扫术:①可疑的腹主动脉旁和盆腔淋巴结转移;②特殊病理类型,如乳头状浆液性腺癌、透明细胞癌、鳞状细胞癌、癌肉瘤、未分化癌等;③子宫内膜样腺癌 G3;④肌层浸润深度≥ 1/2;⑤癌灶累及宫腔面积超过 50%。Ⅱ期行改良广泛性子宫切除及双侧附件切除 + 盆腔及腹主动旁淋巴结清扫术。Ⅲ期和Ⅳ期的手术范围与卵巢癌相同,进行肿瘤细胞减灭手术。

2. 放疗　是治疗子宫内膜癌有效方法之一,分腔内照射及体外照射两种。腔内照射多用后装治疗机腔内照射,高能放射源为钴 -60 或铯 -137。体外照射常用钴 -60 或直线加速器。单纯放疗:仅用于有手术禁忌证或无法手术切除的晚期患者。腔内照射总剂量为 45~50Gy。Ⅰ期患者腹腔积液中找到癌细胞或深肌层已有癌侵润,淋巴结可疑或已有转移,手术后均需加用放射治疗。Ⅱ、Ⅲ期患者根据病灶大小,可在术前加用腔内照射或体外照射。腔内放疗结束后 1~2 周内进行手术。体外照射结束 4 周后进行手术。

3. 化疗　晚期不能手术或治疗后复发者可考虑使用化疗,常用的化疗药物有顺铂、多柔比星、紫杉醇、氟尿嘧啶、环磷酰胺、丝裂霉素等。可以单独应用,也可几种药物联合应用,也可与孕激素合并应用。子宫浆液性癌术后应给予化疗,方案与卵巢上皮性癌相同。

4. 孕激素治疗　对晚期或复发癌患者、不能手术切除或年轻、早期、要求保留生育功能者,均可考虑孕激素治疗。各种人工合成的孕激素制剂如甲羟孕酮、己酸孕酮等均可应用。用药剂量要大,口服甲羟孕酮 200~400mg/d;己酸孕酮 500mg,每周 2 次,肌内注射。至少用 10~12 周才能评价有无效果。其作用机制可能是直接作用于癌细胞,延缓 DNA 和 RNA 的复制,从而抑制癌细胞的生长。对分化好、生长缓慢、雌孕激素受体含量高的内膜癌,孕酮治疗效果较好。副反应较轻,可引起水钠潴留、水肿、药物性肝炎等,停药后逐渐好转。

【随访】

治疗结束、患者出院后应定期随访,及时与患者或其家属确定病情有无复发。随访时间:一般术后 2 年内,每 3~6 个月随访 1 次;术后 3~5 年,每隔 6 个月至 1 年随访 1 次。随访时应检查项目包括:①三合诊;②阴道细胞学涂片检查;③胸片检查(6 个月至 1 年);④血清 CA125 检查。亦可选用 CT、MRI 等。

第三节　子 宫 肉 瘤

子宫肉瘤(uterine sarcoma)少见,是恶性程度高的女性生殖器官肿瘤。组织学起源多是子宫肌层,亦可是肌层内结缔组织或子宫内膜的结缔组织。肉瘤可见于子宫各个部位,宫体部远较宫颈部多见。占子宫恶性肿瘤的 2%~4%。好发于围绝经期妇女,多发年龄为 50 岁左右。

【组织发生及病理】

根据不同的组织发生来源,主要有:

1. 子宫平滑肌肉瘤　最多见,占 45%。平滑肌肉瘤分为原发性和继发性者两种。原发性平滑肌肉瘤来自子宫肌层或肌壁间血管壁平滑肌纤维,巨检见肉瘤呈弥漫性生长,与子宫壁无明显界限,无包膜。继发性平滑肌肉瘤为已存在的子宫肌瘤肉瘤变而成。肌瘤肉瘤变常从肌瘤中心开始向周围播散,直到整个肌瘤发展为肉瘤,此时往往侵及包膜。剖面失去漩涡状结构,常呈均匀一致的鱼肉状或豆渣样。色灰黄或黄红相间,半数以上见出血坏死。镜下平滑肌肉瘤细胞呈梭形，细胞大小不一致，形态各异，排列紊乱，有核异型，染色质深，核仁明显，细胞质呈碱性，有多核巨细胞，核分裂象 >5/10HP。许多学者认为核分裂象越多者预后越差，继发性子宫平滑肌肉瘤的预后比原发性好。

2. 子宫内膜间质肉瘤　来自子宫内膜间质细胞，分三类。

(1) 低度恶性内膜间质肉瘤：有向宫旁组织转移倾向，较少发生淋巴及肺转移。巨检见子宫球状增大，有颗粒样或小团块状突起，质如橡皮、富弹性。切面见肿瘤呈息肉状或结节状，子宫内膜突向宫腔或侵及肌层，有时息肉有长蒂可达宫颈口外。瘤组织呈鱼肉状，均匀一致，呈黄色。镜下见子宫内膜间质细胞侵入肌层肌束间，细胞形态大小一致，细胞质少，核分裂象少 (<10/10HP)。

(2) 高度恶性子宫内膜间质肉瘤：少见，恶性程度较高。巨检见肿瘤起源于子宫内膜功能层，多发生在子宫底部，向宫腔内突起呈息肉状，质软且脆。切面灰黄色，鱼肉状，局部有出血坏死，向肌层浸润。当侵入肌层时，肌壁呈局限性或弥漫性增厚。镜下见内膜间质细胞高度增生，细胞分化程度差，大小不一致，核深染，异型性明显，核分裂象多 (>10/10HP)。

(3) 恶性中胚叶混合瘤：很少见。来自残留的胚胎细胞或间质细胞化生。肿瘤含肉瘤和癌两种成分，又称癌肉瘤。肉瘤为子宫异源成分，如横纹肌、骨、软骨、脂肪等组织。肿瘤的恶性程度很高，多见于绝经后妇女。巨检见肿瘤从子宫内膜长出，向宫腔突出呈息肉样，常为多发性或分叶状，底部较宽或形成蒂状。晚期浸润肌层和周围组织。肿瘤质软，表面光滑。切面呈灰白或灰黄色，有出血坏死。镜下见癌和肉瘤两种成分，并可见过渡形态。

【转移途径】

有血行播散、直接蔓延及淋巴转移。

【临床表现】

1. 症状　早期症状不明显，随着病情进展可出现以下表现：

(1) 阴道不规则流血：为最常见的症状，血量多少不等。可表现为月经异常或绝经后阴道流血。

(2) 腹部包块：患者常诉下腹部包块迅速增大，多见于子宫肌瘤肉瘤变者。

(3) 腹痛：亦是较常见的症状。由于肿物迅速生长令患者腹部胀痛或隐痛；也可因为瘤内出血、坏死、子宫肌壁破裂引起急性腹痛。

(4) 压迫症状及其他：若肿瘤较大，可压迫膀胱或直肠出现尿频、尿急、尿潴留、大便困难等症状。阴道分泌物增多；可为浆液性、血性或白色，合并有感染时可为脓性、恶臭。晚期患者可有消瘦、贫血、低热、全身衰竭或出现肺、脑部转移的相应症状。

2. 体征　子宫明显增大，外形不规则，呈多个结节状，质软。如肉瘤从子宫腔脱出子宫颈口或阴道内，可见紫红色肿块，合并感染时表面有坏死及脓性分泌物。晚期肉瘤可累及骨盆侧壁，子宫固定不活动，可转移至肠管及腹腔，但腹腔积液少见。

【诊断】

因子宫肉瘤临床表现与子宫肌瘤及其他恶性肿瘤相似，术前诊断较困难。对绝经后妇女及幼女的宫颈赘生物、迅速长大伴疼痛的子宫肌瘤，均应考虑有无子宫肉瘤可能。辅助诊断可选用阴道彩色多普勒超声检查、诊断性刮宫等。确诊依据为组织病理学检查。

【临床分期】

子宫肉瘤采用 2009 年 FIGO 制定的手术病理分期，见表 19-2。

表 19-2 子宫肉瘤手术病理分期(FIGO,2009 年)

1. 子宫平滑肌肉瘤:

分期	定义
Ⅰ期	肿瘤局限于子宫体
ⅠA	肿瘤最大直径≤ 5cm
ⅠB	肿瘤最大直径 >5cm
Ⅱ期	肿瘤侵及盆腔
ⅡA	侵犯附件
ⅡB	侵犯子宫外的盆腔内组织
Ⅲ期	肿瘤扩散到腹腔
ⅢA	一个病灶
ⅢB	一个以上病灶
ⅢC	侵犯盆腔和 / 或腹主动脉旁淋巴结
Ⅳ期	肿瘤侵犯膀胱和 / 或直肠或有远处转移
ⅣA	肿瘤侵犯膀胱和 / 或直肠
ⅣB	远处转移

2. 子宫内膜间质肉瘤和腺肉瘤:

分期	定义
Ⅰ期	肿瘤局限于子宫体
ⅠA	肿瘤局限于子宫内膜或宫颈内膜,无肌层浸润
ⅠB	肌层浸润≤ 1/2
ⅠC	肌层浸润 >1/2
Ⅱ期	肿瘤侵及盆腔
ⅡA	附件受累
ⅡB	子宫外的盆腔内组织受累
Ⅲ期	肿瘤侵及腹腔组织
ⅢA	一个病灶
ⅢB	一个以上病灶
ⅢC	侵犯盆腔和 / 或腹主动脉旁淋巴结
Ⅳ期	肿瘤侵犯膀胱和 / 或直肠或有远处转移
ⅣA	肿瘤侵犯膀胱和 / 或直肠
ⅣB	远处转移

3. 癌肉瘤 癌肉瘤分期同子宫内膜癌分期。

【治疗】

治疗原则以手术为主。Ⅰ期和Ⅱ期行筋膜外全子宫及双侧附件切除术。宫颈肉瘤、子宫内膜间质肉瘤和癌肉瘤应行根治性子宫切除及盆腔淋巴结切除术，必要时行腹主动脉旁淋巴结活检。根据病情早晚，术后化疗或放疗有可能提高疗效。目前对肉瘤化疗效果较好的药物有顺铂、多柔比星、异环磷酰胺等，常用三药联合方案。子宫恶性中胚叶混合瘤和高度恶性子宫内膜间质肉瘤对放疗较敏感。低度恶性子宫内膜间质肉瘤含雌孕激素受体，孕激素治疗有一定效果，常用醋酸甲羟孕酮或甲地孕酮，以大剂量、高效为宜。

【预后】

子宫肉瘤复发率高，预后差，5 年生存率 20%~30%。预后与肉瘤的类型、恶性程度、肿瘤分期、有无转移及治疗方法有关。继发性子宫平滑肌肉瘤及低度恶性子宫内膜间质肉瘤预后较好；高度恶性子宫内膜间质肉瘤及子宫恶性中胚叶混合瘤预后差。

（李莹莹）

第二十章 卵巢肿瘤

卵巢肿瘤(ovarian tumor)是常见的妇科肿瘤,女性一生中各个年龄段均可发病。卵巢上皮性肿瘤好发于50~60岁的妇女,而卵巢生殖细胞肿瘤多见于30岁以下的年轻女性。但近年来国外有数据显示,上皮性肿瘤的发病率有年轻化趋势。卵巢肿瘤有良恶性之分,卵巢恶性肿瘤是生殖道常见的恶性肿瘤之一,发病率仅次于宫颈癌和子宫内膜癌,居妇科恶性肿瘤第三位,但病死率居首位。其主要原因是因为卵巢位于盆腔深部,不易早期发现病变,有70%的卵巢上皮癌患者就诊时已属晚期,极大地影响了治疗效果,使其5年生存率始终在30%~40%。而恶性生殖细胞肿瘤近年来由于有效化疗方案的应用,使其预后大为改观,存活率从过去的10%提高到目前的90%。

一、卵巢肿瘤概论

卵巢肿瘤组织成分复杂,其类型居全身各脏器原发肿瘤之首,不同类型的卵巢肿瘤其组织学结构和生物学行为均有所不同。

【组织学分类】

根据世界卫生组织(WHO)制定的女性生殖器肿瘤组织学分类(2014版),卵巢肿瘤分为14类,其中主要组织学类型为上皮性肿瘤、生殖细胞肿瘤、性索-间质肿瘤及转移性肿瘤。

1. 上皮性肿瘤　是最常见的组织学类型,约占50%~70%。可分为浆液性、黏液性、子宫内膜样、透明细胞、移行细胞(Brenner瘤)和浆黏液性肿瘤5类,各类别依据生物学行为进一步分类,即良性肿瘤、交界性肿瘤(不典型增生肿瘤)和癌。

2. 生殖细胞肿瘤　为来源于生殖细胞的一组肿瘤,占20%~40%,可分为畸胎瘤、无性细胞瘤、卵黄囊瘤、胚胎性癌、非妊娠性绒癌、混合型生殖细胞肿瘤等。

3. 性索-间质肿瘤　来源于原始性腺中的性索及间叶组织,占5%~8%。可分为纯型间质肿瘤、纯型性索肿瘤和混合型性索-间质肿瘤。

4. 转移性肿瘤　为继发于胃肠道、生殖道、乳腺等部位的原发性癌转移至卵巢形成的肿瘤。

【临床表现】

1. 卵巢良性肿瘤　发展缓慢,肿瘤较小时多无症状,常在妇科检查时偶然发现。随着肿瘤逐渐增大,会出现腹胀或自己在腹部扪到肿块。妇科检查可在子宫一侧或双侧触及球形肿块,多为囊性、光滑、活动佳。如肿瘤继续生长占据整个盆腔甚至腹腔时,会出现压迫症状,如尿频、便秘、气急、心悸等。此时包块多不活动,叩诊为实音。

2. 卵巢恶性肿瘤　早期常无症状,可于体检时发现。晚期主要表现为腹腔积液、腹胀、腹部包块。如肿瘤浸润或压迫周围组织神经,可出现腹痛、腰痛、下肢疼痛;压迫盆腔静脉,可出现下肢水肿;若为功能性肿瘤,产生雌激素或雄激素过多,可出现不规则阴道流血或绝经后流血。有些还会表现消瘦、贫血等恶病质征象。腹部叩诊常有移动性浊音。妇科检查可在直肠子宫陷凹触及硬性结节,一侧或双侧附件区触及实性、囊实性包块,凹凸不平,不活动。有时在腹股沟、腋下或锁骨上可触及肿大淋巴结。

【并发症】

1. 蒂扭转　为常见的妇科急腹症,约 10% 卵巢肿瘤并发蒂扭转。好发于瘤蒂长、中等大小、活动度好、重心偏于一侧的肿瘤(如畸胎瘤)。常在患者突然改变体位时,或妊娠期、产褥期子宫大小和位置改变时发生蒂扭转(图 20-1)。由于卵巢肿瘤蒂是由骨盆漏斗韧带、卵巢固有韧带、输卵管三部分组成,发生急性扭转时静脉回流受阻,瘤内充血或血管破裂导致瘤内出血,使瘤体迅速增大,若动脉血流受阻,则肿瘤发生坏死变为紫黑色,也可发生破裂和继发感染。蒂扭转的典型症状是体位改变时突然发生一侧下腹剧痛,常伴恶心、呕吐甚至休克,系腹膜牵引绞窄引起。妇科检查可扪及压痛的肿块,以瘤蒂部最明显。有时不全扭转可自然复位,腹痛随之缓解。蒂扭转一经确诊,应尽快手术,术时应先在扭转的上方即靠近子宫侧钳夹后再将肿瘤和扭转的瘤蒂切除,钳夹前不可将扭转回复,以防蒂部血栓脱落栓塞身体的重要器官和组织。

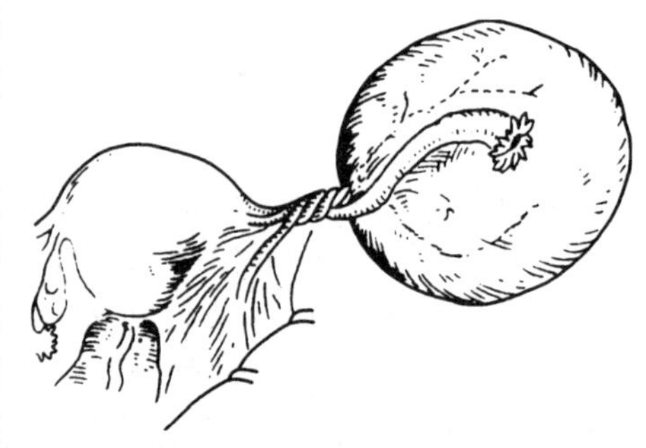

图 20-1　卵巢肿瘤蒂扭转

2. 破裂　约 3% 的卵巢肿瘤会发生破裂,破裂有自发性和外伤性两种。自发性破裂常因肿瘤生长过速所致,如卵巢恶性肿瘤因生长快并呈浸润性生长穿破囊壁导致自发破裂;外伤性破裂则常在腹部受重击、分娩、性交、妇科检查及穿刺时发生。其症状轻重取决于破裂口大小、流入腹腔囊液的性质和数量。小囊肿或单纯浆液性囊腺瘤破裂时,患者仅有轻微腹痛;大囊肿或成熟畸胎瘤破裂后,患者常有剧烈腹痛伴恶心呕吐。破裂也可导致腹腔内出血、腹膜炎及休克。妇科检查可发现腹部压痛,腹肌紧张,可有腹腔积液征,盆腔原有肿块摸不到或扪及缩小而低张力的肿块。盆腔彩超可提示肿瘤破裂。肿瘤破裂一经诊断应立即剖腹探查,术中尽量吸净囊液,并涂片行细胞学检查,彻底清洗腹腔及盆腔,切除标本应行仔细的肉眼观察,并送病理学检查。

3. 感染　较少见,多因肿瘤扭转或破裂后引起,也可来自邻近器官感染灶如阑尾脓肿扩散。临床表现为发热、腹痛、腹部压痛、反跳痛、腹肌紧张及白细胞升高等。治疗原则为抗生素控制感染,然后行手术切除肿瘤。若短期内感染不能控制,宜尽早手术去除感染灶。

4. 恶变　卵巢良性肿瘤可发生恶变,恶变早期无症状,不易发现。若发现肿瘤生长迅速,尤其双侧性,应疑恶变。因此,确诊为卵巢肿瘤者应尽早手术。

【诊断】

卵巢肿瘤虽无特异性症状,但结合患者的病史及体征可初步确定是否为卵巢肿瘤,并对肿瘤的可能组织学类型及性质作出评估。除详细地询问病史和查体外,辅助检查方法有:

1. 影像学检查　①超声检查:可了解肿块的部位、大小、形态,提示肿瘤性状如囊性或实性,囊内有无乳头,还可鉴别卵巢肿瘤、腹腔积液和盆腔包裹性积液。超声检查的临床诊断符合率 >90%,但直径 <1cm 的实性肿瘤不易测出。通过彩色多普勒超声扫描,能测定卵巢及其

新生组织血流变化,有助于诊断。②腹部 X 线摄片:若为卵巢畸胎瘤,可显示牙齿及骨质,囊壁为密度增高的钙化层,囊腔呈放射透明阴影。③ CT 检查:可清晰显示肿块,良性肿瘤多呈均匀性吸收,囊壁薄,光滑;恶性肿瘤轮廓不规则,向周围浸润或伴腹腔积液;CT 还可显示有无肝、肺结节及腹膜后淋巴结转移。④ MRI 检查:比 CT 更清晰显示肿块及肿块与周围的关系,有利于病灶定位及了解病灶与相邻组织结构的关系。

2. 肿瘤标志物 目前尚未发现任何一种肿瘤标志物对某一类肿瘤有高度特异性,但各种类型卵巢肿瘤具有相对较特异肿瘤标志物,可用于辅助诊断及病情监测。①血清 CA125 :80% 卵巢上皮癌患者血清 CA125 水平高于正常值(正常值:<35IU/mL),但早期病例中近 50% 不升高,故不可单独用于卵巢上皮癌的早期诊断。90% 以上患者 CA125 水平的高低与病情缓解或恶化相一致,因此更多用于病情监测和疗效评估。②血清 AFP:对卵巢内胚窦瘤有特异性诊断价值,对未成熟畸胎瘤、混合性无性细胞瘤中含卵黄囊成分者有协助诊断意义。③血清 hCG:对于原发性卵巢绒癌有特异性。④性激素:颗粒细胞瘤、卵泡膜细胞瘤产生较高水平雌激素。浆液性、黏液性或勃勒纳瘤有时也可分泌一定量的雌激素,在诊断上述肿瘤时有参考意义。⑤血清 HE4 :是目前被高度认可的卵巢上皮癌肿瘤标志物,推荐与 CA125 联合应用以判断肿瘤的良恶性。

3. 腹腔镜检查 可直接观察肿块大小,性状,并可对盆腔、腹腔及横膈部位进行全面检查,在可疑部位进行多点活检,抽吸腹腔液进行细胞学检查,适合于常规方法无法确诊的肿瘤或可疑恶性又缺乏诊断依据的病例。

4. 细胞学检查 阴道脱落细胞涂片找癌细胞诊断卵巢恶性肿瘤的阳性率不高,价值不大。抽取腹腔积液或腹腔冲洗液查找癌细胞对明确诊断有意义,若有胸腔积液也应做细胞学检查,以确定有无胸腔转移。

【鉴别诊断】

1. 卵巢良性肿瘤与恶性肿瘤的鉴别(表 20-1)

表 20-1 卵巢良性肿瘤和恶性肿瘤的鉴别

鉴别内容	良性肿瘤	恶性肿瘤
病史	病程长,逐渐增大	病程短,迅速增大
体征	多为单侧,活动,囊性,表面光滑常无腹腔积液	多为双侧,固定;实性或囊实性,表面不平,结节状;常有盆腔积液,多为血性,可查到癌细胞
一般情况	良好	恶病质
超声	为液性暗区,可有间隔光带,边缘清晰	液性暗区内有杂乱光团、光点,肿块边界不清

2. 卵巢良性肿瘤的鉴别诊断

(1) 卵巢瘤样病变(ovarian tumor like condition):滤泡囊肿和黄体囊肿是生育年龄妇女最常见的卵巢瘤样病变。多为单侧,直径≤ 8cm,壁薄,囊性,边界清楚。暂行观察或口服避孕药,2~3 个月内自行消失,若肿块持续存在或增大,应考虑为卵巢肿瘤。

(2) 输卵管卵巢囊肿:为炎性积液,常有盆腔感染史,两侧附件区条形囊性包块,边界较清,活动受限。

(3)子宫肌瘤：浆膜下肌瘤或肌瘤囊性变易与卵巢实体瘤或囊肿混淆。肌瘤常为多发性，与子宫相连，检查时肿瘤随宫体及宫颈移动，超声检查可协助鉴别。

(4)妊娠子宫：妊娠早期子宫增大变软，峡部更软，三合诊时宫体与宫颈似不相连，易将宫体误认为卵巢肿瘤。但妊娠有停经史，hCG 阳性，超声检查可鉴别。

(5)腹腔积液：大量腹腔积液应与巨大卵巢囊肿相鉴别，腹腔积液常有肝脏病、心脏病、肾脏病史，平卧时腹部两侧突出如蛙腹，叩诊腹部中间鼓音，两侧浊音，移动性浊音阳性；超声检查见不规则液性暗区，液平面随体位改变，其间有肠曲光团浮动，无占位性病变。巨大卵巢囊肿平卧时腹部中间隆起，叩诊浊音，腹部两侧鼓音，无移动性浊音，边界清楚；超声检查见圆球形液性暗区，边界整齐光滑，液平面不随体位移动。

3. 卵巢恶性肿瘤的鉴别诊断

(1)子宫内膜异位症：异位症形成的粘连性肿块及直肠子宫陷凹结节与卵巢恶性肿瘤很难鉴别。前者常有进行性痛经、经量过多、不规则阴道流血、不孕等症状。超声检查、腹腔镜检查是有效的辅助诊断方法。

(2)结核性腹膜炎：常合并腹腔积液，盆腹腔内可有粘连性块物形成。多发生于年轻、不孕妇女，伴月经稀少或闭经。多有肺结核史；有消瘦、乏力、低热、盗汗、食欲减退等全身症状。妇科检查肿块位置较高，形状不规则，界限不清，不活动。叩诊时鼓音和浊音分界不清。X 线胸片检查、超声检查、胃肠检查多可协助诊断，必要时行剖腹探查取材行活体组织检查确诊。

(3)生殖道以外的肿瘤：卵巢肿瘤需与腹膜后肿瘤、直肠癌、乙状结肠癌等鉴别。腹膜后肿瘤固定不动，位置低者使子宫、直肠或输尿管移位。大肠癌多有相应的消化道症状。超声检查、钡剂灌肠、乙状结肠镜检等有助于鉴别。

(4)盆腔炎性疾病：有流产或产褥感染病史，有发热、下腹痛。妇科检查附件区有包块及组织增厚、压痛、包块呈片状界限不清，常达盆壁。用抗生素治疗症状缓解，包块缩小。若治疗后症状、体征无改善，或肿物增大，应考虑为盆腔或卵巢恶性肿瘤可能。超声检查有助于鉴别。

【恶性肿瘤的转移途径】

卵巢恶性肿瘤的转移途径主要是直接蔓延至腹腔种植和淋巴转移。肿瘤细胞可直接侵犯包膜，累及邻近器官，并广泛种植于盆腔腹膜及大网膜、双侧结肠侧沟、横膈、肝表面等部位。即使外观肿瘤局限在原发部位，也可存在广泛微转移。除直接蔓延，淋巴道也是重要的转移途径，有 3 种方式：①沿卵巢血管经卵巢淋巴管向上到腹主动脉旁淋巴结；②沿卵巢门淋巴管达髂内、髂外淋巴结，经髂总至腹主动脉旁淋巴结；③偶有沿圆韧带入髂外及腹股沟淋巴结。横膈为转移的好发部位，尤其右膈下淋巴丛密集，故最易受侵犯。血行转移少见，晚期可转移到肺、胸膜及肝（图 20-2）。

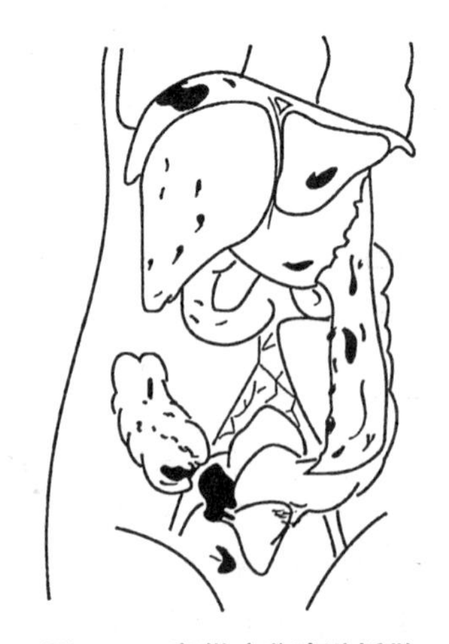

图 20-2 卵巢癌盆腹腔播散

【卵巢恶性肿瘤临床分期】

现多采用 FIGO 2006 年手术 - 病理分期（表 20-2），用以估计预后和比较疗效。

表 20-2 卵巢恶性肿瘤的手术病理分期(FIGO,2006年)

Ⅰ期	肿瘤局限于卵巢
ⅠA	肿瘤局限于一侧卵巢,包膜完整,卵巢表面无肿瘤;腹腔积液中未找到恶性细胞
ⅠB	肿瘤局限于双侧卵巢,包膜完整,卵巢表面无肿瘤;腹腔积液中未找到恶性细胞
ⅠC	肿瘤局限于一侧或双侧卵巢并伴有如下任何一项;包膜破裂、卵巢表面有肿瘤、腹腔积液或腹腔冲洗液有恶性细胞
Ⅱ期	肿瘤累及一侧或双侧卵巢,伴有盆腔扩散
ⅡA	扩散和/或转移至子宫和/或输卵管
ⅡB	扩散到其他盆腔器官
ⅡC	ⅡA或ⅡB,伴有卵巢表面有肿瘤,或包膜破裂,或腹腔积液或腹腔冲洗液中有恶性细胞
Ⅲ期	肿瘤侵犯一侧或双侧卵巢,并有组织学证实的盆腔外腹膜种植和/或局部淋巴结转移;肝表面转移;肿瘤局限于真骨盆,但组织学证实肿瘤细胞已扩散至小肠或大网膜
ⅢA	肉眼见肿瘤局限于真骨盆,淋巴结阴性,但组织学证实腹腔腹膜表面存在镜下转移,或组织学证实肿瘤细胞已扩散至小肠或大网膜
ⅢB	一侧或双侧卵巢肿瘤,并有组织学证实的腹腔腹膜表面肿瘤种植,但直径≤2cm,淋巴结阴性
ⅢC	盆腔外腹膜转移灶直径>2cm,和/或区域淋巴结转移
Ⅳ期	肿瘤侵犯一侧或双侧卵巢,伴有远处转移。有胸腔积液且胸腔肿瘤细胞阳性为Ⅳ期;肝实质转移为Ⅳ期

注:ⅠC及ⅡC如细胞学阳性,应注明是腹腔积液还是腹腔冲洗液,如包膜破裂,应注明是自然破裂或手术操作的破裂

【治疗】

卵巢肿瘤一经诊断,应行手术治疗。手术目的:①进一步明确诊断;②切除肿瘤;③恶性肿瘤进行手术-病理分期;④解除并发症。术中不能明确肿瘤良恶性者,应将卵巢肿瘤送快速冰冻组织病理学检查,以确诊。手术可通过腹腔镜或经腹进行,一般卵巢良性肿瘤常采用腹腔镜手术,而卵巢恶性肿瘤则多经腹手术。术后应根据卵巢肿瘤的性质、组织学类型、手术-病理分期等因素来决定是否进行辅助治疗。

【随访与监测】

卵巢恶性肿瘤易于复发,应长期予以随访和监测。

1. 随访时间　术后1年内每3个月随访一次;第2年后每4~6个月随访一次;5年后每年随访一次。

2. 随访内容　临床症状、体征、全身(包括乳腺)及盆腔检查(包括三合诊检查),超声检查。肿瘤标志物测定,如CA125、AFP、hCG、雌激素和雄激素等可根据肿瘤组织学类型选用。必要时行CT、MRI、PET检查。

【妊娠合并卵巢肿瘤】

卵巢囊肿合并妊娠较常见,但恶性肿瘤很少妊娠。妊娠合并卵巢肿瘤较非孕期危害大。妊娠合并良性肿瘤以囊性成熟性畸胎瘤及浆液性(或黏液性)囊腺瘤居多,占妊娠合并卵巢肿瘤的90%,恶性者以无性细胞瘤及浆液性囊腺癌为多。若无并发症,一般无明显症状,早孕做妇科检查时可扪及盆腔肿块,超声可明确诊断。中期妊娠以后因子宫增大不易发现,需依靠病

史及超声诊断。

妊娠合并卵巢肿瘤对母儿的影响主要表现在：早孕时肿瘤嵌入盆腔可能引起流产，中期妊娠时易并发蒂扭转，晚期妊娠时若肿瘤较大可导致胎位异常，分娩时若肿瘤位置低可阻塞产道导致难产，甚至可引起肿瘤破裂。妊娠时盆腔充血，可能使肿瘤迅速增大，并促使恶性肿瘤扩散。

妊娠合并卵巢肿瘤的处理原则：早孕合并卵巢囊肿，可等待至妊娠 3 个月后进行手术为宜，以免诱发流产。妊娠晚期发现者，可等待至足月，临产后若肿瘤阻塞产道即行剖宫产，同时切除肿瘤。若诊断或疑为卵巢恶性肿瘤，应尽早手术，其处理原则与非孕期相同。

二、卵巢上皮性肿瘤

卵巢上皮性肿瘤（epithelial ovarian tumor）为最常见的卵巢肿瘤，多见于 40~50 岁妇女，占原发性卵巢肿瘤的 50%~70%，占卵巢恶性肿瘤的 85%~90%。很少发生在青春期前和婴幼儿。近年来公认卵巢上皮性肿瘤来自卵巢表面生发上皮，该上皮与腹腔间皮均来自体腔上皮（coelomic epithelium），在胚胎时期参与米勒管（Mullerian duct）的形成，由米勒管进一步分化为输卵管、子宫内膜、宫颈管、宫颈阴道部及阴道上段等各种不同类型的上皮。由于卵巢表面上皮与腹腔间皮均来自原始体腔上皮，因此具有向各种米勒管上皮分化的潜能，导致了卵巢上皮性肿瘤的多样性。常见的几种卵巢上皮性肿瘤的细胞特征，分别与米勒管上皮所分化的组织上皮相符合。当向输卵管上皮分化时，成为浆液性肿瘤；向宫颈黏膜分化时，成为黏液性肿瘤；向子宫内膜分化时，成为子宫内膜样肿瘤；向中肾管上皮化时，成为透明细胞肿瘤。但最近也有中外学者认为，卵巢上皮癌的起源，可能为输卵管上皮内癌形成后脱落种植于卵巢表面或形成包涵囊肿后再发生癌变。此观点还有待进一步研究和证实。

根据组织学的特性，卵巢上皮性肿瘤又可分成良性、交界性及恶性。交界性肿瘤（borderline tumor）的组织学形态和生物学行为处于良性及恶性之间，相当于低度恶性，故又称低度潜在恶性（low malignant potential，LMP），预后明显优于恶性肿瘤。卵巢上皮癌发展迅速，缺乏早期诊断手段，治疗效果差，死亡率高。

【发病高危因素】

卵巢上皮癌的发病原因尚不清楚。相关的高危因素如下：

1. 遗传因素　5%~10% 的卵巢上皮癌具有家族史或遗传史。绝大多数遗传性卵巢癌的发生和乳腺癌一样，主要是由于 *BRCA1* 和 *BRCA2* 基因突变所致，属于常染色体显性遗传，并与遗传性非息肉性结直肠癌综合征相关联。

2. 持续排卵　从理论上讲持续排卵使卵巢表面上皮不断损伤与修复，其结果一方面在修复过程中卵巢表面上皮细胞突变的可能性增加；另一方面增加卵巢上皮包涵囊肿形成的机会，诱发卵巢癌。减少或抑制排卵可减少卵巢上皮由排卵引起的损伤，可能降低卵巢癌发病危险。因而多次妊娠、哺乳和口服避孕药对卵巢有保护作用。

3. 环境及其他因素　流行病学证据表明，环境因素是人类卵巢癌主要的病因学决定因素。工业发达国家卵巢癌发病率高，提示工业的各种物理或化学产物可能与卵巢癌的发病相关。卵巢癌的发病是否与饮食习惯或成分（胆固醇含量高）相关，目前还无定论。

【病理】

卵巢上皮肿瘤组织学类型主要有：

1. 浆液性肿瘤

（1）浆液性囊腺瘤（serous cystadenoma）：约占卵巢良性肿瘤的 25%。多为单侧，球形，大小不等，表面光滑，囊性，壁薄，囊内充满淡黄色清亮液体。有单纯性及乳头状两种，前者多为单房，囊壁光滑；后者常为多房，可见乳头，向囊外生长。镜下见囊壁为纤维结缔组织，内为单层柱状上皮。

(2)交界性浆液性囊腺瘤(borderline serous cystadenoma)：占卵巢浆液性囊腺瘤的10%，中等大小，多为双侧，乳头多向囊外生长。镜下见乳头分支纤细而密，上皮复层不超过3层，细胞核轻度异型，核分裂象 <1/HP，无间质浸润，预后好。

(3)浆液性囊腺癌(serous cystadenocarcinoma)：占卵巢上皮性癌的75%。多为双侧，体积较大，囊实性。呈结节状或分叶状，灰白色，或有乳突状增生，切面为多房，腔内充满乳头，质脆、出血、坏死。镜下见囊壁上皮明显增生，复层排列，一般在4~5层以上。癌细胞为立方形或柱状，细胞异型明显，并向间质浸润。

2. 黏液性肿瘤

(1)黏液性囊腺瘤(mucinous cystadenoma)：占卵巢良性肿瘤的20%。多为单侧，圆形或卵圆形，体积较大，表面光滑，灰白色。切面常为多房，囊腔内充满胶冻样黏液，含粘蛋白和糖蛋白，囊内很少有乳头生长。镜下见囊壁为纤维结缔组织，内衬单层柱状上皮；可见杯状细胞及嗜银细胞。恶变率为5%~10%。偶可自行破裂，瘤细胞种植在腹膜上继续生长并分泌黏液，在腹膜表面形成胶冻样黏液团块，极似卵巢癌转移，称腹膜黏液瘤(myxoma peritonei)。但大多数腹膜黏液瘤继发于高分化阑尾黏液瘤或其他胃肠道原发肿瘤。

(2)交界性黏液性囊腺瘤(borderline mucinous cystadenoma)：一般较大，多数为单侧，表面光滑，常为多房。切面见囊壁增厚，有实质区和乳头状形成，乳头细小、质软。镜下见上皮不超过3层，细胞轻度异型，细胞核大、染色深，有少量核分裂，增生上皮向腔内突出形成短粗的乳头，无间质浸润。

(3)黏液性囊腺癌(mucinous cystadenocarcinoma)：占卵巢上皮癌的20%。多为单侧，瘤体较大，囊壁可见乳头或实质区，切面为囊实性，囊液混浊或血性。镜下见腺体密集，间质较少，超过3层，细胞明显异型，并有间质浸润。

3. 卵巢子宫内膜样肿瘤(endometrioid tumor) 良性瘤较少见，多为单房，表面光滑，囊壁衬以单层柱状上皮，似正常子宫内膜，间质内可有含铁血黄素的吞噬细胞。子宫内膜样交界性瘤也很少见。卵巢子宫内膜样癌(endometrioid carcinoma)占卵巢上皮性癌的2%，肿瘤单侧多，中等大，囊性或实性，有乳头生长，囊液多为血性。镜下特点与子宫内膜癌极相似，多为高分化腺癌或腺棘皮癌，常并发子宫内膜癌，不易鉴别何者为原发或继发。

4. 透明细胞肿瘤(dear cell tumor) 来源于苗勒管上皮，良性罕见，交界性者上皮由1~3层多角形靴钉状细胞组成，核有异型性但无间质浸润。透明细胞癌(clear cell carcinoma)呈囊实性，单侧多见，较大。镜下瘤细胞细胞质丰富或呈泡状，排列成片状、索状或乳头状，瘤细胞核异型性明显，深染，有特殊的靴钉细胞附于囊内及管状结构。易转移至腹膜后淋巴结及肝。

5. 勃勒纳瘤(Brenner tumor) 由卵巢表面上皮向移行上皮分化而形成，99%为良性，单侧，体积小(直径 <5cm)，表面光滑，质硬，切面灰白色漩涡或编织状，如纤维瘤。小肿瘤常位于卵巢髓质近卵巢门处。亦有交界性及恶性。

6. 未分化癌(undifferentiated carcinoma) 常为单侧、较大，表面光滑或结节状，切面为实性或囊实性，质软、脆，分叶或结节状，褐色或灰黄色，多数伴有坏死出血。镜检癌细胞为未分化小细胞，圆形或梭形，细胞质少，核圆或卵圆有核仁，核分裂多见(16~50/10HPFs)。细胞排列紧密，呈弥散、巢状、片状生长。恶性程度极高，预后极差，90% 患者在 1 年内死亡。

组织分级标准：WHO 分级标准主要依据组织结构和细胞分化程度分 3 级：① G1，为高分化；② G2，为中分化；③ G3，为低分化。组织学分级对预后的影响较组织学类型更重要，低分化预后差。

【治疗】

首选手术治疗，良性肿瘤常采用腹腔镜手术，恶性肿瘤多采用剖腹手术。

1. 良性肿瘤 若卵巢肿瘤直径小于 5cm，疑为卵巢瘤样病变，可观察 2~3 个月，一经确诊为卵巢良性肿瘤，应手术治疗。根据患者年龄、生育要求及对侧卵巢情况决定手术范围。年轻、单侧良性肿瘤应行患侧卵巢囊肿剥出或卵巢切除术，尽可能保留正常卵巢组织和对侧正常卵巢；即使双侧良性囊肿，也应行囊肿剥出术，保留正常卵巢组织。绝经后妇女可行单侧附件切除或子宫及双侧附件切除术。术中应剖检肿瘤，必要时作冰冻切片组织学检查明确肿瘤性质，以确定手术范围。若肿瘤可疑恶性且包膜完整，尽可能完整取出，避免肿瘤破裂，囊液流出及瘤细胞种植于腹腔。巨大良性囊肿可穿刺放液，待体积缩小后取出，穿刺前须保护好穿刺周围组织，以防被囊液污染。放液速度应缓慢，以免腹压骤降发生休克。

2. 恶性肿瘤 治疗原则是手术为主，辅以化疗、放疗及其他综合治疗。

(1) 手术治疗：是治疗卵巢上皮癌的主要手段，卵巢上皮癌第一次手术彻底性与预后密切相关。早期（FIGO Ⅰ~Ⅱ期）卵巢上皮癌应行全面确定分期的手术，内容包括：①足够大的腹部正中纵切口；②留取腹腔积液或腹腔冲洗液行细胞学检查；③盆、腹腔腹膜表面和腹腔脏器表面全面探查，切除或活检任何可疑病灶和粘连处组织，并对横膈下、膀胱反折腹膜、左右结肠侧沟、直肠子宫陷凹以及左右盆壁处腹膜行随机活检；④全子宫和双附件切除（卵巢动静脉高位结扎）；⑤横结肠下大网膜切除；⑥盆腔及腹主动脉旁淋巴结选择性切除；⑦黏液性肿瘤应行阑尾切除。一般认为，对于上皮性卵巢癌施行保留生育功能的手术应是谨慎和严格选择的，手术方式包括全面手术分期、患侧附件切除、保留子宫和对侧附件。同时必须具备以下条件方可施行：①患者年轻，渴望生育；②ⅠA 期；③细胞分化好（G1）；④对侧卵巢外观正常、剖腹探查阴性；⑤有随诊条件。亦有主张完成生育后视情况再行手术切除子宫及对侧附件。

晚期卵巢癌，应行肿瘤细胞减灭术。术式与全面确定分期的手术相同，手术的主要目的是尽可能切除卵巢癌原发灶和转移灶，使残余肿瘤直径小于 1cm，必要时可切除部分肠管、膀胱、脾脏等，残余肿瘤达到最小。对于手术困难的Ⅲ~Ⅳ期患者可在组织病理学确诊为卵巢癌后，先行 1~2 个疗程先期化疗后再进行手术。

(2) 化学药物治疗：为主要的辅助治疗方法。因卵巢上皮癌对化疗较敏感，即使已有广泛转移也能取得一定疗效。除经过全面分期手术的ⅠA 期和ⅠB 期且为 G1 的患者不需化疗外，其余患者均需化疗。化疗主要用于初次手术后，以杀灭残留癌灶，控制复发，延长生存期。也可用于复发病灶的治疗。暂无法施行手术的晚期患者，术前化疗可使肿瘤缩小，为以后手术创造条件，称新辅助化疗。

卵巢上皮癌常用化疗药物有顺铂、卡铂、紫杉醇、环磷酰胺、异环磷酰胺、氟尿嘧啶、博来霉素、长春新碱、依托泊苷（VP16）等。近年来多以铂类药物联合紫杉醇作为一线化疗方案，见表 20-3。给药途径可根据病情采用静脉化疗或静脉腹腔联合化疗。腹腔内化疗更适合于初次手术未达到满意减灭效果的患者（残留病灶直径 >1cm），既能控制腹腔积液，又能使腹腔内残存癌灶缩小或消失。化疗疗程一般为 6~8 疗程，疗程间隔 3 周。以往在化疗结束后，行二次剖腹探查术，目的在于判断治疗效果，早期发现并处理复发病灶。但研究显示“二次探查术”并不能提高患者的生存率，“二次探查术”阴性者仍有 50% 的复发，故近来“二次探查术”在临床上已很少采用。二线化疗药主要用于复发和耐药的卵巢癌患者，常用药物有：拓扑替康(TPT)、米托恩醌(MXN)、异环磷酰胺、长春瑞滨(VRL)、吉西他滨、脂质体阿霉素(PLD)等。

表 20-3 卵巢上皮性癌常用化疗方案

静脉化疗方案：
紫杉醇 175mg/m^2,>3h 静脉滴注；卡铂(AUC 6),>1h 静脉滴注，疗程间隔 3 周
紫杉醇 135mg/m^2,>24h 静脉滴注；顺铂 75mg/m^2,>6h 静脉滴注，疗程间隔 3 周
多西紫杉醇 75mg/m^2,>1h 静脉滴注；卡铂(AUC 5~6),>1h 静脉滴注，疗程间隔 3 周
顺铂 70mg/m^2，静脉滴注，环磷酰胺 700mg/m^2，静脉滴注，疗程间隔 3~4 周
紫杉醇 80mg/m^2,>3h 静脉滴注，间隔 1 周(第 1,8,15 日)；卡铂(AUC 6),>1h 静脉滴注，疗程间隔 3 周
静脉腹腔联合化疗方案：
紫杉醇 135mg/m^2,>24h 静脉滴注，第 1 日；顺铂 75~100mg/m^2，第 2 日腹腔注射；紫杉醇 60mg/m^2，第 8 日腹腔注射，疗程间隔 3 周

(3)放射治疗：外照射对于卵巢上皮癌的治疗价值有限，仅用于锁骨上和腹股沟淋巴结、转移灶和部分紧靠盆壁局限性病灶的局部治疗。

(4)免疫治疗：目前临床应用较多的是细胞因子治疗，如白介素 -2，干扰素，胸腺肽等，均作为辅助治疗。近来已有研究发现卵巢癌细胞诱导肿瘤局部免疫抑制是卵巢癌免疫逃逸的关键机制，并证明细胞因子基因治疗是有效的。以肿瘤浸润淋巴细胞(TIL)和树突状细胞(DC)为代表的细胞免疫治疗及各种抗体治疗的研究也已取得很大进展，但仍处于临床实验阶段，要明确其临床价值还需要循证医学的证据。

(5)靶向治疗：近年来，肿瘤的分子靶向治疗成为国内外学者的关注焦点。卵巢癌的靶向治疗药物包括酪氨酸激酶抑制剂，抗血管生成剂，单克隆抗体，耐药修饰剂等，尤其是表皮生长因子受体(EGFR)抑制剂，血管内皮生长因子(VEGF)抑制剂的研究显示出很好的应用前景，随着基础医学和临床医学进一步的发展和完善，靶向治疗将成为卵巢癌治疗的重要方法。

3. 交界性肿瘤 手术是交界性瘤的主要治疗手段。

Ⅰ期：患者若希望保留生育功能，对侧卵巢检查正常，则行单侧卵巢切除；若患者只有一侧卵巢或双侧卵巢囊肿，则行部分卵巢切除。对已完成生育功能的患者，则建议行全子宫、双附件切除术，可不行后腹膜淋巴结切除术。

Ⅱ~Ⅳ期：参照卵巢癌手术方法进行全面分期手术或肿瘤细胞减灭术，包括全子宫双附件切除、大网膜切除、盆腔及腹主动脉旁淋巴结切除，腹腔冲洗液检查癌细胞，多点活检，术中能探查到的所有病灶切除。黏液性交界瘤应切除阑尾。交界性卵巢上皮肿瘤可晚期复发，但其交界性瘤性质不变。所以，对复发病例也应采取手术治疗，可以获得很好的治疗效果。术后一般不选择辅助化疗。美国国家健康研究院(NIH)主张交界性肿瘤即使是晚期也不需要术后辅助治疗。辅助治疗不能提高存活率，相反增加毒性反应。2000 年 FIGO 建议：腹膜、大网膜有交界性肿瘤浸润种植者或术后很快复发者应给予化疗；但满意的肿瘤细胞减灭术后则不必采用辅助治疗。

【预后】

预后与分期、组织学分类及分级、患者年龄及治疗方式有关。以分期最重要，期别越早预后越好。据文献报道Ⅰ期卵巢癌，病变局限于包膜内，5 年生存率达 90%。若囊外有赘生物、腹腔冲洗液找到癌细胞降至 68%，Ⅲ期卵巢癌 5 年生存率为 30%~40%，Ⅳ期卵巢癌仅为 10%。低度恶性肿瘤疗效较恶性程度高者为佳；细胞分化良好者疗效较分化不良者好；对化疗药物敏感者，疗效较好；术后残余癌灶直径 <1cm 者，化疗效果较明显，预后良好。

【预防】

卵巢上皮癌的病因不清，难以预防。但若能积极采取措施对高危人群严密监测随访，早期诊治，可改善预后。

开展卫生宣传教育，提倡高蛋白、富含维生素 A 的饮食，避免高胆固醇食物。高危妇女可服避孕药预防。

高危人群的筛查，最近的研究表明：遗传性卵巢癌综合征（HOCS）家族中的成员，是发生卵巢癌的高危人群，发生卵巢癌的危险概率高达 20%~59%，BRCA 基因表达与 HOCS 有密切的相关性，而且将 BRCA 基因监测用于卵巢癌高危人群的筛查。临床筛查的内容主要包括 3 个步骤：风险评估（risk assessment）、遗传咨询（genetic counseling）和基因检测（genetic testing）。对于经筛查认为高危的患者再进行适当的医疗干预（clinical intervention）。

重视卵巢肿瘤的诊断及处理，30 岁以上妇女每年应行妇科检查；高危人群每半年检查一次，早期发现或排除卵巢肿瘤。体检时配合超声检查、CA125 检测等则更好。对卵巢实性肿瘤或囊肿直径 >5cm 者，应及时手术切除。盆腔肿块诊断不清或治疗无效者，应及早行腹腔镜检查或剖腹探查。

乳癌和胃肠癌的女性患者，治疗后应严密随访，定期妇科检查，确定有无卵巢转移癌。

三、卵巢生殖细胞肿瘤

卵巢生殖细胞肿瘤（ovarian germ cell tumor）是指来源于原始生殖细胞的一组肿瘤，其发病率仅次于上皮性肿瘤，占卵巢肿瘤的 20%~40%，多发生于年轻妇女及幼女，青春期前的患者占 60%~90%，绝经后仅占 4%。

【病理分类】

1. 畸胎瘤（teratoma） 由多胚层组织结构组成的肿瘤，偶见含一个胚层成分。肿瘤组织多数为成熟和囊性，少数为未成熟和实性。肿瘤的良、恶性及恶性程度取决于组织分化程度，而不取决于肿瘤质地。

成熟畸胎瘤（mature teratoma）：又称皮样囊肿（dermoid cyst），属良性肿瘤，占卵巢肿瘤的 10%~20%，占生殖细胞肿瘤的 85%~97%，占畸胎瘤的 95% 以上。可发生于任何年龄，以 20~40 岁居多。多为单侧，双侧占 10%~17%。中等大小，呈圆形或卵圆形，壁光滑、质韧。多为单房，腔内充满油脂和毛发，有时可见牙齿或骨质。囊壁内层为复层鳞状上皮，壁上常见小丘样隆起向腔内突出称“头节”。肿瘤可含外、中、内胚层组织。偶见向单一胚层分化，形成高度特异性畸胎瘤，如卵巢甲状腺肿（struma ovarii），分泌甲状腺激素，甚至引起甲亢。成熟囊性畸胎瘤恶变率为 2%~4%，多见于绝经后妇女；“头节”的上皮易恶变，形成鳞状细胞癌，预后较差。

未成熟畸胎瘤（immature teratoma）属恶性肿瘤，含 2~3 胚层，占卵巢畸胎瘤 1%~3%。肿瘤由分化程度不同的未成熟胚胎组织构成，主要为原始神经组织。多见于年轻患者，平均年龄 11~19 岁。肿瘤多为实性，可有囊性区域。肿瘤的恶性程度根据未成熟组织所占比例、分化程度及神经上皮含量而定。该肿瘤的复发及转移率均高，但复发后再次手术可见未成熟肿瘤组织具有向成熟转化的特点，即恶性程度的逆转现象。

2. 无性细胞瘤(dysgerminoma) 属中度恶性肿瘤,占卵巢恶性肿瘤的5%。好发于青春期及生育期妇女,单侧居多,右侧多于左侧。肿瘤为圆形或椭圆形,中等大,实性,触之如橡皮样。表面光滑或呈分叶状,切面淡棕色,镜下见圆形或多角形大细胞,细胞核大,细胞质丰富,瘤细胞呈片状或条索状排列,有少量纤维组织相隔,间质中常有淋巴细胞浸润。对放疗特别敏感,纯无性细胞瘤的5年存活率可达90%。混合型(含绒癌,内胚窦成分)预后差。

3. 卵黄囊瘤(yolk sac tumor) 来源于胚外结构卵黄囊,其组织结构与大鼠胎盘的内胚窦特殊血管周围结构(schiller-dural小体)相似,又名内胚窦瘤(endodermal sinus tumor),较罕见,占卵巢恶性肿瘤1%,恶性程度高,常见于儿童及年轻妇女。多为单侧,肿瘤较大,圆形或卵圆形。切面部分囊性,组织质脆,多有出血坏死区,呈灰红或灰黄色,易破裂。镜下见疏松网状和内皮窦样结构。瘤细胞可产生甲胎蛋白(AFP),故患者血清AFP浓度很高,是诊断及治疗监测时的重要标志物。肿瘤生长迅速,易早期转移,预后差,既往平均生存期仅1年,现经手术及联合化疗后,生存期明显延长。

4. 胚胎癌 是一种未分化并具有多种分化潜能的恶性生殖细胞肿瘤。极少见,发生率占卵巢恶性生殖细胞瘤的5%以下。肿瘤体积较大,有包膜,质软,常伴出血、梗死和包膜破裂。切面为实性,灰白色,略呈颗粒状,瘤组织由较原始的多角形细胞聚集形成实性上皮样片块和细胞巢与原始幼稚的黏液样间质构成。肿瘤细胞和细胞核的异型性突出,可见瘤巨细胞。胚胎癌具有局部侵袭性强、播散广泛及早期转移的特性;转移途径早期经淋巴管,晚期合并血行播散。

5. 绒癌 原发性卵巢绒癌也称为卵巢非妊娠性绒癌,是由卵巢生殖细胞中的多潜能细胞向胚外结构(滋养细胞或卵黄囊等)发展而来的一种恶性程度极高的卵巢肿瘤。典型的肿瘤体积较大,单侧,实性,质软,出血坏死明显。镜下形态如同子宫绒癌,由细胞滋养细胞和合体滋养细胞构成。非妊娠性绒癌预后较妊娠性绒癌差,治疗效果不好,病情发展快,短期内即死亡。

【治疗】

1. 良性生殖细胞肿瘤 单侧肿瘤应行卵巢肿瘤剥除或患侧附件切除术;双侧肿瘤应行双侧卵巢肿瘤剥除术;围绝经期妇女可考虑行全子宫双附件切除术。

2. 恶性生殖细胞肿瘤

(1)手术治疗:由于绝大部分恶性生殖细胞肿瘤患者是希望生育的年轻女性,常为单侧卵巢发病,即使复发也很少累及对侧卵巢和子宫,更为重要的是卵巢恶性生殖细胞肿瘤对化疗十分敏感。因此,手术的基本原则是无论期别早晚,只要对侧卵巢和子宫未受肿瘤累及,均应行保留生育功能的手术,仅切除患侧附件。对于复发的卵巢生殖细胞肿瘤仍主张积极手术。

(2)化疗:恶性生殖细胞肿瘤对化疗十分敏感。除Ⅰ期无性细胞瘤和Ⅰ期、G1未成熟畸胎瘤外,均需化疗。根据肿瘤分期、类型和肿瘤标记物的水平,术后可采用3~6疗程的联合化疗。常用化疗方案见表20-4。

表20-4 卵巢恶性生殖细胞肿瘤常用化疗方案

化疗方案:
BEP方案
依托泊苷100mg/(m^2·d),静脉滴注,共5日,间隔3周
顺铂20mg/(m^2·d),静脉滴注,共5日,间隔3周
博来霉素30 000IU/d,静脉滴注或肌内注射,分别在第1,8,15日

续表

化疗方案:
EP 方案 依托泊苷 100mg/(m^2·d),静脉滴注,共 5 日 顺铂 20mg/(m^2·d),静脉滴注,共 5 日 疗程间隔 3 周

(3) 放疗:无性细胞瘤对放疗敏感,但由于无性细胞瘤的患者多年轻,要求保留生育功能,目前放疗已较少应用。对复发的无性细胞瘤,多采用放疗,仍能取得较好疗效。

四、卵巢性索间质肿瘤

卵巢性索间质肿瘤(ovarian sex cord stromal tumor)来源于原始性腺中的性索及间质组织,占卵巢肿瘤的 4%~6%。在胚胎正常发育过程中,原始性腺中的性索组织,将演变成卵巢的颗粒细胞;而原始性腺中的特殊间叶组织将演化为卵巢的泡膜细胞。卵巢性索间质肿瘤即是由上述性索组织或特殊的间叶组织演化而形成的肿瘤。肿瘤可由单一细胞构成,如颗粒细胞瘤、卵泡膜细胞瘤、支持细胞瘤、间质细胞瘤;亦可由不同细胞组合形成,当含两种细胞成分时,可以形成颗粒 - 泡膜细胞瘤,支持 - 间质细胞瘤;而当肿瘤含有上述四种细胞成分时,此种性索间质肿瘤称为两性母细胞瘤。性索间质肿瘤常有内分泌功能,临床亦称卵巢功能性肿瘤。

【病理分类】

1. 颗粒细胞 - 间质细胞瘤(granulose stromal cell tumor) 由性索的颗粒细胞及间质的衍生成分如成纤维细胞及卵泡膜细胞组成。

(1) 颗粒细胞瘤(granulosa cell tumor):在病理上颗粒细胞瘤分为成人型和幼年型两种。

成人型颗粒细胞瘤约占 95%,属低度恶性的肿瘤,可发生于任何年龄,高峰为 45~55 岁。因肿瘤能分泌雌激素,青春期前患者可出现假性性早熟,生育年龄患者出现月经紊乱,绝经后患者则有不规则阴道流血,并常合并子宫内膜增生,甚至发生腺癌。肿瘤多为单侧,圆形或椭圆形,呈分叶状,表面光滑,实性或部分囊性;切面组织脆而软,伴出血坏死灶。镜下见颗粒细胞环绕成小圆形囊腔,菊花样排列、中心含嗜伊红物质及核碎片(Call-Exner 小体)。瘤细胞呈小多边形,偶呈圆形或圆柱形,细胞质嗜淡伊红或中性,细胞膜界限不清,核圆,核膜清楚。预后较好,5 年生存率达 80% 以上,但有远期复发倾向。幼年型颗粒细胞瘤罕见,仅占 5%,是一种恶性程度极高的卵巢肿瘤。主要发生在青少年,多为单侧。镜下呈卵泡样,缺乏核纵沟,细胞质丰富,核分裂更活跃,极少含 Call-Exner 小体,10%~15% 呈重度异型性。

(2) 卵泡膜细胞瘤(theca cell tumor):为有内分泌功能的卵巢实性肿瘤,因能分泌雌激素,故有女性化作用。常与颗粒细胞瘤合并存在,但也可单一成分。良性多为单侧,圆形、卵圆形或分叶状,表面被覆薄的有光泽的纤维包膜。切面为实性,灰白色。镜下见瘤细胞短梭形,细胞质富含脂质,细胞交错排列呈漩涡状。瘤细胞团为结缔组织分隔。常合并子宫内膜增生,甚至子宫内膜癌。恶性卵泡膜细胞瘤较少见,可直接浸润邻近组织,并发生远处转移。其预后较卵巢上皮癌为佳。

(3) 纤维瘤(fibroma):为较常见的良性肿瘤,占卵巢肿瘤的 2%~5%,多见于中年妇女,单侧居多,中等大小,表面光滑或结节状,切面灰白色,实性、坚硬。镜下见由梭形瘤细胞组成,排列呈编织状。偶见患者伴有腹腔积液或胸腔积液,称梅格斯综合征(Meigs syndrome),腹腔积液经淋巴或横膈至胸腔，右侧横膈淋巴丰富，故多见右侧胸腔积液。手术切除肿瘤后，胸腔积液、腹腔积液自行消失。

2. 支持细胞-间质细胞瘤（sertoli-leydig cell tumor） 又称睾丸母细胞瘤（androblastoma），罕见，多发生在40岁以下妇女。单侧居多，通常较小，可局限在卵巢门区或皮质区，实性，表面光滑，有时呈分叶状，切面灰白色伴囊性变，囊内壁光滑，含血性浆液或黏液。镜下见不同分化程度的支持细胞及间质细胞。高分化者属良性，中低分化为恶性，具有男性化作用；少数无内分泌功能呈现女性化，雌激素可由瘤细胞直接分泌或由雄激素转化而来。10%~30%呈恶性行为，5年生存率为70%~90%。

【治疗】

1. 良性性索间质肿瘤 单侧肿瘤可行卵巢肿瘤剔除术或患侧附件切除术；双侧肿瘤争取行双侧肿瘤剔除术；绝经后妇女可考虑行全子宫双附件切除术。

2. 恶性性索间质肿瘤 颗粒细胞瘤、间质细胞瘤，属低度或潜在恶性，手术切除为主要治疗方法。Ⅰ期希望保留生育功能的年轻患者，可考虑行患侧附件切除术，但应进行全面细致的手术病理分期；完成生育者可参照卵巢上皮癌，但可不行后腹膜淋巴结切除。晚期肿瘤应采用肿瘤细胞减灭术。对于复发的性索间质肿瘤仍主张积极手术。

以铂类为基础的联合化疗常作为Ⅰ期高危患者（肿瘤破裂、低分化、肿瘤直径>10~15cm）及Ⅱ~Ⅳ期患者术后辅助治疗手段。化疗能有效改善恶性性索间质肿瘤患者，尤其是晚期患者的治疗结局。常用方案为BEP或TP，一般化疗6个疗程。恶性性索间质肿瘤有晚期复发的特点，应长期随诊。

五、卵巢转移性肿瘤

占卵巢肿瘤的5%~10%。体内任何部位原发性癌均可能转移到卵巢，乳腺、肠、胃、生殖道、泌尿道等是常见的原发肿瘤器官。库肯勃瘤（Krukenberg tumor）即印戒细胞癌（signet ring cell carcinoma）是一种特殊的转移性腺癌，原发部位在胃肠道，卵巢肿瘤多表现为双侧，中等大，保持卵巢原状或呈肾形。一般无粘连，切面实性，胶质样。镜下见典型的印戒细胞，能产生黏液，周围是结缔组织或黏液瘤性间质。

卵巢转移瘤的处理取决于原发灶的部位和治疗情况，治疗的原则是有效地缓解和控制症状。如原发瘤已经切除且无其他转移和复发迹象，卵巢转移瘤仅局限于盆腔，可采用全子宫双附件切除和大网膜切除，切除盆腔转移瘤。术后配合化疗或放疗。大部分卵巢转移性肿瘤的治疗效果不好，预后很差。

（张 爽）

第二十一章 输卵管肿瘤

输卵管肿瘤(tumor of the fallopian tube)临床少见,有良性和恶性两类。与卵巢肿瘤相似,输卵管肿瘤组织学类型较多。由于无特异性症状和体征,临床上易发生漏诊或误诊。

一、输卵管良性肿瘤

输卵管良性肿瘤极少见,其组织类型多,以腺瘤样瘤相对多见,其他包括平滑肌瘤、乳头状瘤、血管瘤、脂肪瘤、畸胎瘤等。肿瘤体积小且无症状,术前难以确诊,往往是在盆、腹腔手术时发现。主要的治疗手段为肿瘤切除或患侧输卵管切除术。预后良好。但乳头状瘤、畸胎瘤偶可发生恶变,因此术中应行冰冻病理检查。

二、原发性输卵管癌

输卵管恶性肿瘤有原发和继发两种。绝大多数为继发性癌,占输卵管恶性肿瘤的80%~90%,多数来自卵巢癌和子宫内膜癌,少数来自宫颈癌、胃肠道癌或乳腺癌。转移途径主要为直接蔓延和淋巴转移。继发性癌首先侵犯输卵管浆膜层,组织形态与原发灶相同。症状、体征和治疗取决于原发灶,预后不良。

原发性输卵管癌(primary carcinoma of the fallopian tube)是少见的女性生殖道恶性肿瘤,占妇科恶性肿瘤的0.1%~1.8%。以40~65岁居多,平均年龄52岁,大多数原发性输卵管癌发生于绝经后妇女。

【病因】

病因不明。70%患者有慢性输卵管炎,50%有不孕史。单侧输卵管癌患者的对侧输卵管经病理检查多有炎性改变,因此推断慢性炎性刺激可能是发病诱因。目前认为,输卵管癌与卵巢上皮性癌均起源于米勒管上皮,两者有相似的病因学基础和基因异常。

【病理】

多为单侧,好发于输卵管壶腹部,其次为伞端。病灶始于黏膜层。早期呈结节状增大,病程逐渐进展,输卵管增粗形似腊肠。切面见输卵管腔扩大且壁薄,有乳头状或菜花状赘生物。伞端有时封闭,内有血性液体,外观类似输卵管积水。镜下90%为乳头状,其中50%为浆液性癌,根据癌细胞分化程度及组织结构分为3级,分级越高,恶性程度越高,预后越差。

【转移途径】

输卵管癌的转移途径与卵巢癌相似:①直接扩散:脱落的癌细胞经开放的输卵管伞端扩散至腹腔,种植在腹膜、大网膜、肠表面,也可直接侵入输卵管壁肌层,通过输卵管的蠕动向宫腔、宫颈甚至对侧输卵管蔓延。②淋巴转移：子宫、卵巢与输卵管间有丰富的淋巴管沟通，常被累及。经淋巴管转移至腹主动脉旁淋巴结和/或盆腔淋巴结。③血行转移：晚期可通过血液循环转移至肺、肝、脑及阴道等器官。

【分期】

采用FIGO（2006年）制定的输卵管癌手术-病理分期标准（表21-1）。

表21-1　输卵管癌手术-病理分期（FIGO，2006年）

期别	肿瘤范围
0期	原位癌（局限于输卵管黏膜）
Ⅰ期	癌局限于输卵管
ⅠA	癌局限于一侧输卵管，已扩展至黏膜下和/或肌层，未穿破浆膜；无腹腔积液
ⅠB	癌局限于双侧输卵管，已扩展至黏膜下和/或肌层，未穿破浆膜；无腹腔积液
ⅠC	ⅠA或ⅠB伴癌达到或穿破浆膜面；腹腔积液或腹腔冲洗液含癌细胞
Ⅱ期	一侧或双侧输卵管癌伴盆腔内扩散
ⅡA	癌扩散和/或转移至子宫和/或卵巢
ⅡB	癌扩散至盆腔其他组织
ⅡC	ⅡA或ⅡB，伴腹腔积液或腹腔冲洗液含癌细胞
Ⅲ期	一侧或双侧输卵管癌伴盆腔外转移和/或区域转移；肝表面转移为Ⅲ期；癌局限于真盆腔内，但组织学证实癌扩展至小肠或大网膜
ⅢA	肉眼见肿瘤局限于真盆腔，淋巴结阴性，但组织学证实腹腔腹膜表面存在镜下转移
ⅢB	一侧或双侧输卵管癌，并有组织学证实的腹腔腹膜表面肿瘤种植，但直径≤2cm，淋巴结阴性
ⅢC	腹腔癌灶直径>2cm和/或区域淋巴结转移
Ⅳ期	肿瘤侵犯一侧或双侧输卵管，伴有远处转移。有胸腔积液且胸腔积液细胞学阳性为Ⅳ期；肝实质转移为Ⅳ期

【临床表现】

输卵管癌患者常有原发或继发不孕史。早期多无症状，体征多不典型，易被忽视或延误诊断。随着病变进展，临床上表现为阴道排液、腹痛及盆腔肿块，称为输卵管癌“三联症”。但具有典型“三联症”的患者不足15%。

1. 阴道排液　最常见，是输卵管癌的重要临床症状。约50%以上的患者有阴道排液，多为浆液性黄水，量可多可少，常呈间歇性，有时为血性，通常无臭味。

2. 腹痛　多发生于患侧，为钝痛，以后逐渐加剧呈痉挛性绞痛。疼痛与肿瘤体积、分泌物积聚使输卵管承受压力加大有关，当阴道排出水样或血性液体后，疼痛常随之缓解。

3. 盆腔肿块　盆腔肿块是输卵管癌的重要体征。61%~65%的患者妇科检查可扪及肿块，位于子宫一侧或后方，活动受限或固定不动。肿块因液体自阴道排出而缩小，液体积聚后可再增大。

4. 阴道流血　62%的患者具有此症状，因肿瘤坏死或侵蚀血管所致，量不多。若近绝经期或绝经后期，妇女出现不规则阴道流血而诊断性刮宫阴性者，应考虑有输卵管癌的可能。

5. 腹腔积液　较少见，呈淡黄色或血性。

【诊断】

因少见易被忽略。输卵管位于盆腔内不易扪及，症状不明显，而且输卵管癌常累及卵巢，故术前诊断率极低，易误诊为卵巢癌。辅助检查有助于提高术前诊断率，常用方法有：

1. 细胞学检查 宫颈和宫腔脱离细胞学检查见不典型腺上皮纤毛细胞，分段诊刮阴性排除子宫内膜癌和宫颈癌后，应高度怀疑为输卵管癌。

2. 影像学检查 包括超声、CT、MRI 等检查能确定肿块的部位、大小、性状及有无腹腔积液等，有助于术前诊断和分期。

3. 血清 CA125 测定 可作为输卵管癌诊断和判断预后的重要参考指标，但无特异性。

4. 腹腔镜检查 腹腔镜可直接观察输卵管及卵巢的变化，有助于诊断，同时还可吸取腹腔液进行细胞学检查。镜下可见输卵管增粗，外观似输卵管积水，呈茄子形态，有时可见到赘生物。

【鉴别诊断】

输卵管癌与卵巢肿瘤及输卵管卵巢囊肿、输卵管积水、输卵管脓肿不易鉴别。有阴道排液需与子宫内膜癌鉴别。若不能排除输卵管癌，应尽早剖腹探查确诊。

【治疗】

治疗原则是以手术为主，化疗、放疗为辅的综合治疗，强调首次治疗的彻底性。因原发性输卵管癌的生物学行为和组织学特征与卵巢上皮性癌相似，故治疗原则也参照卵巢上皮性癌。

1. 手术 是最重要的治疗手段，早期患者行全面分期手术，晚期患者行肿瘤细胞减灭术。

2. 化疗 多采用以铂类和紫杉醇为主的联合化疗方案。除了Ⅰ期、G1 患者术后不需化疗外，其他所有患者术后均需化疗。

3. 放疗 由于采用以铂类和紫杉醇为主的联合化疗疗效显著，目前较少应用放射治疗。

【预后】

输卵管癌的组织学类型、预后相关因素与卵巢上皮性癌相似，但预后更差，尤其是早期输卵管癌的预后比早期卵巢癌差。预后与临床期别、初次手术后残余肿瘤直径有明显关系。5 年生存率Ⅰ期 65%，Ⅱ期 50%~60%，而Ⅲ期、Ⅳ期为 10%~20%。

【随访】

参照卵巢上皮性癌。治疗后的第 1 年，每 3 个月复查 1 次；随访间隔可逐渐延长，到 5 年后每 4~6 个月复查 1 次。

（张晓勇）

第二十二章 妊娠滋养细胞疾病

妊娠滋养细胞疾病(gestational trophoblastic disease,GTD)是一组来源于胎盘绒毛滋养细胞的疾病。根据组织学将其分为葡萄胎、侵蚀性葡萄胎、绒毛膜癌(简称绒癌)及胎盘部位滋养细胞肿瘤,其中侵蚀性葡萄胎、绒癌和胎盘部位滋养细胞肿瘤又统称为妊娠滋养细胞肿瘤(gestational trophoblastic neoplasia,GTN)。虽然妊娠滋养细胞疾病的组织学分类是需要的,在临床上,侵蚀性葡萄胎和绒癌在临床表现、诊断和处理原则等方面基本相同,且该组疾病多经化疗得以治愈,缺乏组织学证据,因此国际妇产科联盟(FIGO)妇科肿瘤委员会2000年建议妊娠滋养细胞疾病的临床分类可不以组织学为依据,将侵蚀性葡萄胎和绒毛膜癌合称为妊娠滋养细胞肿瘤。由于胎盘部位滋养细胞肿瘤在临床表现、发病过程及处理上与其他妊娠滋养细胞肿瘤存在明显不同,故单列一类。

滋养细胞肿瘤绝大多数继发于妊娠,极少数来源于卵巢或睾丸生殖细胞,称为非妊娠性绒毛膜癌,不属于本章讨论范围。

第一节 葡 萄 胎

妊娠后胎盘绒毛滋养细胞增生、间质水肿,形成大小不一的水泡,水泡间借蒂相连成串形如葡萄,称为葡萄胎,也称水泡状胎块(hydatidiform mole)。葡萄胎分为完全性葡萄胎和部分性葡萄胎两类,多数为完全性葡萄胎,部分性葡萄胎少见。

【相关因素】

葡萄胎发生的确切原因,尚未完全清楚,已取得一些重要进展。

1. 完全性葡萄胎(complete hydatidiform mole) 流行病学调查表明,亚洲和拉丁美洲国家的发生率较高,如韩国和印度尼西亚约400次妊娠1次,日本约500次妊娠1次,是北美和欧洲国家发生率(1 000次妊娠0.6~1.1次)的2倍。我国23个省市自治区的调查资料,平均每1 000次妊娠0.78次,其中浙江省最高为1.39次,山西省最低为0.29次。同一种族居住在不同地域,其葡萄胎的发生率也不相同,如居住在北非和东方国家的犹太人后裔的发生率是居住在西方国家的2倍,提示造成葡萄胎发生地域差异的原因除种族外,尚有多方面因素。

营养状况与社会经济因素是可能的高危因素之一。饮食中长期缺乏维生素A及其前体胡萝卜素和动物脂肪者发生葡萄胎的概率显著升高。年龄是另一高危因素,大于35岁和40岁妇女妊娠时葡萄胎发生率分别是年轻妇女的2倍和7.5倍,而大于50岁的妇女妊娠时约

1/3 可能发生葡萄胎。相反，小于 20 岁妇女的葡萄胎发生率也显著升高，其原因可能与该两个年龄段容易发生异常受精有关。前次妊娠有葡萄胎史也是高危因素，有过 1 次和 2 次葡萄胎妊娠者，再次葡萄胎的发生率分别为 1% 和 15%~20%。

细胞遗传学研究表明，完全性葡萄胎的染色体核型为二倍体，均来自父系，其中 90% 为 46，XX，由一个细胞核基因物质缺失或失活的空卵（enucleate egg）与一个单倍体精子（23，X）受精，经自身复制为 2 倍体（46，XX）。另有 10% 核型为 46，XY，认为系由一个和两个单倍体精子（23，X 和 23，Y）同时受精而成。虽然完全性葡萄胎染色体基因均为父系，但其线粒体 DNA 仍为母系来源。

完全性葡萄胎染色体父系来源是导致滋养细胞过度增生的主要原因，并可能与基因组印迹（genomic imprinting）紊乱有关。基因组印迹指哺乳动物和人类的某些基因位点，其父源性和母源性等位基因呈现不同程度的表达，即在一方的单等位基因表达时，另一方沉默。研究表明，必须由父母双亲染色体的共同参与才能确保基因组印迹的正常调控，而后者又是胚胎正常发育所必需的。但在完全性葡萄胎时，由于缺乏母系染色体参与调控，可引起印迹紊乱。

2. 部分性葡萄胎（partial hydatidiform mole） 传统认为部分性葡萄胎的发生率远低于完全性葡萄胎，但今年资料表明部分和完全葡萄胎的比例基本接近甚至更高，其原因可能与完全性葡萄胎发病率下降及对部分性葡萄胎的诊断性的提高有关，许多伴有三倍体的早期流产其实即是部分性葡萄胎。有关部分性葡萄胎高危因素的流行病学调查资料较少，可能与口服避孕药和不规则月经等有关，但与年龄和饮食因素无关。

细胞遗传学研究表明，部分性葡萄胎的核型 90% 以上为三倍体，若胎儿同时存在，其核型一般仍为三倍体。最常见的核型是 69，XXY，其余为 69，XXX 或 69，XYY，为一个正常单倍体卵子和两个正常单倍体精子受精，或由一个正常单倍体卵子（精子）和一个减数分裂缺陷的双倍体精子（卵子）受精而成，多余的染色体均来自父系。已经证明，不论是完全性还是部分性葡萄胎，多余的父源基因物质是造成滋养细胞增生的主要原因。极少数部分性葡萄胎的核型为四倍体，但其形成机制尚不清楚。

【病理】

葡萄胎是一种良性疾病，局限于子宫，其特征是绒毛发生水肿，每一支绒毛变成一个小泡。

完全性葡萄胎大体检查水泡状物形如串串葡萄，大小自直径数毫米至数厘米不等，其间有纤细的纤维素相连，常混有血块及蜕膜碎片。水泡状物占满整个宫腔，全部胎盘发生变化，虽经仔细检查仍不能发现胎儿及其附属物或胎儿痕迹。镜下见：①可确认的胚胎或胎儿组织缺失；②绒毛水肿和间质内胎源性血管消失；③弥漫性滋养细胞不同程度增生；④种植部位滋养细胞呈弥漫和显著异型性。

部分性葡萄胎仅部分绒毛变为水泡，常合并胚胎或胎儿，胎儿多已死亡，合并足月儿极少，且常伴发育迟缓或多发性畸形。镜下见：①有胚胎或胎儿组织存在；②局限性滋养细胞增生；③绒毛大小及其水肿程度明显不一；④绒毛呈显著的扇贝样轮廓、间质内可见明显的滋养细胞包涵体；⑤种植部位滋养细胞呈局限和轻度的异型性，程度较轻。

完全性葡萄胎和部分性葡萄胎的核型、病理特征鉴别要点见表 22-1。

表 22-1　完全性和部分性葡萄胎核型和病理特征

特征	完全性葡萄胎	部分性葡萄胎
核型	46,XX(90%)和46,XY	常为49,XXX和69,XXY
病理特征		
胎儿组织	缺乏	存在
胎膜、胎儿红细胞	缺乏	存在
绒毛水肿	弥漫	局限,大小和程度不一
滋养细胞包涵体	缺乏	存在
扇贝样轮廓绒毛	缺乏	存在
滋养细胞增生	弥漫,轻至重度	局限,轻至中度
滋养细胞异型性	弥漫,明显	局限,轻度

【临床表现】

1. 完全性葡萄胎　由于超声检查和hCG测定的广泛应用,以及患者就诊意识的提高,患者尚未出现症状或仅有停经或少量阴道流血时已能作出诊断,致使症状典型的葡萄胎已很少见,典型症状有:

(1)停经后阴道流血:为最常见的症状,80%以上患者会出现,常在停经8~12周开始出现不规则阴道流血,量多少不定,可反复发作。最初出血较少,呈暗红色,时多时少,逐渐增多,最后可致贫血和继发感染。若葡萄胎组织从蜕膜剥离,母体大血管破裂,可造成大出血,导致休克,甚至死亡。葡萄胎组织有时可自行排出,但排出前和排出时常伴有大量流血。在排出血液中有时可看到混有漏吸的葡萄样物。

(2)子宫异常增大、变软:约2/3葡萄胎患者的子宫大于停经月份,质地变软,并伴有血清hCG水平异常升高。其原因为葡萄胎迅速增长及宫腔内积血所致。有1/3患者的子宫大小与停经月份相符或小于停经月份,其原因可能与水泡退行性变、停止发展有关。

(3)妊娠呕吐:多发生于子宫异常增大明显和hCG水平异常升高者,出现时间一般较正常妊娠早,症状严重且持续时间长。发生严重呕吐且未及时纠正时,可导致水电解质紊乱、脱水、酸中毒。

(4)子痫前期征象:多发生于子宫异常增大者,可在妊娠24周前出现高血压、蛋白尿和水肿,症状虽严重,但子痫罕见。若早期发生子痫前期,要考虑葡萄胎可能。

(5)甲状腺功能亢进征象:约7%患者出现轻度甲状腺功能亢进表现,如心动过速、皮肤潮湿和震颤,血清游离T_3、T_4水平升高,但突眼少见。

(6)腹痛:因葡萄胎增长迅速引起子宫过度快速扩张所致,表现为下腹痛,葡萄胎将排出时,会刺激子宫引发收缩,出现阵发性下腹痛,一般不剧烈,能忍受,常发生于阴道流血之前。若发生卵巢黄素化囊肿扭转或破裂,也可出现急性腹痛。

(7)卵巢黄素化囊肿:由于滋养细胞大量增生会产生大量hCG刺激卵巢卵泡内膜细胞发生黄素化分泌淡黄色液体储存在卵巢内而形成囊肿,称为卵巢黄素化囊肿(theca lutein ovarian cyst)。常为双侧性,但也可单侧,大小不等,最小仅在光镜下可见,最大直径达20cm以上。囊肿表面光滑,活动度好,切面为多房,囊肿壁薄,囊液清亮或琥珀色。光镜下见囊壁为内衬2~3层黄素化卵泡膜细胞。黄素化囊肿一般无症状。由于子宫异常增大,在葡萄胎排空前一般较难通过妇科检查发现,多由超声检查作出诊断。黄素化囊肿常在水泡状胎块清除后2~4个月自行消退。极少数患者出现肺栓塞,多见于子宫异常增大,吸宫过程中,宫腔压力变化急剧所致。

2. 部分性葡萄胎 除阴道流血外,部分性葡萄胎常没有完全性葡萄胎的典型症状。多数在妊娠常规检查时发现,子宫大小与停经月份多数相符或小于停经月份,妊娠呕吐少见并较轻,多无子痫前期症状,无甲状腺功能亢进表现,常无腹痛,一般也不伴卵巢黄素化囊肿。部分性葡萄胎常被误诊为不全流产或过期流产,仅在对流产组织进行病理检查时才发现。有时部分性葡萄胎和完全性葡萄胎较难鉴别,需刮宫后经组织学甚至遗传学检查方能确诊。

【自然转归】

葡萄胎排空后hCG的消退规律对预测其自然转归非常重要。正常情况下,葡萄胎排空后,血清hCG稳定下降,首次降至阴性的平均时间约为9周,最长不超过14周。若葡萄胎排空后hCG持续异常应考虑妊娠滋养细胞肿瘤。

完全性葡萄胎发生子宫局部侵犯和远处转移的概率约为15%和4%。目前认为与葡萄胎发生局部侵犯和/或远处转移有关的高危因素有:① hCG异常升高,>100 000U/L;②子宫明显大于相应妊娠月份;③卵巢黄素化囊肿直径>6cm。年龄>40岁者发生局部侵犯和/或远处转移的危险性达37%,>50岁者高达56%。重复葡萄胎局部侵犯和/或远处转移的发生率增加3~4倍。因此,年龄>40岁和重复葡萄胎也被视为高危因素。

部分性葡萄胎发生子宫局部侵犯的概率为2%~4%,一般不发生远处转移。与完全性葡萄胎不同,部分性葡萄胎缺乏明显的临床或病理高危因素。

【诊断】

凡有停经后不规则阴道流血,流血形式多样,妊娠呕吐严重且出现时间较早,甚至妊娠剧吐,妊娠期高血压疾病或甲亢表现,易激惹,产科检查子宫大于停经月份、变软,超过妊娠4个月大小子宫不能触及胎体、不能听到胎心者,应高度怀疑葡萄胎。妊娠早期出现子痫前期症状,出现一侧或双侧卵巢囊肿及甲状腺功能亢进征象,均支持诊断。若在阴道排出物中见到葡萄粒样水泡组织,诊断基本成立。下列辅助检查能明确诊断。

1. 超声检查 超声检查是诊断葡萄胎的重要辅助检查方法,最好采用经阴道彩色多普勒超声。完全性葡萄胎的典型超声影像学表现为子宫明显大于相应孕周,无妊娠囊或胎心搏动,宫腔内充满不均质密集状或短条状回声,呈“落雪状”,若水泡较大而形成大小不等的回声区,呈“蜂窝状”。子宫壁薄,但回声连续,无局灶性透声区。常可测到两侧或一侧卵巢囊肿,多房,囊壁薄,内见部分纤细分隔。彩色多普勒超声检查见子宫动脉血流丰富,高排低阻血流信号,但子宫肌层内无血流或仅为稀疏“星点状”血流信号。部分性葡萄胎宫腔内可见由水泡状胎块所引起的超声图像改变及胎儿或羊膜腔,胎儿常合并畸形。近年发现部分性葡萄胎在声像图上可出现胎盘组织中有局灶性囊性结构和妊娠囊横径增加的改变。

2. 绒毛膜促性腺激素(hCG)测定 血清绒毛膜促性腺激素(hCG)测定是诊断葡萄胎另一项重要辅助检查。正常妊娠时,受精卵着床后数日形成滋养细胞并开始分泌hCG。随孕周增加,血清hCG滴度逐渐升高,于妊娠8~10周达高峰,血清hCG滴度高峰持续1~2周后逐渐下降。维持整个妊娠大部分时间低水平,至产后1~2周恢复至临床无法检测,葡萄胎时,滋养细胞高度增生,产生大量hCG,血清hCG滴度通常高于相应孕周的正常妊娠值,而且在停经

8~10周以后,随着子宫增大仍继续持续上升,葡萄胎时血hCG多在100 000U/L以上,最高可达1 000 000U/L,且持续不降。利用这种差别可作为辅助诊断。但也有少数葡萄胎,尤其是部分性葡萄胎因绒毛退行性变,hCG升高不明显。常用的hCG测定方法是血β-hCG放射免疫测定和尿hCG酶联免疫吸附试验。葡萄胎时血hCG多在100 000U/L以上,最高可达240万U/L,且持续不降。>8万U/L支持诊断。但在正常妊娠血β-hCG处于峰值时较难鉴别,可根据动态变化或结合超声检查作出诊断。

近年发现,hCG分子在体内经各种代谢途径生成各种hCG相关分子,包括糖基化hCG、hCG游离β亚单位等。正常妊娠时,血液中的主要分子为完整hCG,尿液中为β核心片段,而葡萄胎及妊娠滋养细胞肿瘤产生更多的hCG相关分子,因此同时测定血液和尿液中的完整hCG及其相关分子,有助于葡萄胎及妊娠滋养细胞肿瘤的诊断和鉴别诊断。

DNA倍体分析流式细胞仪测定完全性葡萄胎的染色体核型为二倍体,部分性葡萄胎为三倍体。

母源表达印迹基因检测部分葡萄胎拥有双亲染色体,所以表达父源印迹、母源表达的印迹基因,而完全葡萄胎无母源染色体,故不表达该类基因,因此检测母源表达印迹基因可区别完全和部分葡萄胎。

其他检查包括胸部X线摄片,必要时肺CT、血常规、出凝血时间、血型及肝肾功能等。

【鉴别诊断】

1. 流产　葡萄胎病史与先兆流产相似,容易混淆。先兆流产有停经、阴道流血及腹痛等症状,妊娠试验阳性,超声检查见胎囊及胎心搏动。葡萄胎时多数子宫大于相应孕周,hCG水平持续高值,超声检查显示葡萄胎特点。部分性葡萄胎与不全流产或过期流产临床表现相似,病理检查时也可有绒毛水肿、滋养细胞增生不明显,导致鉴别诊断困难,必要时DNA倍体分析和免疫组化鉴别。

2. 双胎妊娠　子宫大于相应孕周的正常单胎妊娠,hCG水平略高于正常,双胎无阴道流血,超声检查可以确诊。

3. 羊水过多　一般发生于妊娠晚期,若发生于妊娠中期,因子宫迅速增大,需与葡萄胎相鉴别。羊水过多时无阴道流血,hCG水平在正常范围,超声检查可以确诊。

【处理】

1. 清宫　葡萄胎一经确诊,应尽早清宫。清宫前应仔细作全身检查,注意有无休克、子痫前期、甲状腺功能亢进、水电解质紊乱及贫血、感染等。必要时先对症处理,如纠正贫血,抗感染治疗等,稳定病情。清宫前应做必要的化验,血常规、血型、最初血hCG水平、抽血交叉,建立静脉通路;吸宫术应由有经验医师操作。通常选用吸刮术,具有手术时间短、出血少、不易发生子宫穿孔等优点,比较安全。即使子宫增大至妊娠6个月大小,仍可选用吸刮术。由于葡萄胎子宫大而软,清宫时出血较多,也易穿孔,应在手术室内进行,在输液、备血准备下,充分扩张宫颈管,选用大号吸管吸引。待葡萄胎组织大部分吸出、子宫明显缩小后,改用刮匙轻柔刮宫。缩宫素的使用问题,如手术过程中无新鲜出血,可不用,如有新鲜出血,为减少出血可在术中应用缩宫素静脉滴注,此时宫颈口已扩张。但目前对使用缩宫素的时机尚有争议,一般推荐在充分扩张宫颈管和开始吸宫后使用,以免滋养细胞压入子宫壁血窦,导致肺栓塞和转移。子宫小于妊娠12周可以1次刮净,子宫大于妊娠12周或术中感到1次刮净有困难时,不主张1次吸净,可于1周后行第2次刮宫。

在清宫过程中,有极少数患者因子宫异常增大或操作不规范等原因造成大量滋养细胞进入子宫血窦，并随血流进入肺动脉发生肺栓塞，出现急性呼吸窘迫，甚至急性右心衰竭。及时给予心血管及呼吸功能支持治疗，一般在72h内恢复。为安全起见，建议将子宫大于妊娠16周的葡萄胎患者转送至有治疗妊娠滋养细胞疾病经验的医院进行清宫。

组织学诊断是葡萄胎的确诊方法，需要强调葡萄胎每次刮宫的刮出物必须送组织学检查。取材应注意选择近宫壁种植部位新鲜无坏死的组织送检，送检目的是为明确诊断，第2次病理应注意有否增生活跃的滋养细胞。

2. 卵巢黄素化囊肿的处理　该囊肿是受到大量hCG刺激产生的，因此囊肿在葡萄胎清宫后会自行消退，时间约2~4个月，有卵巢黄素化囊肿患者血hCG下降缓慢，一般不需处理。若发生急性扭转，可在超声或腹腔镜下作穿刺吸液，囊肿多能自然复位。如扭转时间较长发生坏死，需作患侧附件切除术。囊肿破裂时，如破裂没有涉及血管，没有引起腹腔内出血，可以严密观察血压脉搏，因囊肿液对腹膜刺激较小。

3. 预防性化疗　葡萄胎是否需要预防性化疗尚存在争议。一般不作常规推荐，其理由是常规应用会使约80%葡萄胎患者接受不必要的化疗。有研究发现，对有高危因素的葡萄胎患者给予预防性化疗不仅可减少远处转移的发生，侵蚀性葡萄胎的发生率可由47%降至14%，对高危患者进行预防性化疗，恶变率可由39.8%降至11%，且能减少子宫局部侵犯。因此预防性化疗特别适用于有高危因素，hCG下降不理想，第2次清宫术仍有增生活跃的滋养细胞，随访困难的葡萄胎患者。预防性化疗的时机尽可能选择在清宫前2~3天或清宫时，如吸宫后发现小葡萄或仍有增生活跃细胞，发现后即时化疗。一般选用甲氨蝶呤、氟尿嘧啶或放线菌素-D等单一药物，多少疗程为宜尚无统一规定，有人认为应化疗至hCG正常。预防性化疗不能替代随访。部分性葡萄胎一般不作预防性化疗。

4. 子宫切除术　单纯子宫切除只能去除葡萄胎侵入子宫肌层局部的危险，不能预防子宫外转移的发生，所以不作为常规处理。其预防恶变作用不如预防性化疗。年龄较大、无生育要求者可行全子宫切除术，应保留两侧卵巢。子宫小于妊娠14周大小者可直接切除子宫。手术后仍需定期随访。

【随访】

葡萄胎患者尤其高危人群，其随访有重要意义。通过定期随访，可早期发现妊娠滋养细胞肿瘤并及时处理。随访应包括：①hCG定量测定，葡萄胎清宫后每周一次，直至连续3次正常，然后每个月1次持续至少半年。此后可每半年1次，共随访2年。国外也推荐每2个月1次，共随访1年。②每次随访时除必须作hCG测定外，应注意月经是否规则，有无异常阴道流血，有无咳嗽、咯血及其转移灶症状，并作妇科检查，选择一定间隔定期或必要时作超声、胸部X线摄片或CT检查。

葡萄胎随访期间应可靠避孕1年，国外也有推荐hCG成对数下降者阴性后6个月可以妊娠，但对hCG下降缓慢者必须进行更长时间的随访，延长避孕时间。妊娠后应在早孕期间作超声和hCG测定，以明确是否正常妊娠。分娩后也需hCG随访直至阴性。

避孕方法推荐避孕套和口服避孕药，一般不选用宫内节育器，以免穿孔或混淆子宫出血的原因。

第二节　妊娠滋养细胞肿瘤

妊娠滋养细胞肿瘤（GTN）60%继发于葡萄胎，30%继发于流产，10%继发于足月妊娠或异位妊娠。侵蚀性葡萄胎(invasive mole)全部继发于葡萄胎,如既往有葡萄胎病史,半年以内多数为侵蚀性葡萄胎,1年以上者多数为绒毛膜癌(choriocarcinoma),半年至1年者绒毛膜癌和侵蚀性葡萄胎均有可能,时间间隔越长,绒毛膜癌可能性越大。继发于流产、足月妊娠、中期引产、异位妊娠后者为绒毛膜癌。侵蚀性葡萄胎恶性程度一般不高,多数仅造成局部侵犯,仅4%患者并发远处转移,预后较好。绒毛膜癌恶性程度极高,可以极早出现远处转移且广泛,可以没有原发灶,而只有转移灶,在化疗药物问世以前,其死亡率高达90%以上。随着诊断技术的进展及化学治疗的发展,绒毛膜癌患者的预后已得到极大改善。

【病理】

侵蚀性葡萄胎的大体检查可见子宫肌壁内有大小不等、深浅不一的水泡状组织,宫腔内有原发病灶,也可无原发病灶。当病灶侵及子宫浆膜层时,子宫表面见紫蓝色结节。侵蚀较深时可穿透子宫浆膜层或阔韧带内。镜下见侵入肌层的水泡状组织形态与葡萄胎相似,可见绒毛结构及滋养细胞增生和异型性。但绒毛结构也可退化,仅见绒毛阴影。

绝大多数绒毛膜癌原发于子宫,也有极少数原发于输卵管、宫颈、阔韧带等部位。基本病变为破坏组织引起组织出血坏死。肿瘤常位于子宫肌层内,也可突向宫腔或穿破浆膜,单个或多个,0.5~5cm大小,但无固定形态,与周围组织分界清,质地软而脆,海绵样,暗红色,伴出血坏死。镜下特点为细胞滋养细胞和合体滋养细胞不形成绒毛或水泡状结构,成片高度增生,排列紊乱,并广泛侵入子宫肌层并破坏血管,造成出血坏死。肿瘤中不含间质和自身血管,瘤细胞靠侵蚀母体血管引起出血直接获取营养物质。

【转移途径】

因妊娠滋养细胞肿瘤基本病变是破坏血管,故转移途径是经血运转移,最常见转移部位是肺。

【临床表现】

1. 无转移妊娠滋养细胞肿瘤　大多数继发于葡萄胎后,仅少数继发于流产、异位妊娠或足月产后。

在葡萄胎排空、流产、异位妊娠或足月产后,有不规则阴道流血,量多少不定。也可表现为一段时间的正常月经后再停经,然后又出现阴道流血。长期阴道流血者可继发贫血及感染。

(1)子宫复旧不全或不均匀增大:多于葡萄胎排空后4~6周子宫复旧不良,未恢复到正常大小,质地偏软。也可因受肌层内病灶部位和大小的影响,表现出子宫不均匀增大。宫体某一部位突出质软。

(2)卵巢黄素化囊肿:在葡萄胎排空、流产或足月产后,滋养细胞持续存在,由于hCG持续作用,两侧或一侧卵巢黄素化囊肿可持续存在。

(3)腹痛:一般无腹痛,当子宫病灶穿破浆膜层时,可引起急性腹痛及其他腹腔内出血症状、甚至休克。临床易与异位妊娠相混淆,误诊为异位妊娠行手术治疗。若子宫病灶坏死继发感染,也可引起腹痛及脓性白带。除此之外卵巢黄素化囊肿发生扭转或破裂时,也可出现急性腹痛。

(4)假孕症状:由于肿瘤分泌hCG及雌、孕激素的作用,表现为乳房增大,乳头及乳晕着色,甚至有初乳样分泌,外阴、阴道、宫颈着色,生殖道质地变软。

2. 转移性妊娠滋养细胞肿瘤　大多为绒癌,尤其是继发于非葡萄胎后绒癌或经组织学证实的绒癌。肿瘤主要经血行播散，转移发生早而且广泛。最常见的转移部位是肺(80%)，其次是阴道(30%)、盆腔(20%)、肝(10%)和脑(10%)等。由于滋养细胞的生长特点是破坏血管，故各转移部位症状的共同特点是局部出血。

转移性妊娠滋养细胞肿瘤可以同时出现原发灶和转移灶症状，但也有不少患者无原发灶表现而仅表现为转移灶症状，若不注意常会误诊。

(1)肺转移：表现为胸痛、咳嗽、咯血及呼吸困难。这些症状常呈急性发作，但也可呈慢性持续状态达数月之久，逐渐加重。病灶广泛时可出现呼吸困难，不能平卧。在少数情况下，可因肺动脉滋养细胞瘤栓形成造成急性肺梗死，出现肺动脉高压和急性肺功能衰竭。但当肺转移灶较小时也可无任何症状，仅靠胸部X线摄片或CT作出诊断。

(2)阴道转移：转移灶常位于阴道前壁下段、穹窿，呈紫蓝色结节，破溃时引起阴道流血，甚至大出血。一般认为系宫旁静脉逆行性转移所致。

(3)肝转移：为不良预后因素之一，多同时伴有肺转移，表现上腹部或肝区疼痛，若病灶穿破肝包膜可出现腹腔内出血，导致死亡。

(4)脑转移：预后凶险，为主要的致死原因。常见脑实质转移，极少见颅内转移。一般同时伴有肺转移、肺多发结节和/或阴道转移。脑转移的形成分为3期，首先为瘤栓期，表现为一过性脑缺血症状，如突然跌倒、暂时性失语或失明等。继而发展为脑瘤期，瘤组织增生侵入脑组织形成脑瘤，出现头痛、喷射样呕吐、偏瘫、抽搐直至昏迷。最后进入脑疝期，因脑瘤增大及周围组织出血、水肿，造成颅内压升高，脑疝形成，压迫生命中枢，最终死亡。

(5)其他转移：包括脾、肾、膀胱、消化道、骨等，其症状视转移部位而异。

【诊断】

1. 临床诊断　根据葡萄胎排空后或流产、足月分娩、异位妊娠后出现不规则阴道流血和/或转移灶及其相应症状和体征，应考虑为妊娠滋养细胞肿瘤，结合hCG测定等检查，妊娠滋养细胞肿瘤临床诊断可以确立。

(1)血β-hCG测定：血β-hCG水平是葡萄胎后妊娠滋养细胞肿瘤主要的诊断依据，影像学证据不是必需的。符合下列标准中的任何一项且排除妊娠物残留或再次妊娠，即可诊断为妊娠滋养细胞肿瘤：①血β-hCG测定4次呈平台状态(±10%)，并持续3周或更长时间，即1、7、14、21日。②血β-hCG测定3次升高(>10%)，并至少持续2周或更长时间，即1、7、14日。③血β-hCG水平持续异常达6个月或更长。

非葡萄胎后妊娠滋养细胞肿瘤的诊断标准为：足月产、流产和异位妊娠后4周以上，血β-hCG仍超出正常范围，持续高水平或一度下降后又上升，已排除妊娠物残留或再次妊娠。

(2)胸部X线摄片：诊断肺转移有价值。肺转移的最初X线征象为肺纹理增粗，以后发展为片状或小结节阴影，典型表现为棉球状或团块状阴影。转移灶以右侧肺及中下部较多见。

(3)CT和磁共振成像：由于肺部CT检查能够发现2~3mm的微小病灶，且经X线胸片检查未发现肺转移的患者中约有40%经肺CT检查可能证实有肺部的小转移灶，故为早期发现肺转移，建议最好进行肺CT检查。若影像学检查提示肺部转移灶≥3个时或有多发转移，应行肝、脑等部位CT或MRI检查，以除外其他转移。

(4)超声检查：在声像图上，子宫正常大小或不同程度增大，肌层内可见高回声团块，边界清但无包膜；或肌层内有回声不均区域或团块，边界不清且无包膜；也可表现为整个子宫呈弥漫性增高回声,内部伴不规则低回声或无回声。彩色多普勒超声主要显示丰富的血流信号和低阻力型血流频谱。阴式超声及彩色超声的广泛应用与发展,对早期确定滋养细胞的性质、判断化疗后效果及预测病变转归均有十分重要的价值。GTN 具有亲血管的特点,一旦病灶侵蚀子宫肌层,超声检查常可发现广泛的肌层内血管肿瘤浸润及低阻型血流信号;故葡萄胎清宫后,超声检查发现特征性改变时,可以及早作出诊断。

(5)内镜检查:对于妊娠或妊娠终止后盆腔超声提示宫腔一侧宫底或子宫肌层壁间有局部血流信号丰富的占位性病变,患者进行宫腔镜检查,不仅可以在直视下观察宫腔形态,明确占位性病变的解剖部位、大小及形态,且可取活检送组织学检查;腹腔镜检查能直观准确地定位子宫表面、宫角及盆腹腔脏器表面,除诊断外,还可以手术治疗,某些情况下,也可宫腹腔镜联合应用。

在进行内镜检查时,必须做到:术中冰冻病理,术后第 1 日复查血 hCG,如术中冰冻病理为妊娠滋养细胞肿瘤,术后第 1 日应行联合化疗。

2. 组织学诊断　在子宫肌层内或子宫外转移灶中,见到绒毛结构或退化的绒毛阴影,诊断为侵蚀性葡萄胎;仅见成片滋养细胞浸润及坏死出血,未见绒毛结构,诊断为绒毛膜癌。原发灶和转移灶诊断不一致,只要在任一组织切片中见有绒毛结构,均诊断为侵蚀性葡萄胎。当有组织获得时,应作组织学诊断并以组织学诊断为准。

为避免出血的风险,转移灶的活检既不是必须也不被推荐,故组织学证据对于妊娠滋养细胞肿瘤的诊断并不是必需的,主要以临床诊断为主。

【鉴别诊断】

由于妊娠滋养细胞肿瘤的生物学行为和治疗的特殊性,它是目前国际妇产科联盟(FIGO)和国际妇科肿瘤协会(ISCC)认可的唯一可以没有组织学诊断证据就可以进行临床诊断的妇产科恶性肿瘤,因此,也容易出现临床误诊。故临床上更强调诊断的规范化。

1. 详细地询问病史十分重要,患者的妊娠史、月经情况、剖宫产史,清宫的详细情况,了解本次发病与前次妊娠的相关性,根据前次妊娠性质以及葡萄胎排出时间,有助于诊断妊娠滋养细胞肿瘤。

2. 血 hCG 测定　血 hCG 是妊娠滋养细胞肿瘤特异与敏感的肿瘤标记物,可作为诊断与治疗监测的主要参考指标。凡流产后、异位妊娠后、足月产后,血 HCG 持续高或下降不满意,应考虑该疾病可能,且妊娠滋养细胞疾病主要表现为妊娠或妊娠终止后阴道异常流血。而出现此症状更常见于不全流产、异位妊娠,而它们的处理原则又完全不同,且妊娠滋养细胞肿瘤、不全流产和不典型的异位妊娠(子宫瘢痕处妊娠;残角、宫颈妊娠)三者之间血 hCG 又有交叉重叠,超声检查的征象不十分特异,导致临床三者之间鉴别十分困难,各厂家试剂盒的标准不同,实验条件及水平不同,因此,临床医师应综合分析判断,有时需要一段时间的连续观察动态分析,另外,游离 hCG 及高糖化 hCG 在妊娠滋养细胞肿瘤中明显高于正常妊娠,并判断滋养细胞肿瘤恶性程度。

【临床分期】

目前国内外普遍采用 FIGO 妇科肿瘤委员会于 2000 年审定并于 2002 年颁布的临床分期,该分期包括解剖学分期和预后评分系统两部分(表 22-2,表 22-3),其中规定预后评分总分 <6 分为低危,>7 分为高危。例如患者为妊娠滋养细胞肿瘤肺转移,预后评分为 6 分,此患者的诊断应为妊娠滋养细胞肿瘤(Ⅲ:6)。FIGO 分期是妊娠滋养细胞肿瘤治疗方案制定和预后评估的重要依据。

表 22-2 妊娠滋养细胞肿瘤解剖学分期（FIGO，2000 年）

Ⅰ期	病变局限于子宫	Ⅲ期	病变转移至肺，有或无生殖系统病变
Ⅱ期	病变扩散，仍局限于生殖器官（附件、阴道、阔韧带）	Ⅳ期	所有其他转移

表 22-3 改良 FIGO 预后评分系统（FIGO，2000 年）

评分	0	1	2	4
年龄（岁）	<40	>40	-	-
前次妊娠	葡萄胎	流产	足月产	-
距前次妊娠时间（月）	<4	4~<7	7~12	>12
治疗前血 hCG（U/L）	$<10^{3}$	$10^{3}\sim10^{4}$	$>10^{4}\sim10^{5}$	$>10^{5}$
最大肿瘤大小（包括子宫）	-	3~<5cm	≥ 5cm	-
转移部位	肺	脾、肾	胃肠道	肝、脑
转移病灶数目	-	1~4	5~8	>8
先前失败化疗	-	-	单药	两种或两种以上药物联合化疗

【治疗】

治疗原则以化疗为主、手术和放疗为辅的综合治疗。治疗方案选择根据 FIGO 分期、年龄、生育要求和经济状况综合考虑，根据病史、体征及各项辅助检查结果明确临床诊断后，作出正确的临床分期，并根据预后评分将患者评定为低危无转移、低危转移或高危转移，再结合骨髓功能、肝肾功能及全身情况评估，制定合适的治疗方案，做到分层和个体化治疗。治疗前除常规检查外，需注意 HCG 最高值，肺部 X 线阳性或阴道转移者或绒癌患者应行颅脑及上腹部 CT 或 MRI 检查。

1. 用于妊娠滋养细胞肿瘤化疗的药物很多，目前常用的一线化疗药物有甲氨蝶呤（MTX）、氟尿嘧啶（5-Fu）、放线菌素 -D（Act-D）或国产更生霉素（KSM）、环磷酰胺（CTX）、长春新碱（VCR）、依托泊苷（VP-16）等。低危患者首选单一药物化疗，高危患者首选联合化疗。

（1）单一药物化疗：目前常用的单药化疗药物及用法，见表 22-4。

表 22-4 推荐常用单药化疗药物及其用法

药物	剂量、给药途径、疗程日数	疗程间隔
MTX	0.4mg/（kg·d）肌内注射，连续 5 日	2 周
MTX	$50mg/m^2$ 肌内注射	1 周
MTX+	1mg/（kg·d）肌内注射，第 1，3，5，7 日	2 周
四氢叶酸（CF）	0.1mg/（kg·d）肌内注射，第 2，4，6，8 日	（24h 后用）
MTX	250mg 静脉滴注，维持 12h	
Act-D	10~12mg/（kg·d）静脉滴注，连续 5 日	2 周
5-Fu	28~30mg/（kg·d）静脉滴注，连续 8~10 日	2 周

(2)联合化疗:适用于妊娠滋养细胞肿瘤联合化疗的方案很多,首选 EMA-CO 方案和以 5-FU 为主的联合化疗方案(表 22-5)。

表 22-5　联合化疗方案及用法

方案	剂量、给药途径、疗程日数
5-Fu+KSM	
5-Fu	26~28mg/(kg·d),静脉滴注 8 日
KSM	6mg/(kg·d),静脉滴注 8 日
EMA-CO	
第一部分 EMA	
第 1 日	VP-16 100mg/m^2 静脉滴注 Act-D 0.5mg 静脉注射 MTX 100 mg/m^2 静脉注射 MTX 200mg/m^2 静脉滴注 12h
第 2 日	VP-16 100mg/m^2 静脉滴注 Act-D 0.5mg 静脉注射 CF 15mg 肌内注射 (从静注 MTX 后算 24h 给药,每 12h1 次,共 2 次)。
第 3 日	CF 15mg,肌内注射,每 12h1 次,共 2 次。
第 4~7 日	休息(无化疗)
第二部分 CO	
第 8 日	VCR 1.0mg/m^2 静脉注射 CTX 600mg/m^2 静脉滴注

(3)疗效评估:每一疗程结束后,应每周测血 β-hCG,结合妇科检查、超声检查、胸部 X 线摄片、CT 等检查。化疗疗程结束至 18 日内,血 β-hCG 下降至少 1 个对数为有效。

(4)毒副反应防治:化疗主要的毒副反应为骨髓抑制,其次为消化道反应、肝功能损害、肾功能损害及脱发等。化疗前应先检查血、尿常规、肝功能、肾功能,了解骨髓及肝肾功能,用药期间严密观察,及时治疗。

(5)停药指征:低危患者的停药指征为:血 β-hCG 每周测定一次,连续 3 次阴性后至少给予 1 个疗程的化疗,而对于化疗过程中 β-hCG 下降缓慢和病变广泛者通常给予 2~3 个疗程的化疗。高危患者的停药指征目前尚不统一,推荐化疗方案应持续到 hCG 阴性、症状体征消失及原发灶和转移灶消失,再巩固 2~3 个疗程方可停药。在患者和家属充分知情的前提下,对有良好依从性的患者可采用 FIGO 妇科肿瘤委员会推荐的停药指征:血 β-hCG 阴性后继续化疗 3 个疗程,第一疗程必须为联合化疗。

2. 手术　作为辅助治疗手段,对控制大出血等各种并发症、消除耐药病灶、减少肿瘤负荷和缩短化疗疗程等方面有一定作用,在特定情况下应用。

(1)子宫切除:年龄大无生育要求的低危无转移患者在初次治疗时首选全子宫切除术,并在术中开始给予单药化疗,直至血 β-hCG 水平正常。病灶大、耐药病灶或穿孔出血时,应在化疗基础上手术。一般行全子宫切除术,生育年龄妇女应保留卵巢。有生育要求的年轻妇女,血 β-hCG 水平不高,耐药病灶为单个及子宫外转移灶控制,可考虑行子宫病灶剜出术。

(2)肺叶或肺段切除:多次化疗未能吸收的孤立的肺转移耐药病灶,可行肺叶或肺段切除,还可以局部放射治疗。

3. 放射治疗目前应用较少,主要用于肝、脑转移和肺部耐药病灶的治疗。

4. 耐药复发病例的治疗几乎全部无转移和低危转移病例均能治愈,仍有 20% 左右高危转移病例出现耐药或复发,并最终死亡。治疗这类患者是当今妊娠滋养细胞肿瘤治疗的难题。其策略大致有:①治疗前准确临床分期,给予恰当足量化疗方案,减少耐药和复发的产生。②采用有效的二线化疗药物组成联合化疗方案。对耐药和复发病例有效药物有异环磷酰胺、顺铂、卡铂、博来霉素、紫杉醇等,这些药物组成的化疗方案主要有 EP-EMA(EMA-CO 中的 CO 被顺铂和依托泊苷取代)、PVB(顺铂、长春新碱、博来霉素),BEP(博来霉素、依托泊苷、顺铂),VIP(依托泊苷、异环磷酰胺、顺铂或卡铂)等。另有报道应用超大剂量联合化疗及自体造血干细胞移植治疗耐药患者取得一定疗效。③采用综合治疗和探索新的治疗方法,手术和放疗是有效的辅助治疗手段,合理适时应用能提高治愈率。随着放射介入技术的发展,超选择性动脉插管局部灌注化疗和栓塞治疗,对耐药和复发病灶均有显著疗效。

【随访】

治疗结束后应严密随访。第 1 次随访在出院后 3 个月,以后每 6 个月 1 次直至 3 年,此后每年 1 次直至 5 年,以后可每 2 年 1 次。国外推荐Ⅰ~Ⅲ随访 1 年,Ⅳ期随访 2 年。随访内容同葡萄胎。随访期间应严格避孕,应于化疗停止 >12 个月方可妊娠。

第三节 胎盘部位滋养细胞肿瘤

胎盘部位滋养细胞肿瘤(placental site trophoblastic tumor,PSTT)是指起源于胎盘种植部位的一种特殊类型的妊娠滋养细胞肿瘤。肿瘤几乎完全由中间型滋养细胞肿瘤组成,临床罕见。预后良好,多数不发生转移,仅少数发生子宫外转移,则预后不良。

【病理】

大体检查见肿瘤可为突向宫腔的息肉样组织;也可局限于子宫肌层内,与子宫肌层界限清楚;还可呈弥漫性浸润至深肌层、浆膜层或子宫外扩散,与子宫肌层界限不清。肿瘤切面呈黄褐色或黄色,有时见局限性出血和坏死。镜下见肿瘤几乎均由中间型滋养细胞组成,无绒毛结构。肿瘤细胞呈单一或片状侵入子宫肌纤维之间,仅有灶性坏死和出血。大部分不产生广泛出血坏死,核分裂增多并不是该疾病所特有,免疫组化染色见部分肿瘤细胞 hCG 和人胎盘生乳素(HPL)阳性。

【临床表现】

多发生于生育年龄,可继发于足月产、流产和葡萄胎,但葡萄胎相对少见,偶尔合并活胎妊娠。症状多为停经后不规则阴道流血或月经过多。体征为子宫均匀性或不规则增大。仅少数病例发生子宫外转移,受累部位为肺、阴道、脑、肝、肾及盆腔和腹主动脉旁淋巴结。一旦发生转移,预后不良。

【诊断】

症状、体征不典型,容易误诊。确诊靠组织学检查。部分肿瘤突向宫腔者可通过刮宫标本作出组织学诊断,但刮宫常不能提供代表整个肿瘤的组织,但大多数需靠手术切除的子宫标本作出准确的组织学诊断,来评价肿瘤侵入子宫肌层的深度和范围。常用的辅助检查有:

1. 血 β-hCG 测定　多为阴性或轻度升高。其水平与肿瘤负荷不成比例,无评估预后的价值。

2 血 HPL 测定　多为轻度升高或阴性。

3. 超声检查　缺乏特异性。可见类似于子宫肌瘤或其他妊娠滋养细胞肿瘤的声像图,彩色多普勒超声检查显示子宫和病灶血流丰富,舒张期成分占优势的低阻抗血流频谱。

【临床分期】

采用 FIGO 分期中的解剖学分期，预后评分系统不适用于 PSTT。目前认为与 PSTT 预后相关的高危因素主要有：①肿瘤细胞有丝分裂指数 >5 个 /10HPF；②距先前妊娠时间 >2 年；③有子宫外转移灶。

【处理】

手术是首选的治疗方法，原则是切除一切病灶，行全子宫切除及双侧附件切除术。年轻妇女若病灶局限于子宫，卵巢外观正常，应保留卵巢。有高危因素的 PSTT 患者，术后应给予辅助性化疗。因 PSTT 对化疗的敏感性不及妊娠滋养细胞肿瘤，首选的化疗方案为 EMA-CO。对于无高危因素的患者一般不主张术后辅助性化疗。

【随访】

治疗后应随访。随访内容同妊娠滋养细胞肿瘤。由于缺乏肿瘤标志物，随访时临床表现和影像学检查更有价值。

（王善凤　薛占瑞）

第二十三章 子宫内膜异位症和子宫腺肌病

子宫内膜异位症和子宫腺肌病是妇科常见病，两者均由具有生长功能的异位子宫内膜所致，临床上常可以同时存在，虽然都是由异位内膜引发的，但两者的发病机制及组织发生学不相同，临床表现及其对卵巢激素的敏感性亦有差异，前者对孕激素敏感，可以用孕激素治疗，而后者不敏感。

第一节 子宫内膜异位症

具有活性的子宫内膜组织（腺体和间质）出现在子宫腔被覆黏膜以外部位时称为子宫内膜异位症（endometriosis，EMT），简称内异症。异位内膜可出现在全身任何部位，如腹壁、脐、膀胱、肾、输尿管、肺、胸膜、乳腺，甚至手臂、大腿等处，但绝大多数位于盆腔内，以卵巢及宫骶韧带、盆腔腹膜最常见，其次为子宫、直肠子宫陷凹、阴道直肠隔等部位，故有盆腔子宫内膜异位症之称（图 23-1）。因为青春期前无发病；自然绝经或切除双侧卵巢后包括手术或放射治疗后，异位内膜可逐渐萎缩吸收；妊娠或使用性激素抑制卵巢功能，可暂时阻止疾病发展，临床症状缓解或消失，故内异症是激素依赖性疾病。内异症在病理上呈良性形态学表现，但临床上、生物学行为具有类似恶性肿瘤的种植、侵蚀及远处播散转移等能力。逐渐加重的盆腔疼痛、重度盆腔粘连和不孕是患者的主要临床表现。

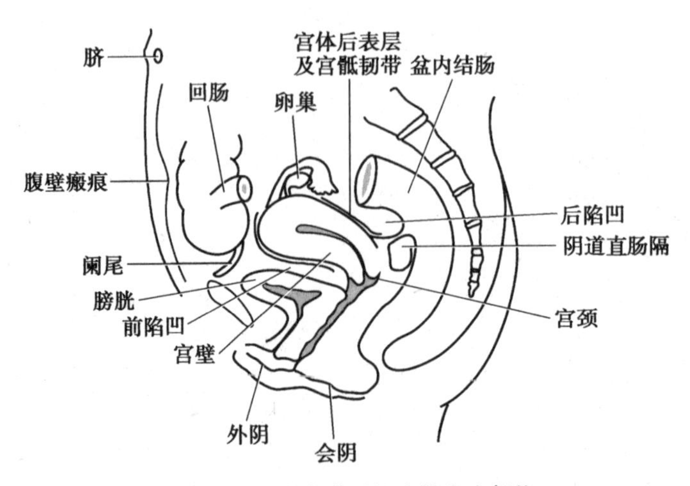

图 23-1 子宫内膜异位症的发生部位

【发病率】

流行病学调查显示，子宫内膜异位症是引起盆腔疼痛与不孕的常见病，但由于子宫内膜异位症发病因素复杂，临床表现差别大，目前没有理想的分期方法和调查标准，且难以选择合适的对照组，流行病学研究落后于其他疾病。文献报道子宫内膜异位症的发病率范围差别大，2%~48%，育龄期是内异症的高发年龄，76% 在 25~45 岁，与内异症是激素依赖性疾病相吻合。初潮年龄早、周期短、生育少、生育晚的妇女发病明显多于多生育者，皆是因为经血与盆腔接触的机会多有关。有报道绝经后用激素替代的妇女也有发病者。近年本病发病率呈明显上升趋势，与社会经济状况呈正相关，可能的原因是，脑力劳动者长期精神紧张，并缺乏规律运动，导致机体免疫功能下降或紊乱，促进异位症发生、发展，也与诊断技术水平及诊断手段提升有关，尤其是腹腔镜介入后，使内膜异位症的发病率增加。慢性盆腔疼痛及痛经在患者中发病率为 20%~90%，25%~35% 不孕患者与此病有关，非内膜异位症妇科手术中有 5%~15% 患者被发现有内异症存在，而无内膜异位症表现。

【病因】

异位子宫内膜来源至今尚未阐明，近年来在此病的研究方面取得很大成绩，特别是对轻度子宫内膜异位的研究，证实了腹腔内环境中巨噬细胞以及各种细胞因子、免疫球蛋白等的变化，在发病过程中起着重要作用，目前较一致的观点是用多因子发病理论来解释发病机制：

1. 子宫内膜种植学说　1921 年 Sampson 首先提出经期时子宫内膜腺上皮和间质细胞，可随经血逆流经输卵管进入盆腔，种植于卵巢和邻近的盆腔腹膜，并在该处继续生长、蔓延，形成盆腔内异症，称经血逆流学说，多数临床和实验资料均支持这一学说。支持此学说的根据有：① 70%~90% 妇女有经血逆流，在经血或早卵泡期的腹腔液中，均可见有活性的内膜细胞。开腹与腹腔镜均发现有经血逆流。②月经过多或先天性阴道闭锁或宫颈狭窄等经血排出受阻者，子宫内膜异位发病率高。③医源性内膜种植，如剖宫产后腹壁瘢痕或分娩后会阴切口出现内异症，可能是术时将具有活性子宫内膜携带至切口直接种植所致，患者有多次宫腔手术操作史(人工流产、输卵管通液等)亦不少见。④动物实验能将经血中的子宫内膜移植于猕猴腹腔内存活生长，借助外援雌激素，形成典型内异症。种植学说虽被绝大多数学者接受，但它无法解释盆腔外内异症的发生，也不能解释多数育龄女性存在经血逆流，但仅少数(10%~15%)发病的情况。

子宫内膜也可通过淋巴及静脉向远处播散，发生移位种植，是子宫内膜移位种植学说的组成部分。很多学者在光镜检查时发现盆腔淋巴管、淋巴结及盆腔静脉中有子宫内膜组织，提出子宫内膜可通过淋巴、静脉向远处播散。临床上所见远离盆腔的器官，如肺、四肢的皮肤、肌肉等发生内异症，可能就是内膜经血行和淋巴播散的结果。盆腔外内异症的发生率极低，该学说又无法说明子宫内膜如何通过的静脉和淋巴系统，是否与机体的免疫功能有关，还是良性转移本身就很少见。

2. 体腔上皮化生学说　卵巢表面上皮、盆腔腹膜均是由胚胎期具有高度化生潜能的体腔上皮分化而来，Mayer 提出体腔上皮分化来的组织在受到持续卵巢激素或经血逆流及慢性炎症的反复刺激后，能被激活转化为子宫内膜样组织。但目前又有动物实验证实，小鼠卵巢表面上皮可经过 k-ras 激活途径直接化生为卵巢内异症病变。

3. 诱导学说　未分化的腹膜组织在内源性生物化学因素诱导下可发展成为子宫内膜组织。此学说是体腔上皮化生学说的延伸，在动物实验中已证实，而在人类尚无证据。

4. 遗传学说　本病具有家族聚集性，患者一级亲属的发病风险是无家族史者的 7 倍，家族史阳性患者痛经严重程度显著高于家族阴性患者，家族中有多个患者时，患者疼痛症状的发作年龄趋于一致，这些都提示此病发病特点是多基因遗传性疾病。单卵双胎孪生姐妹发病率高达75%。有研究发现内异症与谷胱甘肽转移酶、半乳糖转移酶和雌激素受体的基因多态性有关。

5. 免疫发病学说 越来越多的证据表明免疫调节异常在内异症的发生、发展各环节起重要作用，表现为免疫监视、免疫杀伤功能的细胞如NK细胞等细胞毒作用减弱而不能有效清除异位内膜，免疫活性细胞释放IL-6、EGF、FGF等细胞因子促进异位内膜存活、增殖并导致局部纤维增生、粘连、细胞黏附分子异常表达、协同参与异位内膜的移植、定位和黏附等。该病的临床特点及自身抗体可能为寡克隆激活模式表明它具有自身免疫性疾病的特征。发病机制有：子宫内膜异位种植的免疫异常排斥机制；异位子宫内膜黏附的免疫机制；异位子宫内膜增殖的免疫机制。研究还发现内异症与SLE、黑色素瘤及某些HLA抗原有关，患者的IgG及抗子宫内膜抗体明显增加，表明其具有自身免疫性疾病的特征。还有证据表明，内异症与亚临床腹膜炎有关，表现为腹腔液中巨噬细胞、炎性细胞因子、生长因子、促血管生成物质增加，从而促进内膜移位存活，增殖并导致局部纤维增生、粘连。总之，目前的研究结果表明，子宫内膜异位症的免疫发病机制可能为免疫抑制与免疫促进失衡导致的免疫失控所致。在疾病发病早期，机体表现积极的免疫反应，但内膜组织释放的有害因子与免疫系统相互作用的消长过程中，诱发免疫系统释放一系列反馈因子，协同作用进一步抑制免疫活性细胞对免疫细胞的清除，使免疫系统逆转为免疫促进，使异位内膜转移定位、生长。

6. 其他因素 国内外学者提出“异位内膜决定论”认为子宫内膜的生物学特性是内异症发生的决定因素，局部微循环是影响因素，血管生成参与了内异症的发生机制，患者腹腔液中VEGF等血管生长因子增多，使盆腔微血管生长增加，导致异位内膜得以成功地种植生长。另外，异位内膜有芳香化酶mRNA和细胞色素P-450蛋白的高表达，而Ⅱ型17-β羟类固醇脱氢酶表达下降，表明异位内膜除自分泌雌激素外，还可削弱对17-β雌二醇的灭活作用，促进自身增殖。此外，子宫内膜细胞凋亡减少与疾病进程有关。

【病理】

子宫内膜异位症是具有生长功能的子宫内膜出现在子宫腔以外而言，其主要病理变化为异位子宫内膜随卵巢激素变化而发生周期性出血，血液、分泌液、组织碎片聚集在组织间隙内，血浆及纤维蛋白逐渐被吸收，病灶周围产生类似感染炎性反应，导致周围纤维组织增生和囊肿、粘连皱褶并形成瘢痕，在病变区出现紫褐色斑点或小泡，最终发展为大小不等的紫褐色实质性结节或包块。

子宫内膜异位症病灶分布较广，其发生的最多部位是宫骶韧带76%，直肠子宫陷窝70%，卵巢55.2%，以及盆腔腹膜的各个部位及盆腔器官表面。

1. 大体病理

(1)卵巢：最易被异位内膜侵犯，接近卵巢门皱褶处的卵巢前沿处最常见，分微小病变型和典型病变型。约80%病变累及一侧，累及双侧占50%。微小病灶型属早期，位于卵巢浅表皮层的红色、紫蓝色或褐色斑点或数毫米大的小囊。有时因反复出血与周围组织粘连紧密，手术剥离时有咖啡色黏稠物流出。随病变发展，异位内膜侵犯卵巢皮质并在其内生长、反复周期性出血，形成单个或多个囊肿型的典型病变，称为卵巢子宫内膜异位囊肿。囊肿大小不一，直径多在5cm左右，大至10~20cm，内含暗褐色、似巧克力样糊状陈旧血性液体，故又称为卵巢巧克力囊肿，囊肿增大时表面呈灰蓝色，囊肿在月经期内出血增多，腔内压力大，特别是囊壁近卵巢表面时易反复破裂,破裂后囊内容物刺激局部腹膜发生局部炎性反应和组织纤维化,导致卵巢与邻近的子宫、阔韧带、盆侧壁或乙状结肠等紧密粘连,致使卵巢固定在盆腔内,不能活动。若手术强行剥离时,粘连局部囊壁极易破裂,流出黏稠暗褐色陈旧血液。这种粘连是卵巢子宫内膜异位囊肿的临床特征之一,卵巢内异位内膜病灶的周期性出血及吸收缓慢的内膜碎片沉积在囊腔内。每周期的反复出血又填充囊腔,使囊内液呈黑色、柏油色、巧克力色,有时也有鲜红色,要注意与其他出血性卵巢囊肿鉴别。

(2)宫骶韧带、直肠子宫陷凹和子宫后壁下段:宫骶韧带、直肠子宫陷凹和子宫后壁下段处于盆腔后部较低处,与经血中的内膜碎屑接触最多,故为内异症的好发部位。在病变早期,轻者局部有散在紫褐色出血点或颗粒状结节,宫骶韧带增粗、纤维化或结节样改变。随病变发展,子宫后壁与直肠前壁致密粘连,直肠子宫陷凹变浅甚至消失,重者病灶向阴道直肠隔发展,在隔内形成肿块并向阴道后穹窿或直肠腔凸出,成为深部子宫内膜异位症,但穿破阴道或直肠黏膜罕见。

(3)盆腔腹膜:盆腔腹膜内异症分为色素沉着型和无色素沉着型两种。前者腹腔镜下呈紫蓝色或黑色结节,为临床最容易识别的典型病灶;后者为无色素的早期病灶,具有多种临床表现形式,种植面积从数毫米到2cm不等,可为表面型或浸润型,更小的病灶只能在显微镜下看到,称显微镜下病灶。无色素沉着病灶较色素沉着病灶更具活性,有红色火焰样、息肉样、白色透明变、卵巢周围粘连、黄棕色腹膜斑、环形腹膜缺损等类型。无色素异位病变发展成典型病灶需6~24个月。腹腔镜可以发现许多微小的腹膜内异症病灶。因病灶反复出血,上述典型的组织学结构可能被破坏而难以发现,以致出现临床表现与病理不一致的现象。腹膜子宫内膜异位症可分为色素沉着型与无色素沉着型。

(4)输卵管及宫颈:异位内膜累及输卵管和宫颈少见。偶在输卵管浆膜层可见紫蓝色斑点或结节,管腔多通畅。宫颈异位病灶多系内膜直接种植,呈暗红色或紫蓝色颗粒种植于宫颈表面,经期略增大,易被误诊为宫颈腺囊肿。深部病灶宫颈剖面呈紫蓝色小点或含陈旧血液的小囊腔,多系直肠子宫陷凹病灶蔓延而来。

(5)其他部位:阑尾、膀胱、直肠异位病灶呈紫蓝色或红棕色点、片状病损,很少穿透脏器黏膜层。会阴及腹壁瘢痕处异位病灶因反复出血致局部纤维增生而形成圆形结节,病程长者结节可大至数厘米,偶见典型的紫蓝色或陈旧出血灶。

2. 镜下检查　典型的异位内膜组织在镜下可见子宫内膜上皮、腺体、内膜间质、纤维素及出血等成分。无色素型早期异位病灶一般可见到典型的内膜组织,但异位内膜反复出血后,这些组织结构可被破坏而难以发现,出现临床表现极典型而组织病理特征极少的不一致现象,约占24%。出血来自间质内血管,镜下找到少量内膜间质细胞即可确诊内异症。临床表现和术中所见很典型,即使镜下仅能在卵巢囊壁中发现红细胞或含铁血黄素细胞等出血证据,亦应视为内异症。肉眼正常的腹膜组织镜检时发现子宫内膜腺体及间质,称为镜下内异症,发生率10%~15%,可能在内异症的组织发生及治疗后复发方面起重要的作用。

异位内膜组织可随卵巢周期变化而有增生和分泌改变,但其改变与异位子宫内膜并不同步,多表现为增生期改变。

异位内膜极少发生恶变,发生率低于1%,恶变机制并不明确。内异症恶变的细胞类型为透明细胞癌和子宫内膜样癌。

【临床表现】

子宫内膜异位症的症状主要有慢性盆腔痛、性交痛、痛经、不孕,临床表现因人和病变部位的不同而多种多样，症状特征与月经周期密切相关。

1. 症状

(1)疼痛：疼痛是本病的主要症状之一，尤以开始于异位子宫内膜形成后的继发性痛经及随局部病变的加重而逐渐加重的进行性痛经被认为是子宫内膜异位症的典型症状，其原因为异位病灶受周期性卵巢激素影响而出现类似月经期变化，如增生、出血，疼痛多位于下腹部、腰骶及盆腔中部，有时可放射至会阴部、肛门及大腿，常于月经来潮前1~2天出现，经期第1日最剧烈，以后逐渐减轻，至月经干净时消失。如子宫内膜异位灶位于子宫肌层，可使子宫肌肉痉挛收缩，痛经症状更加明显。此外痛经与局部前列腺素(PGs)产生有关，常伴恶心呕吐，腹泻等。卵巢子宫内膜异位囊肿在下列情况下可以发生破裂：经前或经期反复出血，使囊内压增高；妊娠期间或使用大剂量孕激素治疗，囊壁血管增生，充血水肿组织软化破裂；排卵孔的存在也可破裂。疼痛严重程度与病灶大小不一定呈正比，粘连严重、卵巢异位囊肿患者可能并无疼痛，而盆腔内小的散在病灶却可引起难以忍受的疼痛。少数患者表现为持续性下腹痛，经期加剧。有27%~40%患者无痛经，由此可知，痛经并非子宫内膜异位症必须具备的症状。

(2)不孕：子宫内膜异位症不孕率高达40%左右。实验动物模型发现，子宫内膜异位症的确可以降低生育率和导致不孕，而引起不孕的原因复杂，如盆腔微环境改变，腹腔液浸绕着盆腔器官，又与盆腔异位病灶直接接触，文献报道腹腔积液可引起输卵管的拾卵障碍，腹腔液还可使精子活动力减低，尤以腹腔液中巨噬细胞数量增加有关，其吞噬精子作用亢进。此外腹腔积液中的细胞因子，特别是白细胞介素，影响精卵结合及运送、免疫功能异常导致抗子宫内膜抗体增加而破坏子宫内膜正常代谢及生理功能、卵巢功能异常导致排卵障碍和黄体形成不良等。人们观察到子宫内膜异位症患者血清催乳素水平升高可能是引起不孕的一个病因或者诱发因素。黄素化未破裂卵泡综合征(LUFS)是另一种类型的排卵功能障碍，子宫内膜异位症患者合并LUFS的概率是5.8%~79%，亦是其发生不孕的原因。目前研究免疫功能异常对不孕的影响，引起人们更多的关注。中、重度患者可能与盆腔解剖结构改变有关，如卵巢、输卵管周围粘连梗阻而影响精子和受精卵运输。

(3)月经异常：15%~30%患者有经量增多、经期延长或月经淋漓不尽。可能与卵巢实质病变、无排卵、黄体功能不足或合并有子宫腺肌病和子宫肌瘤有关。

(4)性交不适：多见于直肠子宫陷凹有异位病灶或因局部粘连使子宫后倾固定者。性交时碰撞或子宫收缩上提而引起疼痛，一般表现为深部性交痛，月经来潮前性交痛最明显。

(5)其他特殊症状：盆腔外任何部位有异位内膜种植生长时均可在局部出现周期性疼痛、出血和肿块，并出现相应症状。肠道内异症可出现腹痛、腹泻、便秘或周期性少量便血，严重者可因肿块压迫肠腔而出现肠梗阻症状；膀胱内异症常在经期出现尿痛和尿频，但多被痛经症状掩盖而被忽视；异位病灶侵犯和/或压迫输尿管时，引起输尿管狭窄、阻塞，出现腰痛和血尿，甚至形成肾盂积水和继发性肾萎缩；手术瘢痕异位症患者常在剖宫产或会阴侧切术后数月至数年出现周期性瘢痕处疼痛，在瘢痕深部扪及剧痛包块，随时间延长，包块逐渐增大，疼痛加剧。

除上述症状外，卵巢子宫内膜异位囊肿破裂时，囊内容物流入盆腹腔引起突发性剧烈腹痛，伴恶心、呕吐和肛门坠胀。疼痛多发生于经期前后或性交后，症状类似输卵管妊娠破裂，但无腹腔内出血。

2. 体征　较大的卵巢异位囊肿在妇科检查时可扪及与子宫粘连的肿块。囊肿破裂时腹膜刺激征阳性。典型盆腔内异症双合诊检查时可发现子宫后倾固定，直肠子宫陷凹、宫骶韧带或子宫后壁下方可扪及触痛性结节，一侧或双侧附件处触及囊实性包块，活动度差。病变累及直肠阴道间隙时可在阴道后穹窿触及，触痛明显，或直接看到局部隆起的小结节或紫蓝色斑点。

【诊断】

只需有一至两项阳性症状。

育龄女性有继发性痛经进行性加重、不孕或慢性盆腔痛，盆腔检查扪及子宫后倾固定，与子宫相连的囊性包块或盆腔内有触痛性结节，即可初步诊断为子宫内膜异位症。在盆腔检查时，应对子宫后壁、宫骶韧带和直肠陷凹仔细检查，只要摸到一两个豆粒或米粒大小的触痛结节，首先诊断此病。这些结节无论从硬度、大小都很难与卵巢癌的种植鉴别，因此触痛的有无，为一重要的鉴别指征。但临床上还需借助下列辅助检查，腹腔镜检查和活组织检查才能确诊和确定分期。

1. 影像学检查　超声检查是鉴别卵巢异位囊肿和膀胱、阴道、直肠隔内异症的重要方法，可确定异位囊肿位置、大小和形状，其诊断敏感性和特异性均在 96% 以上。囊肿呈圆形或椭圆形，与周围特别是与子宫粘连，囊壁厚而粗糙，囊内有细小的絮状光点。因囊肿回声图像无特异性，不能单纯依靠超声图像确诊。盆腔 CT 及 MRI 对盆腔内异症有诊断价值，但费用较昂贵。

2. 血清 CA125 测定　在正常情况下血清中 CA125 浓度由贮存在腹腔液中的 CA125 扩散到血液中的。重度子宫内膜异位症患者的异位病灶引起腹膜损害更重。血清 CA125 浓度可能增高，重症患者更为明显，但其变化范围很大，临床上多用于重度内异症和疑有深部异位病灶者。在诊断早期内异症时，腹腔液 CA125 值较血清值更有意义。但血清 CA125 在其他疾病如卵巢癌、盆腔炎性疾病也可出现增高，CA125 诊断内异症的敏感性及特异性均较低，与腹腔镜相比缺乏诊断价值。血清 CA125 水平用于监测异位内膜病变活动情况，即监测疗效和复发较诊断更有临床价值，治疗有效时 CA125 降低，复发时又增高。另有研究表明，CA125 与异位子宫内膜细胞的浸润能力明显相关，认为 CA125 水平高低可能反映异位内膜的活性及浸润能力。

3. 抗子宫内膜抗体　此抗体是内异症的标志抗体，其靶抗原是内膜腺体细胞中一种孕激素依赖性糖蛋白，特异性 90%~100%。患者血中检测出该抗体，表明体内有异位内膜刺激及免疫内环境改变。但测定方法较烦琐，敏感性不高。

4. 腹腔镜检查　是目前国际公认诊断内异症的最佳方法，除了阴道或其他部位直视可见的病变之外，腹腔镜检查是确诊盆腔内异症的标准方法。特别是对超声检查、盆腔检查无阳性发现的不孕或腹痛患者更是唯一手段。在腹腔镜下见到大体病理所述典型病灶或对可疑病变进行活组织检查即可确诊。下列情况应首选腹腔镜检查：疑为内异症的不孕症患者，妇科检查及超声检查无阳性发现的慢性腹痛及痛经进行性加重者，有症状特别是血 CA125 浓度升高者，只有在腹腔镜检查或剖腹探查直视下才能确定内异症临床分期。近年来，经阴道通水腹腔镜（transvaginal hydrolaparoscopy，THL）已悄然兴起。THL 是基于后陷凹镜的原理，所不同的是使用的扩充介质是温盐水而不是气体，类似于宫腔镜，手术时间短，仅 8min 和腹腔镜诊断符合率达 80% 以上，有学者结论，THL 会逐步取代诊断性腹腔镜，并可能被用来治疗早期子宫内膜异位症。

【鉴别诊断】

内异症易与下述疾病混淆，应予以鉴别。

1. 卵巢恶性肿瘤　早期无症状，有症状时多呈持续性腹痛、腹胀，病情发展快，一般情况差。除查有盆腔包块外，多伴有腹腔积液。超声图像显示包块为混合性或实性，血清 CA125 值多显著升高。多大于 100IU/mL。腹腔镜检查或剖腹探查可鉴别。

2. 盆腔炎性包块　多有急性或反复发作的盆腔感染史，疼痛无周期性，平时亦有下腹部隐痛，可伴发热和白细胞增高等，抗生素治疗有效。

3. 子宫腺肌病　痛经症状与内异症相似，但多位于下腹正中且更剧烈，子宫多呈均匀性增大，质硬。经期检查时子宫触痛明显。警惕此病常与内异症并存。

【临床分期】

内异症的分期方法很多，目前我国多采用美国生育学会（AFS）提出的“修正子宫内膜异位症分期法”。该分期法于 1985 年最初提出，1997 年再次修正。内异症分期需在腹腔镜下或剖腹探查手术时进行分期，要求详细观察并对异位内膜的部位、数目、大小、粘连程度等进行记录，最后进行评分（表 23-1）。该分期法有利于评估疾病严重程度、正确选择治疗方案、准确比较和评价各种治疗方法的疗效，并有助于判断患者的预后。

表 23-1　ASRM 修正子宫内膜异位症分期法（1997）

	异位病灶	病灶大小				粘连范围		
		<1cm	1~3cm	>3cm		<1/3包裹	1/3~2/3包裹	>2/3包裹
腹膜	浅	1	2	4				
	深	2	4	6				
卵巢	右浅	1	2	4	薄膜	1	2	4
	右深	4	16	20	致密	4	8	16
	左浅	1	2	4	薄膜	1	2	4
	左深	4	16	20	致密	4	8	16
输卵管	右				薄膜	1	2	4
					薄膜	1	2	4
	左				薄膜	1	2	4
					致密	4	8	16
直肠子宫陷凹部分消失		4			完全消失	40		

注：若输卵管全部被包裹，应为 16 分

【治疗】

治疗内异症的根本目的是“缩减和去除病灶，减轻和控制疼痛，治疗和促进生育，预防和减少复发”。治疗方法应根据患者年龄、症状、病变部位和范围以及对生育要求等加以选择，强调治疗个体化。症状轻或无症状的轻微病变选用期待治疗。有生育要求的轻度患者先行药物治疗，重者行保留生育功能手术；年轻无生育要求的重度患者可行保留卵巢功能手术，并辅以性激素治疗；症状及病变均严重的无生育要求者考虑行根治性手术。

1. 期待治疗　对患者定期随访，并对症处理病变引起的轻微经期腹痛，可给予前列腺素合成酶抑制剂(吲哚美辛、萘普生、布洛芬等)。希望生育者应尽早行不孕的各项检查如子宫输卵管造影或输卵管通畅试验,特别是行腹腔镜下输卵管通液检查,或镜下对轻微病灶进行处理,解除输卵管粘连扭曲,促使其尽早受孕。一旦妊娠,异位内膜病灶坏死萎缩,分娩后症状缓解并有望治愈。

2. 药物治疗　包括抑制疼痛的对症治疗、抑制雌激素合成使异位内膜萎缩、阻断下丘脑-垂体-卵巢轴的刺激和出血周期为目的的性激素抑制治疗,适用于有慢性盆腔痛、经期痛经症状明显、有生育要求及无卵巢囊肿形成患者。采用使患者假孕或假绝经性激素的疗法已成为临床治疗内异症的常用方法。卵巢的异位内膜组织大多来源于经血倒流种植,这些内膜不同于腺肌病的异位内膜,来自子宫内膜基底层,对激素不敏感,相反,它们较成熟,类似于异位的子宫内膜,对卵巢激素具有周期性的反应,但有时同一组织的不同病灶也有差异。但对较大的卵巢内膜异位囊肿,特别是卵巢包块性质未明者,不宜用药物治疗。

(1)口服避孕药:是最早用于治疗内异症的激素类药物,其目的是降低垂体促性腺激素水平,并直接作用于子宫内膜和异位内膜,导致内膜萎缩和经量减少。长期连续服用避孕药造成类似妊娠的人工闭经,称假孕疗法。目前临床上常用低剂量高效孕激素和炔雌醇复合制剂,用法为1片/d,连续用6~9个月,此法适用于轻度内异症患者。

(2)孕激素:单用人工合成高效孕激素,通过抑制垂体促性腺激素分泌,造成无周期性的低雌激素状态,并与内源性雌激素共同作用,造成高孕激素性闭经和内膜蜕膜化,形成假孕。各种制剂疗效相近且费用较低。所用剂量为避孕剂量的3~4倍,连续应用6个月,如甲羟孕酮(medroxyprogesterone)30mg/d,副反应有恶心、轻度抑郁、水钠潴留、体重增加及阴道不规则点滴出血等。患者在停药数月后痛经缓解,月经恢复。

(3)孕激素受体水平拮抗剂:米非司酮(mifepristone)与子宫孕酮受体的亲和力是孕酮的5倍,有较强的抗孕激素作用,口服25~100mg/d,造成闭经使病灶萎缩。副反应轻,无雌激素样影响,亦无骨质丢失危险,长期疗效有待证实。

(4)孕三烯酮(gestrinone):为19-去甲睾酮甾体类药物,有抗孕激素、中度抗雌激素和抗性腺效应,能增加游离睾酮含量,减少性激素结合球蛋白水平,抑制FSH、LH峰值并减少LH均值,使体内雌激素水平下降,异位内膜萎缩、吸收,也是一种假绝经疗法。该药在血浆中半衰期长达28h,每周仅需用药两次,每次2.5mg,于月经第1日开始服药,6个月为1疗程,治疗后50%~100%患者发生闭经,症状缓解率达95%以上。孕三烯酮与达那唑相比,疗效相近,但副反应较低,对肝功能影响较小且可逆,很少因转氨酶过高而中途停药,且用药量少、方便。孕妇忌服。

(5)达那唑(danazol):为合成的17a-乙炔睾酮衍生物。抑制FSH、LH峰;抑制卵巢甾体激素生成并增加雌、孕激素代谢;直接与子宫内膜雌、孕激素受体结合抑制内膜细胞增生,最终导致子宫内膜萎缩,出现闭经。因FSH、LH呈低水平,又称假绝经疗法。适用于轻度及中度内异症痛经明显的患者。用法:月经第1日开始口服200mg,2~3次/d,持续用药6个月。若痛经不缓解或未闭经,可加至4次/d。疗程结束后约90%症状消失。停药后4~6周恢复月经及排卵。副反应有恶心、头痛、潮热、乳房缩小、体重增加、性欲减退、多毛、痤疮、皮脂增加、肌痛性痉挛等,一般能耐受。药物主要在肝脏代谢,已有肝功能损害不宜使用,也不适用于高血压、心力衰竭、肾功能不全,妊娠禁用。

(6)促性腺激素释放激素激动剂(gonadotropinreleasing hormone analogue,GnRH-a):为人工合成的十肽类化合物,其作用与体内GnRH相同,能促进垂体LH和FSH释放,其活性较天然 GnRH 高百倍。且半衰期长，稳定性好，抑制垂体分泌促性腺激素，导致卵巢激素水平明显下降，出现暂时性闭经，此疗法又称药物性卵巢切除。我国目前常用的 GnRH-a 类药物有：亮丙瑞林 3.75mg，月经第 1 日皮下注射后，每隔 28 日注射 1 次，共 3~6 次；戈舍瑞林 3.6mg，用法同前。一般用药后第 2 个月开始闭经，可使痛经缓解，停药后在短期内排卵可恢复。副反应主要有潮热、阴道干燥、性欲减退和骨质丢失等绝经症状，停药后多可消失。但骨质丢失需要一年才能逐渐恢复正常。因此在应用 GnRH-a 3~6 个月，可以酌情给予反向添加治疗提高雌激素水平，预防低雌激素水平相关的血管症状和骨质丢失的发生，可以增加患者的顺应性，如妊马雌酮 0.625mg 加甲羟孕酮 2mg，每日 1 次或替勃龙 1.25mg/d。

3. 手术治疗　适用于药物治疗后症状不缓解、局部病变加剧或生育功能未恢复者；较大的卵巢内膜异位囊肿且迫切希望生育者。腹腔镜手术是本病的首选治疗方法，目前认为以腹腔镜确诊、手术＋药物为内异症的金标准治疗。且由于腹腔镜的应用，使得本病得以早期诊断，加上其与不孕的密切关系，因此，对年轻，而又有生育要求的患者来说，保守性外科治疗，越来越显得重要。保守性外科治疗目的大致有如下几点：①消除病灶，如粘连；②恢复正常的解剖关系；③止血；④非创伤性和整形手术。手术方式有：

(1) 保留生育功能手术：切净或破坏所有可见的异位内膜病灶，但保留子宫、一侧或双侧卵巢，至少保留部分卵巢组织。适用于药物治疗无效、年轻和有生育要求的患者。术后复发率约 40%。因此术后应尽早妊娠或使用药物以减少复发。

(2) 保留卵巢功能手术：切除盆腔内病灶及子宫，保留至少一侧或部分卵巢。适用于Ⅲ、Ⅳ期患者、症状明显且无生育要求的 45 岁以下患者。术后复发率约 5%。

(3) 根治性手术：将子宫、双附件及盆腔内所有异位内膜病灶予以切除和清除，适用于 45 岁以上重症患者。术后不用雌激素补充治疗者，几乎不复发。双侧卵巢切除后，即使盆腔内残留部分异位内膜病灶，也能逐渐自行萎缩退化直至消失。

4. 手术与药物联合治疗　手术治疗前给予 3~6 个月的药物治疗使异位病灶缩小、软化，有利于缩小手术范围和手术操作。对手术不彻底或术后疼痛不缓解者，术后给予 6 个月的药物治疗推迟复发。

5. 不孕的治疗　药物治疗对改善生育状况帮助不大。腹腔镜手术能提高术后妊娠率，治疗效果取决于病变程度。希望妊娠者术后不宜应用药物巩固治疗，应行促排卵治疗，争取尽早受孕。手术后 2 年内未妊娠者再妊娠机会甚微。

【预防】

1. 防止经血逆流　及时发现并治疗引起经血潴留的疾病，如先天性生殖道畸形、闭锁、狭窄和继发性宫颈粘连、阴道狭窄等。

2. 药物避孕　口服药物避孕者内异症发病风险降低，与避孕药抑制排卵、促使子宫内膜萎缩有关，有高发家族史、容易带器妊娠者，可选择口服药物。避免在月经期和经前期性交。

3. 防止医源性内膜异位种植　尽量避免多次的宫腔手术操作。进入宫腔内的经腹手术，特别是孕中期剖宫取胎术，均应用纱布垫保护好子宫切口周围术野，以防宫腔内容物溢入腹腔或腹壁切口；缝合子宫壁时避免缝线穿过子宫内膜层；关腹后应冲洗腹壁切口。月经来潮前禁做输卵管通畅试验，以免将内膜碎屑推入腹腔。宫颈及阴道手术如冷冻、电灼、激光和微波治疗以及整形术等均不宜在经前进行，否则有导致经血中的内膜碎片种植于手术创面的危险。人工流产吸宫术时，宫腔内负压不宜过高，以免突然将吸管拔出使宫腔血液和内膜碎片随负压被吸入腹腔。

第二节 子宫腺肌病

子宫腺肌病(adenomyosis)是指子宫内膜向肌层良性浸润并在其中弥漫或团块状生长。其特征是子宫肌层中出现了异位的内膜和腺体伴有其周围肌层的细胞肥大和增生。多发生于30~50岁经产妇,约15%同时合并内异症,约半数合并子宫肌瘤。虽对尸检和因病切除的子宫作连续切片检查发现10%~47%子宫肌层中有子宫内膜组织,但其中35%无临床症状。子宫腺肌病与子宫内膜异位症病因不同,但均受雌激素的调节。

【病因】

子宫腺肌病的发病学至今不明,普遍认为子宫腺肌病患者部分子宫肌层中的内膜病灶与宫腔内膜直接相连,故认为本病由基底层子宫内膜侵入肌层生长所致,多次妊娠及分娩、人工流产、慢性子宫内膜炎等造成子宫内膜基底层损伤,与腺肌病的发病密切相关。由于内膜基底层缺乏黏膜下层,子宫内膜直接与肌层接触,缺乏了黏膜下层的保护作用,使得在解剖结构上与子宫内膜易于侵入子宫肌层。且本病常合并有子宫肌瘤和子宫内膜增生,提示高水平雌孕激素刺激也可能是促进内膜向肌层生长的原因之一。

【病理】

异位内膜在子宫肌层多呈弥漫性生长,累及后壁居多,故子宫呈均匀性增大,前后径增大明显,呈球形,一般不超过12周妊娠子宫大小。剖面见子宫肌壁显著增厚且硬,无漩涡状结构,于肌壁中见粗厚肌纤维带和微囊腔,腔内偶有陈旧血液。少数腺肌病病灶呈局限性生长形成结节或团块,似肌壁间肌瘤,称为子宫腺肌瘤(adenomyoma),因局部反复出血导致病灶周围纤维组织增生所致,故与周围肌层无明显界限,手术时难以剥出。镜检特征为肌层内有呈岛状分布的异位内膜腺体及间质。异位内膜细胞属基底层内膜,对卵巢激素有反应性改变,但是对孕激素不敏感或无反应,故异位腺体常呈增生期改变,偶尔见到局部区域有分泌期改变。

【临床表现】

主要症状是经量过多、经期延长和逐渐加重的进行性痛经,疼痛位于下腹正中,常于经前一周开始,直至月经结束。15%~30%患者有痛经,疼痛程度与小岛的多少有关,约8%痛经者为子宫肌层深部病变,异位内膜出血使PGF-2α增加刺激子宫兴奋性也可引起痛经。有35%无典型症状,子宫腺肌病中月经过多发生率为40%~50%,表现为连续数个月经周期出血量多,大于80mL,并影响身体、心理、社会和经济等方面的生活质量。月经过多主要与子宫内膜面积增加、子宫肌层内弥漫纤维增生使子宫肌层收缩不良、合并子宫内膜增生因素等有关,一般出血与病灶的深度呈正相关,偶也有小病变月经过多者。子宫腺肌病痛经的发生率为15%~30%。妇科检查子宫呈均匀增大或有局限性结节隆起,质硬且有压痛,经期压痛更甚。无症状者有时与子宫肌瘤不易鉴别。

【诊断】

可依据典型的进行性痛经和月经过多史、妇科检查子宫均匀增大或局限性隆起、质硬且有压痛而作出初步临床诊断。影像学检查有一定帮助,可酌情选择。确诊取决于组织病理学检查。

【治疗】

应视患者症状、年龄和生育要求而定。目前无根治性的有效药物,症状较轻、有生育要求及近绝经期患者可试用达那唑、孕三烯酮或 GnRH-a 治疗，年龄偏大，无生育要求可用左炔诺孕酮宫内节育系统维持治疗，均可缓解症状；但要注意药物的副作用，且停药后症状可复现，在 GnRH-a 治疗时应给予反向添加治疗和补充钙剂预防患者骨丢失的风险，年轻或希望生育的子宫腺肌瘤患者可试行病灶挖除术；对症状严重、无生育要求或药物治疗无效者应行全子宫切除术。是否保留卵巢取决于卵巢有无病变和患者年龄。经腹腔镜骶前或骶骨神经切除术也可治疗痛经，约 80% 患者术后疼痛消失或缓解。

（王善凤）

第二十四章 女性生殖器官发育异常

胚胎时期，女性生殖道的前身米勒管属于左右对称的双侧性管道，以后通过中线融合、中隔吸收等一系列步骤，最终在中线上形成单一的子宫体、子宫颈和阴道，而仍保持左右各一的输卵管。这一过程大约从胚胎5周起，直至16周完成。在此期间，如果由于致畸因素的影响，妨碍上述过程的进展，即可导致不同程度的双子宫、双宫颈及阴道畸形的发生。

性腺分化基因在性腺分化中起主要作用，染色体核型为XX，无睾丸决定因子（TDF），细胞膜表面组织相容抗原（T-Y抗原）的作用，原始性腺皮质分化为卵巢。卵巢的正常分化需要两条X和常染色体及FSH的参与。

女性生殖器官来源于不同的始基，经过复杂的演化过程，形成内外生殖器官。在生殖器官发育过程中，受到内外因素的影响，发育停滞在不同的阶段而导致发育异常。

第一节 外生殖器发育异常

处女膜闭锁阴道板腔化成一孔道，下端有一层薄膜称处女膜，胎儿28周后贯穿成孔阴道与前庭相通。如未贯穿形成处女膜闭锁（imperforate hymen）或无孔处女膜，处女膜闭锁比较少见，在生殖道发育异常者中为常见的一种发育异常。

【临床表现及诊断】

处女膜闭锁在月经来潮之前无症状，偶有10岁左右阴道积液，使闭锁的处女膜膨隆，有下腹坠感，无周期性腹痛。青春期表现为原发性闭经，有周期性下腹坠痛，阴道积血时肛门与阴道胀痛，进行性疼痛加重。阴道积血较多时，导致宫腔积血，耻骨联合上方触及肿块。宫腔积血逆流至输卵管，使伞端粘连，造成输卵管血肿。一般阴道积血疼痛较重，多能引起注意，检查处女膜呈紫蓝色向外膨出。肛查阴道呈长形肿物有囊性感，积血较多时张力大，向直肠凸出有明显触痛。盆腔超声检查能发现子宫及阴道内可有积液，有时积血形成血块，积液征象不典型。

【处理】

确诊后应立即手术治疗。先用粗针穿刺处女膜正中膨隆部，抽出褐色积血证实诊断后，即将处女膜作“X”形切开，边引流积血，边切除多余的处女膜瓣，使切口呈圆形。再用3-0肠线缝合切口边缘黏膜，以保持引流通畅和防止创缘粘连。积血大都排出后，常规检查宫颈是否正常，但不宜进一步探查宫腔以免引起上行性感染。术后置导尿管1~2日，术后给予抗感染药物。

第二节 阴道发育异常

女性尿生殖窦形成膀胱及整个尿道的上皮。尿生殖窦盆腔部分分化为阴道、前庭大腺及处女膜上皮。

阴道是沟通内外生殖器的一个管道，上2/3起源于米勒管、米勒结节。下1/3起源于尿生殖窦，因此在发育过程中容易出现各种不同形式的异常。米勒管的顶端融合到尿生殖窦再移向尾部，残留下一个实性上皮索或称阴道板。当胚胎发育至18周时，阴道板再发育形成管腔。向尿生殖窦靠近，最后至24周时才完全形成畅通的管腔。在这一过程中，可出现管腔形成不全。

一、先天性无阴道

先天性无阴道（congenital absence of vagina）为双侧副中肾管发育不全的结果，故先天性无阴道几乎均合并无子宫或仅有始基子宫，但卵巢一般均正常。患者多系青春期后一直无月经来潮，或因婚后性交困难而就诊。检查可见外阴和第二性征发育正常，但无阴道口或仅在阴道外口处见一浅凹陷，有时可见到由泌尿生殖窦内陷所形成的约2cm短浅阴道盲端。肛查和盆腔超声检查无子宫，约15%合并泌尿道畸形。临床上应将此病与完全型雄激素不敏感综合征相鉴别。后者染色体核型为46，XY，且与先天性无阴道不同之处是阴毛、腋毛极少，血睾酮升高。

对希望结婚的先天性无阴道患者，可行人工阴道成形术。手术可在结婚前进行。有短浅阴道者亦可采用机械扩张法，即用由小到大的阴道模型，局部加压扩张，以逐渐加深阴道长度，直至能满足性生活要求为止。阴道模具夜间放置白天取出便于工作和生活，不宜机械扩张或机械扩张无效者，行阴道成形术。手术应在性生活开始前进行。手术方法有多种，人工于膀胱尿道与直肠之间形成腔道，可采用乙状结肠代阴道、羊膜或盆腔腹膜成形、带血管的肌皮瓣再造阴道等，手术方式较多各有利弊。

极个别先天性无阴道患者仍有发育正常的子宫，故至青春期时因宫腔积血出现周期性腹痛。直肠腹部诊可扪及增大而有压痛的子宫。治疗为初潮时即行人工阴道成形术，同时引流宫腔积血以保存子宫生育功能。无法保留子宫者，应予切除。

二、阴道横隔

【病因及分类】

阴道横隔的发生是胚胎发育时期阴道板未完全腔化或尿生殖窦与子宫阴道始基衍生物未完全融合的结果，因此横隔在出生时就存在。

横隔的位置通常会发生在阴道的中部，但也会发生在任何阴道部位。当横隔位于阴道上部时，多半会是通畅的，而位于阴道下部的横隔更多是完整的。未发现的横隔会在青春期前引起阴道及子宫的积液，而在青春期后会引起经血的滞留。不完整的横隔通常没有症状，因此在儿童期或青春期没有症状，一般不需要处理。中间的孔可使阴道分泌物及经血流出。但是，不完整的横隔会引起性交困难，有症状的患者应行手术纠正。

【鉴别诊断】

完整的横隔与无孔处女膜引起的症状相似，但无孔处女膜通常在行妇科检查时会发现无处女膜孔，无法探及阴道，积血会使处女膜膨出或呈紫色，这点与横隔不同。

【治疗】

治疗原则：手术治疗是唯一有效的治疗手段，及早发现、尽早手术是良好预后的关键。手术应尽可能切除横隔，这样可避免再次狭窄及梗阻。一般手术后症状会缓解。如果有其他并发症要对症治疗，如合并感染、子宫内膜异位。

三、阴道纵隔

阴道正中有纵行的隔膜，将阴道分为两个管道，可分为完全纵隔与不完全纵隔。

系因两侧的副中肾管融合时尾端中隔未消失或部分消失。纵隔多是位于正中，也有偏于一侧或同时伴有一侧的阴道下端闭锁。阴道完全纵隔没有症状，不影响性生活，可以阴道分娩。不完全纵隔，婚后可以有性生活困难，也会影响阴道分娩。

一般妇科检查可以发现，并确诊阴道纵隔，必要时应进行麻醉下的妇科检查。同时应注意有无子宫的发育异常。没有症状的完全纵隔一般不用治疗，对于不全纵隔可以行手术切除，多数是在阴道分娩时发现影响先露的下降，可以行手术切除。

第三节　宫颈及子宫发育异常

胚胎第10周双侧副中肾管的中下段和尾端向下向内跨过中肾管前方在中线与对侧会合形成宫体与宫颈，12周时双副中肾管间的隔融合形成单腔。在融合过程中受内外因素的影响，发育停止或融合不全，形成各种类型的畸形发育。子宫发育异常较少见，不少子宫发育异常终身未被发现。

子宫发育不良包括子宫未发育或发育不良、始基子宫、幼稚子宫、一侧单角子宫与发育不良的残角子宫、双侧发育正常完全分离的双子宫、两角分离的双角子宫与中隔未被吸收或吸收不良的纵隔子宫。

一、宫颈闭锁

宫颈闭锁（cervical atresia）先天性宫颈闭锁是非常罕见的副中肾管发育不全。宫颈发育异常可伴有宫体各种类型的发育异常。

青春期后原发闭经、性交困难、周期性下腹痛、盆腔疼痛。宫腔积血，经血逆流到盆腔导致内膜异位与盆腔粘连。输卵管粘连时，双侧输卵管积血，出现进行性加重的腹痛与盆腔疼痛。超声检查是有效的诊断方法，三维超声能清晰显示子宫的全貌。腹腔镜可看到子宫形态，内膜异位病灶与盆腔粘连。如伴有子宫发育异常应考虑作泌尿系统检查。应尽早发现、及时治疗，避免切除子宫与附件，恢复正常月经与性生活，保留子宫提供自然妊娠或助孕技术妊娠的机会。

二、子宫未发育或发育异常

1. 先天性无子宫　常伴有阴道发育不全，输卵管、卵巢正常。临床表现为原发闭经，第二性征正常。肛查无子宫或为一结节或条索状物。

2. 始基子宫　因副中肾管早期终止发育，子宫多数无宫腔或有宫腔无内膜，无月经。偶有始基子宫有内膜腔，宫颈闭锁，青春期后宫腔积血。

3. 实质子宫 双侧副中肾管融合后未形成腔。子宫近似正常大小,无宫腔,无月经。因原发闭经就诊,超声检查无宫腔波,刮宫时确诊。

4. 幼稚子宫 婴幼儿期宫体长与宫颈长之比为1∶2,青春期后为2∶1。青春期后宫颈长,宫体与宫颈比例仍为婴幼儿时期为幼稚子宫。临床表现为痛经,月经量过少,初潮延期或正常,婚后不孕。子宫前壁或后壁发育不良,过度前屈或后屈,宫颈与宫体之比超过1∶3。

三、残角子宫

残角子宫(rudimentary uterine horn)是一侧副中肾管中下段发育的缺陷,发育侧子宫旁有一个小子宫及其附件。残角子宫,有纤维组织的蒂与发育侧子宫相连。

【临床表现】

多数残角子宫与对侧正常宫腔不相通,仅有纤维带相连;偶有两者间有狭窄管道相通者。若残角子宫内膜无功能,一般无症状;若内膜有功能且与正常腹腔不相通时,往往因宫腔积血而出现痛经,甚至并发子宫内膜异位症。若妊娠发生在残角子宫内,人工流产时无法刮到,至妊娠16~20周时往往破裂而出现典型的输卵管妊娠破裂症状,出血量更多,若不及时手术切除破裂的残角子宫,患者可因大量内出血而死亡。

【诊断】

超声检查清晰显示子宫外形、内膜,提高诊断的准确性,三维超声检查可靠性较高。腹腔镜检查也是有效的检查方法。残角子宫常合并同侧泌尿系统发育不全,应做泌尿系造影检查。

【处理】

非孕期确诊后应切除残角子宫。并在切除残角子宫时将同侧输卵管切除,避免输卵管妊娠的发生,圆韧带固定于发育侧子宫同侧宫角部位。

四、单角子宫

单角子宫(unicornuate uterus)因一侧副中肾管未发育,多位于右侧,65%合并残角子宫,常伴有同侧肾脏发育异常。

【临床表现】

单角子宫月经周期规律、痛经、原发不孕,有不良妊娠结局。单角子宫一侧血管,血液供应不足,内膜受体缺乏,易发生流产。妊娠足月时子宫轴偏离中线,宫腔相对狭小,可发生宫颈功能不全、臀位、胎膜早破等并发症,妊娠时可有高血压与蛋白尿。妊娠子宫升入腹腔后易失衡而扭转,如未及时处理,易发生胎盘早期剥离,子宫卒中或破裂,胎儿死亡,危及产母安全。

【处理】

孕期加强监护,及时发现并发症予以处理,减少对母婴的不良影响。酌情放宽剖宫产的指征。胎儿娩出后注意胎盘粘连、胎盘植入,及时发现、处理产后大出血,阴道分娩,须予警惕。

五、双子宫

【病因】

双子宫(didelphic uterus)是双侧副中肾管未完全融合的结果,形成两个分离的宫体与宫颈,附有各自的输卵管、卵巢、圆韧带、阔韧带,常合并阴道纵隔。

双子宫的宫颈可分开或相连。双子宫伴有阴道纵隔,一侧阴道闭锁时,常有同侧泌尿系统发育异常，多为肾脏发育异常。毗邻宫颈之间可有交通，双子宫一侧宫颈发育不良、缺如，常伴有一小通道与对侧阴道相通。

【临床表现】

双子宫约有25%无症状，月经正常，妊娠期分娩过程无并发症。双子宫有月经过多、痛经、下腹痛、盆腔痛，伴有一侧阴道闭锁，可有阴道积脓，慢性盆腔炎与内膜异位。双子宫一侧子宫慢性内翻被误诊为子宫肌瘤。双子宫妊娠多为右侧子宫，受孕后因子宫供血不足，蜕膜形成不良易流产。因宫腔狭小，发生臀位、胎盘缺氧缺血、出现妊娠期高血压疾病、胎盘早期剥离，IUGR的发生率均较高，在子宫发育异常者中双子宫妊娠结局较好。妊娠20~28周妊娠侧子宫升入腹腔，一侧圆韧带及阔韧带，可因体位改变等诱因使子宫失衡而扭转，出现剧烈腹痛，阴道出血胎盘早期剥离，子宫破裂，大量内出血休克甚至DIC。双子宫非孕侧子宫阻碍先露下降造成机械性产道梗阻。虽然在子宫发育异常中双子宫的活婴率最高，仍应加强围产期监护。

【诊断】

双子宫超声检查即可作出明确诊断。双子宫常伴发阴道纵隔，妇科检查即可诊断，如有一侧斜隔，检查时可触穹窿处有囊肿，超声应同时检查同侧肾脏情况，必要时做肾盂造影。双子宫合并黏膜下肌瘤，应仔细检查蒂部，有纵形皱襞应考虑为子宫内翻。

【处理】

双子宫不作常规矫形术。当有反复流产，应排除染色体、黄体功能以及免疫等因素后行矫形术。双子宫一侧慢性内翻，按翻出子宫局部感染情况，给予抗生素治疗，炎症控制后，还纳内翻子宫并切除。双子宫伴发阴道纵隔，一侧阴道闭锁或斜隔，并有同侧泌尿系统发育异常，同侧宫颈发育不全、闭锁或与对侧宫颈有交通，将积血的子宫下段纵形切开，沿闭锁宫颈延长切口至阴道顶端，形成宫腔与阴道相通的人工通道。通道应有足够的宽度才能保持通畅。宫颈距阴道较远手术难度大，经阴道引流易感染粘连。宫颈积血从膨隆下方切开分离，与阴道顶端皮瓣创面缝合，将健康组织覆盖在宫颈切口创面，形成永久性的通道，避免粘连狭窄，术后应定期随访。

双子宫肌壁发育不良，妊娠晚期因胎儿长大，部分肌壁变薄而破裂。孕期监护不能忽视中晚期妊娠的子宫壁超声检查，宫壁日益变薄，局部有压痛应行剖宫产。妊娠20~28周易发现扭转，发病急、发展快，应及时剖腹探查，取出胎儿，子宫恢复正常，可行圆韧带缩短术。胎儿取出后，子宫不能恢复正常，胎盘早期剥离、子宫卒中、胎盘植入、子宫破裂则行子宫次全切除。产程进展慢，继发宫缩乏力，滞产、非孕侧子宫梗阻产道行剖宫产。双子宫不是剖宫产指征。当胎位不正继发宫缩乏力，胎儿宫内窘迫可放宽剖宫产指征。双子宫妊娠，阴道分娩产后出血较多，需警惕胎盘植入或粘连。第三产程处理切勿操之过急，需检查胎盘娩出困难的原因。强行牵拉，压迫宫底逼出胎盘，可造成子宫内翻。

六、双角子宫与弓形子宫

【病因与分类】

双角子宫（bicornuate uterus）是两侧副中肾管未完全融合的缺陷。双侧部分或完全分离的内膜腔连于一个宫颈。双角子宫从宫颈内口处分开为完全双角子宫，在宫颈内口之上任何部位分开为不全双角子宫。子宫双角距宫颈内口远近不一，双角分离的程度也不相同。双侧宫角之间有位置不同的交通。弓形子宫（arcuate uterus）宫底中央有凹陷，宫壁向宫腔突出，约占子宫发育异常的1/5。

【临床表现】

双角子宫月经血量较多，有程度不同的痛经。双角子宫妊娠结局较差，易流产、早产，孕期臀位、横位、胎膜早破、IUGR和围产儿死亡率均较高。妊娠中晚期偏离一侧多为臀位。弓形子宫无症状，妊娠后多为横位。弓形子宫底凹陷，宫缩时尤为明显。

【诊断】

非孕期妇科检查为双角，早孕期一侧妊娠，另一侧也可增生肥大，中晚期子宫偏离中线。超声检查可诊断，三维超声检查可清晰地显示子宫全貌。双角子宫与纵隔子宫X线检查均为分离的两个宫腔图像，不能作为鉴别双角子宫与纵隔子宫的方法。腹腔镜可明确诊断。

【处理】

双角子宫一般不予处理，若出现反复流产可行子宫整形术。现推荐在腹腔镜监护下，由宫腔镜标出子宫腔内的位置，从前穹窿或后穹窿切开，将宫体翻出，尽可能少切宫壁，使宫腔增大，用传统缝合技术，保证切口愈合。本术式避免开腹，减少粘连，术后恢复快，腹腔镜监护宫腔镜手术，保证安全。

七、纵隔子宫

【病因与分类】

纵隔子宫是双侧副中肾管融合后、中隔吸收的某一过程受阻，形成不同程度的纵隔，子宫发育异常者中最常见。

纵隔子宫分为两种类型。纵隔由宫底到宫颈内口或外口为完全纵隔子宫；纵隔终止于宫颈内口以上的任何部位为不全纵隔子宫。纵隔在宫颈外口以上的任何部位可有交通。完全纵隔子宫伴有阴道纵隔，少数一侧阴道闭锁，伴泌尿系统发育不全。

【临床表现】

纵隔子宫不孕者较多，易流产，纵隔黏膜、血管呈放射状，血液供给不足，孕卵着床于纵隔，因结缔组织可造成蜕膜与胎盘形成不好。纵隔肌纤维增多不协调的收缩引起流产。纵隔子宫同样存在宫颈肌肉与结缔组织比例失衡，宫颈功能不全的发生率高，增加早产机会，纵隔宫腔狭小，胎儿活动受限。臀位发生率高，胎膜早破、前置胎盘、胎盘早期剥离、产后出血、IUGR均较正常妊娠高数倍，妊娠结局最差，对母儿造成不良影响。

【诊断】

纵隔终止于宫颈口处，宫颈外观正常，子宫大小正常，宫底较宽有凹陷，妇科检查不能做诊断依据。阴道超声子宫轮廓清晰，并可见两个宫腔。子宫输卵管造影（hysterosalpingography，HSG）可见两个宫腔常误诊为双角子宫。宫腔镜检有猫眼图像，每侧宫腔可见一输卵管入口。腹腔镜检，一个宫体有纵形凹陷或较深的纵沟。纵隔的诊断采用综合方法，对临床可疑患者做超声检查，必要时做宫腔镜结合腹腔镜可明确诊断。

【处理】

纵隔子宫影响生育时，开腹的子宫纵隔切除是传统治疗方法。目前最主要的手术治疗方法为腹腔镜监视下通过宫腔镜切除纵隔。手术简单、安全、微创，通常于手术后3个月即可妊娠，妊娠结局良好。

第四节　输卵管发育异常

输卵管发育异常有：①单侧输卵管缺失：为该侧副中肾管未发育所致；②双侧输卵管缺失：常见于无子宫或痕迹子宫患者；③单侧（偶尔双侧）副输卵管：为输卵管分支，具有伞部，内腔与输卵管相通或不通；④输卵管发育不全、闭塞或中段缺失：类似结扎术后的输卵管。

输卵管发育异常可能是不孕的原因，亦可能导致输卵管妊娠，因临床罕见，几乎均为手术时偶然发现。除输卵管部分节段缺失可整形吻合外，其他均无法手术。希望生育者需借助辅助生育技术。

第五节　卵巢发育异常

卵巢发育异常有额外卵巢、副卵巢、分叶卵巢，单侧或双侧卵巢缺如均罕见。

一、额外卵巢与副卵巢

额外卵巢具有正常卵巢的结构和功能，与卵巢、子宫、输卵管无直接或通过韧带的联系，可伴发其他部位的生殖器官发育异常。额外卵巢体积在2mm以上，形态与卵巢相似，位于子宫直肠窝，后腹膜或大网膜等处。副卵巢具备正常卵巢组织结构与功能，位置接近卵巢或有蒂与卵巢相连，一般体积小于1cm，可单发或多发，较额外卵巢多见。

额外卵巢与副卵巢均具有卵巢组织的正常功能，也能发生良、恶性肿瘤。额外卵巢与副卵巢均为术中发现，应检查正常卵巢存在时，将额外卵巢与副卵巢切除。

二、分叶卵巢

有一个到数个深沟将卵巢分为2~4叶，结构和功能与正常卵巢一样，能发生与正常卵巢同样的疾病，很少伴发其他器官的发育异常。

第六节　两性畸形

男女性别可根据性染色体、生殖腺结构、外生殖器形态以及第二性征加以区分。但有些患者生殖器官同时具有某些男女两性特征称两性畸形（hermaphroditism）。两性畸形是先天性生殖器官发育畸形的一种特殊类型，可能对患儿的抚育、心理以及将来的生活、婚姻、工作等带来困扰，需早期诊断处理。

一、女性假两性畸形

也称外生殖器男性化。患者染色体核型46，XX，生殖腺是卵巢，内生殖器包括子宫、卵巢和阴道均存在，外生殖器男性化程度取决于胚胎和胎儿暴露于高雄激素时期和雄激素剂量。雄激素过高原因常见为先天性肾上腺皮质增生或其他来源雄激素。

1. 先天性肾上腺皮质增生症　又称肾上腺生殖综合征，是常染色体隐性遗传病，是女性假两性畸形的最常见类型。其基本病变为胎儿肾上腺合成皮质醇的一些酶缺乏，其中最常见的为21-羟化酶缺乏，因而不能将17α-羟孕酮转化为皮质醇，当皮质醇合成量减少时，对下丘脑和腺垂体的负反馈作用消失，导致垂体促肾上腺皮质激素（ACTH）分泌量增加，刺激肾上腺增生，促使其分泌的皮质醇量趋于正常，但同时也刺激肾上腺网状带产生异常大量雄激素，致使女性胎儿外生殖器有部分男性化。通常患者出生时即有阴蒂肥大，阴唇融合遮盖阴道口和尿道口，仅在阴蒂下方见一小孔，尿液由此排出。严重者两侧大阴唇肥厚有皱褶，并有程度不等的融合，状似阴囊，但其中无睾丸扪及；子宫、卵巢、阴道均存在，但阴道下段狭窄，难以发现阴道口。随着婴儿长大，男性化日益明显，几岁时即有阴毛和腋毛出现，至青春期乳房不发育。内生殖器发育受抑制，无月经来潮。虽然幼女期身高增长快，但因骨骺愈合早，至成年时反较正常妇女矮小。实验室检查：血雄激素含量增高，尿17-酮呈高值，血雌激素、FSH呈低值，血清ACTH及17α-羟孕酮均显著升高。

2. 孕妇于妊娠早期服用具有雄激素作用的药物 人工合成孕激素、达那唑或甲睾酮等都有不同程度的雄激素作用，若用于妊娠早期保胎或服药过程中同时受孕，均可导致女胎外生殖器男性化，类似先天性肾上腺皮质增生所致畸形，但程度轻，且在出生后男性化不再加剧，至青春期月经来潮，还可有正常生育。血雄激素和尿17-酮值均在正常范围。

二、男性假两性畸形

患者染色体核型为46,XY。生殖腺为睾丸，无子宫，但因阴茎极小以及生精功能异常，一般无生育能力。此畸形是由于男性胚胎或胎儿在宫腔内接触的雄激素过少所致。发病机制有：①促进生物合成睾酮的酶缺失或异常；②外周组织5α还原酶缺乏；③外周组织和靶器官雄激素受体缺少或功能异常。

由于男性假两性畸形多为外周组织雄激素受体缺乏所致，故临床上一般将此病称为雄激素不敏感综合征，此病系X连锁隐性遗传，常在同一家族中发生。根据外阴组织对雄激素不敏感程度的不同，又可分为完全型和不完全型两种。

1. 完全型雄激素不敏感综合征 患者出生时外生殖器完全为女性，故以往曾将此病称为睾丸女性化综合征。由于患者体内睾酮能通过芳香化酶转化为雌激素，至青春期乳房发育丰满，但乳头小，乳晕较苍白，阴毛、腋毛多缺如，阴道为盲端，较短浅，无子宫。两侧睾丸大小正常，位于腹腔内、腹股沟或偶在大阴唇内扪及。血睾酮、FSH均为正常男性值，血LH较正常男性增高，雌激素略高于正常男性。

2. 不完全型雄激素不敏感综合征 外阴多呈两性畸形，阴蒂肥大或阴茎短小，阴唇部分融合，阴道极短。至青春期可出现阴毛、腋毛增多，阴蒂肥大等男性改变。

三、生殖腺发育异常

1. 真两性畸形 患者体内睾丸和卵巢同时存在，是两性畸形中最罕见的一种。患者可能一侧生殖腺为卵巢，另侧为睾丸；或每侧生殖腺内同时含卵巢及睾丸两种组织，称为卵睾；也可能是一侧为卵睾，另侧为卵巢或睾丸。染色体核型多数为46,XX，其次为46,XX/46,XY嵌合型，单纯46,XY较少见。临床表现与其他两性畸形相同。由于多数患婴出生时阴茎较大，往往按男婴抚育。但若能及早确诊，绝大多数患者仍以按女婴抚育为宜。个别有子宫的患者在切除睾丸组织后，不但月经来潮，还具有正常生育能力。

2. 混合型生殖腺发育不全 染色体为含有45,X与另一含有至少一个Y的嵌合型，以45,X/46,XY多见。混合型系指一侧为异常睾丸。另一侧为未分化生殖腺、生殖腺呈索状痕迹或生殖腺缺如。患者外阴部分男性化，表现为阴蒂增大，外阴不同程度融合、尿道下裂。睾丸侧有输精管,未分化生殖腺侧有输卵管、发育不良的子宫和阴道,不少患者有 Turner 综合征的躯体特征。出生时多以女婴抚养,但至青春期往往出现男性化,女性化者极少。若出现女性化时,应考虑为生殖腺肿瘤分泌的雌激素所致。

3. 单纯型生殖腺发育不全　染色体核型为 46,XY,但生殖腺未能分化为睾丸而呈索状,故无男性激素分泌,副中肾管亦不退化,患者表型为女性,但身体较高大。有发育不良的子宫、输卵管,青春期乳房及毛发发育差,无月经来潮。

【诊断】

两性畸形可以是由于遗传为女性出现男性化或遗传为男性但男性化不足所致。临床上以先天性肾上腺皮质增生和雄激素不敏感综合征最常见。诊断步骤如下:

1. 病史和体检　应首先询问患者母亲在妊娠早期有无服用高效孕酮或达那唑类药物史,家族中有无类似畸形史,并详细体检。注意阴茎大小、尿道口的位置,是否有阴道和子宫,直肠腹部双合诊扪及子宫说明多系女性假两性畸形,但应除外真两性畸形的可能。若在腹股沟部、大阴唇或阴囊内扪及生殖腺则毫无例外为睾丸组织,但仍不能排除真两性畸形。

2. 实验室检查　染色体核型为 46,XX,血雌激素呈低值,血雄激素呈高值,尿 17- 酮及 17a- 羟孕酮均呈高值者,为先天性肾上腺皮质增生。染色体核型为 46,XY,血 FSH 值正常,LH 值升高,血睾酮在正常男性值范围。雌激素高于正常男性但低于正常女性值者,为雄激素不敏感综合征。

3. 生殖腺活检　对真两性畸形往往需通过腹腔镜检或剖腹探查取生殖腺活检,方能最后确诊。

【治疗】

诊断明确后应根据患者原社会性别、本人愿望及畸形程度予以矫治。原则上无论何种两性畸形,除阴茎发育良好者外,均以按女性矫治为宜。常见的两性畸形治疗方法如下。

1. 先天性肾上腺皮质增生　确诊后应立即开始并终身给予可的松类药物,以抑制垂体促肾上腺皮质激素的过量分泌和防止外阴进一步男性化及骨骺提前闭合,还可促进女性生殖器官发育和月经来潮,甚至有受孕和分娩的可能;肥大的阴蒂应部分切除,仅保留阴蒂头,使之接近正常女性阴蒂大小;外阴部有融合畸形者,应予以手术矫治,使尿道外口和阴道口分别显露在外。

2. 雄激素不敏感综合征　无论完全型或不完全型均以按女性抚育为宜。完全型患者可待其青春期发育成熟后切除双侧睾丸以防恶变,术后长期给予雌激素以维持女性第二性征。不完全型患者有外生殖器男性化畸形,应提前作整形术并切除双侧睾丸。凡阴道过短有碍性生活者可行阴道成形术。

3. 其他男性假两性畸形　混合型生殖腺发育不全或单纯型生殖腺发育不全患者的染色体核型中含有 XY 者,其生殖腺发生恶变的频率较高,且发生的年龄可能很小,故在确诊后应尽早切除未分化的生殖腺。

4. 真两性畸形　性别的确定主要取决于外生殖器的功能状态,应将不需要的生殖腺切除,保留与其性别相适应的生殖腺。一般除阴茎粗大,能勃起,且同时具有能推纳入阴囊内的睾丸可按男性抚育外,仍以按女性养育为宜。

(张　雯)

第二十五章 女性盆底功能障碍性疾病

女性盆底支持结构因退化、创伤等因素导致其支持薄弱，使女性生殖器官与其相邻的脏器发生移位，从而发生女性盆底功能障碍(female pelvic floor dysfunction，FPFD)。临床上表现为盆腔器官脱垂、女性压力性尿失禁。如损伤导致女性生殖器官与邻近的泌尿道、肠道间形成异常通道时，临床上表现为尿瘘和粪瘘。

第一节 盆腔器官脱垂

一、阴道前壁脱垂

阴道前壁脱垂常伴有膀胱膨出(cystocele)和尿道膨出(urethrocele)，以膀胱膨出常见。阴道前壁脱垂可以单独存在，也常合并不同程度的子宫脱垂和/或阴道后壁脱垂。

【病因】

阴道前壁主要由耻骨宫颈韧带、膀胱宫颈筋膜及泌尿生殖隔的深筋膜支持。分娩时，上述韧带、筋膜和肌肉过度伸展、变薄或撕裂，使部分膀胱后壁和膀胱三角区降入阴道前壁，导致膀胱膨出；产褥期又过早参加体力劳动，致使阴道支持组织不能恢复正常，使膀胱底部失去支持力量，逐渐向阴道前壁膨出，导致阴道膨出。当支持尿道的膀胱宫颈筋膜受损严重，尿道紧连的阴道前壁以尿道外口为支点向下3~4cm膨出，称尿道膨出。阴道膨出偶可发生于盆底结构先天发育较差的未产妇及绝经后组织萎缩的妇女。

【临床表现】

1. 症状　轻者无症状。重者自述有肿物自阴道脱出，伴腰酸、下坠感，久立后加重。阴道脱出肿物在卧床休息或排尿后缩小，甚至消失；劳动时腹压增加或膀胱积尿时增大。如膀胱膨出加重，可有尿排不尽感，需用手上推膨出的阴道前壁才能排空小便。严重者可发生排尿困难，并有残余尿，易并发膀胱炎，而出现尿频、尿急、尿痛等症状。重度膀胱膨出多伴有尿道膨出，此时多伴有压力性尿失禁症状。

2. 体征　检查可见阴道前壁呈半球形隆起(图25-1)，膨出物柔软且能还纳，该处阴道壁黏膜皱襞消失，如反复摩擦，可发生溃疡。增加腹压或咳嗽，膨出物增大，检查时常发现阴道口松弛，伴有陈旧性会阴裂伤。

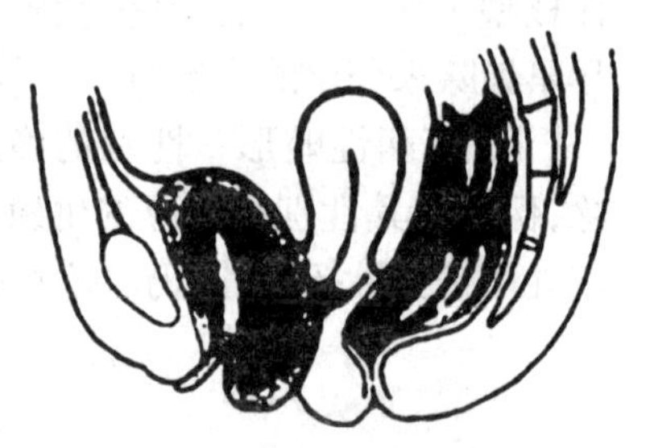

图25-1　阴道前壁膨出(膀胱膨出)

【分度】

根据患者屏气下膨出的最大限度来判断,临床上传统分为3度:

Ⅰ度:阴道前壁形成球状物,向下突出,达处女膜缘,但仍在阴道内。

Ⅱ度:阴道壁展平或消失,部分阴道前壁脱出至阴道口外。

Ⅲ度:阴道前壁全部脱出至阴道口外。

Baden-Walker 评价盆底器官膨出的阴道半程系统分级法(halfway system),分度如下:

Ⅰ度:阴道前壁突出部位下降到距处女膜的半程处。

Ⅱ度:阴道前壁突出部位到达处女膜。

Ⅲ度:阴道前壁突出部位达处女膜以外。

注意:膨出分度检查应在最大屏气状态下进行。

【诊断】

根据病史和临床表现诊断并不困难。检查发现阴道前壁呈半球形隆起,触之柔软,该处黏膜变薄透亮,皱襞消失。但要注意阴道前壁膨出是膀胱膨出还是尿道膨出,或者两者并存。此外还要了解有无压力性尿失禁存在。

【治疗】

无症状的阴道半程系统分级法为Ⅰ度和Ⅱ度的患者不需治疗。重度有明显症状的患者应行阴道前壁修补术,加用医用合成网片或生物补片来达到加强修补、减少复发的作用。合并压力性尿失禁者应同时行膀胱颈悬吊手术或阴道无张力尿道中段悬吊带术。

【预防】

提高产科质量,避免困难阴道分娩。预防和治疗增加腹压的疾病,避免参加重体力劳动。

二、阴道后壁脱垂

阴道后壁膨出又称直肠膨出(rectocele)。阴道后壁膨出可以单独存在,也常与阴道前壁膨出同时存在。

【病因】

阴道分娩时损伤是其主要原因。分娩后,若受损的耻尾肌、直肠、阴道筋膜或泌尿生殖隔等盆底支持组织未能修复,直肠向阴道后壁中段逐渐膨出,在阴道口能见到膨出的阴道后壁黏膜,称直肠膨出(图25-2)。阴道后壁脱垂较阴道前壁脱垂少见。老年女性盆底肌肉及肛门内括约肌肌力弱、长期便秘、排便时用力屏气均可导致或加重直肠膨出。阴道穹窿处支持组织薄弱可形成直肠子宫陷凹疝,阴道后穹窿向阴道内脱出,甚至脱出至阴道口外,内有小肠,称肠膨出(enterocele)(图25-3)。

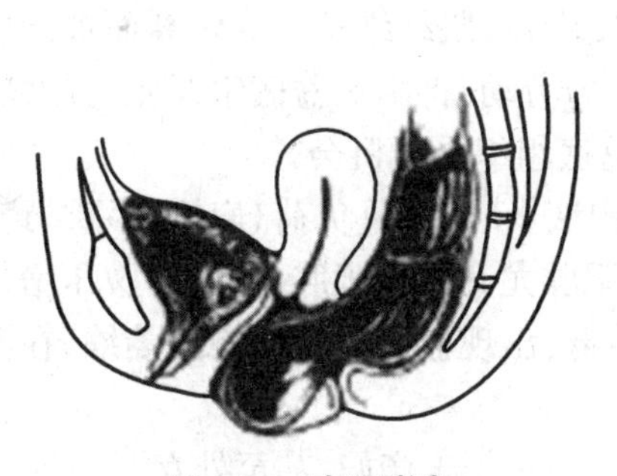

图25-2　直肠膨出

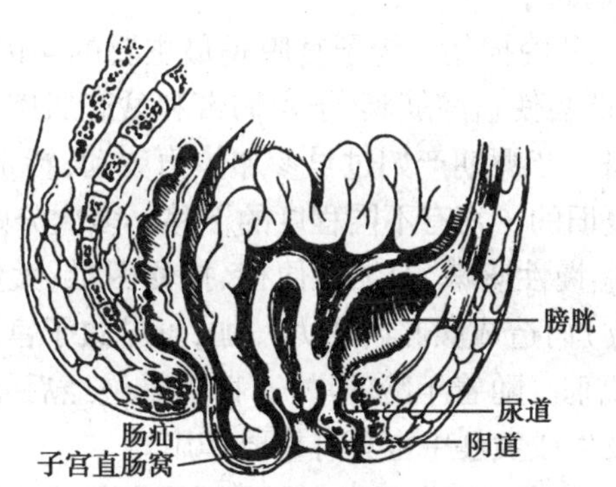

图25-3　肠膨出

【临床表现】

1. 症状　轻者多无症状。严重者自觉腰痛、下坠、外阴摩擦异物感及排便困难，有时需用手指向内压迫膨出的阴道后壁才能排出粪便。

2. 体征　检查可见阴道后壁呈球形膨出，阴道松弛，多伴陈旧性会阴裂伤。肛诊时手指向前方可进入直肠膨出的腔内。阴道后壁有两个球状突出时，位于阴道中段的球形膨出为直肠膨出，而位于后穹窿部的球形突出是肠膨出，即小肠疝，疝囊内往往有小肠肠曲，指诊可触及疝囊内的小肠。

【分度】

根据患者屏气下膨出的最大限度来判断，临床上传统分为3度：

Ⅰ度：阴道后壁达处女膜缘，但仍在阴道内。

Ⅱ度：阴道后壁部分脱出阴道口。

Ⅲ度：阴道后壁全部脱出至阴道口外。

Baden-Walker评价盆底器官膨出的阴道半程系统分级法（halfway system），分度如下：

Ⅰ度：阴道后壁的突出部下降到距处女膜的半程处。

Ⅱ度：阴道后壁突出部位到达处女膜。

Ⅲ度：阴道后壁突出部位达处女膜以外。

注意：膨出分度检查应在最大屏气状态下进行。

【诊断】

妇科检查发现膨出的阴道后壁，不难诊断和分度。肛门指诊时注意肛门括约肌功能，还应注意盆底肌肉组织的检查。

【治疗】

无症状者不需治疗，重度或有症状患者，应行阴道后壁修补术及会阴修补术。部分有症状的阴道后壁膨出伴会阴陈旧性裂伤者，修补阴道后壁，应将肛提肌裂隙及直肠筋膜缝合于直肠前，以缩紧肛提肌裂隙。加用医用合成网片或生物补片来达到加强修补、减少复发的目的。

【预防】

同阴道前壁膨出。

三、子宫脱垂

子宫从正常位置沿阴道下降，宫颈外口达坐骨棘水平以下，甚至子宫全部脱出于阴道口以外，称为子宫脱垂（uterine prolapse）。子宫脱垂常伴有阴道前壁和后壁脱垂。

【病因】

1. 分娩损伤　为子宫脱垂最主要的病因。妊娠、分娩，特别是产钳或胎吸困难的阴道分娩，可能会使盆腔筋膜、子宫韧带和盆底肌肉受到过度牵拉，肌纤维拉长或撕裂而被削弱其支撑力量。产褥期产妇过早参加体力劳动，特别是重体力劳动，将影响盆底组织张力的恢复，导致未复旧的子宫有不同程度的下移。多次分娩增加盆底组织受损机会。

2. 慢性咳嗽、习惯性便秘、排便困难、大量腹腔积液、经常超重负荷（肩挑、举重、蹲位、长期站立）而造成腹腔内压力增加，可导致子宫脱垂。肥胖尤其腹型肥胖，也可因腹压增加导致子宫脱垂。随着年龄的增长，特别是绝经后雌激素减低，出现盆底支持结构的萎缩，在盆底松弛的发生或发展中也具有重要作用。

3. 盆底组织先天发育不良或退行性变子宫脱垂　偶见于未产妇，甚至处女。

4. 医源性原因　包括没有充分纠正手术时所造成的盆腔支持结构的缺损。

【临床表现】

1. 症状　轻症患者多无自觉症状。重度患者因牵拉子宫韧带，盆腔充血，常有程度不等的腰骶部酸痛或下坠感，站立过久或劳累后症状明显，卧床休息则症状减轻。重症子宫脱垂常伴有阴道前、后壁脱垂，出现排尿排便困难、便秘，排尿不尽感，部分患者可发生压力性尿失禁。但随着膨出的加重，其压力性尿失禁可消失，取而代之的是排尿困难，甚至需要手助压迫或还纳阴道前壁帮助排尿，易并发尿路感染。开始时阴道脱出块状物在平卧休息时可变小或消失。严重者休息后也不能自行回缩，通常需用手推送才能将其还纳至阴道内。若脱出的宫颈及阴道黏膜高度水肿，即使用手也难以回纳，长期与衣裤摩擦可出现宫颈和阴道壁溃疡，甚至出血，如继发感染则有脓性分泌物。子宫脱垂一般不影响月经，轻度子宫脱垂也不影响受孕、妊娠和分娩。

2. 体征　不能还纳的子宫脱垂患者宫颈及阴道黏膜明显增厚角化、宫颈肥大并延长，常伴有阴道前后壁膨出。

【临床分度】

我国采用 1981 年全国部分省、市、自治区“两病”科研协作组的分度，以患者平卧用力向下屏气时子宫下降的程度，将子宫脱垂分为 3 度（图 25-4）。

Ⅰ度轻型：宫颈外口距处女膜缘 <4cm，未达处女膜缘；

重型：宫颈已达处女膜缘，阴道口可见宫颈。

Ⅱ度轻型：宫颈脱出阴道口，宫体仍在阴道内；

重型：宫颈及部分宫体脱出阴道口。

Ⅲ度：宫颈及宫体全部脱出阴道口外。

目前，国际上广泛采用 1996 年 Bump 提出的盆腔器官脱垂定量分度法（pelvic organ prolapse quantitation examination，POP-Q）。此分期系统是分别利用阴道前壁（Aa 和 Ba 点）、阴道顶端（C 和 D 点）、阴道后壁上（Ap 和 Bp 点）的各 2 个解剖指示点与处女膜之间距离来界定盆腔器官的脱垂程度。与处女膜平行以 0 表示，位于处女膜以上以负数记录，位于处女膜以下则以正数记录。阴道后壁的 Ap、Bp 两点与阴道前壁 Aa、Ba 点是对应的。另外还有 3 个衡量指标：①阴裂的长度（gh）：尿道外口中点至处女膜后缘的中线之间的距离；②会阴体的长度（pb）：阴裂的后端边缘至肛门中点的距离；③阴道总长度（TVL）：将阴道顶端复位后的阴道深度。除 TVL 外，其他指标以用力屏气时为标准。测量值均用厘米表示（表 25-1，图 25-5）。

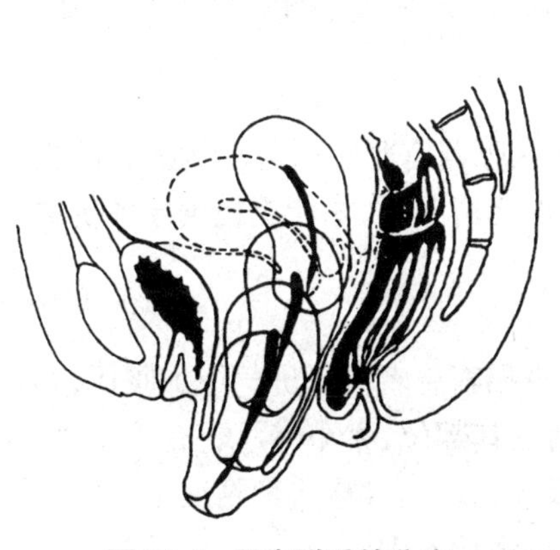
图 25-4　子宫脱垂的分度

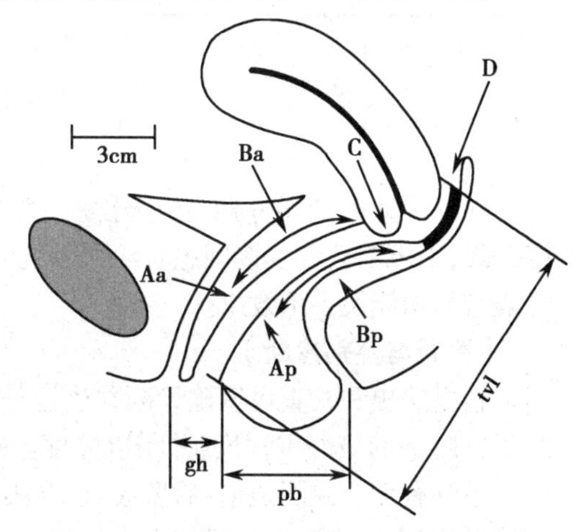

图 25-5　POP-Q 盆腔器官脱垂分期图解

表 25-1 盆腔器官脱垂评估指示点(POP-Q 分度)

指示点	内容描述	范围
Aa	阴道前壁中线距处女膜 3cm 处,相当于尿道膀胱沟处	-3~+3
Ba	阴道顶端或前穹窿到 Aa 点之间阴道前壁上段中的最远点	在无阴道脱垂时,此点位于 -3cm,在子宫切除术后阴道完全外翻时,此点将为 +TVL
C	宫颈或子宫切除后阴道顶端所处的最远端	-TVL~+TVL
D	有宫颈时的后穹窿的位置,它提示了子宫骶骨韧带附着到近端宫颈后壁的水平	-TVL~+TVL 或空缺(子宫切除后)
Ap	阴道后壁中线距处女膜 3cm 处,Ap 与 Aa 点相对应	-3~+3
Bp	阴道顶端或后穹窿到 Ap 点之间阴道后壁上段中的最远点,Bp 与 Ap 点相对应	在无阴道脱垂时,此点位于 -3cm,在子宫切除术后阴道完全外翻时,此点将为 +TVL

注:POP-Q 分度应在平卧用力向下屏气时,以脱垂最大限度出现时的最远端部位距离处女膜的正负值计算

POP-Q 通过 3×3 格表记录以上各测量值,客观地反映盆腔器官脱垂变化的各个部位的具体数值,POP-Q 将盆腔器官脱垂按脱垂程度分为 5 度(表 25-2)。

表 25-2 盆腔器官脱垂分度(POP-Q 分度法)

分度	内容
0	无脱垂,Aa、Ap、Ba、Bp 均在 -3cm 处,C、D 两点在阴道总长度和阴道总长度 -2cm 之间,即 C 或 D 点量化值 <(TVL-2cm)
Ⅰ	脱垂最远端在处女膜平面上 >1cm,即量化值 <-1cm
Ⅱ	脱垂最远端在处女膜平面上 <1cm,即量化值 >-1cm,但 <+1cm
Ⅲ	脱垂最远端超过处女膜平面 >1cm,但 < 阴道总长度 -2cm,即量化值 >+1cm,但 <(TVL-2cm)
Ⅳ	下生殖道呈全长外翻,脱垂最远端即宫颈或阴道残端脱垂超过阴道总长度 -2cm,即量化值 >(TVL-2cm)

注:POP-Q 分度应在平卧用力向下屏气时,以脱垂最大限度出现时的最远端部位距离处女膜的正负值计算。应针对每个个体先用 3×3 表格量化描述,再进行分度。为了补偿阴道的伸展性及内在测量上的误差,在 0 和Ⅳ度中的 TVL 值允许有 2cm 的误差

除了上述解剖学分期,还应建立一套标准有效的描述性盆腔器官脱垂引起功能症状的程度分级,手术前后分别询问患者泌尿系统症状、肠道症状、性生活情况等,才能更精确地评价盆腔器官的功能及手术效果。

【诊断与鉴别诊断】

根据病史和检查可明确诊断并进行分度。妇科检查前,应嘱咐患者向下屏气或加腹压,判断子宫脱垂的最严重程度,并予以分度。同时注意有无溃疡及其部位、大小、深浅、有无感染。同时了解有无合并阴道前、后壁脱垂、会阴陈旧性裂伤程度及有无压力性尿失禁情况。还纳子宫后,做双合诊检查子宫两侧有无包块。子宫脱垂应与下列疾病相鉴别:

1. 阴道壁肿物　阴道壁肿物在阴道壁内，界限清楚，位置固定不变，不能移动。

2. 子宫黏膜下肌瘤　患者有月经过多病史，宫颈口见鲜红色球状块物，质硬表面找不到宫颈外口，在其周围或一侧可及被扩张变薄的宫颈边缘。

3. 宫颈延长　单纯宫颈延长者双合诊检查阴道内宫颈虽长，但宫体在盆腔内，屏气并不下移。用子宫探针探测宫颈外口至宫颈内口间的距离，即可确诊。

【治疗】

无症状者不需治疗。有症状者采用保守治疗或手术治疗，治疗方案应个体化。治疗以安全、简单和有效为原则。

1. 非手术治疗

(1) 盆底肌肉锻炼和物理疗法可增加盆底肌肉群的张力。盆底肌肉锻炼治疗适用于POP-Q分期Ⅰ度和Ⅱ度的子宫脱垂者，也可用于重度脱垂患者手术后的辅助治疗。嘱咐患者行收缩肛门运动，用力收缩盆底肌肉3s以上后放松，每次10~15min，2~3次/d。辅助生物反馈治疗效果优于自身锻炼。

(2) 放置子宫托：子宫托(Pessary)(图25-6)是一种使子宫和阴道壁维持在阴道内而不脱出的工具。适用于POP-Q Ⅱ~Ⅳ度脱垂患者，尤其适用于全身状况不适宜手术者、妊娠期和产后、手术前放置可促进膨出面溃疡的愈合。

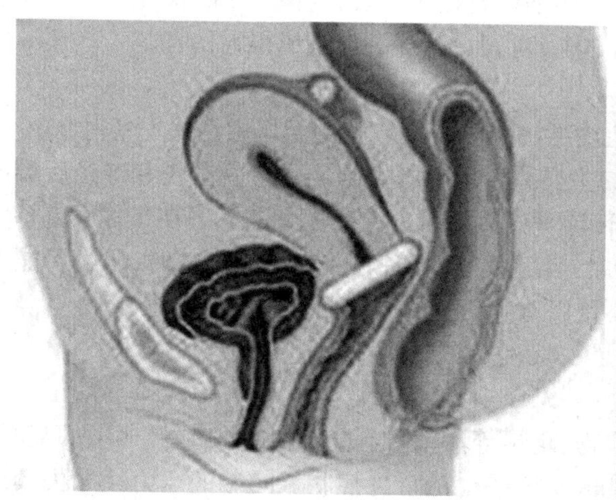
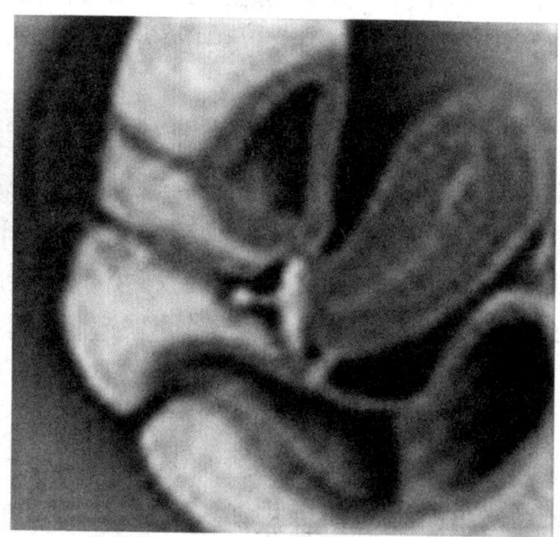

图25-6　各式子宫托

子宫托分为支撑型和填充型，前者用于程度稍轻患者，后者用于重度患者。如局部辅助应用雌激素，效果更佳。子宫托应间断性地取出，清洗并重新放置，防止造成阴道刺激和溃疡。放置子宫托后应每3~6个月复查一次，以免发生严重后果，如瘘形成、子宫托嵌顿、出血和感染等。

(3) 中药和针灸补中益气汤等有促进盆底肌张力恢复、缓解局部症状的作用。

2. 手术治疗　对脱垂超出处女膜且有症状者可考虑手术治疗。手术的主要目的是缓解症状，修复盆底支持组织，恢复脏器功能，维持和改善性功能。应根据患者年龄、脱垂分度、生育要求、全身健康情况行个体化治疗。

(1) 阴道前后壁修补术：适用于Ⅰ、Ⅱ度阴道前、后壁脱垂患者。

(2) 曼氏手术(Manchester手术)：包括阴道前后壁修补、主韧带缩短及宫颈部分切除术。

适用于年龄较轻、宫颈延长、希望保留子宫的子宫脱垂伴阴道前、后壁脱垂患者。

(3)经阴道子宫全切除及阴道前后壁修补术：适用于年龄较大、不需保留生育功能的患者。但重度子宫脱垂患者的术后复发率较高。

(4)阴道封闭术：分阴道半封闭术（又称 LeFort 手术）或阴道全封闭术。适用于年老体弱不能耐受较大手术、不需保留性交功能者。

(5)盆底重建手术：通过吊带、网片和缝线将阴道穹窿或宫骶韧带悬吊固定于骶骨前或骶棘韧带上，可经阴道、经腹腔镜或经腹完成。阴道加用网片虽能提高解剖治愈率，但术后并发症高的问题还有待进一步解决。

【预防】

同阴道前壁膨出。

第二节 压力性尿失禁

压力性尿失禁(stress urinary incontinence，SUI)是指腹压突然增加导致的尿液不自主流出，但不是由逼尿肌收缩压或膀胱壁对尿液的张力压所引起。其特点是正常状态下无漏尿，而腹压突然增加时尿液自动流出。也称真性压力性尿失禁、张力性尿失禁、应力性尿失禁。由此引发出一个社会和卫生问题。2006 年我国流行病学调查显示，压力性尿失禁在成年女性的发生率为 18.9%，在绝经后妇女中的发生率高达 50%，对妇女精神心理造成很大伤害。

【病因】

压力性尿失禁分为两型：解剖型和尿道内括约肌障碍型。解剖型压力性尿失禁占 90% 以上，由盆底组织松弛引起。盆底组织松弛的主要原因包括妊娠与阴道分娩损伤和绝经后雌激素水平降低等。目前最为广泛接受的压力传导理论认为压力性尿失禁的病因在于盆底支持结构缺损而使膀胱颈 / 近侧尿道移位于腹腔之外，因此，咳嗽时腹腔内压力增加时，压力不能平均地传递到膀胱和近侧尿道，使尿道阻力不足以对抗膀胱的压力而引起尿液外溢。

尿道内括约肌障碍型压力性尿失禁不足 10%，多为先天性缺陷造成的。

【临床表现】

增加腹压（如咳嗽、打喷嚏、大笑、提重物、跑步等活动）时不自主溢尿，是最典型的症状，而尿急、尿频，急迫性尿失禁和排尿后膀胱区胀满感也是常见症状。80% 的压力性尿失禁患者伴有膀胱膨出。

【诊断】

根据病史、症状和检查可作出初步诊断。确诊压力性尿失禁必须结合相关压力试验、指压试验、棉签试验和尿动力学检查等辅助检查，排除急迫性尿失禁、充盈性尿失禁及感染等情况。

压力试验(stress test)：患者膀胱充盈时，取截石位检查。嘱患者咳嗽的同时，观察尿道口，如果每次咳嗽时都伴随着尿液的不自主溢出，则可提示压力性尿失禁。延迟溢尿，或有大量的尿液溢出提示非抑制性的膀胱收缩。如果截石位状态下没有尿液溢出，应让患者站立位时重复压力试验。

指压试验(Bonney test)：检查者把示指放入阴道前壁的尿道两侧，指尖位于膀胱与尿道交接处，向前上抬高膀胱颈，再行诱发压力试验，如压力性尿失禁现象消失，则为阳性(图 25-7)。

急迫性尿失禁在症状和体征上最易与压力性尿失禁混淆，可通过尿动力学检查来鉴别明确诊断。

【治疗】

1. 非手术治疗 主要用于轻、中度压力性尿失禁患者和手术治疗前后以及辅助治疗。非手术治疗包括生活方式干预、盆底肌肉锻炼、盆底电刺激、膀胱锻炼、子宫托、α-肾上腺素能激动剂（alpha-adrenergic agonist）和阴道局部雌激素治疗。30%~60% 的患者经非手术治疗能改善症状，并治愈轻度的压力性尿失禁。产后进行为期 8 周的 Kegel 锻炼能有效地防治压力性尿失禁。

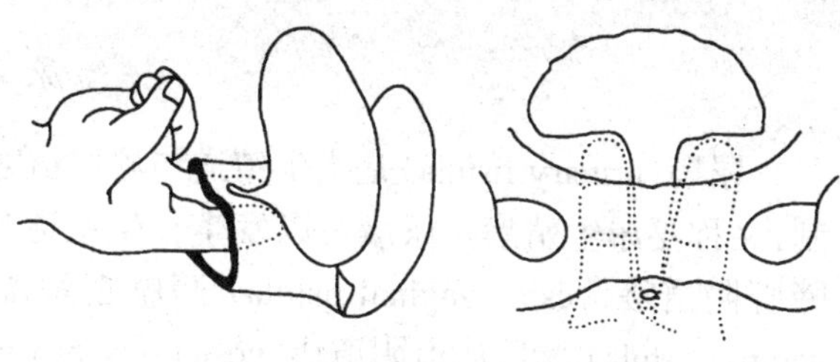

图 25-7 指压试验示意图

2. 手术治疗 手术方法很多，有 150 余种，目前多采用的术式有耻骨后膀胱尿道悬吊术和阴道无张力尿道中段悬吊带术。因阴道无张力尿道中段悬吊带术更为微创，现已成为一线手术治疗方法。压力性尿失禁的手术治疗一般在患者完成生育后进行。

(1) 耻骨后膀胱尿道悬吊术：手术操作在腹膜外 Retzius 间隙进行，缝合膀胱颈和近侧尿道两侧的筋膜至耻骨联合（Marshall-Marchetti-Krantz 手术）或 Cooper 韧带（Burch 手术）而提高膀胱尿道连接处的角度。Burch 手术目前应用最多，适用于中、重度解剖型压力性尿失禁，由开腹途径、腹腔镜途径和“缝针法”完成。术后一年治愈率 90% 左右。

(2) 阴道无张力尿道中段悬吊带术：适用于解剖型压力性尿失禁、尿道内括约肌障碍型压力性尿失禁和合并急迫性尿失禁的混合型尿失禁。对多次性尿失禁手术失败的病例也有较高的治愈率。悬吊带术可用自身筋膜或合成材料。合成材料的悬吊带术现已成为一线治疗压力性尿失禁的方法。术后 1 年治愈率 90% 左右。最长术后 11 年随诊的治愈率在 70% 以上。

以 Kelly 手术为代表的阴道前壁修补术方法简单，通过对尿道近膀胱颈部折叠筋膜缝合达到增加膀胱尿道阻力作用，一直为治疗压力性尿失禁的主要方式。但解剖学和临床效果均较差，术后 1 年治愈率仅 30%，并随时间推移而下降，目前已不再作为治疗压力性尿失禁的有效方法。

第三节 生殖道瘘

生殖道瘘是指由于各种原因导致生殖道与其邻近器官之间形成异常通道。临床上尿瘘最多见，其次为粪瘘。两者可同时存在，称混合性瘘（图 25-8）。

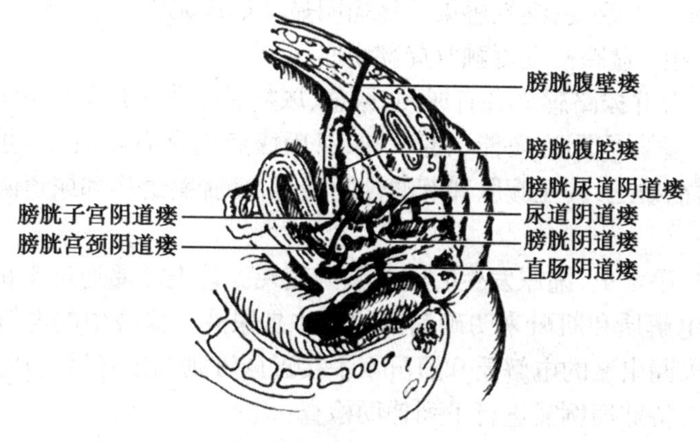

图 25-8 尿瘘和粪瘘

一、尿 瘘

尿瘘(urinary fistula)是指生殖道与泌尿道之间形成的异常通道,尿液自阴道排出,不能控制,又称泌尿生殖瘘。尿瘘可以发生在生殖道与泌尿道之间的任何部位,根据解剖位置分为膀胱阴道瘘(vesico-vaginal fistula)、膀胱宫颈瘘(vesico-cervical fistula)、尿道阴道瘘(urethro-vaginal fistula)、膀胱尿道阴道瘘(vesico-urethro-vaginal fistula)、膀胱宫颈阴道瘘(vesico-cervical vaginal fistula)、输尿管阴道瘘(uretero-vaginal fistula)及膀胱子宫瘘(vesico-uterine fistula)。膀胱阴道瘘最多见,有时可同时并存两种或多种类型尿瘘。

【病因】

常见尿瘘为产伤和盆腔手术损伤所致的膀胱阴道瘘和输尿管阴道瘘。

1. 产伤 产伤引起的尿瘘如今在发达国家已不存在,现仅发生在医疗条件落后的地区。根据发病机制分为坏死型和创伤型两类。

(1)坏死型尿瘘:是因骨盆狭窄或头盆不称,产程延长,特别是第二产程延长者,致使阴道前壁、膀胱和尿道长时间被挤压在胎先露部和耻骨联合之间,造成局部缺血、坏死形成尿瘘。

(2)创伤型尿瘘:是因产科助产手术尤其产钳助娩直接损伤所致。

2. 妇科手术损伤 通常因手术时组织粘连误伤膀胱、输尿管或因输尿管末端游离过度导致输尿管阴道瘘和膀胱阴道瘘。经腹手术和经阴道手术损伤均有可能导致尿瘘。

3. 其他 外伤、放射治疗后、膀胱结核、晚期生殖泌尿道肿瘤、子宫托安放不当、宫旁或尿道旁注射硬化剂等均能导致尿瘘,但并不多见。

【临床表现】

1. 漏尿 产后或盆腔手术后出现阴道无痛性持续性流液是最常见、最典型的临床症状。根据瘘孔的位置,可表现为持续漏尿、体位性漏尿、压力性尿失禁或膀胱充盈性漏尿等,如较高位的膀胱瘘孔患者站立时无漏尿,而平卧时则漏尿不止;瘘孔极小者在膀胱充盈时才漏尿;一侧输尿管阴道瘘由于健侧输尿管的尿液进入膀胱,因此在漏尿同时仍有自主排尿。病因不同,漏尿发生的时间也不同,分娩时压迫及手术时组织剥离过度所致坏死型尿瘘多在产后及手术后3~7日开始漏尿;手术直接损伤所引起的创伤型尿瘘术后即开始漏尿;腹腔镜子宫切除术中使用能量器械所致的尿瘘常在术后1~2周发生;根治性子宫切除的患者常在术后10~21日发生尿瘘,且多为输尿管阴道瘘;放射损伤所致尿瘘发生时间晚且常合并粪瘘。

2. 外阴部不适 局部刺激、组织炎症增生及感染和尿液刺激、浸渍,可引起外阴瘙痒和烧灼痛,外阴呈湿疹和皮炎改变,继发感染后疼痛明显。如输尿管阴道瘘因尿液刺激阴道一侧顶端,周围组织引起增生,盆腔检查可触及局部增厚。

3. 尿路感染 合并尿路感染者有尿频、尿急、尿痛及下腹不适等症状。

4. 其他症状 输尿管阴道瘘能引起发热,且因腹腔内常有尿液,还可引起腹痛进行性加重、恶心、呕吐和食欲缺乏,甚至腹胀和麻痹性肠梗阻,膀胱阴道瘘和尿道阴道瘘很少发热。

【诊断】

仔细询问病史、手术史、漏尿发生时间和漏尿表现。首先需要通过生化检查来比较漏出液与尿液、血液中的电解质和肌酐来明确漏出的液体是尿液。尿液中的电解质和肌酐水平应为血液中的数倍,如果漏出液的电解质和肌酐水平接近尿液则高度怀疑有尿瘘可能。其次,需要找到瘘孔的位置,对特殊病例需进行下列辅助检查:

1. 亚甲蓝试验 用于鉴别膀胱阴道瘘、膀胱宫颈瘘或输尿管阴道瘘,并可协助辨认位置不明的极小瘘孔。将三个棉球逐一放在阴道顶端、中 1/3 处和远端。用稀释的亚甲蓝溶液 200mL 充盈膀胱，嘱患者走动 30min，然后逐一取出棉球，根据蓝染海绵是在阴道上、中、下段估计瘘孔的位置。若染色液体经阴道壁小孔流出为膀胱阴道瘘；自宫颈外口流出为膀胱宫颈瘘或膀胱子宫瘘；海绵无色或黄染提示可能输尿管阴道瘘。

2. 靛胭脂试验（indigo carmine test）　静脉推注靛胭脂 5mL，5~10min 内见阴道顶端有蓝色液体流出者为输尿管阴道瘘。

3. 膀胱镜、输尿管镜检查　膀胱镜能了解瘘孔的位置、大小、数目，尤其能明确瘘孔周围组织的炎症反应情况及瘘孔和膀胱三角的关系。同时还可以了解膀胱容积、黏膜情况、有无炎症、结石、憩室。必要时行双侧输尿管逆行插管及输尿管镜检查，确定输尿管受阻的位置。对于放疗及恶性疾病引起的瘘孔应常规行组织活检。

4. 影像学检查

（1）静脉肾盂造影（IVP）：根据肾盂、输尿管及膀胱显影情况，了解肾脏功能和输尿管通畅情况，有助于输尿管阴道瘘及膀胱阴道瘘的诊断。

（2）逆行输尿管肾盂造影：对于静脉肾盂造影没有发现的输尿管阴道瘘，通常可以提示瘘孔的位置和程度。

（3）MRI 尿路造影（MRI Urography）：是指近年发展的体内静态或缓慢流动液体的 MRI 成像技术。该技术不需要任何造影剂，即可达到造影的效果，已成为一种新的、非侵入性检查尿瘘的方法。对发现肾盂肾盏和输尿管扩张及尿路梗阻和尿流中断都很敏感，因此对于明确输尿管阴道瘘很有意义。

5. 肾图能了解肾功能和输尿管功能情况。

【治疗】

1. 非手术治疗

（1）适应证：仅限于分娩或手术后 1 周内发生的膀胱阴道瘘、尿道阴道瘘和输尿管小瘘孔。

（2）方法：留置导尿管于膀胱内或在膀胱镜下插入输尿管导管，4 周至 3 个月有愈合可能。由于长期放置导尿管会刺激尿道黏膜引起疼痛，又会干扰患者的日常活动，影响患者的生活质量，因此，建议膀胱阴道瘘行耻骨上膀胱造瘘，进行膀胱引流。引流期间要经常对病情进行评价。长期放置引流管拔除前，应重复诊断检查明确瘘孔是否愈合。

（3）在患者诊断和等待治疗的过程中，要给予相应的对症治疗：①保证患者营养和液体的摄入，促进瘘孔愈合；②积极处理蜂窝组织炎；③采用会阴垫，可部分改善患者的社会生活质量；④治疗外阴炎和泌尿系感染；⑤绝经后妇女可给予雌激素，使阴道菌群向需氧菌转化，促进阴道黏膜上皮增生，有利于伤口愈合。

（4）治疗效果：对于术后早期出现的直径仅数毫米的微小尿瘘瘘孔，15%~20% 的患者可以非手术治疗自行愈合。对于瘘管已经形成并且上皮化者，非手术治疗则通常失败。

2. 手术治疗　手术修补为主要治疗方法。

（1）手术时机：直接损伤的尿瘘应尽早手术修补。其他原因所致尿瘘应等待 3 个月，待组织水肿消退、炎症消除、瘢痕软化、局部血供恢复正常后再行手术。瘘修补失败后至少应等待 3 个月后再行手术。由于放疗所致的尿瘘可能需要更长的时间形成结痂，因此有学者推荐 12 个月后再次修补。

（2）手术方法：膀胱阴道瘘和尿道阴道瘘的手术修补首选经阴道手术，不能经阴道手术或复杂尿瘘者，应选择经腹或经腹 - 阴道联合手术。

输尿管阴道瘘的治疗取决于瘘孔的位置和大小。小的瘘孔通常在放置输尿管支架（DJ管）后能自然愈合，但不适用于放疗后瘘孔。如果输尿管瘘孔距离膀胱有一定距离，切除含瘘孔的一段输尿管，断端行输尿管端端吻合术。如果瘘孔接近输尿管膀胱入口处，可行输尿管膀胱植入术。术后放置输尿管导管时间一般为3个月。

【预防】

绝大多数尿瘘可以预防，预防产伤所致的尿瘘更重要。术后常规检查生殖泌尿道有无损伤。对产程延长、膀胱及阴道受压过久、疑有损伤可能者，产后应留置导尿管10日，保持膀胱空虚，有利于改善局部血液循环恢复，防止尿瘘形成。妇科手术时，对盆腔粘连严重、恶性肿瘤有广泛浸润等估计手术困难时，术前经膀胱镜放置输尿管导管，使术中易于辨认。即使是容易进行的全子宫切除术，手术操作前也应先明确解剖关系。术中发现输尿管或膀胱损伤，必须及时修补。使用子宫托必须定期取出。宫颈癌进行放疗时应注意阴道内放射源的安放和固定，放射剂量不能过大。

二、粪 瘘

粪瘘（fecal fistula）是指肠道与生殖道之间有异常通道。以直肠阴道瘘最常见。可以根据瘘孔在阴道的位置，将其分为低位、中位和高位瘘。还可根据解剖结构进行分类：位于齿状线之下，与阴道交通的瘘孔称肛门阴道瘘；位于直肠和阴道间的瘘孔称直肠阴道瘘；直肠之上的称结肠阴道瘘；小肠与阴道间的交通称小肠阴道瘘。

【病因】

1. 产伤　是引起粪瘘的主要原因。胎头长时间停滞在阴道内，直肠受压，造成缺血、坏死而形成粪瘘。粗暴的难产手术操作、手术损伤导致Ⅲ度会阴裂伤，修补后直肠未愈合或会阴撕裂后缝合时，缝线穿透直肠黏膜未被发现，可导致直肠阴道瘘。

2. 盆腔手术损伤　行广泛子宫切除术、左半结肠和直肠手术或严重盆腔粘连分离手术时易损伤直肠，形成直肠阴道瘘，瘘孔位置一般在阴道穹窿处。

3. 感染性肠疾病　如Crohn病或溃疡性结肠炎是引起直肠阴道瘘的另一重要原因。炎性肠病多数累及小肠，但结肠和直肠也可发生。另外，直肠周围脓肿也可以穿破阴道壁形成直肠阴道瘘。

4. 先天畸形　为非损伤性直肠阴道瘘，发育畸形出现先天直肠阴道瘘，常合并肛门闭锁。生殖道发育畸形的手术易发生直肠阴道瘘。

5. 其他　长期放置子宫托不取出、肛门和生殖道恶性肿瘤晚期浸润、创伤、异物和放疗不当等也能引起粪瘘。

【临床表现】

阴道内排出粪便为主要症状。瘘孔大者，成形粪便可经阴道排出，稀便时呈持续外流，无法控制。若瘘孔小者，阴道内可无粪便污染，但出现阴道内阵发性排气现象，稀便时则从阴道流出。

【诊断】

根据病史、症状及妇科检查不难诊断。阴道检查时大的粪瘘显而易见，小的粪瘘在阴道后壁可见瘘孔处有鲜红的肉芽组织，用示指行直肠指诊，可以触及瘘孔，如瘘孔极小，用一探针从阴道肉芽样处向直肠方向探查，直肠内手指可以触及探针。阴道穹窿处小的瘘孔、小肠和结肠阴道瘘需行钡剂灌肠检查方能确诊，必要时可借助下消化道内镜检查。

除先天性粪瘘外，一般均有明确病因。小肠或结肠阴道瘘需经钡剂灌肠方能确诊。

【治疗】

手术修补是主要的治疗方法。手术损伤者应术中立即修补，手术方式可采用经阴道、经直肠或经开腹途径完成瘘的修补。瘘修补术主要是切除瘘管，游离周围组织后进行多层缝合。

粪瘘手术应掌握手术时机。先天性粪瘘应在患者15岁左右月经来潮后进行修补，过早手术容易造成阴道狭窄。压迫坏死性粪瘘，应等待3~6个月炎症完全消退后再行手术。高位直肠阴道瘘合并尿瘘者，前次手术失败阴道瘢痕严重者，应先行暂时性乙状结肠造瘘，3个月后再行修补手术。

术前要严格肠道准备，口服肠道抗生素以抑制肠道细菌。术后应保持会阴清洁，给予静脉高营养，术后5日内控制饮食及不排便，禁食1~2日后改少渣饮食，同时口服肠蠕动抑制药物。第5日口服缓泻剂，逐渐使患者恢复正常排便。

【预防】

原则上与尿瘘的预防相同。分娩时注意保护会阴，避免会阴Ⅲ度撕裂；会阴裂伤缝合后应常规肛查，发现有缝线穿透直肠黏膜时应立即拆除重新缝合；避免长期放置子宫托不取出；生殖道恶性肿瘤放射治疗时应掌握放射剂量和操作技术。

（张晓勇）

第二十六章 生殖内分泌疾病

第一节 功能失调性子宫出血

功能失调性子宫出血(dysfunctional uterine bleeding,DUB,以下简称“功血”)是由于下丘脑 - 垂体 - 卵巢轴功能紊乱而引起的异常子宫出血,按其发病机制分为无排卵性功血和有排卵性功血两大类,前者占70%~80%,多见于青春期和围绝经期;后者占20%~30%,多见于育龄期妇女。

一、无排卵性功血

【病因和病理生理】

正常的月经发生是基于排卵后黄体期结束,雌激素和孕激素撤退,使子宫内膜功能层皱缩坏死而脱落出血。正常月经的周期、持续时间和血量,表现为明显的规律性和自限性。当机体受到内部和外界的各种因素,如精神紧张、营养不良、代谢紊乱、慢性疾病、环境及气候骤变、饮食紊乱、过度运动、酗酒以及其他药物等影响时,则可通过大脑皮层和中枢神经系统,引起下丘脑 - 垂体 - 卵巢轴功能调节或靶细胞效应异常而导致月经失调。

卵巢不排卵可导致孕激素的缺乏,子宫内膜仅受到雌激素的作用,可呈现不同程度的增殖改变,后可因雌激素量的不足,子宫内膜发生突破性出血;或因雌激素持续作用的撤退,子宫内膜发生出血自限机制异常,出现月经量增多或经期延长。常见于卵巢功能初现期和衰退期。

无排卵性功血时,异常子宫出血与子宫内膜出血自限机制缺陷有关。主要表现为:①组织脆性增加:子宫内膜受单一雌激素刺激腺体持续增生,间质缺乏孕激素作用反应不足,致使子宫内膜组织脆弱,容易自发破溃出血。②子宫内膜脱落不完全致修复困难:无排卵性功血由于雌激素波动,子宫内膜脱落不规则和不完整。子宫内膜某一区域在雌激素作用下修复,而另一区域发生脱落和出血,这种持续性增生子宫内膜的局灶性脱落缺乏足够的组织丢失量,使内膜的再生和修复困难。③血管结构与功能异常:无排卵性功血时,破裂的毛细血管密度增加,小血管多处断裂,加之缺乏螺旋化,收缩不力造成流血时间延长、流血量增多。④凝血与纤溶异常:多次组织破损活化纤维蛋白溶酶,引起更多的纤维蛋白裂解,子宫内膜纤溶亢进,凝血功能缺陷。⑤血管舒张因子异常:增生期子宫内膜含血管舒张因子前列腺素 E_2(PGE_2),在无排卵性功血时PGE的含量和敏感性更高,血管易于扩张,出血增加。

【子宫内膜病理改变】

无排卵性功血患者的子宫内膜受雌激素持续作用而无孕激素拮抗,可发生不同程度的增生性改变,少数可呈萎缩性改变。

1. 子宫内膜增生症(endometrial hyperplasia)　根据国际妇科病理协会(ISGP,1998年)的分型为:

(1)单纯型增生(simple hyperplasia):为最常见的子宫内膜增生类型。镜下所见如瑞士干酪样增生,又称瑞士干酪。增生涉及腺体和间质,呈弥漫性,细胞与正常增生期内膜相似。腺体数量增多,腺腔囊性扩大,大小不一。腺上皮为单层或假复层,细胞呈高柱状,无异型性。间质细胞丰富。发展为子宫内膜腺癌的概率仅约1%。

(2)复杂型增生(complex hyperplasia):只涉及腺体,通常为局灶性。内膜异常增生,呈息肉状。腺体增生明显,拥挤,结构复杂,由于腺体增生明显,使间质减少,出现腺体与腺体相邻,呈背靠背现象。由于腺上皮增生,可向腺腔内呈乳头状或向间质出芽样生长。腺上皮细胞呈柱状,可见复层排列,但无细胞异型性。约3%可发展为子宫内膜腺癌。

(3)不典型增生(atypical hyperplasia):只涉及腺体。虽然可能呈多灶性或弥漫性,但通常为局灶性。腺体增生、拥挤,结构复杂,间质细胞显著减少。腺上皮细胞增生,并出现异型性,细胞极性紊乱,体积增大,核质比例增加,核深染,见核分裂象。发展为子宫内膜腺癌的概率为23%。只要腺上皮细胞出现异型性,应归类于不典型增生。不典型增生不属于功血范畴。

2. 增生期子宫内膜(proliferative phase endometrium)　子宫内膜所见与正常月经周期中的增生期内膜无区别,只是在月经周期后半期甚至月经期,仍表现为增生期形态。

3. 萎缩型子宫内膜(atrophic endometrium)　子宫内膜菲薄萎缩,腺体少而小,腺管狭而直,腺上皮为单层立方形或低柱状细胞,间质少而致密,胶原纤维相对增多。

【临床表现】

无排卵性功血患者可有各种不同的临床表现。临床上最常见的症状是子宫不规则出血,出血间隔长短不一,短者几日,长者数月,常误诊为闭经。出血量多少不一,出血量少者仅为点滴出血,出血间隔长短不一,短者几日,长者几月。出血量多者大量出血,不能自止,出血量多或时间长者,常继发贫血,甚至休克。出血期间一般无腹痛及其他不适。根据出血的特点,异常子宫出血包括:①月经过多(menorrhagia):周期规则,经期延长(>7日)或经量过多(>80mL)。②子宫不规则出血过多(menometrorrhagia):周期不规则,经期延长,经量过多。③子宫不规则出血(metrorrhagia):周期不规则,经期延长而经量正常。④月经过频(polymenorrhea):月经频发,周期缩短,<21日。

【诊断】

鉴于功血的定义,功血的诊断应采用排除法。需要排除的情况或疾病有:妊娠相关出血、生殖器官肿瘤、感染、血液系统及肝肾重要脏器疾病、甲状腺疾病、生殖系统发育畸形、外源性激素及异物引起的不规则出血等。主要依据病史、体格检查及辅助检查作出诊断(图26-1)。

1. 病史　详细了解异常子宫出血的类型、发病时间、病程经过、出血前有无停经史及以往治疗经过。应询问患者的年龄、月经史、婚育史和避孕措施,激素类药物使用史及是否存在引起月经失调的全身或生殖系统相关疾病如肝病、血液病、糖尿病、甲状腺功能亢进症或减退症等。

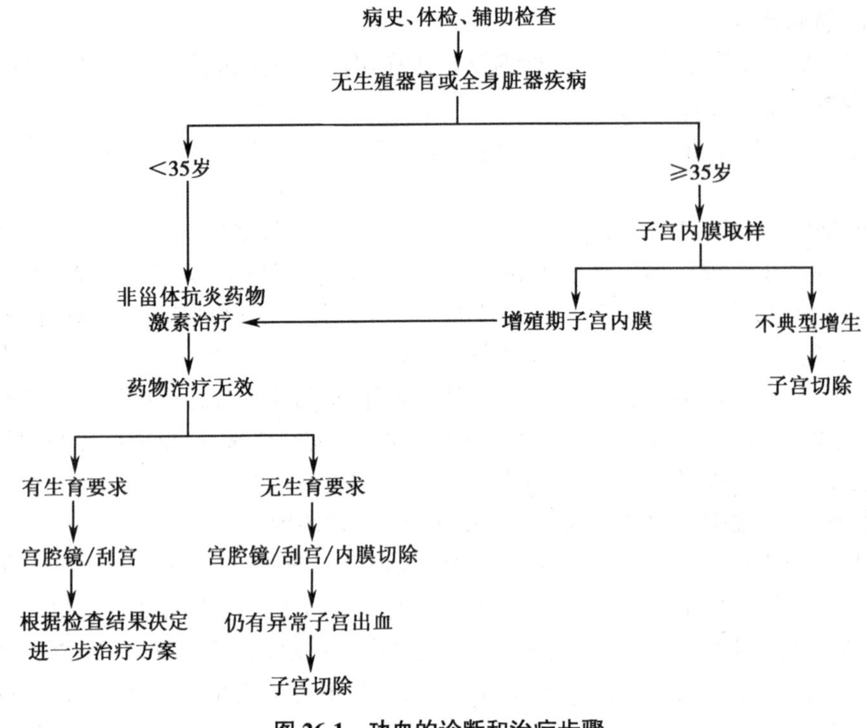

图 26-1 功血的诊断和治疗步骤

2. 体格检查 包括全身检查和妇科检查。全身检查应检查有无贫血、甲状腺功能减退症、甲状腺功能亢进症、多囊卵巢综合征及出血性疾病的阳性体征。妇科检查应排除阴道、宫颈及子宫器质性病变;注意出血来自宫颈表面还是来自宫颈管内。

3. 辅助检查 根据病史及临床表现常可作出功血的初步诊断。辅助检查的目的是鉴别诊断和确定病情严重程度及是否有合并症。

(1)全血细胞计数:确定有无贫血及血小板减少。

(2)凝血功能检查:凝血酶原时间、部分促凝血酶原激酶时间、血小板计数、出凝血时间等,排除凝血和出血功能障碍性疾病。

(3)尿妊娠试验或血 hCG 检测:有性生活史者,应行妊娠试验以除外妊娠及妊娠相关疾病。

(4)盆腔超声检查:了解子宫大小、形状、宫腔内有无赘生物及子宫内膜厚度等。

(5)基础体温测定(BBT):不仅有助于判断有无排卵,还可提示黄体功能不足(体温升高日数≤ 11 日)、子宫内膜不规则脱落(高相期体温下降缓慢伴经前出血)。当基础体温双相,经间期出现不规则出血时,可了解出血是在卵泡期、排卵期或黄体期。基础体温呈单相型,提示无排卵(图 26-2)。

(6)血清性激素测定:在月经第 21 天,即月经周期的黄体期测定血清孕酮水平,若升高提示近期有排卵,以了解有无排卵。但常因出血频繁,难以选择测定孕激素的时间。测定血睾酮、催乳素水平及甲状腺功能以排除其他内分泌疾病。

(7)子宫内膜取样(sampling)

1)诊断性刮宫(dilation and curettage,D & C):简称诊刮。其目的包括止血和取材的病理学检查。适用于生育期和绝经过渡期妇女异常子宫出血病程超过 6 个月者、子宫内膜厚度 >12mm 者、或药物治疗无效及存在子宫内膜癌高危因素的异常子宫出血患者。为确定卵巢排

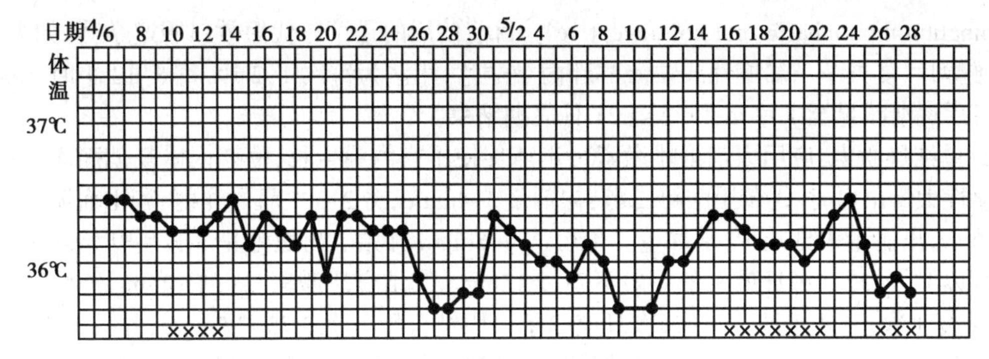

图 26-2　基础体温单相型（无排卵性功血）

卵和黄体功能，应在经前期或月经来潮 6h 内刮宫。不规则阴道流血或大量出血时，可随时刮宫。诊刮时必须搔刮整个宫腔，尤其是两宫角，并注意宫腔大小、形态，宫壁是否平滑，刮出物性质和数量。疑有子宫内膜癌时，应行分段诊刮。未婚、无性生活史患者，若激素治疗失败或疑有器质性病变，应经患者或其家属知情同意后行诊刮术。

2）子宫内膜活组织检查：目前国外推荐使用 Karman 套管或小刮匙等的内膜活检，其优点是创伤小，能获得足够组织标本用于诊断。

(8) 宫腔镜检查：在宫腔镜直视下，选择病变区进行活检，较盲取内膜的诊断价值高。可诊断各种宫腔内病变，如子宫内膜息肉、子宫黏膜下肌瘤、子宫内膜癌等。

【鉴别诊断】

在诊断功血前，必须排除生殖器官病变或全身性疾病所导致的生殖器官出血，需注意鉴别的有：

1. 异常妊娠或妊娠并发症　如流产、异位妊娠、葡萄胎、子宫复旧不良、胎盘残留、胎盘息肉等。常可通过仔细询问病史及血、尿 hCG 测定、超声检查协助鉴别。

2. 生殖器官肿瘤　如子宫内膜癌、子宫颈癌、滋养细胞肿瘤、子宫肌瘤、卵巢肿瘤等。一般通过盆腔检查、超声检查、诊断性刮宫及相关特殊检查鉴别。

3. 生殖器官感染　如急性或慢性子宫内膜炎、子宫颈炎等生殖道炎症。妇科检查可有宫体压痛等。

4. 激素类药物使用不当及宫内节育器或异物引起的子宫不规则出血。

5. 全身性疾病　如血液病、肝肾衰竭、甲状腺功能亢进症或减退症等。可通过查血常规、肝功能以及根据甲状腺病变的临床表现和甲状腺激素的测定来作出鉴别。

【治疗】

功血的一线治疗是药物治疗。青春期及生育年龄无排卵性功血以止血、调整周期、促排卵为主；绝经过渡期功血以止血、调整周期、减少经量，防止子宫内膜病变为治疗原则。常采用性激素止血和调整月经周期。

1. 止血　需根据出血量选择合适的制剂和使用方法。对少量出血患者，使用最低有效量激素，减少药物副作用。对大量出血患者，要求性激素治疗 8h 内见效，24~48h 内出血基本停止。96h 以上仍不止血，应考虑更改功血诊断。

(1) 性激素

1）雌孕激素联合用药：性激素联合用药的止血效果优于单一药物。口服避孕药在治疗青春期和生育年龄无排卵性功血时常常有效。急性大出血，病情稳定，可用复方单相口服避孕药

(combination monophasic oral contraceptive)。目前使用的是第三代短效口服避孕药，如去氧孕烯炔雌醇片、复方孕二烯酮片或炔雌醇环丙孕酮片，用法为每次1~2片，每8~12小时一次，血止3日后逐渐减量至1片/d，维持至21日周期结束。

2)单纯雌激素：应用大剂量雌激素可迅速促使子宫内膜生长，短期内修复创面而止血，适用于急性大量出血时。①苯甲酸雌二醇：初剂量3~4mg/d，分2~3次肌内注射。若出血明显减少，则维持；若出血量未见减少，则加量。也可从6~8mg/d开始。出血停止3日后开始减量，通常每3日以1/3递减。每日最大量一般不超过12mg。②结合雌激素(针剂)：25mg静脉注射，可4~6h重复1次，一般用药2~3次，次日应给予口服结合雌激素3.75~7.5mg/d，并按每3日减量1/3逐渐减量。亦可在24~48h内开始服用口服避孕药。③结合雌激素(片剂)1.25mg/次，或戊酸雌二醇2mg/次，口服，4~6h 1次，血止3日后按每3日减量1/3。所有雌激素疗法在血红蛋白计数增加至90/L以上后均必须加用孕激素撤退。有血液高凝或血栓性疾病史的患者，应禁忌应用大剂量雌激素止血。对间断性少量长期出血者，其雌激素水平常较低，应用雌激素治疗也是好方法。多采用生理替代剂量，如妊马雌酮1.25mg，1次/d，共21日，最后7~10日应加用孕激素，如醋酸甲羟孕酮(medroxyprogesterone acetate，MPA)10mg，1次/d，但需注意停药后出血量会较多，一般7日内血止。

3)单纯孕激素：也称“子宫内膜脱落法”或“药物刮宫”，停药后短期即有撤退性出血。止血作用机制是使雌激素作用下持续增生的子宫内膜转化为分泌期，达到止血效果。停药后子宫内膜脱落较完全，起到药物性刮宫作用。适用于体内已有一定雌激素水平、血红蛋白水平>80g/L、生命体征稳定的患者。合成孕激素分两类，常用17α-羟孕酮衍生物(甲羟孕酮、甲地孕酮)和19-去甲基睾酮衍生物(炔诺酮等)。以炔诺酮为例，首剂量5mg，1次/8h，2~3日血止后每隔3日递减1/3量，直至维持量2.5~5.0mg/d，持续用至血止后21日停药，停药后3~7日发生撤药性出血。也可用左炔诺孕酮1.5~2.25mg/d，血止后按同样原则减量。

(2)刮宫术：刮宫可迅速止血，并具有诊断价值，可了解内膜病理，除外恶性病变。对于绝经过渡期及病程长的生育年龄患者应首先考虑使用刮宫术。对无性生活史青少年，仅适于大量出血且药物治疗无效需立即止血或检查子宫内膜组织学者，不轻易做刮宫术，对于超声提示宫腔内异常者可在宫腔镜下刮宫，以提高诊断准确率。

(3)辅助治疗

1)一般止血药：氨甲环酸1g，2~3次/d，或酚磺乙胺、维生素K等。

2)丙酸睾酮：具有对抗雌激素作用，减少盆腔充血和增加子宫血管张力，以减少子宫出血量，起协助止血作用。

3)矫正凝血功能：出血严重时可补充凝血因子，如纤维蛋白原、血小板、新鲜冻干血浆或新鲜血。

4)矫正贫血：对中重度贫血患者在上述治疗的同时给予铁剂和叶酸治疗，必要时输血。

5)抗感染治疗：出血时间长，贫血严重，抵抗力差，或有合并感染的临床征象时应及时应用抗生素。

2. 调整月经周期　应用性激素止血后，必须调整月经周期。青春期及生育年龄无排卵性功血患者，需恢复正常的内分泌功能，以建立正常月经周期；绝经过渡期患者需控制出血及预防子宫内膜增生症的发生，防止功血再次发生。常用方法有：

(1)雌、孕激素序贯法：即人工周期。模拟自然月经周期中卵巢的内分泌变化，序贯应用雌、孕激素，使子宫内膜发生相应变化，引起周期性脱落。适用于青春期及生育年龄功血内源性雌激素水平较低者。从撤药性出血第 5 日开始,生理替代全量为妊马雌酮 1.25mg 或戊酸雌二醇 2mg,每晚 1 次,连服 21 日,服雌激素 11 日起加用醋酸甲羟孕酮,10mg/d,连用 10 日。连续 3 个周期为一疗程。若正常月经仍未建立,应重复上述序贯疗法。若患者体内有一定雌激素水平,雌激素可采用半量或 1/4 量。(图 26-3)

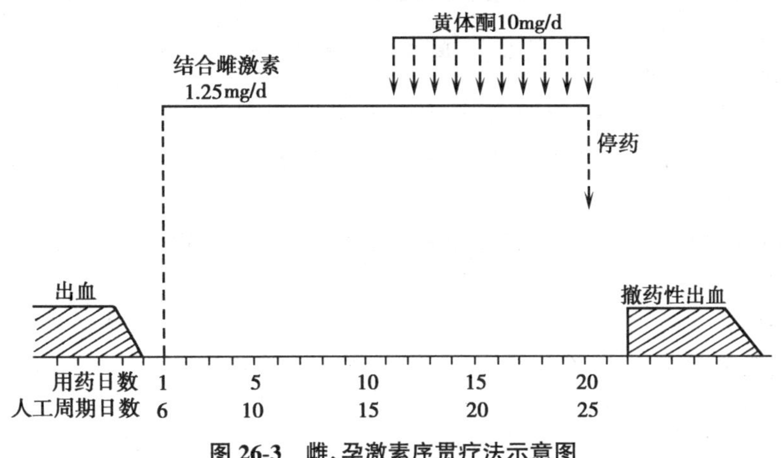

图 26-3　雌、孕激素序贯疗法示意图

(2)雌、孕激素联合法:此法开始即用孕激素,限制雌激素的促内膜生长作用,使撤药性出血逐步减少,其中雌激素可预防治疗过程中孕激素突破性出血。常用口服避孕药,可以很好地控制周期,尤其适用于有避孕需求的患者。一般自血止周期撤药性出血第 5 日起,1 片 /d,连服 21 日,1 周为撤药性出血间隔,连续 3 个周期为一个疗程。病情反复者酌情延至 6 个周期。应用口服避孕药的潜在风险应予注意,有血栓性疾病、心脑血管疾病高危因素及 40 岁以上吸烟的女性不宜应用。

(3)孕激素法:适用于青春期或活组织检查为增生期内膜功血。可于月经周期后半期(撤药性出血的第 16~25 日)服用醋酸甲羟孕酮 10mg,1 次 /d;或地屈孕酮 10~20mg,1 次 /d;或微粒化孕酮 200~300mg,1 次 /d;或肌内注射黄体酮 20mg,1 次 /d,连用 l0~14 日,酌情应用 3~6 个周期。

(4)促排卵:功血患者经上述调整周期药物治疗几个疗程后,通过雌、孕激素对中枢的反馈调节作用,部分患者可恢复自发排卵。青春期一般不提倡使用促排卵药物,有生育要求的无排卵不孕患者,可针对病因采取促排卵,具体方法将在本章第二节“闭经”中介绍。

(5)宫内孕激素释放系统:可有效治疗功血。原理为在宫腔内局部释放孕激素,抑制内膜生长。常用于治疗严重月经过多。在宫腔内放置含孕酮或左炔诺孕酮宫内节育器(levonorgestrel-releasing IUD),能减少经量 80%~90%,有时甚至出现闭经。

3. 手术治疗　对于药物治疗疗效不佳或不宜用药、无生育要求的患者,尤其是不易随访的年龄较大患者,应考虑手术治疗。

(1)子宫内膜切除术(endometrial ablation):利用宫腔镜下电切割或激光切除子宫内膜、或采用滚动球电凝或热疗等方法,直接破坏大部分或全部子宫内膜和浅肌层,使月经减少甚至闭经。适用于药物治疗无效、不愿或不适合子宫切除术的患者。术前 1 个月口服达那唑 600mg,1 次 /d;或孕三烯酮 2.5mg,2 次 / 周,4~12 周;或用 GnRH-a 3.75mg,1 次 /28d,l~3 次,可使子宫内膜萎缩,子宫体积缩小,减少血管再生,使手术时间缩短,出血减少,易于施术,增加手术安全性，且可在月经周期任何时期进行。治疗优点是微创、有效，可减少月经量80%~90%，部分患者可达到闭经。但术前必须有明确的病理学诊断，以避免误诊和误切子宫内膜癌。

(2) 子宫切除术：因功血而行子宫切除术，约占子宫切除术的20%。患者经各种治疗效果不佳，并了解所有治疗功血的可行方法后，由患者和家属知情选择后接受子宫切除。

二、排卵性月经失调

排卵性月经失调(ovulatory menstrual dysfunction)较无排卵性功血少见，多发生于生育年龄妇女。患者有周期性排卵，因此临床上仍有可辨认的月经周期。类型有以下几种：

(一) 月经过多

指月经周期规则、经期正常，但经量增多。世界卫生组织(WHO)资料显示，在育龄期女性中19%有月经过多。

【发病机制】

发病机制复杂，可能因子宫内膜纤溶酶活性过高或前列腺素血管舒缩因子分泌比例失调所致，也可能与晚分泌期子宫内膜ER、PR高于正常有关。

【病理】

子宫内膜形态一般表现为分泌期内膜，可能存在间质水肿不明显或腺体与间质发育不同步，或在内膜各个部位显示分泌反应不均，如在血管周围的内膜，孕激素水平稍高，分泌反应接近正常，远离血管的区域，则分泌反应不良。内膜活检显示分泌反应较实际周期日至少落后2天。

【临床表现】

一般表现为月经周期规则、经期正常，但经量增多>80mL。在育龄期妇女可表现为不易受孕或在孕早期流产。

【诊断】

根据月经周期规则、经期正常，但经量增多>80mL；妇科检查无引起异常子宫出血的生殖器官器质性病变；子宫内膜活检显示分泌反应，无特殊病变；血清的基础性激素测定结果正常，可作出诊断。诊断过程特别应该注意除外子宫肌瘤、子宫腺肌症、子宫内膜癌等器质性疾病和多囊卵巢综合征等妇科内分泌疾病。

【治疗】

1. 止血药　氨甲环酸1g，2~3次/d，可减少经量54%。经血量<200mL者，应用后92%经血量<80mL。也可应用酚磺乙胺、维生素K等。

2. 宫内孕激素释放系统　宫腔释放左炔诺孕酮20μg/d，有效期5年。经量减少，20%~30%闭经。副作用少，最初6个月可能突破性出血。

3. 孕激素内膜萎缩法　详见无排卵型功血治疗。

4. 复方短效口服避孕药　抑制内膜增生，使内膜变薄，减少出血量。

(二) 月经周期间出血

又分为黄体功能异常和围排卵期出血。

1. 黄体功能异常　分黄体功能不全和子宫内膜不规则脱落两类。

(1) 黄体功能不足(luteal phase defect，LPD)：月经周期中有卵泡发育及排卵，但黄体期孕激素分泌不足或黄体过早衰退，导致子宫内膜分泌反应不良和黄体期缩短。

【发病机制】

足够水平的 FSH 和 LH、LH/FSH 比值及卵巢对 LH 良好的反应，是黄体健全发育的必要前提。如黄体期及激素分泌不足或黄体过早衰退可导致子宫内膜分泌反应不良，表现为黄体功能不足。常见原因有卵泡发育不良、LH 排卵高峰分泌不足、LH 排卵峰后低脉冲缺陷等。

【病理】

子宫内膜形态一般表现为分泌期内膜，腺体分泌不良，间质水肿不明显或腺体与间质发育不同步。或在内膜各个部位显示分泌反应不均，如在血管周围的内膜孕激素水平稍高，分泌反应接近正常，而远离血管区则分泌反应不良，内膜活检显示分泌反应落后 2 日。

【临床表现】

一般表现为月经周期缩短。有时月经周期虽在正常范围内，但卵泡期延长、黄体期缩短，以致患者不易受孕或在妊娠早期流产。

【诊断】

根据月经周期缩短、不孕或早孕时流产，妇科检查无引起异常子宫出血的生殖器官器质性病变；基础体温双相型，但高温相小于 11 日（图 26-4）；子宫内膜活检显示分泌反应至少落后 2 日，可作出诊断。

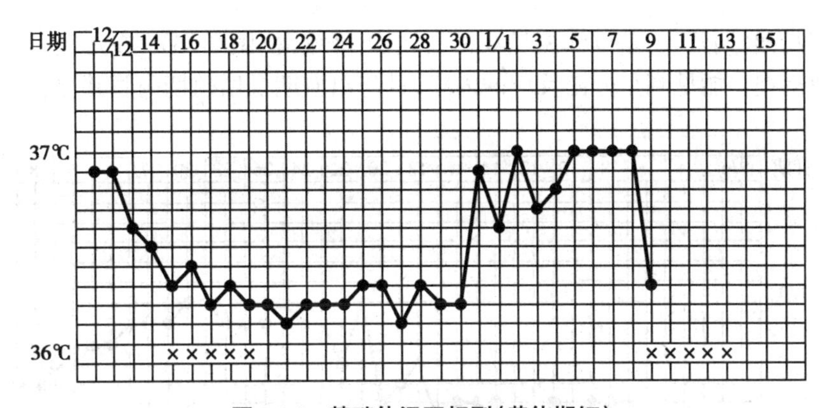

图 26-4　基础体温双相型（黄体期短）

【治疗】

1）促进卵泡发育：针对其发生原因，促使卵泡发育和排卵。①卵泡期使用低剂量雌激素：低剂量雌激素能协同 FSH 促进卵泡发育，月经第 5 日起口服妊马雌酮 0.625mg/d 或戊酸雌二醇 1mg，连续 5~7 日。②氯米芬：氯米芬通过与内源性雌激素受体竞争性结合，促使垂体释放 FSH 和 LH，达到促进卵泡发育的目的。月经第 3~5 日开始口服氯米芬 50mg/d，连服 5 日。

2）促进月经中期 LH 峰形成：当卵泡成熟后，给予绒促性素 5 000~10 000U 1 次或分 2 次肌内注射，以加强月经中期 LH 排卵峰，达到不使黄体过早衰退和提高其分泌孕酮的目的。

3）黄体功能刺激疗法：于基础体温上升后开始，隔日肌内注射绒促性素 1 000~2 000U，共 5 次，可使血浆孕酮明显上升，延长黄体期。

4）黄体功能补充疗法：一般选用天然黄体酮制剂，自排卵后开始肌内注射黄体酮 10mg/d，共 10~14 日，以补充黄体孕酮分泌不足。

5）黄体功能不足合并高催乳素血症的治疗：使用溴隐亭 2.5~5.0mg/d，可使催乳素水平下降，并促进垂体分泌促性腺激素及增加卵巢雌、孕激素分泌，从而改善黄体功能。

6）口服避孕药：尤其适用于有避孕需求的患者。一般周期性使用口服避孕药 3 个周期，病情反复者酌情延至 6 个周期。

（2）子宫内膜不规则脱落（irregular shedding of endometrium）：月经周期有排卵，黄体发育良好，但萎缩过程延长，导致子宫内膜不规则脱落。

【发病机制】

由于下丘脑 - 垂体 - 卵巢轴调节功能紊乱，或溶黄体机制失常，引起黄体萎缩不全，内膜持续受孕激素影响，以致不能如期完整脱落。

【病理】

正常月经第 3~4 日时，分泌期子宫内膜已全部脱落。黄体萎缩不全时，月经期第 5~6 日仍能见到呈分泌反应的子宫内膜。由于经期较长，使内膜失水，间质变致密，纤体皱缩，腺腔呈梅花状或星状，腺细胞透亮，核不固缩，间质细胞大，间质中螺旋血管退化，此时刮宫子宫内膜常表现为混合型子宫内膜，即残留的分泌期内膜与出血坏死组织及新增生的内膜混合共存。

【临床表现】

表现为月经周期正常，但经期延长，长达 9~10 日，且出血量多，甚至淋漓数日。

【诊断】

临床表现为经期延长，基础体温呈双相型，但下降缓慢（图 26-5）。在月经第 5~6 日行诊断性刮宫，病理检查仍能见到呈分泌反应的内膜，且与出血期及增殖期内膜并存。

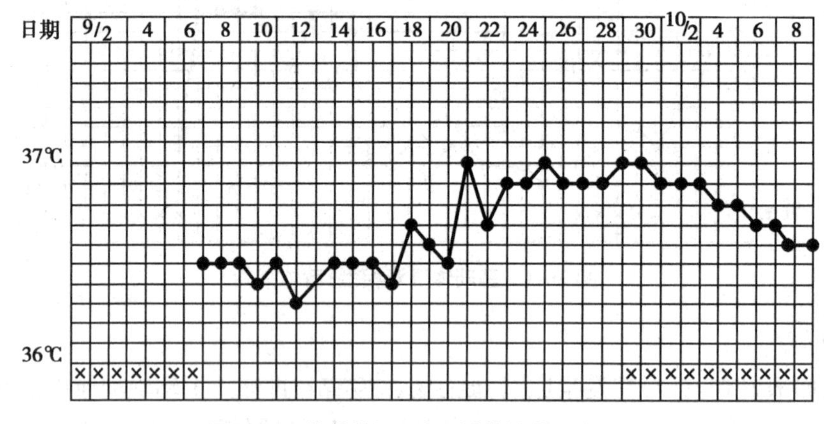

图 26-5 基础体温双相型（黄体萎缩不全）

【治疗】

1）孕激素：孕激素通过调节下丘脑 - 垂体 - 卵巢轴的反馈功能，使黄体及时萎缩，内膜按时完整脱落。方法：排卵后第 1~2 日或下次月经前 10~14 日开始，每日口服甲羟孕酮 10mg，连服 10 日。有生育要求者肌内注射黄体酮注射液。无生育要求者也可口服单相口服避孕药，自月经周期第 5 日始，1 片 /d，连续 21 日为一周期。

2）绒促性素：用法同黄体功能不足，有促进黄体功能的作用。

3）复方短效口服避孕药：抑制排卵，控制周期。

2. 围排卵期出血　在两次月经中间，即排卵期，由于雌激素水平短暂下降，使子宫内膜失去激素的支持而出现部分子宫内膜脱落引起有规律性的阴道流血，称围排卵期出血。

【发病机制】

原因不明，可能与排卵前后激素水平波动有关。出血期≤7日，多数持续1~3日，血停数日后又出血，量少，时有时无。

【治疗】

可用复方短效口服避孕药，抑制排卵，控制周期。

（黄　鑫）

第二节　闭　经

闭经（amenorrhea）为月经从未来潮或异常停止。闭经可分生理性闭经和病理性闭经。本节仅介绍病理性闭经。

病理性闭经分为两类：原发性闭经（primary amenorrhea）和继发性闭经（secondary amenorrhea）。原发性闭经是指女性年逾14岁，而无月经及第二性征发育，或年逾16岁，虽有第二性征发育，但无月经，约占5%。继发性闭经为曾有月经，但现停经时间超过6个月，或大于等于原3个月经周期的时间，约占95%。

病理性闭经是一种常见症状，可由多种原因所致，应仔细寻找病因，正确诊断和及时治疗。

【分类】

正常月经的建立和维持，有赖于下丘脑-垂体-卵巢轴的神经内分泌调节，以及子宫内膜（靶器官）对性激素的周期性反应和下生殖道通畅性，其中任何一个环节发生障碍均可导致闭经。

1. 按病变部位分类　可分为四种：①子宫性闭经；②卵巢性闭经；③垂体性闭经；④中枢神经-下丘脑性闭经。

2. 按促性腺激素水平分类　有高促性腺激素闭经和低促性腺激素闭经。由于两者性腺功能均处低落状态，故亦称高促性腺激素性腺功能低落和低促性腺激素性腺功能低落。

(1) 高促性腺激素性腺功能低落（hypergonadotropic hypogonadism）：指促性腺激素FSH≥30IU/L的性腺功能低落者，提示病变环节在卵巢。

(2) 低促性腺激素性腺功能低落（hypogonadotropic hypogonadism）：指促性腺激素FSH和LH均<5IU/L的性腺功能低落者，提示病变环节在中枢（下丘脑或垂体）。

3. 按卵巢功能障碍的程度分类　将闭经分为两度闭经。

(1) Ⅰ度闭经：子宫内膜已受一定量的雌激素作用，用孕激素后有撤退性子宫出血，提示卵巢具有分泌雌激素功能。

(2) Ⅱ度闭经：子宫内膜未受雌激素影响，用孕激素后不出现撤退性子宫出血，提示卵巢分泌雌激素功能缺陷或停止。

【病因】

原发性闭经多由先天性疾病和生殖道畸形，或功能失调及继发疾病发生于青春期前所致。继发性闭经常由器官功能障碍或肿瘤引起。本节按下丘脑-垂体-卵巢-子宫轴解剖部位介绍引起闭经的相关病变。

1. 中枢神经-下丘脑性闭经　包括精神应激性、体重下降、神经性厌食、过度运动、药物等引起的下丘脑分泌GnRH功能失调或抑制；另外，尚有先天性疾病或脑发育畸形及肿瘤引起的下丘脑 GnRH 分泌缺陷。

(1)精神应激性(psychological stress):环境改变、过度紧张或精神打击等应激引起的应激反应,最重要的是促肾上腺皮质激素释放激素(corticotropin-releasing hormone,CRH)和皮质素分泌的增加。CRH 可能通过增加内源性阿片肽分泌,抑制垂体促性腺激素分泌而导致闭经。

(2)下丘脑多巴胺分泌下降:多巴胺为下丘脑分泌的垂体催乳激素抑制因子。下丘脑多巴胺分泌的下降可引起垂体催乳激素病理性分泌增加,从而产生对生殖轴的抑制。

(3)体重下降、神经性厌食:神经性厌食起病于强烈惧怕肥胖而有意节制饮食;体重骤然下降将导致促性腺激素低下状态,原因未明。当体重降至正常体重的 15% 以上时,即出现闭经,继而出现进食障碍和进行性消瘦及多种激素改变;促性腺激素逆转至青春期前水平。此症多发生于 25 岁以下年轻女性,是一种威胁生命的疾患,死亡率高达 9%。

(4)运动性闭经:竞争性的体育运动以及强运动和其他形式的训练,如芭蕾和现代舞蹈,可引起闭经,称运动性闭经,系因体内脂肪减少及应激本身引起下丘脑 GnRH 分泌受抑制。最近的研究还提示强运动的同时不适当地限制能量摄入(低能量摄入)比体脂减少更易引起闭经。现认为,体内脂肪下降及营养低下引起瘦素下降是生殖轴功能抑制的机制之一。

(5)嗅觉缺失综合征(Kallmann's syndrome):一种下丘脑 GnRH 先天性分泌缺陷,同时伴嗅觉丧失或嗅觉减退的低促性腺激素性腺功能低落,称嗅觉缺失综合征。临床表现为原发性闭经,第二性征发育缺如,伴嗅觉减退或丧失。

(6)药物性闭经:口服避孕药或肌内注射甲羟孕酮避孕针(Depo-Provera)引起继发性闭经,是由于药物对下丘脑 GnRH 分泌的抑制。另外,尚有一些药物如氯丙嗪、利血平等通过抑制下丘脑多巴胺使垂体分泌催乳激素增加引起闭经。药物性闭经是可逆的,但若在停药后 6 个月仍不能恢复月经者,应注意排除其他问题。

(7)肿瘤:颅咽管瘤是最常见的下丘脑肿瘤,发生于蝶鞍上的垂体柄漏斗部前方。该肿瘤沿垂体柄生长可压迫垂体柄,影响下丘脑 GnRH 和多巴胺向垂体的转运,从而导致低促性腺激素闭经伴垂体催乳激素分泌增加。

2. 垂体性闭经 垂体性闭经指垂体病变使促性腺激素分泌降低引起的闭经。有先天性和获得性两大类,先天性很少见。常见的获得性垂体病变如下:

(1)垂体肿瘤:位于蝶鞍内的腺垂体各种腺细胞均可发生肿瘤;最常见的是分泌催乳激素的腺瘤。若肿瘤压迫分泌促性腺激素的细胞可使促性腺激素分泌减少引起闭经。肿瘤过多分泌催乳激素使血液循环中催乳激素升高,可激发下丘脑多巴胺而抑制 GnRH 分泌;同时,催乳激素的升高可降低卵巢对促性腺激素敏感性。闭经程度与催乳激素对下丘脑 GnRH 分泌的抑制程度呈正相关:微量的垂体催乳激素有时也可引起闭经。

(2)空蝶鞍综合征(empty sella syndrome):由于蝶鞍隔先天性发育不全或肿瘤及手术破坏蝶鞍隔,而使充满脑脊液的蛛网膜下腔向垂体窝(蝶鞍)延伸,使腺垂体逐渐被脑脊液压扁,蝶鞍被脑脊液充盈,称空蝶鞍。由于脑脊液对垂体柄的压迫使下丘脑 GnRH 和多巴胺经垂体门脉循环向垂体的转运受阻,临床表现为闭经,可伴溢乳。实验室检查催乳激素可高于正常。

(3)希恩综合征(Sheehan syndrome):由于产后出血和休克导致腺垂体急性梗死和坏死,使腺垂体丧失正常功能引起一系列腺垂体功能低下的症状,包括产后无乳,脱发,阴毛腋毛脱落,低促性腺激素闭经,以及肾上腺皮质、甲状腺功能减退症状,如低血压、畏寒、嗜睡、胃纳差、贫血、消瘦等。

3. 卵巢性闭经 卵巢性闭经指卵巢先天性发育不全,或卵巢功能衰退或继发性病变所引起的闭经。

(1)性腺先天性发育不全(gonadal dysgenesis):性腺条索状或发育不全,性腺内卵泡缺如或少于正常。临床多表现为性征幼稚的原发性闭经,性腺发育不全者由于性激素分泌功能缺陷故促性腺激素升高,属高促性腺激素闭经。占原发性闭经的35%,分为染色体正常和异常两类性腺发育不全,75%患者存在染色体异常,25%患者染色体正常。染色体正常的性腺体发育不全称单纯性性腺发育不全。原发性闭经性腺发育不全最常见的核型异常为45,XO(50%);其次为45,XO的嵌合型(25%)和46,XX(25%);少见的尚有46,XY单纯性腺发育不全和45,XO/46,XY嵌合型性腺发育不全。继发性闭经性腺发育不全最常见的核型为46,XX,按发生频率尚有45,XO嵌合型、X短臂和长臂缺失、47,XXX及45,XO。

XO患者除性腺发育不全发生高促性腺激素低雌激素闭经外,尚具有一系列体格发育异常特征:如身材矮小(不足150cm)、蹼颈、盾状胸、肘外翻,称Turner综合征。

XY单纯性腺发育不全(Swyer综合征):具有女性生殖系统,但无青春期性发育,表现为性幼稚型原发性闭经。性腺可在任何年龄发生肿瘤,因此一旦确诊必须切除性腺。

(2)抵抗性卵巢综合征(resistant ovary syndrome)或称不敏感卵巢:特征为卵巢具有多数始基卵泡及初级卵泡,形态饱满,但对促性腺激素不敏感,故卵泡不分泌雌二醇,促性腺激素升高。临床表现为原发性闭经,但性征发育接近正常。其维持性征发育的雌激素来源于卵巢间质在高LH刺激下产生的雄烯二酮在外周组织的转化。

(3)卵巢早衰(premature ovarian failure):40岁前由于卵巢内卵泡耗竭或被破坏,或因手术切除卵巢而发生的卵巢功能衰竭,称卵巢早衰。卵巢外观呈萎缩状。由于卵巢分泌性激素功能衰竭,促性腺激素升高,80%以上患者有潮热等绝经过渡期症状。多数患者无明确诱因,属特发性。部分患者由自身免疫性疾病的自身免疫性卵巢炎所致。另外,盆腔放射及全身化疗对卵母细胞有损害作用,儿童期腮腺炎病毒可破坏卵巢卵母细胞发生卵巢早衰。

4. 子宫性闭经　由先天性子宫畸形或获得性子宫内膜破坏所致闭经。

(1)子宫性闭经及隐经:在卵巢分泌的雌、孕激素作用下,子宫内膜产生增殖、分泌的变化。当性激素撤退后,子宫内膜功能层剥脱出血,经宫颈口和阴道排出体外,是月经。若子宫内膜缺如、严重破坏或创伤后再生障碍,不能对卵巢激素作出反应而无剥脱和出血,是子宫性闭经,也是真性闭经的一种。如子宫内膜功能完好,仅由于经血排出的通道受阻而潴留于子宫腔、阴道内,甚而反流入输卵管或腹腔内,称为假性闭经,亦称隐经(cryptomenorrhea)。

(2)宫颈闭锁(atresia of cervix):可因先天发育异常和后天宫颈损伤后粘连所致。先天性宫颈闭锁极为罕见,若患者无子宫内膜,仅表现为原发性闭经,若有子宫内膜,其临床表现与先天性无阴道相似。此外,宫颈烧灼、冷冻、药物腐蚀、放射治疗等可引起宫颈粘连闭锁。人工流产、分段诊断性刮宫等均可导致宫颈管内膜的损伤,使之粘连闭锁。

(3)先天性无子宫:子宫是米勒管中段及下段发育形成的。若米勒管未发育或在其发育早期停止,可形成先天性无子宫(congenital absence of uterus)。常合并无阴道。患者卵巢发育正常,第二性征表现正常。临床表现为原发性闭经,肛腹诊扪不到子宫,超声、CT及MRI亦不能探及子宫的存在。

(4)始基子宫:两侧米勒管早期发育正常,因受胚胎外环境的影响,进入中期会合后不久即停止发育,留下一个由纤维和肌肉组织形成的细窄条索状结构,多无管腔,称为始基子宫(primordial uterus),又称痕迹子宫。常合并先天性无阴道。患者表现为原发性闭经,肛诊及超声等影像学检查可发现一小子宫,仅2~3cm长,腹腔镜检或剖腹手术时可见一扁平实心,

0.5~1cm 厚的子宫痕迹。

(5)米勒管发育不全综合征：早期的米勒管发育正常，进入中期后停止发育或发育不同步而形成米勒管发育不全综合征(Mullerian agenesis syndrome)。

(6)其他：子宫内膜结核可破坏子宫内膜引起闭经。此外，也有宫内节育器引起宫内感染发生闭经的报道。

5. 先天性下生殖道发育异常　包括处女膜无孔、阴道下 1/3 段缺如，均可引起经血引流障碍而发生闭经，其特点是周期性腹痛伴阴道积血和子宫积血或腹腔积血。此类患者一经发现，需做引流及矫治术。

【诊断】

1. 病史　包括月经史、婚育史、服药史、子宫手术史、家族史以及发病可能起因和伴随症状，如环境变化、精神心理创伤、情感应激、运动性职业或过强运动、营养状况及有无头痛、溢乳等。原发性闭经者应了解青春期生长和第二性征发育进程。

2. 体格检查　包括智力、身高、体重，第二性征发育状况，有无体格发育畸形，甲状腺有无肿大，乳房有无溢乳，皮肤色泽及毛发分布。原发性闭经性征幼稚者还应检查嗅觉有无缺失，头痛或溢乳者还应行视野测定。

3. 妇科检查　内、外生殖器发育情况及有无畸形；外阴色泽及阴毛生长情况；已婚妇女可用阴道窥器暴露阴道和宫颈，通过检查阴道壁皱褶多少及宫颈黏液了解体内雌激素的水平。

4. 实验室辅助检查　已婚妇女月经停止必须首先排除妊娠；通过病史及体格检查应对闭经病变环节及病因应有初步印象。辅助检查的目的是通过选择项目的检查以确定诊断。

(1)评估雌激素水平以确定闭经程度

1)宫颈评分法：根据宫颈黏液量、拉丝度、结晶及宫颈口开张程度评分；每项 3 分，共 12 分(表 26-1)。

表 26-1　Insler 宫颈雌激素作用程度评分法

项目	评分			
	0	1	2	3
黏液量	无	颈管内	颈管口见黏液	溢出宫颈口
拉丝度	无	达阴道 1/4	达阴道 1/2	达阴道口
结晶	无	少许细条结晶	羊齿结晶	典型结晶
宫颈口	无	裂隙	部分开张	开张(瞳孔样)

2)阴道上皮脱落细胞检查：根据阴道上皮脱落细胞中伊红染色或角化细胞所占比例了解雌激素影响程度。

3)孕激素试验(progestational challenge)：肌内注射黄体酮 100mg(20mg/d，连用 5 日，或 100mg 一次注射)。停药后有撤退流血者表明体内有一定内源性雌激素水平，为Ⅰ度闭经；停药后无撤退性流血者可能存在两种情况：①Ⅱ度闭经，内源性雌激素水平低落；②子宫病变所致闭经。

(2)雌激素试验：口服己烯雌酚 1mg/d 或妊马雌酮 1.25mg/d 或雌二醇 2mg/d，共服 20 日。最后 5~7 日口服甲羟孕酮，10mg/d。停药后有撤退性流血者可排除子宫性闭经；无撤退性流血者则应再重复上述用药方法，停药仍无撤退性流血者可确定子宫性闭经。但如病史及妇科检查已排除子宫性闭经及下生殖道发育异常，此步骤可省略。

(3)激素测定

1)催乳激素(PRL)的测定：① PRL 升高者，测定 TSI、TSH 升高者，为甲状腺功能减退所致闭经。TSH 正常，PRL>100ng/mL 时应行头颅及蝶鞍部位磁共振显像(MRI)或 CT 以明确蝶鞍或蝶鞍以上部位肿瘤或空蝶鞍；MRI 对颅咽管肿瘤、蝶鞍肿瘤及肿瘤向蝶鞍以外部位延伸和空蝶鞍的检测优于 CT。② PRL 正常者，测定促性腺激素值。

2)促性腺激素测定(gonadotropin assay)：以区分以下情况闭经。

①孕激素试验阴性者：FSH<5IU/L 为低促性腺激素性腺功能低落，提示病变环节在下丘脑或垂体。FSH>30IU/L 为高促性腺激素性腺功能低落，提示病变环节在卵巢，应行染色体检查，明确遗传学病因。

②孕激素试验阳性者：LH>FSH 且 LH/FSH 的比例 >3 时提示多囊卵巢综合征。LH、FSH 正常范围者为下丘脑功能失调性闭经。

3)垂体兴奋试验：又称 GnRH 刺激试验。通过静脉注射 GnRH 测定 LH 和 FSH，以了解垂体 LH 和 FSH 对 GnRH 的反应性。将戈那瑞林(gonedorelin)25μg 溶于生理盐水 2mL，在静息状态下经肘静脉快速推入，注入后 30、90min 采血测定 LH 和 FSH。临床意义：① LH 正常反应型：注入后 30minLH 高峰值比基值升高 2~4 倍。② LH 无反应或低弱反应：注入后 30minLH 值无变化或上升不足 2 倍，提示垂体功能减退。如希恩综合征、垂体手术或放射线严重破坏正常组织时。③ LH 反应亢进型：30min 时刻 LH 高峰值比基值升高 4 倍以上，此时须测定 FSH 反应型以鉴别多囊卵巢综合征与卵巢储备功能降低两种不同的生殖内分泌失调。多囊卵巢综合征时 LH 反应亢进，但 FSH 反应低下；30min，90minFSH 峰值 <10IU/L。卵巢储备功能降低(卵巢功能衰退)时 LH、FSH 反应均亢进；30min，90minFSH 峰值 >20IU/L。

4)其他激素测定：肥胖或临床上存在多毛、痤疮等高雄激素体征时尚须测定胰岛素、雄激素(血睾酮，硫酸脱氧表雄酮；尿 17- 酮等)和 17- 羟孕酮，以确定是否存在胰岛素拮抗、高雄激素血症或先天性 21- 羟化酶缺陷所致的青春期延迟或闭经。必要时还应行卵巢和肾上腺超声或 MRI 检查以排除肿瘤。

(4)其他辅助检查

1)基础体温测定：了解卵巢排卵功能。

2)子宫内膜活检：了解子宫内膜有无增生性病变。

3)子宫输卵管造影：了解有无子宫腔病变和宫腔粘连。

4)宫腔镜检查：诊断宫腔粘连较子宫造影精确，且能发现轻度宫腔粘连。

5)超声 / 腹腔镜检查：对诊断多囊卵巢综合征及卵巢肿瘤有价值。

【治疗】

确定闭经病因后，根据病因给予治疗。

1. 一般处理　疏导神经精神应激起因的精神心理，以消除患者精神紧张、焦虑及应激状态。低体重或因节制饮食消瘦致闭经者应调整饮食，加强营养，以期恢复标准体重。运动性闭经者应适当减少运动量及训练强度，必须维持运动强度者，应供给足够营养及纠正激素失衡。因全身性疾病引起闭经者应积极治疗。

2. 内分泌药物治疗　根据闭经的病因及其病理生理机制，采用天然激素及其类似物或其拮抗剂，补充机体激素不足或其拮抗剂过多，以恢复自身的平衡而达到治疗目的。

(1)抑制垂体催乳激素过多分泌

1）溴隐亭（bromocriptine）：为多巴胺激动剂，与多巴胺受体结合后，起到类似多巴胺作用，直接抑制垂体PRL分泌，从而降低循环中PRL，恢复排卵。还可直接抑制垂体分泌PRL肿瘤细胞的生长和肿瘤细胞PRL的分泌。无肿瘤的功能性催乳激素分泌过多，口服剂量为2.5~5mg/d，一般在服药的第5~6周能使月经恢复。垂体肿瘤患者口服溴隐亭5~7.5mg/d，敏感患者在服药的后3个月可见肿瘤明显缩小。不良反应为胃肠道不适，应餐中服。副反应重者，可经阴道给药（睡前），阴道给药较口服吸收完全，且避免药物肝脏首过效应，副作用小。溴隐亭长效针剂（depo-bromocriptine），肌内注射，作用较口服迅速，适合于大肿瘤对视野有急性损害者。

2）甲状腺素：适用于甲状腺功能减退所致的高催乳素血症。

（2）诱发排卵药物：适用于有生育要求的患者

1）氯米芬：是最常用的促排卵药物。适用于有一定内源性雌激素水平的无排卵者。作用机制是通过竞争性结合下丘脑细胞内的雌激素受体，以阻断内源性雌激素对下丘脑的负反馈作用，促使下丘脑分泌更多的GnRH及垂体促性腺激素。给药方法为月经第5日始，50~100mg/d，连用5日。

2）促性腺激素：适用于低促性腺激素闭经及氯米芬促排卵失败者，促卵泡发育的制剂有：①尿促性素（human menopausal gonadotropin，HMG），内含FSH和LH各75U；②卵泡刺激素，包括尿提取FSH、纯化FSH、基因重组FSH。促成熟卵泡排卵的制剂为绒促性素（hCG）。常用HMG或FSH和hCG联合用药促排卵。HMG或FSH一般每日剂量75~150U，于撤药性出血第3~5日开始，连续7~12日，待优势卵泡达成熟标准时，再使用hCG5 000~10 000U促排卵。并发症为多胎妊娠和卵巢过度刺激综合征（ovarian hyperstimulation syndrome，OHSS）。

3）促性腺激素释放激素（GnRH）：利用其天然制品促排卵，用脉冲皮下注射或静脉给药，适用于下丘脑性闭经。

（3）雌、孕激素替代治疗

1）雌孕激素人工周期替代疗法：用于低雌激素性腺功能低落患者。其重要性：①维持女性生殖健康及全身健康，包括神经系统、心血管、骨骼（维持骨矿含量）和皮肤等；②维持性征和引起月经；③维持子宫发育为诱发排卵周期作受孕准备。方法：戊酸雌二醇1mg或妊马雌酮0.625mg，于月经期第5日口服，每晚1次，连服21日，至服药第11~16日，加用醋酸甲羟孕酮片10mg/d口服，或地屈孕酮10mg，2次/d口服。停药后3~7日月经来潮，此为1周期。

2）孕激素后半周期疗法：适合于体内有一定内源性雌激素的Ⅰ度闭经患者，以阻断雌激素对内膜持续作用引起的增生，并引起子宫内膜功能层剥脱性出血。于月经周期后半期（撤药性出血的第16~25日）口服地屈孕酮片10mg/d，2次/d，共10天，或微粒化孕酮200~300mg/d，5~7日，或醋酸甲羟孕酮10mg/d，连用10日，或肌内注射黄体酮20mg/d，共5日。

3）短效口服避孕药：适用于Ⅰ、Ⅱ度闭经、同时短期内无生育要求者。其机制是雌、孕激素联合可抑制垂体LH的合成和分泌，从而减少对卵巢的过度刺激。另外，避孕药中的雌激素（炔雌醇）具有升高循环中性激素结合蛋白的作用，从而降低循环中的游离雄激素。方法：去氧孕烯炔雌醇片（妈富隆）、复方孕二烯酮片（敏定偶）或复方醋酸环丙孕酮（达英-35），1片/d，计21日。

3. 手术治疗　针对器质性病因，采用相应的手术治疗。

（1）生殖道畸形：经血引流障碍阻塞部位行切开术，并通过手术矫正（成形术）建立通道。Asherman综合征：手术分解宫颈及宫腔粘连，既往采用宫颈扩张器和刮宫术分解粘连，现采用宫腔镜下直视的机械性（剪刀）切割或激光切割粘连带，效果比盲目操作为佳。需生育者还应服用大剂量雌激素，口服结合雌激素 2.5mg/d，连服 3 周后加用如地屈孕酮 10mg/d 或甲羟孕酮 4~8mg/d，共 10~12 日；连用 2~3 个周期。

(2) 肿瘤：卵巢肿瘤一经确诊应手术切除。颅内蝶鞍部位肿瘤应根据肿瘤大小、性质及是否有压迫症状决定治疗方案。垂体催乳激素肿瘤可口服溴隐亭，除非肿瘤过大产生急性压迫症状或对药物不敏感，一般不需手术治疗。颅咽管肿瘤属良性肿瘤，手术可能损伤下丘脑，无压迫症状者也不需手术，至于肿瘤对生殖轴功能的影响可采用激素替代治疗。高促性腺激素闭经、染色体含 Y 者性腺易发生肿瘤，一经确诊应立即行性腺切除术。

（艾 浩）

第三节　多囊卵巢综合征

多囊卵巢综合征（polycystic ovarian syndrome，PCOS）是一种最常见的妇科内分泌疾病之一。在临床上以雄激素过高的临床或生化表现、持续无排卵、卵巢多囊改变为特征，常伴有胰岛素抵抗和肥胖。其病因至今尚未阐明，目前研究认为，其可能是由于某些遗传基因与环境因素相互作用所致。因 Stein 和 Leventhal 于 1935 年首先报道，故又称 Stein-Leventhal 综合征。一般认为多囊卵巢综合征在青春期及育龄妇女中发生率均较高，为 5%~10%，无排卵性不孕妇女中约为 75%，多毛妇女可高达 85% 以上。

【内分泌特征与病理生理】

内分泌特征有：①雄激素过多；②雌酮过多；③黄体生成激素 / 卵泡刺激素（LH/FSH）比值增大；④胰岛素过多。产生这些变化的可能机制涉及：

1. 下丘脑 - 垂体 - 卵巢轴调节功能异常　由于垂体对促性腺激素释放激素（GnRH）敏感性增加，分泌过量 LH，刺激卵巢间质、卵泡膜细胞产生过量雄激素。卵巢内高雄激素抑制卵泡成熟，不能形成优势卵泡，但卵巢中的小卵泡仍能分泌相当于早卵泡期水平的雌二醇（E_2），加之雄烯二酮在外周组织芳香化酶作用下转化为雌酮（E_3），形成高雌酮血症。持续分泌的雌酮和一定水平雌二醇作用于下丘脑及垂体，对 LH 分泌呈正反馈，使 LH 分泌幅度及频率增加，呈持续高水平，无周期性，不形成月经中期 LH 峰，故无排卵发生。雌激素又对 FSH 分泌呈负反馈，使 FSH 水平相对降低，LH/FSH 比例增大。高水平 LH 又促进卵巢分泌雄激素，低水平 FSH 持续刺激，使卵巢内小卵泡发育停止，无优势卵泡形成，从而形成雄激素过多、持续无排卵的恶性循环，导致卵巢多囊样改变。

2. 胰岛素抵抗和高胰岛素血症　外周组织对胰岛素的敏感性降低，胰岛素的生物学效能低于正常，称为胰岛素抵抗（insulin resistance）。约 50% 患者存在不同程度的胰岛素抵抗及代偿性高胰岛素血症。过量胰岛素作用于垂体的胰岛素受体（insulin receptor），可增强 LH 释放并促进卵巢和肾上腺分泌雄激素，又通过抑制肝脏性激素结合球蛋白（sex hormone-binding globulin，SHBG）合成，使游离睾酮增加。

3. 肾上腺内分泌功能异常　50% 患者存在脱氢表雄酮（DHEA）及脱氢表雄酮硫酸盐（DHEAS）升高，可能与肾上腺皮质网状带 P450c17α 酶活性增加、肾上腺细胞对促肾上腺皮质激素（ACTH）敏感性增加和功能亢进有关。脱氢表雄酮硫酸盐升高提示过多的雄激素来自肾上腺。

【病理】

1. 卵巢变化　大体检查：双侧卵巢均匀性增大，为正常妇女的 2~5 倍，呈灰白色，包膜增厚、坚韧。切面见卵巢白膜均匀性增厚，较正常厚 2~4 倍，白膜下可见大小不等、≥ 12 个囊性卵泡，直径在 2~9mm。镜下见白膜增厚、硬化，皮质表层纤维化，细胞少，血管显著存在。白膜下见多个不成熟阶段呈囊性扩张的卵泡及闭锁卵泡，无成熟卵泡生成及排卵迹象。

2. 子宫内膜变化 因无排卵，子宫内膜长期受雌激素刺激，呈现不同程度增殖性改变，如单纯型增生、复杂型增生，甚至呈不典型增生。长期持续无排卵增加子宫内膜癌的发生概率。

【临床表现】

PCOS 多起病于青春期、生育期，以月经稀发、不孕和肥胖、多毛等典型临床表现为主，因长期的代谢功能障碍可导致远期的高血压、糖尿病、心血管疾病等。

1. 月经失调 为最主要症状，多表现为月经稀发（周期 35 日至 6 个月）或闭经，闭经前常有经量过少或月经稀发。也可表现为不规则子宫出血，月经周期或经期或经量无规律性。

2. 不孕 PCOS 患者由于持续的无排卵状态，导致不孕。异常的激素环境可影响卵子的质量、子宫内膜的容受性，甚至胚胎的早期发育，即使妊娠也容易流产。

3. 多毛、痤疮 是高雄激素血症最常见表现。出现不同程度多毛，以性毛为主，阴毛浓密且呈男性型倾向，延及肛周、腹股沟或腹中线，也有上唇细须或乳晕周围有长毛出现等。油脂性皮肤及痤疮常见，与体内雄激素积聚刺激皮脂腺分泌旺盛有关。

4. 肥胖 50% 以上患者肥胖（体重指数 ≥ 25kg/m^2），且常呈腹部肥胖型（腰围 / 臀围 ≥ 0.80）。肥胖与胰岛素抵抗、雄激素过多、游离睾酮比例增加及与瘦素抵抗有关。

5. 黑棘皮症 PCOS 患者可出现局部皮肤或大或小的天鹅绒样、片状、角化过度、呈灰棕色的病变，常易分布在阴唇、颈背部、腋下、乳房下和腹股沟等处，呈对称性，皮肤增厚，质地柔软，称黑棘皮症，与高雄激素、胰岛素抵抗及高胰岛素血症有关。

【辅助检查】

1. 基础体温测定 表现为单相型基础体温曲线。

2. 超声检查 见卵巢增大，包膜回声增强，轮廓较光滑，间质回声增强；一侧或两侧卵巢各有 12 个以上直径为 2~9mm 无回声区，围绕卵巢边缘，呈车轮状排列，称为“项链征”。连续监测未见主导卵泡发育及排卵迹象，见图 26-6。

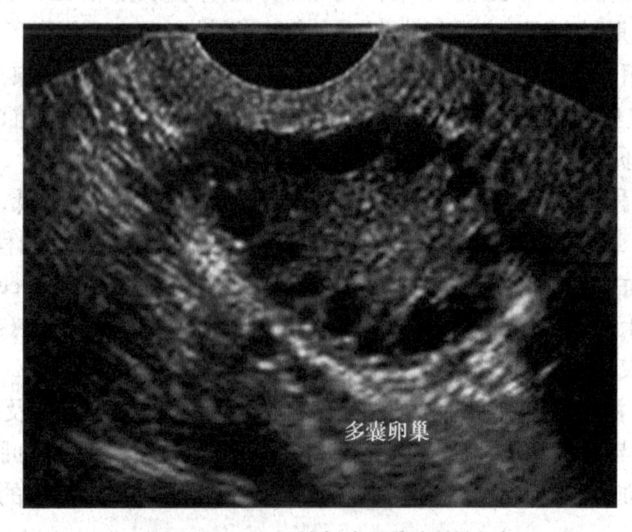

图 26-6 PCOS 的超声图像（项链征）

3. 诊断性刮宫 应选在月经前数日或月经来潮 6h 内进行,刮出的子宫内膜呈不同程度增殖改变,无分泌期变化。

4. 腹腔镜检查 见卵巢增大,包膜增厚,表面光滑,呈灰白色,有新生血管,甚至呈网状分布。包膜下显露多个卵泡,无排卵征象;无排卵孔、无血体、无黄体。镜下取卵巢活组织检查可确诊。

5. 内分泌测定

(1)血清雄激素:睾酮水平通常不超过正常范围上限 2 倍,雄烯二酮常升高,脱氢表雄酮、硫酸脱氢表雄酮正常或轻度升高。

(2)血清 FSH、LH:血清 FSH 正常或偏低,LH 升高,但无排卵前 LH 峰值出现。LH/FSH 比值≥ 2~3。LH/FSH 比值升高多出现于非肥胖型患者,肥胖患者因瘦素等因素对中枢 LH 的抑制作用,LH/FSH 比值也可在正常范围。

(3)血清雌激素:雌酮(E_3)升高,雌二醇(E_2)正常或轻度升高,并恒定于早卵泡期水平,$E_3/E_2>1$,高于正常周期。

(4)尿 17- 酮类固醇:正常或轻度升高。正常时提示雄激素来源于卵巢,升高时提示肾上腺功能亢进。

(5)血清催乳素(PRL):20%~35% 的 PCOS 患者可伴有血清 PRL 轻度增高。

(6)其他:腹部肥胖型患者,应检测空腹血糖及口服葡萄糖耐量试验(OGTT),还应检测空腹胰岛素(正常 <20mU/L)及葡萄糖负荷后血清胰岛素(正常 <150mU/L)。肥胖型患者可有甘油三酯增高。

【诊断】

PCOS 的诊断为排除性诊断。目前较多采用的诊断标准是欧洲生殖和胚胎医学会与美国生殖医学会 2003 年提出的鹿特丹标准:①稀发排卵或无排卵;②高雄激素的临床表现和 / 或高雄激素血症;③卵巢多囊改变:超声提示一侧或双侧卵巢直径 2~9mm 的卵泡≥ 12 个,和 / 或卵巢体积≥ 10mL;④ 3 项中符合 2 项并排除其他高雄激素病因,如先天性肾上腺皮质增生、库欣综合征、分泌雄激素的肿瘤。

【鉴别诊断】

1. 卵泡膜细胞增殖症 临床表现及内分泌检查与 PCOS 相仿但更严重,血睾酮高值,血硫酸脱氢表雄酮正常,LH/FSH 比值可正常。卵巢活组织检查,镜下见卵巢皮质黄素化的卵泡膜细胞群,皮质下无类似 PCOS 的多个小卵泡。

2. 肾上腺皮质增生或肿瘤 血清硫酸脱氢表雄酮值超过正常范围上限 2 倍时,应与肾上腺皮质增生或肿瘤相鉴别。肾上腺皮质增生患者的血 17α- 羟孕酮明显增高,ACTH 兴奋试验反应亢进,地塞米松抑制试验抑制率≤ 0.70。肾上腺皮质肿瘤患者对上述两项试验均无明显反应。

3. 分泌雄激素的卵巢肿瘤 卵巢睾丸母细胞瘤、卵巢门细胞瘤等均可产生大量雄激素。可出现男性化表现,如喉结大、阴蒂增大、血清雄激素水平较高。多为单侧、实性肿瘤。超声、CT 或 MRI 可协助定位。

4. 其他 催乳素水平升高明显,应排除垂体催乳素腺瘤。

【治疗】

1. 调整生活方式 对肥胖型多囊卵巢综合征患者,应控制饮食和增加运动以降低体重和缩小腰围,可增加胰岛素敏感性,降低胰岛素、睾酮水平,从而恢复排卵及生育功能。

2. 药物治疗

(1)调节月经周期:定期合理应用药物,对抗雄激素作用并控制月经周期非常重要,可采用口服避孕药和孕激素后半期疗法,有助于调整月经周期、纠正高雄激素血症、改善高雄激素的临床表现。其周期性撤退性出血可改善子宫内膜状态,预防子宫内膜癌的发生。

1)口服避孕药:为雌孕激素联合周期疗法,孕激素通过负反馈抑制垂体 LH 异常高分泌,减少卵巢产生雄激素,并可直接作用于子宫内膜,抑制子宫内膜过度增生和调节月经周期;雌激素可促进肝脏产生性激素结合球蛋白(SHBG),导致游离睾酮减少。常用口服短效避孕药,周期性服用,疗程一般为 3~6 个月,可重复使用。能有效抑制毛发生长和治疗痤疮。

2)孕激素后半周期疗法:可调节月经并保护子宫内膜。对 LH 过高分泌同样有抑制作用。亦可达到恢复排卵效果。

(2)降低血雄激素水平

1)糖皮质类固醇:适用于多囊卵巢综合征的雄激素过多为肾上腺来源或肾上腺和卵巢混合来源者。常用药物为地塞米松,每晚 0.25mg 口服,能有效抑制脱氢表雄酮硫酸盐浓度。剂量不宜超过 0.5mg/d,以免过度抑制垂体 - 肾上腺轴功能。

2)环丙孕酮(cyproterone):为 17α- 羟孕酮类衍生物,具有很强的抗雄激素作用,能抑制垂体促性腺激素的分泌,使体内睾酮水平降低。与炔雌醇组成口服避孕药,对降低高雄激素血症和治疗高雄激素体征有效。

3)螺内酯(spironolactone):是醛固酮受体的竞争性抑制剂,抗雄激素机制是抑制卵巢和肾上腺合成雄激素,增强雄激素分解,并有在毛囊竞争雄激素受体作用。抗雄激素剂量为 40~200mg/d,治疗多毛需用药 6~9 个月。出现月经不规则,可与口服避孕药联合应用。

(3)改善胰岛素抵抗:对肥胖或有胰岛素抵抗患者常用胰岛素增敏剂。二甲双胍(metformin)可抑制肝脏合成葡萄糖,增加外周组织对胰岛素的敏感性。通过降低血胰岛素水平达到纠正患者高雄激素状态,改善卵巢排卵功能,提高促排卵治疗的效果。常用剂量为每次口服 500mg,2~3 次 /d。

(4)诱发排卵:对有生育要求者在生活方式调整、抗雄激素和改善胰岛素抵抗等基础治疗后,进行促排卵治疗。氯米芬为一线促排卵药物,氯米芬抵抗患者可给予二线促排卵药物,如促性腺激素等。诱发排卵时易发生卵巢过度刺激综合征,需严密监测,加强预防措施。

3. 手术治疗

(1)腹腔镜下卵巢打孔术(laparoscopic ovarian drilling,LOD):主要适用于 BMI ≤ 34,LH>10U/L,游离睾酮高者以及氯米芬和常规促排卵治疗无效的患者。腹腔镜下卵巢打孔术的作用机制是破坏产生雄激素的卵巢间质,间接调节下丘脑 - 垂体 - 卵巢轴、血清 LH 及睾酮水平下降,增加妊娠机会,并可能降低流产的风险。现多采用激光或单极电凝将卵泡气化和电凝打孔。妊娠多发生在术后 1~6 个月,主要合并症为盆腔粘连,偶有卵巢萎缩。

(2)卵巢楔形切除术:将双侧卵巢各楔形切除 1/3 可降低雄激素水平,减轻多毛症状,提高妊娠率。术后卵巢周围粘连发生率较高,临床已不常用。

(黄 鑫)

第四节　原发性痛经

痛经(dysmenorrhea)为妇科最常见的症状之一,是指行经前后或月经期出现下腹部疼痛、坠胀,伴有腰酸或其他不适,症状严重影响生活质量。痛经分为原发性和继发性两类,原发性痛经是指生殖器官无器质性病变的痛经,占痛经 90% 以上;继发性痛经是指盆腔器质性疾病引起的痛经。本节仅叙述原发性痛经。

【病因】

原发性痛经的病因和病理生理并未完全明了,目前有以下几种解释。

1. 前列腺素合成与释放异常　目前已知前列腺素(prostaglandins,PGs)可影响子宫收缩:PGF_{2a} 可刺激子宫平滑肌收缩,节律性增强,张力升高,PGE_2 能抑制子宫收缩,使宫颈松弛。孕酮能促进子宫内膜合成前列腺素,分泌期子宫内膜 PGF_{2a} 的量高于 PGE_2,故引起子宫平滑肌过强收缩,甚至痉挛而出现痛经。因此,原发性痛经仅发生在有排卵的月经周期。PGF_{2a} 进入血液循环可引起胃肠道、泌尿道和血管等处的平滑肌收缩,从而引发相应的全身症状。

2. 子宫收缩异常　子宫平滑肌不协调收缩及子宫张力变化可使子宫供血不足,导致子宫缺血和盆腔神经末梢对前列腺素的高度敏感,从而降低物理和化学刺激引起的疼痛阈值。

3. 其他　黄体退化时,孕酮合成减少,细胞内溶酶体释放磷脂酶 A,后者水解磷脂产生花生四烯酸(arachidonic acid)。花生四烯酸通过环氧化酶(cyclooxygenase)途径生成前列腺素;也可通过 5- 脂氧化酶(5-lipoxygenase)途径生成白三烯(leukotriene),后者可刺激子宫收缩。

垂体后叶加压素也可能导致子宫肌层的高敏感性,减少子宫血流,引起原发性痛经。还有研究表明原发性痛经的发生还受精神、神经因素的影响,另外与个体痛阈及遗传因素也有关。

【临床表现】

主要特点表现为:①原发性痛经在青春期多见,常在初潮后 1~2 年内发病;②疼痛多自月经来潮后开始,最早出现在经前 12h,以行经第 1 日疼痛最剧烈,持续 2~3 日后缓解,疼痛常呈痉挛性,通常位于下腹部耻骨上,可放射至腰骶部和大腿内侧;③ 50% 患者有后背部痛,可伴有恶心、呕吐、腹泻、头晕、乏力等症状,严重时面色发白、出冷汗;④妇科检查无异常发现。

【诊断与鉴别诊断】

根据月经期下腹坠痛,妇科检查无阳性体征,临床即可诊断。诊断时须与子宫内膜异位症,子宫腺肌病,盆腔感染、黏膜下子宫肌瘤及宫腔粘连症等引起的痛经相鉴别。继发性痛经常在初潮后数年方出现症状,多有月经过多、不孕、放置宫内节育器或盆腔炎性疾病病史,妇科检查有异常发现,必要时可行腹腔镜检查加以鉴别。

【治疗】

1. 一般治疗　应重视精神心理治疗,阐明月经时轻度不适是生理反应,消除紧张和顾虑有缓解效果。疼痛不能忍受时可辅以药物治疗。

2. 药物治疗

(1)前列腺素合成酶抑制剂:通过抑制前列腺素合成酶的活性减少前列腺素产生,防止过强子宫收缩和痉挛,从而减轻或消除痛经。该类药物治疗有效率可达 80%。月经来潮即开始服药效佳,连服 2~3 日。美国 FDA 批准的用于治疗痛经的药物有布洛芬、酮洛芬、甲氯芬那酸、双氯芬酸、甲芬那酸、萘普生。布洛芬(ibuprofen)200~400mg,3~4 次 /d,或酮洛芬(ketoprofen)50mg,3 次 /d。

(2) 口服避孕药：通过抑制排卵减少月经血前列腺素含量。适用于要求避孕的痛经妇女，疗效达 90% 以上。

（艾 浩）

第五节 经前期综合征

经前期综合征（premenstrual syndrome，PMS）是指月经前周期性发生的影响妇女日常生活和工作、涉及躯体精神及行为的综合征，月经来潮后可自然消失。伴有严重情绪不稳定者称为经前焦虑障碍（premenstrual dysphoric disorder，PMDD）。

【病因】

病因尚无定论，可能与精神社会因素、卵巢激素失调和神经递质异常有关。

1. 精神社会因素 经前期综合征患者对安慰剂治疗的反应率高达 30%~50%，部分患者精神症状突出，且情绪紧张时常使原有症状加重，提示社会环境与患者精神心理因素间的相互作用，参与经前期综合征的发生。

2. 卵巢激素失调 最初认为雌、孕激素比例失调是经前期综合征的发病原因，患者孕激素不足或组织对孕激素敏感性失常，雌激素水平相对过高，引起水钠潴留，致使体重增加。近年研究发现，经前期综合征患者体内并不存在孕激素绝对或相对不足，补充孕激素不能有效缓解症状。目前认为可能与黄体后期雌、孕激素撤退有关。临床补充雌、孕激素合剂减少性激素周期性生理性变动，能有效缓解症状。

3. 神经递质异常 经前期综合征患者在黄体后期循环中类阿片肽浓度异常降低，表现内源性类阿片肽撤退症状，影响精神、神经及行为方面的变化。其他还包括 5- 羟色胺等活性改变等。

【临床表现】

多见于 25~45 岁妇女，症状出现于月经前 1~2 周，月经来潮后迅速减轻直至消失。主要症状归纳为：①躯体症状：头痛、背痛、乳房胀痛、腹部胀满、便秘、肢体水肿、体重增加、运动协调功能减退；②精神症状：易怒、焦虑、抑郁、情绪不稳定、疲乏以及饮食、睡眠、性欲改变；③行为改变：注意力不集中、工作效率低、记忆力减退、神经质、易激动等。周期性反复出现为其临床表现特点。

【诊断与鉴别诊断】

根据经前期出现周期性典型症状，诊断多不困难。但需与轻度精神病及心、肝、肾等疾病引起的水肿相鉴别。必要时可同时记录基础体温，以了解症状出现与卵巢功能的关系。

【治疗】

1. 心理治疗 帮助患者调整心理状态，给予心理安慰与疏导，让精神放松，有助于减轻症状。

2. 调整生活状态 包括合理的饮食及营养，适当的身体锻炼，戒烟，限制钠盐和咖啡的摄入。

3. 药物治疗

(1) 抗焦虑药：适用于有明显焦虑的患者。阿普唑仑（alprazolam）经前用药，0.25mg，2~3 次 /d 口服，逐渐增量，最大剂量为 4mg/d，用至月经来潮第 2 日。

(2)抗抑郁药:适用于有明显忧郁的患者。氟西汀(fluoxetine)能选择性抑制中枢神经系统5-羟色胺的再摄取。黄体期用药,20mg,1次/d口服,能明显缓解精神症状及行为改变,但对躯体症状疗效不佳。

(3)醛固酮受体的竞争性抑制剂:螺内酯20~40mg,2~3次/d口服,可拮抗醛固酮而利尿,减轻水潴留,对改善精神症状也有效。

(4)维生素B_6:可调节自主神经系统与下丘脑-垂体-卵巢轴的关系,还可抑制催乳激素合成。10~20mg,3次/d口服,可改善症状。

(5)抑制排卵:口服避孕药能缓解症状,并可减轻水钠潴留症状,避孕药疗法也是一种抑制循环和内源性激素波动的方法。也可用促性腺激素释放激素激动剂(GnRH-a)抑制排卵。连用4~6个周期。

(艾　浩)

第六节　绝经综合征

绝经综合征(climacteric syndrome或menopausal syndrome,MPS)指妇女绝经前后出现的一系列躯体及精神心理症状。绝经(menopause)分为自然绝经和人工绝经。自然绝经指卵巢内卵泡生理性耗竭所致的绝经;人工绝经指两侧卵巢经手术切除或受放射治疗所致的绝经。单独切除子宫而保留一侧或双侧卵巢者,不作为人工绝经。判定绝经,主要根据临床表现和激素的测定。人工绝经患者更易发生绝经综合征。

【内分泌变化】

绝经前后明显变化是卵巢功能衰退,随后表现为下丘脑-垂体功能退化。

1. 雌激素　卵巢功能衰退的最早征象是卵泡对FSH敏感性降低;绝经过渡期早期的特征是雌激素水平波动很大,由于FSH升高对卵泡过度刺激引起雌二醇分泌过多,甚至可高于正常卵泡期水平。整个绝经过渡期雌激素不呈逐渐下降趋势,而是在卵泡生长发育停止时,雌激素水平才下降。绝经后卵巢分泌雌激素极少,妇女循环中仍存在低水平的雌激素,主要是由来自肾上腺皮质以及来自卵巢的睾酮和雄烯二酮经周围组织中芳香化酶转化的雌酮,转化的部位主要在肌肉和脂肪。肝、肾、脑等组织也可促进转化。此期血中雌酮水平高于雌二醇。

2. 孕酮　在绝经过渡期,卵巢仍有排卵功能,故仍有孕酮分泌,但因卵泡期延长,黄体功能不全,孕酮量减少。绝经后卵巢不再排卵、分泌孕酮,极少量孕酮可能来自肾上腺。

3. 雄激素　雄激素来源于卵巢间质细胞及肾上腺,总体雄激素水平下降。其中雄烯二酮主要来源于肾上腺,量约为绝经前的一半。卵巢主要产生睾酮,由于升高的LH对卵巢间质细胞的刺激增加,使睾酮水平较绝经前增高。

4. 促性腺激素　绝经过渡期仍有排卵的妇女,其FSH在多数周期中升高,而LH还在正常范围,但FSH/LH<1。雌激素水平降低,诱导下丘脑释放促性腺激素释放激素增加,刺激垂体释放FSH和LH,其中FSH升高较LH更显著,FSH/LH>1。卵泡闭锁导致雌激素和抑制素水平降低以及FSH水平升高,是绝经主要信号。

5. 促性腺激素释放激素　围绝经期GnRH的分泌增加,并与LH相平行。

6. 抑制素　绝经后妇女血抑制素水平下降,较雌二醇下降早且明显,可能成为反映卵巢功能衰退更敏感的指标。

【临床表现】

1. 月经紊乱 月经紊乱是绝经过渡期的常见症状，由于无排卵，表现为月经周期不规则、经期持续时间长及经量增多或减少。此期症状的出现取决于卵巢功能状态的波动变化。

2. 血管舒缩症状 主要表现为潮热、出汗，为血管舒缩功能不稳定所致，是绝经期综合征最突出的特征性症状之一。潮热起自前胸，涌向头颈部，然后波及全身。少数妇女仅局限在头、颈和乳房。在潮红的区域患者感到灼热，皮肤发红，紧接着暴发性出汗。持续数秒至数分钟不等，发作频率每日数次或更多。夜间或应激状态易促发。此种血管功能不稳定可历时 1~2 年，有时长达 5 年或更长。

3. 精神神经症状 主要包括情绪、记忆及认知功能症状。围绝经期妇女往往出现激动易怒、焦虑、多疑、情绪低落等情绪症状。记忆力减退及注意力不集中也较常见。

4. 自主神经失调症状 常出现心悸、眩晕、头疼、失眠等自主神经失调症状。

5. 泌尿生殖道症状 主要表现为泌尿生殖道萎缩症状，外阴瘙痒、阴道干燥疼痛，性交困难，性欲低下，子宫脱垂；膀胱、直肠膨出；尿频，尿急，压力性尿失禁，反复发作的尿路感染。

6. 代谢异常和心血管疾病 一些绝经后妇女血压升高或血压波动；心悸时心率不快，心律不齐，常为期前收缩，心电图常表现为房性期前收缩，或伴随轻度供血不足表现。绝经后妇女代谢的改变导致体重增加明显、糖脂代谢异常增加、冠心病发生率及心肌梗死的死亡率增加较快，并随年龄而增加。

7. 骨质疏松 妇女从围绝经期开始，骨质吸收速度大于骨质生成，促使骨质丢失而骨质疏松。骨质疏松症大约出现在绝经后 5~10 年，约 25% 的绝经后妇女患有骨质疏松。绝经早期的骨量快速丢失和骨关节的退行性变可导致腰背、四肢疼痛，关节痛。严重者可致骨折，最常发生在椎体。

8. 阿尔茨海默病（Alzheimer’s disease） 绝经后期妇女比绝经前明显增加，可能与雌激素低下有关。

【诊断和鉴别诊断】

绝经期综合征症状复杂，对其主要症状应给予正确的估计，并能对器质性病变及早予以鉴别诊断。

1. 诊断

(1)病史：仔细询问症状、月经史，绝经年龄；婚育史；既往史，是否切除子宫或卵巢，有无心血管疾病史、肿瘤史及家族史，以往治疗所用的激素、药物。

(2)体格检查：全身检查和妇科检查。

(3)辅助检查：①激素测定：选择性激素测定有助于判断卵巢功能状态以及其他相关内分泌腺功能。如 FSH>40U/L，提示卵巢功能衰竭。②超声检查：阴道不规则流血者应排除子宫、卵巢肿瘤，了解子宫内膜厚度。③分段诊刮及子宫内膜病理检查：疑有子宫内膜病变者，应行分段诊刮及子宫内膜病理检查。有条件者可在宫腔镜检查下进行。④骨密度测定：确诊有无骨质疏松。

2. 鉴别诊断 妇女在围绝经期容易发生高血压、冠心病、肿瘤等，因此必须除外心血管疾病、泌尿生殖器官的器质性病变，也要与神经衰弱、甲状腺功能亢进症等鉴别。

【治疗】

1. 一般处理和对症治疗 围绝经期妇女精神症状可因神经类型或精神状态不健全而加剧，应予积极心理治疗。必要时可辅助使用自主神经功能调节药物，如谷维素 20mg 口服，3 次 /d；

如有睡眠障碍，睡前服用艾司唑仑 2.5mg。预防骨质疏松，鼓励妇女坚持体育锻炼，增加日晒时间，摄入足量蛋白质和含钙食物。潮热治疗可用选择性 5- 羟色胺再吸收抑制剂，如文拉法辛（venlafaxine）、帕罗西汀（paroxetine）以及加巴喷丁（gabapentin）。

2. 激素补充治疗（hormone replacement therapy，HRT）　有适应证且无禁忌证时选用。HRT 是针对绝经相关健康问题而采取的一种医疗措施，可有效缓解绝经相关症状，从而改善生活质量。

（1）适应证

1）绝经相关症状：潮热、盗汗、睡眠障碍、疲倦、情绪不振、易激动、烦躁和轻度抑郁等。

2）泌尿生殖道萎缩相关的问题：阴道干涩、疼痛、排尿困难、反复性阴道炎、夜尿、尿频和尿急。

3）有骨质疏松症的危险因素（含低骨量）及绝经后骨质疏松症。缺乏雌激素的较年轻妇女和 / 或有绝经症状的妇女应该首选激素治疗。

（2）禁忌证：①已知或可疑妊娠、原因不明的阴道出血；②已知或可疑患有乳腺癌、与性激素相关的恶性肿瘤或脑膜瘤（禁用孕激素）等；③最近 6 个月内患有活动性静脉或动脉血栓栓塞性疾病、严重肝肾功能障碍、血卟啉症、耳硬化症、系统性红斑狼疮。

（3）慎用者：子宫肌瘤、子宫内膜异位症、子宫内膜增生史、高催乳素血症、尚未控制的糖尿病及严重的高血压、血栓形成倾向、胆囊疾病、癫痫、偏头痛、哮喘、乳腺良性疾病、乳腺癌家族史者慎用。

（4）治疗时机：选择最小剂量且有效的短时间用药。在卵巢功能开始减退并出现相关绝经症状后即可开始应用，治疗期间以 3~5 年为宜，需定期评估，明确受益大于风险方可继续应用。停止雌激素治疗时，一般主张应缓慢减量或间歇用药，逐步停药，防止症状复发。

（5）制剂及剂量选择：主要药物为雌激素，可辅以孕激素。单用雌激素治疗仅适用于子宫已切除者，单用孕激素适用于绝经过渡期功能失调性子宫出血。剂量和用药方案应个体化，以最小剂量且有效为佳。

1）雌激素制剂：应用雌激素原则上应选择天然制剂。常用雌激素有：①戊酸雌二醇（estradiol valerate）：口服 1~2mg/d；②结合雌激素（conjugated estrogen）：口服 0.3~0.625mg/d；③ 17β- 雌二醇经皮贴膜：有每周更换两次和每周更换一次剂型；④尼尔雌醇（nilestriol）：为合成长效雌三醇衍生物。每 2 周服 1~2mg。

2）组织选择性雌激素活性调节剂：替勃龙（tibolone），根据靶组织不同，其在体内的 3 种代谢物分别表现出雌激素、孕激素及弱雄激素活性。口服 1.25~2.5mg/d。

3）孕激素制剂：常用醋酸甲羟孕酮（medroxyprogesterone acetate，MPA），口服 2~6mg/d。还可用天然孕激素制剂，如微粒化孕酮（micronized progesterone），口服 100~300mg/d。

（6）激素治疗方案、用药方法及用药途径：

1）口服：主要优点是血药浓度稳定，但对肝脏有一定损害，还可刺激产生肾素底物及凝血因子。口服法的方案有：①雌激素 + 周期性孕激素：雌激素每周期应用 21~25 日，后 10~14 日加用孕激素，每周期停用 6~8 日。模拟自然月经周期。适用于年龄较轻的绝经早期妇女。②雌激素 + 连续性孕激素：每日同时口服雌激素及孕激素。不发生撤药性出血，但可发生不规则淋漓出血，常发生在用药 6 个月以内。适用于绝经多年妇女。③单用雌激素治疗：适用于子宫已切除妇女。

2）胃肠道外途径：能缓解潮热，防止骨质疏松，能避免肝脏首过效应，对血脂影响较小。

①经阴道给药：常用药物有 E_3 栓和 E_2 阴道环（estring）及结合雌激素霜。主要用于治疗下泌尿生殖道局部低雌激素症状。②经皮肤给药：包括皮肤贴膜及涂胶，主要药物为 17β- 雌二醇，每周使用 1~2 次。可使雌激素水平恒定，方法简便。

（7）副作用及危险性

1）子宫出血：用药期间的异常出血，多为突破性出血，应了解有无服药错误，超声检查内膜，必要时做诊刮排除子宫内膜病变。

2）性激素副作用：雌激素剂量过大时可引起乳房胀、白带多、头痛、水肿、色素沉着等，酌情减量可减少其副作用。

3）孕激素的副作用：包括抑郁、易怒、乳房痛和水肿，极少数患者甚至不耐受孕激素。改变孕激素种类可能减少其副作用。少数妇女接受 HRT 后，可因为水钠潴留造成短期内体重增加明显。

4）子宫内膜癌：长期单用雌激素，可使子宫内膜异常增殖和子宫内膜癌危险性增加，此种危险性依赖于用药持续时间长短及用药剂量大小。目前对有子宫者强调雌孕激素联合使用，能够降低风险。

5）乳腺癌：有资料表明，雌孕激素联合治疗超过 5 年，有增加乳腺癌危险。

3. 防治骨质疏松症的其他药物　除了 HRT，可选用以下药物。

（1）钙剂：补钙方法首先是饮食补充，不能补足的部分以钙剂补充，临床应用的钙剂有碳酸钙、磷酸钙、枸橼酸钙等制剂。

（2）维生素 D：适用于围绝经期妇女缺少户外活动者，口服 400~500U/d，与钙剂合用有利于钙的完全吸收。

（3）降钙素：是作用很强的骨吸收抑制剂，用于骨质疏松症。有效制剂为鲑降钙素（salmon calcitonin）。用法，100U 肌内或皮下注射，每日或隔日 1 次，2 周后改为 50U，皮下注射，每月 2~3 次。

（4）双磷酸盐类（bisphosphonates）：可抑制破骨细胞，有较强的抗骨吸收作用，用于骨质疏松症。常用氨基双磷酸盐（aminodiphosphate），预防剂量 5mg/d，治疗剂量 10mg/d。

4. 甲状旁腺素　特立帕肽（teriparatide）每日皮下注射 20μg。

5. 雷诺昔芬　是选择性雌激素受体调节剂，用法为 60mg/d。

【预防】

目前尚未能预防或延迟自然绝经的来临。但围绝经期妇女可以加强自我保健，积极参加体力劳动，参加体育锻炼，积极防治绝经综合征的发生。

有关绝经前妇女切除子宫时，是否切除卵巢的临床问题，多数学者认为应尽可能避免过早切除卵巢，保留卵巢有恶变和盆腔疼痛等风险，但其可能性极小，而保留卵巢的优点超过其危险性。

（艾 浩）

第七节　高催乳素血症

任何原因导致的血清催乳激素（prolactin，PRL）水平异常升高，>1.14nmol/L（25μg/L），称为高催乳素血症（hyperprolactinemia）。

【病因】

1. 下丘脑疾患　下丘脑分泌的催乳激素抑制因子（prolactin inhibiting factor，PIF）途经垂体柄至垂体，可抑制垂体 PRL 的分泌，PIF 主要是多巴胺。空蝶鞍综合征、颅咽管瘤、神经胶质瘤、脑膜炎症、颅脑外伤、脑部放疗等影响 PIF 的分泌和传递，均可引起 PRL 的升高。

2. 垂体疾患　是引起高催乳素血症最常见的原因，以垂体催乳激素瘤（prolactinoma）最常见。按催乳激素瘤直径大小分微腺瘤（<1cm）和大腺瘤（≥ 1cm）。多数催乳激素瘤患者血清 PRL 水平可达 100μg/L，并伴有溢乳。

3. 内分泌疾患　原发性甲状腺功能减退、多囊卵巢综合征都可引起 PRL 的升高。多囊卵巢综合征则通过雌激素的刺激，提高分泌催乳激素细胞的敏感性，引起 PRL 分泌增加。

4. 特发性高催乳素血症　PRL 多为 60~100μg/L，无明确原因。诊断前需排除垂体微腺瘤。脑部 CT 检查发现许多此类疾病患者数年后常发展为垂体微腺瘤。

5. 药物影响　长期服用多巴胺受体阻断剂、儿茶酚胺耗竭类、鸦片类和抗胃酸类药物以及避孕药等可使垂体分泌 PRL 增多。

6. 其他　胸部疾患(胸壁的外伤、手术、烧伤等)，肾上腺瘤，异位性癌肿(如支气管癌、肾癌)也可能有 PRL 升高。肾功能不全、肝硬化影响到全身内分泌稳定时也会使 PRL 升高。手术切除卵巢及子宫后，PRL 也可异常增高。

【临床表现】

1. 溢乳　是本病的特征之一。>50% 的高催乳素血症患者伴有溢乳。在非妊娠和非哺乳期出现溢乳或挤出乳汁，或断奶数月仍有乳汁分泌，通常是乳白、微黄色或透明液体，非血性。

2. 月经紊乱及不育　85% 以上患者有月经紊乱。生育年龄患者可不排卵或黄体期缩短，表现为月经少、稀发甚至闭经。无排卵可导致不育。

3. 头痛、眼花及视觉障碍　微腺瘤一般无明显症状；大腺瘤可压迫蝶鞍隔出现头痛、头胀等；当腺瘤向前侵犯或压迫视交叉或影响脑脊液回流时，也可出现头痛、呕吐和眼花，甚至视野缺损和动眼神经麻痹。

4. 性功能改变　部分患者因卵巢功能障碍，表现低雌激素状态，阴道壁变薄或萎缩，分泌物减少，性欲减低。

【辅助检查】

1. 血清学检查　血清 PRL 水平持续异常升高，>1.14nmol/L（25μg/L）。

2. 影像学检查　当血清催乳激素 >4.55nmol/L（100μg/L）时，应行垂体 MRI 检查，明确是否存在垂体微腺瘤或腺瘤。

3. 眼底、视野检查　由于垂体腺瘤可侵犯和 / 或压迫视交叉，引起视乳头水肿；也可因肿瘤压迫视交叉致使视野缺损，因而眼底、视野检查有助于确定垂体腺瘤的大小及部位。

【诊断】

根据血清学检查 PRL 持续异常升高，同时出现溢乳、月经紊乱及不育、头痛、眼花、视觉障碍及性功能改变等临床表现，可诊断为高催乳素血症。诊断时应注意某些生理状态如妊娠、哺乳、夜间睡眠、长期刺激乳头乳房、性交、过饱或饥饿、运动和精神应激等都会导致 PRL 轻度升高。因此，临床测定 PRL 时应避免生理性影响，在 9~12 时取血测定较为合理。诊断高催乳素血症后，根据病情做必要的辅助检查，以进一步明确发病原因及病变程度，便于治疗。在包括 MRI 或 CT 等各种检查后未能明确催乳激素异常增高原因的患者可诊断为特发性高催乳素血症，但应注意对其长期随访，小部分患者甚至 10~20 年后出现垂体瘤。

【治疗】

确诊后应及时治疗，治疗手段有药物治疗、手术治疗及放射治疗。

1. 药物治疗

(1)溴隐亭(bromocryptine):为非特异性多巴胺受体激动剂，可兴奋多巴胺 D_1 和 D_2 受体，抑制催乳素的合成分泌，是治疗高催乳素血症最常用的药物。溴隐亭对功能性或肿瘤引起催乳激素水平升高均能产生抑制作用。溴隐亭治疗后能缩小肿瘤体积，使闭经 - 溢乳妇女月经和生育能力得以恢复。在治疗垂体微腺瘤时，常用方法为：第 1 周 1.25mg，每晚 1 次；第 2 周 1.25mg，2 次 /d；第 3 周 1.25mg，每日晨服，2.5mg，每晚服；第 4 周及以后 2.5mg，2 次 /d，3 个月为一疗程。主要副反应有恶心、头痛、眩晕、疲劳、嗜睡、便秘、直立性低血压等，用药数日后可自行消失。新型溴隐亭长效注射剂(parlodel)可克服口服造成的胃肠功能紊乱。用法为 50~100mg，每 28 日注射一次，起始剂量为 50mg。

(2)诺果宁(norprolac):若溴隐亭副反应无法耐受或无效时可改用诺果宁。本药是选择性多巴胺 D_2 受体激动剂，副作用更少。

(3)维生素 B_6：作为辅酶在下丘脑中多巴向多巴胺转化时加强脱氢及氨基转移作用，与多巴胺受体激动剂起协同作用。临床用量可达 60~100mg，2~3 次 /d。

2. 手术治疗　垂体腺瘤如无视神经压迫症状不必手术。但垂体肿瘤产生明显压迫及神经系统症状或药物治疗无效时，应考虑手术治疗。经蝶窦手术是最为常用的方法，开颅手术少用。术前可用溴隐亭使肿瘤减小，减少术中出血。手术后应观察 PRL 水平和垂体的其他功能状况。

3. 放射治疗　放疗适用于药物治疗无效或不能坚持和耐受、不愿手术或因其他禁忌证不能手术以及手术后患者的辅助治疗，一般不单独使用。近年兴起的 γ 刀技术也被应用于垂体肿瘤的治疗。放射治疗会影响瘤体周围的组织，从而有可能影响垂体功能，诱发其他肿瘤，损伤周围神经等

(艾 浩)

第八节　女性性早熟

性早熟(precocious puberty)是指第二性征出现的年龄比预计青春期发育年龄早 2.5 个标准差，女性性早熟表现为 8 岁以前出现任何一种第二性征的发育或月经来潮。但有 2% 的正常女孩在 8 岁前可有乳房发育。

【病因】

根据病因和发病机制，基本分为两大类：GnRH 依赖性性早熟(GnRH-de-pendent precocious puberty)和非 GnRH 依赖性性早熟(GnRH-independent precocious puberty)。

1. GnRH 依赖性性早熟　一些病变或目前尚未明了的因素过早激活下丘脑 - 垂体 - 性腺轴，启动与正常青春期发育程序相同的第二性征的发育，又称为中枢性性早熟、真性性早熟或完全性性早熟。GnRH 依赖性性早熟可由器质性病变所致，也可以是全面检查未能发现任何相关病因。前者病变包括分泌 GnRH/LH 的肿瘤、下丘脑错构瘤、中隔 - 视神经发育不良、鞍上囊肿，脑炎、颅脑损伤、原发性甲状腺功能减低症、某些遗传代谢病以及长期性甾体激素接触。后者又称特发性性早熟。

2. 非 GnRH 依赖性性早熟　为其他途径促使第二性征提前发育，并非下丘脑 - 垂体 - 性腺轴过早激活。非 GnRH 依赖性性早熟有两类：同性性早熟和异性性早熟。同性性早熟可由分泌雌激素的卵巢肿瘤和肾上腺皮质瘤、异位分泌 hCG 的肿瘤及长期接触外源性雌激素等所致。异性性早熟可由分泌雄激素的疾病和肿瘤等引起。

【临床表现】

包括女性性早熟的共性表现以及不同病因出现的相应症状和体征。

1. 女性性早熟的临床表现　主要为过早的第二性征发育、体格生长异常或月经来潮。

(1)第二性征的过早出现：8 岁以前出现第二性征发育，如乳房初发育、阴毛或腋毛出现，或月经来潮。临床上偶见第二性征单一过早发育，如单纯乳房发育、单纯阴毛过早发育，或孤立性月经提早出现，而无其他性早熟的表现。单纯乳房发育可早在患儿 3 岁或更早时发生。单纯阴毛过早发育常由肾上腺雄激素通路过早启动引起，也可由 21- 羟化酶缺乏以及罕见的 11- 羟化酶缺乏所致。

(2)体格生长异常：发育年龄提前，初起因雌激素作用于长骨，患儿高于正常发育者。但由于长骨骨骺的提前融合，最终成年身高低于正常发育者。

2. 不同病因伴随的主要临床表现

(1)GnRH 依赖性性早熟：占女性性早熟的 80% 以上，包括特发性性早熟与中枢神经系统异常所致的性早熟。

1)特发性性早熟：占 80%~90%，无特殊症状。

2)中枢神经系统异常：占 7% 左右，可由下丘脑、垂体肿瘤，脑积水等先天畸形以及颅部手术、外伤及感染等引起。性早熟常是肿瘤早期仅有的表现，随之可有颅内压增高和肿瘤压迫视神经症状或癫痫发作等。

(2)非 GnRH 依赖性性早熟：占女性性早熟的 17% 左右，包括同性性早熟与异性性早熟。

1)同性性早熟

①卵巢肿瘤约占 11%，由分泌雌激素的卵巢肿瘤(良性或恶性)所致。检查可见 80% 的患者有盆腔肿块。

② McCune-Albright 综合征又称多发性、弥漫性囊性骨病变，占 5%。临床特点：易骨折、皮肤色素沉着、出现奶咖斑、卵巢囊肿、甲状腺功能亢进症、肾上腺皮质功能亢进或软骨病。

③肾上腺肿瘤可分泌雌激素的肾上腺肿瘤，占 1%。

④分泌 hCG 的卵巢肿瘤约占 0.5%，其中最常见的有卵巢绒毛膜上皮性癌和无性细胞瘤，患者有盆腔肿块。

⑤原发性甲状腺功能减退症可出现甲状腺功能减退的相应表现。

2)异性性早熟：分泌雄激素的肾上腺及卵巢肿瘤可有多毛、无排卵、高胰岛素血症，或肾上腺肿块及盆腔肿块。先天性肾上腺皮质增生症(congenital adrenal hyperplasia，CAH)是女孩异性性早熟的多见原因，可出现不同程度男性化表现，表现为痤疮多毛，包括性毛和体毛增多，伴阴蒂肥大。

【诊断】

性早熟的诊断首先应了解是否有器质性病变(如神经系统、卵巢、肾上腺等部位的肿瘤)及非内分泌异常引起的阴道流血。

1. 病史　仔细了解性征出现的年龄、进展速度、有无阴道分泌物或流血及身高增长速度。既往史注意出生过程，有无产伤及窒息；幼年有无发热、抽搐及癫痫史；有无头部外伤手术史；

发病前后有无其他重大疾患。了解有无误服内分泌药物或接触含激素的物品或食品。有无类似家族史等。

2. 体格检查 记录身高、体重及性发育 Tanner 分期，内、外生殖器发育情况及腹部、盆腔检查了解是否有占位性病变。全身检查应注意有无皮肤斑块，甲状腺功能减退特有的体征或男性化体征以及有无神经系统异常。

3. 辅助检查

(1)激素检测：包括：①血浆生殖激素测定。测定 FSH、LH、E_2、HCG，必要时测定硫酸脱氢表雄酮、睾酮、孕酮。血 LH、FSH 基础值增高提示中枢性性早熟，女孩 LH/FSH>1 更有意义。② TSH、T_3、T_4 测定有助于甲状腺功能的判断。③疑及先天性肾上腺皮质增生或肿瘤时，应查血皮质醇、11- 脱氧皮质醇、17a- 羟孕酮、24h 尿 17- 酮类固醇等。④ GnRH 激发试验。正常 LH 峰值出现在 15~30min，激发后 LH 峰值 >15U/L，或者较基础值增加 3 倍以上提示为特发性性早熟，LH/FSH>0.66~1 更有意义。

(2)影像学检查：①腕部摄片了解骨龄，超过实际年龄 1 岁以上视为提前。② CT、MRI 和超声检查，了解有无颅内肿瘤，腹部及盆腔超声了解卵巢及肾上腺有无肿瘤。

(3)阴道上皮细胞检查：能较好地反映卵巢分泌 E_2 水平。在性早熟治疗过程中，该检查对疗效监测作用较检测 E_2 敏感。

【鉴别诊断】

首先分辨类型(依赖性或非依赖性)，然后寻找病因(器质性；非器质性)。GnRH 依赖性性早熟，特别是特发性者，可出现一系列第二性征、性激素升高、GnRH 激发试验反应强烈；非 GnRH 依赖性性早熟常为性腺、肾上腺疾病和外源性性激素所致，无排卵；单纯乳房、阴毛发育者常无其他性征(表 26-2)。

表 26-2 性早熟疾病的辅助检查结果

	性腺大小	基础 FSH/LH	E_2	DHAS	睾酮	GnRH 反应
特发性	增大	升高	升高	升高	升高	增强
中枢性	增大	升高	升高	升高	升高	增强
性腺性	增大	不高	升高	不高	可高	无反应
Albright	增大	不高	升高	可高	可高	无反应
肾上腺性	小	不高	升高	升高	可高	无反应

【治疗】

性早熟的治疗原则主要包括：①去除病因；②抑制性发育至正常青春期年龄；③延缓及遏制性早熟体征；④促进生长，改善最终成人身高；⑤正确心理引导及性教育。

1. 病因治疗 首先应查明病因，进行相应治疗。肿瘤可采用手术、化疗或放疗；脑积水进行引流减压。先天性肾上腺疾病和甲状腺功能减退者可进行激素替代治疗。外源性激素使用者，应停止服用相应药物或食品。

2. 药物治疗

(1)GnRH 类似物(GnRHa)：治疗中枢性性早熟(特别是特发性者)的首选药物。治疗目的是停止或减慢第二性征发育，延缓骨成熟的加速，改善最终身高。目前多采用 GnRH 类似物的缓释型制剂。起始剂量 50~80μg/kg，维持量为 60~80μg/kg。每 4 周一次。治疗至少两年，一般建议用至12岁时停药。

(2)甲状腺素替代治疗：可治疗甲状腺功能减退引起的性早熟。

(3)肾上腺皮质激素替代治疗：CAH者需要终生使用。

3. 外科矫形　外生殖男性化者应酌情作矫形手术，即缩小增大的阴蒂，扩大融合的会阴。早手术对患者心理创伤较少。

【随访】

应定期随访：①开始治疗2~3个月时复查GnRH激发试验，如LH激发峰恢复到青春期前值为抑制满意；②注射GnRHa后每3个月复查一次身高、体重、第二性征变化，每半年复查一次骨龄、性激素、超声检查。治疗有效指标为呈现身高年龄或实际年龄对骨龄的追赶，乳房回缩至未发育状态，子宫缩小或停止增大。对诊断不明的早期患者，应严密随访，力求早期明确诊断，及时治疗。

（艾　浩）

第二十七章 不孕症与辅助生育技术

第一节 女性不孕症

女性有正常、规律的性生活1年,未采取任何避孕措施未妊娠者,称为不孕症(infertility)。既往从无妊娠史者称为原发不孕;有过妊娠史,无避孕措施1年未孕者称继发不孕。对男性来讲统称不育症。因国家、地域、民族的不同,不孕症的发病率亦不同。我国不孕症的发病率约10%。

【病因】

流行病学调查表明,不孕的原因中女方因素约占40%,男方因素占25%~40%,男女双方因素占10%~20%,不明原因不孕占约10%。

1. 女性不孕因素

(1)排卵障碍:占25%~35%。主要原因有:①下丘脑-垂体-卵巢轴功能紊乱或器质性病变导致的无排卵。下丘脑因素多见于如精神创伤、全身严重消耗性疾病;垂体肿瘤、席汉综合征、高催乳素血症等可导致垂体性不排卵;卵巢性排卵障碍:先天性性腺发育异常、多囊卵巢综合征、黄素化卵泡不破裂综合征、卵巢早衰、卵巢功能性肿瘤等。②甲状腺及肾上腺功能异常、重症糖尿病和重度营养不良也能影响卵巢功能导致不孕。

(2)输卵管因素:约占40%。输卵管的主要功能是捡拾卵子、运送精子和受精卵,在生殖功能中起重要作用。先天或后天因素导致输卵管阻塞或输卵管通而不畅是女性不孕的主要因素之一。引起输卵管病变的最常见原因为盆腔炎性疾病引起伞端闭锁或输卵管黏膜破坏,可使输卵管完全阻塞导致不孕。此外,盆腔炎性疾病后遗症、子宫内膜异位症等导致的盆腔粘连,也可影响输卵管的结构和功能,导致输卵管性不孕。

(3)子宫及宫颈因素:①子宫、宫颈发育异常;②子宫内膜炎症、子宫内膜结核、宫腔粘连;③子宫黏膜下肌瘤、子宫内膜息肉;④重度宫颈炎症所导致宫颈黏液异常;⑤宫颈免疫学功能异常。以上因素常导致精子运送障碍或受精卵着床失败,可造成不孕。

(4)外阴与阴道因素:处女膜闭锁、阴道的完全或部分闭锁阻碍精子进入阴道或宫颈,可导致不孕。严重的阴道炎症,除改变阴道的酸碱度,还可能影响精子的活力,甚至是吞噬精子,引起不孕。

2. 男性不育因素

(1)生精障碍:下丘脑-垂体-睾丸轴的功能紊乱或后天原因所致精液异常,表现为精子数量减少、畸精症或精液液化不全等。

(2)输精障碍:先天或后天因素造成的输精管梗阻,致使排出的精液中无精子,是男性不育的常见因素。

(3)性功能异常:外生殖器发育不良或勃起障碍、早泄、不射精、逆行射精等使精子不能正常射入阴道内,均可造成男性不育。

(4)免疫因素:精子有其特异表达的抗原,在男性生殖道免疫屏障被破坏的条件下,可以引起自身或同种的免疫反应,产生抗精子抗体(antisperm antibody,AsAb),使射出的精子不能穿过宫颈黏液。

3. 男女双方因素　双方性生活不能或不正常,盼子心切精神高度紧张。

4. 免疫因素

(1)同种免疫:宫颈上皮细胞能产生分泌型IgA、IgG和极少量的IgM,当女性生殖道黏膜炎症破损或精浆中的免疫抑制物受到破坏时,精子和精浆中的抗原物质会引起女方的同种免疫反应,宫颈上皮细胞产生致敏的分泌型IgA、IgG与精子结合后被覆在精子表面,使精子制动,难以进入宫腔;而IgG可起补体固定作用,发挥直接细胞毒作用,使精子发生凝集。

(2)自身免疫:由于睾丸局部血屏障的存在,睾丸是人体的免疫豁免器官之一。因此任何原因的血-睾屏障的破坏如输精管损伤、睾丸附丸炎症等都将导致精子的特异性抗原接触循环系统的免疫细胞产生抗精子抗体,结合于精子膜表面的抗精子抗体可引起精子的凝集现象,并影响精子的运动和受精功能。

5. 不明原因不孕症　依靠现有的检查手段,经临床系统检查,不孕夫妇双方的各项指标均正常,不能确认不孕原因。

【检查与诊断】

不孕症是男女双方单因素或多因素异常导致的临床表现,不孕夫妇双方同时全面检查是确定不孕原因的关键。

1. 男方检查与诊断

(1)病史采集:询问婚育史,性生活频率及性交情况,既往患病史、手术史及治疗情况,男性不育的检查和治疗,职业暴露史、吸毒史、家族史等。

(2)体格检查:包括全身检查、内外生殖器的检查。

(3)精液检查:不孕夫妇初诊第一步检查是精液常规。WHO精液参考的正常值:精液量≥2.0mL,总精子数≥40×10^6/一次射精,精子密度≥20×10^6/mL,总活力(快速前向运动+非快速前向运动)≥50%,活精子≥50%,正常精子形态≥15%,白细胞<1.0×10^6/mL。

2. 女方检查与诊断

(1)病史采集:详细询问婚姻史及不孕年限,性生活情况、采取何种避孕措施;既往妊娠史、流产史、分娩史,有无缺陷儿出生史;了解月经初潮年龄,月经周期、经期、经量变化,是否痛经。月经不规律患者多存在排卵障碍;不孕相关的检查结果和治疗情况;既往患病史、手术史、结核等传染病接触史、家族性遗传病史。了解患者职业、不良环境接触史。

(2)体格检查:检查第二性征发育情况,身高体重,是否有多毛,痤疮、溢乳等;内、外生殖器的发育情况,是否有炎症、肿瘤等。根据宫颈黏液的颜色、性状必要时行病原学检查。

(3)辅助检查

1）内分泌功能测定：检测月经 2~4 天的血清 FSH、LH、E_2 水平，可以了解卵巢的储备功能和基础内分泌状态，黄体中期测 E_2、P 水平可反映黄体功能，血清中 T 的水平可以协助多囊卵巢综合征的诊断，PRL 水平及甲状腺、肾上腺等其他内分泌腺的功能亦可能影响下丘脑-垂体-卵巢轴的功能。

2）排卵功能检查：常用的方法除包括激素水平测定、基础体温测定、宫颈黏液检查、连续超声监测卵泡发育及排卵，经前或月经来潮 24h 内内膜活检可协助了解是否排卵。

3）超声影像学检查：妇科超声检查简单方便，可详细了解子宫及附件的发育情况，是否有肿瘤等器质性病变。垂体的 MRI 检查可协助垂体病变的诊断。

4）子宫内膜活检：不孕症患者的子宫内膜活检除了解排卵情况，对于月经稀发、多囊卵巢综合征等患者可以明确是否合并有内膜病变，还有助于子宫内膜结核的诊断。

5）输卵管通畅度检查：常用方法有输卵管通液术、子宫输卵管造影术及腹腔镜下输卵管通液术。输卵管通液术简单易行，但准确性差；子宫输卵管造影术可以了解子宫、输卵管的发育及输卵管腔内的情况、明确输卵管异常部位。腹腔镜输卵通液术更直接和客观。

6）宫、腹腔镜检查：宫腔镜检查可了解宫腔内情况，能发现内膜病变、宫腔粘连、黏膜下肌瘤、内膜息肉、子宫畸形等与不孕有关的病理情况。腹腔镜检查可以直视观察子宫、输卵管、卵巢有无病变或粘连，发现子宫内膜异位症病灶，直视下确定输卵管是否通畅。宫、腹腔镜检查术是不孕症患者重要的检查和治疗手段。

【治疗】

一般治疗：加强锻炼，增强体质，均衡营养，保持规律、乐观的生活状态，养成良好生活习惯。增加性知识，学会计算排卵日，增加受孕机会。

1. 排卵障碍性不孕的治疗　主要是诱发排卵，根据女性的年龄，卵巢的功能状态选择科学有效的治疗方案。

（1）枸橼酸氯米芬（克罗米芬 clomiphene citrate，CC）：是临床上首选的的促排卵药，对雌激素有弱的激动与强的拮抗作用，其与下丘脑的雌激素受体结合，干扰着内源性雌激素的负反馈，使垂体分泌的 FSH 与 LH 增加，刺激卵泡生长发育。

月经周期第 5 日起，口服 50mg/d，连用 5 日，3 个周期为一疗程。若无排卵需增加剂量，最大剂量达 150mg/d。排卵率达 80%，妊娠率为 30%~40%。用药周期超声监测卵泡发育，卵泡成熟后给予绒促性素（hCG）5 000~10 000U 肌内注射，36h 左右排卵。排卵后加用黄体酮 20~40mg/d 或 hCG 2 000U，隔 3 日肌内注射，支持黄体功能。

（2）人类绝经期促性腺激素（human menopausal gonadotropin，HMG）：是从绝经后妇女尿中提取，又称尿促性素，每只制剂中含 FSH 和 LH 各 75U，可促使卵泡生长发育成熟。于周期第 3~5 日起，每日肌内注射 HMG 750U，超声监测卵泡发育，卵泡成熟后 hCG 5 000~10 000U 肌内注射，诱发排卵，黄体功能支持同前。

（3）促性腺激素释放激素（Gonadotropin Releasing Hormone，GnRH）：也称促黄体激素释放激素（luteinising-hormone releasing hormone，LHRH）。LHRH 的主要功能是使垂体释放 FSH 和 LH，促进卵泡发育，常在 IVF 周期使用。

（4）溴隐亭：是多巴胺受体激动剂，可抑制垂体 PRL 合成与释放，适用于高泌乳素血症导致排卵障碍者。用法：从 2.5mg/d 口服开始，连续给药 4 周左右，根据血清 PRL 水平，调整溴隐亭用量。PRL 降至正常后，月经多可恢复，继续维持适当剂量。

2. 输卵管性不孕的治疗

(1)输卵管通液术：可改善输卵管管腔的轻度粘连、水肿。常用药物：0.9% 氯化钠注射液 20mL、地塞米松 5mg、庆大霉素 1g、糜蛋白酶 4 000U。应于月经干净 2~3 日后进行。

(2)输卵管复通术：常用的治疗方法有输卵管粘连松解术、输卵管伞端成形术及输卵管造口术、输卵管子宫角部植入术、输卵管吻合术等。

3. 子宫、宫颈、阴道及外因不孕的治疗　治疗生殖道炎症，对于发育异常或肿瘤患者，评估其对生育功能的影响，予以相应的手术治疗。

4. 免疫性不孕的治疗

1)隔绝疗法：每次性生活时使用避孕套可避免精子抗原对女性生殖道的进一步刺激。复查相关抗体阴性后，选择排卵期性生活，促进妊娠。

2)免疫抑制治疗：常用方法有低剂量持续疗法、高剂量间歇疗法及阴道局部用药等三种。常用药物有泼尼松、地塞米松和甲泼尼龙。可能降低血清抗精子抗体的水平，增加妊娠机会。

3)辅助生育技术：当存在妇女宫颈因素不孕时可采用人工授精，将其丈夫的精液在体外进行处理，可去除精浆等抗原物质，分离出高质量精子注入女性宫腔内，或行供精人工授精。体外受精胚胎移植或输卵管内配子移植术也是解决免疫性不孕的重要治疗手段。

5. 不明原因不孕的治疗

(1)期待疗法：对于年轻的夫妇，可以考虑通过改善生活方式、减轻思想负担、指导性交时间，增加受孕机会。

(2)辅助生育技术：夫精宫腔内人工授精和体外受精 - 胚胎移植技术可使不明原因不孕夫妇获得妊娠。

6. 男性不育的治疗　少弱精症患者可给予药物治疗改善生精功能、提高精子活力。若无效可选择辅助生育技术。对于梗阻性无精患者，若经附睾或睾丸活检发现活精子，选择体外受精 - 胚胎移植技术可能获得妊娠。

第二节　辅助生殖技术

辅助生殖技术(assisted reproductive techniques，ART)是指对配子、胚胎或者基因物质体内外系统操作而使不孕夫妇受孕的一组方法，包括人工授精、体外受精 - 胚胎移植及其衍生技术等。

【常见辅助生育技术】

包括人工授精(artificial in-semination，AI)技术。体外受精 - 胚胎移植(in vitro fertilization and embryo transfer，IVF-ET)俗称试管婴儿及其衍生技术。这些辅助生育技术对应不同的适应证，解决不同的不孕问题。

1. 人工授精　是指采用非性交的方式将精子递送到女性生殖道中使其受孕的一种技术。按照授精部位不同，分为阴道内人工授精、宫颈管内人工授精、宫腔内人工授精)。按照精子的来源，AI 可分为夫精人工授精(artificial Insemination with husband semen，AIH)和供精人工授精(artificial Insemination with donor semen，AID)。

夫精人工授精适应证：男性因少精、弱精、液化异常、性功能障碍、生殖器畸形等，宫颈因素不孕,免疫因素不孕,子宫内膜异位症,不明原因不孕,生殖道畸形及心理因素导致性交不能等不孕。

供精人工授精适应证:不可逆的无精子症,或严重的少弱畸精症,输精管复通失败,射精障碍,男方有染色体或基因的遗传缺陷,有严重的家族遗传病史,母儿血型不合不能得到存活的新生儿。

目前临床上较常用的人工授精方法为宫腔内人工授精:女方排卵期间供精或丈夫经手淫取出精液,检测精液密度及活动度正常,将精液洗涤处理后去除精浆,取0.3~0.5mL精子悬浮液,通过导管经宫颈管注入宫腔内。

2. 体外受精-胚胎移植及其衍生技术　1978年Steptoe博士和Edwards教授采用体外受精与胚胎移植技术诞生了世界上第一个婴儿(俗称试管婴儿),1988年我国大陆第一例"试管婴儿"在北京大学第三医院诞生,随着辅助生育技术的发展,又产生了其衍生技术,主要包括卵胞浆内单精子注射及植入前胚胎遗传学诊断等。

(1)常规体外受精-胚胎移植(in vitro fertilization and embryo transfer,IVF-ET):适应证:女方各种因素导致的配子运输障碍、排卵障碍、子宫内膜异位症;男方少、弱精子症;不明原因不孕、免疫性不孕。控制性超促排卵(controlled ovarian hyperstimulation,COH):使用促性腺激素释放激素激动剂联合促性腺激素诱导多卵泡发育,当卵泡发育成熟时注射绒毛膜促性腺激素(hCG)。取卵:注射hCG后36h左右在阴道超声指导下经阴道超声取卵。体外授精和胚胎培养:取出的卵子与经处理的丈夫精子一起培养,受精后体外培养受精卵。胚胎移植:将体外培养形成的囊胚送入宫腔中。黄体支持:取卵后使用黄体酮或绒毛膜促性腺激素支持黄体,胚胎移植后14天检测是否妊娠,若妊娠继续黄体支持至妊娠三个月。

(2)卵胞浆内单精子注射(intra-cytoplasmic sperm injection,ICSI)):是使用显微操作技术在体外将精子注射到卵细胞胞浆内,使卵子受精。适用于严重的少、弱、畸精子症和梗阻性无精子症,对于免疫性不育、体外受精失败可采用此方法。研究证实一些遗传性疾病可导致少精症、弱精症,此项技术可能使自然受精过程中被淘汰的基因缺陷通过ICSI传给下一代,所以应严格掌握适应证。

(3)植入前遗传学诊断(preimplantation genetic diagnosis,PGD):在受精卵分裂到4~8个细胞或囊胚时,取1~2个卵裂球细胞进行特定的遗传学检查,主要是检测单基因遗传病、常染色体显性遗传病、性连锁性遗传病以及染色体数目、结构的异常,这一过程不影响胚胎的继续发育。通过胚胎选择使不孕夫妇获得健康下一代。

(4)未成熟卵体外培养(in vitro maturation,IVM):将人体未成熟的卵子在体外培养成熟后,再进行体外授精。可减少超促排卵过程中的并发症。

【辅助生育技术并发症】

1. 卵巢过度刺激综合征(ovarian hyperstimulation syndrome,OHSS)　是促排卵治疗的并发症。OHSS的发病机制尚不完全清楚,其发生与所用促排卵药物的种类、剂量、药物配伍方案及患者对超排卵药物的反应性有关。OHSS的主要病理生理变化是毛细血管通透性增加,体液大量外渗导致血液浓缩、水电解质紊乱、有效血容量降低,血液处于高凝状态,出现凝血功能障碍甚至血栓形成;脏器灌注不足影响器官功能。临床表现为腹胀、腹痛,胃肠反应,腹腔积液、胸腔积液,少尿,卵巢增大等一系列的综合征。OHSS的治疗是扩容,纠正水、电解质紊乱及酸碱失衡,改善微循环及毛细血管的通透性,恢复正常血容量,改善器官功能,预防血栓形成。病情严重必要时终止妊娠。

2. 多胎妊娠　为提高辅助生殖技术的妊娠率，往往移植多个胚胎，引起多胎妊娠。国内规范限制移植的胚胎数为2~3个。多胎妊娠是一种高危妊娠，其母儿并发症、流产及早产发生率、围产儿病率及死亡率远高于单胎妊娠。当多胎妊娠发生后，孕早期的选择性减胎术可作为补救措施。

3. 其他并发症　经阴道取卵手术可能损伤血管、肠管、膀胱，发生穿刺部位出血，感染。辅助生育技术的异位妊娠率、流产率、卵巢蒂扭转发生率均高于自然妊娠。

（刘丽丽）

▪ 第二十八章 性及女性性功能障碍

性是人类本能之一，人类的性是性别确认、性功能及性关系的总和。性行为是一个涉及神经、血管及内分泌系统的复杂的过程。性科学是研究人类性问题的一门综合性科学，是由性医学、性心理学和性社会学组成的一个综合、全面、多学科的理论体系。

第一节　性欲、性行为及其影响因素

一、性欲和性行为

性欲(sexual desire，libido)是人类最为复杂的生理本能之一，是指男性或女性在一定生理心理基础上，在性刺激激发下，满足机体性需要的一种本能冲动，也是性的激发和准备状态。性刺激包括作用于人体感受器的内外刺激，可以是来自视觉、触觉、嗅觉、听觉及味觉等非条件的感官刺激，也可以是建立在性意识、性幻想、性知识、性经验等复杂的思维活动基础上的条件刺激。性欲可分为接触欲和胀满释放欲。女性可表现为要求抚摸和阴道容纳的欲望。这种欲望在青春期前不明显，后逐渐增强并达到成熟，成熟性欲的出现使得性生活具有生殖意义。在绝经后性欲逐渐减弱，但能保持终身。

性行为(sexual behavior)指满足性欲和获得性快感的行为，包括狭义和广义两种。狭义性行为专指性交(sexual intercourse)，具有生殖意义，即以男性阴茎和女性阴道交媾方式进行的性行为。广义性行为泛指拥抱、接吻、爱抚、手淫、口交、肛交、自慰等各种其他形成性刺激的行为和各种与性有联系的行为，如恋爱、结婚、观看成人电影等。性行为的功能是繁衍后代、获得身心愉悦和维护健康。人类性行为必须受社会习俗、道德规范以及法律的约束，这是其最重要的特征。

传统上，根据性满足程度将性行为分为目的性、过程性和边缘性三种。目的性性行为主要指性交。过程性性行为指为达到目的性性行为而采取的能使双方逐步达到性兴奋的行为，如爱抚等。边缘性性行为指两性之间有性吸引和性需求，但双方均不想交合的行为，介于性行为和非性行为之间。如两性相悦时的眉眼传情和绵绵情话，以及公共场合中男女身体摩擦接触。根据性对象将性行为可分为社会性性行为和个人性行为。个人性行为指以人体自身、物品器具、动物等作为性对象或无性对象的性行为。社会性性行为指性对象是他人。按是否符合社会文化和对心身健康是否有益，将性行为分为正常性行为和异常性行为，符合社会道德规范且有利于心身健康的性行为属于正常性行为，反之属于异常性行为。

性行为的连续过程称之为性生活(sexual life),大致包括性信号传递、爱抚、性交等过程。性欲构成性生活的动力,性生活是性欲释放的载体。所以,理想的性生活应是在双方自愿的基础上,生理心理都能得到充分的释放和宣泄,并有愉悦的精神享受。

二、影响性欲和性行为的因素

人类性行为受生理、心理及社会等综合因素影响。

1. 生理因素　性欲和性行为是一种本能,个体性遗传特征、生殖器解剖结构及神经内分泌的生理调节,是性欲和性行为的生物学基础。

2. 心理因素　心理因素是人类性行为独有并且十分重要的影响因素。心理因素决定着性别确认和性取向,性别确认和性取向又决定性行为。3~4岁的儿童便开始认知自己的生物学性别。这种自身性别的认定,影响其一生在外表服饰、言谈举止、日常生活、人际交往和职业活动的性别特征。进入青春期后,随着生理和性心理发育逐渐成熟,产生性要求和择偶意识,随之又自然产生恋爱和结婚的要求。

3. 社会因素　人类性行为是特殊的社会行为,社会以它的风俗、伦理、宗教、规章及法律,修饰和制约个人性行为,要求人类性行为对社会负责,并接受社会制约。随着社会文明的不断进步,人类性行为也会改变社会认可的传统的性行为模式。因此社会也应与时俱进,对性行为进行正确的调控。

第二节　女性性反应和性反应周期

性反应(sexual response)是人体受性刺激后,身体出现可感知并能测量到的发生在生殖器官及身体其他部位的变化。人类性反应是极复杂的过程。性反应的基本形式是一种神经反射行为。性反应可人为地分为几个阶段(或期),这就是所谓的性反应周期。性反应周期(sexual response cycle)指的是由性刺激引起的性生理、性心理、性行为的阶段性变化模式。多数学者研究后将性反应周期划分为性欲期、性兴奋期、性持续期、性高潮期和性消退期。这种人为规定的性反应周期的各个期之间并不总是可以很明确区分的,并且一个人在不同时间内也可以有相当大的差别,以及各人之间也可以存在很明显的差异。

1. 性欲期(sexual desire phase)　指在性刺激影响下,心理上对性活动的幻想和向往阶段。性刺激可以来自肉体,也可因嗅觉、视觉、听觉等刺激引起。这一阶段无明显生理变化,只有心理变化。

2. 性兴奋期(sexual arousal phase)　指性欲被唤起后机体开始出现的性紧张阶段。心理上表现为性兴奋。包括对性快感的主观感受和伴随的生理变化,如阴道润滑、阴道长度增加、阴蒂和大小阴唇肿胀、女性盆腔充血、乳房肿胀、心率加快、血压升高等。

3. 性持续期(sexual plateau phase)　指性兴奋不断积聚、性紧张持续在较高水平阶段,又称平台期、高涨期。心理上进入明显兴奋和激动状态。阴道更湿润,盆腔及外生殖器充血更明显,阴蒂勃起,阴道外1/3段呈环状缩窄而内2/3段扩张,乳房进一步肿胀,全身肌肉紧张更明显,心率及呼吸继续加快,血压进一步升高。胸前和颈部皮肤出现粉红色皮疹,称为“性红晕”。

4. 性高潮期(sexual orgasm phase)　指在性持续期的基础上,性快感迅速达到顶峰,身心极度快感,伴有会阴肌肉和生殖器的收缩。性高潮仅持续数秒,通过强烈的肌肉痉挛使性紧张迅速释放。心理上感受到极大的愉悦和快感。

5. 性消退期（sexual resolution phase） 指性高潮后由兴奋恢复到平静的过程，生理改变恢复到性唤起前状态。此期第一个生理变化是乳房肿胀消退，随后生殖器充血、肿胀消退，全身肌张力恢复正常，心率、血压和呼吸均恢复平稳，感觉舒畅，心理满足。男性在消退期有不应期，女性具有连续性高潮能力，对再次刺激作出立即反应。

鉴于许多妇女性行为的目的并非一定要达到性高潮，事实上一些妇女虽未出现性高潮，但也同样愉悦，所以不出现性高潮期也属完整的性反应周期。

第三节 女性性功能的神经内分泌调节

正常女性性功能调节机制主要包括神经系统调控及内分泌系统调节。

一、女性性功能的神经调节

1. 神经调节 性反应的神经调控基本是反射性调控。以往学者研究表明，调控性反应的初级中枢位于腰骶部脊髓，来自生殖器和其他性敏感区的刺激通过感觉神经传入初级中枢，再由初级中枢通过传出神经达到性器官引起性兴奋。第二级中枢位于间脑和下丘脑，该中枢对下一级脊髓中枢有直接调控作用，能通过分泌促性腺激素释放激素参与性反应的调控。第三级中枢即最高中枢位于大脑皮层和边缘系统，包括海马、扣带回、隔核及杏仁等部位。人类大脑不仅能接受视、触、听、味、嗅等感觉器官的性刺激，还能通过来自自身的性幻想等心理活动达到性唤起和性兴奋。通常非条件性刺激主要由脊髓低级中枢完成反射，而条件性刺激由大脑皮层高级中枢参与，在正常情况下，两种刺激通过三级中枢协调起作用。

2. 神经递质 研究表明，神经系统参与性反应的调控，需神经递质传递才能完成。神经递质分为外周性神经递质和中枢性神经递质，根据功能又分为刺激性神经递质和抑制性神经递质。外周性刺激性神经递质有乙酰胆碱、一氧化氮等，外周性抑制性神经递质有去甲肾上腺素、内皮素等。中枢性刺激性神经递质有多巴胺、缩宫素等，中枢性抑制性神经递质有5-羟色胺、阿片类等。

二、女性性功能的内分泌调节

1. 雌、孕激素 研究表明雌激素和孕激素对促进女性生殖器官分化成熟及功能维持起关键作用。雌激素可能对性欲无直接影响，但影响中枢及周围神经细胞的功能及神经信号传导，同时也促进女性会阴、外生殖器神经末梢的发育和敏感性，雌激素还可通过血管保护和血管扩张增加阴蒂和阴道血流，通过增加阴道一氧化氮合酶活性提高局部一氧化氮浓度，上述结果可以维持女性的性反应，防止盆腔动脉及小动脉出现动脉粥样硬化。在一定的雌、孕激素比例下，孕激素对女性性反应可能起抑制作用。

2. 睾酮 雄激素与女性性欲、性兴奋及性高潮密切相关。雄激素能增强阴道近端一氧化氮合酶（NOS）活性，减弱精氨酸酶活性；并且能易化电刺激和血管活性肠肽（VIP）引起的阴道平滑肌松弛反应。低睾酮水平可出现性欲下降、性唤起障碍、高潮障碍，出现阴毛减少、皮肤变薄、全身自我感觉下降。

第四节　女性性功能障碍

女性性功能障碍指女性性反应周期中出现的功能失调,一个或几个环节发生障碍,不能参与所期望的性行为,同时导致女性身心不适的疾病。女性性功能障碍的诊断主要依靠临床判断,这种障碍必须已造成患者心理痛苦或双方性生活困难,临床判断性功能障碍时要考虑年龄、特定文化、宗教信仰、社会习俗等背景,它们会影响一个人的性欲、期待和关于性表现的态度。女性性功能障碍与年龄相关,并进行性发展,其发生率的流行病学资料较少,获得途径也比较困难,报道的发生率差异较大。国外报道在各类女性性功能障碍中以性欲障碍和性高潮障碍为常见,国内资料不多。

【分类及临床特征】

女性性功能障碍依据性反应周期划分,分类方法多种。国际上普遍采用的是美国精神病协会的《精神病诊断与统计手册》和世界卫生组织《国际疾病分类》。1998 年美国泌尿系统疾病性功熊健康委员会在综合各种分类的基础上,提出新的分类法,将女性性功能障碍分为四类。每类性功能障碍按照发生的性质划分为终生性(原发性)和获得性(继发性);按照发生的情景条件划分为完全性和境遇性。按照发生的病因划分为器质性和功能性。

1. 性欲障碍(sexual desire disorders)　包括性欲低下和性厌恶。性欲低下是指持续或反复发生的对性行为的主观愿望的缺乏。这一障碍必须导致明显的心理痛苦,常伴有性唤起和性高潮困难的问题。性欲低下以心理因素为主,判定时应考虑患者年龄、人格特征、生活背景、文化环境等因素。性厌恶是指与伴侣发生性关系时,持续或反复产生的消极情绪,甚至避免与性伴侣性接触,并引起心理痛苦。此类患者可以在手淫时享受性快感和性高潮,却厌恶与伴侣的肉体接。

2. 性唤起障碍(sexual arousal disorders)　性唤起是男女两性为准备性活动而发生的生理变化,女性包括盆腔充血、阴道润滑、外生殖器肿胀、乳头勃起等。当指持续或反复发生不能获得或维持足够的性兴奋,导致心理痛苦称之为性唤起障碍。可分为原发性和继发性、完全性和境遇性等不同情况。

3. 性高潮障碍(sexual orgasmic disorders)　指女性有正常的性要求和性欲,但在有效的性刺激下,出现正常的性兴奋期反应后,发生性高潮困难、延迟或缺如,并引起显著的心理痛苦和人际关系障碍。可分为原发性和继发性性高潮障碍、完全性和境遇性性高潮障碍。

4. 性交疼痛障碍(sexual pain disorders)　常见如下几种情况:①性交痛(dyspareunia):是泛指性交时伴发的生殖器或盆腔的疼痛。特点是疼痛反复或持续发生,较为剧烈,性交后短时间内不会消失,甚至导致拒绝性交。②阴道痉挛(vaginismus):指性交过程中,反复或持续发生阴道外 1/3 段肌肉不自主痉挛,以致阴茎插入困难,并引起心身痛苦。是一种影响性反应能力的心身疾病。③其他性交痛:指发生由非性交性刺激导致的生殖器疼痛。

【相关因素】

与女性性功能障碍发病相关的因素很多,涉及女性生殖器解剖、生理因素、病理状态、心理因素、社会、习俗等,其中心理社会因素起重要作用。

1. 心理社会因素　恐惧、羞怯、忧郁、焦虑、紧张等情感因素,宗教或传统保守观念影响,既往痛苦或创伤性性经历,夫妻关系不和睦,工作过度劳累、压力过大等均可抑制女性性欲和性唤起。

2. 生理状态 随妇女年龄增加和近绝经状态,体内女性激素水平逐渐下降,出现进行性生殖器官萎缩、阴道分泌物减少、盆底肌肉松弛等,这些均影响女性性欲和性功能。妊娠期因惧怕对胎儿的不良影响和自身体形改变,引起女性性功能减退。产后因会阴疼痛、阴道松弛、劳累等,影响女性性欲和性功能。

3. 手术、放疗等因素 各种妇科手术均可影响女性性功能。如卵巢切除导致女性体内激素水平明显降低,出现围绝经综合征,影响性功能。外阴及阴道各类手术直接破坏外生殖器解剖,对性功能影响极大。部分患者因乳腺癌手术治疗后敏感区和体形破坏或因心理因素影响性功能。因妇科肿瘤实施放射治疗,能引起卵巢去势和阴道粘连或顺应性改变,影响性功能。

4. 全身系统及生殖泌尿系统疾病 中枢和外周神经系统的疾病和损伤,均可引起女性性功能障碍。高血压、心脏病、糖尿病等疾病,能影响会阴部血供,出现性唤起障碍等。外阴阴道炎症、压力性尿失禁、子宫脱垂等能影响女性性功能。

5. 药物性因素 部分患者因疾病影响服用能改变人精神状态、神经传导、生殖系统血流和性激素水平的药物,均可能影响女性性功能。

6. 性知识、性技巧缺乏 不了解女性性反应特点、缺乏技巧、不适当性刺激、不适宜时间和地点等,均影响女性性功能。

【诊断】

目前女性性功能障碍诊断主要通过综合病史、体格检查、性功能评估等作出。

1. 病史 包括患者年龄、职业、文化程度、民族及宗教信仰、自我性别确认、性取向、月经生育史、既往性经历、精神病及全身其他疾病史、外伤及手术史、化疗放疗史、药物应用史及有无吸毒等。采集病史时要注意环境的舒适,态度和蔼,注意保密性。

2. 性功能评估 可采用Kaplan等提出的女性性功能积分表进行性功能评估,内容主要包括调查前4周内性交次数、阴蒂感觉、性欲强度、性高潮次数、性交不适感等。

3. 情感相关问题评价 对婚姻是否满意,与性伴侣情感关系如何,在性活动时对自我体形有无自信心和其有性需求时与性伴侣交流的能力如何。

4. 心理检查 包括与性有关的心理社会状态的评估。

5. 妇科及全身检查 专业的妇科检查以明确生殖器官的发育情况和有无器质性病变。还应进行直肠及泌尿系统检查。另外,对心血管系统、呼吸系统、运动及神经系统进行检查评估。

6. 实验室检查 包括生殖器血流测定、阴道容积、压力和顺应性测定、阴道pH测定、盆底肌张力测定、性激素测定、甲状腺检查、血生化、有关心脏病、高血压、糖尿病等全身性疾病的检查及神经系统检查。

【治疗】

1. 心理治疗 心理因素是性功能障碍最重要的影响因素,多数性功能障碍为功能性,由心理因素导致。即使是器质性性功能障碍,也多伴有心理因素。因此,心理治疗尤为重要。具体方法包括精神分析疗法、催眠疗法、集体疗法及婚姻疗法等。

2. 一般治疗 包括讲授有关性的基本知识和技巧,推荐阅读介绍性知识书籍,建议性生活时双方加强沟通,推荐使用润滑剂等。

3. 行为疗法 依据社会学理论和条件反射学说,改正人们不良行为的治疗方法。常用的方法有:

(1)性感集中训练:由马斯特斯和约翰逊首先提出,即着重训练自己在性生活中的主观感觉。整个训练分三个阶段:第一阶段的重点在于指导女方集中精力体验由男方爱抚身体所激发的感觉,但不能触及生殖器和乳房;第二阶段的重点在于生殖器刺激,但避免发生性交;第三阶段又称无需求性交阶段,在对生殖器刺激已发生良好反应的基础上开始性交,重点是不追求性高潮,以调整愉悦为定向的性体验。

(2)自我刺激训练:指导患者通过手淫或借助器具获得性高潮。成功的性高潮体验,达到增强患者性欲和树立自信心的目的。自我刺激成功后,让性伴侣加入,让患者体验与性伴侣在一起时的性高潮。

(3)盆底肌肉锻炼:训练患者模拟排尿和紧急停尿、憋尿的动作,交替收缩和舒张盆底肌肉,提高盆底肌群的肌张力和性交时阴道感觉的敏感性。亦可借助仪器达到治疗效果。

(4)脱敏疗法:又称阴道扩张法,用于治疗阴道痉挛,即利用大小不等的阴道扩张器从小到大逐渐扩张阴道。通过由小到大对阴道循序渐进的插入,使患者了解阴道的容纳能力,性生活时阴茎插入不会造成损伤,消除其焦虑和紧张。

4. 药物治疗

(1)中枢作用药物:中枢作用药物通过作用于各种中枢性神经递质受体来提高大脑皮层和下丘脑的性兴奋,促进性欲和性反应。主要药物有多巴胺激动剂、黑皮质素激动剂等。抗抑郁药通过增强多巴胺和抑制 5- 羟色胺、催乳激素等作用提高性欲。

(2)性激素:绝经期女性及手术、放疗、创伤因素导致女性体内性激素不足时,可通过补充性激素改善症状。雄激素与雌激素联合应用于绝经期妇女,可改善泌尿生殖道萎缩和血管舒缩障碍。目前尚无证据表明雌激素与性欲有直接关系。性激素可全身用药,也可局部用药。

5. 原发病治疗　由各种器质性疾病引起的女性性功能障碍,只有积极治疗原发病才能消除性功能障碍。

第五节　女性性卫生和性健康教育

一、女性性卫生

性卫生(sexual hygiene)指的是性生理卫生和性心理卫生。即通过性卫生保健,以实现性健康达到提高生活质量的目的。

1. 性心理卫生　健康的性心理是健康性生活的基础和前提。世界卫生组织对性心理健康所下的定义是:通过丰富和完善人格、人际交往和爱情方式,达到性行为在肉体、感情、理智和社会诸方面的圆满和协调。它要求夫妇双方首先认清性生活是人类心理和生理的正常需求和表现,应正确对待夫妇双方的性要求,不应感到反感或羞愧。其次,夫妇双方要充分认识男女双方性反应的差异。女性性欲可出现在性兴奋之后,性唤起常滞后于男性,可以不以性高潮为最终目的,但拥有连续性高潮能力,性消退期也较缓慢;性敏感区分布较广泛,对触觉最敏感。只有对女性性反应的特点充分了解后,才能合理安排性生活,正确掌握性技巧。

2. 性生理卫生

(1)良好的生活习惯:妇女应有良好起居生活习惯,合理膳食,远离烟、酒及毒品。

(2)性器官卫生:女性外生殖器解剖结构特殊,较男性更容易被感染。平时要注意用温水冲洗外生殖器,每次性生活之前应清洁双方外生殖器,宜穿宽松及易透气的内裤,预防女性泌尿生殖系统感染性疾病。

(3)性生活卫生:女性应注意月经期、妊娠期、哺乳期、绝经期的性生活卫生。注意选择适合夫妻双方的避孕方法。合理安排性生活时间、频率和时机。有全身严重疾病者,应在医师指导下性生活。

(4)预防性传播疾病:开展性传播疾病危害性的教育,杜绝滥性交,是预防性传播疾病的有效措施。夫妇双方中一方患性传播疾病时,应夫妇双方共同治疗。患病期间推荐使用避孕套,以预防夫妇间再感染。

(5)性器官自我保健:已婚妇女要定期做妇科普查,每1~2年一次,早期诊断,早期治疗。

二、性健康教育

近年来,随着性成熟年龄不断提前、初婚年龄不断推迟、婚前性成熟期不断延长以及社会、经济、文化因素的影响,大众在性观念和性行为方面有较大变化,性与生殖健康方面的问题和教育需求日益凸显。性健康教育(sexual health education)指通过有组织、有计划、有目标的系统教育,进行关于性知识和性道德教育,使受教育者具有科学的性知识、正确的性观念、高尚的性道德、健康的性行为,从而获得幸福的性生活。健康与教育密不可分,只有接受充分的性教育,性健康才能得到必要的保证。

性教育要回答"什么是性""性的目的"和"如何获得健康的性"这三个问题。性健康关系到人的一生,性健康教育应该是始自婴幼儿期并一直延续到生命结束,因此不同年龄、不同生活状况的人群,均应接受有针对性的性健康教育。

儿童少年期确认心理性别和社会性别尤为重要。男女在心理学上的差别称为"性别",在社会学上的差别称为"性别角色"。一个人把自己看成男性或女性就是"性别确认"。儿童和少年对性器官和生命由来的好奇心理,父母应知如何解答孩子的性问题,如何对待手淫和性游戏。

青少年的性健康教育是一生性教育的关键阶段,其意义特别重大。应在普及性知识基础上,帮助青少年认识和适应青春期生理及心理的急剧变化,正确对待月经、乳房变化、手淫、遗精及生殖器官的发育,正确认识性欲和性冲动,加强与父母沟通,保持与两性的正常往来,保护自己不受错误性信息的伤害,做一个有高尚情操的人。

成人期性健康教育的主要任务,是帮助成年人建立幸福和谐的性生活,进行不同时期的性生活指导,学会采用合适的避孕措施,预防性传播性疾病。并帮助他们学会如何对自己子女进行性健康教育。

老年人性健康教育的重点,是帮助他们了解老年人生理特点。绝经后虽然生殖器萎缩、性反应减弱,但性欲和达到性高潮的能力仍存在,适度的性生活有利无害,要指导老年人建立适合自身生理特点的性生活习惯和性行为方式,有益于心身健康。

(陶 佳)

▪第二十九章 计划生育

计划生育(family planning)直接影响着妇女的生殖健康。科学地控制人口数量、提高人口素质,是我国实行计划生育的一项基本国策。采取综合措施,做好避孕工作,是妇女生殖健康的重要内容。做好避孕方法的知情选择,是实现计划生育优质服务的根本。计划生育是以避孕为主,创造条件保障使用者知情选择,采取安全、有效、适宜的避孕措施。常用的女性避孕方法有工具避孕、药物避孕和外用避孕法。在我国男性的避孕方法主要有输精管结扎术及阴茎套避孕。本章主要介绍女性避孕、绝育、避孕失败补救措施及阴茎套避孕。

第一节 避 孕

常采用药物、器具或利用生殖生理的自然规律达到避孕目的。本节分类介绍激素避孕、宫内节育器及其他避孕方法。

一、激素避孕

激素避孕(hormonal contraception)即女性使用甾体激素避孕。最初,避孕只能依赖手术绝育和药具外用的方法。自20世纪60年代口服避孕药的出现,节育技术向前迈出了重要的一步。我国1960年开始研制避孕药,1963年成功研制成第一代甾体避孕药(炔诺酮等),之后先后研制长效口服避孕药、避孕针和短效避孕药。1967年开始在全国推广。由于长效口服避孕药中所含激素剂量大,副反应较明显,现已逐渐淘汰。第一代复方口服避孕药的孕激素主要为炔诺酮(norethisterone,norethindrone)。第二代复方口服避孕药的孕激素为左炔诺孕酮(levo-norgestrel,LNG),活性比第一代强,具有较强的抑制排卵作用。第三代复方口服避孕药的孕激素结构更接近天然黄体酮,有更强的孕激素受体亲和力,活性增强,避孕效果更高。同时几乎无雄激素作用,副作用下降。

(一)甾体激素避孕药的作用机制

甾体激素避孕药的作用是多环节的,根据药物种类、剂量、剂型、给药途径、用药方法的不同,其作用环节亦有所不同。

1. 抑制排卵 甾体激素避孕药通过干扰下丘脑-垂体-卵巢轴的正常功能达到抑制排卵。避孕药中雌、孕激素负反馈抑制下丘脑释放GnRH,使垂体分泌FSH和LH减少,同时影响垂体对GnRH的反应,不出现排卵前LH高峰,使排卵受到抑制。

2. 对生殖器官的直接作用

(1)改变宫颈黏液性状:避孕药中的孕激素使宫颈黏液量变少,黏稠度增加,拉丝度减小,不利于精子穿透。单孕激素制剂改变宫颈黏液作用可能为其主要的避孕机制。

(2)改变子宫内膜的性状与功能:胚胎着床的关键是胚胎发育与子宫内膜生理变化过程必须同步。避孕药中的孕激素干扰雌激素效应,抑制子宫内膜增殖,使内膜不适于受精卵着床。

(3)改变输卵管的功能:在持续的雌、孕激素作用下,改变输卵管正常的分泌活动与蠕动,同时改变受精卵在输卵管内的正常运行速度,从而干扰受精卵的着床。

(二)激素避孕临床应用种类

甾体激素避孕药分为口服避孕药、注射避孕针、缓释避孕药及避孕贴剂。

1. 口服避孕药 口服避孕药(oral contraceptive,OC)包括短效口服避孕药和探亲避孕药。普遍应用的是含雌、孕激素的复方制剂。生育年龄无禁忌证的健康妇女均可服用。

(1)短效口服避孕药

1)常用的剂型:目前为薄膜包衣片。曾有2种剂型:①糖衣片,药含于糖衣内;②纸型片,药附于可溶性纸上。

2)使用方法:①单相片:整个周期中雌、孕激素剂量固定。复方炔诺酮片、复方甲地孕酮片:自月经周期第5日开始,每晚1片,连服22日。一般停药后2~3日发生撤药性出血,犹如月经来潮;若停药7日月经尚未来潮,开始下一周期用药。复方去氧孕烯片、复方孕二烯酮片、屈螺酮炔雌醇片和炔雌醇环丙孕酮片首次服药在月经的第1日,连服21日,停药一周后服用第2周期的药物(不论月经何时来潮)。如有漏服应及早补服,需警惕有妊娠可能。若漏服2片,补服后要同时加用其他避孕措施。漏服3片则应停药,待撤药性出血后开始服用下一周期药物。②双相片:多数为前7片孕激素剂量小,在后14片明显增加,雌激素剂量在整个周期中变化不大,口服方法同上。③三相片:第一相,含低剂量雌激素与孕激素,1片/d,共6片;第二相,雌、孕激素剂量均增加,1片/d,共5片;第三相,孕激素量再次增加而雌激素减至开始水平,1片/d,共10片。三相片配方合理,避孕效果可靠,控制月经周期作用良好,突破出血和闭经发生率明显低于单相片,且恶心、呕吐、头晕等副反应少。

(2)探亲避孕药(vacation pill):又称速效避孕药或事后避孕药。由于目前激素避孕药种类不断增加,探亲避孕药的剂量又大,现已经很少使用。

2. 长效避孕针 长效避孕针是长效避孕方法之一。其主要是含有经酯化的孕激素(如己酸孕酮、庚炔诺酮等),经肌内注射后局部沉积储存,缓慢释放而发挥长效作用。尤其适用于对口服避孕药有明显胃肠道反应者。目前国内有单纯孕激素类和雌、孕激素复合制剂类。单纯孕激素类易并发月经紊乱,而雌、孕激素复合制剂月经紊乱较少。长效避孕针使用的适应证与禁忌证与口服避孕药相仿。复合制剂,由于激素剂量大,副作用大,目前很少用。单孕激素制剂:醋酸甲羟孕酮避孕针,每隔3个月注射1针,避孕效果好;庚炔诺酮避孕针,每隔2个月肌内注射1次。长效避孕针有月经紊乱、点滴出血或闭经等副作用。但由于孕激素制剂对乳汁的质和量影响小,较适用于哺乳期妇女,有效率达98%以上。

3. 缓释系统避孕药 又称缓释避孕系统(delivery system)。缓释系统避孕药是一次给药,主要是孕激素,药物释放缓慢而维持恒定的血药浓度。目前国内外比较常用的有皮下埋植剂、缓释阴道避孕环、微球和微囊缓释避孕针、避孕贴片及含药的宫内节育器(详见本节“宫内节育器”)。

(1)皮下埋植剂:是一种缓释系统避孕剂。有效率达99.6%。Norplant Ⅰ型是第一代荷兰产品，有6个硅胶囊，每个含左炔诺孕酮（LNG）36mg，总量216mg，使用年限5~7年。Norplant Ⅱ型是第二代产品，有2根硅胶棒，每根含LNG70mg，总量140mg，有效期5年。埋植后Norplant硅胶囊缓慢、恒定地向血液中释放左炔诺孕酮，平均释放量为30μg/24h。

放置24h后即可发挥避孕作用。近年来随着皮下埋植剂的发展，单根埋植剂——依托孕烯植入剂已国内上市，内含依托孕烯68mg，埋植一次放置3年。其放置简单，副作用更小，有效率达99%以上。

皮下埋植剂用法：于周期第7日内在左上臂内侧作皮下扇形插入，可避孕5年，放置24h后发挥避孕作用，每日释放左炔诺孕酮30μg，平均年妊娠率为0.3/100使用者。优点是不含雌激素，随时可取出，恢复生育功能快，使用方便。副反应主要是不规则少量阴道流血或点滴出血，少数出现闭经，随放置时间延长症状逐步改善，一般不需处理。流血时间过长或不规则流血不能耐受，但又不愿终止使用者可给予雌激素治疗。少数妇女可出现由于孕激素作用而产生的一些副作用，如功能性卵巢囊肿、情绪变化、头痛等。

（2）缓释阴道避孕环（contraceptive vaginal ring，CVR）：为缓释避孕系统，其原理与皮下埋植相同，是将避孕甾体激素装在载体上，制成环状放入阴道。国内生产的硅胶阴道避孕环内含甲地孕酮，称甲地孕酮硅胶环，又称甲硅环，是直径4cm具有弹性而软的空芯硅橡胶环，管断面直径4mm、壁厚0.8mm，空芯内含甲地孕酮250mg，体外测定每日释放133μg，可连续使用1年，经期不需取出，累积妊娠率2.4%。其副作用与其他单孕激素制剂基本相同。

国外有单纯孕激素阴道环（左炔诺孕酮）和雌、孕激素阴道环，现已在我国进行临床试验。缓释阴道避孕环使用方法简便，一次放入，可长时间避孕，可自己放入或取出，避孕效果好且安全。

（3）微球和微囊缓释避孕针：是近年发展的一种新型缓释系统的避孕针，采用具有生物降解作用的高分子聚合物与甾体激素避孕药混合或包裹制成微球或微囊，将其注入皮下，缓慢释放避孕药，因高分子聚合物在体内降解、吸收，故不必取出。复方甲地孕酮微囊是我国研制的缓释注射避孕针，内含甲地孕酮(15mg)和戊酸雌二醇(5mg)，每月注射1次，该方法避孕效率高，但其可接受性有待多中心临床试验证实。

4. 避孕贴片　贴片的储药区含有避孕激素，黏附于皮肤后，药物按一定的量及比例释放入血，从而达到避孕作用。

（三）甾体激素避孕禁忌证

激素避孕禁忌证包括：①严重心血管疾病、血栓性疾病不宜使用。避孕药中孕激素影响血脂蛋白代谢，可加速冠状动脉粥样硬化发展；因雌激素可使凝血功能亢进，故冠状动脉硬化者易并发心肌梗死。雌激素还增加血浆肾素活性，使血压升高，高血压患者脑出血发病率是未服药者2倍。②急、慢性肝炎或肾炎。③血液病。④内分泌疾病如糖尿病需用胰岛素控制者、甲状腺功能亢进症者。⑤恶性肿瘤、癌前病变、子宫或乳房肿块患者。⑥哺乳期不宜使用，因避孕药中的雌激素可抑制乳汁分泌，影响乳汁质量。⑦月经稀少或龄>45岁者。⑧原因不明的阴道异常流血。⑨精神病生活不能自理者。⑩有严重偏头痛，反复发作者。

（四）激素避孕副反应及处理

1. 类早孕反应　服药初期约10%妇女可出现恶心、乏力、头晕、困倦、食欲缺乏、乳胀、白带增多等类似早孕反应，为雌激素刺激胃黏膜所引起。轻者不需处理，坚持服药数日后可自然减轻或消失。也可进行对症治疗，服药的前3个月内口服维生素B_6、复合维生素等。症状严重者，可考虑更换药物。

2. 不规则阴道流血 又称突破性出血，可由于漏服、迟服（不定时）、服药方法错误、药片质量受损所致；亦可由于个人体质不同，服药后体内激素水平不平衡，不能维持子宫内膜正常生长的完整性而发生。少量流血者，每晚加服炔雌醇 1 片（0.005mg），与避孕药同时服到 22 日停药；流血稍多者，每晚加服炔雌醇 2 片（0.01mg），与避孕药同时服到 22 日停药；流血量如同月经量时，或流血时间已接近月经期，可停止服药，将此次流血当做月经，在流血的第 5 日再开始重新服药。

3. 闭经 1%~2% 妇女出现闭经，常发生于月经不规则妇女。绝大多数闭经或月经过少者，在停药后可自然恢复。若停药后月经仍不来潮，需先除外妊娠，后在停药的第 7 日开始服下一个周期避孕药，不宜久等，以免影响避孕效果。连续发生两个月停经者，应考虑调换避孕药种类。连续发生 3 个月停经者，应停止服药，观察一段时间，待月经自然恢复。也可在停药后肌内注射黄体酮 10mg/d，连续 5 日；或可口服醋酸甲羟孕酮，10mg/d，连服 5 日。一般在停药后 1 周内月经来潮。如注射或口服上述药物后仍不来月经，应查找原因。停药超过 6 个月依然无月经来潮，称为“避孕药后闭经”，原因可能是下丘脑 - 垂体系统阻断，可尝试人工周期调节，使功能恢复，如果妇女原有下丘脑 - 垂体 - 卵巢轴功能不全则往往难以恢复。停用避孕药期间，需其他避孕措施。月经减少通常不必处理。

4. 体重增加 较长时间服用短效口服避孕药，少数妇女体重增加。其原因是避孕药中孕激素成分有弱雄激素作用，促进体内合成代谢。雌激素成分可使水钠在体内潴留所致。这种体重增加不会导致肥胖症，不影响健康。只要注意均衡饮食，合理安排生活方式，适当减少盐分的摄入多做有氧运动就可以减少这一副作用。新一代口服避孕药屈螺酮炔雌醇片有抗盐皮质激素的作用，可减少水钠潴留。

5. 色素沉着 少数妇女颜面皮肤可出现淡褐色色素沉着，如同妊娠期色素沉着一样。停药后多数妇女可自然减轻或恢复。极少数色素恢复，但不影响健康。近年来随着口服避孕药不断发展，雄激素活性降低，孕激素活性增强，用药量减少，副作用也明显降低，而且能改善皮肤痤疮等。

6. 其他 如头痛、乳房胀痛、食欲增强、皮疹、瘙痒等，可对症处理，必要时停药。严重头痛及出现视力障碍、原因不明的胸痛、腿痛者需停药观察，并做进一步的检查。

（五）激素避孕远期安全性

1. 长期服用甾体激素避孕药与生殖器官肿瘤

(1) 国内外大量研究资料表明，长期连续服用（5 年以上）短效或长效甾体激素避孕药，不增加子宫内膜癌、宫颈癌、乳癌的发病率。复方口服避孕药中孕激素成分对子宫内膜有保护作用，可减少子宫内膜癌的发病率，同时也减少卵巢上皮癌的发生。

(2) 长期口服甾体激素避孕药能否潜在性诱发宫颈癌和乳腺癌，近年仍有争议，有待进一步的研究。

2. 长期服用甾体激素避孕药与日后生育 长期服用短效或长效甾体激素避孕药，一般在停药 3 个月内恢复排卵者约占 80%，一年内恢复排卵者占 95%~98%。可见，长期应用甾体激素避孕药避孕，停药后不影响生育。服药时间过长，停药时年龄已近 40 岁或超过 40 岁，排卵恢复时间有延迟可能，其可能与年龄较大、卵巢功能自然减退有关。

3. 长期服用甾体激素避孕药与子代发育 大量研究显示，复方短效口服避孕药停药后，妊娠不增加胎儿畸形的发生率。复方短效避孕药停药后即可妊娠，不影响子代生长与发育。长效避孕药内含激素成分及剂量与短效避孕药有很大区别，需停药 6 个月后妊娠才安全。

4. 长期服用甾体激素避孕药与人体三大代谢

(1)糖代谢:长期服用甾体激素避孕药,部分使用者出现糖耐量降低,但空腹血糖可正常,尿糖阴性,临床上无糖尿病征象。对糖代谢的影响可能与孕激素活性有关,孕激素能减少胰岛素受体数而增加组织对胰岛素的对抗。研究结果显示:应用高剂量口服避孕药有增加血糖、增加胰岛素水平和降低糖耐量等反应,但停药后很快恢复正常。

(2)脂代谢:长期服用甾体激素避孕药,可使部分妇女血浆中甘油三酯、总胆固醇、高密度脂蛋白(HDL)变化。目前认为,雌激素使低密度脂蛋白(LDL)降低、HDL升高;不同的孕激素对HDL的影响不同。血管病变与胆固醇中的高密度脂蛋白和低密度脂蛋白比例有关。高密度脂蛋白增高可防止动脉硬化,对心脏和血管具有保护作用。而低密度脂蛋白增高可使动脉硬化,对心脏和血管不利。因此对有心血管疾病发生存在潜在因素的妇女,不宜长期用甾体激素避孕药。

(3)蛋白代谢:长期服用甾体激素避孕药后,少数妇女可出现血中总蛋白含量下降、白蛋白降低、球蛋白增高等。但这些变化无临床征象,停药后可恢复正常。

5. 长期服用甾体激素避孕药与血栓性疾病　目前公认,雌激素可使凝血因子增高,使用较大剂量雌激素,有增加血栓性疾病的危险性。

总之,长期服用甾体激素避孕药并不增加生殖器官恶性肿瘤的发病率,不影响子代发育,不影响日后生育,对人体三大代谢某些暂时性的影响,在停药后可恢复正常。长期应用甾体激素避孕药不会影响健康,且对子宫内膜癌、卵巢癌有保护作用。但为确保服避孕药妇女的健康,服药时间较长者应到医院或计划生育服务站定期检查。长期服药后,可停用一段时间,然后根据身体健康情况,酌情再使用。

二、宫内节育器

宫内节育器(intrauterine device,IUD)是一种安全、有效、简便、经济、可逆的避孕工具,在我国是育龄妇女的主要避孕措施。

(一)临床应用种类 IUD大致可分为两大类(图29-1)

1. 惰性IUD　为第一代IUD,由惰性原料如金属、硅胶、塑料或尼龙等制成。国内主要为不锈钢圆环,由于其脱落及带器妊娠率高,已于1993年淘汰。

2. 活性IUD　为第二代IUD,其内含有活性物质如铜离子、激素、药物及磁性物质等,这些物质可提高避孕效果,减少副反应。

(1)含铜IUD是目前我国应用最广泛的IUD。含铜节育器在子宫内持续释放具有生物活性、有较强抗生育能力的铜离子,避孕效果随着铜的表面积增大而增强,但表面积过大时,副反应也相应增多。按形态分为T形、V形、宫形等。

1)带铜宫形节育器:以不锈钢圆环热处理呈宫腔形。在钢丝螺旋腔内加入铜丝,表面积200~300mm^2,具有妊娠率、脱落率低,可长期存放的优点。可放置20年左右。

2)带铜T形宫内节育器(TCu-IUD):是我国目前临床常用的IUD。带铜T形器按宫腔形态设计制成,以聚乙烯为支架。纵杆或横杆上绕以铜丝或铜管。根据铜丝(管)暴露于宫腔的面积不同而分为不同类型:铜的总面积为200mm^{2}时称TCu-200,其他型号有TCu-220C,TCu-380A等。T形器纵杆末端系以尾丝,便于检查及取出。铜丝易断裂,故放置年限较短,一般放置5~7年,含铜套IUD放置时间可长达10~15年。TCu-380A是目前国际公认性能最佳的宫内节育器,铜丝内有银芯,能延缓铜的溶蚀,延长使用年限。

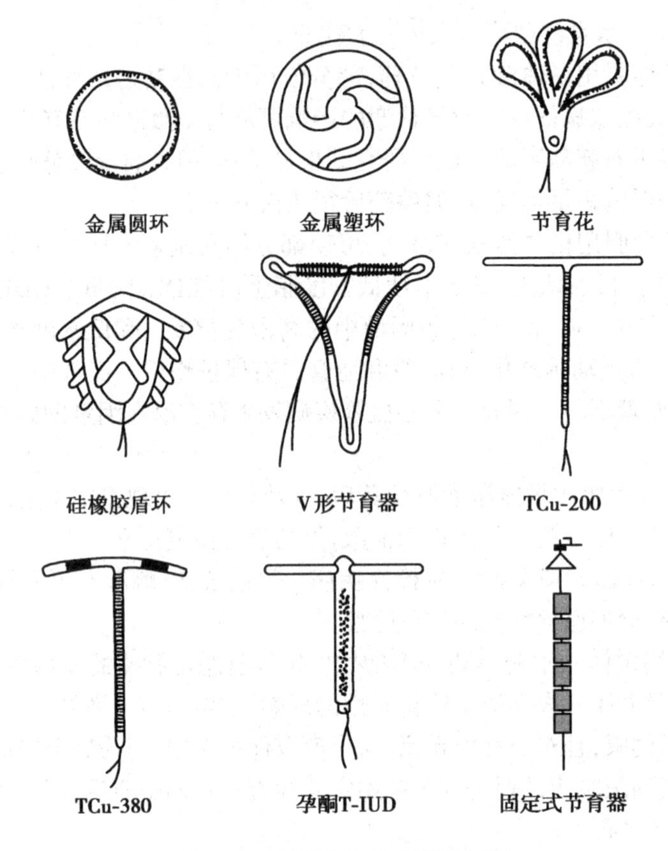

图 29-1 各种宫内节育器示意图

3）母体乐 IUD（MLCu-375）：国外引进，以聚乙烯为支架，呈伞状，半月形两侧臂各有 5 个小棘，纵臂绕有铜丝，表面积 375mm^2，带有尾丝，可放置 5~8 年。

4）无支架 IUD：即固定式铜套串，又称吉妮 IUD。外科尼龙线上串有 6 个铜套，顶端有小结可固定在宫底部肌层内，使 IUD 悬挂在宫腔中，减少对内膜的压迫和损伤，故可减少出血反应。铜表面积 330mm^2，有尾丝，可放置 10 年。

5）带铜的 V 形节育器（VCu-IUD）：也是我国常用的 IUD。称 V 形状，横臂及斜臂饶有铜丝，由不锈钢作 V 形支架，可有尾丝，放置年限为 5~7 年。其带器妊娠率低、脱落率低，但因症取出率高。

⑵药物缓释宫内节育器：将药物储存于节育器内，通过每日微量释放提高避孕效果，降低副作用。目前我国临床主应用含孕激素 IUD 和含吲哚美辛 IUD。

1）含左炔诺孕酮 T 形 IUD：采用 T 形支架，缓释药物储存在纵杆药管中，管外包有聚二甲基硅氧烷膜，控制药物释放。释放 20μg/d，有效期为 5 年。左炔诺孕酮使子宫内膜变化不利于受精卵着床，宫颈黏液变稠，不利于精子穿透，一部分妇女可抑制排卵。其优点是不仅妊娠率、脱落率低，且月经量少。主要副反应为闭经和点滴出血。取器后可恢复正常。放置时间为 5 年，含有尾丝。

2）含吲哚美辛的带铜 IUD：常用的产品有含铜 IUD 和活性 γ-IUD 等，通过每日释放一定量的吲哚美辛，减少 IUD 放置后引起的月经过多等副作用。

3）含其他活性物的 IUD：如含锌、磁、其他止血药如抗纤溶药物等。

（二）避孕机制

大量研究表明IUD抗生育作用是多方面的，至今尚未完全明了。研究认为主要是局部组织对异物的组织反应所致，活性IUD的避孕机制还与活性物质有关。

1. 对精子和胚胎的毒性作用　IUD诱发的局部炎症反应主要是由机械性压迫、子宫收缩时的摩擦及放置IUD操作损伤子宫内膜所致。宫腔中炎性细胞明显增加。持续存在的IUD压迫使局部内膜炎症转为慢性无菌性炎症，巨噬细胞、淋巴细胞及浆细胞的分泌物质、中性粒细胞的溶解产物以及损伤内膜细胞溶解释放物质使宫腔液具有细胞毒作用。宫腔液可流至输卵管，影响输卵管中精子活动度、胚泡的运输速度或毒杀胚泡。载铜IUD释放的铜离子也具有杀精子作用。

2. 干扰着床　①长期异物刺激导致子宫内膜损伤及慢性炎症反应，产生前列腺素，改变输卵管蠕动，使受精卵运行速度与子宫内膜发育不同步，受精卵着床受阻。②子宫内膜受压缺血及吞噬细胞作用，激活纤溶酶原，局部纤溶酶原活性亢进，致使囊胚溶解吸收。③铜离子进入细胞，影响锌酶系统如碱性磷酸酶和碳酸酐酶，阻碍受精卵着床及胚胎发育。并影响糖原代谢、雌激素摄入及DNA合成，使内膜细胞代谢受到干扰，使受精卵着床及囊胚发育受到影响。

3. 左炔诺孕酮IUD的避孕作用　可使一部分妇女抑制排卵。主要是孕激素对子宫内膜的局部作用：①使腺体萎缩，间质蜕膜化，间质炎性细胞浸润，不利于受精卵着床；②改变宫颈黏液性状，使宫颈黏液稠厚，不利于精子穿透。

4. 含吲哚美辛IUD　吲哚美辛抑制前列腺素合成，减少前列腺素对子宫的收缩作用而减少放置IUD后出现的出血反应。

（三）宫内节育器放置术

1. 适应证　育龄妇女无禁忌证自愿要求以IUD避孕者。

2. 禁忌证　①妊娠或可疑妊娠；②生殖道急性炎症；③生殖器官肿瘤；④近3个月内有月经频发、月经过多或不规则阴道流血；⑤宫颈过松、重度裂伤、重度狭窄以及重度子宫脱垂；⑥生殖器官畸形，如中隔子宫、双子宫等；⑦宫腔小于5.5cm或大于9cm；⑧较严重的全身急、慢性疾患；⑨各种性病未治愈；⑩盆腔结核；⑪人工流产后，子宫收缩不良、可能有妊娠组织残留或有感染可能；⑫产时或剖宫产时胎盘娩出后放置，有潜在感染或出血可能；⑬有铜过敏史者，不能放置含铜节育器。

3. IUD常规放置时间　IUD常规放置时间：①月经净后3~7日内无性交者；②月经延期或哺乳期闭经者应排除妊娠后才可放置；③产后42日恶露已净，会阴伤口已愈合，子宫恢复正常；④人工流产后立即放置；⑤剖宫产术后满半年放置；⑥含孕激素IUD在月经第3日放置；⑦自然流产于转经后放置，药物流产于2次正常月经后放置；⑧性交后5日内放置为紧急避孕方法之一。

4. 放置IUD方法　双合诊检查子宫大小、位置及附件情况。外阴阴道部位常规消毒铺巾，阴道窥器暴露宫颈，消毒宫颈与宫颈管，以宫颈钳夹持宫颈前唇，用子宫探针顺子宫位置探测宫腔深度，用放置器将节育器推送入宫腔，IUD上缘必须抵达宫底部。带有尾丝的IUD在距宫口2cm处剪断尾丝。观察无出血即可取出宫颈钳和阴道窥器。

5. 术后注意事项及随访

①术后休息3日，1周内忌重体力劳动，2周内忌性交及盆浴，保持外阴清洁；②常规随访时间为放置后1、3、6、12个月及以后每年1次，直至停用，特殊情况随时就诊。随访内容包括主诉、妇科检查IUD尾丝及采用超声检查IUD位置，发现问题及时处理，以保证IUD避孕的

有效性。

（四）宫内节育器取出术

1. 适应证 ①放置期满需要更换者；②围绝经期停经1年内或月经紊乱时；③不需再避孕；④要求改用其他避孕方法或绝育；⑤因副反应治疗无效及并发症需取器；⑥带器妊娠者。

2. 取器时禁忌证 ①生殖器官及盆腔急性感染，先给予抗感染治疗，治愈后再取出；②全身情况不良，不能耐受手术或疾病的发作期，应待病情好转后再取出。

3. 取器时期 ①月经净后3~7日；②因出血多需取器，随时可取，取出时需行诊断性刮宫，刮出组织送病理检查，排除子宫内膜病变；③带器早期妊娠行人工流产同时取器。

4. 取器方法 常规消毒后，有尾丝者，用血管钳夹住尾丝轻轻牵引取出。无尾丝者，需在手术室进行，按进宫腔操作程序操作，用取环钩或取环钳将IUD取出。取器困难可在超声监视下进行操作，必要时在宫腔镜下取出。

（五）IUD的副作用

副作用包括月经异常、下腹部或腰骶部疼痛及白带增多。一般于3~6个月后自行减少。IUD的远期安全性可见异位妊娠和盆腔炎。目前认为带器妊娠中异位妊娠的发生率与未使用者相比其异位妊娠的发生率并不增高；而感染则可能与原潜在的感染或术时带入微生物引发有关。

（六）IUD的并发症

1. 节育器异位 原因：子宫穿孔，操作不当将IUD放到宫腔外；节育器过大、过硬或子宫壁薄而软，子宫收缩造成节育器逐渐移位至宫腔外。确诊节育器移位后，可在腹腔镜下将IUD取出。

2. 节育器嵌顿或发生断裂 节育器放置时损伤子宫壁或带器时间长，致部分节育器嵌入子宫肌壁或发生断裂，应及时取出。如取出困难，应在超声引导下、X线直视下或在宫腔镜下取出。

3. 节育器下移或脱落 常见于放置IUD一年之后，可由于放置时操作不规范，未达宫底部；宫颈内口过松及子宫过度敏感；IUD与宫腔大小、形态不符。

4. 带器妊娠 多见于IUD下移、脱落或异位。一经确诊，行人工流产同时取出IUD。

三、其他避孕方法

其他避孕方法包括外用避孕药具、自然避孕法等。

（一）外用避孕药具

常用的有阴茎套、女用避孕套及阴道杀精剂。

1. 阴茎套 阴茎套（condom）也称男用避孕套，是由乳胶或其他材料制成的袋状男用避孕工具。性生活前套在阴茎上，射精时让精液排在阴茎套前端的小囊内，阻断精液进入阴道，起物理性屏障作用，达到避孕目的。容量为1.8mL，分为29mm、31mm、33mm、35mm四种。这是世界上最常用、最无害的男用避孕法。不但可以避孕，而且可防止性传播疾病的感染。

每次性交时均应更换新的阴茎套，选择合适的型号，排去小囊内空气后方可应用。射精后阴茎尚未软缩时，即捏住套口和阴茎一起取出。事后检查一下避孕套有无破裂，如有破裂，应采取紧急避孕措施。如能正确使用，避孕成功率可达95%以上。

2. 女用避孕套 女用避孕套（female condom），简称阴道套（vaginal pouch），女用避孕套既能避孕，又能预防性传播疾病（STD）和艾滋病（AIDS）。除阴道过紧、生殖道畸形、子宫Ⅱ度脱垂、生殖道急性炎症及对女用避孕套过敏外，均可使用。目前我国尚无供应（图 29-2）。

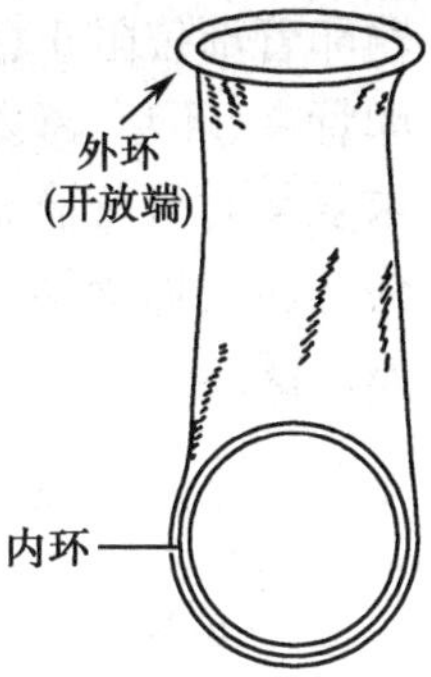

图 29-2 女用避孕套

3. 阴道隔膜、宫颈帽和阴道避孕囊 阴道隔膜用乳胶制成，宫颈帽和避孕囊用硅橡胶制成。均需经医护人员配置，选择大小合适、经学习妇女自己掌握的机械屏障避孕方法。目前国内尚无此类产品。

4. 阴道杀精剂 阴道杀精剂是性交前置入女性阴道，具有对精子灭活作用的一类化学避孕制剂。目前常用的有避孕栓、胶冻、片剂（泡腾片）和避孕药膜。均以壬苯醇醚为主药，和惰性基质制成。

（二）自然避孕法

自然避孕法（natural family planning，NFP），又称安全期避孕法，是指不用任何药物、工具或手术方法，而是顺应自然的生理规律，利用妇女月经周期中生理上产生的不同自然信号来识别其处于月经周期的“易受孕期”或“不易受孕期”，从而选择性交日期，以达到避孕的目的。日历表法、哺乳期闭经避孕法、基础体温测量法、宫颈黏液观察法均属自然避孕法。卵子自卵巢排出后可存活 1~2 日，而受精能力最强时间是排卵后 24h 内；精子进入女性生殖道可存活 3~5 日。因此，排卵前后 4~5 日内为易孕期，其余的时间不易受孕视为安全期。采用安全期进行性生活而达到避孕目的。

使用安全期避孕需事先确定排卵日期，通常根据基础体温测定、宫颈黏液检查或通过月经周期规律来推算。多数妇女月经周期为 28~30 日，预期在下次月经前 14 日排卵，排卵日及其前后 5 日以外时间即为安全期。由于妇女排卵过程可受生活、情绪、性活动、健康状况和外界环境等因素影响而推迟或提前，还可能发生额外排卵。因此，安全期避孕法并不十分可靠，失败率达 20%。

（三）其他避孕法

目前正在研究的生物技术避孕包括黄体生成激素释放激素类似物避孕，免疫避孕中的导向药物避孕和抗生育疫苗等。

人工合成的黄体生成激素释放激素类似药(LHRHa)的作用具有双相性。正常生理情况下，下丘脑释放的 GnRH 可促进 FSH、LH 的合成与分泌，从而促进卵泡发育和排卵。当非脉冲式大剂量应用 LHRHa 时，其作用则相反，即对垂体产生降调节，可能原因是 LHRHa 的持续作用使垂体内的 LHRH 受体失去敏感性，不再对 LHRHa 产生反应，结果抑制卵泡发育和排卵，达到避孕目的。

导向药物避孕指利用单克隆抗体携带抗生育药物靶向受精卵透明带或滋养层细胞，达到抗着床及抑制受精卵发育的目的。

抗生育疫苗指选择生殖系统或生殖过程的抗原成分改造制成疫苗，可介导机体细胞或体液免疫反应，免疫攻击相应的生殖靶抗原，从而阻断正常生殖生理过程的某一环节达到避孕目的。如抗精子疫苗、抗卵透明带疫苗、抗绒毛膜促性腺激素疫苗、LHRH 疫苗等。

第二节 输卵管绝育术

绝育包括女性绝育和男性绝育，本节主要介绍女性绝育。目前临床采用的女性绝育方法是输卵管绝育术。手术对受术者创伤小、不影响机体的生理功能，术后恢复快，故易被受术者接受。输卵管绝育术（tubal sterilization operation）是通过手术或手术配合药物等人工方法，于输卵管部位阻止精子与卵子相遇而达到绝育的目的。常用方法有：输卵管结扎切断、电凝、输卵管夹、环套、药物粘堵及栓堵输卵管管腔。输卵管绝育术是一种安全、永久性节育措施；如要求复孕时可行输卵管吻合术。手术途径有开腹、经腹腔镜及经阴道三种。目前最常用的方法为开腹输卵管结扎术（tubal ligation），近年来随着腹腔镜技术的发展，腹腔镜绝育术应用越来越广泛。

一、经腹输卵管结扎术

1. 适应证 ①自愿接受绝育手术而无禁忌证者；②患有严重全身疾病不宜生育而行治疗性绝育术。

2. 禁忌证 ①急、慢性盆腔感染，腹壁皮肤感染等，应在感染治愈后再行手术；② 24h 内有两次间隔 4h 的体温在 37.5℃或以上者；③全身情况不良不能耐受手术者；④严重的神经症者。

3. 术前准备 ①手术时间选择：非妊娠妇女结扎时间最好选择在月经干净后 3~4 日。人工流产后、中期妊娠终止后即可进行手术；足月顺产产后和剖宫产时即可施行手术；难产或可疑产时感染者需住院观察 3 日或以上无异常情况下可施行手术。哺乳期或闭经妇女应排除妊娠后再行结扎术。②解除受术者思想顾虑，作好术前知情选择工作。③详细询问病史，进行全身体格检查及妇科检查，检验血尿常规、出凝血时间、肝功能及白带常规等。④按妇科腹部手术术前常规准备。

4. 麻醉 局部浸润麻醉为主，酌情选用其他麻醉。

5. 手术步骤

(1) 受术者排空膀胱，取仰卧臀高位，手术部位按常规消毒、铺巾。

(2) 切口：下腹正中耻骨联合上 4cm 处作 2~3cm 纵切口，产妇则在宫底下 2~3cm 处作纵切口。

(3) 提取输卵管：术者可用指板或输卵管吊钳或无齿弯头卵圆钳沿宫底后方滑向一侧，到达卵巢或输卵管处后，提取输卵管。

(4) 确认输卵管：用鼠齿钳夹持输卵管系膜并找到输卵管伞端，证实为输卵管，并检查卵巢。

(5) 结扎输卵管：目前我国多采用抽心近端包埋法。在输卵管峡部背侧切开浆膜层，游离出该段输卵管约 2cm，钳夹远、近两端，剪除其间的输卵管 1~1.5cm，两端结扎后缝合浆膜层，将近端包埋于输卵管系膜内，远端留于系膜外。同法处理对侧输卵管。

6. 术后并发症 ①出血或血肿：出血、血肿是因术中过度牵拉、钳夹而损伤输卵管或其系膜造成，或因创面血管结扎松弛所致。②感染：包括腹壁伤口、盆腔及全身感染。可由于体内原有感染灶，术前未控制，术后发生内源性感染；或因手术器械、敷料消毒不严或手术操作无菌观念不强所致外源性感染。③脏器损伤：膀胱、肠管损伤，因解剖关系辨认不清或操作粗暴。④绝育失败：绝育方法本身缺陷，术者技术误差引起。其结果多发生宫内妊娠，且需警惕输卵管妊娠的可能。

二、经腹腔镜输卵管结扎术

1. 禁忌证 主要为腹腔粘连、心肺功能不全、膈疝等，余同开腹输卵管结扎术。

2. 术前准备 同开腹输卵管结扎术，受术者应取头低仰卧位。

3. 手术步骤 采用局麻、连续硬膜外麻醉或静脉全身麻醉。于脐孔下缘作1~1.5cm横弧形切口，将气腹针插入腹腔，充气（二氧化碳）2~3L，然后放置腹腔镜。在腹腔镜直视下将弹簧夹（spring clip）、钳夹或硅胶环（falope ring）环套于输卵管峡部，阻断输卵管。也可采用双极电凝烧灼输卵管峡部1~2cm。有学者统计比较各种方法的绝育失败率，以电凝术最低（1.9‰），硅胶环为3.3‰，弹簧夹高达27.1‰，但机械性绝育术因损伤组织少，如有复孕要求，则输卵管再通率高。

4. 术后处理 ①术后静卧数小时后即可下床活动；②观察有无体温升高、腹痛、腹腔内出血或脏器损伤征象。

第三节 避孕失败的补救措施

激素避孕、非激素避孕或绝育术，都有一定的失败率。避孕失败补救措施主要用于避孕失败后妊娠及预防妊娠。有时也可用于母亲患严重疾病不宜继续妊娠，或检查发现胚胎异常需终止妊娠。避孕失败后妊娠的补救措施有人工终止妊娠（简称人工流产），避孕失败预防妊娠的方法为紧急避孕。

一、人工流产术

人工流产（induced abortion）分为早期人工流产和中期妊娠引产。凡在妊娠3个月内采用人工或药物方法终止妊娠称为早期妊娠终止。早期人工流产可分为手术流产与药物流产两种方法。手术流产又分为负压吸引术与钳刮术。人工流产仅作为避孕失败的补救措施，不可作为常用的节育方法。

1. 手术流产方法

(1)负压吸引术：适用于妊娠10周以内自愿要求终止妊娠而无禁忌证或由于某种疾病不宜继续妊娠者。禁忌证：①各种疾病的急性阶段；②生殖器官炎症；③术前两次体温在37.5℃以上；④全身健康状况不良，不能承受手术。

手术步骤如下：

1)体位：受术者排空膀胱，取膀胱截石位。常规消毒外阴、阴道，铺盖无菌洞巾。作双合诊复查子宫位置、大小及附件情况。用阴道窥器暴露宫颈并消毒。

2)探测宫腔：宫颈钳夹持宫颈前唇或后唇，用子宫探针探测子宫屈向和深度。

3)扩张宫颈：宫颈扩张器扩张宫颈管，一般扩张至大于准备用的吸管半号或1号。

4)吸管负压吸引：吸引前，需进行负压吸引试验。无误后，按孕周选择吸管粗细及负压大小，负压不宜超过600mmHg。一般按顺时针方向吸引宫腔1~2周，将妊娠物吸引干净。当感觉宫腔缩小、宫壁粗糙、吸头紧贴宫壁、移动受阻时，表示已吸净。然后慢慢取出吸管。

5)检查宫腔是否吸净：用小号刮匙轻刮宫腔，尤其要注意宫底及两侧宫角部。全部吸出物中检查有无绒毛、胚胎或胎儿组织，有无水泡状物。肉眼观察发现异常者，需送病理检查。

(2)钳刮术：适用于妊娠10~14周以内自愿要求终止妊娠而无禁忌证，或因某种疾病不宜继续妊娠者或其他流产方法失败。禁忌证同负压吸引术。近年来由于米非司酮、前列腺素等药物的应用，钳刮术将逐渐被药物引产取代。为保证钳刮术顺利进行，应先作扩张宫颈准备。术前扩张宫颈管的方法有：①橡皮导尿管扩张宫颈管，于术前12h将16号或18号导尿管缓慢插入宫颈，次日行钳刮术前取出导尿管；②术前可口服、肌内注射或阴道放置前列腺素制剂以使宫颈软化、扩张；③宫颈扩张棒扩张宫颈管。

钳刮术中应充分扩张宫颈管，首先夹破胎膜流尽羊水再酌情用子宫收缩药；钳夹胎盘与胎儿组织；必要时搔刮宫腔一周，观察有无出血，若有出血加用宫缩剂；术后注意预防宫腔积血和感染。

2. 手术流产的并发症

(1) 子宫穿孔：妊娠子宫柔软，尤其哺乳期子宫更软，剖宫产后妊娠子宫有瘢痕，子宫过度倾屈或有畸形等情况，行人工流产时易致子宫穿孔。术者应查清子宫大小及位置，谨慎操作，探针沿子宫屈向伸入时，动作要轻柔；扩张宫颈时需从小号逐渐过渡到大号，切忌粗暴用力；应用吸管吸引、卵圆钳钳取妊娠物时，操作幅度不能过大。器械进入宫腔突然出现"无底"感觉，或其深度明显超过检查时子宫长度，均可诊断为子宫穿孔。此时应停止手术，给予缩宫素和抗生素，严密观察患者的生命体征，观察有无腹痛、阴道流血及腹腔内出血征象。子宫穿孔后，若患者情况稳定，胚胎组织尚未吸净者，可在超声或腹腔镜监护下清宫；尚未进行吸宫操作者，则可等待 1 周后再清除宫腔内容物。发现内出血增多或疑有脏器损伤者，应立即剖腹探查修补穿孔处。

(2) 人工流产综合反应：指受术者在人工流产术中或手术结束时，出现心动过缓、心律失常、血压下降、面色苍白、出汗、头晕、胸闷，甚至发生昏厥和抽搐，发生率一般 12%~13%。主要是由于宫颈和子宫受到机械性刺激引起迷走神经兴奋所致，同时与孕妇精神紧张，不能耐受宫颈管扩张、牵拉和过高的负压有关。因此，术前应予精神安慰、操作时动作轻柔，扩张宫颈管不可用暴力，吸宫时掌握适当负压，吸净后勿再反复吸刮宫壁。术前适当镇痛、术中麻醉可能预防其发生。一旦出现心率减慢，需静脉注射阿托品 0.5~1mg。

(3) 吸宫不全：为人工流产后常见并发症。主要是部分妊娠组织物残留。宫体过度屈曲或术者技术不熟练时容易发生。术后流血超过 10 日，血量过多或流血停止后又有多量流血，应考虑为吸宫不全，超声检查有助于诊断。若无明显感染征象，应行刮宫术，刮出物送病理检查，术后用抗生素预防感染。

(4) 漏吸：确定为宫内妊娠，术时未能吸到胚胎及胎盘绒毛。往往因胚囊过小、子宫过度屈曲或子宫畸形造成。当吸出物过少，尤其未见胚囊时，应复查子宫位置、大小及形状，并重新探查宫腔，及时发现问题而解决；若吸出组织送病理检查未见绒毛或胚胎组织时，除考虑漏吸，且同时还应排除宫外孕可能。确诊为漏吸时，应再次行负压吸引术。

(5) 术中出血：多发生于妊娠月份较大时，主要为组织不能迅速排出，影响子宫收缩所致。可在扩张宫颈管后，注射缩宫素促使子宫收缩，同时尽快钳取或吸取胎盘及胚胎，吸管过细或胶管过软时应及时更换。

(6) 术后感染：开始时为急性子宫内膜炎，治疗不及时可扩散至子宫肌层、附件、腹膜，甚至发展为败血症及脓毒血症。多因吸宫不全或流产后过早性交引起，也可能因器械、敷料消毒不严或操作时缺乏无菌观念所致。主要表现为体温升高、下腹疼痛、白带浑浊或不规则阴道流血，双合诊时子宫或附件区有压痛。治疗为卧床休息，支持疗法，及时应用广谱抗生素。宫腔内残留妊娠物者按感染性流产处理。

(7) 栓塞：目前因自动控制人工流产吸引器的普及，其能自动制造负压和控制负压，故空气栓塞已罕见。羊水栓塞偶尔可发生在人工流产钳刮术时，但发生率较晚期妊娠为多。宫颈损伤、胎盘剥离使血窦开放，为羊水进入血液中创造条件，如此时应用缩宫素更可促使其发生。但妊娠早、中期时羊水中含细胞等物少,如并发羊水栓塞,其症状及严重性不如晚期妊娠(治疗见羊水栓塞章节)。

(8)宫颈裂伤:多发生在宫颈较紧,或不按顺序渐进进行宫颈扩张,或操作是动作粗暴用力过猛等情况下。妊娠月份大时,因胎儿骨骼硬,如宫颈管扩张不充分、胎儿通过时可致裂伤。在手术过程中有突然失控感,阴道窥器可见宫颈有裂痕,裂伤超过 2cm 者需用可吸收线缝合修补。

(9)远期并发症:可有宫颈、宫腔粘连,慢性盆腔炎,月经异常,继发不孕等,可能对以后的妊娠、分娩有影响;而且与子宫内膜异位和免疫问题有关。

二、药物流产

药物流产是指早期妊娠应用药物终止妊娠的方法。药物流产常规限于妊娠 49 日以内。其优点是方法简便,不需宫内操作,为无创伤性。药物流产目前常用方案是米非司酮与米索前列醇配伍。米非司酮是一种合成类固醇,具有抗孕酮、糖皮质醇和轻度抗雄激素作用。米非司酮对子宫内膜孕激素受体的亲和力比孕酮高 5 倍,因而能和孕酮竞争结合蜕膜的孕激素受体,从而阻断孕酮活性而终止妊娠。同时由于妊娠蜕膜坏死,释放内源性前列腺素(PG),促进子宫收缩及宫颈软化。米索前列醇为 PGE1 类似物,对妊娠子宫有明显收缩作用,近年应用越来越广泛。

药物流产适应证:①妊娠 <49 日,本人自愿要求使用药物终止妊娠的健康妇女;②手术流产的高危对象,如瘢痕子宫、多次人工流产及严重骨盆畸形等;③对手术流产有顾虑或恐惧心理者。

药物流产副反应轻,仅有恶心、呕吐、下腹痛和乏力等,但其远期副反应尚需进一步观察。用药后应严密随访,出血量多时需急诊刮宫。药物流产的主要副反应是药物流产后出血时间长和出血量多,需用宫缩剂及抗生素治疗,但有时疗效不显著。此外,如异位妊娠误行药物流产可导致腹腔内出血,严重者休克,危及生命。药物流产必须在正规有抢救条件的医疗机构施行。

三、紧急避孕

紧急避孕(emergency contraception)是指在无保护性生活,或避孕失败(如阴茎套破裂、阴茎套滑脱)或特殊情况性交(如被强奸)后 3 日内,妇女为防止非意愿妊娠而采用的避孕方法。其目的是预防非意愿妊娠,以减少不必要的人工流产。这是一项保护妇女生殖健康、降低因流产所致的孕产妇死亡率的重要预防措施。

1. 避孕机制　主要是:①阻止或延迟排卵;②干扰受精或阻止着床。

2. 禁忌证　已确定妊娠的妇女。若妇女要求紧急避孕但不能绝对排除妊娠时,经充分告知后可以给药,但应告知其有无效可能。

3. 方法

(1)紧急避孕药(morning-after pill):包括甾体激素类和非甾体激素类。应用甾体激素类药物紧急避孕只能对这一次无保护性生活起保护作用;在本周期内如未采用避孕套避孕则不应再有性生活。一般应在无保护性生活后 3~5 日内口服紧急避孕药。

药物紧急避孕的副反应:恶心、呕吐、不规则阴道流血。米非司酮的副反应少而轻,一般无需特殊处理。

(2) 紧急放置带铜宫内节育器(morning after IUD insertion):可以用作紧急避孕方法,特别适合希望长期避孕且符合放置宫内节育器的妇女。一般应在无保护性生活后 5 日(120h)之内放入带铜 IUD,可使其妊娠率 <1%。

第四节 计划生育措施的选择

避孕节育方法的知情选择通常是指:通过宣传、教育、培训、咨询、指导等途径,使育龄妇女了解常用避孕方法的避孕原理、适应证、禁忌证、正确使用方法、常见副反应及其防治,并在医务人员和计划生育工作者的精心指导下,提供 3 种或以上的方法,使其选择满意的、适合自己的避孕方法。

1. 新婚夫妇避孕方法 依次选择下述方法:①男用避孕套,如有避孕套脱落或破裂时,可用紧急避孕法;②口服短效避孕药;③女性外用避孕药;④一般暂不选用 IUD。

2. 有一个子女的夫妇避孕方法 如希望长期避孕,可选用下列方法:① IUD,是首选方法;②男用避孕套;③短效口服避孕药;④长效避孕针,或缓释避孕药如皮下埋植剂等;⑤阴道杀精剂;⑥一般暂不行绝育手术。

3. 有两个或多个子女夫妇避孕方法 最好采取绝育措施,也可用 IUD。

4. 哺乳期妇女避孕方法 哺乳期的卵巢功能低下多有闭经,子宫小而软,为不影响内分泌功能,不宜选用甾体激素避孕药,可选用避孕套、IUD。

5. 围绝经期妇女避孕方法 有的围绝经期妇女仍偶有排卵,应坚持避孕。首选避孕套或外用避孕药,亦可选用 IUD。45 岁以后一般不用口服避孕药或避孕针。

(王琰琰)

■第三十章

妇 女 保 健

妇女保健学是一门以维护和促进妇女健康为目的的科学。以妇女为对象,以先进的医学科学技术和社会科学的基本理论、基本技能及基本方法,研究妇女心身健康及生理发育特征的变化及其规律,分析其影响因素,制订有效的保健措施,对妇女一生各时期进行保健。其主要任务为:妇女各生理周期保健、妇女常见疾病防治、计划生育、职业妇女劳动保健、妇女保健信息的统计管理。

第一节 妇女保健的意义与组织机构

【妇女保健工作的意义】

妇女保健是以维护和促进妇女健康为目的,以"保健为中心,临床为基础,基层为重点,保健与临床相结合"的工作方针,开展以群体为服务对象,以生殖健康为核心的妇女保健工作,保护妇女健康,提高人口素质,是国富民强的基础工程。

【妇女保健工作的目的】

妇女保健工作目的是通过积极的预防、普查、监护和保健措施,做好妇女各期保健以降低患病率,消灭和控制某些疾病及遗传病的发生,控制性传播疾病的传播,降低孕产妇和围产儿死亡率,促进妇女心身健康。

【妇女保健的服务范围】

妇女一生是一个连续的过程,一生中早期的健康程度通常对后期的健康有密不可分的影响。因此,从年龄考虑,妇女保健服务的范围是妇女的一生;从服务性质考虑,随着医学模式向社会-心理-生物医学新模式转换,除身体保健外,还包括心理社会方面保健。妇女保健涉及女性的青春期、生育期、围产期、绝经过渡期和老年期,研究各期的特点和保健要求,以及影响妇女健康的卫生服务、社会环境、自然环境和遗传等方面的各种高危因素,制订保健对策和管理方法,开展妇女各期保健、妇女常见病和恶性肿瘤的普查普治、计划生育指导、妇女劳动保护、妇女心理保健等保健工作,以利于提高妇女健康水平。

【妇女保健工作的方法】

妇女保健工作是一个社会系统工程,应充分发挥各级妇幼保健专业机构及三级妇幼保健网的作用。有计划地组织培训和继续教育,不断提高专业队伍的业务技能和水平。在调查研究基础上,制订工作计划和防治措施,做到群众保健与临床保健相结合,防与治相结合;同时开展广泛的社会宣传和健康教育,提高群众的自我保健意识;同时健全有关法律和法规,保障妇女和儿童的合法权利,加强管理和促进监督。开展以生殖健康为核心的妇女保健,做到以人为中心,以服务对象的需求为评价标准,以预防为主,强调社会参与和政府责任。

【妇女保健工作的组织机构】

1. 行政机构 ①国家卫生健康委员会设置妇幼健康服务司(简称妇幼司),负责拟订妇幼卫生和计划生育技术服务政策、规划、技术标准和规范,推进妇幼卫生和计划生育技术服务体系建设,指导妇幼卫生、出生缺陷防治、人类辅助生殖技术管理和计划生育技术服务工作,依法规范计划生育药具管理工作。妇幼司下设综合处、妇女卫生处、儿童卫生处、计划生育技术服务处、出生缺陷防治处;②省级妇幼保健机构(直辖市、自治区)卫生和计划生育委员会下设妇幼健康服务处(简称妇幼处);③市(地)级卫生和计划生育委员会内设妇幼健康科或预防保健科;④县(区)级卫生和计划生育委员会主要设妇幼健康科或预防保健科负责妇幼健康服务工作。

2. 专业机构 妇幼卫生专业机构包括:各级妇幼保健机构、各级妇产科医院、综合医院妇产科、计划生育科、预防保健科,中医医疗机构中的妇科,不论其所有制关系(全民、集体、个体)均属妇幼卫生专业机构。各级妇幼保健机构情况如下:①国家级,目前为国家妇幼保健中心负责管理;②省级妇幼保健机构(直辖市、自治区)设立省级(直辖市、自治区)妇幼保健院及部属院校妇产科、妇幼系;③市(地)级设立市(地)级妇幼保健院;④县级设立县妇幼保健院(所)。各级妇幼保健机构均属于业务实体,都必须接受同级卫生行政部门的领导,认真贯彻妇幼卫生工作方针。

第二节 妇女各期保健

1. 青春期保健 青春期心身健康是决定一生体格、体质的关键时期。青春期保健应针对青少年的生理、心理及社会特点,重视健康与行为方面的问题,以加强一级预防为重点:①自我保健:首先加强健康教育,使青少年了解自己生理、心理上的特点,懂得自爱,学会保护自己,培养良好的个人生活习惯,合理安排生活和学习,有适当的运动与正常的娱乐,注意劳逸结合。②营养指导:普及营养知识,注意营养成分的搭配,提供足够的热量,定时定量,三餐有度,注意养成良好的饮食习惯,强调营养对青少年及今后一生健康的重要性。③体育锻炼:对身体健康成长十分重要,注意运动负荷量,不宜过量,经期应避免剧烈的跑跳动作。④卫生指导:注意经期卫生,正确保护皮肤,防止痤疮,保护大脑,开发智力,远离烟酒。⑤性教育:通过性教育使少女了解基本性生理和性心理卫生知识,正确对待和处理性发育过程中的各种问题,以减少非意愿妊娠率,预防性传播疾病。二级预防包括早期发现疾病和行为偏导以及减少危险因素两个方面,通过定期对青少年的体格检查,及早筛查出健康和行为问题;三级预防包括对女青年疾病的治疗与康复。

2. 婚前保健 是为即将婚配的男女双方在结婚登记前所提供的保健服务,包括婚前医学检查、婚前卫生指导和婚前卫生咨询。婚前医学检查是通过医学检查手段发现有影响结婚和生育的疾病,提出有利于健康的婚育医学意见,并给予及时治疗。婚前卫生指导以生殖健康为核心,能促进服务对象掌握性保健、生育保健和新婚避孕知识,为服务对象达到生殖健康目的奠定良好基础。婚前卫生咨询能帮助服务对象改变不利于健康的行为,保护服务对象的生殖健康权利,保障母亲和婴儿的健康,提高出生人口素质起着重要作用。这三类问题需要通过耐心、细致的咨询服务,方能达到保护母婴健康和减少严重遗传性疾病患儿出生的目的,一是

“暂缓结婚”，如精神病在发病期间，指定传染病在传染期期间，重要脏器疾病伴功能不全，患有生殖器官发育障碍或畸形；二是“不宜结婚”，双方为直系血亲或三代以内旁系血亲；三是“不宜生育”，严重遗传性疾病患者。总之，婚前保健是妇女保健的重要组成部分，是保障个人和家庭幸福，减少遗传病蔓延，为优生优育打下良好基础，提高全民族健康素质的重要保障措施之一。

3. 围产期保健（perinatal health care）　是在近代围生医学发展的基础上建立的。围产期保健指一次妊娠从妊娠前、妊娠期、分娩期、产褥期、哺乳期为孕产妇和胎儿及新生儿的健康所进行的一系列保健措施，从而保障母婴安全，降低孕产妇死亡率和围产儿死亡率。

（1）孕前保健：选择良好的受孕时机，有计划妊娠，通过孕前保健能减少许多危险因素和高危妊娠。选择适当年龄生育有利于生殖健康。女性 <18 岁或 >35 岁是妊娠危险因素，易造成难产及其他产科并发症，以及胎儿染色体病。一般认为女性生育年龄在 23~29 岁为佳，妊娠前，妇女应保持良好的精神状态。饮食营养丰富，生活规律，工作适度，睡眠充足，在生理上和精神上都不要过于紧张。孕前仔细评估既往慢性疾病史，家族和遗传病史，积极治疗对妊娠有影响的疾病，如病毒性肝炎、心脏病等，选择适宜时间受孕，不宜妊娠者应及时告知。妊娠前戒烟酒，避免接触有毒物质和放射线。使用长效避孕药物避孕者需改为工具避孕半年后再受孕。孕前 3 个月补充叶酸或含叶酸的多种维生素可明显降低胎儿神经管畸形等风险，若前次有不良孕产史者，此次受孕前应向医师咨询，作好孕前准备及孕前检查。总之，做好孕前保健可以减少高危妊娠和高危儿的发生。

（2）妊娠早期保健：妊娠早期是胚胎、胎儿分化发育阶段，易受不良因素及孕妇疾病的影响，导致胎儿畸形或发生流产，应注意防病、防致畸。妊娠早期保健的主要内容包括：应尽早确诊妊娠，建立孕期保健手册；确定基础血压、体重；评估孕前保健情况；避免接触有害化学制剂和放射线，避免密切接触宠物，避免病毒感染；患病时遵医嘱服药，以防药物致畸；妊娠早期做好预防流产相关知识宣教，指导妊娠早期营养和生活方式，保证充足睡眠，适当活动，避免高强度工作、高噪声环境和家庭暴力，避免精神受刺激，保持心理健康，解除精神压力，预防孕期及产后心理问题的发生；进行高危妊娠初筛，了解有无不良孕产史、家族成员有无遗传病史；了解有无慢性高血压、心脏病、糖尿病、系统性红斑狼疮等慢性病史，及时请相关学科会诊，不宜继续妊娠者应告知并及时终止妊娠；高危妊娠继续妊娠者，严密观察，严格执行转诊制度。

（3）妊娠中期保健：妊娠中期是胎儿生长发育较快的阶段。妊娠中期承上启下是一个非常重要的时期。胎盘已经形成，不易发生流产，妊娠晚期并发症尚未出现，但此阶段应仔细检查妊娠早期各种影响因素对胎儿是否有损伤，妊娠晚期并发症的预防也需从妊娠中期开始。妊娠中期保健的重点包括：注意加强营养，需要的是营养的平衡而不强调大量，适当补充铁剂、钙剂，监测胎儿生长发育的各项指标，预防和及早发现胎儿发育异常；在妊娠中期行胎儿畸形筛查，对疑有畸形或遗传病及高龄孕妇的胎儿要进一步做产前诊断和产前治疗；预防和治疗生殖道感染，预防妊娠并发症如妊娠期高血压疾病、妊娠期糖尿病等。

（4）妊娠晚期保健：妊娠晚期胎儿生长发育最快，体重明显增加。补充营养时应注意合理补充热量、蛋白质、维生素、微量元素、矿物质等；定期行产前检查，监测胎儿生长发育的各项指标，防治妊娠并发症（妊娠期高血压疾病、妊娠期肝内胆汁淤积症、胎膜早破、早产、产前出血等），及早发现并矫正胎位异常，特别注意胎盘功能和胎儿宫内安危的监护，及时纠正胎儿缺氧，妊娠 >41 周，需住院。作好分娩前的心理准备，考虑对母儿合适的分娩方式。指导孕妇作好乳房准备，有利于产后哺乳。

(5)分娩期保健:指分娩与接产时的各种保健和处理,这段时间虽短,但很重要且复杂,是保证母儿安全的关键。提倡住院分娩,高危孕妇应提前入院。近年我国卫生健康委员会针对分娩期保健提出“五防、一加强”,内容是:防出血(及时纠正宫缩乏力,及时娩出胎盘,注意产后 2h 的出血量),防感染(严格执行无菌操作规程,院外未消毒分娩者应用破伤风抗毒素注射防新生儿破伤风,防产妇产褥期感染),防滞产(注意胎儿大小、产道情况、产妇精神状态,密切观察宫缩,定时了解宫颈扩张和胎先露部下降情况),防产伤(尽量减少不必要干预及不适当操作或暴力,提高接产质量),防窒息(及时处理胎儿窘迫,接产时作好新生儿抢救准备);“一加强”是加强产时监护和产程处理。

(6)产褥期保健:产褥期保健通常在初级保健单位进行,产后访视应在产后 3 日内、产后 14 日、产后 28 日及产后 42 日进行。

(7)哺乳期保健:哺乳期是指产后产妇用自己乳汁喂养婴儿的时期,通常为 1 年。为保护母婴健康,降低婴幼儿死亡率,保护、促进和支持母乳喂养是哺乳期保健的中心任务。母乳喂养的好处有:①母乳是婴儿最理想的营养食品,营养丰富,适合婴儿消化、吸收;②母乳喂养省时、省力,经济又方便;③母乳含丰富抗体和其他免疫活性物质,能增加婴儿抵抗力,预防疾病;④通过母乳喂养,母婴皮肤频繁接触,增加母子感情。

为提高母乳喂养率,WHO 提出“促进母乳喂养的十项措施”:①向所有卫生保健人员常规传达母乳喂养政策;②培训所有保健人员,执行此方针;③向所有孕妇宣传母乳喂养优点;④协助产妇分娩后 30min 内即开始喂奶;⑤指导母亲如何喂奶,以及在必须与婴儿分开的情况下如何保持泌乳;⑥除医疗上需要外,只喂母乳,不给新生儿任何其他食品和饮料;⑦实行母婴同室;⑧按需哺乳;⑨不给婴儿吸橡皮奶嘴;⑩促进母乳喂养支持组织的建立,并将出院的母亲转给妇幼保健组织。我国目前三级医疗保健网较健全,将出院的母亲转给街道妇幼保健组织,对母婴进行家庭访视。

现在母乳喂养率不断提高,但母乳不足的发生率也随婴儿月龄增长而逐月上升。其实母乳不足并不说明母亲没有足够奶水,而是婴儿未能吃到足够乳汁。原因有:①母乳喂养因素:表现在产后开奶延迟,开奶前使用过奶瓶和橡皮奶头,喂奶次数少,尤其夜间不喂,哺乳时间过短未吸空乳房;②母亲心理因素:信心不足,担心婴儿吃不饱,忧虑,疲劳,不愿哺乳;③母婴健康状况:产后母亲服用利尿药、避孕药,使乳量减少,婴儿生病或口腔畸形;④暂时性供需不足:生后 2 个月婴儿体重增长最快,需要营养相对增加,而乳汁分泌尚未能立刻随之增多。处理方法:a. 询问哺乳情况,保健人员亲自观察母亲哺乳全过程,以找出问题所在。b. 教会母亲判断婴儿是否获得足够奶量的方法:观察婴儿体重增长情况,正常情况下,6 个月内婴儿体重增长每月应不少于 600g;观察和记录婴儿排尿情况,通常婴儿昼夜至少排尿 6~8 次,尿外观色淡而无味。c. 提供有关母乳喂养知识和哺乳技巧,频繁、有效的吸吮会使乳汁越吸越多,并增强母亲信心,克服紧张、焦虑情绪。许多药物能通过乳汁进入婴儿体内,哺乳产妇用药需慎重,哺乳期最好采用工具避孕。

4. 绝经过渡期保健 绝经过渡期是指妇女 40 岁左右开始出现与绝经有关的内分泌、生物学变化与临床表现直至绝经的一段时期。有部分妇女在此期前后出现因性激素减少所引发的一系列躯体和精神心理症状。绝经过渡期保健内容有:①合理安排生活,重视蛋白质、维生素及微量元素的摄入,保持心情舒畅,注意锻炼身体;②保持外阴部清洁,预防萎缩的生殖器发生感染;防治绝经过渡期月经失调,重视绝经后阴道流血;③体内支持组织及韧带松弛,容易发生子宫脱垂及压力性尿失禁,应行肛提肌锻炼,即用力做收缩肛门括约肌的动作,以加强盆底组织的支持力;④此期是妇科肿瘤的好发年龄,应每年定期体检;⑤在医师指导下,采用激素补充治疗、补充钙剂等方法防治绝经综合征、骨质疏松、心血管疾病等发生;⑥虽然此期生育能力下降,仍应避孕至月经停止12个月以后。

5. 老年期保健 国际老年学会规定65岁以上为老年期。老年期是一生中生理和心理上一个重大转折点,由于生理方面的明显改变所带来心理及生活的巨大变化,使处于老年期的妇女较易患各种心身疾病:萎缩性阴道炎、子宫脱垂和膀胱膨出、直肠膨出、妇科肿瘤、脂代谢混乱、老年性痴呆等。应对老年期妇女定期进行体格检查,注意加强身体锻炼,合理应用激素类药物,以利于健康长寿。

第三节 妇女保健统计指标、孕产妇

妇女保健统计能够提供妇女保健信息,反映妇幼保健工作的水平,评价妇幼保健工作的质量和效果,并为进一步开展妇幼保健工作提供科学依据。

【妇女疾病普查普治的常用统计指标】

1. 妇女病普查率=期内(次)实查人数/期内(次)应查人数 ×100%
2. 妇女病患病率=期内患病人数/期内受检查人数 ×10万/10万
3. 妇女病治愈率=治愈例数/患妇女病总例数 ×100%

【孕产期保健指标】

1. 孕产期保健工作统计指标

(1)产前检查覆盖率=期内接受一次及以上产前检查的孕妇数/期内孕妇总数 ×100%

(2)产前检查率=期内产前检查总人次数/期内孕妇总数 ×100%

(3)产后访视率=期内产后访视产妇数/期内分娩的产妇总数 ×100%

(4)住院分娩数=期内住院分娩产妇数/期内分娩产妇总数 ×100%

(5)剖宫产率=期内剖宫产活产数/期内活产总数 ×100%

2. 孕产期保健质量指标

(1)高危孕妇发生率=期内高危孕妇数/期内孕(产)妇总数 ×100%

(2)妊娠期高血压疾病发生率=期内患病人数/期内孕妇总数 ×100%

(3)产后出血率=期内产后出血人数/期内产妇总数 ×100%

(4)产褥感染率=期内产褥感染人数/期内产妇总数 ×100%

(5)会阴破裂率=期内会阴破裂人数/期内产妇总数 ×100%

(6)高危产妇管理百分比=期内高危产妇人数/期内高危产妇总数 ×100%

3. 孕产期保健效果指标

(1)围产儿死亡率=(孕28足周以上死胎数+生后7日内新生儿死亡数)/(孕28足周以上死胎数+活产数)×1 000‰

(2)孕产妇死亡率=年内孕产妇死亡数/年内孕产妇总数 ×10万/10万

(3)新生儿死亡率=期内生后28日内新生儿死亡数/期内活产数 ×1 000‰

(4)死产率=期内孕28周以上死产数/该地同期孕28周以上死产数+活产数 ×1 000‰

【计划生育统计指标】

1. 人口出生率=某年出生人数/该年平均人口数 ×1 000‰
2. 人口死亡率=某年死亡人数/该年平均人口数 ×1 000‰

3. 人口自然增长率＝年内人口自然增长数/同年平均人口数 ×1 000‰

4. 某项计划生育服务百分比＝该年该地区某项计划生育服务例数/该年该地区各项计划生育服务总例数 ×100%

5. 某项计划生育手术并发症发生率＝该年该地区某项计划生育手术并发症发生例数/该年该地区某项计划生育手术总例数 ×100%

6. 节育率＝落实节育措施的已婚育龄夫妇任一方人数/已婚育龄妇女数 ×100%

7. 绝育率＝男和女绝育数/已婚育龄妇女数 ×100%

（刘海艳）

第三十一章 妇产科特殊检查与技术

妇产科常用的特殊检查有生殖器官细胞学检查、女性内分泌激素测定、女性生殖器官活组织与影像检查、输卵管通畅检查以及妇科肿瘤标志物检查等。

第一节　生殖道细胞学检查

女性生殖道细胞包括:阴道、宫颈、子宫和输卵管的上皮细胞。生殖道脱落细胞通常指阴道上段、宫颈阴道部、子宫、输卵管及腹腔的上皮细胞,其中以阴道上段、宫颈阴道部的上皮细胞为主。因此临床上可通过生殖道脱落细胞检查来反映其生理及病理变化。生殖道上皮细胞受性激素的影响而出现周期性变化,检查生殖道脱落细胞可反映体内性激素水平的变化。此外,此项检查还可协助诊断生殖器不同部位的恶性肿瘤及观察其治疗效果,是既简便又经济实用的辅助检查方法。但生殖道脱落细胞检查找到恶性细胞只能作为初步筛选,不能定位,需要进一步检查才能确诊。如未找到恶性细胞,也不能除外恶性肿瘤的可能,还需进行其他检查以综合考虑。

一、生殖道细胞学检查取材、制片及相关技术

(一)涂片种类及标本采集

采取标本前 24h 内禁止性生活、阴道检查、灌洗及阴道用药,取材用具必须无菌干燥。

1. 阴道涂片　主要目的是了解卵巢或胎盘功能。对已婚妇女,一般在阴道侧壁上 1/3 处用小刮板轻轻刮取细胞及黏液并涂片,注意避免将深层细胞混入而影响诊断,薄而均匀地涂于玻片上,放入 95% 乙醇中固定后,在显微镜下观察。对无性生活、阴道分泌物极少的女性,可将卷紧的已消毒棉签先浸湿,然后伸入阴道,在其侧壁上 1/3 处轻卷,然后取出棉签,在玻片上向一个方向涂片。因棉签接触阴道口可能影响涂片的准确性。

2. 宫颈刮片　是筛查早期宫颈癌的重要方法。取材在宫颈外口鳞 - 柱状上皮交接处,以宫颈外口为圆心,用木质铲形小刮板轻轻刮取一周,在玻片上向一个方向涂片,涂片经固定液固定后显微镜下观察。注意应避免损伤组织引起出血而影响检查结果。若白带过多,应先用无菌干棉球轻轻擦净黏液,再刮取标本,然后均匀涂片。因该取材方法获取细胞数目较少,制片也较粗劣,故目前已逐渐减少应用

1996 年美国 FDA 批准了改善的制片技术,即液基薄层细胞学(liquid-based cytology)技术,目的是改善由于传统巴氏涂片上存在着大量的红细胞、白细胞、黏液及脱落坏死组织等而造成

50%~60% 的假阴性。目前有 ThinPrep 和 AntoCyte Prep 两种方法，两者原理相类似。液基细胞学与常规涂片的操作方法不同，它是利用特制小刷子刷取宫颈细胞，标本取出后立即放入有细胞保存液的小瓶中，然后通过高精密度过滤膜过滤，使标本中的杂质分离，并使滤后的上皮细胞呈单层均匀地分布在玻片上。这种制片方法保存了取材器上的绝大部分细胞，且去除了标本中杂质的干扰，避免细胞的过度重叠，使不正常的细胞更容易被识别。利用液基薄层细胞学技术可以将识别宫颈高度病变的灵敏度和特异度提高至 85% 和 90% 左右。另外，该技术一次取样可多次重复制片并可供作 HPY-DNA 检测和自动阅片。

3. 宫颈管涂片　先将宫颈表面分泌物拭净，用小型刮板进入宫颈管内，轻刮一周作涂片。使用特制“细胞刷”（cytobrush）刮取宫颈管上皮细胞的效果更好，将“细胞刷”置于宫颈管内，达宫颈外口上方 10mm 左右，在宫颈管内旋转 360°后取出，旋转“细胞刷”将附着于其上的细胞均匀地涂于玻片上，立即固定。小刷子的摩擦力可以使上皮细胞脱落，取材效果优于棉拭子。可疑宫颈管癌，或绝经后的妇女由于宫颈鳞 - 柱交接处退缩到宫颈管内，为了解宫颈管情况，可行此项检查。

4. 宫腔吸片　怀疑宫腔内有恶性病变时，可采用宫腔吸片检查，较阴道涂片及诊刮阳性率高。选择直径 1~5mm 不同型号塑料管，一端连于干燥消毒的注射器，另一端用大镊子送入宫腔内达宫底部，上下左右转动方向，轻轻抽吸注射器，将吸出物涂片、固定、染色。需注意在取出吸管时应停止抽吸，以免将宫颈管内容物吸入。宫腔吸片标本中可能含有输卵管、卵巢或盆腹腔上皮细胞成分。此外，还可通过宫腔灌洗获取细胞，用注射器将 10mL 无菌生理盐水注入宫腔，轻轻抽吸洗涤内膜面，然后收集洗涤液，离心后取沉渣涂片。此方法既简单、取材效果好，且与诊刮相比，患者痛苦小，易于接受，特别适合于绝经后出血妇女。

5. 局部印片　用清洁玻片直接贴按病灶处作印片，经固定、染色、镜检。常用于外阴及阴道的可疑病灶。

（二）染色方法

细胞学染色方法有多种，如巴氏染色（papanicolaou stain）法，邵氏染色法及其他改良染色法。常用的为巴氏染色法，该法既可用于检查雌激素水平，也可用于筛查癌细胞。

（三）辅助诊断技术

包括免疫细胞化学、影像分析、原位杂交技术、流式细胞测量及自动筛选或人工智能系统等。

二、正常生殖道脱落细胞的形态特征

（一）鳞状上皮细胞

阴道及宫颈阴道部被覆的鳞状上皮相仿，均为非角化性的分层鳞状上皮。上皮细胞分为表层、中层及底层，其生长与成熟受体内雌激素影响。因而女性一生中不同时期及月经周期中不同时间，各层细胞比例均不相同，细胞由底层向表层逐渐成熟。鳞状细胞的成熟过程是：细胞由小逐渐变大；细胞形态由圆形变为舟形、多边形；细胞质染色由蓝染变为粉染；胞核由大变小，由疏松变为致密；细胞质由厚变薄。

1. 底层细胞相当于组织学的深棘层，分为内底层细胞和外底层细胞。

(1) 内底层细胞：育龄妇女的阴道细胞学涂片中无此细胞。又称生发层，只含一层基底细胞，是鳞状上皮再生的基础。其细胞学表现为：细胞小，为中性粒细胞的 4~5 倍，呈圆形或椭圆形，核大而圆，巴氏染色细胞质蓝染。

(2)外底层细胞：卵巢功能正常时，涂片中很少出现。细胞3~7层，圆形，比内底层细胞大，为中性多核白细胞的8~10倍，巴氏染色细胞质淡蓝，核为圆形或椭圆形，核质比例1∶2~1∶4。

2. 中层细胞　相当于组织学的浅棘层，是鳞状上皮中最厚的一层。根据其脱落的层次不同，形态各异。接近底层者细胞呈舟状，接近表层者细胞大小与形状接近表层细胞，细胞质巴氏染色淡蓝，根据储存的糖原多少，可有多量的嗜碱性染色或半透明细胞质，核小，呈圆形或卵圆形，淡染，核浆比例低，约为1∶10。

3. 表层细胞　表层细胞是育龄妇女宫颈涂片中最常见的细胞。相当于组织学的表层。细胞大，为多边形，细胞质薄、透明，细胞质粉染或淡蓝，核小固缩。核固缩是鳞状细胞成熟的最后阶段。

(二) 柱状上皮细胞

柱状上皮细胞又分为宫颈黏膜细胞及子宫内膜细胞。

1. 宫颈黏膜细胞　有黏液细胞和带纤毛细胞两种。在宫颈刮片及宫颈管吸取物涂片中均可找到。黏液细胞呈高柱状或立方状，核在底部，呈圆形或卵圆形，染色质分布均匀，细胞质内有空泡，易分解而留下裸核。带纤毛细胞呈立方形或矮柱状，带有纤毛，核为圆形或卵圆形，位于细胞底部，细胞质易退化融合成多核，多见于绝经后。

2. 子宫内膜细胞　较宫颈黏膜细胞小，细胞为低柱状，为中性粒细胞的1~3倍；核呈圆形，核大小、形状一致，多成堆出现；细胞质少，呈淡灰色或淡红色，边界不清。

(三) 非上皮成分

如吞噬细胞、淋巴细胞、白细胞、红细胞等。

三、生殖道脱落细胞在内分泌检查方面的应用

阴道鳞状上皮细胞的成熟程度与体内雌激素水平成正比，雌激素水平越高，阴道上皮细胞分化越成熟。因此，阴道鳞状上皮细胞各层细胞的比例可反映体内雌激素水平。临床上常用4种指数代表体内雌激素水平，即成熟指数、致密核细胞指数、嗜伊红细胞指数和角化指数。

(一) 成熟指数(maturation index，MI)

成熟指数是阴道细胞学卵巢功能检查最常用的一种。计算方法：在低倍显微镜下观察计算300个鳞状上皮细胞，求得各层细胞的百分率，按底层/中层/表层顺序写出。如底层5、中层60、表层35，MI应写成5/60/35。若底层细胞百分率高称左移，提示不成熟细胞增多，即雌激素水平下降；若表层细胞百分率高称右移，表示雌激素水平升高。一般有雌激素影响的涂片，基本上无底层细胞：轻度影响者表层细胞<20%；高度影响者表层细胞>60%。在卵巢功能低落时则出现底层细胞：轻度低落底层细胞<20%；中度低落底层细胞占20%~40%；高度低落底层细胞>40%。

(二) 致密核细胞指数(karyopyknotic index，KI)

致密核细胞指数即鳞状上皮细胞中表层致密核细胞的百分率。计算方法：从视野中数100个表层细胞及其中致密核细胞数目，从而计算百分率。例如其中有30个致密核细胞，则KI为30%。KI越高，表示上皮越成熟。

(三) 嗜伊红细胞指数(eosinophilic index，EI)

嗜伊红细胞指数即鳞状上皮细胞中表层红染细胞的百分率。一般红染表层细胞在雌激素影响下出现，因此该指数可以反映雌激素水平，指数越高，提示上皮细胞越成熟。

（四）角化指数（cornification index，CI）

角化指数即指鳞状上皮细胞中的表层（最成熟的细胞层）嗜伊红性致密核细胞的百分率，用以表示雌激素的水平。

四、生殖道脱落细胞涂片在妇科疾病诊断中的应用

（一）闭经

阴道涂片可帮助了解卵巢功能状况和雌激素水平。若涂片检查有正常周期性变化，则提示闭经原因在子宫及其以下部位，如子宫宫颈或宫腔粘连、内膜结核等；涂片中中层和底层细胞多，表层细胞极少或无，无周期性变化，则提示病变在卵巢，如卵巢早衰；若涂片表现不同程度雌激素低落，或持续雌激素轻度影响，则提示垂体或下丘脑或其他全身性疾病引起的闭经。

（二）功能失调性子宫出血

1. 无排卵型功血　涂片表现中至高度雌激素影响，但也有较长期处于低至中度雌激素影响。雌激素水平高时右移显著，雌激素水平低时，出现阴道流血。

2. 排卵型功血　涂片表现周期性变化，MI 明显右移，中期出现高度雌激素影响，ET 可达 90% 左右。但排卵后，细胞堆积和皱褶较差或持续时间短，EI 虽有下降但仍偏高。

（三）流产

1. 先兆流产　由于黄体功能不足引起的先兆流产表现为 EI 于早孕期增高，经治疗后 EI 下降则提示好转。若再度 EI 增高，细胞开始分散，流产的可能性大。若先兆流产而涂片正常，则表明流产非黄体功能不足引起，用孕激素治疗无效。

2. 过期流产　EI 升高，出现圆形致密核细胞，细胞分散，舟形细胞少，较大的多边形细胞增多。

（四）生殖道感染性疾病

生殖道脱落细胞涂片在诊断生殖道感染性疾病中作用较大。

1. 细菌性阴道病　常见的病原体有阴道嗜酸杆菌、球菌、加德纳尔菌和放线菌等。涂片中炎性阴道细胞表现为：细胞核呈豆状核，核破碎和核溶解，上皮细胞核周有空晕，细胞质内有空泡。

2. 衣原体性宫颈炎　涂片上可见化生的细胞细胞质内有球菌样物及嗜碱性包涵体，感染细胞肥大多核。

3. 病毒性感染　常见的有单纯疱疹病毒（HSV）Ⅱ型和人乳头状瘤病毒（HPV）。

（1）HSV 感染：早期表现为感染细胞的核增大，染色质结构呈“水肿样”退变，染色质变得很细，散布在整个胞核中，呈淡的嗜碱性染色，均匀，有如毛玻璃状，细胞多呈集结状，有许多胞核。晚期可见嗜伊红染色的核内包涵体，周围可见一清亮晕环。

（2）HPV 感染：鳞状上皮细胞被 HPV 感染后具有典型的细胞学改变：在涂片标本中见挖空细胞、不典型角化不全细胞及反应性外底层细胞。典型的挖空细胞表现为：上皮细胞内有 1~2 个增大的核，核周有透亮空晕环或致密的透亮区，提示有 HPV 感染。

五、生殖道脱落细胞在妇科肿瘤诊断上的应用

（一）癌细胞特征

癌细胞特征主要表现在细胞核、细胞及细胞间关系的改变。

1. 细胞核的改变　表现为核增大，核浆比例失常；核大小不等，形态不规则；核深染且深

浅不一；核膜明显增厚、不规则，染色质分布不均，颗粒变粗或凝聚成团；因核分裂异常，可见双核及多核；核畸形，如分叶、出芽、核边内凹等不规则形态；核仁增大变多以及出现畸形裸核。

2. 细胞形态改变　细胞大小不等，形态各异；细胞质减少，染色较浓，若变性则其内出现空泡或出现畸形。

3. 细胞间关系改变　癌细胞可单独或成群出现，排列紊乱；早期癌涂片背景干净清晰，晚期癌涂片背景较脏，见成片坏死细胞、红细胞及白细胞等。

（二）宫颈 / 阴道细胞学诊断的报告形式

主要有分级诊断和描述性诊断两种。目前我国多数医院已采用 TBS 分类法诊断，此法目前更推荐。但仍有一些医院沿用巴氏 5 级分类法。

1. 巴氏分类法　其阴道细胞学的诊断标准如下：

巴氏Ⅰ级：正常。为正常阴道细胞涂片。

巴氏Ⅱ级：炎症。细胞核普遍增大，淡染或有双核，也可见核周晕或细胞质内空泡。核染色质较粗，但染色质分布尚均匀，一般属良性改变或炎症。临床分为ⅡA 及ⅡB。ⅡB 是指个别细胞核异质明显，但又不支持恶性；其余为ⅡA。

巴氏Ⅲ级：可疑癌。主要是核异质，表现为核大深染，核形不规则或双核。对不典型细胞，性质尚难肯定。

巴氏Ⅳ级：高度可疑癌。细胞有恶性特征，但在涂片中恶性细胞较少。

巴氏Ⅴ级：癌。具有典型的多量癌细胞。

巴氏分级法的缺点是：①各分级之间的区别没有严格的客观标准，同时没有对异常细胞形态学的描述，主观因素较多，因此导致了较高比例的假阴性和假阳性。②对癌前病变无明确规定。可疑癌是指可疑浸润癌还是 CIN 不明确，不典型细胞全部作为良性细胞学改变也欠妥，因为偶然也见到 CIN Ⅰ伴微小浸润癌的病例。③未能与组织病理学诊断相互对应，也未包括非癌的诊断等。因此，巴氏分级法已逐步被新的 TBS 分类法所取代。

2. TBS 分类法及其描述性诊断内容　为使妇科生殖道细胞学的诊断与组织病理学术语一致，使细胞学报告与临床处理密切结合，1988 年美国制订了阴道细胞 TBS 命名系统，国际癌症协会于 1991 年对子宫颈 / 阴道细胞学的诊断报告正式采用了 TBS 分类法，2001 年再次修订。该法改良了以下三方面：①将涂片质量作为细胞学检查结果报告的一部分；②引进了鳞状上皮内病变的概念；③提出治疗建议。1991 年 NCI 召开了第 2 次会议，正式采用 TBS 分类法，2001 年召开了第 3 次会议，讨论并修订了 TBS 在使用中出现的问题，并对诊断标准做了相应的修改。现行的 TBS 报告系统包括以下三个部分：①评价涂片质量，包括细胞量与鳞柱两种上皮细胞的分布；②描述有关发现，作出诊断；③描述对诊断能提供依据的细胞成分和形态特征，具体概括为：与假丝菌酵母、滴虫、细菌、衣原体、单纯疱疹病毒和人乳头瘤病毒感染相关的形态学特征；与损伤、修复、激素变化相关的反应性细胞变化特征；与鳞状上皮细胞异常相关的描述性诊断，具体包括：不典型鳞状上皮细胞（atypical squamous cells，ASC）、低度鳞状上皮内病变（low-grade intraepithelial lesion，LSIL）、高度鳞状上皮内病变（high-grade intraepithelial lesion，HSIL），鳞状细胞癌（squamous cell carcinoma，SCC）：不典型腺上皮细胞（atypical glandular cells，AGC）、原位腺癌（adeno-carcinoma in situ，AIS）、腺癌（adeno carcinoma，ACA）。

TBS 报告方式中提出了不明确意义的不典型鳞状上皮细胞（ASCUS），该细胞既不能诊断为感染、炎症、反应性改变，也不能诊断为癌前病变和恶变的鳞状上皮细胞。ASCUS包括不典型化生细胞、不典型修复细胞、与萎缩有关的不典型鳞状上皮细胞、角化不良细胞以及诊断HPV证据不足但暂无法排除者。ASCUS的实验室诊断比例不应超过LSIL的2~3倍。NCI 2001年第3次会议再次修订TBS标准，要求更加重视来自细胞学诊断中的ASCUS，它可作为阴道镜检查的最低指征，也可以在液基细胞学（thinprep pap test）的基础上检测高危型HPV-DNA。诊断ASCUS时，具体应指出可能为炎症等反应或可能为癌前病变，并同时提出建议。如与炎症、刺激、IUD等反应性有关者，应于3~6个月后复查；如可能有癌前病变或癌存在，但细胞的异常程度不够诊断标准者，则应行阴道镜活检。

宫颈细胞学检查是CIN及早期子宫颈癌筛查的基本方法，相对于高危HPV检测，细胞学检查特异性高，但敏感性较低。细胞学检查时间：建议有性生活开始3年后，或21岁以后，并结合HPV-DNA定期复查。

（三）PAPNET电脑抹片系统

20世纪90年代以来，PAPNET电脑阅片系统，即计算机辅助细胞检测系统在宫颈癌早期诊断系统中得到广泛应用。PAPNET电脑筛选系统装置包括三部分：①自动阅片系统；②存储识别系统；③打印系统。利用电脑及神经网络软件对涂片进行自动扫描、读片、筛查，最后由细胞学专职人员作出最后诊断的一种新技术。它的原理是基于神经网络系统在自动细胞学检测这一领域的运用。

PAPNET可通过程序来鉴别正常与异常的宫颈涂片。它具有高度敏感性和准确性，并能克服直接显微镜下读片因视觉疲劳造成的漏诊，省时省力，适用于大量人工涂片检测的筛选工作。

第二节 女性内分泌技术测定

女性生殖内分泌系统激素包括：下丘脑、垂体、卵巢分泌的激素。这些激素在中枢神经系统和各器官的相互协调作用下发挥正常的生理功能，并相互调节，相互制约。卵巢功能受垂体控制，垂体活动受下丘脑调节，而下丘脑则接受大脑皮层支配；相反，卵巢激素又反馈调节下丘脑和垂体功能。因此，测定下丘脑-垂体-卵巢轴的各激素水平，对于某些疾病的诊断、疗效的观察、预后的评价以及生殖生理和避孕药物的研发具有重要意义。

激素水平的测定一般抽取外周血进行，常用方法有：气相色谱层析法、分光光度法、荧光显示法、酶标记免疫法和放射免疫测定法（RIA）。近年来，无放射性同位素标记的免疫化学发光法正逐步得到广泛应用。

胰岛素抵抗在多囊卵巢综合征（PCOS）、子宫内膜癌及妊娠期糖尿病等的发病过程中起重要作用。

一、下丘脑促性腺激素释放激素

体内下丘脑促性腺激素释放激素（gonadotropin-releasing hormone，GnRH）由下丘脑弓状核神经细胞释放，由于人工合成的10肽GnRH能使垂体分泌LH的作用高于FSH，故也有人称之为黄体生成素释放激素（lute-inizing hormone-releasing factor，LHRH）。正常妇女月经周期中最显著的激素变化是在中期出现排卵前黄体生成素（luteinizing hormone，LH）高峰。由于GnRH在外周血中的量很少，且半衰期短，故测定有困难。目前主要采用GnRH兴奋试验（也称垂体兴奋试验）与氯米酚试验来了解下丘脑和垂体的功能以及其生理病理状态。

（一）GnRH 兴奋试验

【原理】

LHRH 对垂体促性腺激素有兴奋作用，给受试者注射外源性 LHRH 后在不同时相抽取血液测定促性腺激素含量，可以了解垂体功能。若垂体功能良好，则促性腺激素水平升高；反之，垂体功能不良，促性腺激素水平不升高或延迟升高。

【方法】

上午 8 时静脉注射 LHRH 100μg（溶于 5mL 生理盐水中），于注射前、注射后的 15min、30min、60min 和 90min 分别取静脉血 2mL，测定促性腺激素的含量。

【结果分析】

1. 正常反应　注入 LHRH 后，LH 值的上升比基值升高 2~3 倍，高峰出现在注射后 15~30min。

2. 活跃反应　高峰值比基值升高 5 倍。

3. 延迟反应　高峰出现时间迟于正常反应出现的时间。

4. 无反应或低弱反应　即注入 GnRH 后 LH 值没有变动，一直处于低水平或稍有上升但不足 2 倍。

【临床意义】

1. 青春期延迟　GnRH 兴奋试验呈正常反应。

2. 垂体功能减退　即席汉综合征，垂体手术或放射治疗垂体组织遭到破坏时，GnRH 兴奋试验呈无反应或低弱反应。

3. 下丘脑功能减退　可能出现延迟反应或正常反应。

4. 卵巢功能不全　卵泡刺激素（follicle stimulating hormone，FSH），LH 基值均 >30IU/L，GnRH 兴奋试验呈活跃反应。

5. 多囊卵巢综合征　LH/FSH 比值 >2~3，GnRH 兴奋试验呈现活跃反应。

（二）氯米酚试验

【原理】

氯米酚又称克罗米酚（clomiphene），其化学结构与人工合成的己烯雌酚很相似，是一种具有弱雌激素作用的非甾体类的雌激素拮抗剂，在下丘脑可与雌、雄激素受体结合，阻断性激素对下丘脑和 / 或腺垂体促性腺激素细胞的负反馈作用，引起 GnRH 的释放。氯米酚试验可以用来评估闭经患者下丘脑 - 垂体 - 卵巢轴的功能，鉴别下丘脑和垂体病变。

【方法】

月经来潮第 5 日开始口服氯米酚 50~100mg/d，连服 5 日，服药后 LH 可上调 85%，FSH 上调 50%。停药后 LH、FSH 即下降。若以后再出现 LH 上升达排卵期水平，诱发排卵为排卵型反应，排卵一般出现在停药后的第 5~9 日。若停药后 20 日不再出现 LH 上升为无反应。分别于服药第 1、3、5 日测 LH、FSH，第 3 周或经前抽血测孕酮。

【临床意义】

1. 下丘脑病变　下丘脑病变时对 GnRH 兴奋试验有反应而对氯米酚试验无反应。

2. 青春期延迟　可通过 GnRH 兴奋试验判断青春期延迟是否为下丘脑或垂体病变所致。

二、垂体促性腺激素测定

【来源及生理作用】

FSH和LH是腺垂体促性腺激素分泌的糖蛋白,在血中与α2和β球蛋白结合,受下丘脑GnRH、卵巢激素和抑制素的调节。生育年龄妇女垂体促性腺激素随月经周期出现周期性变化。

FSH的生理作用主要是促进卵泡成熟及分泌激素。FSH作用于卵泡颗粒细胞上的受体,刺激卵泡生长、发育、成熟,并促进雌激素分泌。FSH在卵泡早期维持较低水平,随着卵泡发育至晚期,雌激素水平升高,FSH略下降,至排卵前24h出现低值,随即迅速升高,24h后又下降,LH和FSH共同作用,引起排卵,黄体期维持低水平,并促进雌、孕激素合成。

LH的生理作用是促进卵巢排卵和黄体生成,以促使黄体分泌雌激素和孕激素。

LH在卵泡早期处于低水平,以后逐渐上升,至排卵前24h左右与FSH同时出现高峰,而且是较FSH更高的陡峰,24h后最高值骤降,黄体后期逐渐下降。排卵期出现的LH陡峰是预测排卵的重要指标。(表31-1,表31-2)

表31-1 血FSH正常范围(U/L)

测点时间	正常范围
青春期	≤5
正常女性	5~20
绝经后	>20

表31-2 血LH正常范围(U/L)

测点时间	正常范围
卵泡期	5~30
排卵期	75~100
黄体期	3~30
绝经期	30~130

【临床应用】

1. 鉴别闭经原因 FSH及LH水平低于正常值,提示闭经原因在腺垂体或下丘脑;LH水平明显升高,表明病变在下丘脑;LH水平不增高,病变在腺垂体;FSH及LH水平均高于正常,提示病变在卵巢。

2. 了解排卵情况 测定LH峰值,可以估计排卵时间及了解排卵情况,有助于不孕症的治疗及研究避孕药物的作用机制。

3. 协助诊断多囊卵巢综合征 测定LH/FSH比值,如LH/FSH大于2~3,表明LH呈高值,FSH处于低水平,有助于诊断多囊卵巢综合征。

4. 诊断性早熟 有助于区分真性和假性性早熟。真性性早熟由促性腺激素分泌增多引起,FSH及LH呈周期性变化;假性性早熟的FSH及LH水平较低,且无周期性变化。

三、垂体催乳激素测定

【来源及生理作用】

垂体催乳激素(prolactin,PRL)是腺垂体催乳激素细胞分泌的一种多肽蛋白激素,受下丘脑催乳激素抑制激素(主要是多巴胺)和催乳激素释放激素的双重调节。此外,在人体内可能还存在其他一些刺激或抑制因子,如促甲状腺释放激素(TRH)、雌激素、5-羟色胺等对其有促进作用。PRL水平于睡眠、进食、哺乳、性交、服用某些药物、应激等情况下升高。一般以上午10时取血测定的结果较可靠。血中PRL分子结构有4种形态:小分子PRL、大分子PRL、大大分子PRL及异型PRL。仅小分子PRL具有激素活性,占PRL分泌总量的80%,临床测定的PRL是各种形态PRL的总和。因此PRL的测定水平与生物学作用不一定平行,如PRL正常者有溢乳,而高PRL者可无溢乳。PRL的主要功能是促进乳房发育及泌乳,以及与卵巢类固醇激素共同作用促进分娩前乳房导管及腺体发育。PRL还参与机体的多种功能,特别是对生殖功能的调节。

【正常值】

见表31-3。

表31-3　不同时期血PRL正常范围

测点时间	正常范围(μg/L)
非妊娠期	<25
妊娠早期	<80
妊娠中期	<160
妊娠晚期	<400

【临床应用】

1. 闭经、不孕及月经失调者,无论有无泌乳,均应测PRL,以除外高催乳素血症。

2. 垂体肿瘤患者伴PRL异常增高时,应考虑有垂体催乳激素瘤。

3. PRL水平升高还见于性早熟、原发性甲状腺功能低下、卵巢早衰、黄体功能欠佳、长期哺乳、神经精神刺激、某些药物作用如氯丙嗪、避孕药、大量雌激素、利血平等因素;PRL降低多见于垂体功能减退、单纯性催乳激素分泌缺乏症。

4. 10%~15%的多囊卵巢综合征患者表现为轻度的高催乳素血症,其可能为雌激素持续刺激所致。

四、雌激素测定

【来源及生理变化】

孕妇体内雌激素主要由卵巢、胎盘产生,少量由肾上腺产生。普通育龄妇女体内雌激素主要由卵巢产生。雌激素(E)可分为雌酮(estrone,E_1)、雌二醇(estradiol,E_2)及雌三醇(estriol,E_3)。各种雌激素均可从血、尿及羊水中测得。雌激素中E_2活性最强,是卵巢产生的主要激素之一,对维持女性生殖功能及第二性征有重要作用。绝经后妇女以雌酮为主,主要来自肾上腺皮质分泌的雄烯二酮,在外周转化为雌酮。多囊卵巢综合征时,雄烯二酮也在外周组织芳香化酶作用下转化为E_1。雌三醇是雌酮和雌二醇的代谢产物。妊娠期间,胎盘产生大量雌三醇,测血或尿中雌三醇水平，可反映胎儿胎盘功能状态。雌激素在肝脏灭活和代谢，经肾脏由尿液排出。

幼女及少女体内雌激素处于较低水平，随年龄增长自青春期至成年，女性雌二醇水平不断增长。在正常月经周期中，雌二醇随卵巢周期性变化而波动。卵泡期早期雌激素水平最低，以后逐渐上升，至排卵前达高峰，以后又逐渐下降，排卵后达低点，以后又开始上升，排卵后8日出现第二个高峰，但低于第一个峰，以后迅速降至最低水平。绝经后妇女卵巢功能衰退，雌二醇水平低于卵泡期早期，雌激素主要来自雄烯二酮的外周转化（表31-4）。

表31-4　血 E_2、E_1 参考值（pmol/L）

测点时间	E_2 正常值	E_1 正常值
青春前期	18.35~110.10	62.9~162.8
卵泡期	91.75~275.25	125~377.4
排卵期	734.0~2 202.0	125~377.4
黄体期	367~1 101	125~377.4
绝经后	18.35~91.75	—

【临床应用】

1. 监测卵巢功能　测定血雌二醇或24h尿总雌激素水平。

(1) 判断闭经原因：①激素水平符合正常的周期变化，表明卵泡发育正常，应考虑为子宫性闭经。②雌激素水平偏低，闭经原因可能因原发或继发性卵巢功能低下或受药物影响而抑制卵巢功能；也可见于下丘脑-垂体功能失调、高催乳素血症等。

(2) 诊断有无排卵：雌激素无周期性变化，常见于无排卵性功能失调性子宫出血、多囊卵巢综合征、某些绝经后子宫出血。

(3) 监测卵泡发育：应用药物诱导排卵时，测定血中雌二醇作为监测卵泡发育、成熟的指标之一，用以指导hCG用药及确定取卵时间。

(4) 诊断女性性早熟：临床多以8岁以前出现第二性征发育诊断性早熟，血 E_2 水平升高 >275pmol/L 为诊断性早熟的激素指标之一。

(5) 协助诊断多囊卵巢综合征：E_1 升高，E_2 正常或轻度升高，并恒定于早卵泡期水平。

2. 监测胎儿-胎盘单位功能　妊娠期雌三醇主要由胎儿胎盘单位产生，测定孕妇尿雌三醇含量可反映胎儿胎盘功能状态。正常妊娠29周尿雌激素迅速增加，正常足月妊娠雌三醇排出量平均为88.7nmo1/24h尿。妊娠36周后尿中雌三醇排出量连续多次均 <37nmo1/24h 尿，或骤减 >30%~40%，提示胎盘功能减退。雌三醇 <22.2nmol/24h 尿，或骤减 >50%，提示胎盘功能显著减退。

五、孕激素测定

【来源及生理作用】

人体孕激素由卵巢、胎盘和肾上腺皮质产生。正常月经周期中血孕酮含量在卵泡期极低，排卵后由于卵巢黄体产生大量孕酮，水平迅速上升，在中期LH峰后的6~8日达高峰，月经前4日逐渐下降到卵泡期水平。妊娠时血浆孕酮水平随时间增加而稳定上升，妊娠早期6周，主要来自卵巢黄体，妊娠中晚期，则主要由胎盘分泌。血浆中的孕酮通过肝代谢，最后形成孕二醇，大部分由尿液及粪便排出。孕酮通常在雌激素的作用基础上发挥作用，使子宫内膜增厚、血管和腺体增生，利于胚胎着床；降低母体免疫排斥反应，防止子宫收缩，使子宫在分娩前处于静止状态；同时孕酮还有促进乳腺腺泡导管发育，为泌乳作准备的作用。孕酮缺乏时可引起早期流产。

【正常值】

见表 31-5。

表 31-5　血孕酮正常范围

时期	正常范围（nmol/L）	时期	正常范围（nmol/L）
卵泡期	<3.18	妊娠中期	159~318
黄体期	15.9~63.6	妊娠晚期	318~1 272
妊娠早期	63.6~95.4	绝经期	<3.18

【临床应用】

1. 监测排卵　血孕酮水平 >15.9nmol/L，提示有排卵。使用促排卵药时，若孕酮水平符合有排卵，而无其他原因的不孕患者，需配合超声检查观察卵泡发育及排卵过程，以除外未破裂卵泡黄素化综合征（luteinized unruptured follicle syndrome，LUFS）。若出现多卵排卵产生多个黄体时，可使血孕酮水平升高。原发性或继发性闭经、无排卵性月经或无排卵性功能失调性子宫出血、多囊卵巢综合征、口服避孕药或长期使用 GnRH 激动剂，均可使孕酮水平下降。

2. 了解黄体功能　黄体期血孕酮水平低于生理值，提示黄体功能不足；月经来潮 4~5 日血孕酮仍高于生理水平，提示黄体萎缩不全。

3. 辅助诊断异位妊娠　异位妊娠，孕酮水平较低，如孕酮水平 >78.0nmo1/L（25ng/mL），基本可除外异位妊娠。

4. 辅助诊断先兆流产　先兆流产时，孕酮值若有下降趋势，有发生流产的可能。

5. 观察胎盘功能　妊娠期胎盘功能减退时，血中孕酮水平下降。若单次血清孕酮水平小于 15.6nmol/L（5ng/mL），提示为死胎。妊娠期尿孕二醇排出量个体差异较大，难以估计胎盘功能，故临床已很少应用。

6. 孕酮替代疗法的监测　早孕期切除黄体侧卵巢后，应用天然孕酮替代疗法时应监测血浆孕酮水平。

六、雄激素测定

【来源及生理变化】

女性体内雄激素主要有睾酮及雄烯二酮，来自卵巢及肾上腺皮质。睾酮主要由卵巢和肾上腺分泌的雄烯二酮转化而来；雄烯二酮 50% 来自卵巢，50% 来自肾上腺，其生物活性介于活性很强的睾酮和活性很弱的脱氢表雄酮之间。血清中的脱氢表雄酮主要由肾上腺皮质产生。绝经后肾上腺是产生雄激素的主要部位。绝经前，血清睾酮是卵巢雄激素来源的标志。

【正常值】

见表 31-6。

表 31-6 血总睾酮正常范围(nmol/L)

测定时间	正常范围	测定时间	正常范围
卵泡期	<1.4	黄体期	<1.7
排卵期	<2.1	绝经期	<1.2

【临床应用】

1. 协助诊断卵巢男性化肿瘤 短期内进行性加重的雄激素过多症状及血清雄激素升高往往提示卵巢男性化肿瘤。

2. 多囊卵巢综合征 患者血清雄激素可能正常,也可能升高。若治疗前雄激素水平升高,治疗后应下降,故血清雄激素水平可作为评价疗效的指标之一。

3. 肾上腺皮质增生或肿瘤 血清雄激素异常升高。

4. 两性畸形的鉴别 男性假两性畸形及真两性畸形,睾酮水平在男性正常范围内;女性假两性畸形则在女性正常范围内。

5. 女性多毛症 测血清睾酮水平正常时,多系毛囊对雄激素敏感所致。

6. 应用雄激素抑制剂或具有雄激素作用的内分泌药物 如达那唑等,用药期间有时需做雄激素测定。

7. 高催乳素血症 女性有雄激素过高的症状和体征,常规雄激素测定在正常范围者,应测定血催乳激素。

七、人绒毛膜促性腺激素测定

【来源及生理变化】

人绒毛膜促性腺激素(human chorionic gonadotropin,hCG)是一种糖蛋白激素,由 α 和 β 亚单位组成,主要由妊娠时的胎盘滋养细胞产生,妊娠滋养细胞疾病、生殖细胞肿瘤和其他恶性肿瘤如肺、肾上腺及肝脏肿瘤也可产生 hCG。此外,尚存在无妊娠、癌症和疾病证据的垂体来源 hCG。垂体的促性腺细胞正常情况下可产生微量的 hCG,偶尔有正常月经妇女及绝经后垂体肿瘤妇女有垂体来源的 hCG 升高(>20mIU/mL)。但是一般垂体来源的高 hCG 可被雌、孕激素抑制。

hCG 分子有很大的异质性。通常术语 hCG 是指具有生物活性的激素,但也用于描述不同的"hCG 衍生分子",为避免混乱,现多使用术语"hCG 相关分子"。

正常妊娠的受精卵着床时,即排卵后的第 6 日受精卵滋养层形成时开始产生 hCG,约 1 日后能测到血浆 hCG,以后每 1.7~2 日上升 1 倍,在排卵后 14 日约达 100U/L,妊娠 8~10 周达峰值(50 000-100 000U/L),以后迅速下降,在妊娠中期和晚期,hCG 仅为峰值的 10%。由于 hCG 分子中的 α 链与 LH-α 链有相同结构,为避免与 LH 发生交叉反应,故常测定特异的 β-hCG 浓度。

【正常值】

见表 31-7。

表 31-7 不同时期血清 β-hCG 浓度

期别	范围(U/L)	期别	范围(U/L)
非妊娠妇女	<3.1	孕 40 日	>2 000
妊娠 7~10 日	>5.0	滋养细胞疾病	>100 000
妊娠 30 日	>100		

【临床应用】

1. 诊断早期妊娠 血 hCG 定量免疫测定 <3.1μg/L 时为妊娠阴性，血浓度 >25U/L 为妊娠阳性。可用于早早孕诊断，迅速、简便、价廉。目前应用广泛的早早孕诊断试纸即是通过半定量测定尿 hCG，从而诊断早期妊娠。具体操作步骤为：留被检妇女尿（晨尿更佳），用带有试剂的早早孕诊断试纸条（试纸条上端为对照测试线，下端为诊断反应线），将标有 MAX 的一端插入尿杯内尿液中，尿的液面不得越过 MAX 线。1~5min 即可观察结果，10min 后结果无效。结果判断：仅在白色显示区上端呈现一条红色线为阴性；在白色显示区上下呈现两条红色线则为阳性，提示妊娠。试纸反应线因标本中所含 hCG 浓度多少可呈现出颜色深浅的变化。若试纸条上端无红线出现，表示试纸失效或测试方法失败。此法可检出尿中 hCG 的最低量为 25U/L。另外，也有利用斑点免疫层析法的原理制成的反应卡。反应卡的设计因厂家不同而异。通常，反应卡为一扁形塑料小盒，其内固定有一张硝酸纤维素膜，该膜预先用抗 hCG 抗体包被。操作时。将待检尿液滴于加样窗，3~5min 后看结果。如待检样中 hCG 超过标准，通过膜的层析作用向前移动，在结果窗口出现蓝色线条，提示妊娠；若待检样中 hCG 低于标准，仅在对照窗口出现蓝色线条。在另一种反应卡上，如待检样中 hCG 超过标准，在观察处出现红色斑点，提示妊娠；若待检样中 hCG 低于标准，在观察处不出现红色斑点。

2. 异位妊娠 血及尿 hCG 维持在低水平，间隔 2~3 日测定无成倍上升，应怀疑异位妊娠。

3. 妊娠滋养细胞肿瘤（GTD）的诊断和监测 hCG 试验可作为 GTD 的诊断、病情监测和随访的指标，但成熟的正常滋养细胞和具有侵袭性的细胞滋养细胞分泌的 hCG 相关分子不同。在正常妊娠时血液中的主要 hCG 分子为完整 hCG，尿中为 β 核心片段；而 GTD 和其他肿瘤产生更多的 hCG 相关分子。因此测定血液和尿样中各种 hCG 相关分子，观察其成分和比例的变化，有助于 GTD 的诊断。

（1）葡萄胎和侵蚀性葡萄胎：血 hCG 水平异常增高，甚至 >100kU/L；子宫明显超过孕周大小；hCG 维持高水平不下降，提示葡萄胎。在葡萄胎块清除后，hCG 应呈大幅度下降，且在清除后的 16 周应转为阴性；若下降缓慢或下降后又上升，16 周末转阴者，排除宫腔内残留组织则可能为侵蚀性葡萄胎。hCG 是侵蚀性葡萄胎疗效监测的最主要的指标，hCG 下降与治疗疗效呈一致性。

（2）绒毛膜癌：hCG 是绒毛膜癌诊断和活性滋养细胞监测唯一的实验室指标。hCG 下降与治疗有效性一致，治疗后临床症状消失，hCG 每周检查 1 次，连续 3 次阴性者可视为近期治愈。

（3）性早熟和肿瘤：最常见的是下丘脑或松果体胚细胞的绒毛膜上皮瘤或肝胚细胞瘤以及卵巢无性细胞瘤、未成熟畸胎瘤分泌 hCG 导致性早熟。分泌 hCG 的肿瘤还可见于肠癌、肝癌、肺癌、卵巢腺癌、胰腺癌、胃癌。在成年妇女可引起月经紊乱。因此成年妇女突然发生月经紊乱伴 hCG 升高时应考虑到上述肿瘤的异位分泌。

在利用 hCG 检测诊断和监测 GTD 时需要注意：hCG 试验是为诊断正常妊娠而发展起来的一项检测，对 GTD 而言，其可能不是诊断必需的理想血清标志物。理想的 hCG 试验应能测定多种 hCG 相关分子和同时应用多种试验方法。若 hCG 的测定结果与临床表现不相符合时，临床医生应仔细分析、解释结果。

八、人胎盘生乳素测定

【来源及生理变化】

人胎盘生乳素测定（human placental lactogen，HPL）由胎盘合体滋养细胞产生、贮存及释放，是与胎儿生长发育有关的重要激素。HPL 与人生长激素（HGH）有共同的抗原决定簇，呈部分交叉免疫反应，与 PRL 无交叉反应。HPL 自妊娠 5 周时即能从孕妇血中测出，随妊娠进展，HPL 水平逐渐升高，于孕 39~40 周时达高峰，产后迅速下降。

【正常值】

见表 31-8。

表 31-8 不同时期血 HPL 正常范围

期别	范围（mg/L）	期别	范围（mg/L）
非孕期	<0.5	孕 30 周	2.8~5.8
孕 22 周	1.0~3.8	孕 40 周	4.8~12.0

【临床应用】

1. 监测胎盘功能　妊娠晚期连续动态检测 HPL 可以监测胎盘功能。于妊娠 35 周后，多次测定血清 HPL 值均 <4mg/L 或突然下降 50% 以上，提示胎盘功能减退。

2. 糖尿病合并妊娠　HPL 水平与胎盘大小成正比，如糖尿病合并妊娠时胎儿较大，胎盘也大，HPL 值可能偏高。但临床应用时还应配合其他监测指标综合分析，以提高判断的准确性。

第三节　女性生殖器官活组织检查

生殖器官活组织检查是自生殖器官病变处或可疑部位取小部分组织作病理学检查，简称“活检”。在绝大多数情况下，活检是诊断最可靠的依据。常用的取材方法有局部活组织检查、诊断性宫颈锥形切除、诊断性刮宫、组织穿刺检查。

一、局部活组织检查

（一）外阴活组织检查

【适应证】

①确定外阴色素减退疾病的类型及排除恶变；②外阴部赘生物或久治不愈的溃疡需明确诊断及排除恶变者；③外阴特异性感染，如结核、尖锐湿疣、阿米巴等。

【禁忌证】

①外阴急性化脓性感染；②月经期；③疑为恶性黑色素瘤者。

【方法】

患者取膀胱截石位，常规外阴消毒，铺盖无菌孔巾，取材部位以 0.5% 利多卡因作局部浸润麻醉。小赘生物可自蒂部剪下或用活检钳钳取，局部压迫止血，病灶面积大者行部分切除。标本置于 10% 甲醛溶液固定后送病检。

（二）阴道活组织检查

【适应证】

①阴道赘生物；②阴道溃疡灶。

【禁忌证】

①急性外阴炎；②阴道炎；③宫颈炎；④盆腔炎；⑤月经期。

【方法】

患者取膀胱截石位。阴道窥器暴露活检部位并消毒。活检钳咬取可疑部位组织，对表面有坏死的肿物，要取至深层新鲜组织，无菌纱布压迫止血，必要时阴道内置无菌带尾棉球压迫止血，嘱患者24~48h后自行取出。活检组织固定后常规送病理检查。

（三）子宫颈活组织检查

【适应证】

1. 宫颈细胞学涂片检查巴氏Ⅲ级或Ⅲ级以上者；宫颈细胞学涂片检查巴氏Ⅱ级经抗炎治疗后仍为Ⅱ级者；宫颈细胞学涂片TBS分类法诊断鳞状细胞异常者。

2. 阴道镜检查反复可疑阳性或阳性者。

3. 疑有宫颈癌或慢性特异性炎症，需进一步明确诊断者。

【方法】

1. 患者取膀胱截石位，阴道窥器暴露宫颈，用干棉球揩净宫颈黏液及分泌物，局部消毒。

2. 用活检钳在宫颈外口鳞-柱交界处或肉眼糜烂较深或特殊病变处取材。可疑宫颈癌者可选宫颈3、6、9、12点位置四点取材。若临床已明确为宫颈癌，只为明确病理类型或浸润程度时可做单点取材。为提高取材准确性，还可在阴道镜指导下或应用肿瘤固有荧光诊断仪行定位活检，或在宫颈阴道部涂以复方碘溶液，选择不着色区取材。

3. 宫颈局部填塞带尾棉球压迫止血，嘱患者24h后自行取出。

【注意事项】

1. 患有阴道炎症（阴道滴虫及假丝酵母菌感染等）应治愈后再取活检。

2. 妊娠期原则上不做活检，以避免流产、早产，但临床高度怀疑宫颈恶性病变者仍应检查。月经前期不宜做活检，以免与切口出血相混淆，且月经来潮时切口仍未愈合，增加内膜组织在切口种植机会。

二、诊断性子宫颈锥切术

【适应证】

1. 宫颈刮片细胞学检查多次找到恶性细胞，而宫颈多处活检及分段诊断性刮宫病理检查均未发现癌灶者。

2. 宫颈活检为原位癌或镜下早期浸润癌，而临床可疑为浸润癌，为明确病变累及程度及决定手术范围者。

3. 宫颈活检证实有重度不典型增生者。

【禁忌证】

1. 阴道、宫颈、子宫及盆腔急性或亚急性炎症。

2. 月经期。

3. 有血液病等出血倾向者。

【方法】

1. 蛛网膜下腔或硬膜外阻滞麻醉下，患者取膀胱截石位，外阴、阴道消毒，铺无菌巾。

2. 导尿后，用阴道窥器暴露宫颈并消毒阴道、宫颈。

3. 以宫颈钳钳夹宫颈前唇向外牵引，扩张宫颈管并做宫颈管搔刮术。宫颈涂碘液在病灶外或碘不着色区外0.5cm处，以尖刀在宫颈表面做环形切口，深约0.2cm，包括宫颈上皮及少许皮下组织，按 30°~50° 角向内作宫颈锥形切除。根据不同的手术指征，可深入宫颈管 1~2.5cm。

4. 于切除标本的 12 点位置处做一标志，以 10% 甲醛溶液固定，送病理检查。

5. 创面止血用无菌纱布压迫多可奏效。若有动脉出血，可用肠线缝扎止血，也可加用止血粉、明胶海绵、凝血酶等止血。

6. 将要行子宫切除者，子宫切除的手术最好在锥切术后 48h 内进行，可行宫颈前后唇相对缝合封闭创面止血。若不能在短期内行子宫切除或无需做进一步手术者，则应行宫颈成形缝合术或荷包缝合术，术毕探查宫颈管。

【注意事项】

1. 用于治疗者，应在月经净后 3~7 日内施行，术后用抗生素预防感染，术后 6 周探查宫颈管有无狭窄，2 月内禁性生活及盆浴。

2. 用于诊断者，不宜用电刀、激光刀，以免破坏边缘组织，影响诊断。

三、诊断性刮宫

诊断性刮宫简称“诊刮”，是诊断宫腔疾病采用的重要方法之一。其目的是获取宫腔子宫内膜和其他组织，做病理检查协助诊断。如同时疑有宫颈管病变时，需对宫颈管及宫腔分步进行诊断性刮宫，简称“分段诊刮”。

（一）一般诊断性刮宫

【适应证】

1. 异常子宫出血或阴道排液　需证实或排除子宫内膜癌、宫颈管癌，或其他病变如流产、子宫内膜炎等。

2. 月经失调　如功能失调性子宫出血或闭经，在月经期后半期需了解子宫内膜变化及其对性激素的反应。

3. 不孕症　有助于了解有无排卵，有无子宫内膜结核者。

4. 因宫腔内有组织残留或功能失调性子宫出血长期多量出血时，彻底刮宫不仅有助于诊断，还有止血效果。

【禁忌证】

1. 急性阴道炎，宫颈炎。

2. 急性或亚急性盆腔炎。

3. 急性严重全身性疾病。

4. 手术前体温 >37.5℃。

【方法】

一般不需麻醉。对宫颈内口较紧者，酌情给予镇痛剂、局麻或静脉麻醉。

1. 排尿后取膀胱截石位，外阴、阴道常规消毒，铺无菌孔巾。

2. 做双合诊，了解子宫大小、位置及宫旁组织情况，用阴道窥器暴露宫颈，再次消毒宫颈与宫颈管，钳夹宫颈前唇或后唇，子宫探针缓缓进入，探子宫方向及宫腔深度。若宫颈内口过紧，可用宫颈扩张器扩张至小刮匙能进入为止。

3. 阴道后穹窿处置纱布一块，以收集刮出的内膜碎块，用特制的诊断性刮匙由内向外沿宫腔四壁及两侧宫角有次序地将内膜刮除，并注意宫腔有无变形及高低不平，取下纱布上的全部组织固定于 10% 甲醛溶液或 95% 乙醇中，送病理检查。

（二）分段诊断性刮宫

为鉴别子宫内膜癌及宫颈癌，应做分段刮宫。先不探查宫腔深度，以免将宫颈管组织带入宫腔混淆诊断。用小刮匙自宫颈管内口至外口顺序刮宫颈管一周，将所刮取宫颈管组织置于纱布上；然后刮匙进入宫腔刮取子宫内膜。刮出宫颈管黏膜及子宫腔内膜组织分别装瓶、固定，送病理检查。若刮出物肉眼观察高度怀疑为癌组织时，不应继续刮宫，以防出血及癌扩散。若肉眼观察未见明显癌组织时，应全面刮宫，以防漏诊。

【适应证】

分段诊断性刮宫多在出血时进行，适用于绝经后子宫出血；老年患者疑有子宫内膜癌，需要了解宫颈管是否被累及时。

【方法】

常规消毒后首先刮宫颈内口以下的颈管组织，然后按一般性诊断性刮宫处置，将颈管及宫腔组织分开固定送检。

（三）诊刮时注意事项

1. 不孕症患者　应选在月经前或月经来潮 12h 内刮宫，以判断有无排卵。

2. 功能失调性子宫出血　如疑为子宫内膜增生症者，应于月经前 1~2 日或月经来潮 24h 内刮宫；疑为子宫内膜剥脱不全时，则应于月经第 5~7 日刮宫；不规则出血者随时可以刮宫。

3. 疑为子宫内膜结核者　应于月经前 1 周或月经来潮 12h 内诊刮，刮宫时要特别注意两侧子宫角部，因该部位阳性率较高。诊刮前 3 日及术后 3 日肌内注射链霉素 0.75g/d 及异烟肼 0.3g/d 口服，以防诊刮引起结核病灶扩散。

4. 疑有子宫内膜癌者　随时可诊刮，除宫体外，还应注意自宫底取材。

5. 若为了解卵巢功能而做诊刮时，术前至少一个月停止应用性激素。

6. 出血、子宫穿孔、感染是刮宫的主要并发症。有些疾病可能导致刮宫时大出血，应术前输液、配血并做好开腹准备；哺乳期、绝经后及子宫患有恶性肿瘤者，均应查清子宫位置并仔细操作，以防子宫穿孔；长期有阴道出血者，宫腔内常有感染，刮宫能促使感染扩散，术前术后应给予抗生素。术中严格无菌操作。刮宫患者术后 2 周内禁性生活及盆浴，以防感染。

7. 术者在操作时唯恐不彻底，反复刮宫，易伤及子宫内膜基底层，造成子宫内膜炎或宫腔粘连，导致闭经，应注意避免。

第四节　输卵管通畅检查

输卵管通畅检查的主要目的是检查输卵管是否畅通，了解子宫和输卵管腔的形态及输卵管的阻塞部位。常用的方法有输卵管通气术、输卵管通液术、子宫输卵管造影术。其中输卵管通气术因有发生气体栓塞的潜在危险，且准确率仅为 45%~50%，故临床上已逐渐被其他方法所取代。近年来随着内镜的临床应用，已普遍采用腹腔镜直视下输卵管通液检查、宫腔镜下经输卵管口插管通液试验和腹腔镜联合检查等方法。

一、输卵管通液术

输卵管通液术（hydrotubation）是检查输卵管是否通畅的一种方法，并具有一定的治疗作用。即通过导管向宫腔内注入液体，根据注液阻力大小、有无回流及注入液体量和患者感觉等判断输卵管是否通畅。由于操作简便，无需特殊设备，广泛用于临床。

【适应证】

1. 不孕症,男方精液正常,疑有输卵管阻塞者。

2. 检验和评价输卵管绝育术、输卵管再通术或输卵管成形术的效果。

3. 对输卵管黏膜轻度粘连有疏通作用。

【禁忌证】

1. 内外生殖器急性炎症或慢性炎症急性或亚急性发作者。

2. 月经期。

3. 有不规则阴道流血者。

4. 可疑妊娠期者。

5. 严重的全身性疾病,如心、肺功能异常等,不能耐受手术者。

6. 体温高于 37.5℃者。

【术前准备】

1. 月经干净 3~7 日,术前 3 天禁性生活。

2. 术前 30min 肌内注射阿托品 0.5mg,解痉。

3. 患者排空膀胱。

【方法】

1. 常用器械　阴道窥器、宫颈钳、长弯钳、宫颈导管、20mL 注射器、压力表、Y 形管等。

2. 常用液体　生理盐水或抗生素溶液(庆大霉素 8 万 U、地塞米松 5mg、透明质酸酶 1 500U,注射用水 20~50mL),可加用 0.5% 的利多卡因 2mL 以减少输卵管痉挛。

3. 操作步骤

(1)患者取膀胱截石位,外阴、阴道、宫颈常规消毒,铺无菌巾,双合诊了解子宫的位置及大小。

(2)放置阴道窥器充分暴露子宫颈,再次消毒阴道穹窿部及宫颈,以宫颈钳钳夹宫颈前唇。沿宫腔方向置入宫颈导管,并使其与宫颈外口紧密相贴。

(3)用 Y 形管将宫颈导管与压力表、注射器相连,压力表应高于 Y 形管水平,以免液体进入压力表。

(4)将注射器与宫颈导管相连,并使宫颈导管内充满生理盐水,缓慢推注,压力不可超过 160mmHg。观察推注时阻力大小、经宫颈注入的液体是否回流,患者下腹部是否疼痛。

(5)术毕取出宫颈导管,再次消毒宫颈、阴道,取出阴道窥器。

【结果评定】

1. 输卵管通畅　顺利推注 20mL 生理盐水无阻力,压力维持在 60~80mmHg 以下;或开始稍有阻力,随后阻力消失,无液体回流,患者也无不适感,提示输卵管通畅。

2. 输卵管阻塞　勉强注入 5mL 即感有阻力,压力表见压力持续上升而不见下降,患者感下腹胀痛,停止推注后液体又回流至注射器内,表明输卵管阻塞。

3. 输卵管通而不畅　注射液体有阻力,再经加压注入又能推进,说明有轻度粘连已被分离,患者感轻微腹痛。

【注意事项】

1. 所用无菌生理盐水温度以接近体温为宜,以免液体过冷造成输卵管痉挛。

2. 注入液体时必须使宫颈导管紧贴宫颈外口,防止液体外漏。

3. 术后 2 周禁盆浴及性生活,酌情给予抗生素预防感染口。

二、子宫输卵管造影

子宫输卵管造影(hysterosalpingography,HSG)是通过导管向子宫腔及输卵管注入造影剂，X线下透视及摄片，根据造影剂在输卵管及盆腔内的显影情况了解输卵管是否通畅、阻塞的部位及子宫腔的形态。该检查损伤小，能对输卵管阻塞作出较正确诊断，准确率可达80%，且具有一定的治疗作用。

【适应证】

1. 了解输卵管是否通畅及其形态、阻塞部位。

2. 了解宫腔形态，确定有无子宫畸形及类型，有无宫腔粘连、子宫黏膜下肌瘤、子宫内膜息肉及异物等。

3. 内生殖器结核非活动期。

4. 不明原因的习惯性流产，于排卵后做造影了解宫颈内口是否松弛，宫颈及子宫是否畸形。

【禁忌证】

1. 内、外生殖器急性或亚急性炎症。

2. 严重的全身性疾病，不能耐受手术者。

3. 妊娠期、月经期。

4. 产后，流产、刮宫术后6周内。

5. 碘过敏者。

【术前准备】

1. 造影时间以月经干净3~7日为宜，术前3日禁性生活。

2. 做碘过敏试验，阴性者方可造影。

3. 术前30min肌内注射阿托品0.5mg解痉。

4. 术前排空膀胱，便秘者术前行清洁灌肠，以使子宫保持正常位置，避免出现外压假象。

【方法】

1. 设备及器械　X线放射诊断仪、子宫导管、阴道窥器、宫颈钳、长弯钳、20mL注射器。

2. 造影剂　目前国内外均使用碘造影剂，分油溶性与水溶性两种。油剂(40%碘化油)密度大，显影效果好，刺激小，过敏少，但检查时间长，吸收慢，易引起异物反应，形成肉芽肿或形成油栓；水剂(76%泛影葡胺液)吸收快，检查时间短，但子宫输卵管边缘部分显影欠佳，细微病变不易观察，有的患者在注药时有刺激性疼痛。

3. 操作步骤

(1)患者取膀胱截石位，常规消毒外阴、阴道，铺无菌巾，检查子宫位置及大小。

(2)以窥器扩张阴道，充分暴露宫颈，再次消毒宫颈及阴道穹窿部，用宫颈钳钳夹宫颈前唇，探查宫腔。

(3)将造影剂充满宫颈导管，排出空气，沿宫腔方向将其置入宫颈管内，缓慢注入造影剂，在X线透视下观察造影剂流经输卵管及宫腔情况并摄片，24h后再摄盆腔平片，以观察腹腔内有无游离造影剂。若用泛影葡胺液造影，应在注射完后立即摄片，10~20min后第二次摄片，观察泛影葡胺液流入盆腔情况。

(4)注入碘油后子宫角圆钝而输卵管不显影，则考虑输卵管痉挛，可保持原位，肌内注射阿托品 0.5mg 或针刺合谷、内关穴，20min 后再透视、摄片；或停止操作，下次摄片前先使用解痉药物。

【结果评定】

1. 正常子宫、输卵管　宫腔呈倒三角形，双侧输卵管显影形态柔软，24h 后摄片盆腔内见散在造影剂。

2. 宫腔异常　患宫腔结核时子宫失去原有的倒三角形态，内膜呈锯齿状不平；患子宫黏膜下肌瘤时可见宫腔充盈缺损；子宫畸形时有相应显示。

3. 输卵管异常　患输卵管结核时显示输卵管形态不规则、僵直或呈串珠状，有时可见钙化点；有输卵管积水时输卵管远端呈气囊状扩张；24h 后盆腔 X 线摄片未见盆腔内散在造影剂，说明输卵管不通；输卵管发育异常，可见过长或过短的输卵管、异常扩张的输卵管、输卵管憩室等。

【注意事项】

1. 碘化油充盈宫颈导管时，必须排尽空气，以免空气进入宫腔造成充盈缺损，引起误诊。

2. 宫颈导管与子宫内口必须紧贴，以防碘油流入阴道内。

3. 导管不要插入太深，以免损伤子宫或引起子宫穿孔。

4. 注入碘化油时用力不可过大，推注不可过快，防止损伤输卵管。

5. 透视下发现造影剂进入异常通道，同时患者出现咳嗽，应警惕发生油栓，立即停止操作，取头低脚高位，严密观察。

6. 造影后 2 周禁盆浴及性生活，可酌情给予抗生素预防感染。

7. 有时可因输卵管痉挛而造成输卵管不通的假象，必要时重复进行造影。

三、妇产科内镜输卵管通畅检查

近年来，随着妇产科内镜的大量采用，为输卵管通畅检查提供了新的方法，包括腹腔镜直视下输卵管通液检查、宫腔镜下经输卵管口插管通液试验和腹腔镜联合检查等方法，其中腹腔镜直视下输卵管通液检查准确率可达 90%~95%。但由于内镜手术对器械要求较高，且腹腔镜仍是创伤性手术，故并不推荐作为常规检查方法。通常在对不孕、不育患者行内镜检查时例行输卵管通液（加用美蓝染液）检查。内镜检查注意事项同上。

第五节　常用穿刺检查

妇产科常用的穿刺检查有腹腔穿刺、羊膜腔穿刺。腹腔穿刺又分为经腹壁腹腔穿刺、经阴道后穹窿穿刺两种途径。羊膜腔穿刺通常采用经腹壁入羊膜腔途径。

一、经腹壁腹腔穿刺术

妇科病变多定位于盆腔及下腹部，故可通过经腹壁腹腔穿刺术（abdominal paracentesis）明确盆、腹腔积液性质或查找肿瘤细胞。腹腔穿刺术是一种手段，既可用于诊断又可用于治疗。穿刺抽出的液体，除观察其颜色、浓度及黏稠度外，还要根据病史决定送检项目，包括常规化验检查、细胞学检查、细菌培养、药敏试验等。

【适应证】

1. 用于协助诊断腹腔积液的性质。

2. 鉴别贴近腹壁的肿物性质。

3. 穿刺放出部分腹腔积液，暂时缓解呼吸困难等症状，使腹壁松软易于作腹部及盆腔检查。

4. 腹腔穿刺注入药物行腹腔化疗。

【禁忌证】

1. 疑有腹腔内严重粘连者，特别是晚期卵巢癌广泛盆、腹腔转移致肠梗阻者。

2. 疑为巨大卵巢囊肿者。

【方法】

1. 经腹超声引导下穿刺，需膀胱充盈；经阴道超声指引下穿刺，则在术前排空小便。

2. 腹腔积液量较多及囊内穿刺时，患者取仰卧位；液量较少取半卧位或侧卧位。

3. 穿刺点一般选择在脐与左髂前上嵴连线中外 1/3 交界处，囊内穿刺点宜在囊性感明显部位。

4. 常规消毒穿刺区皮肤，铺无菌孔巾，术者需戴无菌手套。

5. 穿刺一般不需麻醉，对于精神过于紧张者，可用 0.5% 利多卡因行局部麻醉达腹膜。

6. 使用 7 号穿刺针从选定点垂直进针，刺入腹腔，穿透腹膜时针头阻力消失，拔去针芯，见有液体流出，用注射器抽出适量液体送检。腹腔积液检验约需 100~200mL，其他液体仅需数毫升。若需放腹腔积液则接导管，导管另一端连接器皿。放液量及导管放置时间可根据患者病情和诊治需要而定。若为查明盆腔内有无肿瘤存在，可放至腹壁变松软易于检查为止。

7. 操作结束，拔出穿刺针，局部再次消毒，覆盖无菌纱布，固定。若针眼有腹腔积液溢出可稍加压迫。

【穿刺液性质和结果判断】

1. 血液

(1) 新鲜血液：放置后迅速凝固，为刺伤血管应改变穿刺针方向，或重新穿刺。

(2) 陈旧性暗红色血液：放置 10min 以上不凝固表明有腹腔内出血。多见于异位妊娠、卵巢黄体破裂或其他脏器如脾破裂等。

(3) 小血块或不凝固陈旧性血液：多见于陈旧性宫外孕。

(4) 巧克力色黏稠液体：镜下见不成形碎片，多为卵巢子宫内膜异位囊肿破裂。

2. 脓液　呈黄色、黄绿色、淡巧克力色，质稀薄或浓稠，有臭味，提示盆腔及腹腔内有化脓性病变或脓肿破裂。脓液应送细胞学涂片、细菌培养、药物敏感试验。必要时行切开引流术。

3. 炎性渗出物　呈粉红色、淡黄色浑浊液体，提示盆腔及腹腔内有炎症。应行细胞学涂片、细菌培养、药物敏感试验。

4. 腹腔积液　有血性、浆液性、黏液性等。应送常规化验，包括比重、总细胞数、红、白细胞数、蛋白定量、浆膜黏蛋白试验（Rivalta test）及细胞学检查。必要时检查抗酸杆菌、结核杆菌培养及动物接种。肉眼血性腹腔积液，多疑为恶性肿瘤，应行细胞学检查。

【注意事项】

1. 严格无菌操作，以免腹腔感染。

2. 控制好针头进入的深度，以免刺伤血管及肠管。

3. 大量放液时，针头必须固定好，以免针头移动损伤肠管；放液速度不宜快，放液量不应超过 1 000mL/h，一次放液不超过 4 000mL。放液时，腹部缚以多头腹带，逐步束紧；或压以沙袋，防止腹压骤减，并严密观察患者血压、脉搏、呼吸等生命体征，随时控制放液量及放液速度，若出现休克征象，应立即停止放腹腔积液。

4. 向腹腔内注入药物应慎重，很多药物不宜腹腔内注入。但行腹腔化疗时，应注意过敏反应。

5. 术后卧床休息 8~12h，如有必要给予抗生素预防感染。

二、经阴道后穹窿穿刺术

直肠子宫陷凹是直立时腹腔最低部位，故腹腔内的积血、积液、积脓易积存于此。阴道后穹窿顶端与直肠子宫陷凹贴接，由此处行经阴道后穹窿穿刺术（culdocentesis），对抽出物进行肉眼观察、化验、病理检查，是妇产科临床常用的辅助诊断方法。

【适应证】

1. 疑有腹腔内出血时，如宫外孕、卵巢黄体破裂等。

2. 疑盆腔内有积液、积脓时，可做穿刺抽液检查，以了解积液性质；以及盆腔脓肿的穿刺引流及局部注射药物。

3. 盆腔肿块位于直肠子宫陷凹内，经后穹窿穿刺直接抽吸肿块内容物做涂片，行细胞学检查以明确性质。若高度怀疑恶性肿瘤，应尽量避免穿刺。一旦穿刺诊断为恶性肿瘤，应及早在短期内手术。

4. 可做超声介入治疗，如在超声介导下行卵巢子宫内膜异位囊肿或输卵管妊娠部位注药治疗。

5. 在超声介导下经后穹窿穿刺取卵，用于各种助孕技术。

【禁忌证】

1. 盆腔严重粘连，直肠子宫陷凹被较大肿块完全占据，并已凸向直肠者。

2. 疑有肠管与子宫后壁粘连者。

3. 临床高度怀疑恶性肿瘤者。

4. 异位妊娠准备采用非手术治疗时，尽量避免穿刺，以免引起感染，影响疗效。

【方法】

排空膀胱，取膀胱截石位，外阴、阴道常规消毒、铺巾。阴道检查了解子宫、附件情况，注意后穹窿是否膨隆。阴道窥器充分暴露宫颈及阴道后穹窿，再次消毒。用宫颈钳钳夹宫颈后唇，向前提拉，充分暴露后穹窿，再次消毒。用 22 号长针头接 5~10mL 注射器，检查针头有无堵塞，在后穹窿中央或稍偏病侧，距离阴道后壁与宫颈后唇交界处稍下方平行宫颈管刺入，当针穿过阴道壁，有落空感后(进针深约 2cm)，立即抽吸，必要时适当改变方向或深浅度，如无液体抽出，可边退针边抽吸（图 31-1）。针管针头拔出后，穿刺点如有活动性出血，可用棉球压迫片刻。血止后取出阴道窥器。

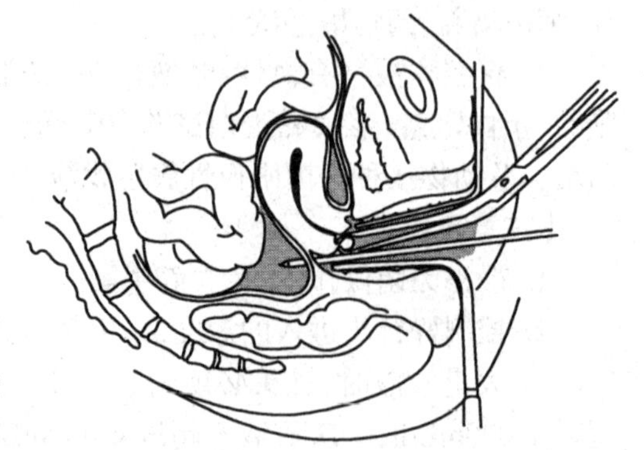

图 31-1 经阴道后穹窿穿刺

【穿刺液性质和结果判断】

基本同经腹壁腹腔穿刺。

【注意事项】

1. 穿刺方向为后穹窿中点进针，采用与子宫颈管平行的方向，深入至直肠子宫陷凹。不可过分向前或向后，以免针头刺入宫体或进入直肠。

2. 穿刺深度要适当，一般 2~3cm。过深可刺入盆腔器官或穿入血管。若积液量较少时，过深的针头可超过液平面，抽不出液体而延误诊断。

3. 有条件或病情允许时，可先行超声检查，以协助诊断后穹窿有无液体及液体量多少。

4. 后穹窿穿刺未抽出血液，不能完全除外宫外孕。粘连时，均可造成假阴性。

三、经腹壁羊膜穿刺术

经腹壁羊膜穿刺术（amniocentesis）是在中晚期妊娠时用穿刺针经腹壁、子宫壁进入羊膜腔抽取羊水，供临床分析诊断或注入药物用于治疗。

【适应证】

1. 治疗

(1) 胎儿异常或死胎须做羊膜腔内注药（依沙吖啶等）引产终止妊娠者。

(2) 必须短期内终止妊娠，但胎儿未成熟须行羊膜腔内注入地塞米松 10mg 以促进胎儿肺成熟者。

(3) 胎儿宫内发育迟缓者，可于羊膜腔内注入白蛋白、氨基酸等促进胎儿发育。

(4) 母儿血型不合需给胎儿输血者。

(5) 羊水过多，胎儿无畸形，须放出适量羊水以改善症状及延长孕期，提高胎儿存活率者。

(6) 羊水过少，胎儿无畸形，可间断于羊膜腔内注入适量生理盐水，以预防胎盘和脐带受压，减少胎儿肺发育不良或胎儿窘迫。

2. 产前诊断

(1) 需行羊水细胞染色体核型分析，染色质检查以明确胎儿性别，诊断胎儿遗传病可能者。包括孕妇曾生育过遗传疾病患儿者；夫妻或其亲属中有患遗传性疾病者；近亲婚配者；孕妇年龄 >35 岁者；孕早期接触大量放射线或可致畸药物者；性连锁遗传病基因携带者等。

(2) 需作羊水生化测定者：包括怀疑胎儿神经管缺陷须测定 AFP 者；孕 37 周前因高危妊娠引产须了解胎儿成熟度者；疑母儿血型不合须检测羊水中血型物质、胆红素、雌三醇以判定胎儿血型及预后者。

(3) 显示胎儿体表有无畸形及直肠是否通畅。

【禁忌证】

1. 用于产前诊断　①孕妇曾有流产征兆；②术前 24h 内 2 次体温在 37℃以上者。

2. 用于羊膜腔内注射依沙吖啶等药物引产　①心、肝、肺、肾疾患在活动期或功能严重异常者；②各种疾病的急性阶段；③有急性生殖炎症；④术前 24h 内 2 次体温在 37.5℃以上者。

【术前准备】

1. 孕周选择　胎儿异常引产者，宜在孕 16~26 周之内；产前诊断者，宜在孕 16~22 周，此时子宫轮廓清楚，羊水量相对较多，易于抽取，不易伤及胎儿，且羊水细胞易存活，培养成功率高。

2. 穿刺部位的选择

(1) 宫底下 2~3 横指下方中线或两侧选择囊性感明显部位作为穿刺点。

(2) 超声定位：可在超声引导下穿刺，亦可经超声定位标记后操作。穿刺前先行胎盘及羊水暗区定位，穿刺时尽量避开胎盘，在羊水量相对较多的暗区进行。

3. 中期妊娠引产常规术前准备　测血压、脉搏、体温，进行全身及妇科检查，注意有无盆腔肿瘤，子宫畸形及宫颈发育情况；检查血、尿常规、出凝血时间、血小板和肝功能；会阴部备皮。

【方法】

孕妇排尿后取仰卧位，腹部皮肤常规消毒，铺无菌孔巾。在选择好的穿刺点，0.5% 利多卡因行局部浸润麻醉。用 22 或 20 号腰穿针垂直刺入腹壁，穿刺阻力第一次消失，表示已进入腹腔，继续进针又有阻力表示进入宫壁，阻力再次消失表示已达羊膜腔。拔出针芯即有羊水溢出。抽取所需羊水量或直接注药。将针芯插入穿刺针内，迅速拔针，敷以无菌干纱布，加压 5min 后胶布固定（图 31-2）。

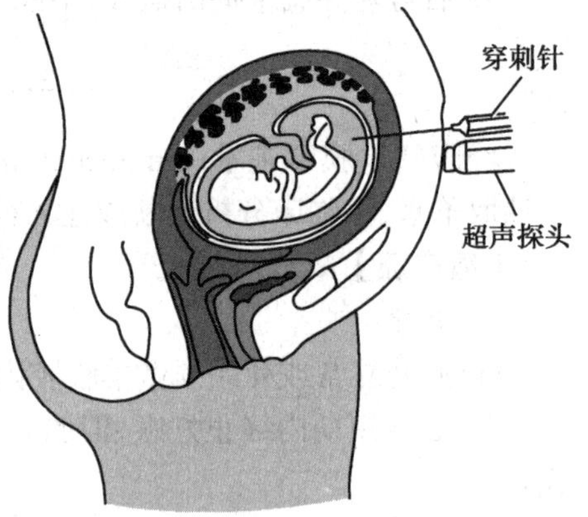

图 31-2　经腹壁羊膜穿刺术

【注意事项】

1. 严格无菌操作，以防感染。

2. 穿刺针应细，进针不可过深过猛，尽可能一次成功，避免多次操作，最多不得超过 3 次。

3. 穿刺前应查明胎盘位置，勿伤及胎盘。经胎盘穿刺者，羊水可能经穿刺孔进入母体血液循环而发生羊水栓塞，因而穿刺与拔针前后，应注意孕妇有无呼吸困难、发绀等异常，警惕发生羊水栓塞可能。

4. 抽不出羊水，常因针被羊水中的有形物质阻塞，用有针芯的穿刺针可避免。有时穿刺方向、深度稍加调整即可抽出。

5. 抽出血液，出血可来自腹壁、子宫壁、胎盘或胎儿血管，应立即拔出穿刺针并压迫穿刺点，加压包扎穿刺点。若胎心无明显改变，待一周后再行穿刺。

6. 受术者必须住院观察，医护人员应严密观察受术者穿刺后有无副反应。

第六节　妇科肿瘤标志物检查

肿瘤标记物（tumor marker）是肿瘤细胞异常表达所产生的蛋白抗原或生物活性物质，可在肿瘤患者的组织、血液或体液及排泄物中检测出，可协助肿瘤诊断、鉴别诊断及监测。

一、癌　抗　原

（一）癌抗原 125（cancer antigen 125，CA125）

【检测方法及正常值】

CA125 检测方法多选用放射免疫测定方法（RIA）和酶联免疫法（ELISA）。常用血清检测阈值为 35U/mL。

【临床意义】

CA125 在胚胎时期的体腔上皮及羊膜有阳性表达，一般表达水平低并且有一定的时限。它是目前世界上应用最广泛的卵巢上皮样肿瘤标记物，在多数卵巢浆液性囊腺癌中表达阳性，阳性率可达 80% 以上。CA125 在临床上广泛应用于鉴别诊断盆腔肿块、监测卵巢癌治疗后病情进展以及判断预后等，特别在监测疗效时相当敏感。卵巢癌经有效的手术切除及成功地化疗后，血浆 CA125 水平应明显下降，若持续性血浆 CA125 高水平常预示术后肿瘤残留、肿瘤复发或恶化。CA125 水平高低还可反映肿瘤大小，但血浆 CA125 降至正常水平却不能排除直径小于 1cm 的肿瘤存在。血浆 CA125 的水平在治疗后明显下降者，如在治疗开始后 CA125

下降 30%,或在 3 个月内 CA125 下降至正常值,则可视为治疗有效;若经治疗后 CA125 水平持续升高或一度降至正常水平随后再次升高,复发转移概率明显上升。一般认为,持续 CA125>35U/mL,在 2~4 个月内肿瘤复发危险性最大,复发率可达 92.3%,即使在二次探查时未能发现肿瘤,而很可能在腹膜后淋巴结群和腹股沟淋巴结已有转移。

CA125 对子宫颈腺癌及子宫内膜癌的诊断也有一定敏感性。对原发性腺癌,其敏感度为 40%~60%,而对腺癌的复发诊断,敏感性可达 60%~80%;对子宫内膜癌来说,CA125 的测定值还与疾病的分期有关。当 CA125 水平 >40U/mL 时,有 90% 的可能肿瘤已侵及子宫浆肌层。

子宫内膜异位症患者血浆 CA 125 浓度亦可增高,但一般很少超过 200U/mL。

(二)NB70/K

【检测方法及正常值】

NB70/K 测定多选用单克隆抗体 RIA 法,正常血清检测阈值为 50AU/mL。

【临床意义】

NB70/K 是用人卵巢癌相关抗原制备出的单克隆抗体,对卵巢上皮性肿瘤敏感性可达 70%。早期卵巢癌患者 50% 血中可检出 NB70/K 阳性。实验证明 NB70/K 与 CA125 的抗原决定簇不同,在黏液性囊腺瘤也可表达阳性。因此在临床应用中可互补检测提高肿瘤检出率,特别利用对卵巢癌患者进行早期诊断。

(三)糖链抗原 19-9(carbohydrate antigen 19-9,CA19-9)

【检测方法及正常值】

CA19-9 测定方法有单抗或双抗 RIA 法,血清正常值为 37U/mL。

【临床意义】

CA19-9 是直肠癌细胞系相关抗原,除表达于消化道肿瘤如胰腺癌、结直肠癌、胃癌及肝癌外,在卵巢上皮性肿瘤也有约 50% 的阳性表达。卵巢黏液性囊腺癌 CA19-9 阳性表达率可达 76%,而浆液性肿瘤则为 27%。子宫内膜癌及宫颈管腺癌也有一定阳性表达。

(四)甲胎蛋白(alpha-fetoprotein,AFP)

【检测方法及正常值】

AFP 通常应用 RIA 或 ELISA 方法检测,阈值为 10~20μg/L。

【临床意义】

AFP 是由胚胎肝细胞及卵黄囊产生的一种糖蛋白,属于胚胎期的蛋白产物。但出生后部分器官恶性病变时可以恢复合成 AFP 的能力,如肝癌细胞和卵巢的生殖细胞肿瘤都有分泌 AFP 的能力。部分卵巢生殖细胞肿瘤患者 AFP 水平明显升高。例如卵黄囊瘤(内胚窦瘤)是原始生殖细胞向卵黄囊分化形成的一种肿瘤,其血浆 AFP 水平常 >1 000μg/L。卵巢胚胎性癌和未成熟畸胎瘤,血浆 AFP 水平也可升高,部分也可 >1 000μg/L。上述肿瘤患者经手术及化疗后血浆 AFP 可转阴。AFP 持续一年保持阴性的患者在长期临床观察中多无复发。若 AFP 升高即使临床上无症状也可能有隐性复发或转移,应严密随访及时治疗。因此 AFP 对卵巢恶性生殖细胞肿瘤,尤其是内胚窦瘤的诊断及监视有较高价值。

(五)癌胚抗原(carcinoembryonic antigen,CEA)

【检测方法及正常值】

CEA 检测方法多采用 RIA 和 ELISA 测定法。血浆正常阈值因测定方法不同而有出入,一般在 2.5~20μg/L。当 CEA>5μg/L 可视为异常。

【临床意义】

CEA 属于一种肿瘤胚胎抗原，是一种糖蛋白。胎儿胃肠道及某些组织细胞有合成 CEA 的能力。出生后血浆中 CEA 含量甚微。在多种恶性肿瘤如结直肠癌、胃癌、乳腺癌、宫颈癌、子宫内膜癌、卵巢上皮性癌、阴道及外阴癌等 CEA 均表达阳性。因此 CEA 对肿瘤无特异性标记功能。在妇科恶性肿瘤中卵巢黏液性囊腺癌 CEA 阳性率最高，其次为 Brenner 瘤，子宫内膜样癌及透明细胞癌也有较高的 CEA 表达水平，浆液性肿瘤阳性率相对较低。肿瘤的恶性程度不同其 CEA 阳性率也不同。实验室检测结果卵巢黏液性良性肿瘤 CEA 阳性率为 15%，交界性肿瘤为 80%，而恶性肿瘤为 100%。50% 的卵巢癌患者血浆 CEA 水平持续升高，尤其低分化黏液性癌最为明显。血浆 CEA 水平持续升高的患者常发展为复发性卵巢肿瘤，且生存时间短。借助 CEA 测定手段可动态监测各种妇科肿瘤的病情变化，并观察临床治疗效果。

（六）鳞状细胞癌抗原（squamous cell carcinoma antigen，SCCA）

【检测方法和正常值】

SCCA 通用的测定方法为 RIA 和 ELISA，也可采用化学发光方法，其敏感度可明显提高。血浆中 SCCA 正常阈值为 1.5μg/L。

【临床意义】

SCCA 是从子宫颈鳞状上皮细胞癌分离制备得到的一种肿瘤糖蛋白相关抗原，其分子量为 48 000。SCCA 对绝大多数鳞状上皮细胞癌有较高特异性。70% 以上的宫颈鳞癌患者血浆 SCCA 升高，而宫颈腺癌仅有 15% 左右升高，外阴及阴道鳞状上皮细胞癌 SCCA 阳性率为 40%~50%。SCCA 的水平还与宫颈鳞癌患者的病情进展及临床分期有关。若肿瘤明显侵及淋巴结 SCCA 明显升高，当患者接受彻底治疗痊愈后 SCCA 水平持续下降。SCCA 还可作为宫颈癌患者疗效评定的指标之一。当化疗后 SCCA 持续上升，提示对此化疗方案不敏感，应更换化疗方案或改用其他治疗方法。SCCA 对复发癌的预示敏感性可达 65%~85%。而且在影像学方法确定前 3 个月 SCCA 水平就开始持续升高。因此 SCCA 对宫颈癌患者有判断预后、监测病情发展的作用。

二、雌激素受体、孕激素受体

【检测方法及正常值】

雌激素受体（estrogen receptor，ER）和孕激素受体（progesterone receptor，PR）多采用单克隆抗体组织化学染色定性测定。如果从细胞或组织匀浆进行测定则定量参考阈值：ER 为 20pmo1/mL，PR 为 5 020pmo1/mL。

【临床意义】

ER 和 PR 主要分布于子宫、宫颈、阴道及乳腺等靶器官的雌孕激素靶细胞表面，能与相应激素特异性结合进而产生生理或病理效应。激素与受体的结合特点有：专一性强、亲和力高、结合容量低等。研究表明雌激素有刺激 ER、PR 合成的作用，而孕激素则有抑制雌激素受体合成并间接抑制孕激素受体合成的作用。ER、PR 在大量激素的作用下可影响妇科肿瘤的发生和发展。ER 阳性率在卵巢恶性肿瘤中明显高于正常卵巢组织及良性肿瘤，而 PR 则相反，说明卵巢癌的发生与雌激素的过度刺激有关，导致相应的 ER 过度表达。不同分化程度的恶性肿瘤其 ER、PR 的阳性率也不同。卵巢恶性肿瘤中随着分化程度的降低，PR 阳性率也随之降低；同样子宫内膜癌和宫颈癌 ER、PR 阳性率在高分化肿瘤中阳性率明显较高。此外有证据表明受体阳性患者生存时间明显较受体阴性者长。ER 受体在子宫内膜癌的研究较多，有资料表明约48%的子宫内膜癌患者组织标本中可同时检出ER和PR,31%患者ER和PR均为阴性,7%的患者只可检出ER、14%的患者只检出PR。

这些差异提示不同患者ER和PR受体水平有很大差异,这种差异对子宫内膜癌的发展及转归有较大影响,特别是在指导应用激素治疗有确定价值。

三、妇科肿瘤相关的癌基因和肿瘤抑制基因

(一)*Myc*基因

*Myc*基因属于原癌基因,其核苷酸编码含有DNA结合蛋白的基因组分。参与细胞增殖、分化及凋亡的调控,特别是细胞周期G_0期过渡到G_1期的调控过程。所以认为*Myc*基因是细胞周期的正性调节基因。*Myc*基因的改变往往是扩增或重排所致。在卵巢恶性肿瘤、宫颈癌和子宫内膜癌等妇科恶性肿瘤可发现有*Myc*基因的异常表达。约20%的卵巢肿瘤患者有*Myc*基因的过度表达,且多发生在浆液性肿瘤,而30%的宫颈癌患者有*Myc*基因过度表达,表达量可高于正常2~40倍。*Mpc*基因的异常表达意味着患者预后极差。

(二)*ras*基因

作为原癌基因类的*ras*基因家族(*N-ras*,*K-ras*和*H-ras*)对人类和某些动物恶性肿瘤的发生、发展起重要作用。宫颈癌患者中可发现有三种*ras*基因的异常突变,子宫内膜癌中仅发现*K-ras*基因突变,而卵巢癌患者可有*K-ras*和*N-ras*的突变。但至今未发现有*H-ras*基因突变。研究表明20%~35.5%的卵巢恶性肿瘤有*K-ras*基因的突变,其中多见于浆液性肿瘤*K-ras*的过度表达,往往提示病情已进入晚期或有淋巴结转移。因此认为*K-ras*可以作为判断卵巢恶性肿瘤患者预后的指标之一。宫颈癌*ras*基因异常发生率为40%~100%不等。在*ras*基因异常的宫颈癌患者中,70%患者同时伴有*Myc*基因的扩增或过度表达,提示这两种基因共同影响宫颈癌的预后。

(三)*C-erbB2*基因

*C-erbB2*基因,也称*neu*或*HER2*基因。核苷酸编码含有185kD膜转运糖蛋白,与卵巢癌和子宫内膜癌的发生密切相关。一些研究表明*C-erbB2*的过度表达与不良预后相关。据报道20%~30%的卵巢肿瘤患者有*C-erbB2*基因的异常表达,10%~20%的子宫内膜癌患者过度表达*C-erbB2*。通过组织化学方法可较容易地检测到细胞及其间质中*C-erbB2*阳性蛋白抗原。

(四)*P53*基因

*P53*基因是当今研究最为广泛的人类肿瘤抑制基因。*P53*基因全长20kb,位于17号染色体短臂。P53蛋白与DNA多聚酶结合,可使复制起始复合物失活。此外P53蛋白含有一段转录活性氨基酸残基,可激活其他肿瘤抑制基因,而产生肿瘤抑制效应。*P53*基因的异常包括点突变、等位片段丢失、重排及缺乏等,使其丧失与DNA多聚酶结合的能力。*P53*与细胞DNA损伤修复有关,当DNA受损后,由于*P53*缺陷使细胞不能从过度复制状态解脱出来,更不能得以修复改变,进而导致细胞过度增殖形成恶性肿瘤。50%卵巢恶性肿瘤有*P53*基因的缺陷,在各期卵巢恶性肿瘤中均发现有*P53*异常突变。这种突变在晚期患者中远远高于早期患者,提示预后不良。在子宫内膜癌患者中20%有*P53*的过度表达。这种异常过度表达往往与子宫内膜癌临床分期、组织分级、肌层侵蚀度密切相关。此外*P53*还与细胞导向凋亡有关。当HPVs基因产物,如HPV16和HPV18与P53蛋白结合后,能使后者迅速失活,这在病毒类癌基因表达的宫颈癌尤为明显。

（五）其他肿瘤抑制基因

肿瘤抑制基因 *nm23* 也称肿瘤转移抑制基因，其基因产物为核苷酸二磷酸激酶（NDPK），主要针对肿瘤转移。NDPK 通过信号转导影响微管的组合和去组合，并且通过影响 G 蛋白的信号传递最终控制细胞增殖和蛋白结合 GDP 的磷酸化过程。*nm23* 的表达水平与卵巢恶性肿瘤的转移侵蚀性呈负相关。*C-erbB2* 基因过度表达可使 *nm23* 基因失活，*nm23* 表达受抑制的结果常伴随卵巢癌淋巴结转移和远处转移。

四、人乳头瘤病毒

人乳头瘤病毒（human papilloma virus，HPV）属嗜上皮性病毒，现已确定的 HPV 型别约有 110 余种。目前国内外已公认 HPV 感染是导致宫颈癌的主要病因。依据 HPV 型别与癌发生的危险性高低，将 HPV 分为高危型和低危型两类。低危型 HPV 如 HPV6，11，42，43，44 等，主要与轻度鳞状上皮损伤和泌尿生殖系统疣、复发性呼吸道息肉相关；高危型 HPV 如 HPV16、18、31、33、35、39、45、51、52、56、58、59、68 型等则与宫颈癌及宫颈上皮内瘤变（CIN）有关，其中以 HPV16、18 型与宫颈癌的关系最为密切。宫颈鳞癌中以 HPV16 型感染最为常见，而宫颈腺癌中 HPV18 型阳性率较高并多见于年轻妇女。

HPV 具有高度的宿主特异性，适于在温暖、潮湿的环境生长，主要感染人体特异部位皮肤、黏膜的复层鳞状上皮。性接触为其主要的传染途径，病期在 3 个月左右者传染性最强。其他途径如接触传播或母婴直接传播传染不能排除。

此外 HPV 感染与宫颈上皮内瘤变（CIN）和宫颈浸润癌（CIS）有很强的相关性，随 CIN 程度加重 HPV 阳性率显著增加，至 CIS 可达 90% 以上，且 HPV 亚型感染与宫颈癌的转移和预后密切相关。CIS 中 HPV18 型阳性者较 HPV16 型阳性者组织学分化差、淋巴转移率高、术后复发率亦显著增高。因此国内外已经将检测 HPV 感染作为宫颈癌的一种筛查手段。HPV 检测在临床的应用意义有以下几个方面：

1. HPV 检测作为初筛手段可浓缩高危人群。HPV 筛查的对象为三年以上性行为或 21 岁以上有性行为的妇女，起始年龄在经济发达地区为 25~30 岁、经济欠发达地区为 35~40 岁。高危人群起始年龄应相应提前。高危妇女人群定义：有多个性伴侣、性生活过早、HIV/HPV 感染、免疫功能低下、卫生条件差、性保健知识缺乏的妇女。65 岁以上妇女患宫颈癌的危险性极低，故一般不主张进行常规筛查。细胞学和 HPV 检测都为阴性者，表明其发病风险很低，可将筛查间隔延长到 8~10 年。细胞学阴性而高危型 HPV 阳性者发病风险较高应定期随访。

2. HPV 还可用于宫颈上皮内高度病变和宫颈癌治疗后的监测，有效地指导术后追踪。HPV 可预测病变恶化或术后复发的危险，若手术后 6 个月、12 个月检测 HPV 阴性，提示病灶切除干净；若术后 HPV 检测阳性，提示有残留病灶及有复发可能。

目前 HPY 的检测方法有细胞学法、斑点印迹法、荧光原位杂交法、原位杂交法、Southern 杂交法、多聚合酶链反应（PCR）法和杂交捕获法（hybrid capture，HC）。其中杂交捕获法是美国 FDA 唯一批准的可在临床使用的 HPV-DNA 检测技术，目前应用的第二代技术可同时检测 13 种高危型 HPV（16、18、31、33、35、39、45、51、52、56、58、59 和 68）已得到世界范围的认可。

HPV 检测的注意事项有：①月经正常的妇女在月经来潮后 10~18 日为最佳检查时间；②检查前 48h 内不要做阴道冲洗及阴道上药；③检查前 48h 内不要行性生活。

第七节　影像学检查

随着现代科技的飞速发展，超声检查以其对人体损伤小、可重复、实时诊断、准确而广泛应用于妇产科领域。其他如 X 线、计算机体层成像（CT）、磁共振成像（MRI）、正电子发射体层显像（PET）及放射免疫定位也是妇产科领域的重要影像学检查方法。

一、超声检查

妇产科常用的超声检查有 B 型超声检查、彩色多普勒超声检查和三维、四维超声检查，途径有经腹及经阴道两种。

（一）B 型超声检查

B 型超声检查是应用二维超声诊断仪，在荧光屏上以强弱不等的光点、光团、光带或光环，显示探头所在部位脏器或病灶的断面形态及其与周围器官的关系，并可作实时动态观察和照相。

1. 经腹部 B 型超声检查　选用弧阵探头和线阵探头，常用频率为 3.5MHz。检查前适度充盈膀胱，形成良好的“透声窗”，便于观察盆腔内脏器和病变。探测时患者取仰卧位，暴露下腹部，检查区皮肤涂耦合剂。检查者手持探头以均匀适度的压力滑行探测观察。根据需要做纵断、横断和斜断等多断层面扫查。

2. 经阴道 B 型超声检查　选用高频探头（5~7.5MHz），可获得高分辨率图像。检查前，探头需常规消毒，套上一次性使用的橡胶套（常用避孕套），套内外涂耦合剂。患者需排空膀胱，取膀胱截石位，将探头轻柔地放入患者阴道内，根据探头与监视器的方向标记，把握探头的扫描方向，以获得满意效果。经阴道 B 型超声检查，患者不必充盈膀胱，操作简单易行，无创无痛，尤其对急诊、肥胖患者或盆腔深部器官的观察，阴道超声效果更佳。而对超出盆腔的肿物，无法获得完整图像。无性生活史者不宜选用。

（二）彩色多普勒超声检查

彩色多普勒和频谱多普勒同属于脉冲波多普勒，在同一面积内有很多的声束发射和被接受回来，利用靶识别技术经过计算机的编码，朝向探头编码为红色，背离探头编码为蓝色，构成一幅血流显像图。在妇产科领域中，用于评估血管收缩期和舒张期血流状态的三个常用指数为：阻力指数（RI）、搏动指数（PI）和收缩期 / 舒张期比值（S/D）。彩色多普勒超声探头也包括腹部和阴道探头。患者检查前的准备、体位及方法与 B 型超声检查相同。

（三）三维超声诊断法

三维超声诊断法（3-dimension ultrasonography imaging，3-DUI）可显示出超声的立体图像。构成立体图像的方法有数种，目前应用的仪器多为在二维图像的基础上利用计算机进行三维重建。即用探头对脏器进行各种轴向的扫查，将二维图像加以存储然后由计算机合成立体图像，有静态三维超声和动态三维超声两种。三维超声诊断法对心脏、大血管等许多脏器在方位观察上有突出的优越性。

（四）超声检查在产科领域的应用

1. B 型超声检查法可通过 B 型超声测定胎儿发育是否正常，有无胎儿畸形，可测定胎盘位置、胎盘成熟度及羊水量。

（1）早期妊娠：妊娠时子宫随停经周数相应增大，妊娠 35 天时宫腔内可见妊娠囊图像，中间为羊水呈无回声区；妊娠 6~7 周，妊娠囊内出现强光团，是胚芽的早期图像，可见原始心管搏动；妊娠 8 周初具人形，可测量从头至臀的数值，即头臀径，以估计胎儿的孕周，即孕周 = 头臀径 +6.5，误差在 4 日内，或查表知相应孕周。妊娠 9~14 周超声检查可以排除严重的胎儿畸形，如无脑儿。超声测量胎儿颈项透明层(NT)、鼻骨长度等，可作为孕早期染色体疾病筛查的指标。

(2) 中晚期妊娠

1) 胎儿主要生长径线测量：胎头表现为边界完整、清晰的圆形强回声光环，并可见大脑半球中线回声以及脑组织暗区。测量垂直于中线的最大径线即为双顶径（BPD），该值于妊娠 31 周前平均每周增长 3mm，妊娠 31~36 周平均每周增长 1.5mm，妊娠 36 周后平均每周增长 1mm。若双顶径为 8.5cm，提示胎儿成熟。在妊娠中、晚期，胎儿脊柱、四肢、胸廓、心脏、腹部及脐带均明显显示，可发现有无异常。根据胎儿生长的各种参数，如双顶径、头围、腹围、股骨长以及各参数间的比例关系，连续动态观察，其值低于正常，或推算出的体重小于孕周的第 10 百分位数，即可诊断胎儿生长受限（FGR）。根据胎头、脊柱及双下肢的位置可确定胎产式、胎先露及胎位。

2) 估计胎儿体重：是判断胎儿成熟度的一项重要指标。超声估测胎儿体重的方法有多种，如 AC 预测法，BPD 与 AC 联合预测法，FL 与 AC 联合预测法，上述方法均可根据所获数据，直接查专用图表即可查到胎儿体重。很多超声仪器中带有根据多参数（AC、BPD、FL）来推算胎儿体重的公式，操作者仅需将有关参数的测量值输入，即可得到胎儿体重值，十分方便亦较准确。多数作者利用 BPD 与孕周之间的极显著相关性来测算，可通过下列方式：胎儿体重（g）=900 × BPD（cm）–5 200。但要注意无论采用何项参数均可能有一定的误差。

3) 胎盘定位和胎盘成熟度检查：妊娠 12 周后，胎盘轮廓清楚，显示为一轮廓清晰的半月形弥漫光点区，通常位于子宫的前壁、后壁和侧壁。胎盘位置的判定对临床有指导意义，如判断前置胎盘和胎盘早剥，行羊膜穿刺术时可避免损伤胎盘和脐带等。随着孕周增长，胎盘逐渐发育成熟。根据胎盘的绒毛板、胎盘实质和胎盘基底层 3 部分结构变化进一步将胎盘成熟过程进行分级：0 级为未成熟，多见于中孕期；Ⅰ级为开始趋向成熟，多见于妊娠 29~36 周；Ⅱ级为成熟期，多见于 36 周以后；Ⅲ级为胎盘已成熟并趋向老化，多见于 38 周以后，也有少数Ⅲ级胎盘出现在 36 周前；反之，也有Ⅰ级胎盘出现在 36 周者。因此，从胎盘分级判断胎儿成熟度时，还需结合其他参数及临床资料，作出综合分析。目前国内常用的胎盘钙化分度是：Ⅰ度：胎盘切面见强光点；Ⅱ度：胎盘切面见强光带；Ⅲ度：胎盘切面见强光圈（或光环）。

4) 探测羊水量：羊水呈无回声的暗区、清亮。妊娠晚期，羊水中有胎脂，表现为稀疏的点状回声漂浮。妊娠早、中期羊水量相对较多，为清亮的无回声区，至妊娠晚期羊水量逐渐减少。单一最大羊水暗区垂直深度（AFV）≥ 8cm 时为羊水过多；≤ 2cm 为羊水过少。若用羊水指数法，则为测量四个象限的最大羊水深度相加之和，如≥ 25cm 为羊水过多；≤ 5cm 为羊水过少。

5) 确定胎儿性别：妊娠 28 周后能准确辨认胎儿性别。男性胎儿阴囊呈两个对称椭圆形中等回声，阴茎呈小三角形回声；女性胎儿在会阴部见大阴唇呈三条平行的短小回声带。

(3) 异常妊娠

1) 葡萄胎：典型的完全性葡萄胎的声像特点是：子宫增大，多数大于孕周；宫腔内无胎儿及其附属物；宫腔内充满弥漫分布的蜂窝状大小不等的无回声区，其间可见边缘不整、境界不清的无回声区，是合并宫内出血图像。当伴有卵巢黄素囊肿时，可在子宫一侧或两侧探到大小不等的单房或多房的无回声区。

2）鉴别胎儿是否存活：若胚胎停止发育则妊娠囊变形，不随孕周增大反而缩小；胎芽枯萎，超声探查原有胎心者，复诊时胎心搏动消失。胎死宫内的声像图表现为胎体萎缩，胎儿轮廓不清，可见颅骨重叠，无胎心及胎动，脊柱变形，肋骨排列紊乱，胎儿颅内、腹内结构不清，羊水暗区减少等。

3）判断异位妊娠：宫腔内无妊娠囊，附件区探及边界不十分清楚、形状不规则的包块。若在包块内探及圆形妊娠囊，其内有胚芽或心管搏动，则能在流产或破裂前得到确诊。若已流产或破裂时，直肠子宫陷凹或腹腔内可见液性暗区。

4）判断前置胎盘：检查前孕妇需充盈膀胱，胎盘组织声影部分或全部覆盖宫颈内口。

5）判断胎盘早剥：胎盘与子宫肌壁间出现形状不规则的强回声或无回声区。

6）探测多胎妊娠：显示两个或多个胎头光环，两条或多条脊椎像或心脏搏动像。

（4）探测胎儿畸形

1）脑积水：双顶径与头围明显大于孕周，头体比例失调，头围大于腹围；侧脑室与颅中线的距离大于颅骨与颅中线距离的 1/2；颅中线偏移，颅内大部为液性暗区。

2）无脑儿：在胎儿颈部上方探不到胎头光环；胎头轮廓可呈半月形弧形光带；眼眶部位可探及软组织回声，似青蛙眼；常伴羊水过多或脊柱裂。

3）脊柱裂：超声扫查脊柱时，应注意脊柱的连续性与生理性弯曲。开放性脊柱裂可见两排串珠状回声，但不对称，或一排不整齐，或串珠样回声形状不规则，不清晰或中断。纵切时，脊柱裂部位呈不规则“八”字形，横切呈“V”字形。

4）多囊肾：多为双侧，肾体积明显增大，外形不规则呈多囊状，肾实质内见多个大小不等的蜂窝状无回声区，常看不清正常结构，可合并羊水过少，膀胱不显示。另一种多囊肾为弥漫性小囊，肉眼看不清，B 型超声不能显示，显微镜下方能作出诊断。

2. 彩色多普勒超声检查法

（1）母体血流：子宫动脉血流是评价子宫胎盘血液循环的一项良好指标。在妊娠早期，子宫动脉的血流与非孕期相同，呈高阻力低舒张期，妊娠 14~18 周开始逐渐演变成低阻力并伴有丰富舒张期血流。子宫动脉的 RI、PI 和 S/D 仍均随孕周的增加而减低，具有明显相关性。无论是单胎或双胎妊娠胎盘侧的子宫动脉的血流在整个孕期均较对侧丰富。此外还可测定卵巢和滋养层血流。

（2）胎儿血流：目前医生可以对胎儿脐带、大脑中动脉、主动脉及肾动脉等进行监测，尤其是测定脐带血流变化已成为常规检查手段。在正常妊娠期间，脐动脉血流的 RI、PI 和 S/D 与妊娠周数密切相关。在判断胎儿宫内是否缺氧时，脐动脉血流波形具有重要意义，若脐动脉血流舒张末期消失进而出现舒张期血流逆流，提示胎儿处于濒危状态。

（3）胎儿心脏超声：彩色多普勒可以从胚胎时期原始心管一直监测到分娩前的胎儿心脏，一般认为妊娠 20~24 周后对胎儿进行超声心动监测图像较清晰。

3. 三维超声波扫描技术　利用最新标准的三维超声设备可观察胎儿发育，诊断胎儿异常。不仅有助于检出胎儿唇裂、腭裂、脑畸形、耳朵和颅骨异常，还可检出心脏异常。

（五）超声检查在妇科领域的应用

1. B 型超声检查法

（1）子宫肌瘤：是妇科最常见的良性肿瘤，其声像图为子宫体积增大，形态不规则，肌瘤常为低回声、等回声或中强回声。目前腹部超声能对肌瘤进行较精确定位。肌壁间肌瘤可挤向宫腔，使子宫内膜移位或变形；黏膜下子宫肌瘤可见增大，轮廓光滑，但肌瘤突向宫腔内，子宫内膜被肌瘤压迫及推移；浆膜下肌瘤则突出于浆膜下。

(2) 子宫腺肌病和腺肌瘤：子宫腺肌病的声像特点是子宫均匀性增大，子宫断面回声不均，有低回声和强回声，其内散在小蜂窝状无回声区。

(3) 盆腔炎：盆腔炎性包块与周围组织粘连，境界不清；积液或积脓时为无回声或回声不均。

(4) 卵巢肿瘤：卵巢肿瘤表现为卵巢增大，内为单房或多房的液性无回声区或混合性回声团。若肿块边缘不整齐、欠清楚，囊壁上有乳头，内部回声强弱不均或无回声区中有不规则强回声团，常累及双侧卵巢并伴腹腔积液者，应考虑为有卵巢癌。经阴道超声在发现盆腔深部小肿块、显示其内部细微结构方面有明显优势，已成为早期筛选卵巢癌的重要辅助项目。

(5) 监测卵泡发育：通常从月经周期第10日开始监测卵泡大小，正常卵泡每日增长1.6mm，排卵前卵泡约达20mm。

(6) 探测宫内节育器：通过对宫体的扫查，能准确地诊断宫内节育器在宫腔的位置及显示节育器的形状，可发现节育器位置下移。当节育器嵌顿、穿孔或外游走时，可在子宫肌壁间或子宫外发现节育器的强回声。嵌顿的节育器最好在超声引导下取出。

(7) 介入超声的应用：在阴式超声引导下可对成熟卵泡进行采卵；对盆腔囊性肿块穿刺，判断囊肿性质，并可注入药物进行治疗；随着助孕技术的发展，介入超声还可用于减胎术。

(8) 盆腔子宫内膜异位症：与周围组织粘连较少的异位肿块，边界清晰；反之粘连重者，边界不清。异位肿物大小不等，内可见颗粒状细小回声或因血块机化呈较密集粗光点影像。

2. 彩色多普勒超声检查　利用彩色多普勒超声能很好地判断盆腔肿瘤的边界以及肿瘤内部血流的分布，尤其对滋养细胞肿瘤及卵巢恶性肿瘤，其内部血流信息明显增强，有助于诊断。

3. 三维超声波扫描技术　利用三维超声分析手段，对盆腔脏器结构及可能的病变组织进行三维重建，可以较清晰显示组织结构或病变的立体结构，呈现二维超声难以达到的立体逼真的图像。有助于盆腔脏器疾患的诊断，特别是良、恶性肿瘤的诊断和鉴别诊断。

二、X线检查

X线检查借助造影剂可了解子宫和输卵管的腔内形态，因此在诊断先天性子宫畸形和输卵管通畅程度上仍是首选检查。此外，X线胸片是诊断妇科恶性肿瘤肺转移的重要手段。

(一) 诊断先天性子宫畸形

1. 单角子宫造影　仅见一个宫腔呈梭形，只有一个子宫角和一个输卵管，偏于盆腔一侧。

2. 双子宫造影　见两个子宫，每个子宫有一个子宫角和输卵管相通。两个宫颈可共有一个阴道，或由纵隔将阴道分隔为二。

3. 双角子宫造影　见一个宫颈和一个阴道，两个宫腔。

4. 鞍形子宫造影　见子宫底凹陷，犹如鞍状。

5. 纵隔子宫　可分为全隔和半隔子宫。全隔子宫造影见宫腔形态呈两个梭形单角子宫，但位置很靠近；半隔子宫造影显示宫腔大部分被分隔成二，宫底部凹陷较深呈分叉状，宫体部仍为一个腔。

（二）骨盆测量

1. 仰卧侧位片　可了解骨盆的前后径、中骨盆及盆腔的深度、骨盆的倾斜度、骶骨的高度和曲度及耻骨联合高度。

2. 前后位片　可观察中骨盆横径、耻骨弓横径、骨盆侧壁集合度。

3. 轴位片　可观察骨盆入口的形态、左右斜径及耻骨联合后角。

4. 耻骨弓片　可测量耻骨弓角度。

（三）X 线胸片

X 线胸部平片检查是诊断妊娠滋养细胞肿瘤肺转移的重要方法，X 线下征象多种多样，最初为肺纹理增粗，随即发展为串珠样、粟粒样和片状阴影，片状阴影继续发展融合成结节状或棉球状阴影，边缘模糊或清楚，为典型表现。可同时伴有单侧或双侧气胸、胸腔积液。团块阴影常出现在晚期病例中。

三、计算机体层扫描检查

计算机体层扫描（CT）除可显示组织器官的形态外，还可高分辨地显示组织密度以及 X 线不能显示的器官、组织的病变，尤其在脑、胆、胰、肾、腹腔和腹腔外隙的包块诊断上已展示其优越性。在妇产科领域，CT 主要用于卵巢良、恶性肿瘤的鉴别诊断。良性肿瘤轮廓光滑，多呈圆形或椭圆形；而恶性者轮廓不规则呈分叶状，内部结构不均一，多呈囊实性，密度以实性为主，可有钙化，强化效应明显不均一，多累及盆、腹腔，腹腔积液常见。CT 诊断良性卵巢肿瘤的敏感性达 90%，确诊率达 93.2%，而对恶性卵巢肿瘤病变范围的判断与手术所见基本一致，能显示肿瘤与肠道的粘连，输尿管受侵，腹膜后淋巴结转移，横膈下区病变，故敏感性达 100%。确诊率达 87.5%。但对卵巢肿瘤定位诊断特异性不如 MRI。

CT 检查的缺点是直径 <2cm 的卵巢实性病变难以检出，腹膜转移癌灶直径 1~2cm 也易遗漏，交界性肿瘤难以判断，且易将卵巢癌与盆腔结核混淆。

四、磁共振成像检查

磁共振成像（MRI）检查是利用原子核在磁场内共振所产生的信号经重建后获得图像的一种影像技术。MRI 检查无放射性损伤，无骨性伪影，对软组织分辨率高，尤其适合盆腔病灶定位及病灶与相邻结构关系的确定。MRI 能清晰地显示肿瘤信号与正常组织的差异，故能准确判断肿瘤大小及转移情况，并直接区分流空的血管和肿大的淋巴结，在恶性肿瘤术前分期方面属最佳影像学诊断手段，对浸润性宫颈癌的分期精确率可达 95%。

目前 MRI 在产科方面也得到广泛应用。

五、正电子发射体层显像

正电子发射体层显像（positron emission tomography，PET）是一种通过示踪原理，以解剖结构方式显示体内生化和代谢信息的影像技术。目前在 PET 显像中应用最普遍的示踪剂是 18F 标记的脱氧葡萄糖（18F-FDG），它在细胞内的浓聚程度与细胞内葡萄糖的代谢水平高低呈正相关，显像的原理是肿瘤细胞内糖酵解代谢率明显高于正常组织。18F-FDG 可以进行人体内几乎所有类型肿瘤的代谢显像，是一种广谱肿瘤示踪剂。

目前PET在妇科肿瘤中应用并不十分广泛，主要应用于卵巢癌的研究。一些大样本卵巢癌临床PET研究报道，PET在诊断原发和复发及转移性卵巢癌时，灵敏度和特异性显著高于CT和MRI。假阳性结果见于良性浆液性囊腺瘤、子宫内膜异位症、子宫肌瘤、内膜炎症以及育龄妇女卵巢月经末期的高浓聚；假阴性结果主要见于微小潜在病灶的诊断。因此，目前认为PET可用于原发或复发性卵巢癌的分期，但任何影像学方法都不能完全替代剖腹术。

（王琰琰）

▪第三十二章 妇科内镜检查与手术

内镜检查是用连接于摄像系统和冷光源的内镜，窥探人体体腔及脏器内部。可利用内镜在直视下对体内组织或器官进行检查和手术。妇产科常用的是阴道镜、宫腔镜和腹腔镜，此外还有胎儿镜。

第一节 阴道镜检查

阴道镜检查(colposcopy)是体外双目放大镜式光学窥镜，利用阴道镜在强光源照射下放大6~40倍直接观察宫颈阴道部上皮病变，以观察肉眼看不到的宫颈阴道部较微小的病变，在可疑部分行定位活检，可提高确诊率。阴道镜分光学阴道镜及电子阴道镜两种。

(一) 适应证

1. 宫颈细胞学检查LISL及以上、ASCUS伴高危型HPV DNA阳性或AGS。
2. HPV DNA检测16或18型阳性者。
3. 宫颈锥切术前确定切除范围。
4. 妇科检查怀疑宫颈病变者。
5. 可疑外阴、阴道上皮内瘤变;阴道腺病、阴道恶性肿瘤。
6. 宫颈、阴道及外阴病变治疗后复查和评估。

(二) 检查方法

1. 检查前应有阴道细胞涂片检查结果，除外阴道毛滴虫症。检查前24h避免阴道冲洗、双合诊和性生活。

2. 患者取膀胱截石位，用阴道窥器充分暴露宫颈阴道部，用棉球擦净宫颈分泌物。为避免出血，不可用力涂擦。取念珠菌、淋菌等标本时用棉球轻轻擦净宫颈管。

3. 打开照明开关，将物镜调至与被检部位同一水平，调整好焦距(一般物镜距被检物约为20倍)，调至物像清晰为止。先在白光下用10倍低倍镜粗略观察被检部位。以宫颈为例，可粗略观察宫颈外形、颜色及血管等。

4. 用3%醋酸棉球涂擦宫颈阴道部，使上皮净化并肿胀，对病变的境界及其表面形态观察更清楚，需长时间观察时，每3~5min应重复涂擦3%醋酸一次。精密观察血管时应加绿色滤光镜片，并放大20倍。最后涂以复方碘液(碘:30g，碘化钾0.6g，加蒸馏水至100mL)，在碘试验阴性区或可疑病变部位，取活检送病理检查。

5. 碘试验 用复方碘溶液棉球浸湿宫颈，富含糖原的成熟鳞状上皮细胞被染成棕褐色，称为碘试验阴性。柱状上皮、未成熟化生上皮、角化上皮及宫颈内瘤变、涂碘后均不着色，称为碘试验阳性。

（三）结果判断

1. 正常宫颈阴道部鳞状上皮光滑呈粉红色。涂3%醋酸后上皮不变色。碘试验阴性。

2. 正常宫颈阴道部柱状上皮宫颈管内的柱状上皮下移，取代宫颈阴道部的鳞状上皮，临床称转化区外移。肉眼见表面绒毛状，色红。涂3%醋酸后迅速肿胀呈葡萄状。碘试验阳性。

3. 正常转化区即鳞状上皮与柱状上皮交错的区域，含新生的鳞状上皮及尚未被鳞状上皮取代的柱状上皮。阴道镜下见树枝状毛细血管；由化生上皮环绕柱状上皮形成的葡萄岛；在化生上皮之中可见针眼状的凹陷为腺体开口及被化生上皮遮盖的潴留囊肿(宫颈腺囊肿)。涂3%醋酸后化生上皮与圈内的柱状上皮形成明显对比。涂碘后，碘着色深浅不一。病理学检查为鳞状上皮化生。

4. 不正常的阴道镜图像碘试验均为阳性，包括：

①白色上皮：涂醋酸后色白，边界清楚，无血管。病理学检查可能为化生上皮、宫颈上皮内瘤变。

②白斑：白色斑片，表面粗糙稍隆起且无血管。不涂3%醋酸也可见。病理学检查为角化亢进或角化不全，有时为HPV感染。在白斑深层或周围可能有恶性病变，应常规取活检。

③点状血管：旧称白斑基底。涂3%醋酸后发白，边界清楚，表面光滑且有极细的红点(点状毛细血管)。病理学检查可能有宫颈上皮内瘤变。

④镶嵌：不规则的血管将涂3%醋酸后增生的白色上皮分割成边界清楚、形态不规则的小块状，犹如红色细线镶嵌的花纹。若表面呈不规则突出，将血管推向四周，提示细胞增生过速，应注意癌变。病理学检查常为宫颈上皮内瘤变。

⑤异型血管：指血管口径、大小、形态、分支、走向及排列极不规则，如螺旋形、逗点形、发夹形、树叶形、线球形、杨梅形等。病理学检查常为宫颈上皮内瘤变。

5. 早期宫颈癌强光照射下表面结构不清，呈云雾、脑回、猪油状，表面稍高或稍凹陷。局部血管异常增生，管腔扩大，失去正常血管分支状，相互距离变宽，走向紊乱，形态特殊，可呈蝌蚪形、棍棒形、发夹形、螺旋形或绒球等改变。涂3%醋酸后表面呈玻璃样水肿或熟肉状，常并有异形上皮。碘试验阳性或着色极浅。

第二节 宫腔镜检查与治疗

宫腔镜检查(hysteroscopy)采用膨宫介质扩张宫腔，通过纤维导光束和透镜将冷光源经子宫镜导入宫腔内，直视下观察子宫颈管、子宫内口、子宫内膜及输卵管开口，对宫腔内的生理及病理情况进行检查和诊断，比传统的刮宫、子宫造影、超声等更直观、准确、可靠。更准确地取材送病理检查；也可在直视下行宫腔内的手术治疗。常用有全景式子宫镜，分硬镜和软镜两种；纤维子宫镜有放大作用；接触性子宫镜，不需扩宫，直接接触观察子宫内膜，但视野小。目前电视宫腔镜，经摄像装置把宫腔内图像直接显示在电视屏幕上观看，使宫腔镜检查更为方便。

（一）宫腔镜检查适应证

1. 探查异常子宫出血的原因。

2. 寻找不孕症的宫腔内原因。

3. 寻找习惯性流产的子宫内原因。

4. 除外宫腔内异物残留。

5. 输卵管堵塞的治疗或行输卵管绝育术。

(二) 宫腔镜治疗适应证

1. 子宫内膜息肉。

2. 子宫黏膜下肌瘤或部分凸向宫腔的肌壁间肌瘤。

3. 宫腔粘连分离。

4. 子宫内膜切除。

5. 子宫纵隔切除。

6. 宫腔内异物取出。

7. 宫腔镜引导下输卵管通液等。

(三) 禁忌证

1. 绝对禁忌证 ①生殖道急性或亚急性感染;②大量子宫活动性出血;③近期子宫穿孔或子宫手术史;④生殖道结核未经抗结核治疗者;⑤严重心、肺、肝、肾等脏器疾患。

2. 相对禁忌证 ①宫颈瘢痕;②宫颈裂伤或松弛。

(四) 检查前准备

详问病史,行全身检查、盆腔检查及宫颈防癌涂片、阴道分泌物检查。带宫内节育器者,超声估计节育器位置。检查时间选择月经干净 5 日内,内膜薄,检查时不易出血,宫腔镜下图像清晰,患者术前禁食 6~8h。

(五) 操作步骤

1. 排空膀胱后,取膀胱截石位。外阴、阴道的消毒、铺无菌巾。复查子宫大小、位置及附件情况。

2. 麻醉 宫腔镜检查一般不需麻醉,宫腔镜手术多采用静脉麻醉或硬膜腔外麻醉。

3. 膨宫液选择 使用单极电切及电凝,选用 5% 葡萄糖液,双极电切或电凝选用生理盐水,对于糖尿病者选用 5% 甘露醇膨宫。

4. 放置阴道窥器,以聚维酮碘消毒宫颈,钳夹宫颈。探明子宫屈度及宫腔深度,用宫颈扩张器扩张至大于镜体外壳直径半号。将子宫镜与冷光源及膨宫装置相连,在液体流出的情况下将宫腔镜送入宫颈内口,先冲洗宫腔直至流出液清净为止。然后关闭水孔,使宫腔扩张,并调节光源亮度。当子宫内壁清晰可见时移动镜管,按顺序观察宫底、输卵管开口、子宫前后壁、侧壁、宫颈内口及宫颈管,并缓缓退出镜管。

5. 手术处理 简单的手术可在确诊后立即施行如节育环嵌顿、子宫内膜息肉、内膜活检,较复杂的手术应在手术室进行如黏膜下子宫肌瘤切除术,子宫纵隔切除术等。

6. 检查后处理 卧床观察 1h;酌情给予抗生素预防感染;术后两周内禁性生活。

(六) 注意事项

1. 损伤 警惕宫颈裂伤及子宫穿孔。掌握宫腔镜检查的适应证及禁忌证。对可疑结核、癌症、哺乳期及绝经后妇女,操作时应格外谨慎。

2. 心脑综合征 扩张宫颈和膨胀宫腔可引起迷走神经兴奋,出现恶心、呕吐、面色苍白、头晕和心率减慢等症状。立即取平卧位 . 休息后多能缓解,必要时吸氧,静脉输液及皮下注射阿托品。

第三节 腹腔镜检查与治疗

腹腔镜手术是在密闭的盆腹腔检查或治疗的内镜手术。诊断性腹腔镜手术是将腹腔镜自腹壁插入腹腔内，观察病变的形态、部位，必要时取有关组织行病理学检查以明确诊断的方法。目前应用电视摄像装置将盆、腹腔脏器图像显示在电视屏幕上，使腹腔镜的应用更直观。在腹腔外操纵进入盆腹腔的手术器械直视屏幕对疾病进行手术治疗称为手术性腹腔镜手术。

（一）适应证

1. 诊断腹腔镜　①子宫内膜异位症；②明确盆腹腔肿物性质；③明确不明原因急慢性腹痛原因；④明确引起不孕的盆腔疾病；⑤计划生育并发症的诊断。

2. 手术腹腔镜　①各种妇科良性疾病；②早期子宫内膜癌分期手术及早期宫颈癌根治术；③中晚期子宫颈癌放化疗前后腹膜淋巴结取样；④计划生育节育手术。

（二）禁忌证

1. 绝对禁忌证　①严重心肺功能不全；②凝血功能障碍；③绞窄性肠梗阻；④大的腹壁疝或膈疝；⑤腹腔内广泛粘连。

2. 相对禁忌证　①盆腔肿块过大，超过脐水平；②妊娠 >16 周；③晚期卵巢癌。

（三）检查前准备

1. 器械消毒　用甲醛溶液熏蒸消毒 6h。需连续手术时用 10% 甲醛溶液浸泡 15min，使用前用无菌蒸馏水冲洗干净。

2. 患者准备　详细采集病史，进行全身体格检查，盆腔检查，宫颈防癌涂片及阴道分泌物检查。作心电图及胸部 X 线检查以除外心肺疾患。术前晚灌肠、备皮，注意清洁脐孔。手术当日禁食，术前排尿或持续安置导尿管，冲洗并消毒外阴、阴道。

（四）体位与麻醉

1. 体位　手术时需头低臀高并倾斜 15°~25°，使肠管滑向上腹部，以暴露盆腔手术野。

2. 麻醉　诊断腹腔镜可选用局麻或硬膜外麻醉；手术腹腔镜可选用全身麻醉。

（五）操作步骤

1. 腹腔镜检查

①人工气腹：于脐轮下缘切开皮肤 1cm，由切口处以 90° 插入气腹针，回抽无血后接一针管，若生理盐水顺利流入，说明穿刺成功，针头在腹腔内。接 CO_2 充气机，进气速度 1~2L/min，总量以 2~3L 为宜。腹腔内压力维持于 12~15mmHg，拔去气腹针。

②放置腹腔镜：用布巾钳提起腹壁，与腹部皮肤呈 90° 穿刺套管针，当套管针从切口穿过腹壁筋膜层时有突破感，使套管针方向转为 45°，穿过腹壁层进入腹腔，去除套管针针芯，将腹腔镜自套管针鞘进入腹腔，连接好 CO_2 气腹机，打开冷光源，可见盆腔视野。

③腹腔镜观察：术者手持腹腔镜，观察子宫及各韧带、卵巢及输卵管、直肠子宫陷凹。观察时助手可移动举宫器，改变子宫位置配合检查。必要时可取可疑病灶组织送病理检查。

④取出腹腔镜：检查无内出血及脏器损伤，方可取出腹腔镜，排出腹腔内气体后拔除套管，缝合腹部切口，覆以无菌纱布，胶布固定。

2. 腹腔镜手术　人工气腹及进入腹腔镜方法同腹腔镜检查。进行腹腔镜下治疗或手术需要在腹壁不同部位穿刺形成 2~3 个放手术器械的操作孔，其步骤如下：

①操作孔穿刺:常规妇科手术需要进行第二及第三穿刺孔,一般选择在左右下腹部相当于麦式切口位置的上下。根据手术需要还可以在耻骨联合上正中2~4cm部位进行穿刺。

②手术操作基础:必须具备的操作技术如用腹腔镜跟踪暴露术野,熟悉镜下解剖,组织分离及切开,止血,套圈结扎,腔内外打结,缝合等。

③手术操作原则:按经腹手术的操作步骤进行镜下手术。

④手术结束:冲洗腹腔,检查无出血,无内脏损伤,停止充入气体,取出腹腔镜及各穿刺点的套管鞘。

3. 腹腔镜术后处理　①应给予抗生素预防感染;②缝合腹部切口前虽已排气,腹腔仍可能残留气体而感肩痛和上腹部不适感,通常并不严重,无需特殊处理。

(六) 注意事项

1. 皮下气肿　多由套管针脱出腹壁穿刺孔所致。皮下气肿多在24h内消失。若发生气体栓塞,应按急症处理。

2. 脏器损伤　主要是膀胱及肠管损伤。严格掌握适应证及仔细操作常可避免。一旦发生损伤,可视情况采取腹腔镜下修补或开腹手术。

3. 出血　小血管出血可采用压迫、电凝、缝扎等方法止血。若发生大血管出血,应在输血同时立即行开腹手术。

4. 感染　术后常规给予抗生素预防感染。

5. 切口疝　检查完毕,取出腹腔镜及拔除套管后应全层缝合腹壁切口,以预防切口疝的发生。

第四节　胎儿镜检查与治疗

胎儿镜检查是用直径0.5~2mm光学纤维内镜经母体腹壁穿刺,经子宫壁进入羊膜腔,观察胎儿、抽取脐血、取胎儿组织活检及对胎儿进行宫腔内治疗的方法。目前临床上尚未普及使用。

(一) 适应证

1. 观察胎儿　观察胎儿有无明显的体表先天畸形,如面部裂、四肢的多指(趾)、并指(趾)、腹部脐疝、背部脑脊膜膨出、外生殖器异常等。

2. 抽取脐血　协助诊断胎儿有无地中海贫血、镰状细胞贫血、遗传性免疫缺陷、酶缺陷、血友病、鉴别胎儿血型(Rh及ABO)等。

3. 诊断有无宫内感染　如病毒感染胎儿血清中特异性免疫球蛋白。

4. 胎儿组织活检　如皮肤活检可发现大疱病、鱼鳞病。肝活检可发现鸟氨酸氨甲酰基转移酶缺乏。

5. 超声辅助下宫内治疗　宫内输血,可直接注入脐静脉。脑积水或泌尿道梗阻,放置导管引流,以防受压组织器官进一步损害。用激光切除寄生胎以及宫内治疗腹裂。某些孪生妊娠中,只有一个胎儿具有先天异常时可采用胎儿镜作选择性堕胎。

(二) 胎儿镜检查时间

一般根据羊水的量,胎儿的大小,脐带的粗细和检查的目的。妊娠15~17周时,羊水达足够量,胎儿也较小,适宜观察外形;妊娠18~22周时,羊水继续增多,脐带增粗,适宜作胎血取样;妊娠22周后,羊水透明度下降,不利于观察。

（三）操作步骤

1. 术前　按下腹部手术常规备皮，排空膀胱，术前 10min 肌内注射哌替啶 50mg，手术者常规洗手，严格保持无菌操作。

2. 选择穿刺点　术前用超声检查，选择穿刺点，要求套管刺入子宫时避免贯穿胎盘，并尽可能靠近脐带，可选择子宫体前壁、侧壁或宫底部的无胎盘附着区，但一般不选择子宫下段，因该处收缩性差，穿刺后创口不易闭合，容易发生羊水漏出。胎盘附着在子宫后壁时，虽无贯穿胎盘的顾虑，但以子宫前壁中央部位为好，这样便于胎儿镜上、下、左、右移动；胎盘附着在子宫前壁时可选择无胎盘附着区穿刺。还需注意穿刺点下的羊水量，便于顺利刺入羊膜腔。

3. 局麻　尖刀片作 2mm 切口深达皮下，助手固定子宫，带芯套管从皮肤切口垂直刺入。穿刺过程中有两次落空感，第一次穿过腹部肌层，第二次穿过子宫壁进入羊膜腔，抽出针芯，可见羊水涌出。换上胎儿镜。

4. 接上冷光源　观察胎儿外形，在胎儿镜视野下，可观察到粉红色胎儿皮肤、胎盘和乳白色脐带。见到脐带可将取样针刺入抽吸胎血。应该强调的是刺入时迅速进针，并掌握刺入深度。胎盘胎儿面的血管表面仅被一层羊膜覆盖，血管壁又较薄，抽血后出血的可能性较大，所以最好从脐带抽血。还可作皮肤、肌肉活检等。

5. 检查完毕　将胎儿镜连同套管退出，纱球压迫腹壁穿刺点 5min，包扎，平卧 3~5h，观察母体的脉搏、血压、胎心率、子宫收缩、羊水及血液涌溢。一般不给抑制子宫收缩药物，因为子宫肌松弛，不利于宫壁创口闭合，容易发生羊水漏出，羊水外溢可导致流产。

（四）注意事项

胎儿镜检查，操作要轻柔、仔细。尽量防止引起感染、出血、损伤和流产等并发症。据文献报告，早产率在 8%~10%，胎儿宫内死亡率 <5%。羊水漏出率大约在 10%，羊膜炎为 1.5%。

（五）并发症

1. 感染　引起母体和胎儿感染，术后发热，腹部疼痛，甚至羊水细菌培养阳性是征兆。

2. 出血　损伤腹壁或子宫壁血管引起出血，术后出血，患者常感觉腹痛。视出血量采取相应处置。

3. 引起流产、早产或胎儿死亡　手术过程中损伤胎盘和脐带引起流产早产或胎儿死亡。

4. 羊水渗漏　若流出液体 pH>7 或有羊齿状结晶可诊断，不需要特殊处理，按胎膜早破保守治疗。

5. 周围脏器损伤　如肠管损伤等。

（张丽雅）

■ 第三十三章
男性性功能障碍

男性正常的性功能是指性欲唤起、阴茎勃起、性交、性欲高潮 - 射精和性满足等一系列本能性生理过程。若其中任意一个或多个环节出现障碍即称之为男性性功能障碍。本章重点介绍阴茎勃起功能障碍和早泄。

第一节　阴茎勃起功能障碍

阴茎勃起功能障碍(erectile dysfunction,ED)是指病程在不少于 3 个月的时间里,阴茎持续不能达到或维持足够的勃起来完成满意的性生活。

【流行病学】

ED 是成年男性的一种常见疾病。据美国对老龄化男性研究统计显示,男性在 40~70 岁间的 ED 患病率为 52%。随着社会人口老龄化趋势及人们对生活质量要求的不断提高,我国 ED 的患病率也较高,并随年龄增加而升高,60% 以上的 ED 患者发生在 30~50 岁之间。

【阴茎勃起的解剖和生理机制】

阴茎勃起受到下丘脑性中枢调控和勃起的外周调控,阴茎的勃起以阴茎的动脉扩张和海绵体小梁的舒张为基础,相反,动脉和小梁内平滑肌收缩,阴茎为松弛状态。研究表明,在阴茎的勃起过程中,起主要作用的是一氧化氮(NO) - 环磷酸鸟苷(cGMP)信号通路。有性刺激时,阴茎海绵体内的神经元和血管内皮细胞内的一氧化氮(NO)释放,NO 激活海绵体平滑肌细胞内的鸟苷酸环化酶,导致 5- 三磷酸鸟苷(GTP)转变成 cGMP,cGMP 可激活蛋白酶 G 使钙离子内流减少,使得海绵体内平滑肌松弛,海绵窦内有血液流入而引起勃起。cGMP 可被 5 型磷酸二酯酶(PDE5)分解而变为无活性磷酸鸟苷(GMP),使平滑肌细胞内 Ca^{2+} 增加,平滑肌收缩导致阴茎疲软。阴茎勃起的发生分为三期,包括:启动期、充盈期和维持期。启动期:当神经、内分泌、心理的刺激活动通过自主神经传出冲动,使阴茎血管和海绵体小梁平滑肌松弛,启动勃起;充盈期:平滑肌松弛使海绵体动脉和螺旋动脉扩张,血流大增流入海绵窦内,窦状隙处于扩张和血液滞留状态;维持期:随着窦状隙的膨胀,海绵体小梁对白膜压力逐渐增加,从而白膜下静脉受压致闭锁,使窦状隙内血流受阻,海绵体内压力升高,产生坚挺勃起。

阴茎勃起消退是随着射精过程出现交感神经的兴奋,使螺旋动脉和海绵体平滑肌收缩、动脉血流降低,继而海绵体内压力降低,小梁解除对白膜下静脉的压迫,静脉回流恢复正常,阴茎软化。射精中枢腰骶部脊髓内,在正常情况下,射精中枢的兴奋性低于勃起中枢的兴奋性,而勃起中枢在性交时经过一定的持续刺激后,引起射精中枢的兴奋而出现射精,在出现有节律的射精动作的同时发生性欲高潮。射精完成后，性兴奋急剧消退，阴茎逐渐疲软松弛。

另有参与阴茎海绵体平滑肌收缩和舒张还包括：H2S 信号通路、cAMP 信号通路、RhoA/Rho 激酶信号通路、前列腺素、内皮素、钾离子通道、降钙素基因相关肽、血管活性肠肽等。

【病因及分类】

ED 的病因比较复杂，一般为多种因素所导致的结果。

主要与以下因素有关：①精神心理因素：包括情绪异常、心境障碍、精神疾病等；②内分泌因素：包括高泌乳素血症、性腺功能减退症、甲状腺功能减退或亢进等；③血管性因素：高血压、心脏疾病、外周血管病变等；④代谢性因素：如高脂血症、糖尿病等；⑤神经性因素：包括中枢神经和周围神经病变；⑥阴茎解剖或结构异常：如尿道下裂、阴茎先天性弯曲等；⑦药物性：主要包括抗高血压药、抗组胺药、抗雄激素药、抗抑郁药、抗精神病药、毒品等；⑧不良嗜好及其他：如肥胖、吸烟、酗酒及缺乏锻炼等。

ED 按发病时间分类，可分为原发性 ED 和继发性 ED。原发性 ED 指从初次性生活即发生诱发勃起和 / 或维持勃起异常，包括心理性 ED 和器质性 ED；继发性 ED 是相对于原发性 ED 而言，是指在发病之前有正常勃起及性交经历，以后因某种原因造成的勃起功能障碍。

【诊断】

患者的主诉是 ED 的主要诊断依据，全面了解性生活史、既往病史及心理社会史是该病诊断的关键。采用国际勃起功能问卷 -5（International Index of Erectile Function5，IIEF-5）（表 33-1）作为诊断工具。ED 的严重程度可分为轻度、中度和重度（完全性），根据 IIEF-5（表 33-1）评分，各项相加的得分，≥ 22 分表示正常勃起功能；12~21 分为轻度；8~11 分为中度；5~7 分为重度。体格检查重点在第二性征、局部神经感觉及生殖系统。年龄超过 50 岁的男性应常规行直肠指诊。

表 33-1 国际男性勃起功能问卷 -5（IIEF-5）

根据在过去 6 个月间状况评估

	0 分	1 分	2 分	3 分	4 分	5 分	得分
1. 您在性交过程中，对阴茎勃起及维持勃起的信心如何	无性生活	很低	低	中等	高	很高	
2. 受到性刺激后，有多少次阴茎能坚挺地进入阴道	无性生活	几乎没有或完全没有	只有几次	有时或大约一半时候	大多数时候	几乎每次或每次	
3. 阴茎进入阴道后有多少次能维持阴茎勃起	无性生活	几乎没有或完全没有	只有几次	有时或大约一半时候	大多数时候	几乎每次或每次	
4. 性交时保持阴茎勃起至性交完毕有多大困难	无性生活	非常困难	很困难	困难	有点困难	不困难	
5. 尝试性交有多少时候感到满足	无性生活	几乎没有或完全没有	只有几次	有时或大约一半时候	大多数时候	几乎每次或每次	

注：各项得分相加，≥ 22 分为勃起功能正常；12~21 分为轻度 ED；8~11 分为中度 ED；5~7 分为重度 ED

阴茎夜间勃起测试（NPT）可区分心理性和器质性 ED。阴茎海绵体注射血管活性药物试验主要用于对心理性、血管性和神经性 ED 作以鉴别。阴茎彩色多普勒超声检查（CDDU）是目前最有价值的一种血管性 ED 诊断方法，可对阴茎内血管功能作以评价。球海绵体反射潜伏时间（BCR）是目前应用较多的神经诱发电位检查，该法主要用于神经性 ED 的间接诊断和鉴别诊断。阴茎海绵体灌注测压及造影、阴部内动脉造影检查用于诊断动脉性及静脉性 ED。

此外，血清性激素检查可以判断先天性疾病因素或后天性激素水平异常，根据患者其他主诉及危险因素，进行检查项目还包括血常规、血生化，心电图等。

【治疗】

在 ED 治疗前应明确其危险因素、诱发因素、基础疾病及潜在的病因，应对患者做全面的检查诊断后选择合适的治疗方案。

1. 基础治疗　①调整生活方式：改变不良的生活习惯，不仅有益于勃起功能，也有益于全身健康；②控制基础疾病：应治疗明确的病因，如内分泌异常、糖尿病、心血管疾病及抑郁症等；③心理疏导：与患者建立互相信任和良好的关系，矫正社会心理因素；④性生活指导：性知识和性技巧的教育。

2. 药物治疗

(1) 西地那非：西地那非是选择性 5 型磷酸二酯酶抑制剂。它可增强 NO 释放，增加海绵体内 cGMP 水平，松弛平滑肌，促进动脉血流入，使阴茎充血、坚硬、勃起。

西地那非口服吸收迅速，绝对生物利用度约 40%。空腹状态下药峰时间 30~120min；西地那非的代谢产物为 N- 去甲基西地那非，强度约为西地那非的 50%，故而西地那非的药理作用有大约 20% 来自代谢产物。口服剂量的 80% 从粪便排泄，其余从尿中排泄。

主要用于：①男性勃起功能障碍：西地那非对器质性、精神性或混合性勃起障碍患者有效。没有性刺激时，推荐剂量的西地那非不起作用。②肺动脉高压与高山症等疾病。

西地那非常见不良反应有：头痛、面部潮红、心悸、皮疹、嗜睡、恶心、腹泻等。而且，服用剂量越大，出现概率越高，症状越明显。西地那非还能引起复视、短暂性视力丧失、视力降低、眼渗血、眼压升高等；极少数人可能出现心肌梗死、心源性猝死、室性心律失常、脑出血等严重不良反应。

西咪替丁、红霉素、酮康唑、伊曲康唑等能减少本药代谢，增加本药血药浓度；利福平能降低本药作用；有严重心血管病史、不宜于性生活和严重肝损伤者禁用。

(2) 育亨宾：育亨宾是从育亨宾树皮中提取的吲哚类生物碱，能选择性阻断突触前膜的 α_2 受体，使阴茎海绵体释放较多的去甲肾上腺素，减少阴茎静脉血流回流，利于充血勃起。少量应用时，可使会阴部肿胀，刺激脊髓勃起中枢，促使性功能亢进，从而增加阴茎勃起频率和勃起时间。

育亨宾适用于男性勃起功能障碍，但因其不良反应较多，且缺乏可靠的临床数据，多年来临床对它保持慎重态度。随西地那非的问世，本药的临床使用率进一步下降。

目前，5 型磷酸二酯酶抑制剂（PDE5 抑制剂）临床使用有效，且方便、安全、易被多数患者接受，是目前 ED 治疗的首选疗法，常用的 PDE5 抑制剂包括西地那非、伐地那非和他达拉非。3 种 PDE5 抑制剂药理作用机制相同，服用后在性刺激作用下才能增强勃起功能。PDE5 抑制剂禁忌与硝酸盐类合用，可引起顽固性低血压。

其他药物治疗：血清睾酮水平低者应用雄激素治疗可起到提高性欲，改善勃起功能的效果，对于睾酮水平正常者，不建议采用。用于治疗 ED 的雄激素有：十一酸睾酮胶丸、贴剂和注射剂等。此外，中药治疗勃起功能障碍的历史悠久，需要在中医辨病辨证论治的基础上应用，主要针对心理性及轻、中度器质性ED患者。

3. 局部治疗 海绵体活性药物注射治疗，前列腺素E_1（PGE_1）是应用于海绵体注射治疗最多的药物，其他还有罂粟碱和酚妥拉明等血管活性药物，但主要不良反应有注射时或注射后局部疼痛、阴茎异常勃起和海绵体纤维化等，因而目前临床主要用于诊断性检查；真空负压装置是通过负压将血液吸入阴茎海绵体内，然后用缩窄环套在阴茎根部，使血液回流受阻以维持勃起。该方法适用于不能耐受药物治疗或药物治疗无效的患者，尤其适用于老年性生活较少的患者。不良反应包括阴茎麻木、疼痛、射精延迟及射精不能等。

4. 手术治疗 主要包括血管手术和阴茎支撑体（又称阴茎假体）植入术，适用于其他治疗措施均无效的患者。

第二节 早 泄

早泄（premature ejaculation，PE）是一种男性性功能障碍，现临床上对早泄的定义尚未统一，通常认为阴茎总是或经常在插入阴道前、插入时或刚插入阴道后，即在极小的性刺激下射精，控制射精的能力下降。早泄分为原发性早泄（终生性）和继发性早泄（获得性），前者患病率为2%~5%，后者为20%~30%。国际性学会（ISSM）在2008年对原发性早泄做以循证医学定义特征：射精总是或几乎总是发生在插入阴道前或插入阴道1min左右；插入阴道后几乎没有延时射精的能力；有沮丧、忧愁、烦恼和/或躲避性接触等的个人消极行为。

早泄是最常见的射精异常，以往观点认为多由心理性原因导致，近些年来发现，早泄患者有阴茎感觉过度敏感的情况存在，以及可由生殖器官炎症如前列腺炎、包皮阴茎炎等所诱发。早泄诊断主要依据病史和性生活史。

根据不同原因引起的早泄，同时治疗发病原因，并且应需要配偶的积极协助配合，对患者的患病心理起到疏导作用，除心理治疗外还包括：行为治疗，采用避孕套性交或阴茎头部外用局部麻醉药物如利多卡因乳膏等，口服药物选择性5-羟色胺再摄取抑制剂（SSRIs）如达帕西汀、帕罗西汀等。治疗目的均为延长射精潜伏期。

（钟震海 佟明 王寒明）

第三十四章 男性不育症

第一节 总 论

世界卫生组织(WHO)将夫妇双方未采用任何避孕措施同居生活1年以上,由于男方原因造成女方不孕者,称之男性不育症。男性不育症不是一种独立的疾病,而是由一种或多种疾病与因素造成的结局。

【流行病学】

据WHO调查,育龄夫妇中有15%存在着不育的问题,而发展中国家的一些地区有30%的高比率,男女双方原因各占50%。我国对来源于北京、上海、天津等39个市、县的256份文献共11 726人的精液分析数据进行研究统计,我国男性的精液整体质量正以每年1%的速度下降。又有研究指出精子浓度呈下降趋势,但精子活力变化不明显。

【病因】

无论何种因素影响到精子的产生、成熟、排出、获能及受精中的任一环节均可导致不育。病因分类为:①先天性因素:如先天性输精管缺如、睾丸发育缺陷、隐睾等。②后天性泌尿生殖系统异常:如睾丸的外伤、炎症、扭转及肿瘤等原因造成睾丸萎缩,导致精液异常。③感染因素:如前列腺炎、精囊炎、附睾炎等,炎症产生白细胞产物过多直接损害精子膜;生殖系感染可造成输精管道梗阻而发生无精子症。④精索静脉曲张:患精索静脉曲张时可引起睾丸温度升高,影响睾丸的生精功能而导致不育。⑤医源性因素:由于药物或手术的原因而造成的精液异常,如激素类药物、化疗、放疗、隐睾和腹股沟疝手术等。⑥全身性原因:如全身性疾病、营养不良、吸毒、酗酒等。⑦内分泌因素:主要与下丘脑-垂体-睾丸性腺轴功能紊乱有关,如Kallmann综合征、腺垂体功能不全、甲状腺功能亢进或减退、高泌乳素血症等。⑧免疫性因素:如睾丸外伤、活检、感染或输精管阻塞、吻合手术等后,血-睾屏障和精子免疫机制受到破坏,而导致男性不育。⑨遗传性因素:如Klinefelter综合征、Y染色体缺陷、纤毛不动综合征等。⑩性功能障碍:如勃起功能障碍、逆行射精、不射精等均可造成男性不育。⑪特发性不育:男性不育症找不到明确病因者,占40%~50%。

此外,吸烟、肥胖、药物滥用等均可造成男性不育。

【诊断】

1. 病史 全面了解病史资料,是男性不育症的诊断基础和重点。①了解性生活史可初步判定是否因性功能障碍导致的不育;②详细了解家族史、婚育史、性生活情况和其他对生育可能造成影响的因素，还要简要了解配偶病史。应详细了解患者既往情况，包括流行性腮腺炎并发睾丸炎，睾丸外伤、隐睾等，还包括生长发育史、传染病史、用药史、手术史、泌尿生殖系统感染史，以及是否有高温、射线、毒物、毒气接触史，有否如吸烟、酗酒等不良生活嗜好。

2. 体检 应在温暖的房间内对患者进行体检，并注意被检查部位暴露良好、保护患者隐私。①全身检查：重点应注意体形；第二性征如体毛分布、有无男性乳房发育等表现。②生殖系统的检查：应注意生殖器官发育情况，阴茎有无包皮过长、尿道下裂及其他病理异常。检查睾丸质地、位置、体积，同时检查附睾和输精管情况，阴囊内有无鞘膜积液、精索静脉曲张等异常。③直肠指诊：主要检查前列腺质地、大小及有无压痛、结节等情况。

3. 实验室检查

(1)精液分析通常用来确定是否有男性不育因素的存在，它包括分析精子和精浆的参数与特征，精液分析结果既能为我们提供一个判断男性生育力的可能性，又可提供出男性临床状况的基本信息。精液采集与分析和质量控制必须完全遵循标准化的操作程序，参照表34-1《WHO人类精液及精子-宫颈黏液相互作用实验室检验手册》。

表34-1 根据《WHO人类精液及精子-宫颈黏液相互作用实验室检验手册》第5版

参数	参考值范围
精液体积(ml)	1.5(1.4~1.7)
精子总数(10^6/一次射精)	39(33~46)
精子浓度(10^6/ml)	15(12~16)
总活力(PR+NP,%)	40(38~42)
前向运动(PR,%)	32(31~34)
存活率(活精子,%)	58(55~63)
精子形态学(正常形态,%)	4(3.0~4.0)
pH值	≥7.2
液化时间	<60min
过氧化物酶阳性白细胞(10^6/ml)	<1.0
MAR试验(与颗粒结合的活动精子,%)	<50
免疫珠试验(与免疫珠结)合的活动精子,%	<50
精浆锌(μmol/一次射精)	≥2.4
精浆果糖(μmol/一次射精)	≥13
精浆中性葡萄糖苷酶(mU/一次射精)	≥20

通过上述参考值范围：①无精液症是指射精时无精液射出(或逆行射精)；②无精子症是指射出的精液中无精子；③少精子症是指精子密度小于15×10^6/mL；④弱精子症是指向前运动的精子小于32%；⑤畸形精子症是指形态正常的精子小于4%。而少精子症、弱精子症、畸形精子症三者可两者或三者同时发生，称少弱精子症、少畸精子症或少弱畸精子症。

(2)选择性检查：根据病史、造成生殖腺损伤的不良接触情况、体格检查以及精液分析等检查结果，有下列有关检查可选择：①抗精子抗体检测，对于精子活力低伴有凝集现象者，可进行免疫珠试验或混合抗球蛋白反应等试验诊断免疫性不育。②精液生化检查，可判断附属性腺分泌功能，精浆果糖、中性葡萄糖苷酶等指标的测定，可鉴别梗阻性和非梗阻性无精子症。③男性生殖系统细菌学和脱落细胞学检查，可以发现生殖系统感染和睾丸生精小管功能。④内分泌检查，血清性激素的检测主要针对可疑性功能（性欲）异常、性腺功能低下及生精功能受损的患者进行测定。⑤免疫学检查，精子的自身免疫和同种免疫都可以引起不育。⑥染色体核型等遗传学检查，对于精液分析为少、弱、畸精子症、有家族遗传性疾病史时，可以进行染色体核型检测。对严重少弱精子症及无精子症患者需同时进行 Y 染色体微缺失检测。⑦影像学检查，生殖系统超声包括阴囊超声、经腹及经直肠超声。阴囊超声主要检测双侧睾丸、附睾、精索静脉及近端输精管情况；经腹或直肠超声可对前列腺、精囊、输精管和射精管进行检查。头颅 MRI 可发现垂体肿瘤和颅内占位性病变，对于血清 PRL 水平持续增高患者更有必要。以往输精管精囊造影检查可明确输精管道通畅性，但可能会造成输精管道的进一步梗阻，已不再使用。

4. 特殊检查　①诊断性睾丸活检术：可以判断睾丸精子产生的功能情况和生精功能受损的程度；②精子功能试验：精子进入女性生殖器官与卵子结合受精，有关的精子功能；③性交后试验：精子与宫颈黏液的相互作用情况的了解；④性功能相关检查（略）。

此外，血常规、血糖、血脂、甲状腺素及肝肾功能等血液检查有助于发现某些影响生育的全身疾病。

【治疗】

1. 一般治疗　不育症是诸多疾病因素作用的结果，因此提倡夫妇双方均应对生育能力进行评估检查，并且不育症治疗时要特别注意夫妇共同治疗。

治疗时要进行正确的生殖健康知识教育。男性不育的几点预防措施，包括：①睾丸未降或下降不完全者，应在 2 岁以前作以治疗；②预防性传播性疾病；③避免接触有害睾丸的因子或环境；④在作某些影响睾丸功能的治疗前，如肿瘤化疗，应超低温保存患者的精子。

2. 非手术治疗　①非特异性治疗：由于特发性男性不育症的患者缺乏明确的病因，针对这部分患者往往采用经验性药物治疗和传统医学治疗。药物使用的时间不应少于 3~6 个月，这样就可以覆盖一个完整的精子生成周期。②半特异性治疗：对发病机制尚未完全阐明，因此对这些疾病的治疗效果还未被肯定。包括使用抗生素治疗男性附属性腺感染以及免疫不育的治疗等。③特异性治疗：主要针对病因诊断明确的患者，如内分泌功能紊乱引起的男性不育等。通过针对病因的特异性治疗，多数治疗效果比较满意。

3. 外科治疗　针对男性不育症患者中的一些器质性病变，无法通过药物解决，可采取手术治疗。男性不育症可以选择外科治疗的疾病主要有以下几类：①精索静脉曲张是导致男性不育的常见病因，手术是治疗精索静脉曲张的主要手段；②解除输精管道梗阻；③解除生殖器畸形或发育异常所致影响女性受孕的手术，常见的有隐睾、尿道下裂等；④其他疾病引起男性不育的手术，如垂体瘤手术和甲状腺手术等。

4. 辅助生殖技术　指不通过性交而应用各种医疗手段干预，不育不孕夫妇得到受孕的方法统称为辅助生殖技术（assistant reproductive technology，ART），包括人工授精和体外受精 - 胚胎移植及其衍生技术两大类。

（1）人工授精：是指男方通过体外排精，精液经过优化处理后注入女方的体内、使精子和卵子结合促使妊娠的一种治疗措施。根据精子来源不同分为：①夫精人工授精（artificial insemination of husband，AIH）：主要适用免疫性不育，有 8%~10% 的成功率；②供精人工授精（artificial insemination of donor，AID）：男性不育经其他治疗均无效而其配偶有正常生育能力者，为解决生育可采用此种方法。

(2)体外受精胚胎移植(in vitro fertilization-embryo transfer，IVF-ET)：主要用于女性因输卵管梗阻、受损的不育治疗，此方法有每周期 30% 以上的成功率。

(3)IVF-ET 衍生的辅助生殖技术：①卵胞浆内单精子显微注射(intra-cytoplasmic sperm injection，ICSI)：适用于严重少精、死精以及梗阻性无精子症患者。成功授精率约 70%，怀孕率达 35%~50%。②植入前遗传学诊断(preim-plantation genetic diagnosis，PGD)：指从体外受精的胚胎取部分细胞进行基因检测，致病基因胚胎排除后而进行移植，可以预防遗传病的发生。

第二节 无 精 子 症

【定义】

若为 3 次或 3 次以上离心后精液镜检均未查到精子，还应除外逆行射精和不射精等射精障碍方可诊断为无精子症。

【病因】

无精子的病因分类包括先天性因素：如基因异常、输精管道发育异常、睾丸下降不良、无睾症、生殖细胞发育不良等；后天性因素：有创伤、外源性因素(药物、毒素、高温、放射线及长期服用棉籽油等)、精索静脉曲张、睾丸扭转、肿瘤、生殖道感染、医源性损伤(输精管结扎术后、导致睾丸血供损伤的外科手术等)、慢性系统性疾病(肝硬化、肾衰竭等)、特发性等。

除了对病史、体检、精液分析以及性激素检测进行病因分析外，还应将生殖系统(前列腺、精囊、射精管、睾丸、附睾、输精管)超声及染色体检测列为常规病因检测。

【分型】

无精子症的病因较为复杂，根据解剖结构进行经典分型，对于诊断分型目前尚未统一：

1. 经典分型 ①睾丸前性无精子症：主要为各种原因造成的促性腺激素低下所致的无精子症。如先天性低促性腺激素型性腺功能减退；GnRH 缺乏或释放障碍致垂体分泌释放 LH 和 FSH 低下；垂体病变(垂体功能不全、高泌乳素血症等)导致腺垂体分泌 FSH、LH 障碍等。其他外源性或内源性激素异常，导致继发性睾丸生精功能障碍，甚或无法生成精子。②睾丸性无精子症：主要包括基因异常(染色体核型异常、Y 染色体微缺失等)和生精功能障碍(先天性和后天性因素)两类。③睾丸后性无精子症：主要为生殖道梗阻，包括输精管道发育异常、感染或医源性损伤所致附睾输精管梗阻、射精管口梗阻及特发性附睾管梗阻。尤其需注意的是某些肿瘤可压迫或侵犯输精管或和射精管引起阻塞。

2. 诊断分型 结合我国国情，从无精子症的精确诊断与治疗选择方面，将无精子症分为以下三类：①梗阻性无精子症(OA)：表现为双侧输精管道梗阻导致精液或射精后的尿液中未见精子或生精细胞，但睾丸的生精功能正常，睾丸体积和血清 FSH 水平也基本正常。生殖系统超声检查可发现梗阻征象。②非梗阻性无精子症(NOA)：包括各种下丘脑垂体疾病所致的生精功能障碍，以及不同病因所致的原发性生精功能衰竭，而无梗阻性因素。生殖系统超声检查没有发现梗阻征象，睾丸体积多数在 10mL 以下，血清 FSH 水平可为减低、正常或升高(可高于正常上限 2 倍以上)。这类患者的睾丸不能产生精子或只产生极少量精子，导致精液中无法找到精子。多由先天性或后天性因素导致，常见的先天因素包括 Klinefelter 综合征、Y 染色体微缺失、隐睾等。而后天因素则主要是腮腺炎并发睾丸炎、长期接触高温、放射线、毒气毒物(如铅、苯等)以及长期服用棉籽油导致的生精细胞受损等。③混合型无精子症(combined

azoospermia):这部分患者可能同时存在睾丸生精功能障碍以及部分输精管道梗阻,分型为混合型无精子症。有时单侧输精管道梗阻的患者,对侧可表现为睾丸生精功能障碍。

【治疗】

无精子症的治疗应根据患者一般状况、意愿以及诊断分型情况,选择适合的治疗方法。

1. OA 的治疗选择　主要根据造成梗阻的原因、性质、部位、程度和范围选择药物治疗、输精管道再通手术或辅助生殖技术(ART)治疗。

2. NOA 的治疗选择　对于身体状况较差的患者,如睾丸体积在 6mL 以下、FSH 水平升高明显等,可直接选择供精人工授精(AID)或领养,但如在睾丸显微取精技术取到精子,也可选择卵胞浆内单精子显微注射(ICSI)治疗。其他患者可尝试进行对因治疗或经验性药物治疗,如治疗后仍未能查及精子则可考虑行各种睾丸取精术或睾丸活检进行病理组织学检查以明确睾丸生精状况。对因治疗主要为:合并严重精索静脉曲张患者,尤其是伴有睾丸萎缩者,采用手术治疗,术后有可能改善睾丸生精功能而产生精子。经验性药物治疗取得了一定疗效。①克罗米芬,通过提高血清 FSH 和 LH 水平,促进睾丸产生睾酮。可促进特发性无精子症患者产生精子或提高睾丸取精成功率。初始剂量为每天口服 50mg,治疗期间需严密监测血清睾酮水平。②芳香化酶抑制剂,具有抑制雄激素转化为 E_2 作用,从而增加睾酮水平,可对精子成熟和精子数量的增加起到促进作用。芳香化酶抑制剂睾内酯每天 100~200mg 口服治疗。其他可选择的药物有阿那曲唑、来曲唑等,但价格昂贵,临床应用较少。

无论何种取精术,若能找到精子都应超低温冷冻保存,以备 ICSI 治疗。对于因染色体异常,如 Y 染色体微缺失患者,可直接选择 AID 或领养。部分 AZFc 缺失患者可尝试进行睾丸取精术,如获取精子则可进行 ART 治疗。特别注意的是 Y 染色体微缺失建议进行 PGD 治疗,防止造成子代男性遗传。

3. 混合型无精子症的治疗选择　首选诊断性取精术或睾丸活检寻找精子,若查到应冻存进行 ICSI 治疗。一般不主张外科手术进行再通。

(钟震海　佟 明)

■ 第三十五章 男性节育

男性节育是男性在计划生育和生殖健康中落实的重要方面。计划生育工作已逐渐形成科学的管理与先进的专业技术结合的新型体系。本章就男性节育的专业技术方面作扼要介绍。

【男性避孕】

男性常用的避孕方法是应用避孕套。自然避孕法是有夫妻双方采取互相配合,在女性容易受孕期禁欲,从而达到避孕的方法;外用杀精药物可以作为一种人为的避孕措施;此外,若不适合其他避孕方法时可采取体外排精和会阴尿道压迫法。无论采取何种避孕方法,应遵循无害健康、作用有效、方便、经济及不妨碍性生活和将来的生育能力为主要原则。

1. 避孕套避孕　是由乳胶薄膜制作,性生活时套在阴茎上的套子,防止精液排入阴道而达到避孕的目的。

(1)效果及其优缺点:若正确掌握应用方法,可达到良好的避孕效果,是屏障避孕法中最有效的一种。持续使用,第一年意外妊娠率低于3%。

避孕套应用的优点:简捷方便,预防性传播疾病,尤其适用于早泄、女性对配偶精液过敏者。

避孕套使用的缺点:部分使用者出现感觉迟钝,觉得使用时麻烦,也有使用者产生过敏现象或应用不当意外怀孕。

(2)使用方法和注意事项:正确使用方法为:选择适当规格,大小适宜;使用前用吹气法确定无漏损;戴前先捏瘪前端小囊,放在阴茎头上,顺卷边往上推,直至阴茎根部;射精后,在阴茎未疲软前,按住套口与阴茎一起拔出。

2. 自然避孕法　通常是计算或判断女性的排卵前后的易受孕期,采取周期性的禁欲。此种方法易于众多育龄夫妻所接受,避孕效果较好,最为符合自然状态。目前判断易受孕期方法包括:基础体温法、症状 - 体温法、日历表法和宫颈黏液法。对于易受孕期难以判断者,可采用其他措施避孕。

3. 杀精子药物避孕法　是在性交前把外用杀精药置入阴道内,可杀伤进入阴道内的精子而达到避孕的措施。临床常用的药物有孟苯醇醚和壬苯醇醚,与惰性基质制成胶冻、片剂、酸剂等。对健康无害,很少有局部刺激,副作用少,不影响性快感及双方生殖健康。外用避孕方法简便,正确使用可起到良好的避孕效果,避孕率可达94%以上。

【男性绝育】

是通过手术使输精管切断、结扎,或用电凝、化学等方法闭塞输精管,或于输精管腔内植入堵塞物质,或在输精管管外加压使之闭合,从而阻断输精管道的一种持久性节育措施。临床广泛应用的是输精管结扎术和输精管注射药物绝育法。

1. 输精管结扎术(vasoligation)　适用于为实行计划生育的已婚男子,经夫妻双方同意,都可施行手术。有精神病、出血性疾病、严重神经衰弱及其他全身性疾病者以及泌尿生殖系统急慢性感染者,应暂缓施行手术;对患有鞘膜积液、腹股沟疝、严重精索静脉曲张等,征得患者同意,可在上述疾病手术的同时进行输精管结扎术。

2. 输精管粘堵术　是经阴囊皮肤用注射针头直接穿刺输精管,然后将快速凝固碳酸504混合剂注入输精管管腔,造成堵塞输精管管腔的一种绝育方法。

输精管绝育术后,如遇到特殊原因(如子女死亡等),有再生育要求者,可进行输精管吻合术来恢复生育能力;采用输精管显微技术吻合术,能获得95%以上的术后解剖再通。长期随访可达75%左右的妊娠率。

(钟震海　佟 明)

第三十六章
乳　房

第一节　乳房的构造、发育与分泌

一、位置及形态

乳房位于胸前部，胸大肌和胸筋膜的表面，上自第 2~3 肋，下至第 6~7 肋，内侧至胸骨旁线，外侧至腋中线，男性乳头位置恒定，平第 4 肋间隙或第 5 肋水平。

成年女性未产妇的乳房呈半球形，紧张而有弹性。乳房中央有乳头（mammary papilla），其顶端有输乳管的开口，周围有色素较多的皮肤区，称为乳晕（areola of breast），乳晕表面有许多小隆起，其深面为乳晕腺(areolar gland)，可分泌脂性物质滑润乳头。乳头和乳晕的皮肤较薄弱，易于损伤而感染。妊娠和哺乳期乳腺增生明显。停止哺乳以后，乳腺萎缩，乳房变小。老年妇女乳房萎缩更加明显。(图 36-1)

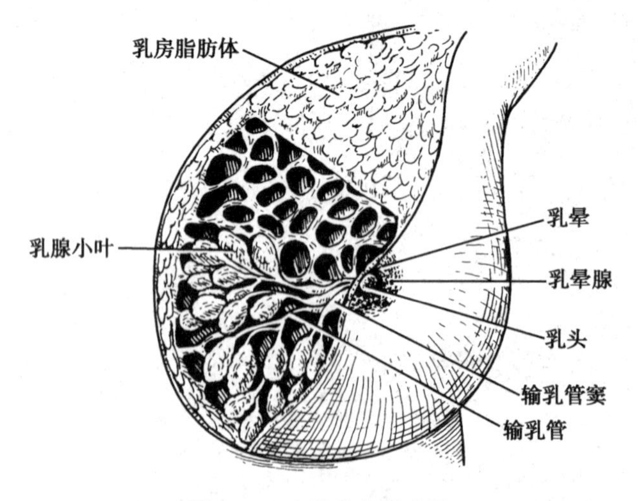

图 36-1　女性乳房模式图

二、结　　构

(一) 大体结构

乳房由皮肤、脂肪组织、纤维组织和乳腺构成。脂肪组织主要位于皮下。纤维组织主要包绕乳腺，形成不完整的囊，并嵌于乳腺叶之间，将腺体分割成15~20个乳腺叶(lobes of mammary gland)，继而分割为乳腺小叶(lobule of mammary gland)。一个腺叶有一个排泄管，称为输乳管(lactiferous duets)，在近乳头先是膨大成输乳管窦(lactiferous sinuses)，再逐渐变细，开口于乳头。乳腺叶和输乳管均以乳头为中心呈放射状排列，乳腺手术时应采用放射状切口，以减少对乳腺叶和输乳管的损伤。乳腺周围的纤维组织向深面发出小的纤维束连于胸筋膜上，向浅面连于皮肤和乳头，这些纤维束称为乳房悬韧带(suspensory ligaments of breast或cooper ligament)，对乳腺起固定作用(图36-2)。若乳癌侵及Cooper韧带，纤维组织增生，韧带缩短，牵引皮肤内陷，使皮肤上出现许多小凹，皮肤呈橘皮样外观。

部分人乳房向外上突出，入腋窝形成腋突(axillary process)，临床诊治乳房疾病时应予以注意。

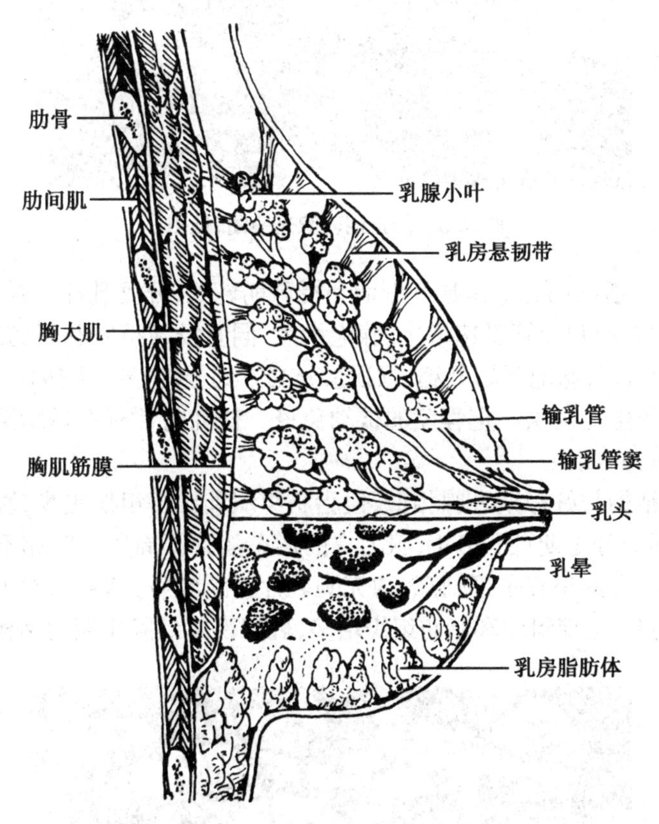

图36-2　女性乳房矢状切面

(二) 微细结构

乳腺的结构因年龄和生理状况的变化而异。乳腺于青春期开始发育，无泌乳活动的乳腺，称为静止期乳腺。妊娠和授乳期的乳腺有泌乳活动，称为活动期乳腺。

1. 乳腺的一般结构　乳腺由结缔组织分隔成15~25个叶，每叶又分成若干小叶。每个小叶是一个复管泡状腺。腺泡上皮为单层立方或单层柱状，腺腔很小，腺细胞基底面有基膜，腺上皮与基膜间有肌上皮细胞，其收缩有利于分泌物的排出。导管由小叶内导管、小叶间导管和总导管组成。小叶内导管的上皮多为单层立方或柱状上皮，小叶间导管则为复层柱状上皮；总导管又称输乳管，开口于乳头，管壁上皮为复层扁平上皮，与乳头表皮相延续。小叶间结缔组织内含有大量的脂肪细胞。

2. 静止期乳腺 静止期乳腺是指绝经前没有分泌功能的乳腺。静止期乳腺的结构特点是腺体和导管均不发达，腺泡小而少，脂肪和结缔组织极为丰富（图 36-3）。静止期乳腺随月经周期有些变化，在每个月经周期的分泌期，腺泡和导管略有增生，乳腺稍微肿大。月经停止后这一现象消失。

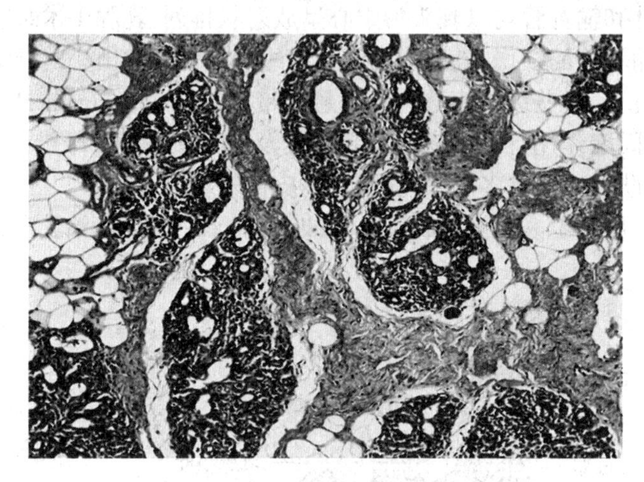

图 36-3 静止期乳腺光镜图（低倍）

3. 活动期乳腺 活动期乳腺是指妊娠期和授乳期乳腺，分泌乳汁。妊娠期在雌激素和孕激素作用下，乳腺的腺泡和导管迅速增生，腺泡增大，同时结缔组织和脂肪组织减少。妊娠后期，在催乳激素的刺激下，腺泡开始分泌，以顶浆分泌方式分泌，分泌物称初乳，内含乳蛋白、乳糖、抗体和脂滴，为新生儿提供一定程度的被动免疫。初乳内常有吞噬脂滴的巨噬细胞，称初乳小体（colostrum corpuscle）。

授乳期的乳腺结构与妊娠期乳腺相似，但脂肪组织和结缔组织更少，腺体更发达，腺泡腔扩大，腺泡处于不同的分泌期（图 36-4），腺上皮的形态随分泌周期的时相不同而异，有的为高柱状，有的为立方形，有的呈扁平形，腺腔内充满乳汁。断乳后，催乳激素水平下降，乳腺停止分泌，腺组织逐渐萎缩，结缔组织和脂肪组织增多，乳腺恢复到静止期的结构。

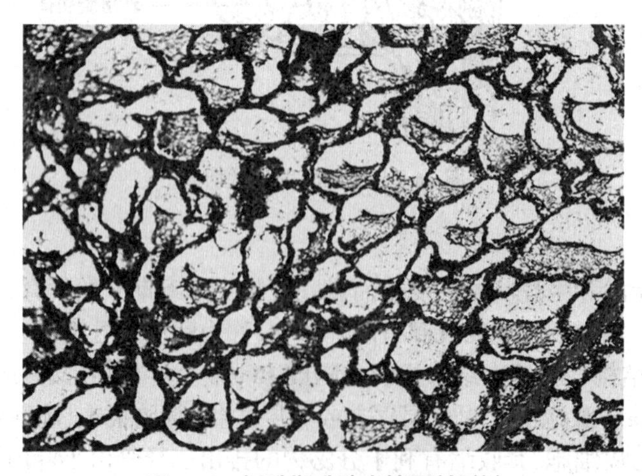

图 36-4 授乳期乳腺光镜图（低倍）

（张海龙 张 萍）

第二节 乳房的血管及淋巴系

一、动 脉

乳房的动脉主要有2支:①胸廓内动脉(内乳动脉),内乳动脉起自锁骨下动脉,在胸骨旁肋软骨后面向下行进,从第1~4肋间穿出,穿过胸大肌供血给内侧乳房。②胸外侧动脉,起自腋动脉中段,为腋动脉的一分支。它沿胸大肌外侧缘行走,供血给外侧乳房。内乳动脉和胸外侧动脉以及相应的肋间动脉分支,在乳晕区分出丰富的分支相互吻合。③此外,第3~5肋间动脉的前支,分别与内乳动脉、胸外侧动脉分支相互吻合,以供血给乳房下部。

二、静 脉

从肿瘤临床的角度看,乳房的静脉似乎比动脉具有重要的意义,因为它的回流对乳腺癌的转移有十分重要的作用。乳房静脉可分深浅两组:

(一)浅静脉组

浅静脉组分布在乳房皮下,汇集回流到内乳静脉和颈前静脉。

(二)深静脉组

深静脉组分为以下三支。

1. 内乳静脉肋间支　引流内侧乳房血液回流到同侧无名静脉(头臂静脉)。
2. 腋静脉分支　引流乳房外侧血液回流到锁骨下静脉和头臂静脉。
3. 肋间静脉　引流乳腺血液经肋间静脉回流到奇静脉。

上述3组静脉再经上腔静脉入肺,故乳腺癌也可以有肺转移。

三、乳房内的淋巴管网

乳房内的淋巴管网非常丰富,它由皮肤、乳腺小叶和腺泡周围间隙的淋巴网组成,并与整个胸、颈、腋、腹部等处的淋巴网相连通,可分为深浅两层:浅层,沿乳腺的各级导管向乳晕、乳头下集中,形成乳晕淋巴丛(Soppey丛),然后再经毛细淋巴管注入深层淋巴管网;深层淋巴管网,存在于胸筋膜上。乳房淋巴管,只有向外的流出道,无向内的流入道。乳房淋巴向外引流有5条途径和5组淋巴结。

(一)腋窝淋巴结

是乳房淋巴液引流的主要区域淋巴结,占乳房淋巴液引流量的75%,其内一般有淋巴结20~30个,最少为14个,最多可达到67个。腋下淋巴结可以分三组。

1. 外侧组(腋下群)　相当于胸小肌的外下缘。包括腋顶部、腋静脉外1/3段和肩胛下血管的周围。
2. 中间组(腋中群)　包括胸大小肌之间的淋巴结(Rotter淋巴结)和胸小肌后方的淋巴结。
3. 内侧组(腋上群)　包括胸小肌内缘上方,到腋静脉进入锁骨下静脉处的淋巴结。

(二)内乳淋巴结

位于胸骨旁胸膜外的内乳血管周围。乳房淋巴管穿过肋间肌,到达这组淋巴结,尤其是第2~4肋间的淋巴结。这组淋巴结有6~10个。

（三）锁骨上下淋巴结

位于胸锁乳突肌、颈内静脉和锁骨下静脉周围，约有 10 个淋巴结，主要引流乳房上半部和中央区的淋巴液。

（四）腹壁淋巴管

注入膈下腹内淋巴结和肝，因此乳腺癌可以有肝转移。

（五）两侧乳房皮下淋巴网

两侧乳房皮下淋巴网互相交通。

（张海龙）

第三十七章 乳房检查

检查乳房的最佳时间一般是月经结束后的第7~10天，因为此时雌激素对乳腺的影响最小，乳腺处于相对静止状态，乳腺的病变或异常容易被发现。而绝经后的女性则可按日历表每月同日进行。

【视诊】

观察乳房外观是否对称，乳头有无凹陷，乳头乳晕有无糜烂，皮肤有无皱缩、局限性隆起或凹陷，两侧乳头是否在同一水平。接着检查腋下，有无淋巴结肿大。最后，将双手高举过头，反复再做一次。注意乳头内陷可以是发育不良所致，如果是一侧乳头近期出现内陷，则具有临床意义。

【触诊】

根据需要选择坐位或卧位。先检查健侧乳房，再检查患侧，以便对比。正确的方法是四指并拢，用指腹平放在乳房上轻柔触摸，且勿用手指去抓捏，否则会将捏起的腺体组织错误地认为是乳腺肿块。其顺序是：外上、外下、内下、内上象限，继而触按中央区，挤压乳头看有无液体溢出，如果有溢液，需依次按压乳晕四周，并记录溢液来自哪一根乳管。最后触按腋窝、锁骨下及锁骨上淋巴结。发现乳房内有肿块时，应明确肿块的位置、数目、形状、大小、质地、边界、表面情况、活动度、有无压痛，手指轻轻提起肿块附近的皮肤，以确定是否与皮肤粘连。

【特殊检查】

1. 超声检查　是常用的一种检查方法，对囊性病变有检出优势。结合彩色多普勒血流显像仪，可清晰地在二维图像的基础上显示出肿瘤的血供特点及血流动力学改变，对肿瘤的良、恶性诊断提供了重要信息。

2. 钼靶X线检查（mammography）　目前广泛用于乳腺癌的普查。能够早期发现肿块，恶性钙化灶。乳腺癌在钼靶X线的表现为高密度影，边界不规则，或呈毛刺征，有些可见簇状沙粒样钙化灶。（图37-1）

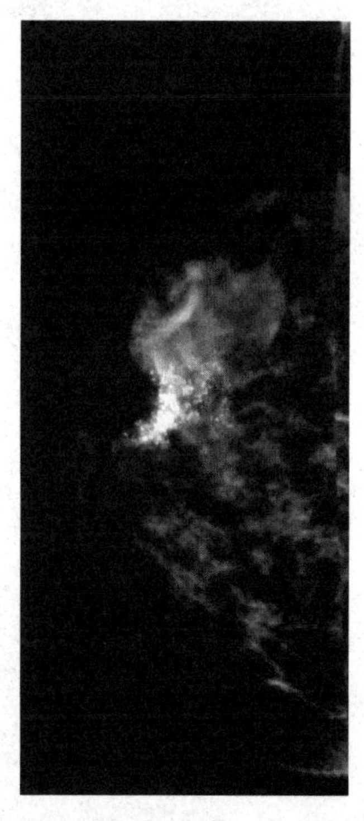

图37-1　乳腺钼靶X线检查

3. 乳腺磁共振成像（MRI）　具有极好的组织分辨能力和无辐射的特点，对于乳腺的极微小病灶、乳腺癌的分期、评估有重要意义。与其他检查方法相比可获得更多、更准确的信息。（图37-2）

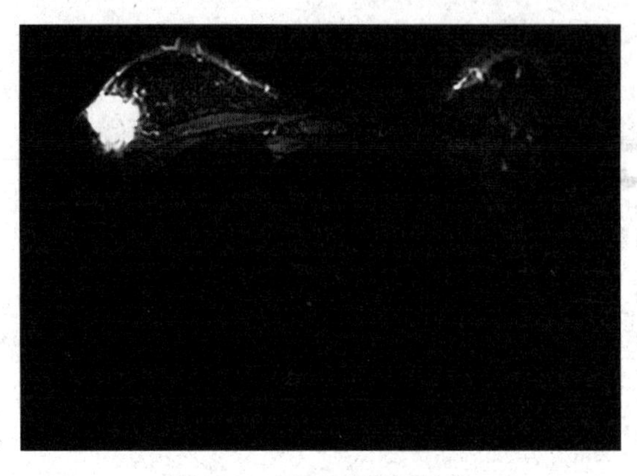

图 37-2 乳腺磁共振成像

4. 乳管镜检查 对乳头溢液的检查提供了新的方法。通过内镜仪器可获得清晰的乳腺导管影像,可为此类患者术前明确病变性质、数量和部位提供较详细的参考。

5. 活组织病理学检查 乳腺癌的检查方法很多,包括体检、乳腺 X 线摄片、超声、乳管镜检查等,但最终的确诊仍然要依靠病理学诊断。常用的活检方法有空芯针穿刺活检术(core needle biopsy,CNB)、麦默通(mammotome)真空旋切活检术和细针针吸细胞学检查(fine needle aspiration cytology,FNAC)。前两者病理诊断准确率高,可达到 90%~97%,后者准确率为 70%~90%。如果上述方法不能明确者,可将肿块连同周围组织一并切除,行术中冰冻活检或病理检查。

乳头糜烂疑似乳头湿疹样癌时,可做乳头部糜烂部刮片或细胞学检查。

(赵世韬)

第三十八章 乳房畸形

第一节 多乳房、多乳头症

占总人口数的 1%~5% 会出现多乳头、多乳房畸形，一般不需处理，但应注意其乳腺组织有发生各种乳房疾病（包括肿瘤）的可能。胚胎期自腋窝至腹股沟连线上，由外胚层的上皮组织发生 6~8 对乳头状局部增厚，即为乳房始基。出生时除胸前一对外均退化。未退化或退化不全即出现多乳头和 / 或多乳房。

第二节 乳房肥大症

乳房肥大症又称巨乳症，是指女性乳房过度发育，含腺体及脂肪结缔组织过度增生，体积超常，与躯体比例明显失调。乳房肥大症多见于青春期少女或青年女性，常发生在两侧，偶见于一侧。许多巨乳症患者由于体形欠美，逃避社交，滋生病态心理，故乳房缩小整形术具有治疗及美容的双重意义。理想的缩乳术应兼顾外观与功能。

第三节 男性乳房肥大症

男性乳房肥大症（gynecomastia）又称男子女性型乳房，是指男性在不同时期、不同年龄阶段因不同原因，出现的单侧或双侧乳房肥大，可有乳房胀痛，乳晕下可触及盘形结节，个别可见乳头回缩、乳头溢液，有的外形与青春期少女的乳腺相似，故临床又称青春期乳房肥大、中老年性乳房肥大，特发性男性乳房肥大等。

（赵世韬）

第三十九章 乳房炎症

第一节 急性乳腺炎

急性乳腺炎(acute mastitis)是乳腺急性化脓性感染,患者多为哺乳期妇女,尤其是初产妇。可发生在哺乳期的任何时间,而哺乳早期最常见。

【病因】

1. 乳汁的淤积 乳汁淤积有利于入侵细菌的生长繁殖。

2. 细菌的侵入 乳头内陷时婴儿吸乳困难,易造成乳头周围的破损,是细菌沿淋巴管入侵造成感染的主要途径。另外婴儿经常含乳头而睡,也可使婴儿口腔内炎症直接侵入蔓延至乳管,继而扩散至乳腺间质引起化脓性感染。其致病菌以金黄色葡萄球菌最为常见。

【临床表现】

患侧乳房疼痛,红肿、变硬、压痛、局部皮温升高。随着炎症的发展,患者可有高热、寒战、脉搏加快,常有患侧的淋巴结肿大,血白细胞计数增多。以后形成脓肿。脓肿形成后可有波动感。脓肿可以是单房性也可是多房性的,浅表的脓肿易被发现,而较深的脓肿波动感不明显。严重感染者可并发脓毒血症。

【治疗】

注意休息,暂停患侧乳房哺乳,清洁乳头、乳晕,促进乳汁排泄。早期呈蜂窝织炎表现时不宜手术,脓肿形成后主要治疗措施是及时手术治疗。

1. 物理治疗 用25%硫酸镁湿热敷,每次20~30min,3~4次/d。有条件时可进行理疗。

2. 药物治疗

(1)中药治疗:蒲公英性平味甘微苦,有清热解毒、消肿散结及催乳作用,对治疗急性乳腺炎十分有效。无论煎汁口服,还是捣泥外敷,皆有效。

(2)西药治疗:致病菌以金黄色葡萄球菌为主,可先选用青霉素治疗。为防治严重感染及败血症,根据细菌培养及药敏选用抗生素,必要时静脉滴注抗生素。

3. 手术治疗 一旦脓肿形成应及时手术,切开引流。浅表的小脓肿可在局麻下进行,大而深的脓肿应在静脉麻醉下进行。在脓肿中央、波动最明显处作切口,但乳房深部或乳房后脓肿可能无明显波动感。切口要足够大,乳房上方的脓肿应在乳晕以外做放射状切口,而乳房下方的脓肿可做弧形切口。进入脓腔后,用手指探查,打通所有脓肿内的间隔,以保证引流通畅。如属乳房后脓肿,应将手指深入乳腺后间隙,轻轻推开,使脓液通畅流出。哑铃状脓肿,必要时可作对口引流。所有脓肿切开后应放置引流物，每日换药。

【预防】

在妊娠期及哺乳期要保持两侧乳头的清洁，如果有乳头内缩者，应将乳头轻轻挤出后清洗干净。在哺乳前后可用3%硼酸水洗净乳头。养成定时哺乳的习惯，每次哺乳时应将乳汁吸净，不能吸净时可按摩挤出或用吸乳器吸出。如果乳头已有破损或皲裂时，应暂时哺乳，用吸乳器吸出乳汁，待伤口愈合后再行哺乳。注意婴儿口腔卫生，不让婴儿含乳头睡觉，哺乳前清洗乳头。

第二节　特殊类型乳腺炎

（一）肉芽肿性小叶性乳腺炎

肉芽肿性乳腺炎是一类以肉芽肿为主要病理特征的乳腺慢性炎症，肉芽肿性炎症以乳腺小叶为中心，故叫肉芽肿性小叶性乳腺炎。该病发病率不高，病因不明，可能是自身免疫性疾病。

（二）浆细胞性乳腺炎

浆细胞性乳腺炎不是细菌感染所致，而是导管内的脂肪性物质堆积、外溢，引起导管周围的化学性刺激和免疫性反应，导致大量浆细胞浸润，故称浆细胞性乳腺炎。

临床上60%呈急性炎症表现，肿块大时皮肤可呈橘皮样改变。40%患者开始即为慢性炎症，表现为乳晕旁肿块，边界不清，可有皮肤粘连和乳头内陷。反复发作，破溃后形成瘘管，可以继发细菌感染，长久不愈。急性期应给予抗生素治疗，炎症消退后若肿块仍存在，则需手术切除。

（赵世韬）

第四十章 乳房良性肿瘤

第一节 乳腺纤维腺瘤

【病因】

乳腺纤维腺瘤(fibroadenoma of breast)是乳腺肿瘤中最常见的乳腺良性肿瘤，一般认为乳腺组织对内分泌刺激有关。乳腺小叶在青春期发育成熟，对雌激素的敏感性异常增高，特别容易过度增生成为肿瘤。

【临床表现】

乳腺纤维腺瘤好发于各个年龄段患者，在20~25岁发病率最高，其次是15~20岁和25~30岁。多发于外上象限，除肿块外，患者常无自觉症状。肿块增大缓慢，质地韧有弹性，表面光滑，可推动。但年龄40岁以上患者，尤其是绝经期后患者不要轻易诊断为纤维腺瘤，必须排除恶性肿瘤可能。如果纤维腺瘤在短期内迅速增大时应考虑是否恶变。

【诊断】

1. 超声检查　无损伤，简便易行。特征表现为圆形或椭圆形低回声肿块，内回声均匀，边缘清晰，光滑呈线状高回声。

2. 钼靶X线检查　可见圆形、椭圆形或分叶状肿块，边缘光滑整齐，密度较周围组织略高且均匀的软组织影。

【手术治疗】

乳腺纤维腺瘤不能自行消退，并可逐渐增大，处理原则是手术切除，并送病理检查。特别是在体内激素环境不稳定时(如妊娠、哺乳或闭经)肿瘤可迅速增长，瘤体巨大，更需手术治疗。手术切口的设计应考虑美学与功能的需要。如需要哺乳者，应做以乳头为中心的放射状切口。将肿瘤连同包膜一并切除，以周围包裹少量正常乳腺组织为宜。

第二节 乳管内乳头状瘤

乳管内乳头瘤(intraductal papilloma)多见于40~50岁经产妇，75%病例发生在大乳管近乳头壶腹部，瘤体一般较小，带蒂有绒毛，其血管丰富，极易出血。

【临床表现】

多以乳头溢液就诊，多数是在内衣上发现污迹，无疼痛。肿瘤小时常不能触及，偶有较大的肿块。大乳管乳头状瘤,可在乳晕区扪及直径为数毫米的小结节,多呈圆形,质软,可推动。特点是挤压肿瘤所在区域,乳头出现血性、暗棕色或黄色液体。发生于小乳管的乳头状瘤,肿瘤多在周边区,瘤体较大,可能是由于乳管被阻塞、液体潴留所致。

【辅助检查】

1. 超声检查 可显示肿瘤所在部位及大小。

2. 钼靶X线检查 对乳腺内的钙化处显示较其他检查方法敏感。

3. 脱落细胞学检查或针吸细胞学检查 乳头溢液涂片,找到肿瘤细胞,则可明确诊断,但阳性率较低。

4. 乳管镜检查 通过内镜仪器可获得清晰的乳腺导管影像,可为此类患者术前明确病变性质、数量和部位提供较详细的参考。

【手术治疗】

乳管内乳头瘤明确诊断者均应手术治疗。以区段切除为主,切除该乳管及周围的乳腺组织。常规进行病理检查,如有恶变者应实施相应手术。乳管内乳头状瘤恶变率为6%~8%,但对起源于小乳管的乳头状瘤应警惕其恶变的可能。

第三节 乳腺囊性增生病

乳腺囊性增生病(breast cystic hyperplasia)是以乳腺小叶小导管及末端导管高度扩张形成的囊肿为特征,伴有乳腺结构不良病变的疾病又称慢性囊性乳腺病。

【病因】

该病的发生与卵巢内分泌的刺激有关。Coormaghtigi和Amerlinck在1930年已证明切除卵巢的家鼠注射雌激素后能产生乳腺囊性病。在人类,雌激素不仅能刺激乳腺上皮增生也能导致腺管扩张,形成囊肿。囊内含淡黄色或棕褐色液体。

【临床表现】

乳腺胀痛和乳腺内肿块常为主要症状,可发生于一侧乳腺,也可发生于两侧乳腺。肿块可单发也可为多个,其形状不一,可为单一结节,亦可为多个结节状。单一结节常呈球形、边界不甚清楚。胀痛多于月经前明显,月经后减轻,严重者整个月经周期都有疼痛。

【诊断】

根据病史、临床症状及体征所见,一般能作出临床诊断。但注意与乳腺癌相鉴别。

【治疗】

1. 药物治疗 主要是对症治疗,可服中药治疗。疏肝理气,活血化瘀,软坚化结。对症状较重者可服用三苯氧胺治疗,该药治疗效果较好,但对子宫内膜及卵巢有影响,不宜长期服用。

2. 手术治疗 患者经过药物治疗后疗效不明显,肿块增大质地坚实者;肿物针吸细胞学检查见导管上皮细胞增生活跃,并有不典型增生者;年龄在40岁以上,有乳癌家族史者,宜选择手术治疗,并行病理学检查以明确诊断。

(赵世韬)

■ 第四十一章 乳房恶性肿瘤

第一节　乳 腺 肉 瘤

乳腺肉瘤(breast sarcoma)基本上可分为纤维上皮性肉瘤和间叶组织性肉瘤，乳腺中发生的肉瘤较乳腺癌少见，乳腺肉瘤的恶性程度较高，预后较差，虽在临床上不多见，但也应重视。

主要表现为局部无痛性肿块，少数患者有胀痛或刺痛感。质地硬，多数为单侧，双侧者极少。大多数肿瘤生长一向缓慢而近期迅速增大，瘤体虽大但周围组织及皮肤无粘连，皮肤表面可见扩张静脉。

手术治疗以全乳房切除术为主，如有胸肌侵犯时也应一并切除。放疗或化疗效果尚难评价。乳腺肉瘤大多数经血行转移到肺、纵隔、骨，很少发生淋巴结转移。

第二节　乳　腺　癌

乳腺癌(breast cancer)是女性最常见恶性肿瘤之一。在我国占全身各种恶性肿瘤的7%~10%。提高早诊率是提高治愈率的关键。

1997年美国癌症学会(American Cancer Society, ACS)建议乳腺癌普查原则：18~39岁每月1次乳房自我检查，3年一次临床体检。40~49岁每年1次临床体检和乳腺X线检查。50岁以上每年1次临床体检和乳腺X线检查，每月1次乳房自我检查。对于普查终止年龄并无限制。

【病因】

已知的几种诱发乳腺癌的主要因素：

1. 年龄　在女性中，发病率随着年龄的增长而上升，在月经初潮前罕见，20岁前亦少见，但20岁以后发病率迅速上升，45~50岁较高，但呈相对的平坦，绝经后发病率继续上升。

2. 遗传因素　一级亲属中有乳腺癌病史者，其发病的危险性是正常人群的2~3倍。

3. 第一次怀孕年龄　危险性随着初产年龄的推迟而逐渐增高，初产年龄在35岁以后者的危险性高于初产年龄在30岁以前者。

4. 雌激素　长期服用雌激素可能增加乳腺癌的危险性。

5. 饮食习惯　饮食和乳腺癌有一定关系，高能量、高脂肪的饮食容易形成肥胖，肥胖女性患乳腺癌概率大增。有些人生活水平提高后，形成不科学、不健康的"高热量、高脂肪"饮食习惯，结果导致乳腺癌的发病率明显升高。

6. 放射线作用　易增加患乳腺癌的危险性。

7. 精神及心理因素　精神及心理因素与乳腺癌的发病有关。

【病理类型】

乳腺癌有多种分型方法，目前国内多采用以下病理分型：

1. 非浸润性癌　又称原位癌，指癌细胞局限在上皮基底膜内生长，癌灶没有转移。包括导管内癌、小叶原位癌、乳头湿疹样癌（伴发浸润性癌者不在此列）。此型属早期，预后较好。

2. 浸润性特殊癌　包括乳头状癌、髓样癌（伴大量淋巴细胞浸润）、黏液腺癌、腺样囊腺癌、大汗腺癌、鳞状细胞癌。此类分化一般较高，预后尚好。

3. 浸润性非特殊癌　浸润性小叶癌、浸润性导管癌、单纯癌、髓样癌（伴大量淋巴细胞浸润）、硬癌、腺癌。此型分化一般较低，预后较上述差，且是乳癌中最常见的类型，占80%。

4. 其他罕见癌。

【转移途径】

1. 局部扩展　癌细胞沿导管蔓延，或沿筋膜间隙伸展，继而侵及皮肤，首先累及乳腺悬韧带，使之缩短，从而形成酒窝征，如皮下淋巴管被癌细胞堵塞，引起淋巴回流障碍，则出现橘皮样水肿。淋巴管内癌细胞继续生长，可发展成分散的结节，即卫星结节。

2. 淋巴转移　乳房的淋巴引流有四个途径：

(1)乳房大部分淋巴液经胸大肌外侧缘淋巴管引流至腋窝淋巴结，再流向锁骨下淋巴结。部分乳房上部淋巴液可流向胸大、小肌淋巴结，直接到达锁骨下淋巴结，再流向锁骨上淋巴结。

(2)部分乳房内侧的淋巴液通过肋间淋巴管流向胸骨旁淋巴结。

(3)两侧乳房间皮下有交通淋巴管，一侧乳房的淋巴液可以流向另一侧。

(4)乳房深部淋巴网可沿腹直肌鞘和肝镰状韧带通向肝。

3. 血运转移　癌细胞可经淋巴途径进入静脉，也可直接侵入血液循环而至远处转移。最常见的远处转移依次是为骨、肺、肝。

【临床表现】

早期表现是患侧乳房出现无痛、单发的小肿块，常是患者无意中发现。肿块质硬，表面不光滑，与周围组织分界不很清楚，在乳房内不易被推动。随着肿瘤增大，可引起乳房局部隆起。若累及Cooper韧带，可使其缩短而致肿瘤表面皮肤凹陷，即所谓"酒窝征"。邻近乳头或乳晕的癌肿因侵入乳管使之缩短，可把乳头牵向癌肿一侧，进而可使乳头扁平、回缩、凹陷。癌块继续增大，如皮下淋巴管被癌细胞堵塞，引起淋巴回流障碍，出现真皮水肿，皮肤呈"橘皮样"改变。

乳腺癌发展至晚期，可侵入胸筋膜、胸肌，以致癌块固定于胸壁而不易推动。如癌细胞侵入大片皮肤，可出现多数小结节，甚至彼此融合。有时皮肤可溃破而形成溃疡，这种溃疡常有恶臭，容易出血。

乳腺癌淋巴转移最初多见于腋窝。肿大淋巴结质硬、无痛、可被推动；以后数目增多，并融合成团，甚至与皮肤或深部组织粘着。乳腺癌转移至骨、肺、肝时，可出现相应的症状。例如肺转移可出现胸痛、气急，骨转移可出现局部疼痛，肝转移可出现肝大、黄疸等。

某些类型乳腺癌的临床表现与一般乳腺癌不同。值得提出的是炎性乳腺癌（inflammatory breast carcinoma）和乳头湿疹样乳腺癌(Paget's carcinoma of the breast)。炎性乳腺癌并不多见，特点是发展迅速、预后差。局部皮肤可呈炎症样表现，开始时比较局限，不久即扩展到乳房大部分皮肤，皮肤发红、水肿、增厚、粗糙、表面温度升高。

乳头湿疹样乳腺癌少见，恶性程度低，发展慢。乳头有瘙痒、烧灼感，以后出现乳头和乳晕的皮肤变粗糙、糜烂如湿疹样，进而形成溃疡，有时覆盖黄褐色鳞屑样痂皮。部分病例于乳晕区可扪及肿块。较晚发生腋淋巴结转移。

【诊断】

详细询问病史及临床检查后，大多数乳房肿块可得出诊断。但乳腺组织在不同年龄及月经周期中可出现多种变化，因而应注意体格检查方法及检查时距行经期的时间。乳腺有明确的肿块时诊断断一般不困难，但不能忽视一些早期乳腺癌的体征，如局部乳腺腺体增厚、乳头溢液、乳头糜烂、局部皮肤内陷等，以及对有高危因素的妇女，可应用下列辅助检查：

1. 超声检查　超声扫描能够鉴别乳腺的囊性与实性病变。乳腺癌超声扫描多表现为形态不规则、内部回声不均匀的低回声肿块，彩色超声可显示肿块内部及周边的血流信号。目前，国际公认乳腺钼靶 X 线摄像是最有效的乳腺普查手段。但是钼靶 X 线摄像诊断乳腺疾病的准确性会受乳腺致密程度影响。年轻女性因为腺体致密、纤维组织丰富，常表现为整个乳房呈致密性阴影，缺乏层次对比。因此 35 岁以下的年轻女性，可将乳房超声当成首选的普查方法。另外，超声扫描对观察腋窝淋巴结方面具有优势。

2. 钼靶 X 线检查　是一种经典的检查手段，是通过专门的钼靶 X 线机摄片进行实现的。乳腺癌在 X 线片中病灶表现形式常见有较规则或类圆形肿块、不规则或模糊肿块、毛刺肿块、透亮环肿块四类。另外乳腺钼靶对于细小的钙化敏感度较高，能够早期发现一些特征性钙化(如簇状沙粒样钙化等)。

3. 乳腺磁共振成像（MRI）　磁共振检查是软组织分辨率最高的影像检查手段，较钼靶 X 线和超声有很多优势，如：对多中心性病灶的诊断可靠；敏感性、特异性均达 90% 以上；致密型乳腺、深方及高位将影响钼靶评价，而 MRI 则不受这些因素的影响；图像可以旋转或进行任意平面的切割，可以清晰显示微小肿瘤；肿瘤微血管分布数据可以提供更多肿瘤功能参数和治疗反应；新辅助化疗后的肿瘤坏死、纤维组织增生等情况，触诊和超声难以真实反映残留肿瘤范围，而 MRI 在这方面具有其他检查方式无可比拟的优势。但对于带有心脏起搏器和体内金属的患者不适用。

4. 针刺细胞学检查　空芯针穿刺活检术（core needle biopsy，CNB）、麦默通（mammotome）真空旋切术活检和细针针吸细胞学检查（fine needle aspiration cytology，FNAC）。麦默通真空旋切术活检：是目前最先进的微创活检系统，它主要是由旋切刀和真空抽吸泵两大装置组成，对乳腺可疑病灶可进行重复切割，以获取乳腺的组织学标本，为乳腺癌发现和诊断提供了更多更好的方法。

【鉴别诊断】

1. 乳腺纤维腺瘤　常见于青年妇女，肿瘤大多为圆形或椭圆形，边界清楚，活动度大，发展缓慢。

2. 乳腺囊性增生病　多见于中青年女性，特点是乳房胀痛、肿块可呈周期性，与月经周期有关。

3. 浆细胞性乳腺炎　是乳腺组织的无菌性炎症，炎症细胞中以浆细胞为主，可呈急性或慢性改变。表现为乳晕旁肿块，边界不清，可有皮肤粘连和乳头内陷，反复发作，长久不愈。

【分期】

乳腺癌的分期方法是根据国际抗癌联盟（Union for International Cancer Control，UICC）建议的 T（肿瘤大小）、N（淋巴结）、M（远处转移）分期法。

T_0 原发肿瘤未查出。

Tis 原位癌（非浸润性癌和未查出肿块的乳头湿疹样癌）。

T_1 肿瘤最大直径≤ 2cm。

T_2 肿瘤最大径大 >2cm，但≤ 5cm。

T_3 肿瘤最大径 >5cm。

T_4 无论肿瘤大小，直接侵及胸壁或皮肤，炎性乳癌亦属之。

N_0 同侧淋巴结无肿大。

N_1 同侧淋巴结有肿大，可活动

N_2 同侧腋窝淋巴结有肿大，且相互融合，或与周围组织粘连。

N_3 同侧锁骨上淋巴结转移伴，同侧胸骨旁淋巴结转移。

M_0 无远处转移。

M_1 有远处转移。

根据以上情况组合，可把乳腺癌分为以下各期：

0 期：$TisN_0M_0$；

Ⅰ期：$T_1N_0M_0$；

Ⅱ期：$T_{0\sim1}N_1M_0$，$T_2N_{0\sim1}M_0$，$T_3N_0M_0$；

Ⅲ期：$T_{0\sim2}N_2M_0$，$T_3N_{1\sim2}M_0$，T_4 任何 NM_0，任何 TN_3M_0；

Ⅳ期：任何 T 任何 NM_1。

【治疗】

随着对乳腺癌生物学行为认识的不断深入，以及治疗理念的转变与更新，乳腺癌的治疗进入了综合治疗时代，形成了乳腺癌局部治疗与全身治疗并重的治疗模式。

1. 手术治疗

(1)乳腺癌改良根治术（modified radical mastectomy）：切口依肿瘤所在部位及乳房的大小、形态设计。切开皮肤后，游离皮瓣，切除乳腺组织及胸肌筋膜，清扫腋窝淋巴结。注意清除腋窝淋巴结时应保留胸长神经和胸背神经以及肩胛下血管。该手术保留了胸肌，术后外观效果较好，是目前常用的手术方式。

(2)全乳房切除术（total mastectomy）：手术范围包括全部乳房及胸大肌筋膜。该手术适宜原位癌或年迈体弱不宜作改良根治术者。

(3)保留乳房的乳腺癌切除术：手术应切除肿瘤、肿瘤周围 1~2cm 的组织，确保边缘无肿瘤细胞浸润。术后必须行辅助放疗。该手术适宜Ⅰ期～Ⅱ期乳腺癌患者，且乳房有适当体积，术后能保持外观效果者。多中心或多灶性、无法获得切缘阴性者禁忌实施该手术。这种手术方式尽量维护患者乳房的美观效果，保留住女性自信象征，同时保乳术也保证切除肿瘤，减少转移和复发。保乳术具有创伤小、痛苦小的特点，它在保留乳房外形完整性的同时，又兼顾了术后的功能恢复。保乳术及术后综合治疗已成为治疗早期乳腺癌的主要方法之一。

(4)前哨淋巴结活检术（sentinel lymph node biopsy）：前哨淋巴结是原发肿瘤引流区域淋巴结中的特殊淋巴结，是原发肿瘤发生淋巴结转移所必经的第一批淋巴结。其临床意义已受到人们的重视。可采用示踪剂显示，术中在腋下作一小切口并准确地将前哨淋巴结切除、活检，若病理阴性则不行腋窝淋巴结清扫，若阳性则作腋窝淋巴结清扫。因此寻找到前哨淋巴结便成了手术中的一个重要环节。

(5)乳腺癌术后乳房再造术：患者接受外科治疗，往往因乳房的缺损，给患者形体及心理造成巨大创伤。这些烦恼可通过乳房再造解决。一般来说乳房再造没有年龄限制，只要健康状况允许均可以做乳房再造。

乳房再造手术从时间段上分为，即时再造和延时再造，也叫一期再造和二期再造。一期再造是在乳腺癌根治术后立刻重建乳房，和手术治疗同时进行。这样会没有乳房缺失的体验，也就不会有因生理缺陷而带来的精神上的压抑。二期再造则是在乳腺癌术后一段时间再进行的。患者经历了乳房缺失的痛苦，对于再造有充分的准备和需要，再造进行后不仅能恢复女性的身体曲线美，也能修复女性心灵上的缺失感。根据“乳房再造”使用材料的不同，乳房再造的方法分为自体皮瓣再造和假体再造。

2. 化学药物治疗（chemotherapy） 乳腺癌是实体瘤中应用化疗最有效的肿瘤之一，手术取出肿瘤后再应用化学抗癌药物杀灭残存的肿瘤细胞。

浸润性癌是应用辅助化疗的指征。可根据病情尽早开始用药。常用的化疗方案 CAF（环磷酰胺、多柔比星、氟尿嘧啶），但有资料显示蒽环类联合紫杉类化疗效果更佳，所以对肿瘤分化差、分期晚的病例可采用 TAC 方案（多西他赛、多柔比星、环磷酰胺）。对身体状况较差者可采用 ACT 方案（多柔比星、环磷酰胺、多西他赛）。化疗前应保证患者无骨髓抑制，化疗期间定期检查肝、肾功能。蒽环类具有心脏毒性，因此用药前应对患者心功能进行检查。表柔比星的心脏毒性小于多柔比星，因此应用更加广泛。

术前化疗又称新辅助化疗。降低临床（TNM）分期、缩小原发病灶及转移的淋巴结，为无手术条件的患者提供手术的可能，提高根治性手术的切除率，同时也增加了保乳手术的机会。

3. 内分泌治疗（endorcrine therapy） 内分泌治疗是乳腺癌主要全身治疗手段之一。乳腺癌细胞中雌激素受体（ER）含量高者，称激素依赖性肿瘤，这类患者对内分泌治疗有效。而雌激素受体含量低者，称非激素依赖性肿瘤，这类患者对内分泌治疗反应差。因此手术后的标本应测定雌激素受体和孕激素受体（PgR），可帮助选择辅助治疗方案。

他莫昔芬（tamoxifen）的应用是乳腺癌内分泌治疗的一个重要进展。他莫昔芬系非甾体激素的抗雌激素药物，其结构式与雌激素相似，可与雌二醇竞争靶器官内雌激素受体，与受体形成稳定的复合物并转运于靶器官内，使靶器官内雌激素受体被耗竭，阻断雌二醇体内吸收，从而抑制雌激素依赖性的乳腺癌生长，降低乳腺癌术后复发及转移风险，也可减少对侧乳腺癌的发生率。

新近发展的芳香化酶抑制剂如来曲唑、阿那曲唑、依西美坦等，对绝经后的患者效果优于他莫昔芬。绝经后妇女体内雌激素来源于肾上腺产生的雄激素，雄激素只在芳香化酶作用下才转变为雌激素，芳香化酶抑制剂使芳香化酶失去作用，雄激素无法转化为雌激素，从而阻断了雌激素作用下的肿瘤细胞生长。

4. 放射治疗（radiotherapy） 是乳腺癌的局部治疗手段之一。是保留乳房的乳癌术后的重要组成部分，此外对于肿瘤大于 5cm、有脉管癌栓、有淋巴结转移者均应进行术后的辅助放疗。

5. 生物治疗 通过转基因技术制备的曲妥珠单抗对 HER2 过表达的乳腺癌患者有一定的效果，资料显示用于辅助治疗可降低乳腺癌复发率。特别是对其他化疗药物无效的 HER2

过表达的患者也能有部分的疗效。

【预防】

乳腺癌的病因尚不完全清楚。乳腺癌的手术方式虽有各种变化,但治疗效果并无突破性改善。近十年来,5 年生存率开始有所提高,归功于早期发现、早期诊断以及术后综合辅助治疗的不断完善。应重视卫生宣教及普查、重视对乳腺癌生物学行为的研究,不断完善综合辅助治疗,进一步改善生存率。

(李锦成　薛占瑞)